# 临床肿瘤学手册
## （第6版）

# Manual of Clinical Oncology
## (Sixth Edition)


主　编　［美］Dennis A. Casciato

副主编　［美］Mary C. Territo

主　译　刘云鹏　李　智

译校者　（按姓氏笔画排序）

曲晶磊　中国医科大学附属第一医院肿瘤内科

刘　静　中国医科大学附属第一医院肿瘤内科

刘云鹏　中国医科大学附属第一医院肿瘤内科

李　智　中国医科大学附属第一医院肿瘤内科

李亚明　中国医科大学附属第一医院核医学科

李贺明　中国医科大学附属第一医院肿瘤内科

吴　瑛　中国医科大学附属第一医院肿瘤内科

邹华伟　中国医科大学盛京医院肿瘤治疗中心

宋　娜　中国医科大学附属第一医院肿瘤内科

赵　雷　中国医科大学附属第一医院肿瘤内科

徐莹莹　中国医科大学附属第一医院肿瘤外科

徐惠绵　中国医科大学附属第一医院肿瘤外科

龚　晶　中国医科大学附属第一医院肿瘤内科


中国协和医科大学出版社

图书在版编目（CIP）数据

临床肿瘤学手册 /（美）卡夏托（Casciato，D. A.）主编；刘云鹏，李智译.
—北京：中国协和医科大学出版社，2012.5
ISBN 978-7-81136-465-1

Ⅰ.①临… Ⅱ.①卡… ②刘… ③李… Ⅲ.①肿瘤学-手册
Ⅳ.①R73-62

中国版本图书馆 CIP 数据核字（2012）第 046903 号

This is a translation of Manual of Clinical Oncology (Six Edition). Published by arrangement with Lippincott Williams & Wilkins, USA. 本书根据美国 Lippincott Williams & Wilkins 出版公司 2009 年出版的《临床肿瘤学手册》（第 6 版）译出。

Sixth Edition


本书在出版过程中已尽可能提供最准确的药物适应证、不良反应和剂量方案，但相关信息可能随时发生变化。因此，读者在实践工作中务必认真阅读药品说明书。作者、编辑、出版社或发行单位对本书中存在的差错或疏漏或因应用应用本书中所提及的信息所造成的任何后果不承担责任，对因本出版物所致人员或财产损失不承担任何法律责任。

著作权合同登记号：01-2012-3034

临床肿瘤学手册（第 6 版）

主　　编 ［美］Dennis A. Casciato
副 主 编 ［美］Mary C. Territo
主　　译 刘云鹏　李　智
责任编辑 顾良军

出版发行：中国协和医科大学出版社
（北京东单三条九号　邮编 100730　电话 65260378）
网　　址：www. pumcp. com
经　　销：新华书店总店北京发行所
印　　刷：北京佳艺恒彩印刷有限公司

开　　本：889×1194　1/32 开
印　　张：25
字　　数：900 千字
版　　次：2012 年 7 月第一版　2013 年 6 月第二次印刷
印　　数：2001—6000
定　　价：80.00 元

ISBN 978-7-81136-465-1/R·465

（凡购本书，如有缺页、倒页、脱页及其他质量问题，由本社发行部调换）

# 译者的话

近20年来，全世界范围内恶性肿瘤的治疗取得了显著进步，肿瘤病死率的降幅达到15%，有2/3的患者的生存期长于5年。分析其原因，一方面，化疗药物和化疗方案及放疗技术都取得了显著进步。另一方面，特别是近10年来，以EGFR、VEGF及Her-2等分子为靶点的分子靶向治疗使疗效进一步提高。恶性肿瘤的治疗进入到规范化与个体化并行的时代。我国恶性肿瘤的治疗同期也取得了长足的进步。但是，随着人口老龄化以及生活方式、环境的改变，恶性肿瘤仍然是威胁人类健康的主要“杀手”。据卫生部《2009中国卫生统计年鉴》报告，1990年至2008年间，在城市和农村，恶性肿瘤占人口死因的比例分别由18.16%和13.96%增至23.49%和20.06%，位次分别由原来的第二、第三位上升至第一和第二位。恶性肿瘤的防治形势依然严峻。

作为临床医生，我们常常处在相互矛盾的现实中。一方面，随着科学进步不断出现新的药物与方法，为我们带来令人欣喜的更多的选择；但另一方面，科学进步也使我们对疾病的异质性的认识越来越深刻，多种方法并存也增加了治疗决策的难度。如何选择适合的患者，在恰当的时机，给予合适的药物，如何更好地控制疾病本身和治疗相关的并发症，如何更好地平衡疗效与高涨的医疗费用之间的关系，如何进行充分的医患沟通等等，对医生的要求越来越高。为了使相关领域的同道在浩瀚的文献海洋中，快速准确地借鉴最有价值的研究结果，为治疗决策提供有价值的参考，我们应出版社邀请，翻译了这本《临床肿瘤学手册》。

本书自上个世纪第1版面世以来，迄今已是第6次改版。正如本书的主编Dennis A. Casciato在前言中所述，本书是“备受肿瘤界同仁、住院医师和医学生关注与好评的临床参考书”。本书的特点是简洁、清晰和实用，在放射肿瘤学方面，尤具特色。我们相信，本书也能为我国的肿瘤相关专业的医务人员、研究生和科研人员提供参考。

在翻译过程中，我们遵循力争保留“原汁原味”的原则，书中的数据以及药物剂量、用法等等完全忠实于原文，以突出原著的特点，但未必适于东方人种和我国国情，望读者审慎地借鉴应用。本书的译者由工作在临床一线的教授和中青年医生组成。另外，还有多名科研人员在翻译和审校过程中付出了很多辛苦，她们是：澳大利亚西澳大学李林博士、中国医科大学附属一院肿瘤内科医生罗颖、张凌云和输血科周文玲以及肿瘤学研究生王瑾、潘虹、卜欣，在此一并表示衷心感谢。由于东西方的语言习惯差异以及专属名词的特殊性，译书中难免存在错误和不妥之处，欢迎各界同仁批评、指正。

刘云鹏　李　智

# 第6版前言

《临床肿瘤手册》是一本备受肿瘤界同仁、住院医师和医学生关注与好评的临床参考书，此次第6次改版，对内容进行了全面修订。遵循与前期版本相同的风格，本版仍强调实用性，即对肿瘤患者的床边诊断与治疗决策的制定提供有用的信息。本手册致力于将最广、最新且经得住时间考验的诊疗信息用简明扼要的语言呈现于广大读者面前，在避免赘述的同时摒除诸如化疗的"每月方案"之类过时的肿瘤学术语。

本书共分四部分，第一部分主要介绍肿瘤诊断和治疗的总体原则。第二和第三部分采用统一的文章结构详细介绍各系统恶性肿瘤。第四部分以受累终末器官为单元详述肿瘤并发症，包括局部浸润、转移、副肿瘤综合征及治疗相关的并发症。附录介绍了细胞遗传学术语（附录 A）；化疗并发症以及临床试验的毒性评价标准（附录 B）；肿瘤评价指标，如用于鉴别诊断的免疫组化指标、白细胞分化抗原、世界卫生组织关于造血系统恶性肿瘤的分类原则等（附录 C）；以及淋巴瘤的最常用化疗方案（附录 D）。

本书第1版几乎全部由 Barry Lowitz 博士和本人完成。后续版本中新作者的加入扩大了本书编著人员的专业及地域分布。另外，主编细致入微的审校，确保了本书在结构、内容、风格和逻辑上的一致性。在此，谨对 Bartosz Chmielowski 博士、Nancy Klipfel 博士、Dan Leibovici 博士、Theodore Moore 博士、Ron Paquette 博士、Mark Pegram 博士、Lauren Pinter - Brown 博士、Antoni Ribas 博士、Gary Schiller 博士、Eric Sherman 博士及 Przemyslaw Twardowski 博士等作为"首次"为本版书的编纂完成所做的重要贡献表示衷心的感谢。同时非常荣幸能邀请到我的朋友及同事 Mary Territo 博士作为本书的副主编。感谢她为造血系统恶性肿瘤的改编所做出的巨大贡献。

肿瘤治疗涉及临床、心理及社会多种诊疗模式的参与，单纯基于任一方面的有限资料所做出的治疗决策均是片面的。每个患者都有其独特性，其疾病发展过程几乎没有约定俗成的范例可循。肿瘤的复杂性和不可预知性使其治疗决策成为一件高雅的艺术作品，体现了科学知识、个人经验、常识以及系统评价结果的精炼与平衡。

第6版《临床肿瘤学手册》重申了医患关系的独特性，继续致力于培养提高健康管理者的综合诊疗护理水平，提倡通过结合当今先进的诊疗技术、合理的病情判断以及严谨开放的态度为癌症治疗带来曙光。

Dennis A. Casciato

（李　智译　刘云鹏审校）

# 纪念 IN MEMORIAM

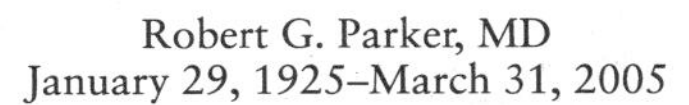

Robert G. Parker, MD
January 29, 1925–March 31, 2005

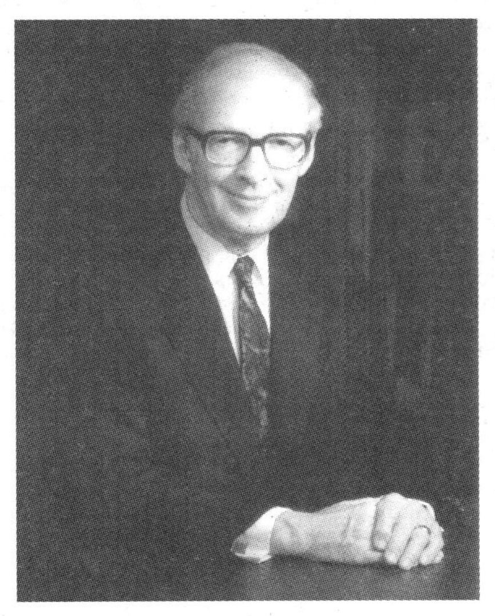

Dr. Parker was a pioneer in the field of Radiation Oncology. In fact, he was one of the founding fathers of the discipline that seceded from its cousin, Diagnostic Radiology.

Dr. Parker received his college education at the University of Michigan and earned his Doctor of Medicine degree from the University of Wisconsin in 1948. After internship at the University of Nebraska, he fulfilled residency training in pathology at Western Reserve University and then completed a residency in radiology at the University of Michigan. He subsequently completed postdoctoral work at the Tumor Institute of the Swedish Hospital in Seattle, Washington, and pursued further postgraduate education in nuclear medicine at Columbia University.

From 1958 to 1977, he served as the Director of Therapeutic Radiology at the University of Washington. He was the founding chairman of the Department of Radiation Oncology at the University of California at Los Angeles in 1977, and he served in that capacity until 1994. He remained active clinically until his retirement in January, 2005.

Dr. Parker achieved a long list of academic accomplishments, including publication of more than 155 peer-reviewed articles and 43 book chapters. He was the lead author for Chapters 3 and 7 for this *Manual of Clinical Oncology* since its second edition. He also held visiting professorships at many major universities in the United States and abroad and was invited to deliver numerous prestigious lectureships.

He served as the President of several leading professional organizations, including the American Society of Radiology and Oncology (ASTRO), the Radiological Society of North

America (RSNA), the American Board of Radiology (ABR), and the American Radium Society (ARS), all of which have honored him with either a gold medal or life-achievement recognition.

A true gentleman and scholar, Dr. Parker represents the aggregate epitome of a clinical scientist, an effective educator, and a compassionate physician. His legacy in the field of radiation oncology is perhaps best portrayed by his presidential address for ASTRO in 1976:

> Each of you has made a primary responsibility to humans afflicted by cancer. Such a responsibility requires interests far beyond what is included in a restrictive definition of therapeutic radiology. Indeed, your highest responsibility is to reduce the frequency of or even eliminate cancer, even though radiation therapy is the sustaining base of your current intellectual and economic activities. Thus maintenance of your recognized central position in clinical cancer activities ultimately will not rest on advocacy of a treatment method, but on a myriad of activities which have an underlying common objective of reducing or even eliminating the need for such treatment.

As witnessed by medical students and residents, Dr. Parker spent most of his time with patients in the clinic talking not about cancer, but rather about *living*. In private life, he once scrimmaged with the Detroit Red Wings, played trombone for the Woody Herman Orchestra, led the University of Michigan marching band, and was a gourmet cook and a jazz piano player. His office at UCLA was decorated with magnificent photographs taken from his trips around the world. He made the physicians at UCLA use blue and gold as background colors for presentation slides, but some continue to suspect that it was meant for the Michigan Wolverines rather than for the UCLA Bruins. During the memorial to celebrate his life at UCLA on June 23, 2005, friends and distinguished scholars from all over the country came and paid tribute to this wonderful human being so loved by everyone. We miss you, Professor!

*Steve P. Lee, MD*
*For the Editors*

# 志谢 ACKNOWLEDGMENTS

The Editor extends his most sincere gratitude to Eve Perkins and her staff for their continued assistance to the *Manual of Clinical Oncology*. Eve is the medical librarian at Northridge Hospital Medical Center in Northridge, California. Her literature searches for me were indispensable. I also graciously thank Anne E. Jacobs, Senior Managing Editor for Medicine at Lippincott Williams & Wilkins, and Donna Kessler of Aptara, Inc. for their personal support and efforts to make this publication a success.

*Dennis A. Casciato, MD*

*It is not hard to compose,*
*but it is wonderfully hard to let the superfluous notes*
*fall under the table.*

—Johannes Brahms

*No passion in the world is equal to the passion to*
*alter someone else's draft.*

—H.G. Wells

# 撰稿人 CONTRIBUTORS

**Steven R. Alberts, MD**
Associate Professor of Oncology
Mayo Medical School
Rochester, Minnesota

**Jonathan S. Berek, MD, MMS**
Professor and Chair
Department of Obstetrics and Gynecology
Stanford University School of Medicine
Palo Alto, California

**James R. Berenson, MD**
Medical and Scientific Director
President and CEO
Institute for Myeloma & Bone Cancer Research
Hollywood, California

**Russell K. Brynes, MD**
Professor of Clinical Pathology
University of Southern California Keck School of Medicine
Director of Special Hematology Laboratory
Los Angeles County—USC Medical Center
Los Angeles, California

**Harold E. Carlson, MD**
Professor of Medicine
Head of Endocrinology Division
Stony Brook University School of Medicine
Stony Brook, New York

**Dennis A. Casciato, MD**
Clinical Professor of Medicine
David Geffen School of Medicine at UCLA
Attending Physician
Hematology-Oncology Section, VA Greater Los Angeles Healthcare System
Los Angeles, California

**Howard A. Chansky, MD**
Professor and Co-vice Chair,
Department of Orthopaedics and Sports Medicine
University of Washington School of Medicine
Chief, Section of Orthopaedics,
VA Puget Sound Healthcare System
Seattle, Washington

**Bartosz Chmielowski, MD, PhD**
Fellow
Division of Hematology-Oncology
David Geffen School of Medicine at UCLA
Los Angeles, California

**Lisa M. DeAngelis, MD**
Professor of Neurology
Weill Medical College of Cornell University
Chairman, Department of Neurology
Lillian Rojtman Berkman Chair in Honor of Jerome B. Posner
Memorial Sloan-Kettering Cancer Center
New York, New York

**Chaitanya R. Divgi, MD**
Professor of Radiology
University of Pennsylvania
Chief of Nuclear Medicine and Clinical Molecular Imaging
University of Pennsylvania
Philadelphia, Pennsylvania

**Martin J. Edelman, MD**
Professor of Medicine
Division of Medical Thoracic Oncology
University of Maryland Greenebaum Cancer Center
Baltimore, Maryland

**Lawrence H. Einhorn, MD**
Distinguished Professor of Medicine
Indiana University
Indianapolis, Indiana

**Robert A. Figlin, MD, FACP**
Professor, Beckman Research Institute
City of Hope National Medical Center
Chair, Division of Medical Oncology & Experimental Therapeutics
City of Hope National Medical Center
Duarte, California
Emeritus Professor
David Geffen School of Medicine at UCLA
Los Angeles, California

**Charles A. Forscher, MD**
Assistant Clinical Professor of Medicine
David Geffen School of Medicine at UCLA
Sarcoma Program Director
Cedars-Sinai Outpatient Cancer Center
Los Angeles, California

**David R. Gandara, MD**
Professor of Medicine
Associate Director of Clinical Research
University of California Davis Medical Center
Sacramento, California

**W. Lance George, MD**
Professor of Medicine
David Geffen School of Medicine at UCLA
Associate Chief of Medicine
VA Greater Los Angeles Healthcare System
Los Angeles, California

**Richard M. Goldberg, MD**
Professor and Chief of Hematology and Oncology
University of North Carolina at Chapel Hill
Associate Director, University of North Carolina Lineberger Comprehensive Cancer Center
Chapel Hill, North Carolina

**Carole G. H. Hurvitz, MD**
Clinical Professor of Pediatrics
David Geffen School of Medicine at UCLA
Director of Pediatric Hematology/Oncology
Cedars-Sinai Medical Center
Los Angeles, California

**Nancy Klipfel, MD**
Assistant Professor of Clinical Pathology
University of Southern California Keck School of Medicine
Los Angeles, California

**David W. Knutson, MD**
Professor of Medicine
The Pennsylvania State University College of Medicine
Hershey, Pennsylvania

**Steve P. Lee, MD**
Associate Professor in Clinical Radiation Oncology
David Geffen School of Medicine at UCLA
Los Angeles, California

**Dan Leibovici, MD**
The Urology Department
Assaf Harofeh Medical Center
Zerifin, Israel

**Alexandra M. Levine, MD**
Distinguished Professor of Medicine
University of Southern California Keck School of Medicine
Los Angeles, California
Chief Medical Officer
City of Hope Medical Center
Duarte, California

**Barry B. Lowitz, MD**
Emeritus Associate Clinical Professor of Medicine
David Geffen School of Medicine at UCLA
Los Angeles, California

**Sanaz Memarzadeh, MD, PhD**
Assistant Professor
David Geffen School of Medicine at UCLA
Department of Obstetrics and Gynecology
Division of Gynecologic Oncology
Los Angeles, California

**Theodore B. Moore, MD**
Associate Professor of Pediatrics
Director of Pediatric Blood and Marrow Transplant Program
David Geffen School of Medicine at UCLA
Los Angeles, California

**Ronald L. Paquette, MD**
Associate Professor Medicine
David Geffen School of Medicine at UCLA
Los Angeles, California

**Robert G. Parker, MD**
Professor of Radiation Oncology
David Geffen School of Medicine at UCLA
Los Angeles, California

**Mark D. Pegram, MD**
Professor of Medicine
University of Miami, Miller School of Medicine
Director of Translational Research
Braman Breast Cancer Research Institute
University of Miami—Sylvester Comprehensive Cancer Center
Miami, Florida

**Lauren C. Pinter-Brown, MD**
Clinical Professor of Medicine
Director, Lymphoma Program
David Geffen School of Medicine at UCLA
Los Angeles, California

**Eric E. Prommer, MD**
Assistant Professor Medicine
Mayo Clinic College of Medicine
Director of Palliative Care
Scottsdale, Arizona

**Antoni Ribas, MD**
Assistant Professor of Medicine and Surgery
David Geffen School of Medicine at UCLA
Los Angeles, California

**Dale H. Rice, MD**
Tiber/Alpert Professor and Chair
Department of Otolaryngology—Head and Neck Surgery
University of Southern California Keck School of Medicine
Los Angeles, California

**Gary J. Schiller, MD**
Professor-in-Residence
David Geffen School of Medicine at UCLA
Director of Hematopoietic Stem Cell Transplantation
UCLA Center for the Health Sciences
Los Angeles, California

**Eric J. Sherman, MD**
Assistant Attending Physician
Memorial Sloan Kettering Cancer Center
New York, New York

**Mary C. Territo, MD**
Professor of Medicine
David Geffen School of Medicine at UCLA
Hematopoietic Stem Cell Transplantation Program
UCLA Center for the Health Sciences
Los Angeles, California

**Przemyslaw Twardowski, MD**
Assistant Professor of Medicine
Department of Medical Oncology and Experimental Therapeutics
City of Hope Medical Center
Duarte, California

**Richard F. Wagner, Jr., MD**
Professor of Dermatology
University of Texas Medical Branch at Galveston
Galveston, Texas

**Amnon Zisman, MD**
Vice Chairman
Department of Urology
Assaf-Harofeh Medical Center
Tel Aviv University
Tel Aviv, Israel

# 目 录

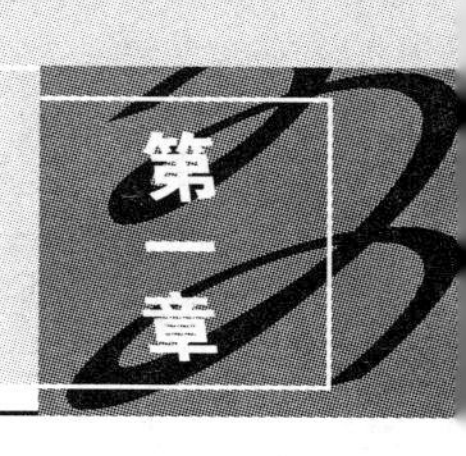


# 第一章 概要

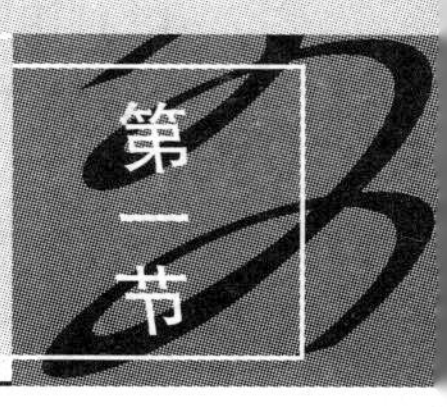


# 原则、概念和统计学

**Barry B. Lowitz Dennis A. Casciato**

## 一、肿瘤生物学与肿瘤治疗原则

### （一）正常细胞增殖

**1. 细胞增殖** 细胞的复制要经历几个时相（图1），这些时相由外界刺激引发、受到内部和外部生长因素调控。这个过程中同时存在特定癌基因和细胞周期特异性蛋白的激活和失活。放疗或者化疗主要对进入细胞周期的细胞具有杀伤作用。许多细胞毒性药物作用于细胞周期的多个时相，包括被分类为细胞周期特异性的药物。

**（1）$G_0$ 期**（gap 0 或休止期），细胞通常按程序执行其特定功能，特异性作用于此期的药物如对成熟淋巴细胞起作用的糖皮质激素。

**（2）$G_1$ 期**（gap 1 或分裂间期），细胞合成执行其特异性功能的蛋白质和RNA。在 $G_1$ 晚期，RNA大量合成，并产生许多DNA合成所必需的酶。此期的代表性药物是左旋门冬酰胺酶。

**（3）S 期**（DNA合成期），细胞内DNA倍增。此期的代表性药物是抗代谢药和甲基苄肼。

**（4）$G_2$ 期**（gap 2），DNA合成停止，蛋白质和RNA继续合成。有丝分裂纺锤体的微管前体已经开始形成。此期的代表性药物是博来霉素和植物碱类。

**（5）M 期**（有丝分裂期），遗传物质进入子代细胞后，蛋白质和RNA合成的速度明显下降。在完成有丝分裂后，新的细胞进入 $G_0$ 期或 $G_1$ 期。作用于此期的代表药物是植物碱类。

**2. 细胞周期素** 可以激活细胞周期的各个时相。大部分有复制能力的正常细胞可对外界刺激发生反应而增殖。比如生长因子、某些激素、组织相容性抗原复合体均可作用于细胞表面受体，通过细胞内信号传导诱导细胞分裂。从细胞外生长因子到细胞核的细胞增殖信号级联中，酪氨酸激酶是不可或缺的一部分。细胞周期素可以结合、激活并调节特异性酪氨酸激酶的功能，这些酶被称为细胞周期素依赖性激酶。

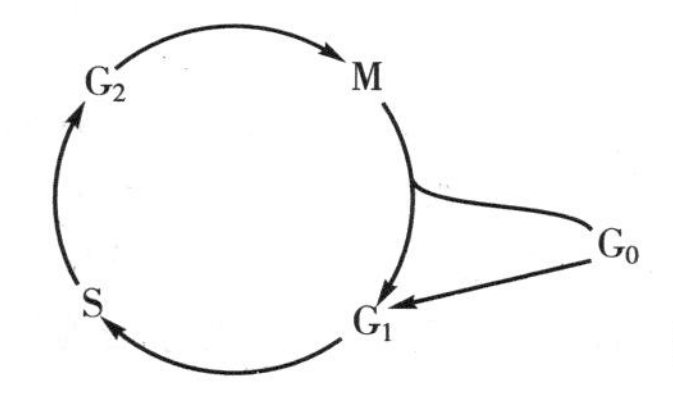


**图1.1 细胞周期**

**3. 细胞周期检测点** 具有自我复制能力的细胞通常可停在细胞周期中的特定时期，这些特定时期叫做检测点。其中，最重要的是DNA合成起始点以及有丝分裂前检测点。这些组织学静止期可能与细胞周期素相关激酶的活性减低以及肿瘤抑制蛋白的调节相关。实际上，此时细胞仍然有生化学活性，在为进入下一时期生产蛋白质，并在自我复制前修复基因缺陷。

**(1) 正常细胞具有检测DNA序列异常的机制。**当发生DNA损伤时，一系列修复机制可利用正常分子取代受损核苷酸。这些机制对于细胞的自我复制至关重要，可确保子细胞中的遗传物质与母细胞完全相同。

**(2) 第一个检测点**位于$G_1$期末，S（合成）期前。即使接收到适宜的细胞外信号，而且DNA的合成准备就绪，DNA还必须处于无损伤的可复制状态，细胞方可结束$G_1$期进入下一期。检测到DNA损伤时，细胞或者进行损伤修复，或者发生凋亡。该检测点是p53蛋白的作用点之一。

**(3) 第二个检测点**位于有丝分裂期（M）前，细胞周期抑制因子将细胞停在此处，直到确认新的子代从母代精确无误地获得遗传信息。DNA未能完全、精确复制，或者蛋白质、纺锤体等准备不足时，细胞将停在该检测点，直到万事俱备，细胞方进入有丝分裂期。

**4. 正常的细胞群中有一小部分叫做“永生细胞”，**可被机体其他部位的信号激活，发生自身复制，并可产生成熟的子细胞，后者可分化为特异性组织细胞，以满足整个机体的功能需要。尽管某些组织细胞可发生去分化，但是多数细胞分化后即失去永生能力，进入衰老阶段，最终死亡。真核细胞中可鉴定出如下四种正常的永生细胞。

**(1) 生殖细胞** 能够无限的自我复制，可能与其进行减数分裂相关。与肿瘤细胞不同，此类细胞必须通过减数分裂方能产生永生细胞系。

**(2) 干细胞** 这种细胞仅有两个功能，一是自我复制，二是产生分化成熟并执行宿主特殊功能的细胞。与肿瘤细胞不同，此类细胞的增殖周期有限。

**(3) 部分分化细胞** 自我复制能力有限，最终产生分化完全、无再生能力的子代细胞。

**(4) 完全成熟的特异性细胞** 不能复制产生子代。

**5. “分化”是与“永生”完全相反的细胞状态。**与肿瘤细胞系的永生定义不同，分化正常的细胞具有生物钟，可计算细胞分裂次数，到达一定次数后细胞不再进行分裂。例如，培养的人类成纤维细胞可以分裂大约50次，此后，无论提供何种养分及环境，均不再有细胞分裂发生。

### （二）肿瘤细胞的特征

肿瘤可被定义为以进行性的细胞团块积聚为特征的细胞紊乱，其结果是细胞的过度增殖超过正常的细胞丢失；这些细胞会进行性的侵入和破坏宿主的组织和器官。肿瘤细胞虽属异常细胞，死亡速率快于正常细胞，但是死亡速度仍较细胞新生的速度慢。这种不平衡缘于肿瘤细胞本身的基因异常以及宿主无法检测和破坏肿瘤细胞。肿瘤细胞的独特性如下：

**1. 克隆起源** 多数肿瘤细胞起源于单个异常细胞。某些肿瘤起源于多个恶性克隆系，可能与组织中大量细胞暴露于致癌物（如吸烟者的上呼吸道）所致的区域缺陷或特定基因的遗传缺陷相关。

**2. 永生性和端粒** 多数正常细胞的增殖周期有限。与之相反，肿瘤细胞则可无限增殖，提供了永不枯竭的前体细胞群。位于染色体末端的端粒是产生永生性的机制之一。大部分正常细胞的端粒在细胞分化的时候会进行性的缩短。相反，肿瘤细胞和干细胞的端粒可以由端粒酶进行补充。而这种酶通常随着细胞的分化而进行性减少，完全分化的细胞由于失去复制能力逐渐衰老并最终死亡。相反，端粒酶可在多种类型的肿瘤细胞中产生或活化，从而使端粒保持完整，导致肿瘤细胞“永生”。

**3. 基因不稳定性** DNA 修复或 DNA 错配的检测缺陷导致了基因的不稳定性进而导致肿瘤细胞的异质性。肿瘤细胞产生的克隆对增殖控制机制的反应性进行性降低，而发生转移时，在异质环境中的生存能力增强。

**4. 接触性生长抑制及锚定依赖性生长缺失** 组织培养的正常细胞只有锚定在其可附着的固体基质上才进行分裂。而生长融合形成单细胞层后，即使培养液中富含细胞分裂所需的全部生长因子和营养物质，正常细胞亦停止分裂。肿瘤细胞可以不依赖于基质附着物而在半固体培养基中生长，并且在细胞培养形成单细胞层后仍可继续增殖。

**5. 不依赖于生长因子和营养物质的进行性增殖** 在肿瘤细胞培养中，可观察到此现象。肿瘤细胞可在消耗掉培养液中生存所必需的全部营养因子后仍持续分裂，最终导致自我破坏。

**6. 转移** 是恶性肿瘤区别于正常组织和良性肿瘤的特征之一。肿瘤细胞的转移能力取决于其细胞外基质粘连相关蛋白的缺失或者异常、细胞间相互作用的异常、与基底膜的粘连异常、基底膜产物异常、基底膜被酶如金属蛋白酶（胶原酶）破坏以及许多其他因素。

**（三）肿瘤细胞过度生长的原因**

**1. 异常细胞凋亡失败** 凋亡是程序性细胞死亡。一个初始的刺激启动了一个非常复杂的级联反应最终导致了细胞凋亡。

**（1）凋亡可以发生于正常组织重吸收时**，比如蝌蚪尾巴的消失。在灵长类胚胎发生中，指（趾）间蹼消失形成单个指（趾）也缘于细胞凋亡。通过凋亡也可清除无功能的正常老化细胞，亦可通过细胞的自我识别清除能识别自身的胸腺 T 细胞，从而避免宿主细胞受到免疫系统的攻击。

**（2）凋亡清除 DNA 异常的细胞，**而这种异常可能缘于不可修复的 DNA 损伤或者 DNA 的不精确、不完全或多余转录。这是维持特异性物种细胞中染色体数目、避免发生非整倍数复制的主要机制。该过程确保仅精确复制全部 DNA 的细胞方能进行有丝分裂。

**（3）可以通过显微镜来辨认凋亡细胞。**凋亡细胞无坏死改变，并可见细胞内细胞器簇集。细胞核浓缩及片段化，细胞内结构消失和区室化。细胞裂解产生的碎片将被巨噬细胞吞噬。与细胞坏死不同，凋亡不引起炎症反应。需要合成进化中高度保守的特异蛋白合成。

**(4）凋亡在遗传学上是可以调控的，但在恶性细胞中可能存在异常。**肿瘤细胞和某些免疫细胞可产生导致正常组织发生异常凋亡的物质。（可能导致恶性肿瘤患者的恶病质）例如 p53 抑癌基因诱导凋亡。Bcl-2 癌基因可抑制凋亡，减少正常细胞死亡，从而增加细胞数量。凋亡可能是激素、细胞毒性化学治疗和放射治疗导致肿瘤细胞减少的主要作用机制。

**(5）Caspases。**细胞各种死亡通路的最后阶段均由活化的 Caspases 介导。Caspases 代表一族半胱氨酸蛋白酶，其活化方式取决于细胞的外源性和内源性凋亡通路。

1）内源性通路为线粒体依赖性通路，由 Bcl-2 家族蛋白介导。细胞毒性刺激可破坏线粒体膜，从而导致蛋白酶激活剂的释放。Caspase-9 随后被激活，启动引起细胞凋亡的级联反应。

2）外源性通路是由肿瘤坏死因子（TNF）家族受体与其配体相结合介导的。这些配体包括肿瘤坏死因子相关的凋亡诱导配体（TRAIL）和其他配体以及某些必要的接头蛋白。这些接头蛋白可募集多种蛋白酶，剪切 caspase-8 的 N 末端，从而激活 caspase 级联反应。

**2. 基因学异常可不依赖于正常生长信号、通过多种机制刺激细胞异常增殖**

受体或导蛋白基因变异或过表达均可导致细胞不依赖于生长因子或其他刺激因素而发生自主分裂。此类基因异常通常为显性的（例如正常细胞和异常细胞杂交后表现出恶性表型）。

**3. 抑癌基因（抑制细胞分裂的基因）异常** 可使宿主不能破坏基因异常的细胞，从而导致肿瘤的产生。此类基因是隐性的，恶性细胞与正常细胞杂交后可以变成正常细胞。

**(1）遗传性肿瘤** 视网膜母细胞瘤基因（RB1）是人类第一个发现的异常基因。此后又发现了许多其他抑癌基因的异常，尤其多见于少见或罕见的遗传病中，例如肾胚胎瘤（WT1），家族性肠息肉病（APC），家族性黑素瘤（CDKN20），家族性乳腺癌和卵巢癌（BRCA-1 和 BRCA-2）。

**(2）p53 抑癌基因** 是最重要的抑癌基因。其基因产物 p53 蛋白，可通过多种机制抑制细胞周期，可检出包括由放疗和化疗所造成的 DNA 损伤，如核苷酸错配或者 DNA 链的断裂等。p53 的此项功能对于保证细胞基因组完整性是至关重要的。

1）当检测到 DNA 损伤时，p53 蛋白会将细胞周期停止在休眠期 $G_1$ 和 $G_2$ 期，从而阻止细胞进入细胞周期的 DNA 合成期（S 期）。p53 随后还激活修复相关蛋白或凋亡相关蛋白。

2）在缺乏完整的凋亡机制时，肿瘤细胞可以持续的进行细胞分裂，累积核苷酸错配和 DNA 的突变。

3）体外研究显示化疗和放疗是通过损伤 DNA、触发 p53 蛋白诱导的细胞凋亡来杀灭肿瘤细胞。相反，p53 蛋白缺失的鼠胸腺细胞和静止期的淋巴细胞在接受辐射后仍然可以保持活性。

4）许多人类肿瘤均发现有 p53 抑制基因的突变。Li-Fraumeni 综合征的重要特征即存在 p53 突变，它是一种常染色体显性遗传病，临床表现为幼年时即出现多部位软组织和上皮细胞肿瘤。

**4．肿瘤血管生成**　当肿瘤细胞团的直径大于1mm时即需要血液供应。即使无充足的血供，肿瘤细胞也不会处于静止期（$G_0$期）。其典型特征是增殖快，伴以代偿性的细胞高死亡率。而血液供应建立后，细胞死亡率下降，肿瘤则快速生长。

**（1）正常组织的血管新生中需要多种物质参与。**然而，几乎所有的可测量肿瘤均只产生其中的一种物质——血管内皮生长因子（VEGF），它可以诱导血管形成。VEGF具有如下特性，可用于肿瘤的治疗。

1）VEGF可以诱导正常、静止的血管内皮细胞产生VEGF受体。

2）VEGF诱导产生并活化多种促进血管形成的其他生长因子。

3）VEGF可以被c-ras或其他癌基因和生长因子诱导，并且可以进一步促进VEGF的生成。

4）与还需其他因子诱导方可正常形成的正常血管不同，VEGF诱导产生的血管是“渗漏性的”。VEGF诱导的血浆蛋白如纤维蛋白原，可从新生血管漏出，在肿瘤周围形成海绵凝胶。凝胶中含有VEGF，可进一步诱导血管生成。

5）VEGF可抑制其诱导的内皮细胞发生凋亡。

**（2）肿瘤细胞本身也可产生血管生成抑制剂，抑制远处肿瘤的生长。**有一种鼠肺癌细胞就可以生成这样的因子，抑制原发部位的生长的同时，促进转移的发生。这种机制亦可用于解释某些肿瘤已发生转移，但原发灶定位困难或难以检出（原发灶不明的转移癌）。

**5．群体动力学**　肿瘤生长取决于可增殖的细胞数量和自发性死亡的细胞数量。一个肿瘤细胞团越大，非分裂的细胞和死亡的细胞就越多，细胞平均要分裂所需的时间就越长。图1.2是以肿瘤生长和退化的Gompertzian模型为基础的肿瘤生长的理论曲线。该曲线以对数细胞数为纵坐标、呈S形，具有以下特征：

**（1）停滞期**　在肿瘤发生的早期，一小团肿瘤增长速度不快。该停滞期的工作假说为癌前细胞不断进行分裂，但是新细胞的生成与细胞死亡相抵。在此期中，分裂的细胞积累各种变异。这些变异有助于存活的细胞提高摄取养分的能力，增加变异细胞分裂的速度，降低凋亡敏感性及速度（例如：c-kit因子），提供侵袭特性，增强变异细胞对宿主因子的应答能力，产生血管生成因子。在表达血管生长因子之前，小的肿瘤没有自己的血供，依赖于局部因子获得生长必需的营养物质。尽管在图表上没有显示，但是动物模型提示这些微小的肿瘤在进入对数生长期或大到被检出之前，肿瘤大小可多年保持不变而不被发现。

**（2）对数期**　肿瘤在这个时期呈快速的指数性增长。从理论上讲，此期的形成缘于细胞分裂比率相对较高，而死亡率迅速降低，生长分数（分裂细胞数和细胞总数之比）高。肿瘤的快速生长同时表明肿瘤细胞适应力强，并可产生血管生长因子诱导周围组织形成新生血管，为自身的生长提供营养物质。即使生长分数达到最高点时，肿瘤在临床上仍然可能探测不到。此时行化疗，杀灭肿瘤细胞的绝对数量虽然很小，但死亡比例明显高于肿瘤生长的其他时期。

**（3）平台期**　当分裂细胞比例下降，细胞死亡比例增加时，肿瘤的生长减缓。理论上认为，由于生长空间、营养物质和血液供应以及基因突变等因素的限制，细

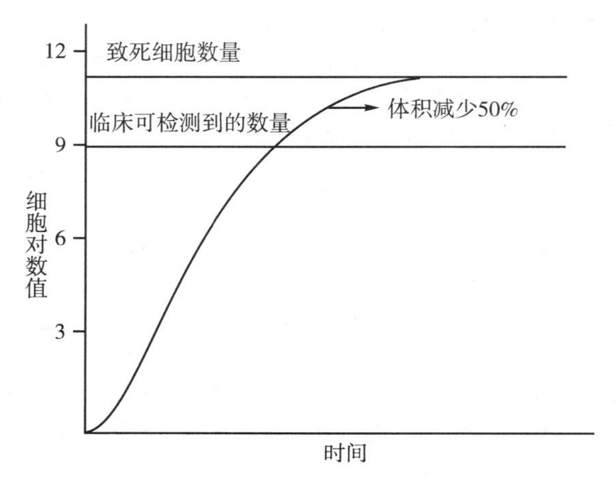


**图1.2** 胸片和乳腺检查确定的肿瘤增长直径。肿瘤细胞达到$10^{12}$~$10^{13}$个（即肿瘤重量为2~20磅）（1磅=0.4536千克—译者注）常导致重要器官损伤和患者死亡。

胞死亡率增加，最终导致肿瘤生长平台期的形成。生长曲线趋近最高点。

**（4）$1\times10^{9}$个细胞即为1克肿瘤组织**，也是临床可检出肿瘤的最小细胞数（相当于1cm大小的肿块）。肿块减小50%时，肿瘤细胞仅为1/3对数的减小。例如，X线片显示一个包含$8\times10^{10}$个细胞的肿块，通过化疗体积减小一半时，其包含肿瘤细胞数为$4\times10^{10}$个。

## 二、肿瘤治疗的原则

### （一）化疗药物的分类

细胞毒性药物可以据其对细胞周期的作用而大致分为两类。

**1. 时相非特异性药物**

**（1）周期非特异性药物**，可以杀伤非分裂的细胞（如激素及抗生素，博来霉素除外）。

**（2）细胞周期特异性，时相非特异性药物**只能杀伤进入细胞周期的细胞，但其杀伤作用与细胞所处的细胞周期时相无关（如烷化剂）。

**（3）药代动力学。**细胞周期非特异性与周期特异性，时相非特异性药物的杀伤作用通常表现为线性的剂量效应曲线：药物剂量越大，杀伤细胞的比例越大。

**2. 时相特异性药物**

**（1）周期特异性　时相特异性药物**对细胞周期的某一个特定时相有效。

**（2）药代动力学**　细胞周期特异性，时相特异性药物的杀伤作用有一定限度，且呈时间和浓度依赖性。在某一剂量水平以上，进一步增加剂量，并不能杀伤更多的肿瘤细胞。然而，如果维持该药物浓度一段时间，则可有更多细胞进入其作用时相从而被杀灭。

**（二）肿瘤治疗**

需要利用肿瘤细胞的生物学特性，以增加其对药物的敏感性。尽管恶性细胞在缺乏正常体内和体外生长因子刺激的情况下仍然可以增殖，肿瘤细胞的分裂机制与正常细胞相同。破坏这些机制对正常和恶性组织均有杀伤作用。

**1. 治疗选择性**　放疗和化疗对肿瘤细胞的杀伤作用较正常细胞强，因为宿主的正常组织具有完整的基因调控机制。例如，与肿瘤细胞不同，骨髓和胃肠道的正常细胞可以修复 DNA 损伤，亦可破坏 DNA 无法修复的细胞，而不是允许受损细胞进入正常的细胞周期，从而复制损伤的 DNA。DNA 损伤所致的正常组织细胞损失可激发正常组织细胞的增殖，以自限性的方式补充损失的细胞。

**2. 利用肿瘤细胞的凋亡**　肿瘤细胞具有完整的凋亡机制，DNA 的不可逆损伤可使其发生凋亡。放疗和大部分的细胞毒抗肿瘤药可以通过损伤细胞以及诱导其凋亡杀死肿瘤细胞。理想情况下，当肿瘤干细胞受到破坏时，产生恶性基因表型的模板被消灭或者损坏，则可使损失的恶性细胞无法获得新生肿瘤细胞的补充。

**3. 利用肿瘤细胞中的增殖控制因子**

**（1）生物反应调节剂**　最初是用来选择性的激活免疫系统的，后来发现其具有抗肿瘤活性。此类调节剂包括干扰素、白介素和几种生长因子。

**（2）表皮生长因子受体**（EGFR）的激活及其下游信号事件对于调节肿瘤生长和增殖、DNA 修复、侵袭、转移和血管生成均具有至关重要的作用。多种实体瘤均存在 EGFR 过表达。某些临床研究显示 EGFR 的表达与疾病进展，疗效以及生存预后不佳相关。亦有研究显示实验室检查获得的 EGFR 表达状况与上述因素无关。某些化疗药物如厄罗替尼和拉帕替尼，通过抑制 EGFR 的酪氨酸激酶发挥抗肿瘤作用。

**4. 利用肿瘤细胞的成熟异常**

（1）直接作用于成熟因子促使未完全分化的细胞完全分化成熟。治疗急性早幼粒白血病的全反式维 A 酸为该项技术的典型例证。其他药物如维生素 D 和阿糖胞苷，可在体外诱导一些类型的白血病干细胞分化成熟。

（2）肿瘤干细胞被消除后，留下一群处于分化成熟过程中的细胞，可以完成分化为成熟的非恶性组织。例如：生殖细胞肿瘤治疗成功后，残余肿块表现为良性畸胎瘤。

**5. 抑制血管生成**　即利用肿瘤细胞的增殖必须依赖其自身诱导血管形成的特性而杀灭肿瘤。血管生成抑制剂可以通过限制肿瘤血供控制肿瘤生长，而对正常的血管再生作用不大。抑制 VEGF 的抗凋亡作用可以防止基因缺陷累积及其导致的肿瘤侵袭性增加。已知的许多血管生成抑制剂中，有些已广泛用于肿瘤治疗，如喷司他丁、干扰素、糖皮质激素和贝伐单抗。

**（三）耐药机制**

**1. 肿瘤细胞的异质性**　肿瘤的某些细胞亚群在暴露于化疗药物之前即可发生自发性的基因突变。其中，部分亚群具有耐药性，可在化疗消灭敏感细胞系后成为肿瘤的主体细胞类型。**Goldie-Coldman 假说**指出肿瘤细胞含有耐药性细胞的概率为肿瘤细胞数与其固有突变率的关系函数。该假说认为即使肿瘤很小，如果存在临床症状，此时存在耐药性的基因突变的可能性极大。该 Goldie-Coldman 模型也预示同时应用全部有效化疗药物时，肿瘤的治愈机会最大（但该治疗方案根本不可能实行）。

**2. 单药耐药**

**（1）分解代谢酶** 暴露于一种药物可以诱导代谢酶的产生，从而导致药物耐药。在细胞内，特异性降解酶相关的 DNA 基因扩增，可使药物被快速降解。例如二氢叶酸还原酶的上调可代谢甲氨蝶呤，脱氨基酶可使阿糖胞苷失活，谷胱甘肽（GSH）可使烷化剂失活。

**（2）GSH** 对 DNA 前体的合成至关重要，还原型谷胱甘肽（GSH）酶在多种肿瘤中的表达水平升高，而在其周围正常组织中表达正常。GSH 及其酶可以清除自由基，并且通过直接结合、增加代谢、解毒或者修复 DNA 损伤等作用灭活烷化剂。

**（3）拓扑异构酶抑制剂的耐药** 其与药物与酶的接触减少，酶结构和活性的改变，DNA 修复的增加，以及多药耐药蛋白的作用有关。

**（4）转运蛋白** 药物暴露可以诱导产生转运蛋白，从而导致药物耐药。进入细胞的药物减少或者被转运出细胞的药物增多是细胞膜转运功能适应性变化的结果。例如甲氨蝶呤转运和多药耐药基因。

**（四）多药耐药机制**

多种药物耐药，特别是抗代谢类药物耐药，可能缘于发生了对这种药物的特异性基因突变。而这种单基因突变可能导致与其完全不相关药物的耐药。

**1. P-170 和 mdr-1 基因** 多药耐药的产生可能与 mdr-1 基因的诱导和扩增有关。该基因产物是分子量为 170 道尔顿的膜糖蛋白（P-170），具有分子泵的功能，可以快速把疏水性化学物质转运出细胞。P-170 是对化疗固有耐受细胞如肾、肾上腺、结肠细胞的正常细胞产物。

P-170 膜糖蛋白亦可被长春碱、蒽环类、放线菌素 D、依托泊苷秋水仙碱诱导并介导上述药物排出胞外。细胞暴露于这些药物中的一种，即可对其他几种药物也产生耐药，但是对其他类型的药物如烷化剂类和抗代谢类药仍然敏感。钙离子通道阻滞剂（如维拉帕米）、胺碘酮、奎尼丁、环孢素和其他一些药物可以逆转或者阻断 P-170 的作用。

**2. 凋亡缺失是耐药的机制之一** 所有细胞，包括肿瘤细胞，必须具备完整的复制和修复机制以避免缺失生存所必需的信息。凋亡缺失表现为在肿瘤变得更具侵袭性时 DNA 的非整倍体扩增以及 p53 抑癌基因突变率增高。

**（1）p53 是肿瘤抑制蛋白，**在发生 DNA 损伤的细胞中为强有力的凋亡诱导剂。DNA 损伤类药物可使正常细胞中 p53 增加。超过 50% 的人类肿瘤都存在 p53 基因的突变。

野生型的 p53 可以抑制 mdr-1 基因的启动子，但是突变型却可刺激启动子。很多 p53 突变或者缺失的肿瘤，对多种抗癌药耐药。p53 通路失调可使促进细胞进入 S 期及快速增殖的基因产物过度产生，可能是耐药产生的主要机制。然而某些情况下，化疗耐药也可能与 p53 功能丧失无关。

**（2）Bcl-2 是细胞凋亡的强力抑制剂** Bcl-2（或其相关基因）的表达变化可抑

制或促进 γ 射线或化疗药所致的凋亡。Bcl-$x_L$ 为 Bcl-2 的功能和结构类似物，可抑制放射线或多种抗肿瘤药物如博来霉素、顺铂、依托泊苷、长春碱所致的细胞凋亡。

（3）NF-κB（核转录因子 kappa B）活化　可强效抑制多种外部刺激如各种细胞因子、肿瘤坏死因子-α（TNF-α）和射线所致的细胞凋亡。化疗后的 NF-κB 表达激活可能为耐药的重要机制。

（4）p53 状态，NF-κB，Bcl-2，caspase 级联反应与化疗的敏感性和耐药性之间的关系非常复杂。

## 三、细胞毒药物的临床应用

**（一）化疗适应证**

1. 治愈某些恶性肿瘤。

2. 当治疗获益大于不良反应时，用于缓解肿瘤扩散患者的症状。

3. 在下述情况用于无症状患者。

（1）肿瘤具有侵袭性并且可以治愈（如急性白血病、小细胞肺癌、淋巴瘤）。

（2）已有证据显示治疗可以减少复发风险或延长无病生存期和绝对生存期（如Ⅲ期结肠癌、Ⅰ和Ⅱ期乳腺癌、骨肉瘤）。

4. 为减少截肢或致残手术，于术前单行化疗或者联合放疗（肉瘤和肛门、乳腺、食管和喉部肿瘤）。

**（二）在下列情况下化疗是相对或绝对禁忌证**

1. 医疗设备不足，难以评价肿瘤的治疗效果或不能监测和处理不良反应。

2. 即使肿瘤缩小也不能延长生存期。

3. 患者生存期短而不能从治疗获益（例如重度虚弱者）。

4. 没有症状而肿瘤生长缓慢且无法治愈者，应推迟化疗，至出现症状需行缓解治疗时。

**（三）辅助化疗**

用于无残余病灶但具有高复发风险者。局部肿瘤术后复发风险高，手术时无法确认是否治愈，以及复发后无法治愈的患者均应行辅助化疗。辅助化疗的缺点是给患者带来了不适并且存在短期和长期的治疗相关风险。到目前为止，证明行辅助化疗可获益的恶性肿瘤只有乳腺癌、结肠癌和骨肉瘤。

**（四）剂量密度和剂量强度治疗**

此治疗策略可克服耐药、提高疗效，日益受重视。剂量强度治疗是指在最短的时间间隔内联合应用最大耐受剂量的化疗药物，可能需同时予以挽救措施，如造血生长因子、自体干细胞回输或异体骨髓移植。剂量密度治疗是指应用化疗方案时增加每个周期的用药天数以增加药物暴露的总时间。尽管某些恶性肿瘤已试行上述策略，但仍需证据证明上述策略的疗效优于标准剂量方案的治疗。

**（五）序贯治疗及交替治疗**

Norton-Day 模式指出联合化疗的序贯治疗可能优于交替治疗，因为没有任何两个联合化疗方案的杀伤能力相同或者完全不存在交叉耐药性。

## 四、医疗实践和工具

**（一）医疗服务的基本目标是提供风险最小而获益最大的治疗**

尽管多数患者和医师都认为医疗服务行为本该如此，但是此目标的实现却绝非易事。人与人之间存在差异，即使是双胞胎也不例外。这就意味着“最有益”和“最佳”是一个高度个体化的概念；其影响因素很多，因此，根本无法预先确定适用于每个个体的获益标准。我们倾向于认为，医疗决策的获益是一个单纯的对身体带来的好处：包括疾病的部分或全部消除，使患者的体能达到最佳状态、或者使患者及患者生命中的重要人物获得心理安慰。同样，可接受的风险亦为特殊的概念。对每一种病情的最佳服务需要医师在非常个性化的基础上结合自己的经验来确定最佳治疗方案。

**（二）医疗服务是一门艺术；科学、技术和统计学为其重要工具**

然而，医学方法却常被误认为是服务艺术。与艺术相似，患者的治疗没有令人满意的统一模式。试图简化医疗实践而创造固定的模式，实际上不适用于任何人，也不能为患者提供最佳的个性化治疗。

工具是艺术的必要元素，却不是决定艺术品质的全部。艺术品质还取决于经验，整体观念，细节的注重，良好的判断力，以及最重要的一点即对最终产品质量的关注。

大部分人认为科学是数学概念中的因果描述，比如你做了 A，就会产生 B 的结果。但是人类如此复杂，因果论毫无用处。如果我们推荐积极疗法，我们能做到的最好的就是猜测出会发生哪些情况。但是我们通常可以估计获得某种结果和发生某种风险的概率，以及副作用程度。

**（三）统计学为医学的一个工具**

医师在推荐治疗方案时可以利用统计学使获益最大化，风险最小化。尽管统计学中会用到一些公式，但这并不属于医学统计学的范畴。统计学是一种衡量参加某个研究的群体发生某个事件可能性的方法，但并不能预测未来或衡量患者个体是否受益。

## 五、医学实践中的统计学

**（一）基本理论**

临床治疗研究常以随机假说即我们的猜想为基础。最初的猜想常来源于个人和已发表的研究中的经验。对某种疗法进行试验性研究后，我们可以了解其产生特异性效应的频率及不良反应情况，最重要的是，可以了解与临床疗效高度相关的临床参数。根据这些参数所定义的亚组人群，可用于未来的临床研究以更好的证实假说。

**（二）统计学是一种可以预测未来事件发生可能性的工具**

假设一个整体有二百万人，并且全部患有转移性结肠癌。他们除了共同患有该疾病之外，彼此之间在其他方面如年龄、性别、种族、体力水平、肿瘤范围等均没有共同之处。现在假设只有一个研究者，想要尝试一种新的治疗。该研究者不可能亲自对全部二百万人进行研究。最好是能够通过对人群的研究获得与对二百万人进行的研究相近的结果。研究者知道研究结果并不是完全精确，但是可通过测量不精确性的概率，了解误差的范围。通过研究样本中结果的变异性，研究者可对某种诊断试验或疗法的风险或者受益提出更切实的假设。

**1．针对临床医师的一个最重要的统计学概念** 许多研究表明最初“很有希望的疗法”最终可能被证实无效。大多数最初令人兴奋的“最先进的”的疗法被证实并没有任何改善。临床医师必须避免仅仅根据个案报道、早期数据和摘要中的数据作为制定临床决策的基础。

**2．确定疗效的必要条件** 是一项临床试验必须有足够长的时间。研究时间不足可能会导致一种有效疗法被误认为无效。多数常见癌症治疗的研究需5～10年方可获得有意义的结论，早期数据并不可靠。

（1）对于快速致死性或广泛播散、生存期短的恶性肿瘤，通常可以在相对较短的时间内确定某种治疗是否有效。

（2）对于即使不予治疗生存期也较长的肿瘤，需要较长的研究时间以确定是否可以通过某种治疗获益。例如前列腺癌，多数未经治疗的患者自诊断时起可以存活15年以上。另外，由于前列腺癌多发于老年人，患者常在肿瘤发展至末期之前即死于其他无关疾病，这也增加了前列腺癌研究的复杂性与难度。

**3．人群的匹配** 治疗和未治疗组人群的特异性特征必须尽量匹配。例如，在肉瘤的治疗研究中，如果肉瘤治疗组纳入的患者多为无其他疾病、年轻的亚洲女性且为低分级的局限性肉瘤，而未治疗组纳入的患者主要为患有糖尿病、高分级转移性肉瘤的老年男性白人，那么该研究不能提供任何有意义的信息。

**（1）患者的数量** 在治疗组与未治疗组的对比研究中对检验效能影响很大，研究应持续一定的时间方能确定其有效性。如果患者数量不足，则无法在治疗组中确定可从治疗显著获益、具有相同预后因素的亚组人群。

**（2）治疗的风险和获益** 是统计研究设计的重要部分。例如，研究显示某种治疗可使5个月生存率提高1%，但是50%的患者因治疗相关的并发症延长了住院时间，15%的患者死亡，那么该治疗或许不应予以推荐。

### （三）肿瘤发生率相关术语的定义

**1．发病数** 是指在一定时间段内（通常为一年）新患某种肿瘤的患者总数。

**2．发病率** 是指每年每十万人中的某种肿瘤人数。

**3．死亡率** 指的是每年每十万人中死于某种肿瘤的人数。

**4．病死率** 指的是死于某种肿瘤的患者占该肿瘤全部患者的百分比。

**5．患病数** 是指在某一时间点某人群中某种肿瘤的患者数。

### （四）生存分析相关术语的定义

**1．治愈** 是应用于肿瘤患者人群而非个体的统计学术语，是指患者在临床上未检测出肿瘤，且生存期与健康的同年龄对照组人群相同。但是，达到此标准的个例患者也可能最终死于原发肿瘤。

**2．生存期（寿命表生存）** 是指某种肿瘤患者特定年龄组的预期寿命。此类数据用于确定个体患者生存超过特定时间的概率。该参数通过对患者生存以及与其配对健康人群的寿命表进行对比，可以确定肿瘤的自然史和治疗疗效。

3. **观察生存率** 是指自诊断时起，至特定观察期结束时的生存患者百分比。

4. **相对生存率** 是指研究人群的观察生存率与假定其为一般人群时的期望生存率之比，校正了诸如性别、年龄、年代等因素对研究人群生存情况的影响。

5. **调整生存率** 是通过排除死亡时无肿瘤，死于肿瘤或肿瘤治疗以外因素的患者所得出的校正生存率。

6. **中位生存期** 死亡与生存患者各占50%时所对应的生存时间。因为同种肿瘤患者的生存期可为数周到数年，因此，平均生存期毫无意义。中位生存期对于临床试验的比较或许有用，但亦可引起误导。已完成的研究显示，治疗有效者的生存可能超过中位生存期数月或数年。

7. **无病生存期** 是指从确认患者临床上检测不到肿瘤直到确诊肿瘤复发的时间。

8. **截尾值（截尾数据）** 进行统计学分析时，常排除截尾值，即仍生存但已中断试验治疗或者失去联系患者的相关数据。截尾数据可能会造成试验结果的偏倚而导致试验结果无法解释。与总体研究相关的截尾数据越多，试验越难以解释。好的研究报告应给出截尾数据产生原因的详细解释，纳入截尾数据后的研究结果以及截尾数据所占总体数据的百分比。

9. **总体5年生存率** 是可以用于短期评估治疗疗效与不良反应的简单且容易获取的指标。该指标可以用于所有肿瘤及肿瘤治疗的评估，因为多数事件的发生和药物的长期不良反应均出现在此时间段内。五年生存率并不代表治愈或者可检测肿瘤的完全根除，也不能预测完全缓解患者未来是否复发。然而，多数肿瘤在患者生存五年后的复发率均显著下降，生长迅速、侵袭性强的肿瘤更是如此。

**（1）早期检查** 常见肿瘤的早期检查使得大部分与治疗相关的生存期延长，但是这些早期发现的肿瘤与晚期发现的肿瘤在致死性的生物学趋势上是否相同尚无定论。组织学类型相同而生物学上为低致死性的肿瘤的早期检查和诊断，可产生误导性的生存数据。

**（2）领先时间偏倚** 患者自诊断之日起计算的生存时间较长主要缘于疾病的早期发现而与治疗无关。

**（五）药物开发研究相关术语的定义**

1. **Ⅰ期临床试验**是探索一种新治疗的最佳剂量、用法和不良反应。

2. **Ⅱ期临床试验**是确定某种治疗有效的肿瘤类型。

3. **Ⅲ期临床试验**是将Ⅱ期临床试验证实有效的治疗与不治疗或者另一种有效的治疗进行比较。

4. **荟萃分析**是一种回顾性研究，是对多个随机试验的结果进行汇总和分析。该研究应该纳入所有的患者数据，包括那些已接受治疗但未纳入试验的患者。荟萃分析是用于评价多个小型随机临床试验的一种最为有效的方法，可以用来寻找在单一小型试验中没有显现的疗效或者确定治疗获益的亚组人群（通过预后的分层分析）。

**（六）研究设计相关术语的定义**

1. **样本空间** 是指用于代表诸如患者、检查和结局的整体情况的样本数量。

**2. 分层** 根据已知的预后因素（比如年龄、种族、性别、一般状态和疾病的程度）对患者进行分层对于帮助临床医师做出治疗决策是必要的。在治疗组和非治疗组之间随机分配患者是用来发现未知预后因素的一种手段。合适的分层可帮助临床医师确定某个特定患者是否属于已发表的研究中的人群以及某种治疗是否有效。

**3. 随机化** 指的是把患者随机分配到特定的治疗组。在治疗与不治疗或者两种治疗方法相比较的研究中应用随机化。每个治疗或者非治疗组均被叫做研究组。

**4. 盲法研究** 在研究中，患者不知道自己被分配的是哪个研究组。在双盲试验中，患者和研究者都不知道患者接受的是哪组治疗。对数据进行编号；如果一组的疗效显著优于或劣于另一组时，试验就会中止。

**（七）治疗反应相关术语的定义**

**1. 完全缓解（CR）** 治疗后，临床上未检出肿瘤。

**2. 部分缓解（PR）** 治疗后可测量肿块的大小缩小超过50%，无新增病灶或肿瘤进展。肿瘤大小的评估采用双径测量（注：WHO标准）；可测量病灶的总体大小为所有可测量肿瘤的大小之和。

**3. 微小缓解（MR）** 肿块缩小未达到50%，其余标准与部分缓解相同。

**4. 进展（PD）** 单个或多个部位的肿瘤直径增加超过25%，出现新病灶或者是患者死于肿瘤。

**5. 疾病稳定（SD）** 可测量病灶不符合CR、PR、MR或者疾病进展。

**（八）用来评价临床研究结果的统计学指标**

俗话说：数字不会说谎，说谎者会玩弄数字。

**1. 试验性研究** K－M图表和“可接受的错误”。当我们基于临床试验或者荟萃分析来尝试分析一种治疗是否有效时，我们可以评估经各种参数分层的患者样本能够代表患有相同疾病并且接受相同治疗措施的患者整体的可能性。在标准的生存曲线中，x轴代表时间（标记间隔通常为1个月），y轴代表从进入研究开始随着时间推移的生存人数。各点相连形成的梯形曲线叫做Kaplan Maier曲线，减少时间间隔数目则可形成平滑曲线。

每一个曲线仅仅是由代表未治疗和治疗者总体的样本组成。因此，研究结果可能存在几类错误，而这些错误可以通过统计学方法衡量两条曲线的差异进行评估。评估方法包括两种：一种是评价两条曲线的人群指标均值的差异，另一种是风险比（下面将详述）。

若想确定两条曲线的差异，我们必须定义一个“可接受的”错误百分比。我们永远都不可能完全确定是否存在差异，以及检出差异的最好方法。评价方法不同，试验结果可能大相径庭。我们想要达到的确信程度是95%（两倍标准差）还是99.7%（三倍标准差）？我们接受的错误越少，所能治疗的患者就越少。例如，如果我们接受5%的错误，那么就有5%的机会使不能获益的患者接受治疗，而有95%的机会使更多接受治疗的患者获益。

某些研究者在设计的研究中假设不存在差异（无效假设或研究结果应表明有效），另外一些研究者则假设研究的前一个结果无法完全预测下一个结果（即随机模型）；所能做的只是对下一步做出最佳猜测。另外，某些研究者在研究中预先假设某些确定参数对研究结果有重要影响，而另外一些研究者却采用非参数分层方法，让试验数据表明重要的参数，而不是预先假设某些参数的重要性。所有这些研究的统计方法都具有自己独特的数学计算方法及应用范围，可对研究结果产生影响。

**2. 风险比** 是研究生存的另一种方法。某些类型的临床试验检验研究前设定的假设。我们通过风险比分析假设从而获得结果并试图确定其产生原因。

一般概念是确定某时间段内发生某事件（例如生存分析中的死亡）的人群比例（发生某事件的人数与总人数之比），称为该时间段内的风险比。该比率确定该时间段开始时生存的患者以及于该时间段内死亡的患者。在一个临床试验中，需计算很多个时间段内各研究组的风险比。将特定时间间隔内治疗组的风险比除以对照组的风险比（应用一系列数学概率函数），即可得出该时间段的风险比。我们需要某种平均风险比，而测量风险比可能包含该平均值。与其他类型的生存分析相同，研究者愿意采用两倍标准差（95%）可信区间以使测量风险比包含该平均值。假设通过计算得出3个月风险比为2。当某个患者问你：“如果我接受治疗，我的状况会比不接受治疗好多少?”你可以告诉他（她），在这3个月内，其生存机会是不接受治疗患者的2倍。

**3. 可信区间，率的检验和统计学意义** 可信区间用于评价单组试验的反应率以及比较和评价三期临床试验中各组的差异大小。在单组研究中，可信区间为测量值范围，如果对患者总体进行研究，所得的研究结果落在该范围内的可能性为95%。一个研究中纳入的患者越多，测量值越接近真值。可评价的反应的数量越多，结果越接近真实反应率。

**4. 率检验** 用于比较各组内取得阳性治疗结果的人数与样本量的比率。

**(1) 两个率比较**的可信区间，即给出的数值范围包含真值的可能性为95%。比较的可信区间是评价两种治疗方法之间可能存在的差异大小的统计学方法。该统计学检验可用于单侧及双侧检验的临床研究中。

**(2) 两个率统计学差异**的比较用于评价在研究结果显示率间存在差异的试验当中，假阳性率是否小于5%，它并不提供差异大小的范围。$\chi^2$（卡方）检验或是更精确地 Fisher 检验用于确定与 *P* 值相关的统计学显著性差异。

**5. *P* 值（假阳性值）** *P* 值是将观察结果（研究中两组结果测量值或可信区间的差异）认为有效即具有总体代表性的错误概率。例如，$P<0.05$，提示样本测量值间的差异由于偶然性造成的可能性为<5%。选择5%作为假阳性错误率具有几分随意性，只是提供一个用于检测平均值是否为“真实值”的数值。在小样本短时间的研究中，*P* 值没有意义。在患者入组结束前的研究报告中 *P* 值显示出治疗组间存在的差异通常为假阳性结果，应予以忽略，除非所报告的研究检验效能很高。

**6. β错误（假阴性值）** 是指总体研究存在差异的两治疗组在样本研究当中无差异的可能性。在临床研究报告中通常不提及此类错误，因其属于研究设计的一部分，用于研究前确定研究必须纳入的患者数目。

**7. 单侧和双侧检验** 单侧检验中的 *P* 值可检测随机研究中试验治疗组是否优于对照组；不能用于检测治疗组是否劣于或等效于对照组。双侧检验，除了具有单侧检验的用途之外，同时还可检验治疗组是否劣于对照组。双侧检验可以给出问题的确切答案，但是每个研究组需要纳入的患者数目是单侧检验研究的2倍。双侧检验中，第一侧确定治疗组是否优于对照组。如果第一侧与对照组相比没有统计学差异，第二侧可表明对照组是否等效于或优于治疗组。这在设计未来的研究中非常有用——如果对照组优于治疗组，该对照组可以继续作为研究对照用于新的治疗研究当中。

**8．统计学检验效能**　检验效能 $=1-\beta$。小样本的研究报告通常显示 $P$ 值小于0.05，似乎为阳性结果。但是随着研究时间的延长和样本量的增大，$P$ 值也随之增大。为使 $P$ 值的解释合理且具有临床应用价值，统计学家要求在进行研究前预先确定入组患者的最低数目以及研究时间。统计学检验效能已考虑了入组患者数目对研究结果的影响；不管纳入多少患者，统计学检验效能越高，研究的可信性越强，即组间差异源于偶然性的可能性越小。

**（九）应用文献做出临床诊断决策的建议**

医学与治疗的关系犹如计算机与软件：必须了解当前技术发展水平的最重要原因就是要确保自己在治疗多数患者时运用的是5年内的最新知识。

正在进行的临床试验在数据成熟前必须对研究状况予以报告，以促进不同研究中心及研究者所进行的研究之间的合作。因此，临床医师在考虑是否应把新治疗推荐给患者之前，应对研究报告进行严格的评价。但是，没有任何研究结果可以代替严谨的临床判断，或对未参加试验的患者进行个性化的治疗。临床医师在阅读文献时应该考虑以下问题：

1．试验中的获益者与你的患者在年龄、性别、一般状态、疾病分期和其他预后因素等方面是否相同？

2．这个试验是否排除了某些患者？如果是，排除原因是什么？

3．与潜在的获益相比，研究治疗是否导致了不可接受的毒性？另外，与治疗毒性和治疗相关死亡相比，生存期的改善是否有足够的意义？

4．研究的分层和随机方法能否对研究数据予以清晰合理的解释？

5．研究的规模是否足够大以提供可信的研究结果，即观察到的差异并非由偶然性引起？最佳最有用的试验为 $P$ 小于0.05并且检验效能大于等于80的双侧检验研究。

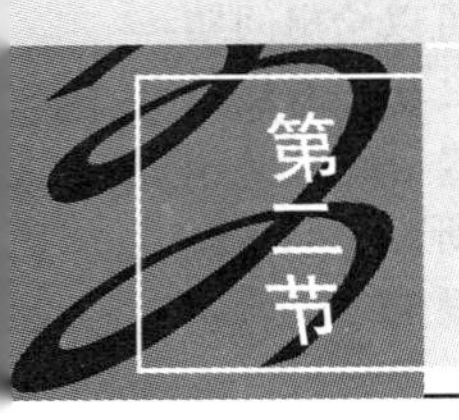

# 第二节 核医学

*Chaitanya R. Divgi*

## 一、定义

### （一）核医学

利用非密封源型放射性示踪剂来诊断、治疗和实验室检测人类疾病。常见的放射性药品包括25种用于影像诊断和5种用于治疗的药物（表1.2）。

**表1.2 一些用于诊断和治疗的放射性药品**

| 核素 | 配制药物 | 药理学 | 剂量 | 患者准备 | 应用 |
|---|---|---|---|---|---|
| $^{18}F$ | FDG | 糖酵解 | 10mCi | 空腹 | 肿瘤活性 |
| $^{67}Ga$ | 枸橼酸盐 | 转铁蛋白受体 | 10mCi | 缓泻药 | 淋巴瘤，炎症 |
| $^{131}I$ | MIBG | 儿茶酚胺摄取 | 0.5mCi | 禁止应用α、β受体阻断剂 | 神经内分泌肿瘤 |
| $^{131}I$ | Bexxar | 抗CD20单克隆抗体 | 65～75cGy WB | 碘 | 难治性淋巴瘤 |
| $^{123}I$ | 碘化钠 | 甲状腺激素 | 25μCi | 禁用甲状腺激素，碘 | 甲状腺功能测定 |
| $^{111}In$ | 白细胞 | 炎症靶向 | 5mCi | 无 | 蜂窝织炎 |
| $^{111}In$ | 喷曲肽 | 生长抑素受体 | 5mCi | 禁用类固醇激素，缓泻药 | 内分泌恶性肿瘤 |
| $^{111}In$ | 卡罗单抗喷他肽 | 抗前列腺特异性膜抗原单克隆抗体 | 6mCi | 缓泻，灌肠 | 前列腺癌 |
| $^{153}Sm$ | 三磺嘧啶 | 羟磷灰石 | 1mCi/kg | 骨扫描阳性 | 前列腺癌，乳腺癌，肺癌的骨痛 |
| $^{89}Sr$ | 氯化锶 | 骨骼矿化 | 4mCi/70kg | 骨扫描阳性 | 前列腺癌的骨痛 |
| $^{99m}Tc$ | 碳磷酸盐 | 骨骼矿化 | 25mCi | 无 | 骨疾病 |
| $^{99m}Tc$ | 胶体硫 | 淋巴管清除 | 0.2～0.5mCi | 无 | 前哨淋巴结 |

续　表

| 核素 | 配制药物 | 药理学 | 剂量 | 患者准备 | 应用 |
|---|---|---|---|---|---|
| $^{99m}Tc$ | 白蛋白 | 淋巴管清除 | 1mCi | 无 | 淋巴引流 |
| $^{99m}Tc$ | 集合白蛋白 | 毛细血管栓塞 | 5mCi | 无 | 肺栓塞 |
| $^{99m}Tc$ | 高锝酸盐 | 甲状腺碘摄取 | 10mCi | 禁用甲状腺激素，碘 | 甲状腺结节 |
| $^{99m}Tc$ | 红细胞 | 血管标记物 | 30mCi | 禁用 β 受体阻断剂 | 评价左室射血分数 |
| $^{99m}Tc$ | MIBI | 亲脂性和细胞内结合 | 20mCi | 空腹 | 肿瘤，心脏血供 |
| $^{99m}Tc$ | CEA 扫描 | 抗 CEA 单克隆抗体 | 20～30mCi | 缓泻 | 结直肠癌 |
| $^{201}Tl$ | 氯化物 | 钠钾泵 | 5mCi | 无 | 肿瘤 |
| $^{90}Y$ | Zevalin 替伊莫单抗 | 抗 CD20 单克隆抗体 | 0.3～0.4mCi/kg | 见具体 | 难治淋巴瘤 |

注示：CEA：癌胚抗原；FDG：氟脱氧葡萄糖；LVEF：左心室射血分数；MIBG：间碘苯甲胍；MIBI：methoxyissobutyl 异氰化物；McAb：单克隆抗体；PSMA：前列腺特异性膜抗原；WB：全身剂量。

### （二）放射性活度，放射性同位素和放射性核素

原子核包含各种亚原子微粒，如质子和中子，极强的短程力将其结合在一起。原子序数（Z）是原子核内质子的数目，是该元素固有的特征。原子的质量数是质子数和中子数之和（A），本节所涉及数字，若不附其他说明，即为原子的质量数。地球上大部分常见元素的原子核十分稳定。当核内亚原子微粒之间的平衡不稳定时，就会产生放射性核素。每个放射性核素都有特定的衰变特征，即半衰期和发射射线。

**1．半衰期（$t_{1/2}$）**　是指放射性核素原子核数量减少一半所需要的时间。

（1）大多数放射性同位素（radioisotopes）的半衰期都很短暂，所以在自然界中无法找到。有些自然界中的元素也具有放射性。如$^{40}K$占人体内所发现钾元素的0.1%，半衰期$1.26\times10^{9}$年。其他具有天然放射性的元素包括镭、钍、铅和碳。所有原子量大于$^{209}Bi$的元素都有放射性。超铀元素的半衰期可达到1万年以上。

（2）大多数核医学里所应用的放射线是在回旋加速器或反应堆里人工生成的。比如$^{131}I$，半衰期8天，释放364keV的γ射线，同时伴随一些β粒子的释放和一些最大能级达0.606 MeV的β射线。人们可以在体外探查这些释放出来的放射线，并利用其作为放射性示踪物研究甲状腺生理改变。

**2．放射线的种类**

**（1）γ射线**　是能穿透一米以上的人体组织的光量子。

**（2）β射线** 可以穿透几毫米到几厘米组织的带有大量负电荷电子组成的射线。

**（3）正电子** 能穿透几毫米组织并与电子相互作用，形成湮灭辐射的带有大量正电荷电子组成的射线。

**（4）湮灭辐射** 当β射线和正电子相遇时，能产生2个呈180度的γ光子并释放511-keV能量。

**（5）α粒子** 两个中子和两个质子（一个氦核）结合所产生的射线，可以穿透组织中10到20个细胞直径的距离。

**（6）X射线** 是由核周电子轨道的重新分布所形成的射线。

**（7）俄歇电子（Auger电子）** 核周轨道释放出来的低能电子，仅能穿透几微米组织。

**（8）应用** γ射线和湮灭辐射可应用于各种影像诊断。短波的粒子如阿尔法微粒（α粒子）、β射线和Auger电子用于治疗。

**3. 放射性活度单位**

**（1）贝可勒尔（Bq）** 为了纪念放射活性的发现，将每秒钟发生核素衰变的次数定义为1Bq。影像所应用的典型剂量通常为37MBq，也就是1毫居里（mCi）。

**（2）居里** “居里”是根据一克镭或$3.7\times10^{10}$dps（衰变/秒）所含放射性活度的总量而制定的计量单位。常用的诊断剂量范围从1mCi（37MBq）到30mCi（1,110 MBq）。

**4. 吸收剂量的计量单位**

**（1）Rads** 当放射线与物质相互作用时，一部分能量被吸收。1拉德等于1克组织吸收的1尔格（erg）能量。

**（2）Gray（Gy）** 戈瑞是取代拉德的新单位。1戈瑞等于100拉德；1厘戈瑞（cGy）等于1拉德。

**（3）Rem（R）或人体伦琴当量（雷姆）** 该计量单位被引入是因为在给定某吸收剂量的情况下，并非每一种射线都会带来等效的生物学效应。对于γ光子和X射线来说，拉德量和雷姆量在数值上相同。对于更大的粒子（如α粒子），伦琴当量等于拉德剂量乘以一个“质量因子”。γ粒子的质量因子更高，所以对于给定一个拉德量来说，暴露于α粒子的伦琴量远大于暴露于γ射线的伦琴量。具体的数值还存在争议，代表性的观点认为至少在20倍以上。

（4）希沃特（Sv） 1Sv = 100rem。

| | | | |
|---|---|---|---|
| C | 碳（$^{11}C$） | P | 磷（$^{32}P$） |
| F | 氟（$^{18}F$） | S | 硫（$^{35}S$） |
| Ga | 镓（$^{67}Ga$） | Sr | 锶（$^{89}Sr$） |
| I | 碘（$^{123}I$，$^{125}I$，$^{131}I$） | Tc | 锝（$^{99m}Tc$）；m 指亚稳性态 |
| In | 铟（$^{111}In$） | | |
| Kr | 氪（$^{81}Kr$） | T1 | 铊（$^{201}T1$） |
| Lu | 镥（$^{177}Lu$） | U | 铀（$^{235}U$，$^{238}U$） |
| Mo | 钼（$^{99}Mo$） | Xe | 氙（$^{127}Xe$，$^{133}Xe$） |
| N | 氮（$^{13}N$） | Y | 钇（$^{90}Y$） |
| O | 氧（$^{15}O$） | | |

**（三）暴露于多少射线是安全的？答案是 ALARA 原则，也就是“合理使用低剂量”**

1．**在工作场所**，每年允许接受的最高照射量为 5000 毫雷姆（mRem），其中 25% 的剂量（1250mRem）可监测到。几十年里大量职工接受 5000 毫雷姆/年的限制量已经证明没有不利的影响。美国食品及药物管理局规定此剂量作为全身照射的安全水平线。要求妊娠职工在孕期 9 个月内接受照射量的上限是 500 毫雷姆。

2．**美国的公共场所**平均每年接受 290 毫雷姆的天然射线。高海拔地区的暴露剂量可能达到 10 倍以上，但同样无明显不利影响。一般人群所接受射线的规定量上限为 100 毫雷姆/年。

3．**对患者治疗过程**中诊断性暴露的剂量没有限制，因为涉及的剂量相对较低，而且相关研究普遍认为获益远大于风险。

4．**治疗性放射性同位素**有时需要对医院进行授权。在美国，核管理委员会已经建立了相应的诊疗规范，即通常按照照射的总剂量和体内有效驻留时间计算，若在一般人群可接受的范围（见上）以内，则核医学治疗主要在门诊进行。若根据现有数据不足以做出决定，患者应住院治疗并接受放射隔离预防措施，直到照射水平下降到 5～7mR/h（距治疗物一米远时）。降至该值后，患者不需要接受特殊隔离。

美国在 2001 年“9·11”事件后加大了放射检测的力度，而光子能够引发放射检测仪反应。因此，应告知患者存在激发放射检测仪的可能性——多数机构目前为患者提供关于放射线的强度和类型的书面说明。

**（四）使用仪器**

1．**流体孔道式计数器** 将对放射线敏感的晶体（通常是碘化钠）制成井型，使得盛有体液的小试管置入晶体的井型凹陷中，每一次衰变过程中放射线释放的能量都可以储存在晶体内，并激发晶体发出光脉冲。光脉冲被光电管转换成微弱的电信号，经扩增形成单脉冲信号。典型样本可以每分钟检测到 10 000 到 20 000 个单脉冲（每分钟放射性计数，cpm）。放射性样品的强度与检测总值（cpm）成正比。参考标准品的放射性活度，可以测得样品放射水平的绝对值。

**2. γ照相机** 是最常用的影像设备，广泛用于多种放射性药品的检测，如$^{99m}Tc$，$^{111}In$、和$^{131}I$等，γ照相机被设计为碘化钠晶体环片状层，包裹在铅制屏蔽里，直接连接90个或更多的光电管。位于晶体前方的准直器（1英寸厚，带孔的铅屏蔽）可以集中射线。患者体内每次衰变都可以产生γ射线，通过准直器铅屏的孔隙激活对照射敏感的晶体，产生光脉冲，并可以被若干光电管同时自动检测。计算机通过探测光子撞击探测器附近产生的最强信号，来推算光子撞击晶体的部位。对大多数平面γ照相机来说，分辨率大约在1cm左右。

**3. 单光子发射计算机体层扫描（SPECT）仪** 这种成像仪器可以360°全方位收集患者体内放射性活度的数据，这些数据被重建成三维立体的形式。数据是通过围绕患者旋转的专门的γ照相机来采集的，患者被注入具有放射性活度并可在体内稳定分布45～60分钟的示踪剂，数据采集通过旋转一台特殊的γ照相机完成。SPECT通常应用于淋巴瘤患者的$^{67}Ga$枸橼酸盐纵隔显像、$^{201}Tl$心肌灌注显像、肝血管瘤显像和放射性标记的抗肿瘤抗体等。典型的深度分辨率是16mm，比平面成像稍粗糙。平面γ照相机图像的对比度更好，而SPECT可以更好地显示小、深在的病变，尤其适于衰减校正（根据放射源和探测器之间的组织的量和类型校正体内深部释放的放射线强度），或用于推测或实际测量组织的密度和衰减的性质。

**4. 正电子发射体层扫描（PET）仪** 具有最高的分辨率，并且是最敏感的核医学成像仪器。由于与正电子放射衰减的物理特性相关，成像可被转换为放射性活度精确定量的三维立体分布图，体内深部组织的分辨率达到3～5mm。PET的放射性示踪物为$^{18}F$、$^{15}O$、$^{13}N$和$^{11}C$，因为这些元素易结合生物活性分子。大多数放射性示踪物的半衰期太短不适合运输。因此，它们必须在位于医院内的回旋加速器中生产。尽管存在一些不足，但临床应用仍日渐广泛，尤其是$^{18}F$示踪剂的应用（常由放射性药物生产厂商生产）。肿瘤糖酵解的$^{18}F$-氟脱氧葡萄糖（$^{18}F$-FDG）成像是分子显像剂成像的基础，并且越来越多地被应用于肿瘤的诊断和分期以及显示放射或药物治疗后肿瘤的活性。

**5. 回旋加速器** 加速了亚原子粒子（如质子、氘核、氦核、α-粒子），使其趋近光速。这些粒子撞击“靶”原子并产生放射线。例如，通过加速质子至11MeV并撞击富含$^{18}O$同位素的靶点，形成氟化物离子形式的$^{18}F$。这种加速系统可以生产核医学应用的多个种类的放射性示踪剂，包括$^{11}C$、$^{15}O$、$^{13}N$、$^{67}Ga$、$^{111}In$、$^{123}I$和$^{18}F$。

**6. 反应堆** 以能自发裂变的重元素（如$^{238}U$和$^{235}U$）为原料，超热中子从原子核中释放，当达到足够数量的时候可裂解铀原子，随之释放大量能量。这个过程中生成的一系列放射性物质，被称为“裂解产物”，包括$^{99}Mo$（$^{99m}Tc$衍生于此核素）、$^{131}I$、$^{125}I$、$^{32}P$和$^{35}S$。在一些情况下，靶元素和中子同时被轰击，产生适于医疗应用的放射性物质，（如$^{89}Sr$）。其他时候，裂变产物的分离可产生放射性同位素称为反应堆运行的副产物（$^{131}I$，$^{125}I$）。

## 二、肿瘤成像研究

### （一）骨扫描

**1. 适应证** 适于原发骨肿瘤或骨转移癌的评估；易发生骨转移肿瘤（如前列

腺癌，乳腺癌Ⅱ期或Ⅲ期）的患者的骨骼基线资料，或良性疾病出现了明显的骨骼异常表现。一些骨转移瘤不会引起羟磷灰石的溶解，所以骨扫描在这些肿瘤（多发性骨髓瘤、甲状腺癌）中的作用不大。骨扫描经常被应用于骨转移灶的评价（非测量），最常用于前列腺癌和乳腺癌以及肺癌和结肠癌，有时可用于肾癌。

**2．显影剂**　用$^{99m}$Tc 标记焦磷酸盐或其他膦酸盐衍生物。

**3．显像原理**　原发或转移瘤引发邻近骨反应，造成骨晶体的重塑，并同时吸收$^{99m}$Tc 骨显影剂（在这个过程中吸收$^{99m}$Tc 骨显像剂）。即使小的肿瘤也可以产生相当大的反应。

**4．注意事项**　应用大视野的 γ 照相机进行全身扫描。SPECT 成像用于疑似病变区域，尤其有益于脊柱成像。

**5．解释说明**　与骨转换形成的背景相比，转移灶表现为热区。骨扫描探查骨皮质的转移灶比 CT 和 MRI 更灵敏。MRI 可以在骨皮质受累之前，发现骨髓转移。

**（二）$^{18}$F-FDG PET 显像**

**1．适应证**

（1）鉴别放射性坏死和恶性胶质瘤复发。

（2）评估脑肿瘤自低分级到高分级的去分化程度。

（3）评估脑（脊）膜瘤复发的可能性。

（4）评估肿瘤的活性及监控治疗反应。

（5）鉴别肺结节的良恶性。

（6）评估肿瘤分期，再分期，以及治疗反应；局部或远处转移；血液系统肿瘤或实体瘤患者的治疗效果，包括淋巴瘤、乳腺癌、消化道肿瘤、肺癌、黑色素瘤及其它。

（7）用于激素抵抗型前列腺癌的诊断、分期和再分期。

（8）用于再发或残留的滤泡细胞来源的甲状腺癌（之前经甲状腺切除术和放射性碘治疗，血清甲状腺球蛋白水平 $>10$ng/ml，且$^{131}$I 全身扫描阴性）的重新分期。

**2．显影剂**　［$^{18}$F］-2-氟-2-脱氧-D-葡萄糖（或 FDG）是葡萄糖类似物。

**3．显像原理**　与正常组织相比，肿瘤组织糖酵解的速度明显加快。FDG 通过葡萄糖转运载体进入肿瘤细胞，并被磷酸化为 FDG-6 磷酸盐（FDG-6P）。然而，FDG-6P 并不是其他糖酵解酶合适的底物而出现“代谢中断”，并在肿瘤组织内积聚。其合成速度与 FDG 磷酸化的速度成正比。虽然 FDG-6P 可被葡萄糖-6-磷酸酯酶去磷酸化，但这种酶在活跃增殖的肿瘤内不表达。除了脑和心脏，大多数正常组织都有葡萄糖-6-磷酸酯酶并可以快速清除 FDG。这样肿瘤与背景之间逐级会形成梯度，易于被 PET 扫描机检测到。

**4．注意事项**　在 PET 扫描前 45～60 分钟，向禁食并血糖正常的患者体内注射$^{18}$FDG。血糖 $>200$mg/dl 的患者不适于直接接受该项检查；检查前应用胰岛素可能会影响显像剂在体内的生理性分布。与 PET 相比，PET/CT 越来越广泛使用。此时 CT 的主要作用是测量组织密度以供衰减校正，并可用作解剖定位。多数情况下选择口服造影剂（除非评估头颈部肿瘤）。应用静脉造影剂的 CT 扫描则通常在 PET/CT 检查完成后进行。

5. **解释说明** $^{18}$FDG PET成像适于检测多种恶性肿瘤。

(1) **对于原发性脑肿瘤，**与对侧白质相比，高度活跃肿瘤的FDG浓聚程度会增加1.4倍。摄取增加是高分级原发瘤和转移瘤的特征。摄取越活跃，肿瘤生长越迅速。摄取减低的区域可见于低分级肿瘤和放射性坏死。

(2) **由于对所见结节的良恶性的不确定，孤立性肺结节**因良恶性难以确定而经常被迫行开胸手术。若结节的$^{18}$FDG PET摄取率比正常对照组织高2.5倍以上，则基本上可确定为恶性。应用不同的仪器和方法，有不同的比例。一般来说，临界值越高，特异性越高，灵敏度越低。

(3) **假阴性结果更常见于那些低代谢的肿瘤中，**特别是细支气管肺泡癌，分化良好的甲状腺（乳头或滤泡）癌，尤其在患者接受甲状腺激素期间以及对激素敏感且分化良好的前列腺癌（Gleason≤7）。

(4) **假阳性结果**的出现是由于非恶性区域葡萄糖代谢增加，示踪物浓聚程度增加所致。感染灶常可导致假阳性结果，可见于急性感染和慢性肉芽肿疾病，特别是结核和结节病。在大多数情况下，其摄取值低于肿瘤。肌紧张或运动（尤其是注入示踪剂后患者发声带来的声带肌运动）以及褐色脂肪组织也可能导致假阳性结果（鼓励患者放松或应用短效地西泮有助于减少前者带来肌紧张性假阳性）。对于有经验的医师来说，可以区分后者与肿瘤灶的差异。

(5) **"代谢反应"概念的进展。**大多数研究组已接受完全代谢反应（CMR）代表无活性肿瘤，若干研究已经证实了CMR与多种疾病的生存期之间的关系，尤其是淋巴瘤及乳癌。关于"部分缓解"的具体标准还在制定中，而目前多采用的是肿瘤治疗的评价新标准（RECIST）和其他类似标准。

(6) **标准摄取值**（SUV）是糖酵解率的半定量指数。通常根据患者体重来计算，如下：

$$SUV=\frac{病灶的放射性浓度（kBq/ml）}{注射剂量（kBq）/体重（g）}$$

若干研究建议：SUV >2.5即为恶性。SUV在感染病灶内很少大于8。必须牢记的是，SUV依赖仪器，图像重建方法学和注射后的时间，以及其他因素，因此，患者自身对照比群组分析更有价值。

**（三）$^{67}$Ga成像**

1. **适应证** 引入FDG PET后，放射性镓成像的应用明显减少。正电子发射同位素镓（$^{68}$Ga、$^{66}$Ga）可能有意义，目前正处于评估阶段。

(1) 评价霍奇金淋巴瘤和中高分级非霍奇金淋巴瘤患者对治疗的反应。在治疗之前完成基线评估，并于再分期时重新评估。

(2) 选择性的评估其他类型肿瘤的活性（如肝癌、肉瘤、黑色素瘤）。尽可能在患者未完成治疗时进行该项检查。

2. **显影剂** $^{67}$Ga枸橼酸盐。

3. **显像原理** $^{67}$Ga属于过渡元素，与铁有多重共性，包括静脉注射后与转铁蛋白（TF）的快速结合。此后，$^{67}$Ga-TF通过与肿瘤细胞膜上转铁蛋白受体结合，被肿瘤细胞摄取。转铁蛋白受体的表达与肿瘤生长成正比，肿瘤增殖得越快，摄取越多。

**4. 注意事项**　患者注射显像剂后 48～72 小时成像。成像的前一晚药物导泻。在检测具有活性的肿瘤位置上，SPECT 远较平片灵敏。解剖学的相关影像如 CT 或 MRI 对图像的解译益处很大。可能的话，两种不同显像模式的成像可通过计算机共同成像（“融合”）。解剖图像作为模板，通过投射 $^{67}$Ga 成像来定位肿瘤热区。

**5. 解释说明**

（1）$^{67}$Ga 枸橼酸盐成像不常应用于肿瘤分期，但是基线扫描有助于后期评价治疗反应的对比，尤其适于淋巴瘤纵隔受累的患者。肿瘤部位吸收 $^{67}$Ga 能力较强，而当肿瘤对治疗有反应时 $^{67}$Ga 大量减少。$^{67}$Ga 的持续存留提示预后不良。

（2）$^{67}$Ga 成像是非特异性的；该同位素在炎症病灶内被迅速摄取（如播散到肺孢子菌肺炎或其他肺炎的病灶）。当对摄取 $^{67}$Ga病灶的定性存疑时，可用 $^{201}$Tl。$^{201}$Tl 通常浓聚于具有活性的瘤灶内，淋巴管炎病灶中很少表现为阳性。

**（四）淋巴闪烁显像（术）（lymphoscintigraphy）**

**1. 适应证**　确定躯干部皮肤病灶的淋巴回流方向（如黑色素瘤），或淋巴水肿区域淋巴管的状态。

**2. 显影剂**　$^{99m}$Tc 标记的白蛋白或胶体硫。

**3. 注意事项**　常经趾或指间注入显像剂，以评估下肢或者手臂的淋巴回流情况。用 γ 照像机影像判断回流的方向，以确定哪个淋巴结受累区域应行手术探查。

**4. 解释说明**　注意早期成像的细节可能显示引流淋巴管中断的位置，对于某些患者可能是解决问题的基础。

**（五）淋巴闪烁显像术：前哨淋巴结的检测**

**1. 适应证**　原发性乳腺癌或恶性黑色素瘤患者手术前检测前哨淋巴结。

**2. 显影剂**　$^{99m}$Tc 胶体硫（适用于多数病例，尤其是恶性黑色素瘤，经 0.22μm 滤器过滤后注药，以减少大颗粒）。使用过滤后的显影剂，可以更好地显示淋巴管，而且更早发现前哨淋巴结。美国有一些研究小组使用未过滤的 $^{99m}$Tc 胶体硫，可以使从注射后到术中探查的时间更加灵活，因注药后接近 2 小时才能显像，导致可检出的前哨淋巴结的比例减低，尽管如此，术中进行 γ 信号的检测仍然可行。

**3. 注意事项**　于病灶周围（或其他可显示引流结节的部位）皮内注入放射性胶体之后，用连续的 γ 照相机成像（前位和侧位）来确定淋巴引流并辨别第一个聚集示踪剂的淋巴结。其通常需要术中使用 γ 探针探查结节的放射性以进一步确认。

**4. 解释说明**　连续的图像可以探测到第一个浓聚示踪剂的淋巴结。有观点认为：该淋巴结的情况代表所有淋巴结的情况。

**（六）儿茶酚胺的间碘苯甲胍（MIBG）显像**

**1. 适应证**　鉴别嗜铬细胞瘤和神经母细胞瘤的转移灶和原发灶。

**2. 显影剂**　硫酸碘苄胍，$^{131}$I-（间碘苄胍硫酸盐），或 $^{123}$I-（间碘苄胍硫酸盐）。

**3. 显像原理**　MIBG 通常被分泌肾上腺素的组织积聚到细胞质的储存小泡内（同时包含其他儿茶酚胺类）。任何能阻断摄取或促进该小泡释放的因素均可导致出现假阴性结果。

4．注意事项

**（1）成人常用剂量**是$^{131}I$，0.5 mCi；$^{123}I$，10 mCi，此剂量是假设此时成人个体体表面积为1.7 $m^2$ 而定。18岁以下的儿童可根据体表面积调整剂量。患者应用稳定的碘制剂预处理，即成人在注射前起每日10滴药剂（1g/ml），持续到最后1天照相时止。

**（2）方法** 给药（$^{131}I$）后，患者于24小时内行全身成像。如有必要，于48小时内照相，观察腹膜后和肾上腺区。注入$^{123}I$-MIBG的第2天，多数病例可以应用SPECT进行目的区域的显像。

**（3）注意** 注入MIBG后易出现高血压危象并发症，尤其见于嗜铬细胞瘤患者。妊娠期不是绝对禁忌证，但应谨慎评估对胎儿潜在的危险性。

**5．解释说明** 血浆中的MIBG被肾小球滤过清除，并被含有交感神经或可以储存肾上腺素的组织的儿茶酚胺储藏小泡迅速摄取。因此，在大部分显像时间内，心脏、肾、肝和肾上腺可见显像剂摄取。肿瘤显示为局部摄取增加。

**6．药物相互作用** 以下药物可以干扰神经母细胞瘤和嗜铬细胞瘤对MIBG的吸收，所以应在成像前数天至数周中断使用，具体时间主要取决于药物的药理学作用。

（1）抗高血压药：拉贝洛尔、利血平、钙通道阻滞剂。

（2）丙米嗪及衍生物。

（3）多塞平。

（4）交感神经胺（伪麻黄碱、麻黄碱、苯丙醇胺、去氧肾上腺素）。

（5）可卡因。

**7．MIBG应用于治疗** 有的研究中心，尤其是加拿大和欧洲的一些研究中心运用$^{131}I$-MIBG治疗上述的神经内分泌肿瘤。$^{131}I$的常用剂量达到200 mCi以上。剂量限制性毒性主要是血液学毒性，大多数患者血细胞计数可完全恢复，如果疾病未进展可间隔3个月到6个月时再接受治疗。出于治疗需要，治疗开始后患者需服用饱和剂量的碘化钾饱和溶液（SSKI）持续1周。

**（七）喷曲肽（奥曲肽）成像**

**1．适应证** 带有生长抑素受体的神经内分泌肿瘤的诊断。

**2．显影剂** 喷曲肽是奥曲肽的二乙烯三胺五乙酸化合物，即长效的人类生长抑素的类似物。$^{111}In$被连接到在喷曲肽上。

**3．显像原理** 喷曲肽铟［$^{111}In$］结合于体内生长抑素受体上。神经内分泌肿瘤高度表达这些受体，因此高浓聚的放射性试剂可被探测器观察到。

**4．注意事项** 患者每天都要进行平片和SPECT成像，直到确定试剂是否有效。常用的照相时间是注射后4、24和48小时。由于显像剂可以被分泌到肠腔内，患者应在成像前的24到48小时夜间服用轻缓泻药。

**（1）假阴性结果** 可见于同时服用醋酸奥曲肽（奥曲肽）以控制神经内分泌肿瘤相关症状的患者。如有可能，患者应该在检查前2周停用该药。同样，皮质激素类处方药也应在检查前停用，因为这些药以及产生促肾上腺皮质激素的肿瘤会降低生长抑素受体的表达。

**（2）注意事项和不良反应**　偶尔可出现短暂症状，包括眩晕，低血压和头痛。已确诊或疑似胰岛素瘤的患者应在给药前和给药中建立静脉通路，并滴注5%的葡萄糖和生理盐水，以避免低血糖的出现。

**5. 解释说明**　腺垂体、甲状腺和肝脏可显影。胆囊、肾和膀胱也可微弱显示。带有生长抑素受体的肿瘤在注射药物4小时后开始有明显的摄取，24和48小时显像有最大的组织对比度。探查肿瘤灵敏度取决于生长抑素受体的数量。有强阳性结果的患者可从奥曲肽治疗中获益。

**（1）尽管进行了大量的研究工作，**但只有近30%的接受喷曲肽铟［$^{111}$In］显像的患者既往未被发现的病灶可被探测到。90%左右的类癌、成神经细胞瘤、嗜铬细胞瘤、神经节细胞瘤、小细胞肺癌和脑（脊）膜瘤患者病灶可被检查到。淋巴瘤、垂体瘤和髓样瘤诊断比例虽高，但变化幅度较大。

**（2）肉芽肿**和其他炎性病变同样可以为阳性，包括结核、结节病、类风湿性关节炎和Graves'眼病。

**（八）$^{111}$In-卡罗单抗喷他肽前列腺癌显像**

**1. 适应证**　检测前列腺区外的前列腺癌或前列腺癌复发。

**2. 显影剂**　$^{111}$In-卡罗单抗喷他肽（prostascint），由单克隆抗体组成，通过螯合物与$^{111}$In连接，并与前列腺特异性膜抗原特异性结合。

**3. 显像原理**　显影剂中的抗体可以与前列腺癌细胞的特异性抗原结合。静脉注射显影剂后抗体逐渐从血液循环中转移并集中于肿瘤组织。

**4. 注意事项**　注射显影剂后大约30分钟可采集前后位的全身图像，随后行下腹部和盆腔的SEPET检查。通常4天后可采集对照图像。由于显影剂可能会在肝脏浓聚并且通过肠道代谢，所以检查前夜应通过口服泻药进行肠道准备。

**5. 解释说明**　全身图像可以检测浓聚的主动脉和髂动脉的淋巴结群的情况，同时也能发现前列腺窝的复发肿瘤；SPECT图像主要是为了显示前列腺区和闭孔淋巴结区；由于抗体可能在血液循环存留且有时摄取增高的病灶不易与正常血管的显像区分，所以对比早期和晚期显像以确认延迟成像中摄取增高部位并非血管区域是至关重要的。某些机构采用"双核素"法代替早期成像，而用$^{99m}$Tc标记红细胞显像鉴别血管区域。越来越多的研究机构选择SPECT/CT，因为其中的CT成像可以显示显像剂分布的解剖学定位。同时应该确保显像检查前尽可能排空尿液。

**（九）肿瘤活性成像**　$^{201}$Tl氯化物和$^{99m}$Tc－MIBI

**1. 适应证**　FDG PET/CT越来越多的用于肿瘤显像，取代了此类显像剂，尤其是在脑外器官。

（1）乳腺肿物的鉴别诊断。

（2）原发骨肿瘤化疗后的活性评估。

（3）高分化甲状腺癌活性的动态监测。

（4）甲状旁腺腺瘤的显像。

（5）脑肿瘤成像（SPECT）。

**2. 显影剂**

**（1）$^{99m}$Tc methoxyisobutyl 异氰化物**（MIBI）是$^{99m}$Tc的正一价阳离子形式，

具有高度脂溶性，由中心的$^{99m}$Tc 原子和外周的 6 个异丁基腈分子组成，故常被称为 sesta MIBI。

**（2）$^{201}$Tl（铊）氯化物**是铊的放射性同位素，在元素周期表中位于锕系，在体内是钾离子的类似物。

**3. 显像原理** $^{201}$Tl 氯化物是一种广泛用于心肌灌注的显影剂，作为钾离子的类似物，通过 Na-K 泵运输可以被体内大多数有活性细胞摄取。$^{99m}$Tc－MIBI 同样可以用于心肌灌注显像。另外，由于通过不同机制被细胞摄取，其可作为细胞活性的标志物。自注入血流后，这两种显像剂均以与心排出量成正比的速度迅速被清除。

**4. 注意事项** 静脉注射造影剂后，通常 20 分钟内可进行病灶区域显影，也可以是在更早或晚的时间内（比如在注射 5 分钟或 60 分钟后）。用于乳腺肿物成像时，借助特殊乳腺器械于俯卧位获得乳腺平面侧位图像，它是显像技术的一个进步。SPECT 常用于脑和其他部位显像。

**5. 解释说明**

**（1）乳腺肿物** 大约 25% 行乳腺钼靶普查的患者乳腺致密，难以诊断。如果此类患者同时具有可触及的乳腺肿物，则在临床上对病灶部位的活检存在两难之处。据报道，乳腺纤维腺瘤的$^{201}$Tl 显像结果为阴性，而 96% 的乳腺癌为阳性。乳腺肿物 MIBI 成像可以获得同样的结果。研究显示这些检查的乳腺癌阴性预测值有助于提高乳腺钼靶检查的特异性，且对致密乳腺和正常乳腺均适用。

**（2）原发骨肿瘤** 通常在手术前接受化疗。$^{99m}$Tc－MIBI 和$^{201}$Tl 成像对原发骨肿瘤和肢体肉瘤高度敏感。而软骨肉瘤是例外。化疗有效的肿瘤不摄取 MIBI，现已证实其与治疗反应具有良好的相关性。

**（3）脑肿瘤** 在 FDG PET 没有应用之前，$^{201}$Tl 是评估幕上原发性肿瘤最好的显影剂。SPECT 可以精确判断脑肿瘤的活性。根据我们的经验，$^{201}$Tl 要优于$^{99m}$Tc－MIBI，因其在脉络丛不显影。

**（4）甲状腺癌成像** 当患者甲状腺激素完全被抑制期间，$^{201}$Tl 成像可以很好的监测高分化甲状腺癌。显像剂全身吸收百分比可以作为肿瘤细胞活性的检测指标，同时可评估原发肿瘤治疗的效果。

**（5）甲状旁腺显像** 在其他诊断技术提示阴性时，通过仔细对比$^{99m}$Tc－MIBI 或$^{201}$Tl 显像有时可发现颈部或上纵隔的甲状旁腺腺瘤。然而，对于甲状腺旁完整的患者此类显像检查的敏感度较低（约为 50%），而检测复发的敏感率高（约 80%）。FDG PET 对甲状旁腺腺瘤的显像尚无优势。

## 三、肿瘤相关的其他显像方法

### （一）心功能

门控心血池成像被用于评估心功能衰竭以及监测心毒性药物治疗后心功能的变化。

**1. 显影剂** 红细胞（RBCs）在体内可以被标记。在注射高锝（$^{99m}$Tc）酸钠注射液前 20 分钟注射焦磷酸亚锡 1mg，这些被标记的焦磷酸盐进入体内后被红细胞捕获；$^{99m}$Tc 注射液弥散进入红细胞后与血红蛋白的 β 链结合，大约 75% 的剂量可以标记于红细胞。心电图上的 R 波可以作为同步采集生理门控标记（即门电路血池显像）。

**2. 解释说明**　静息状态下获得的图像经定性处理分析后可以评估异常心室壁运动，心腔大小，内源性或外源性的心腔受压，血液流出道的大小和形态；图像经定量分析后可对每一次心脏搏动时左心射血量（左心射血分数：LVEF）行生理学评估。正常的 LVEF 通常大于 50%，LVEF 小于 30% 通常但并非一定意味着充血性心力衰竭；LVEF 下降大于 10% 有临床意义；当射血分数降至正常以下时应停用心毒性药物。

**（二）血管内血流和出血**

用于检测上肢静脉通道的开放情况（如锁骨下静脉置管后的肿胀，上腔静脉综合征等）；用于血管瘤占位性病变的检测或出血部位的判断。$^{99m}$Tc 过锝酸盐或$^{99m}$Tc 硫胶体可作为脉管系统瞬时显影剂，体内$^{99m}$Tc 标记的红细胞可作为更长效的血管显影剂。

**（三）$^{99m}$Tc 标记的大颗粒聚合人血白蛋白肺灌注显像**

用于疑诊肺动脉栓塞患者的评估和肺切除术前肺功能的评价。静脉注射$^{99m}$Tc 标记的大颗粒聚合人血白蛋白后（直径 30～60μm），显影剂首次通过肺循环时嵌顿于肺内，其分布反映肺动脉的血流灌注情况。

**（四）肺通气显像**

用于检测是否存在肺通气－血流比例失调，与肺栓塞相鉴别；同时有助于评估肺的换气量。$^{133}$Xe 气体、$^{127}$Xe 气体、$^{81m}$Kr、$^{99m}$Tc-DPTA 气溶胶常用于标记吸入的空气。当患者呼吸时，用 γ 照相机照相显示放射性活性的分布。对于存在肺大疱和瘘道情况需呼吸数分钟达到平衡。

**（五）炎症显像**

**1. $^{67}$Ga 枸橼酸盐可以被感染灶周围部位的细胞所摄取。**　$^{67}$Ga成像需要几天时间完成，有时候正常的生理性摄取（尤其在腹部）可能干扰结果的分析判断。$^{67}$Ga枸橼酸盐显像对早期卡氏肺孢子菌肺炎的诊断较为敏感，而对术后感染的诊断没有$^{111}$In 标记的白细胞敏感，它的一个缺陷在于$^{67}$Ga 正常通过肠道排泄。然而，使用提高对比的成像方法，如 SPECT，多数病例可以获得比较满意的图像。

**2. 放射示踪的白细胞（$^{111}$In 或$^{99m}$Tc）**　可逐渐浓聚在感染部位。标记白细胞技术需要在体外标记患者血液。$^{111}$In 标记的白细胞成像显示在肝、脾、骨髓中白细胞浓聚，而在腹部其他部位不浓聚。对急性感染的诊断敏感性接近 90%。

**3. FDG PET**　对感染的诊断敏感性很高，因对活性肿瘤病灶探测的相对敏感性使得其在癌症患者中的应用受到了限制，其成像结果难以区分是感染还是复发肿瘤。

**4. 炎症成像的新方法**　放射性核素标记的单克隆抗体标记体内白细胞，一系列白细胞调理素多肽（同样标记体内白细胞），放射性标记的非特异性免疫球蛋白（准确率近 90%），正处于研发和批准等不同阶段。

## 四、放射性同位素（radioisotopes）治疗

### （一）$^{131}$I 用于高分化甲状腺癌的治疗

**1．放射性药物** 碘化钠（$^{131}$I），口服溶剂。

**2．患者的选择见第二章实体瘤第九节内分泌肿瘤部分** 试验所选择的对象是术后确诊甲状腺癌的患者。接受放射性$^{131}$I 治疗的适宜人群为具有高复发风险的高分化癌患者，如乳头状或滤泡状癌，或是此类肿瘤熟知的变异型。年龄超过 40 岁，原发肿瘤大于 2cm，局部浸润，颈部多发病灶或颈部转移性肿瘤的患者定义为高危人群。

**3．注意事项** 关于甲状腺癌的研究和治疗方案很多。

（1）有些专家对所有术后高危患者给予大于 100mCi 的$^{131}$I 治疗，如甲状腺仍有残留，可以向正常组织投放充足剂量（至少 300Gy）的放射性物质以消减残余。

（2）大多数情况下，应对肿瘤病灶浓聚放射性碘的能力进行检测，若发现患者颈部仍有残余的$^{131}$I 浓聚部位时应接受治疗。在检查期间，患者应出现甲减（TSH > 30IU/ml）和血清碘浓度降低（ < 5μg/dl）。为此，患者受试前准备工作应包括停用甲状腺激素（甲状腺素 6 周，三碘甲（状）腺原氨酸 3 周），以及低碘饮食（治疗前 3 周）。

（3）新近研发的重组甲状腺激素（rh-TSH）可以评估正常患者的甲状腺功能状态。建议 rh-TSH 剂量为 0. 9mg 每日肌注连续 2 天。通常情况下，诊断剂量$^{131}$I 于第 3 天给予，显像和甲状腺球蛋白检测于第 5 天完成。

**4．剂量选择** 一些专家推荐在确定病灶的吸收能力后，可给予标准剂量治疗甲状腺癌。如果仅发现颈部淋巴结转移，常用剂量为 150mCi，若有肺、骨、中枢神经系统转移则将剂量增至 200mCi。

MSK 癌症研究中心（MSKCC）提出高剂量方案。它依赖于更完备的剂量监测，被称为最高安全剂量方案。对准备充分的患者连续剂量监测 3 ~ 5 天，通常选择某个大于 2Gy 的剂量，使得 48 小时后体内残存量不超过 140mCi；有肺转移的患者，48 小时后肺内残存量低于 80mCi。按照这样的计量规则，数百名接受该方案的患者都取得了很好的疗效而没有严重的并发症。

**5．治疗反应** 肿瘤较小（肿瘤负荷 < 200g）且病灶局限的患者对治疗反应最好。年龄小于 40 岁的患者 MSKCC 的治愈率为 95%，40 岁以上的治愈率为 50%。即使不能完全治愈，通过$^{131}$I 治疗也可以获得很大程度的缓解。

**6．随访** 正常情况下，患者每年接受一次复查。考虑到复治可能，患者需停用甲状腺激素，直到出现甲状腺功能减退，随后接受大剂量的$^{131}$I 直至体内没有可见的吸收$^{131}$I 的组织。高分化甲状腺癌的患者体内甲状腺球蛋白水平升高提示未来 5 年内高复发风险。对一些少见的恶性度较高的甲状腺癌可以考虑短期间隔后再次接收治疗（通常为 6 个月），剂量至少达到 20Gy。消除已经存在的转移灶通常只需 35Gy，而有淋巴结受累的肿瘤需要至少 100Gy。

**7．并发症** 高剂量$^{131}$I 治疗最常见的并发症为涎腺炎，当剂量大于 200mCi 时有 20% 的患者出现，有少部分患者发展为慢性涎腺炎。

接受任何形式的全身照射都有增加患恶性肿瘤的风险，尤其是白血病。然而在瑞典，对接受平均剂量为160mCi的大量患者的随访中并未发现白血病发病的增加，另外一项来自MSKCC的试验，治疗组中超过500名接受更大剂量的患者亦未增加白血病发病风险。这些数据提示，$^{131}$I治疗并未显著增加患白血病的风险。

**（二）放射性同位素缓解骨痛**

**1. 放射性药物**　$^{89}$SrCl（氯化锶［$^{89}$Sr］），4mCi或$^{153}$Sm-EDTMP（Lexidronam），1mCi/kg。$^{153}$Sm能释放γ射线，因此可以评估放射性分布情况。

**2. 治疗原理**　很多肿瘤可以产生强烈的成骨性反应，从而将亲骨的放射物质浓聚于肿瘤组织中的羟基磷灰石晶体。当给予足够剂量后，放射性核素充分照射邻近转移灶的骨活性区域，从而缓解骨痛。症状缓解归功于对骨辐射还是肿瘤本身的照射尚属未知。常规剂量为7～10Gy。

**3. 注意事项**　患者血小板计数应大于60 000/μl，白细胞计数大于2 400/μl，在治疗前3周内的骨扫描中骨痛部位呈阳性。预期寿命不足3个月的患者禁行$^{89}$Sr治疗。患者血小板计数大于150 000/μl时可以按推荐剂量治疗，但血小板计数低于此标准时，应减量并密切监控血液学毒性。

（1）每2周进行一次血细胞分析，连续4个月。血小板和白细胞计数一般下降30%左右，最低点通常出现在治疗后12～16周。

（2）由于放射性物质主要由尿液排出，患者应控制排尿或导尿从而最小程度的减少污染自身衣物或周围环境。

**4. 治疗后反应**　前列腺癌、乳腺癌、肺癌患者适于该治疗，但原则上来讲，骨扫描中任何提示成骨性改变的肿瘤均可接受治疗。通常在治疗7～21天后疼痛开始缓解（Lexidronam起效更早）。应告知患者可能出现“一过性骨痛加重”，即在治疗初始阶段数天或数周内会出现疼痛的一过性加重。相当数量的患者（75%～80%）能从这种治疗中显著缓解疼痛，反应期大约3～4个月。

**5. 禁忌证和注意事项**　妊娠是绝对禁忌证，育龄妇女应用放射性药物前应行妊娠测试。如果初始治疗反应较好且未出现严重的血液学毒性，可以于首次治疗后再行治疗，间隔常为90天。大多数患者可以耐受多次治疗而无严重副作用。

**（三）$^{32}$P治疗真性红细胞增多症（polycythemia vera，PV）**

**1. 放射性药物**　$^{32}$P-磷酸盐缓释溶液。

**2. 剂量**　静脉注射2.3mCi/m$^2$（单次剂量不超过5.0mCi），每3个月重复一次，可以减轻或控制细胞过度增长。如未达缓解可以重复给药2次，并将单次剂量提高25%（单次剂量不超过7mCi）。

**3. 治疗反应**　经过1次$^{32}$P治疗后大约80%的PV患者能够获得缓解。与单纯放血治疗相比，经$^{32}$P治疗后患者生存期更长，血栓形成并发症较少，但明显增加了急性髓系白血病的发病率。

**4. 禁忌证**　妊娠是绝对禁忌证，因其存在潜在的致畸作用。PV患者，当白细胞计数低于5 000/μl或血小板计数低于150 000/μl时不能接受治疗。

**（四）胶体$^{32}$P治疗恶性胸腹水**

**1. 放射性药物**　$^{32}$P磷酸铬胶体悬浊液。

2. **剂量** 对一个70kg的患者，胸腔内可灌注6～12mCi，腹腔内可灌注10～20mCi的放射性药物，应确保所有的药物都留在目的体腔内。肿物较大和液体存在分隔是治疗的相对禁忌证。

3. **治疗后反应** 多数患者经治疗后恶性积液的情况得到改善。采用$^{32}$P治疗瘤体小的卵巢癌已逐渐引起人们的关注。

**（五）$^{90}$Y标记的抗CD20抗体用于淋巴瘤治疗**

1. **放射性药物** $^{90}$Y标记的替伊莫单抗（Zevalin）。

2. **适应证** Zevalin，作为Zevalin方案的一部分，适用于治疗复发或难治性的低度恶性滤泡型或转型的B细胞非霍奇金淋巴瘤，包括利妥昔单抗抵抗性的滤泡型非霍奇金淋巴瘤。

3. **剂量** 替伊莫单抗是能与CD20反应的鼠抗体，CD20为存在于大多数B细胞淋巴瘤的细胞表面受体，Tiuxetan作为螯合物连接抗体和放射性物质。当患者血小板计数大于150 000/μl时，替伊莫单抗的剂量为0.4mCi/kg，血小板计数介于100 000和149 000/μl之间时，替伊莫单抗的剂量为0.3mCi/kg，无论何种情况，最大剂量不能超过32mCi$^{90}$Y。有超过25%的淋巴瘤患者骨髓受累，不宜接受该治疗。

**（1）生物学分布评估** 患者先接受250mg/m$^2$的利妥昔单抗（B细胞单克隆抗体，美罗华），能够识别CD20受体（详见本章第四节肿瘤化学治疗药物部分）的嵌合单克隆抗体（Fv-移植性IgG1），随后注入5mCi $^{111}$In标记的替伊莫单抗。全身的$^{111}$In显像分别于2～24小时和48～72小时获得，用以评估生物学分布。生物学分布的肉眼评估由肿瘤组织吸收放射剂程度决定；显像第一天血池显影，随后逐步降低，肝、脾呈中度摄取，正常肾脏和肠道为低摄取。

**（2）治疗** 与诊断的操作过程相同。首次注药后7～9天可以接受治疗。患者先接受250mg/m$^2$的利妥昔单抗，然后注射$^{90}$Y标记的替伊莫单抗0.3～0.4mCi/kg体重（最大剂量达32mCi），注射时间大于10分钟。

4. **毒性** 急性的副作用少见，首次应用利妥昔单抗后的非特异性反应较重复治疗时多见。3度或以上的骨髓抑制可见于一半以上的患者，10%～30%患者需要支持治疗（中性粒细胞减少时应用G-CSF，血小板减少时输血治疗）。毒性峰值通常出现于治疗后的7～9周，持续约3周。患者至少要接受8周的血液学监测或直至恢复（通常为12周）。

5. **疗效** 替伊莫单抗联合利妥昔单抗较单药利妥昔单抗治疗相比，能获得更高的总反应率（80% vs. 56%）及完全缓解率（30%～34% vs. 16%～20%），而次要终点，缓解时间和疾病进展时间两组相比无明显差别。然而，对于滤泡型非霍奇金淋巴瘤和获得完全缓解的患者，联合用药组的疾病进展时间有延长的趋势。（分别为替伊莫单抗组15个月 vs. 利妥昔单抗组10个月和25个月 vs. 13个月）。

**（六）$^{131}$I标记的抗CD20抗体治疗淋巴瘤**

1. **放射性药物** $^{131}$I标记的托西莫单抗（Bexxar）。

2. **适应证** Bexxar方案（托西莫单抗联合$^{131}$I-托西莫单抗）适用于治疗CD20阳性、对利妥昔单抗治疗耐药、随后化疗复发的滤泡型B细胞非霍奇金淋巴瘤，转型或未转型的淋巴瘤。同Zevalin治疗方案一样，Bexxar方案不适合作为CD20阳性的 NHL 患者的初始治疗方案。有超过 25% 的淋巴瘤患者骨髓受累，不宜接受该治疗。

**3. 剂量**　托西莫单抗是能与 CD20 作用的鼠抗体，CD20 是存在于大多数 B 细胞淋巴瘤的细胞表面受体。与 Zevalin 按公斤体重计算的放射活性不同，Bexxar 是按体内吸收的射线量计算，当患者血小板计数大于 150 000/μl 时，$^{131}$I 标记的托西莫单抗的量为 0.75Gy，血小板计数介于 100 000 和 149 000/μl 之间时，$^{131}$I 标记的托西莫单抗的量为 0.65Gy。

**(1) 准备**　为了保护甲状腺功能，患者于治疗前一天始口服碘剂（每天碘化钾饱和溶液 10 滴）直至达治疗剂量后 2 周。

**(2) 生物学分布及剂量监测**　患者先接受 450mg 的托西莫单抗，使用时间应大于 1 小时。非特异性反应很少见（乏力、低热、寒战），如果需要也可通过口服对乙酰氨基酚片和苯海拉明等控制。随后注射 5mCi 的$^{131}$I 标记的托西莫单抗（35mg），注射时间大于 20 分钟。全身$^{131}$I 显像（剂量测定扫描，扫描速度为 30cm/min）分别于注射结束即刻、第 2～4 天和 6～7 天进行。这些图像用于计算投放的$^{131}$I 的总量，使全身辐射吸收剂量总值不超过 0.75 Gy。与 Zevalin 治疗方案相同，生物学分布的可以直接观察到，第一天显像血池显影，随后逐步降低，肝、脾呈中度摄取，正常肾脏和肠道为低摄取。

**(3) 治疗**　首次注药的 7～14 天可以接受治疗。与诊断时的过程相同，患者先接受 450mg 的托西莫单抗，然后注射$^{131}$I 标记的托西莫单抗（最高 35mg）。根据放射性物质全身清除率剂量监测的方法计算输注的$^{131}$I 总量。

**4. 毒性**　最常见的副作用为骨髓抑制，大多数患者为 3～4 级，最低点出现在治疗后 4～7 周，持续约一个月。鉴于血细胞减少初期的不同表现，建议每周检测全血细胞计数，连续 10～12 周。骨髓抑制的治疗同 Zevalin。

**5. 疗效**　Bexxar 治疗与 Zevalin 治疗在缓解及缓解时间方面类似。总缓解率为 47%～64%，中位缓解持续时间为 12～18 个月。对利妥昔单抗治疗耐药的患者缓解率也很可观。

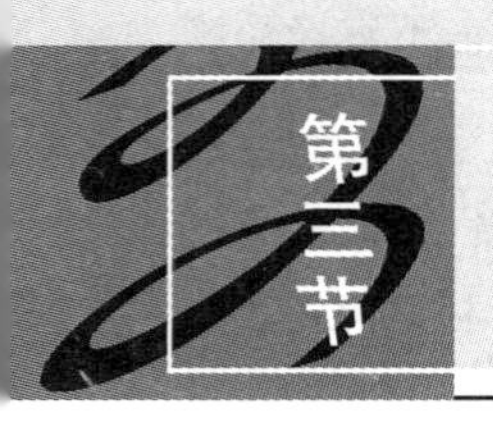

# 第三节 放射肿瘤学

Steve P. Lee

## 一、放射肿瘤学

### （一）放射肿瘤学

是一门研究如何将放射线应用于肿瘤治疗为目的的学科。它与放射治疗学的意义相同，后者既往用于区别于放射诊断学。**放射治疗**（radiation therapy，RT）是一种将电离辐射用于治疗肿瘤和其他疾病的治疗方式。

放射线首次应用于治疗可以追溯到1896年，几乎紧随着X射线的发现。在一个多世纪的时期内，放射治疗一直都在对抗肿瘤的斗争中发挥着重要的作用，而它的发展也离不开现代科技的进步。在肿瘤的主要治疗方式中，放射治疗和手术治疗主要用于局部的肿瘤控制，而化疗除了常用作放疗增敏剂之外，主要用于肿瘤的全身系统治疗。

### （二）放射肿瘤医师

是经过肿瘤医学培训的内科医师，能够利用放射线来治疗肿瘤患者。放射肿瘤医师衡量治疗计划的受益与风险，设计并操控治疗过程，关注与治疗相关的不良反应，并长期监测患者的疾病状况。放射治疗的实施也必然需要其他医疗专业人员的协作。

1. **医学物理师**　确保放疗设备的正常运作，并维护治疗计划的硬件和软件。

2. **剂量测定员**　和物理师根据放射肿瘤医师的具体要求为每个患者实施治疗计划。

3. **放射治疗技师**　根据特定的治疗计划操作治疗机照射患者。

4. **合作人员**　为解决患者的肿瘤问题，放射肿瘤医师必须同放射诊断医师、病理医师、外科医师和肿瘤内科医师紧密合作。

## 二、放射作用的物理、化学和生物学基础

### （一）电离辐射

应用于放射治疗能量范围的辐射能够激发原子核外的轨道电子，导致原子和分子的电离。一定质量组织中的沉积能量定义为吸收剂量，单位为戈瑞（Gy；1Gy = 1焦耳/千克）内吸收的能量。原来的单位拉德（rad）相当于一厘戈瑞（cGy；1rad = 1cGy）。通常应用于临床的辐射类型有：

1. **光子**　是一种电磁波。应用于放射治疗的能量范围可以是直线加速器（linear accelerator，LINAC）产生的**X射线**，也可以是从放射性同位素中发射出的**γ-射线**。不同能量的光子与物质的作用不同：从低能量到高能量，吸收机制分别为光电

效应、康普顿效应、电子对效应。现代的治疗机可以产生兆伏级范围而不是用于放射诊断学中的千伏级（keV）范围的光子束。一般而言，光子的能量越高，穿透物体的深度越深，皮肤保护作用越强，放射性皮炎越少。

2. **电子束**一进入组织就辐射能量。因此，它们的穿透深度相对较短，通常应用于浅表病灶。在组织内的作用范围也依赖于能量。每台现代的 LINAC 通常能提供一档或两档能量的 X 射线和多档能量的电子射线。

3. **其他应用**于 RT 的粒子有**质子**、**中子**和**重离子**，如碳离子。这些粒子的特点是**线性能量传递**（linear energy transfer，LET），能够计量测量每单位长度内的能量损失速率。重离子有高 LET，因此相对于低 LET 光子和电子的稀疏电离它们是高密度电离。

**（1）相对生物学效应**（relative biologic effectiveness，RBE）定义为一个标准的低 LET 光子束（250keV X 射线）和其他不同 LET 辐射之间产生相同生物学效应时所需剂量之比。它将 LET 和实际的生物学效应联系在一起，比如细胞的死亡。通常，高 LET 粒子具有高 RBE 可达到一定的水平（约为 100keV/μ），超过这个水平 RBE 会因进一步能量转移的浪费而降低。

（2）依赖 LET 的另一个因素是氧分子增强辐射杀灭细胞的效率（形成氧自由基的传递）。与高 LET 辐射相比，低 LET 辐射对细胞的损伤作用更依赖于氧的含量，具有较高的**氧增强比**（OER）。OER 定义为某一特定种类的射线在有氧及缺氧环境下产生相同细胞存活时所需剂量之比。

**（3）质子**具有和光子相类似的 LET 水平，这样相对高能光子或电子而言，它并不具有明显的生物学优势。然而，质子射线具有其独特的物理特性。当质子穿过组织时，到达一定深度后在末端释放其能量，几乎所有的剂量被沉积（被称为“布拉格峰”）。该峰的深度能够通过电子操作改变质子的入射能量使其达到靶区的位置。这样，当治疗深部肿瘤并且邻近重要器官时，质子射线就具有其独特的剂量学优势。

**（4）中子**不具有像质子那样的剂量学优势，因为它没有布拉格峰这样的深度-剂量特性。但中子具有很高的 LET 及很低的 OER。也就是说，它们对细胞的杀伤功能不依赖于氧的存在。因此，中子在治疗缺氧、对光子抗拒的肿瘤时具有其独特的生物学优势。

**（5）重离子**不但具有高 LET 和低 OER，还可形成布拉格峰。因此，如果应用得当，它将分别具有中子和质子那样的生物学和物理学双重优势。

**（二）靶细胞损伤的机制**

当水充足时，通过电离辐射作用（辐射分解过程）产生短效的羟基（$10^{-10}$ ~ $10^{-12}$秒），能够影响邻近大分子（~100 Å）如 DNA，破坏它的化学键（**间接作用**）。辐射能量的沉积还能够直接引起选择性的化学键破坏（**直接作用**）。证据表明 DNA 是放射治疗的主要目标。“原发损害”包括基础损伤、交联、单键断裂和双键断裂。近期的研究显示存在“复合簇损伤”或“多部位损伤”，这种损伤包括多个纳米级的原发灶，或大约 20 个 DNA 碱基对。这些损伤是不可修复的并最终导致细胞死亡。这种有丝分裂死亡模式被认为是细胞杀伤的原始机制，但其他过程如间期死亡和凋亡（程序性死亡）也具有重要作用。

**（三）细胞和组织对放射损伤的反应**

已经鉴定出一些调控细胞对放射损伤反应的分子机制，它们具有复杂的信号转导网络系统，能够引发细胞的凋亡或存活。其最终的结局是一个复杂的连锁反应事件，不仅受辐射粒子和 DNA 之间生物和物理学相互作用的影响，同时也受分子和遗传决定因素如癌基因、抑癌基因和细胞周期的调节。此外，细胞外和组织条件如缺氧，细胞间相互作用以及细胞外基质也能改变辐射对细胞和组织的最终效应。除了这些复杂的因素之外，由于对细胞的关键靶点直接辐射作用相对简单，因此可以预测出特定的临床病理结果。

## 三、放射治疗的生物学基础

**（一）靶细胞假说**

辐射机制的生物物理学解释可在给定剂量 D 和实测的克隆源性细胞（存活分数，surviving fraction，SF）下得出。其基本假设是每个细胞都存在一个关键的靶，在电离辐射粒子的打击下，细胞失去了克隆源性。这就是靶细胞假说或打击学说的本质。

**（二）细胞生存曲线**

在 SF 和 D 的半对数曲线图中，几乎所有哺乳动物的辐射生存曲线都在低剂量区显示出弯曲的肩峰，而在高剂量区则显示出线性的尾部。这提示至少有两种生物学机制同时作用产生这种结果。

1. **线性部分** 表明对细胞内关键靶的辐射作用是随机的过程，导致对数衰减，以至等量剂量增加会引起恒定的对数比例细胞死亡。它通常被描述为单次打击杀伤，能导致不可修复的损伤造成直接细胞死亡。

2. **肩区** 反映出更复杂的情况，有超过一个靶病灶的相互作用最终导致细胞死亡（多靶杀伤）。在随后的相互作用事件发生之前，先前的损伤可以被修复。因此，最终的细胞杀伤模式依赖于（杀伤的）动力性和损伤修复的效率性。

3. **定量模型** 应用最广的是**线性二次模型**。根据该模型，给予单次辐射剂量 D 后，SF 可用下面公式表示：

$$SF = exp(-\alpha D - \beta D^2)$$

组织特异性的参数 α 和 β 控制内在的辐射敏感性。LQ 模式能解释分割治疗时（将总治疗量划分为众多的小剂量分次照射）恶性肿瘤和正常组织所存在的不同敏感性。**α/β 比值**在临床上用于表示不同组织对分割治疗的反应差异。

（1）**早反应组织** 如癌细胞和快速分裂的细胞，有典型的高 α/β（~8~10Gy），在受到辐射后会出现急性反应（如：肿瘤缩小、皮炎、黏膜炎、食管炎）。

（2）**晚反应组织**（正常细胞很少增殖，但受到辐射后能出现迟发效应如纤维化、口干和**神经损伤**） α/β 较低（~2~5Gy）。

（3）分次照射时，主要杀伤早反应细胞，而晚反应组织由于高修复能力损伤相对较少。

**（三）分次（分割）照射放射生物学**

发生在不同部分治疗的生物学过程可以概括为**分割放射生物学的“4R”**：

1. **再氧合**（Reoxygenation）　组织的辐射损伤很大程度上依赖于羟自由基的形成，而它反过来依赖于近端氧分子的利用度。分次治疗可以在分次治疗的间期允许氧弥散到大肿瘤的乏氧中心，使接下来的治疗中有更多的肿瘤细胞得到杀伤。

2. **再群体化**（Repopulation）　所有活细胞都有通过有丝分裂（克隆性）生长的潜能。如果在治疗过程中正常组织的祖细胞比恶性细胞再群体化更充分，治疗可通过分割的方式获益。此外，加速**再群体化现象**（由细胞毒性的干预引起，如辐射）用于描述快速生长的恶性和正常细胞。因此，总治疗时间是临床上肿瘤控制的重要影响因素。当癌细胞快速再群体化时，总治疗时间的延长对治疗（非常）不利。一旦放射治疗开始，尽量避免治疗过程中非必需的中断。

3. **再修复**（Repair）　细胞内的修复作用能逆转受小剂量照射引起的部分损害。如果这种损害不能被完全修复并遭受进一步的照射，细胞就会死亡。一个可能的机制称为**亚致死性损伤**（SLD）修复。当分次剂量降低，分次间隔时间增加到足以使得全部 SLD 修复，那么达到一定细胞死亡水平需要的总剂量就得增加。因此，分次照射相比单次剂量照射减少了细胞的放射损伤。而且，晚反应组织具有较高的 SLD 修复能力，优于早反应的恶性细胞，后者缺乏充足的修复机制。

4. **再分布**（Redistribution）　在细胞周期的不同时相，细胞对辐射的敏感性不同。大多数哺乳动物的细胞在 G2 和 M 期的交界处更为敏感。在初始的剂量后，处于辐射耐受期（如晚 S 期）的细胞能够存活，但随之进入敏感周期时相，使得在下一次分割照射时杀伤得更为有效。因此，快周期细胞（如皮肤或黏膜细胞和大多数癌细胞）相比较于慢的或处于静止期的细胞（如肌肉和骨骼细胞）更易于被辐射杀伤。

**（四）剂量率效应**

给定剂量辐射的生物效应也依赖于射线释放的速率。随着剂量率的递减，细胞存活会因 SLD 修复而增加。即便治疗时间延长到一个限定点（单次打击的损伤不可修复）时，再群体化也会使细胞存活得以增加。如果超过限定点，剂量率的进一步降低实际上会导致细胞死亡增加（反剂量率效应），这是由于细胞周期停滞于辐射敏感的 G2 期，细胞最容易受到辐射的杀伤。

1. **每日一次分割治疗，**其剂量率约 1Gy/min。

2. **持续低剂量近距离治疗**（插植），放射性粒子主要用于植入到患者体内（组织间或体腔内）持续较长时间，剂量率约 1cGy/min。

3. **高剂量率近距离治疗**联合外照射远距离治疗获得了广泛认可，剂量率约 1 Gy/min。

**（五）可变的分割照射**

用于常规放射治疗的分割照射方案通常是利用分次照射量 1.8～2Gy，直到特定肿瘤需要的总剂量。如大部分上皮来源的肿瘤需要大约 70Gy，而辐射敏感的淋巴瘤则需要较少的总剂量。无论如何，利用以上列出的放射生物学原理，改变分割照射方案可以增加治疗的收益。

1. 因为分次照射对晚反应的正常组织具有保护作用，所以**超分割**可用于增强对肿瘤细胞的杀伤，并能保证相同程度的晚反应正常组织的损伤。照射次数增加，通常每天两次，从单次小剂量逐渐到较高的总剂量，保持与常规分割相似的总治疗时间。

2. 为了克服癌细胞因加速再群体化所造成的肿瘤控制上潜在的瓶颈，可以用**加速分割**的方法给到常规照射的总剂量，则能够缩短总的治疗时间，提供更密集的分割模型。每天两到三次的超分割剂量照射。

3. 基于LQ模型，**生物效应剂量**（BED）对于定量放射生物效应很方便，使临床试验中不同的分割方式可以相互对比。对于晚反应组织，$BED = D \cdot \{1 + [d/(\alpha/\beta)]\}$。

其中D是总剂量，d是分次剂量。BED是通用的，因为它呈线性叠加，也就是说，在对采用不同分割方案或特殊技术（如近距离照射）进行治疗，可以把所有部分治疗的BED值直接相加，通过特定的α/β预测某一组织的纯生物效应。

**（六）剂量反应曲线（量效曲线）**

**肿瘤控制概率**（tumor control probability，TCP）和**正常组织并发症概率**（normal tissue complication probability，NTCP）可以量化评价RT的效果。作为概率曲线，当按上升的剂量进行线性描点时，它们可以显示从0到100%上升的S形曲线。只有当NTCP曲线充分的靠近TCP曲线右侧（高剂量区）才能保证临床疗效。临床放射肿瘤学的许多创新，是基于试图将这两条曲线分开。

1. **治疗比**是肿瘤控制（TCP）超过正常组织损害（NTCP）的相对程度。这个比率存在一个最适剂量，此时治疗比或**非并发症TCP**（UTCP）达到最大化：

$UTCP = TCP \cdot (1 - NTCP)$

2. 在急剧上升的S形曲线上，TCP要达到肿瘤控制的作用需要达到一定的剂量，治疗不能过早地中止，因为只有整个过程接近结束才会获得治疗效果。（全或无反应）

3. TCP和NTCP不仅依赖于剂量，也依赖于大小和体积［肿瘤克隆源细胞的数量或称**正常组织的功能亚基**（FSUs）］。照射细胞数量越多，剂量反应曲线就越向右移。

4. 对于特异的恶性肿瘤或正常组织，使曲线TCP或NTCP变平（减少斜率）因素包括患者群体中放射敏感性的变化宽度。

5. 通过放射预防性控制亚临床微转移，剂量反应曲线因靶区内转移瘤负荷的异质性分布使之变得扁平。因此，相对于大剂量治疗较大肿瘤，小剂量预防性放射也是有益的。

**（七）组织机化**

FSUs在正常组织结构中的机化在决定损伤表达动力学以及整个靶区异质性剂量分布的效应中具有关键性作用。

1. 基于生理和细胞动力学的原因，一些正常组织在结构上可以分为**H型（等级制约组织）**和**F型组织（灵活组织）**。

**（1）H型组织**（如骨组织、皮肤和胃肠道）含有干细胞能成熟为有功能的细胞。由于它们失去了克隆源性，这些细胞会变得辐射抵抗，因为只有快速增殖的干细胞才可能对辐射杀伤敏感。

**（2）F型组织**（如肺、肝和肾）包含细胞，它们同时具有增殖能力（辐射敏感）和正常的生理功能。

（3）F 型组织受到辐射照射时可表现出剂量依赖的损伤动力学——剂量越高，损伤的时间越早。相反，相对于 F 型组织，H 型组织的损伤动力学不依赖于剂量。

2. 正常组织的空间定位可以被划分为**平行结构**和**串联结构**。平行结构主要有肾、肝、肺和肿瘤，而串联结构包括胃肠道，脊髓和腹膜鞘。大多数正常组织同时具有平行和串联结构的混合特性。基于已知的 FSUs 机化，相对序列性的概念已经被提出。这个概念在处理整个感兴趣结构的异质性剂量分布时是有非常有用的。

**（八）异质性剂量分布**

作用于一个特定的**危及器官**（organ at risk，OAR）的辐射生物效应能随体积的改变而改变，同时也与器官的作用部位有关。临床放疗医师对以均匀剂量分布照射的 OAR 的总辐射效应（NTCP）很熟悉。然而，利用逆向设计和调强放疗（intensity modulated radiation therapy，IMRT）的现代治疗技术通常与异质性剂量分布有关。

1. 部分体积照射的累积生物效应不依赖于可预测的整个器官均匀沉积的物理剂量称为**体积效应**。

2. 显著的异质性剂量分布位于 OAR 的重要部分，这种异质性的程度可以用剂量**体积直方图**（dose volume histogram，DVH）来衡量。它是分割照射体积相对于剂量的下降式 S 型曲线。

**3. 并联组织**有所谓的关键体积的争论模型。总的辐射体积对 NTCP 有直接的作用。中等量有效体积的照射较之小体积极大量的照射会产生更大的危害。因此，辐射体积的量至关重要。

**4. 串联组织**由呈链式排列的关键单元构成，即使是小体积的照射达到足够的剂量也会引起并发症。最好的例子就是脊髓，在给定节段上达到热点便可形成横贯性脊髓炎。该并发症的发病率与串联组织被照射的体积成比例。

**5. 均等量**（equivalent uniform dose，EUD）被定义为异质性剂量分布，它均匀地分布于靶体积，引起相同的生物效应。

## 四、RT 的临床应用

**（一）咨询**

患者通常会在外科医师，肿瘤内科医师，初级保健医师或是其他专家的推荐下前来寻求咨询，在此过程中，放射肿瘤医师要了解病史并做体格检查。RT 的适应证以及短期和长期的副作用需详细告知患者。

**1. 适应证** 像外科手术和化疗一样，RT 的临床应用有明确的适应证和禁忌证。RT 作为治疗的主要组成部分或是辅助手段，可以单独使用，也可与其他方法联合应用。近 50% 到 60% 的肿瘤患者在治疗过程中会接受 RT。通过合理的应用，RT 可使约 60% 的患者治愈。对于不能用现有手段治愈的患者，RT 可减轻症状和体征以提高他们的生活质量。

**（1）根治性治疗**通常很复杂，需要专业的技术和设备，而且远离患者住所。与姑息治疗相比，通常剂量更高，相应地，风险也越大。

**（2）姑息治疗**有特定的目标 不便、费用、不适、风险和总治疗时间应该被降到最小。姑息 RT 的目标包括：减轻来自于骨转移的疼痛；减轻颅内转移的神经功能障碍；减轻输尿管、食管或支气管的阻塞；促进肿瘤引起的表面损伤的愈合；预防转移引起的承重骨骨折；或控制眼部肿瘤转移或侵袭来保存视力。

**2. 副作用** RT 对大多数正常组织的效应与细胞杀伤有关。一些不良反应，如恶心、呕吐、疲劳和嗜睡仍然无法解释，尽管这可能与放射线诱导的细胞因子有关。一些迟发反应可能与辐射诱导的增生反应如胶质化或纤维化有关。

RT 的副作用会受其他治疗的影响。急性皮肤或黏膜反应可以被同时或较晚的化疗给药所增强（如阿霉素）。辐射诱导的肠损伤会被之前的外科手术所加强。细胞杀伤后临床损伤的表现依赖于细胞更新时间和分化动力学等因素。为了方便，这些时间相关的反应可以被分为：

**（1）急性反应** 通常出现在治疗开始后的 2 到 3 周，如黏膜炎和腹泻，它们继发于干细胞的衰竭（尤其是 H 型组织）并且在治疗过程结束后会逐渐消退。

**（2）亚急性反应** 如莱尔米特征（Lhermitte sign）（脱髓鞘引起的，当颈部突然弯曲时出现的沿末梢神经传递的电休克样感觉）或嗜睡综合征，在几个月后发生，并且几乎都是暂时的。

**（3）晚反应** 继发于缓慢增生细胞的衰竭，是持续的。这些通常是重要的组织结构，限制了放射肿瘤医师的处方剂量。

**（二）治疗准备**

一旦征得了患者的知情同意进行 RT，下一步就是模拟过程和随后的治疗计划。

**1. 模拟** 就是放射肿瘤医师根据患者病灶的解剖结构，靶区位置和 OAR 来决定如何照射。常规的模拟机有几何构造的射线束源和与实际治疗机器相同的患者移动床。这种设备正在被 CT 模拟机代替，体层扫描可形成三维的治疗计划。在模拟中，患者被置于治疗床上，通常采取一定的制动措施，因为后续治疗需要有一定的精度并且是可重复的。通常需要在患者体表长期标记。

**2. 治疗计划** 除了非常简单的病例可以使用旧的技术处理，现代的 RT 需要复杂的治疗计划。在此过程中，计算机数据是必需的，它能产生最终的计划并传输到计算机控制的治疗设备。这需要放射肿瘤医师、医用物理师、剂量测定员和放射治疗技师的集体努力。

（1）治疗计划的第一步是鉴别出与治疗目标相关的基本解剖结构。体层摄影可以具体定位每个感兴趣结构的三维界限。

（2）在概念上，治疗体积包括**大体肿瘤体积**（gross tumor volume，GTV），它代表靶区肿瘤测得的范围；**临床靶区体积**（clinical target volume，CTV），包括微观的肿瘤范围；**计划肿瘤靶区体积**（planning target volume，PTV），包括 CTV 的边缘，应考虑到摆位的不确定性。

（3）感兴趣的正常结构也可以被鉴别和定位，并在 OAR 上标记。

**（三）精确定向 RT**

现在计算机化的治疗计划允许进行超精度的 RT。

**1. 适形 RT** 因为目标部位通常都是不规则的形状，所以既往每个患者都需要手工定制如挡铅之类的金属隔断。随着 CT 成像在模拟试验中的使用，治疗计划从二维开始推广到三维，使真正的三维适形**放射治疗**得到普遍应用。

（1）计算机技术使三维治疗计划得到应用，它使用机器驱动的光束成形设备，称为**多叶光栅**（MLC）。靶结构一次可以通过一束射线，从几毫米宽到 1 厘米宽，每次的照射剂量的精密度和空间位置都应计算出符合目标的边缘。**光线的视野**是一个有用的工具，它能沿多条照射光轴做出最佳的安排。

（2）在治疗中，自动化的 MLC 限定照射剂量能够符合目标。因此，对于任何不规则的靶肿瘤或 OAR 做出准确的三维剂量测定在理论上都是可行的。这些工具通过优化不同的治疗参数达到最大的治疗比率。

**2．IMRT**　应用 MLC 将特定剂量的光子束释放到不规则形状的靶区，同时影响周围的 OAR。

（1）IMRT 的本质是**逆向设计**。物理师输入肿瘤和 OAR 的解剖信息，确定每个待测结构所需的剂量，并让计算机寻找出最佳的解决方法，用以指导加速器进行自动化的射线束强度调整，并随着照射的目标移动，同时可以躲避 OAR。

（2）计算机生成的 IMRT 计划可以更高、更精确地将剂量分布于靶区不规则的边缘，而邻近的正常组织只会接受到较小的照射量。

（3）通过 IMRT 可以在肿瘤的原发灶连续地追加较高的剂量。它遵循了传统的**缩野技术**，对于不同的结构（包括肿瘤）都按照常用的值给予相应的剂量。

（4）IMRT 现在经常从治疗的初始阶段就开始应用**同期整合推量照射技术**（SIB）。每次分割照射时，癌细胞周边的亚临床区域给予较低的剂量，而原发肿瘤则同时被给予较高的剂量。所以，任何关键的结构所接受的总剂量和相应的临床效应都依赖于分割的设计而发生改变。在使用各种 SIB 技术比较不同的治疗结果时，采用总的物理剂量意义不大，相反，一些定量的生物学校正会更有帮助。

（5）由于具有强度可调性，IMRT 可以在一个特定的结构内引入不同的剂量。这种生物学效应的影响并不十分清楚，因为临床医师所接受的训练只是对某一解剖对象相同的剂量分布比较熟悉。

**3．粒子治疗**　粒子束如质子或重离子等都有剂量测定特性的布拉格峰，因此能够应用于超精度的治疗，也可以用逆向调强方式进行剂量描绘。这可能代表了大多数复杂的具有精确照射趋向的 RT 形式，尽管其中的一些技术细节仍然没有被解决。粒子束的主要缺点是其极高的生产和操作成本。

**4．近距离治疗（插植）**　是另一种精确放疗。因为能量的损失与放射源的距离成反比，所以邻近靶区的组织会接受到较低剂量的照射。因此，近距离治疗的主要优点是患者体内靶区之外的剂量很低（称为“整合剂量”，是体内剂量的总和）。它的缺点主要与操作的风险有关（麻醉、出血、感染等），以及需要观察照射预防措施对医疗工作人员和患者的影响。

### （四）立体定向放疗

实际治疗中如果由于装置的不确定性或者移动导致靶区和 OAR 的位置偏离，则精确定向治疗计划就失去了意义。患者的固定非常重要，尤其对于脑部或是头颈部肿瘤的患者。

**1. 立体定向放射外科（stereotactic radiosurgery，SRS）** 对于相对体积较小或数量较少的肿瘤，要精确地消除每个病灶需要用具有较高照射剂量的SRS技术。

（1）最初的发展是神经外科医师把钢架固定在患者的颅骨上作为参照建立三维坐标系，高度精确地定位脑部病变，随着高剂量照射取代外科手术切除，立体定位技术被投入使用。

（2）SRS目前在临床上有两种不同的方式。伽马刀系统具有200个释放伽马射线的钴60放射源，被定位成半球形，或是其他类似的几何形状，以此将所有的线束集中到中心点。或者，也可以用LINAC来产生这种聚焦的照射，它能生成X射线束作为单一的辐射源，可以围绕中央的焦点旋转或者移动。

（3）SRS适合于较小的靶区（通常直径≤3cm），并且病灶数量也要少（通常≤4个）。

（4）SRS在治疗中枢神经系统的肿瘤中已经得到了广泛的应用（包括良性和恶性）。有时，也用于一些神经生理性疾病如三叉神经痛。

（5）SRS应用于头颈部肿瘤通常只限于常规治疗后的补量照射或者作为局部复发后的补救治疗。

（6）颅外肿瘤（如脊髓、肺或肝）也尝试采用可能的SRS治疗，只要单次或一些大剂量的分割照射（所谓**低分割方法**）被认为是适合的，并且移动的不确定性被解决就可以。（如补偿躯干部位病灶呼吸运动的技术革新）。

**2. 立体定向放射治疗（stereotactic radiotherapy，SRT）** 对于很多恶性肿瘤，原发肿瘤通常很大，超过了SRS的适用范围，更重要的是，它们的边界与正常组织交织在一起。在这些情况下，立体定向技术可以结合分割照射的生物学优势，形成的SRT可以作为一种治疗选择。SRT需要可移动的身体固定框架以便于日常治疗。

**3. 选择SRS还是SRT（指南）**

（1）SRT相比较于SRS，总体说来，在治疗大多数恶性肿瘤时具有理论上的生物学优势。SRS由于实施治疗更方便而更受青睐。

（2）当侵袭性的肿瘤位于重要的正常组织周围时，SRT会比SRS更有益处，因为分割照射的生物学优势可以体现出来。

（3）如果肿瘤（良性或低度恶性）与周围的正常组织有很小的生物学差异，SRS治疗对患者更为适合，起到类似外科手术的作用。

（4）由于SRS被普遍接受，而SRT疗程较长，临床医师总会尽量减少分割的次数为患者治疗。只有在精确治疗时这样做才足够安全。在空间上可以区分肿瘤和正常组织时，前者相较于后者不需要考虑太多的生物毒副作用。

### （五）功能图像引导的RT

随着功能图像研究的发展，如正电子体层扫描或磁共振波谱使医师可以了解在代谢活性部位或是放射抵抗的位置是否需要增加剂量以提高局部肿瘤的控制率。这种先进的影像技术可以把现代分子生物学和应用IMRT或粒子束的临床放射肿瘤治疗结合起来。但目前，在它们成为常规的临床应用之前仍需要进行更多的深入研究。

### （六）图像引导的放射治疗（Image-guided radiation therapy，IGRT）

IGRT 能够准确追踪照射靶区以补偿移动的不确定性。一个例子就是，在每次分割照射躯干部位的肿瘤时，使用呼吸门控技术，使治疗野同步精确覆盖随着呼吸运动而移动的靶区。IGRT 另一种常见的应用是前列腺癌，因为前列腺在长期的放射治疗过程中是会每天移动的（主要依赖于它后面直肠内容物）。

1. 内部的软组织结构，通常 X 射线成像设备检测不到，而金属类粒子则能够显示。例如，可以植入金属银夹作为基准标记。对于相对固定的肿瘤，内部的骨性标记可以用于 X 线定位。

2. 特殊的影像设备如垂直成对的 X 线诊断系统或锥面 CT 可以加入到现有的 LINAC 中形成 IGRT。商业的超声系统（适用于成像的软组织结构）或是可追踪的无线电信号发射装置也可以应用于日常的图像引导。

3. 另一种选择是获取体层图像，它既能作为旋转（或轴向）的 RT 设备，也能提供 IGRT 的频率体层影像，具有二重性。

### （七）适应性放射治疗

原来的较大肿瘤在经过长期的放疗和化疗后会显著缩小。解剖的不确定性随之出现，并不是因为患者的移动或是装置错误，而是因为大肿瘤迅速增长引起相关内部结构较大的解剖改变（或是患者明显体重减轻）。适应性放射治疗的目标是追踪这种动态变化，并迅速做出适当的对策。这个目标是为了连续地调整治疗计划，它是基于初期的模拟扫描和相应的日常图像改变，利用高级数学运算减少几何异原性和差异，而不是真正地重复模拟试验和治疗计划。

## 五、治疗反应评估

一旦放疗完成，或者是在治疗过程中，肿瘤反应的评估都是有必要的。然而，放射诱导的细胞杀伤效能可能不会与总的肿瘤消退速率直接相关，因为细胞转归动力学的范围很宽。放射抗拒和放射敏感性这两个名词经常会被误用，因为人们误以为肿瘤大小减少的速率可以量度放射敏感性和治疗效果。

## 六、放疗的长期副作用

任何有效的治疗方式都可能产生轻重不等的副作用。虽然放疗过程几乎是瞬间启动的，但其生物学作用有可能延迟数周（皮肤、黏膜反应）、数十年（致癌作用）或几代（后代的遗传改变）。这些长期副作用的发生频率和严重程度受到多方面因素的影响，包括经治医师的能力、观念，放疗的设备条件，操作的质量保证，以及患者及其家人的态度。

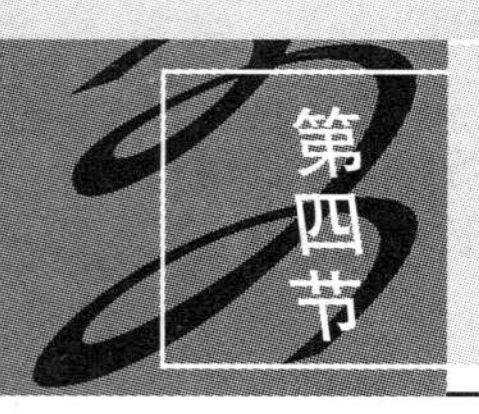


# 肿瘤化学治疗药物

*Dennis A. Casciato*

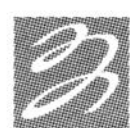

## 目录

**七、单克隆抗体**

（二）阿仑单抗（Campath）
（三）贝伐单抗（阿瓦斯丁）
（四）西妥昔单抗（爱必妥）
（五）吉妥单抗（米罗他）
（六）帕尼单抗（维克替比）
（七）利妥昔单抗（美罗华）
（八）曲妥珠单抗（赫赛汀）

**八、其他药剂**

（一）阿那格雷
（二）门冬酰胺酶
（三）硼替佐米
（四）地尼白介素（白介素3融合毒素）
（五）六甲蜜胺
（六）干扰素
（七）白细胞介素
（八）来那度胺（沙利度胺衍生物）
（九）视黄酸受体抑制剂（维A酸）
（十）苏拉明
（十一）西罗莫司脂化物（驮瑞塞尔注射剂）
（十二）沙利度胺

**九、激素类药剂**

（一）肾上腺皮质激素类药物
（二）肾上腺类：米托坦
（三）雄激素
（四）雄激素阻断剂
（五）雌激素
（六）抗雌激素药剂
（七）芳香化酶抑制剂
（八）促黄体激素释放激素激动药
（九）孕激素

**十、细胞保护剂**

（一）氨磷汀
（二）右雷佐生

## 一、烷化剂

### （一）烷化剂的药理学

烷化剂作用于DNA，具有细胞毒性、致突变及致癌性。所有药剂都可以通过形成中间产物产生烷基化。

1．烷化剂通过烷化生物大分子的氨基、羧基、巯基或磷酸基来影响细胞功能。最重要的是，核酸（DNA和RNA）和蛋白质亦被烷基化。在DNA和RNA的N-7位鸟嘌呤处是最易受到烷基化的位点；O-6鸟嘌呤被亚硝脲烷基化。鸟嘌呤的烷基化会导致核苷酸序列的异常、信使RNA密码的错配、DNA交联双链不能复制、DNA双链断裂以及遗传物质转录和翻译的其他损伤。

2．烷化剂的主要作用方式是交联DNA双链。细胞毒性可能是由于损伤DNA模板，而不是失活DNA聚合酶或其他与合成DNA有关的酶。DNA链断裂也是细胞毒性作用一个次要原因。

3．烷化剂是周期特异性药物，但不是时相特异性药物。一定剂量的药物可杀死固定比例的细胞。

4．肿瘤耐药可能与细胞修复核酸损伤的能力有关，也可能通过结合谷胱甘肽来失活药物。

### （二）白消安（马利兰）

**1．适应证**　慢性粒细胞白血病，骨髓移植（大剂量）。

2. 药理

（1）作用机制 烷化。

**（2）药物代谢** 直接作用；可以分解代谢为失活物质，经尿液排出。

3. 毒副作用

**（1）剂量限制性毒性** 可逆和不可逆的骨髓抑制，恢复期较长；停药后两周内，可出现血细胞数量减少。

**（2）常见** （轻度）胃肠不适、不育。

**（3）偶见** 皮肤色素沉着、脱发、皮疹；男性女乳、白内障、肝功能异常；癫痫发作。

**（4）罕见** 肺纤维化（“白消安肺”）、腹膜后纤维化、心内膜纤维化；艾迪生病样表现（无生化指标表明肾上腺功能不全）；低血压、阳痿、出血性膀胱炎、继发性肿瘤。

4. 用法

**（1）剂型** 2mg 片剂。

**（2）剂量调整** 骨髓抑制。

**（3）剂量** 通常每日 2～8mg 口服（PO）；对于白血病患者，每日 0.05mg/kg。

**（4）药物相互作用** 伊曲康唑和苯妥英钠分别降低和增强白消安的药物代谢。

**（三）苯丁酸氮芥（瘤可宁）**

**1. 适应证** 慢性淋巴细胞白血病（CLL）、巨球蛋白血症。

2. 药理

**（1）作用机制** 烷化。

**（2）药物代谢** 直接作用；自然水解为惰性和活性的物质（例如，苯基乙酸、氮芥）；大部分也可以通过肝微粒体 P450 系统代谢。药物和代谢产物经尿液排出。

**3. 毒副作用** 毒副作用最小的烷化剂。

**（1）剂量限制性毒性** 骨髓抑制。

**（2）偶见** （正常剂量下轻微或不出现）胃肠不适、轻度肝功能异常、不育。

**（3）罕见** 发疹、脱发、发热、恶病质、肺纤维化；神经性或眼部不良反应、膀胱炎；急性白血病。

4. 用法

**（1）剂型** 2mg 片剂。

**（2）剂量调整** 骨髓抑制。

**（3）剂量** 多种方案，例如每日 0.1～0.2mg/kg 口服（PO），连续 3～6 周，然后减量维持。

**（4）药物相互作用** 苯巴比妥、苯妥英钠和其他影响肝 P450 系统的药物，可能会导致有毒代谢物增加。

**（四）环磷酰胺（癌得星）**

**1. 适应证** 适应证广泛。

2. 药理

**（1）作用机制** 烷化；亦可抑制 DNA 的合成。细胞周期非特异性，对细胞周期的各个时相均有活性。

**（2）药物代谢**　药物本身无活性，通过肝 P450 微粒体氧化酶形成活性代谢产物，香荚兰醛，其可以在血浆及周边组织中进行分解，产生丙烯醛和烷基化代谢产物（例如，磷酰胺氮芥）。P450 系统也可代谢产生无活性的代谢产物。活性和无活性代谢物均经尿液排出。

**3．毒副作用**

**（1）剂量限制性毒性**

**1）骨髓抑制**　用药后 8～14 天出现白细胞减少。血小板减少也可见，但多不严重。

**2）对膀胱的影响**　降解产物可引起出血性膀胱炎，但可通过维持高尿量预防这种情况的发生。大剂量使用时出血性膀胱炎常见且较重（如用于骨髓移植），可应用美司那预防出血性膀胱炎。在没有出现膀胱炎症状的情况下，可能出现膀胱纤维化伴随黏膜毛细血管扩张（通常出现在长期口服治疗之后）。可引起膀胱癌。

**（2）副作用**

**1）常见**　脱发、口腔炎、无精症、闭经、头痛（快速发作，持续时间短）。当剂量达到 $700mg/m^2$ 或更多时，通常出现恶心和呕吐的症状。

**2）偶见**　皮肤或指甲色素沉着；注射过程中，出现金属味觉；注射后，打喷嚏或鼻腔发冷；肝功能异常、头晕、过敏、发热。

**3）罕见**　暂时性抗利尿激素分泌异常综合征（SIADH，特别是给予大剂量时）、甲状腺功能减退症、白内障、黄疸、肺间质纤维化；心肌坏死和急性心肌心包炎（大剂量）；继发性肿瘤（急性白血病、膀胱癌）。

**4．用法**　晨起或午后，并补充大量液体，以避免引起膀胱炎。

**（1）剂型**　25mg 或 50mg 片剂，安瓿，100～1000mg。

**（2）剂量调整**　骨髓抑制；肝或肾功能障碍。

**（3）剂量**　环磷酰胺经常作为联合化疗方案的一部分来使用。一些常见剂量为：$0.5\sim1.5g/m^2$ 静脉滴注，3 周为 1 周期；或者 $50\sim200mg/m^2$ PO，连续 14 天，28 天为 1 周期。

**（4）药物相互作用**　苯巴比妥、苯妥英钠和其他影响肝 P450 系统的药物，可能会导致有毒的代谢物生成增加。

1）联合**环磷酰胺**时，地高辛浓度下降。

2）与**华法林**作用，明显延长凝血酶原时间。

3）与**琥珀胆碱**作用，加重神经肌肉阻滞。

**（五）达卡巴嗪：**［**二甲基-1-三氮烯咪唑羧酰胺（DTIC），咪唑甲酰胺**］。

**1．适应证**　霍奇金淋巴瘤、恶性黑色素瘤、肉瘤、神经母细胞瘤。

**2．药理**

**（1）作用机制**　抑制嘌呤、RNA 和蛋白质的合成。有一定的烷化活性。引起 DNA 甲基化、并直接损伤 DNA。具有细胞周期非特异性。

**（2）药物代谢**　药物本身无活性；需要通过微粒体细胞色素 P450 系统的氧化 N-脱甲基激活。主要经尿液排出（50% 的药物没有改变）；少量通过肝胆和肺部排出。

**3. 毒副作用**

**(1) 剂量限制** 骨髓抑制；治疗后2~4周血细胞计数达最低值。

**(2) 常见** 恶心和呕吐（常很严重），食欲减退；沿注射部位疼痛。

**(3) 偶见** 脱发、面部潮红、光敏、肝功能异常。治疗1周后，出现类流感综合征（倦怠、肌肉酸痛、发冷及发热症状），并持续数天。

**(4) 罕见** 腹泻、口腔炎、脑功能障碍；肝静脉血栓形成、肝坏死；氮质血症；过敏反应。

**4. 用法** 达卡巴嗪往往用于联合化疗。注射前回抽部分血液至装有药物的针管内，可以减少注射时的疼痛。皮下注射引起溃烂。

**(1) 剂型** 100mg和200mg注射剂。

**(2) 剂量调整** 对于骨髓受损，肝或肾功能障碍的患者，需要做出剂量调整。

**(3) 剂量**

1）对于接受ABVD方案治疗的霍奇金淋巴瘤患者，剂量为375mg/$m^2$ 15天一周期，或

2）每日剂量为220mg/$m^2$ 每日一次IV，连续3天，21~28天为一周期。

**(4) 药物相互作用。**苯巴比妥、苯妥英钠和其他刺激肝脏细胞色素P450系统的药物，可能导致达卡巴嗪药效降低。

### （六）异环磷酰胺（匹服平）

**1. 适应证** 适用于淋巴瘤、肉瘤、复发的睾丸肿瘤和多种肿瘤。

**2. 药理**

**(1) 作用机制** 一种烷化剂；DNA链交联和链断裂。代谢产物是烷化剂，与环磷酰胺相似，但无交叉耐药性。

**(2) 药物代谢** 大部分通过肝P450微粒系统排出。由于与P450系统的细胞色素亲和力较低，比环磷酰胺的激活速度慢四倍。经肝微粒体酶激活后具有活性。与环磷酰胺相同，药物经过肝激活后形成香荚兰醛，在血浆和周围组织中分解，产生丙烯醛及其烷化代谢产物。丙烯醛对于泌尿道上皮黏膜有高毒性。大部分患者尤其是肾功能不全患者的神经毒性可能是由于代谢产物氯乙醛引起的。药物和代谢产物经尿液排出。

**3. 毒副作用**

**(1) 剂量限制** 骨髓抑制 、出血性膀胱炎。

**(2) 常见反应** 脱发、厌食、恶心和呕吐；闭经、少精和不育。

**(3) 神经毒性** （尤其是1天内而非分5天用药，肾功能不全患者，或应用镇静剂易出现此症状）；嗜睡、头晕、颅神经功能障碍、精神错乱、共济失调、少见昏迷。

**(4) 偶见** 多涎、口腔炎、腹泻、便秘；荨麻疹、色素沉着、指甲条纹；肝功能异常、静脉炎、发热、低血压、高血压、低血钾；肾小管性酸中毒（高剂量时）；抗利尿激素分泌异常综合征（SIADH）。

**4. 用法** 联合大剂量水化（每天2~4升）和美司钠，用于减少出血性膀胱炎

的发生。每次用药前监测尿红细胞。预防性应用止吐药。

**(1) 剂型**　1g 和 3g，预包装注射剂加有美司钠。

**(2) 剂量调整**　骨髓抑制；肾功能障碍。

**(3) 剂量**　1 000 ~ 1 200mg/$m^2$ IV，连用 3 ~ 5 天，每次注射 30 分钟以上。每 3 到 4 周重复。

(4) 在应用环磷酰胺或异环磷酰胺时，**美司钠**（2-巯乙基磺酸钠盐）是一种泌尿系统保护剂，所有烷化剂应用美司钠剂量用法相同，可供选择的方案有：

1) 在持续注入时，等剂量的异环磷酰胺和美司钠放入同一个注射袋中。

2) 应用异环磷酰胺的同时，静脉推注 40% 剂量的美司钠，2 小时和 6 个小时，每次口服异环磷酰胺的 40%。

3) 如果采用静脉推注，美司钠的总剂量为异环磷酰胺剂量的 60%。分别在给予异环磷酰胺的前 15 分钟，4 小时后和 8 小时后，给予 1/3 的美司纳剂量（异环磷酰胺剂量的 20%）。

**(5) 药物相互作用。**苯巴比妥，苯妥英钠和其他影响肝 P450 系统的药物，可能会导致有毒的代谢物产生增加。

1) 与**环磷酰胺**联用，地高辛浓度下降。

2) 与**华法林**联用，延长凝血酶原时间。

3) 与**琥珀胆碱**联用，加重神经肌肉阻滞。

4) **西咪替丁**和**别嘌呤醇**增加异环磷酰胺的毒副作用。

**(七) 美法仑（爱克兰，苯丙氨酸氮芥，l-PAM）**

**1. 适应证**　多发性骨髓瘤。注射剂适用于骨髓移植。以前用于卵巢癌、乳腺癌和真性红细胞增多症的治疗。

**2. 药理**

**(1) 作用机制**　烷化剂。

**(2) 药物代谢**　直接作用，90% 的药物附于血浆蛋白上，在血液中被快速水解成惰性产物。(大约 30%) 美法仑以药剂的原形和代谢产物形式经尿道排出，其余经粪便排出。

**3. 毒副作用**

**(1) 剂量限制**　骨髓抑制可累积，恢复的时间可能延长。

**(2) 偶见**　厌食、恶心、呕吐、黏膜炎、不孕症。

**(3) 罕见**　脱发、瘙痒、皮疹、过敏；继发性恶性肿瘤（急性白血病）；肺间质纤维化、血管炎、白内障。

**4. 用法**

**(1) 剂型**　2mg 片剂。

**(2) 剂量调整**　骨髓抑制；对于氮质血症的患者慎用。

**(3) 剂量**　口服后如果没有检测到骨髓抑制，应怀疑口服吸收差。连续治疗：每天 0. 10 ~ 0. 15mg/kg，连服 2 ~ 3 周，休息 2 ~ 4 周，后每日口服 2 ~ 4mg。冲击疗法：每日口服 0. 2mg/kg（10mg/$m^2$）连续 4 天，4 ~ 6 周为一周期。

**(4) 药物相互作用**

1）**西咪替丁**可能导致血清中美法仑的水平降低。

2）**环孢霉素 A** 增加美法仑肾毒性的风险。

**（八）氮芥（二氯甲基二乙胺，二氯甲二乙胺）**

**1. 适应证** 霍奇金淋巴瘤；现用于 T 细胞淋巴瘤的常规治疗

**2. 药理**

**（1）作用机制** 快速烷化 DNA、RNA 和蛋白质。细胞周期非特异性药物，对细胞周期的任何时相均有活性。

**（2）药物代谢** 药物本身具有活性，在血液中经快速水解后迅速失去活性。清除半衰期为 15 分钟。代谢物主要是经尿液排出。

**3. 毒副作用**

**（1）剂量限制** 骨髓抑制。

**（2）常见** 服药 1 个小时后开始出现严重的恶心和呕吐；药物外渗会出现皮肤坏死（可尝试使用硫代硫酸钠）；注射部位灼热和面部潮红；金属味觉；输液静脉变色；（多达 90% 的患者）在治疗 1 周之内出现肝功能异常。

**（3）偶见** 脱发、不育症、腹泻、血栓性静脉炎、男性女乳。

**（4）罕见** 神经毒性（包括听力丧失）、血管性水肿、继发性肿瘤。

**4. 用法** 应预防性应用止吐药及不会发生外渗且通畅的静脉通路注射药物。

**（1）剂型** 10mg 注射剂。

**（2）剂量调整** 骨髓抑制；对于肝功或肾功能受损的患者，无需特殊调整。

**（3）剂量** $10mg/m^2$ 按月一次或分开几次用药，或者按照 MOPP 方案中，$6mg/m^2$ 第 1、8 天用药。

**（4）药物相互反应** 硫代硫酸钠注射液使氮芥失活。

**（九）亚硝基脲**

亚硝基脲氮芥［BCNU，氯化亚硝脲，（卡氮芥）］；洛莫司汀［CCNU，氯乙环己亚硝脲（罗氮芥）（CeeNU）］；链佐星，一种不同作用机制的亚硝基脲。

**1. 适应证** 脑肿瘤、骨髓瘤、黑色素瘤以及一些癌症。

**2. 药理**

**（1）作用机制** 使 DNA 和 RNA 发生烷基化反应；DNA 交联；抑制 DNA 多聚酶、DNA 修复及 RNA 的合成。呈细胞周期非特异性。

**（2）药物代谢** 为高脂溶性药物，可进入脑。快速自然分解成活性和惰性产物；药物也可被代谢。大部分药物原型及代谢产物随尿液排出；一些药物进入肝肠循环。

**3. 毒副作用**

**（1）剂量限制** 联合放疗时骨髓抑制的持续时间可能延长，累积并加重。

**（2）常见** 恶心和呕吐可能持续 8～24 小时。在注射时，BCNU 引起局部疼痛；在注射速度过快或浓度过高时，引起低血压。

**（3）偶见** 口腔炎、食管炎、腹泻、肝功能异常；脱发、面部潮红、皮肤色素沉着；伴随肺纤维化的间质性肺疾病（长期治疗和高剂量，特别是累积剂量 $>1400mg/m^2$）；头晕、视神经炎、共济失调、器质性脑综合征；肾功能不全。

**（4）罕见**　继发性恶性肿瘤。

**4. 用法**　在使用洛莫司汀的前、后至少1个小时内，避免饮酒。

**（1）剂型**　BCNU 100mg注射剂，300mg剂量包装的洛莫司汀10mg、40mg和100mg胶囊。

**（2）剂量调整**　根据血液学和肾毒性调整。

**（3）剂量**

**1）BCNU**：150～200mg/$m^2$ IV（单日或分2天以上用药）每6～8周。由于药物对血管有刺激，注射时间不得超过2个小时。注射前回抽血液与BCNU在针管中混合，可以减少注射时的疼痛。

2）洛莫司汀，100～130mg/$m^2$ 口服，每6～8周。

**（4）药物相互作用**

1）**西咪替丁**减少亚硝基脲的代谢，从而增加骨髓抑制。

2）亚硝基脲氮芥可降低**地高辛**和**苯妥英钠**的血药浓度。

**3）两性霉素B**能够增强细胞对亚硝基脲氮芥的摄取能力，从而增加毒副作用。

**（十）甲基苄肼（N-甲基肼，甲苯肼）**

**1. 适应证**　霍奇金淋巴瘤和非霍奇金淋巴瘤、皮肤T细胞淋巴瘤、脑肿瘤。

**2. 药理**

**（1）作用机制**　DNA烷基化和解聚合作用。甲基化核酸，抑制DNA、RNA和蛋白质的合成。

**（2）药物代谢**　被肝微粒体细胞色素P450系统迅速大量地代谢。药物需要经代谢活化。容易进入脑脊液。在肝脏中降解为没有活性的化合物，（70%）经尿液排出。不到10%的药物以原型排出。

**3. 毒副作用**

**（1）剂量限制**　骨髓抑制，在治疗开始的4周后，症状更为明显。

**（2）常见**　恶心和呕吐，继续用药后反应减轻；类流感综合征（通常见于治疗初始）；放疗增敏；闭经和无精症、不孕症。

**（3）偶见**　皮炎、色素沉着、光敏性；口腔炎、吞咽困难、腹泻；低血压、心动过速；尿频、血尿；男性乳房增大。

**（4）神经系统反应**　在约10%的病例中，甲基苄肼会导致意识障碍或轻度周围神经病变。这些异常是可逆的，极少严重到需要改变药物剂量。毒副作用表现在：镇静、抑郁、易激惹、精神障碍、深腱反射减弱、感觉异常、肌痛和共济失调。

**（5）罕见**　口干、视网膜出血、畏光、视乳头水肿；过敏性肺炎、继发性恶性肿瘤。

**4. 用法**　避免饮酒以及食用含有酪胺的食品，三环抗抑郁药、抗组胺药、黑啤酒、葡萄酒、奶酪、香蕉、酸奶或烟熏和腌制食品。

**（1）剂型**　50mg胶囊。

**（2）剂量调整**　对于肝、肾或骨髓功能障碍的患者，减少剂量。

**（3）剂量**　联合方案，每天口服60～100mg/$m^2$，连续10～14天。

**（4）药物相互作用**　甲基苄肼是一种单胺氧化酶的抑制剂，能与多种处方和非处方药物相互作用。在大多数情况下，在甲基苄肼停药大约2周内，应避免使用这些能与之发生作用的药物。甲基苄肼与其他药物相互作用可能导致的反应包括：

1）**戒酒硫**（安塔布司）样反应　乙醇。

2）**重度高血压**：①交感神经兴奋胺，左旋多巴、甲基多巴；可卡因、麻醉药；丁螺环酮、哌醋甲酯（利他林）；右美沙芬（伴随高热）；咖啡因。②含有胺的食品和饮料［例如，成熟干酪、啤酒和葡萄酒（带或不带酒精）；烟熏或腌制肉类、家禽或鱼；发酵香肠；任何过熟水果］。

3）**血压过低**：引起血压过低的药品，脊髓麻醉剂。

4）**中枢神经系统抑制和抗胆碱作用**：抗组胺药、吩噻嗪、巴比妥酸盐及其他中枢神经系统抑制剂。

5）**高热、抽搐和死亡**：三环类抗抑郁药、单胺氧化酶抑制剂、氟西汀；交感神经兴奋胺；哌替啶和其他麻醉品（也可能是低血压、呼吸抑制和昏迷）。

6）联合应用**胰岛素**或磺脲类后出现低血糖症。

7）联合应用**香豆素衍生物**增加抗凝血作用。

8）联合应用**色氨酸**后，出现**颤抖、过度换气**、意识模糊等。

**（十一）链唑霉素（链脲佐霉素，链脲霉素）**

**1. 适应证**　胰腺胰岛细胞瘤（与氟尿嘧啶联用）、类癌。

**2. 药理**

**（1）作用机制**　烷化剂。细胞周期非特异性亚硝基脲类似物。抑制DNA修复酶、鸟嘌呤-$O^6$-甲基转移酶和DNA合成；影响嘧啶核苷酸的代谢和抑制参与糖异生的酶。选择性作用于胰岛β细胞，可能是由于分子上含有糖结构。

**（2）药物代谢**　亚硝基脲类，大部分由肝脏代谢为活性代谢物，血浆半衰期（<1小时）较短。穿过血－脑脊液屏障。以代谢产物和原型从尿中排出。

**3. 毒副作用**

**（1）剂量限制**　肾毒性最初表现为蛋白尿症，后发展成为糖尿、氨基酸尿，近端肾小管性酸中毒、肾性尿崩症，如果继续用药会引起肾衰竭。

**（2）常见反应**　恶心和呕吐（通常较严重）、骨髓抑制（轻度但可蓄积）、注射后低血糖症，注射时静脉刺激，血糖代谢异常，出现低血糖症或高血糖症。

**（3）偶见**　腹泻、腹部绞痛、肝功能异常。

**（4）罕见**　中枢神经系统（CNS）不良反应、发热、继发性恶性肿瘤。

**4. 用法**　在每次用药前，应检测尿液和血清肌酐的水平。常规预防性给予止吐药。用药时间超过30～60分钟，以防局部疼痛。

**（1）剂型**　1g，注射剂。

**（2）剂量调整**　蛋白尿或者血清肌酐升高时禁忌应用。

**（3）剂量**　每周用药1.0g/$m^2$ IV，持续6周，停药4周，或0.5g/($m^2$·d)，IV，连续5天，每6周重复。

**（十二）替莫唑胺（泰道）**

**1. 适应证**　脑肿瘤、转移性黑色素瘤。

**2. 药理**　结构和功能上与达卡巴嗪相似。

**（1）作用机制**　结构和功能上与达卡巴嗪相似。抗肿瘤活性需要通过代谢形成活性化合物（MTIC）实现。药物甲基化DNA鸟嘌呤残基，并抑制DNA、RNA和蛋白质的合成，但并不与DNA交联。非典型烷化剂，细胞周期非特异性。

**（2）药物代谢**　主要经肾小管排泄。由于药物是脂溶性的，故能透过血-脑脊液屏障。

**3．毒副作用**

**（1）剂量限制**　骨髓抑制。

**（2）常见**　轻至中重度的恶心呕吐可持续12小时，头痛、疲劳、轻度转氨酶升高。

**（3）偶见**　光敏性。

**4．用法**　用药期间及用药后数天内，患者应避免阳光照射。

**（1）剂型**　5mg、20mg、100mg和250mg胶囊。

**（2）剂量调整**　对于较为严重的肝或肾功能障碍和老年患者，应考虑减量。

**（3）剂量**　放疗时，每日口服75mg/m$^2$；维持治疗期间，每月应用5天，每日150mg/m$^2$PO。

**（十三）噻替派（三亚乙基硫代磷酰，噻替派）**

**1．适应证**　恶性积液腔内注射、膀胱癌的灌注治疗、严重的血小板增多症。也可用于治疗淋巴瘤、乳腺癌和卵巢癌。

**2．药理**　乙二胺类似物，在化学上与氮芥相似。

**（1）作用机制**　烷基化反应。烷化N-7位的鸟嘌呤。细胞周期非特异性。

**（2）药物代谢**　在血浆中迅速分解，并经尿液排出。大部分经肝P450微粒系统代谢成具有活性和非活性的代谢物。

**3．毒副作用。**

**（1）剂量限制**　骨髓抑制，并可累积。

**（2）常见（用于膀胱灌注）**　化学性膀胱炎、腹痛、血尿、排尿困难、尿频、尿急、输尿管梗阻；用药6小时后出现恶心和呕吐。

**（3）偶见**　胃肠不适、肝功能异常、皮疹、荨麻疹；超敏反应。

**（4）罕见**　脱发、发热、血管性水肿、继发性肿瘤。

**4．用法**　噻替派可以用作静脉注射、肌内注射、膀胱灌注、鞘内注射、动脉内注射、胸膜腔注射、心包腔注射、腹膜腔注射、瘤内注射，并可作为一种滴眼液。

**（1）剂型**　15mg注射剂。

**（2）剂量调整**　对于出现血细胞减少症状的患者，有必要做出剂量调整的方案。

**（3）剂量**　10～20mg/m$^2$ IV，每3～4周重复；每周30～60mg膀胱灌注，连用4周。

**（4）药物相互作用**　与琥珀胆碱联合使用时，增加神经肌肉阻滞。

**（十四）顺铂【（顺二氯二氨基钯（CDDP），顺氯氨铂）】**

**1．适应证**　大部分恶性肿瘤。

**2．药理**

**(1) 作用机制** DNA的重金属烷化剂。与蛋白质、RNA特别是DNA共价键形成DNA交联，以及N-7加合物的链内交联。反异构体几乎没有抗肿瘤作用。顺铂获得性耐药与药物跨膜转运能力，细胞内的谷胱甘肽水平（GSH）或含巯基蛋白质的改变，以及修复DNA损伤能力的改变有关。

**(2) 药物代谢** 除了中枢神经系统以外，广泛分布于体内。血浆半衰期长（可达3天）；能与组织结合长达数月。少于10%的药经胆道排出。约15%的药物以原型经尿液中排出，10%～40%24小时内经尿液排出。

**3. 毒副作用**

**(1) 剂量限制**

**1) 累积性肾功能不全** 在采取适当水化措施时，肾功能不全的发病率约为5%，不水化时，发病率为25%至45%。

**2) 外周神经病变** 用药200mg/m$^2$后，会出现外周感觉神经异常，并当顺铂累积用药达400mg/m$^2$时，应限制剂量。治疗停止后症状仍可加重，包括本体和振动的感觉丧失，反射减退和莱尔米特征（Lhetmitte sign）。数月后症状可能缓慢消退。

**3) 耳毒性** 5%的患者出现耳鸣和高频听力丧失。对于快速注入或累积剂量超过100mg/m$^2$的患者，出现耳毒性更常见。

**(2) 常见** 几乎所有患者都会出现严重的恶心和呕吐（包括急性和延迟性）；需预防性应用止吐药。低钾血症、低镁血症（有时很难纠正）、轻度的骨髓抑制频繁发生；厌食或者进食时有金属味觉；脱发；无精症、不育症、阳痿。

**(3) 偶见** 脱发、失去味觉、静脉炎、暂时性肝功异常、抗利尿激素分泌异常综合征、低血磷、肌痛、发热；视神经炎。

**(4) 罕见** 色觉异常和可逆性局灶性脑病，后者经常引起皮质盲。雷诺现象、心动过缓、束支传导阻滞、充血性心力衰竭；过敏，手足搐搦症。

**4. 用法**

**(1) 剂型** 10mg和50mg注射剂。

**(2) 剂量调整** 肾功能正常才能用顺铂。当肌酐清除率小于40ml/min时，许多医师不使用顺铂。对有听力损伤史的患者，应慎用。

**(3) 剂量** 根据不同化疗方案选择，例如：

1）40～120mg/m$^2$或更大剂量IV，每3至4周重复。

2）每天20～40mg/m$^2$ IV，连用3～5天，每3至4周重复。

**(4) 方法** 顺铂的用药原则为：

**1) 监测** 治疗期间，每日应监测血清肌酐、电解质、镁、钙的水平，听力则通常不必检查。

**2) 止吐** 应给予患者预防性止吐药，如昂丹司琼和地塞米松。

**3) 水化和利尿** 当顺铂剂量大于等于40mg/m$^2$时，用药前需要进行水化和利尿。维持排尿量为100～150ml/小时，给予呋塞米以防止体液潴留并经静脉补充氯化钾和硫酸镁。

**4) 氨磷汀保护细胞** 氨磷汀和美司钠可抑制顺铂的肾毒性作用。

**(5) 药物相互作用**

1）顺铂抑制肾对**博来霉素、依托泊苷、甲氨蝶呤和环磷酰胺**的清除。

2）与**紫杉醇**联合使用时，应在给予顺铂之前给予紫杉醇。

3）伴随使用其他肾毒性药物如**氨基糖苷类**时，会增加肾毒性的危险。

4）当和顺铂同时给予时，**苯妥英钠**的药效会降低。

**（十五）卡铂（铂尔定）**

**1．适应证**　适用于多种恶性肿瘤。

**2．药理**

**（1）作用机制**　重金属类烷化剂，与顺铂机制相似，但毒副作用不同。和顺铂一样，它主要产生DNA链间交联，而不是DNA-蛋白质交联；表现为明显的细胞周期非特异性。顺铂和卡铂交叉耐药。

**（2）药物代谢**　血浆半衰期只有2至3个小时。药物以原型（70%）和代谢物形式经尿液排出。

**3．毒副作用**

**（1）剂量限制**　严重的骨髓抑制尤其是血小板减少症，呈累积性。造血细胞抑制的中位最低值发生在用药后21天；对于肌酐清除水平降低或之前接受过化疗的患者，骨髓抑制症状可加重。

**（2）常见**　恶心、呕吐和肾毒性（但较顺铂副作用轻，也较少见），注射部位疼痛。阳离子电解质紊乱。

**（3）偶见**　可逆性肝功异常、氮质血症；周围神经病变（10%）；过敏反应；闭经、无精症、阳痿和不育症。

**（4）罕见**　脱发、皮疹、类流感综合征、血尿、高淀粉酶血症；听力下降、视神经炎。

**4．用法**

**（1）剂型**　50mg、150mg和450mg注射剂。

**（2）剂量调整**　对于肌酐清除水平≤60ml/分的患者，应减量。联合给予其他引起骨髓抑制或肾毒性药物时，建议谨慎用药。

**（3）肌酐清除率**（Ccr）与剂量的关系如下：

肌酐清除率≥60ml/分；剂量 = 360mg/$m^2$

肌酐清除率≥41至59ml/分；剂量 = 250mg/$m^2$

肌酐清除率≥16至40ml/分；剂量 = 200mg/$m^2$

**（4）由卡尔弗特（Calvert）公式计算的剂量**（AUC，曲线下面积；GFR，肾小球滤过率）

总剂量［mg（非/$m^2$）］=（设定AUC）×（GFR + 25）

复治患者，设定AUC = 4至6

初治，患者设定AUC = 5至7

**（5）药物相互作用**　当和**卡铂**联合给予时，应先给予紫杉醇。

**（十六）奥沙利铂（环已二胺铂，奥克赛铂）**

**1．适应证**。Ⅱ、Ⅲ、Ⅳ期大肠癌，胰腺癌和胃癌。

**2．药理**

**(1) 作用机制** 共价结合 DNA，优先与 N-7 位的鸟嘌呤和腺嘌呤结合；链内和链间交联。

**(2) 药物代谢** 主要非酶性转化为活性细胞毒形式；超过 50% 的药物是通过肾脏排出。2% 的药物经粪便排出。

**3. 毒副作用**

**(1) 剂量限制性毒性**

**1) 急性感觉异常** 在用药后的几个小时至 2 天内，手、脚、口周区域或咽喉出现急性感觉异常，遇冷时（冷空气或饮料），症状可突发或加剧，通常在 2 周内消退；再次应用时症状可复发，输液延长至 6 个小时可能改善症状。可能出现吞咽困难，无喘鸣或哮鸣音的呼吸困难，下颌痉挛，构音障碍，语音变化或胸闷。与顺铂不同，耳毒性较少发生。

**2) 持续性周围感觉神经病变** 感觉异常、感觉迟钝和触觉减退，包括本体感觉障碍，通常在停用奥沙利铂 4 个月内可好转。

**(2) 常见** 恶心和呕吐、腹泻；轻度骨髓抑制。

**(3) 偶见** 过敏反应，轻度中毒性肾损害。

**4. 用法** 该药物不能与碱性药物或溶媒混合使用【如氟尿嘧啶的基础溶剂】。患者应避免遇冷。

**(1) 剂型** 50mg 和 100mg 注射剂。

**(2) 剂量调整** 对于肾功能障碍患者，应减量。

**(3) 剂量**（对于 FOLFOX-4 方案） 第 1 天：奥沙利铂 85mg/m$^2$ 和亚叶酸钙 200mg/m$^2$，经 Y 型管同时注射，用药时间超过 2 小时。之后氟尿嘧啶 400mg/m$^2$ 静脉推注，然后 600mg/m$^2$ 持续静注大于 22 小时。第 2 天，再次重复亚叶酸钙，氟尿嘧啶静脉推注和氟尿嘧啶持续静注。每两星期重复一次。还有其他 FOLFOX 方案可供选择。

## 二、抗代谢药

### （一）抗代谢药的一般药理

1. 一些抗代谢药物为正常分子的结构类似物，这些正常分子是细胞生长和复制所必需的。其他抗代谢药抑制合成重要化合物的酶的合成，其主要作用是阻断 DNA 的合成（图 1.3）。因此，它们对于细胞周期中的 S 期作用最强。总之，当细胞增殖速度较快时，这些抗代谢药物最为有效。

2. 这些药物的动力学具有非线性的量-效曲线的特点；达到一定剂量之后，再增加剂量杀伤作用不再增加（氟尿嘧啶除外）。由于新细胞不断进入细胞周期，药物的杀伤作用与细胞暴露于药物的时间成正比。

### （二）阿扎胞苷 （5-阿扎胞苷，维达扎）

**1. 适应证** 急性髓系白血病（临床试验期）、重度骨髓增生异常综合征，预期反应率约 16%。

**2. 药理**

**(1) 作用机制** 抗代谢药（类似胞苷的药物）。阿扎胞苷能迅速磷酸化和整合

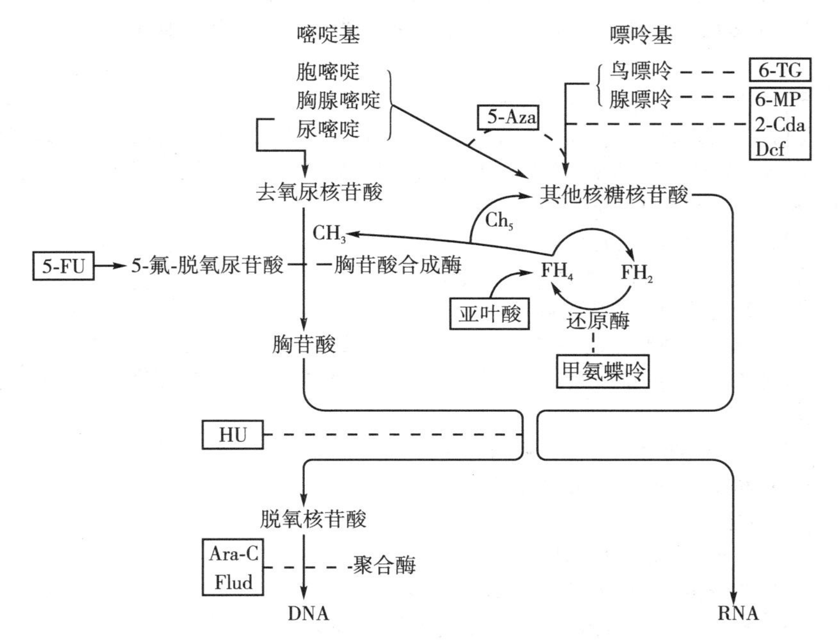


**图 1.3** 抗代谢药物的作用位点；2-Cda：2-氯脱氧腺苷；5-Aza：5氮杂胞苷；5-FU：氟尿嘧啶；6-MP：巯嘌呤；6-TG：6-硫鸟嘌呤；Ara-C：阿糖胞苷；Dcf：脱氧柯福霉素；Flud：氟达拉滨；HU：羟基脲。

进 DNA 和 RNA，进而抑制蛋白质合成；也可抑制嘧啶合成和甲基化 DNA。

**（2）药物代谢** 通过磷酸化活化，通过去氨基失活；类似于阿糖胞苷。通过尿液排泄（20% 以原型排出）。

**3. 毒副作用**

**（1）剂量限制** 骨髓抑制、恶心和呕吐。

**（2）常见** 肝功能异常、疲劳、头痛、腹泻、脱发、发热、注射部位出现红斑。

**（3）偶见** 神经毒性（头昏、烦躁不安、精神紊乱）、氮质血症（短暂发生）、关节疼痛、低磷血症伴有肌痛、口腔炎、静脉炎和皮疹。

**（4）罕见** 进行性昏睡和昏迷、肾小管性酸中毒、横纹肌溶解症以及低血压。

**4. 用法**

**（1）剂型** 100mg 注射剂。

**（2）剂量调整** 肝功能损害的患者需要调整剂量；尿毒症患者需要减少剂量，血清碳酸氢根浓度低于 20mEq/L 的患者也需要减少剂量。

**（3）剂量** 对于骨髓增生异常综合征的患者，每日 75 ~ 100mg/m$^2$ IV，连用 7 天，每 4 周重复（几个疗程后起效）。

**（三）克拉屈滨〔2-氯脱氧腺苷和腺嘌呤（2-CdA），克拉立平〕**

**1. 适应证** 毛细胞白血病、惰性淋巴瘤、慢性淋巴细胞白血病、原发性巨球蛋白血症。

**2. 药理** 类嘌呤脱氧腺苷药物。

**（1）作用机制** 抗代谢药。类似物在细胞内（尤其是淋巴细胞内）累积，阻碍腺苷脱氨酶和抑制RNA和DNA的合成。抑制核糖核苷酸还原酶。减少ATP，诱导细胞凋亡，对分裂期和静止期细胞均起作用。

**（2）药物代谢** 通过肾脏快速代谢和清除。

**3. 毒副作用** 机会性感染风险增加。

**（1）剂量限制** 骨髓抑制。

**（2）常见** 抑制免疫，伴有$CD4^+$和$CD8^+$细胞减少；恶心、注射部位皮肤反应；50%出现发热症状（大部分是因为肿瘤释放致热原和细胞因子）；发冷、类流感综合征。

**（3）偶见** 神经毒性（头痛和头昏）、过敏性反应和疲劳。

**（4）罕见** 神经毒性和胰腺炎。

**4. 用法**

**（1）剂型** 10mg注射剂。

**（2）剂量调整** 骨髓抑制；尿毒症患者慎用。

**（3）剂量** 每日持续静注，连续7天，0.10mg/(kg·d)［4mg/($m^2$·d)］，或者连续5天，每日静脉注射0.14mg/kg超过2小时。

**（四）阿糖胞苷（赛德萨，Ara-C）**

**1. 适应证** 急性白血病、慢性髓性白血病、淋巴瘤、肿瘤脑脊膜浸润。

**2. 药理** 类似于脱氧胞啶的药物。

**（1）作用机制** 抗代谢药。需要细胞内激活成磷酸化衍生物（三磷酸阿糖胞苷，ara-CTP），其能抑制参与胞嘧啶和脱氧胞嘧啶的转换的DNA聚合酶；一些可整合入DNA。ara-CTP抑制核糖核苷酸还原酶，导致参与DNA合成和功能表达的脱氧核糖核苷酸水平降低。阻碍DNA合成和修复以及终止DNA链延伸。是周期特异性药物（S期）。

**（2）药物代谢** 需要借助激酶活化成三磷酸阿糖胞苷；经脱氨基酶灭活；在肝脏，血浆和周围组织里迅速和完全脱氨基。其抗肿瘤活性取决于细胞中激酶和脱氨基酶的数量。在肾功能不全的患者体中，一种代谢物（尿嘧啶阿拉伯糖苷）具有产生高浓度三磷酸阿糖胞苷的能力，能导致中枢神经系统的中毒。以非活性代谢物形式通过尿液排泄。

**3. 毒副作用**

**（1）剂量限制** 骨髓抑制。

**（2）常见** 恶心、呕吐、黏膜炎、腹泻（联合蒽环类抗生素时加重）；结膜炎（通常在应用高剂量方案的前3天内出现，预防性应用糖皮质激素眼药水会降低此反应）；汗腺炎和鞘内给药的蛛网膜炎。

**（3）神经毒性**（小脑共济失调，昏睡和精神紊乱） 输液的第4或5天出现，通常7天内消失。毒副作用的发生率和严重程度与所给的剂量（特别是总剂量大于48g/m²），输液速度（持续输液时较少发生），年龄（特别是60岁以上的老人），性别（特别是男性）以及肝和肾功能障碍的程度（尤其是肌酐清除率小于60ml/min）有关。在某些情况下，这些反应是不可逆的或致命的。

**（4）偶见**　脱发、口腔炎、金属味、食管炎、肝功能障碍（轻度，可逆）、胰腺炎、严重的消化道溃疡、血栓性静脉炎、头痛、皮疹、短暂的非剥脱性皮肤红斑。

**阿糖胞苷综合征，**描述见儿科部分，一种急性过敏性反应，表现为发热、类流感综合征、肌痛、骨痛、斑状丘疹、结膜炎和偶见的胸痛（用皮质激素治疗有效）。

**（5）罕见**　突发呼吸窘迫进而转化为非心源性肺水肿、心包炎、心肌肥大、心脏压塞、尿潴留。

**4. 用法**　应用高剂量药物的患者使用预防性的糖皮质激素眼药水。

**（1）剂型**　100mg、500mg、1000mg、2000mg注射剂。

**（2）剂量调整**　对于有肝和肾疾病或者有神经毒性高发风险的患者要慎用。

**（3）剂量**

1）淋巴瘤患者参见第3章第1节淋巴瘤，急性白血病患者参见第3章第5节。

2）鞘内给药　50～100mg溶于10ml盐水中，每周1～3天。

3）低剂量应用　10mg/m²SC，每12～24小时重复，连用15～20天。

4）高剂量治疗用药应超过1～2小时。

**（4）药物相互作用**

1）阿糖胞苷对**庆大霉素**和**地高辛**有拮抗作用。

2）阿糖胞苷增强顺铂，各种烷化剂和电离辐射的毒副作用。

3）**氟达拉滨，羟基脲和甲氨蝶呤**增强阿糖胞苷的毒副作用。

4）同时应用**天冬酰胺酶**治疗的患者，患胰腺炎的风险增加。

**（五）地西他滨**

**1. 适应证**　骨髓增生异常综合征、慢性粒单核细胞白血病。

**2. 药理**　类天然核苷2-脱氧胞苷药物。

**（1）作用机制**　地西他滨通过抑制DNA甲基转移酶发挥其抗肿瘤作用。导致DNA的低甲基化和细胞分化、凋亡。

**（2）药物代谢**　代谢转归和消除方式不清。

**3. 毒副作用**

**（1）剂量限制**　骨髓抑制。

**（2）常见反应**　骨髓抑制、发热性粒细胞减少、疲劳、发热；恶心、便秘、腹泻、咳嗽和低血糖。

**4. 用法**　预防性使用抗恶心药物。

**（1）剂型**　50mg冻干粉剂。

**（2）剂量调整**　若骨髓抑制需6周以上才能恢复，就要减为11mg/m²。若血肌酐≥2mg/dl或SGPT或胆红素 > 正常值上限的两倍，则应停止使用地西他滨。出现3或4度非血液毒性也应减量。

**(3) 剂量** 每天 20mg/$m^2$ 静注，超过1小时，连5天，每4周重复。需3周期治疗才可能起效。

**(六) 氟达拉滨 (2-氟腺嘌呤-阿拉伯糖-5-磷酸盐，福达华)**

**1. 适应证** 慢性淋巴细胞性白血病、低度恶性淋巴瘤和皮肤T细胞淋巴瘤。

**2. 药理** 阿糖腺苷（单磷酸阿糖腺苷）的5-单磷酸盐类似物。腺苷环上的2-氟基团该药不被腺苷脱氨酶降解（与阿糖胞苷相比）。

**(1) 作用机制** 抗代谢药物，对淋巴样细胞高特异性。其活性抗代谢产物2-氟代-阿糖腺苷抑制 DNA 链延伸、DNA 聚合酶-α、核糖核酸还原酶。可作用于分裂期和静止期细胞，诱导细胞凋亡。

**(2) 药物代谢** 代谢物和药物原型（25%）主要从尿液中排泄。

**3. 毒副作用**

**(1) 剂量限制** 骨髓抑制，可累积。

**(2) 常见** 大部分患者会有免疫抑制并伴有 $CD4^+$ 和 $CD8^+$ T细胞的减少机会性感染（恢复期可能需要一年以上的时间）风险的增加；轻度恶心和呕吐；类流感综合征引起的发热（25%）。

**(3) 偶见** 脱发（轻度）、肝功能异常、肿瘤溶解综合征。

**(4) 罕见** 口腔炎、腹泻、皮炎、神经毒性（高剂量易出现嗜睡、短暂性麻痹、脱髓鞘）；胸痛、低血压和肺浸润。

**4. 用法**

**(1) 剂型** 50mg 注射剂。

**(2) 剂量调整** 肌酐清除率小于70ml/分的患者需减量30%。

**(3) 剂量** 每天 25mg/$m^2$ IV，超过30分钟，连续5天，每4周重复。

**(4) 药物相互作用** 氟达拉滨通过抑制核苷酸修复机制而增强环磷酰胺、顺铂和米托蒽醌的毒副作用，同时，也通过诱导脱氧胞苷激酶的表达而增强阿糖胞苷的毒副作用。

**(七) 氟尿嘧啶 (5-FU)**

**1. 适应证** 消化道肿瘤、乳腺癌、胰腺癌、头颈部肿瘤。

**2. 药理** 氟嘧啶类似物。

**(1) 作用机制** 抗代谢药物。需要活化成细胞毒性代谢物形式。阻碍胸苷酸合成酶进而干扰 DNA 合成，该酶能使脱氧尿苷酸向胸腺嘧啶脱氧核苷酸进行转化。代谢产物（例如 FUTP，三磷酸氟尿嘧啶核苷）嵌入几种 RNA 片段中，进而干扰 RNA 功能和蛋白质合成。其他代谢物嵌入 DNA（FdUTP）导致 DNA 的合成和功能受到抑制。为细胞周期S期特异性，同样作用于其他细胞周期，其杀伤细胞作用呈独特的对数线性。

**(2) 药物代谢** 氟尿嘧啶迅速进入所有组织，包括脑脊液和恶性积液。通过一系列的磷酸化酶和磷酸核糖基转移酶，特别是二氢嘧啶脱氢酶，这些药物才可进行广泛的细胞内活化。大部分药物在肝脏中进行降解。敏感性肿瘤缺乏降解酶。药物代谢清除90%的氟尿嘧啶。失活代谢产物通过尿液，胆汁和呼吸道（如二氧化碳）排出体外。消除半衰期短，约10～20分钟。

**3．毒副作用**　二氢嘧啶脱氢酶缺乏的患者多见且严重。

**（1）剂量限制**　骨髓抑制（持续静注不常发生）、黏膜炎（5天输注常见）、腹泻。

**（2）常见**　流涕，由于泪囊炎和鼻泪管狭窄而引起眼刺痛和过度流泪、皮肤干燥、光敏感以及注射静脉的色素沉着。

**（3）神经病变**　1%的患者会出现可逆性小脑功能障碍、嗜睡、精神紊乱或癫痫的症状。通常停药后1～6周症状消失，药物减量或仍使用相同剂量，这些症状均会减轻。

**（4）偶见**　食管炎，延长注射时间会出现手足综合征（感觉异常、红斑、跖掌肿胀）、心肌缺血（尤其是有心肌缺血病史的患者）、血栓性静脉炎、恶心、呕吐。

**（5）罕见**　脱发、皮肤炎、指甲缺损、指甲出现暗带；视物模糊、黑舌（丝状乳头过度增生）、过敏、发热。

**4．用法**　氟尿嘧啶用法包括：静脉推注、超过15分钟的静滴、持续的静注、动脉注射、腔内注射、局部或者口服。在静脉推注氟尿嘧啶前、后15分钟，口含冰片可降低黏膜炎的发病率和严重程度。

**（1）剂型**　500mg注射剂。

**（2）剂量调整**　若患者出现口腔炎、腹泻、感染迹象、白细胞减少或血小板减少等，则应停药；当症状消除后，可以重新应用此药物（可减量）。

1）患有活动性的缺血性心脏病或前6个月中有心肌梗死病史的患者禁用。

2）在治疗初期就发生非预期的3、4度骨髓抑制，消化道或神经毒性的患者可能有潜在的二氢嘧啶脱氢酶缺乏症。此时需要进一步检查证实，一经证实，必须立刻停止氟尿嘧啶的治疗。

**（3）剂量**　口服吸收率差别较大。有多种治疗方案，包括下列几种：

1）500～600mg/($m^2$·w)，IV，连续6周，每8周重复。

2）425～450mg/($m^2$·d)，IV，连续5天，每28天重复。

3）800～1000mg/($m^2$·d)，持续静脉注射，连续4～5天，每28天重复。

4）200～400mg/($m^2$·d)，持续静脉注射。

**（4）药物的相互作用**

1）甲酰四氢叶酸、甲氨蝶呤、三甲曲沙和膦酰乙酰基天冬氨酸能够增强其毒副作用，抗肿瘤活性亦增强。

2）**别嘌呤醇**抑制氟尿嘧啶的活性，使疗效降低。

3）**胸腺嘧啶**和**尿嘧啶**能减少氟尿嘧啶的毒副作用。

### （八）甲酰四氢叶酸（亚叶酸、噬橙菌因子、5-甲酰四氢叶酸）

**1．适应证**　与氟尿嘧啶联合使用治疗结直肠癌和其他腺癌；抗叶酸剂的解救剂（如甲氨蝶呤）。

**2．药理**

**（1）作用机制**　甲酰四氢叶酸是四氢叶酸的衍生物，在嘌呤和嘧啶的合成中作为碳转移的辅助因子。它抑制甲氨蝶呤和其他二氢叶酸还原酶拮抗剂的作用。在细胞内通过增强叶酸辅助因子和活化的氟尿嘧啶与胸苷酸合成酶的结合，增加氟尿嘧啶类的细胞毒作用（如氟尿嘧啶和氟尿苷）。

**（2）药物代谢** 胞内代谢成叶酸还原形式，5,10－亚甲基四氢叶酸还原酶，其与氟尿嘧啶代谢产物 FdUMP 和胸苷酸合成酶形成三元复合体。代谢产物通过尿液排出体外。

**3. 毒副作用** 增强氟尿嘧啶治疗的毒副作用。

**4. 用法**

**（1）剂型** 50mg、100mg 和 350mg 注射剂，用于静脉注射和肌内注射，口服片剂 5mg 和 15mg。

**（2）剂量** 用于联合化疗。

1）与高剂量甲氨蝶呤联合应用，作为解救制剂，甲氨蝶呤停药后 24 小时开始应用甲酰四氢叶酸，每 6 小时用一次，共 12 次，监测甲氨蝶呤的血药浓度；直至甲氨蝶呤浓度下降至 $5 \times 10^{-8}$M 时，才可停用甲酰四氢叶酸。

2）与氟尿嘧啶联合化疗时，甲酰四氢叶酸要先于氟尿嘧啶 30～60 分钟应用，以有足够的时间进行细胞内代谢。

**（3）药物相互作用** 苯巴比妥和苯妥英钠可降低该药疗效，增加癫痫的发生率。本品不可与氟尿嘧啶混合输用，因可能产生沉淀。

**（九）卡培他滨（希罗达）**

**1. 适应证** 乳腺癌或结肠癌。

**2. 药理** 卡培他滨是一种氟嘧啶氨基甲酸酯，是 5-脱氧-5-氟尿嘧啶的前体药物，在体内能够转化成氟尿嘧啶。

**（1）作用机制** 参见氟尿嘧啶。

**（2）药物代谢** 经肝脏，主要通过二氢嘧啶脱氢酶进行分解代谢，该酶存在于在肝脏、白细胞、肾脏和其他肝外组织里。90%以上通过尿液排出体外（参见氟尿嘧啶）。

**3. 毒副作用** 类似于氟尿嘧啶。

**（1）剂量限制** 腹泻（50%）。

**（2）常见** 手足综合征（手掌－足底感觉迟钝或化疗引起的肢端红斑）发生率为 15%～20%；恶心、呕吐和骨髓抑制。

**（3）偶见** 肝功能异常、神经毒性；曾有冠心病史的患者可能出现心肌缺血；泪腺狭窄、结膜炎、睑炎、精神紊乱和小脑共济失调。

（4）胸痛和心电图变化

**4. 用法** 维生素 $B_6$，50mg 每日 2 次口服可以降低手足综合征的发病率和严重程度。塞来昔布（西乐葆）200mg，每日 2 次或低剂量的尼古丁贴剂也有效。

**（1）剂型** 150mg、500mg 片剂。

**（2）剂量调整** 肝功能障碍和服用香豆素衍生物的患者要谨慎使用。中度肾功能障碍的患者要减量。二氢嘧啶脱氢酶缺乏或严重肾损害的患者禁用。

**（3）剂量** 650～1250mg/m² 每日 2 次（每 12 小时 1 次），饭后 30 分钟内经水送服，连服 14 天，每 3 周重复。

**（4）药物相互作用**

1）**华法林**　联合使用华法林的患者，要密切监测并调整剂量，即使在停止使用卡培他滨后。

2）增加**苯妥英钠**的毒副作用；需调整剂量。

3）**液体抑酸剂**能增强卡培他滨的生物利用度。

4）**甲酰四氢叶酸**能提高抗肿瘤效果和卡培他滨的毒副作用。

**（5）手足综合征的治疗**　皮肤保湿；手、脚浸在微温的水中泡 10 分钟，然后在湿润的皮肤上涂凡士林。含羊毛脂的止痛药膏亦可能有效。

**（十）吉西他滨（健择）**

**1．适应证**　胰腺癌、膀胱癌、肺癌、卵巢癌；软组织肉瘤。

**2．药物学**　脱氧胞苷类似物。

**（1）作用机制**　作用于特定的细胞周期，主要杀死处于 S 期的细胞，阻断细胞由 G1 期到 S 期的过渡。在细胞内代谢为活化的二磷酸盐和三磷酸盐。抑制核糖核酸还原酶；与三磷酸脱氧胞苷（dCTP）竞争结合 DNA。

**（2）药物代谢**　在肝脏、血浆和周围组织中通过去氨基进行代谢。活性药物和代谢物几乎全部通过尿液排出体外。

**3．毒副作用**

**（1）剂量限制**　骨髓抑制。

**（2）常见**　恶心、呕吐、腹泻和口腔炎；伴有发热的类流感症状（40%）；斑疹或斑丘疹；短暂的肝功能指标升高；轻微的蛋白尿和血尿。

**（3）偶见**　脱发、皮疹和水肿。

**（4）罕见**　溶血尿毒综合征；肺毒性、高敏反应和脱发。

**4．用法**　吉西他滨是一种强的放射增敏剂，故放疗的患者避免应用。

**（1）剂型**　200mg 和 1000mg 注射剂。

**（2）剂量调整**　肝功能或肾功能不全的患者要慎用。

**（3）剂量**　每周用药 1 000mg/$m^2$，注射超过 30 分钟，每周 1 次，连续 7 周，或至毒副作用出现，休息一周后继续使用；以后每周 1 次，连续 3 周，每 4 周重复。

**（十一）羟基脲**

**1．适应证**　慢性髓系白血病、骨髓增生性障碍和难治性卵巢癌。

**2．药物学**　尿素类似物。

**（1）作用机制**　抗代谢药物。通过抑制核苷还原酶来抑制 DNA 的合成，该酶将核苷酸转化成脱氧核苷酸。抑制 DNA 修复和胸苷酸嵌入 DNA。细胞周期 S 期特异性，对其他各期也起作用。

**（2）药物代谢**　通过血－脑脊液屏障。一半的药物通过肝被迅速的降解为无活性的化合物。无活性产物和原型（50%）通过尿液排出体外。

**3．毒副作用**

**（1）剂量限制**　治疗停止后，骨髓抑制能迅速得到恢复（明显的巨幼红细胞增多症）。

**（2）偶见**　恶心、呕吐、腹泻、皮疹、面部红斑、色素沉着；氮质血症、蛋白尿；一过性的肝功能异常；放射回忆现象。

**(3) 罕见** 脱发、黏膜炎、腹泻、便秘；神经系统症状；肺水肿；类流感综合征；痛性踝周溃疡；骨髓增生性疾病中可能出现急性白血病。

**4. 用法**

**(1) 剂型** 500mg 胶囊。

**(2) 剂量调整** 肝功能障碍或与其他抗代谢药物合用时需慎用。对于肌酐清除率低于 50ml/分以及同时进行放疗时应减量。

**(3) 剂量** 每日 10～30mg/kg 口服。

**(十二) 巯嘌呤 (6-MP，乐疾宁)**

**1. 适应证** 急性淋巴细胞白血病（维持治疗）。

**2. 药物学**

**(1) 作用机制** 嘌呤类似物，作用于 S 期。通过抑制 5-磷酸核糖-1-焦磷酸盐来抑制嘌呤合成。母体药物为惰性药物。需要借助次黄嘌呤鸟嘌呤磷酸核糖转移酶（HGPRT）在细胞内磷酸化成单磷酸盐，最后代谢为三磷酸盐。与核苷酸竞争用于使次黄嘌呤核苷酸向腺嘌呤和黄嘌呤转化的酶。其与 DNA 或 RNA 的嵌合尚无确定意义。

**(2) 药物代谢** 巯基嘌呤大部分被黄嘌呤氧化酶在肝脏中慢慢降解。别嘌呤醇是一种黄嘌呤氧化酶的抑制剂，导致毒副作用的增强。常规剂量药物主要在肝脏里消除。

**3. 毒副作用**

**(1) 剂量限制** 骨髓抑制。

**(2) 常见** 轻度恶心、呕吐、厌食（25%）；可逆性的胆汁郁积（30%）；皮肤干燥、光敏；免疫抑制。

**(3) 罕见** 口腔炎、腹泻、皮炎、发热、血尿、布加样综合征、肝坏死。

**4. 用法**

**(1) 剂型** 50mg 片剂。

**(2) 剂量调整** 肝功能障碍的患者剂量减少 50%～70%。

**(3) 剂量** 每天口服 70～100mg/$m^2$，直至患者出现反应或毒副作用出现；后调整剂量维持治疗。

**(4) 药物相互作用** 如果使用别嘌呤醇，就应将巯嘌呤的剂量减少 75%。注射其他肝毒性药物也需要调整用药的剂量。巯嘌呤的使用也影响**华法林**的药量。**复方新诺明**（Bactrim-DS）增强巯嘌呤的骨髓抑制作用。

**(十三) 甲氨蝶呤 (氨甲蝶呤，MTX)**

**1. 适应证** 广泛应用。

**2. 药理**

**(1) 作用机制** 细胞周期特异性的抗叶酸类似物，作用于细胞周期的 S 期。甲氨蝶呤阻断二氢叶酸还原酶，防止四氢叶酸的形成；在各种生化反应中，四氢叶酸对碳单位的转移至关重要（图 4.1）。甲氨蝶呤妨碍脱氧尿苷酸形成胸苷酸，防止 DNA 的形成。药物也可抑制 RNA 和蛋白质的合成，阻止细胞进入 S 期。

**(2) 药物代谢** 人体内甲氨蝶呤代谢极少。在肝脏和其他细胞中转化成高聚谷氨酸形式。药物分布在体液中；患有严重积液的患者清除此药物的过程更慢。50% ~70% 的药物结合在血浆蛋白上，由其他药物代替（例如，阿司匹林和磺胺类药）会导致毒副作用的增强。大约 20% 的药物在胆汁中清除。药物原型通过尿液排出体外（24 小时内排出 80% ~90%）。肾功不全会引起甲氨蝶呤的血药浓度升高甚至会进一步造成肾功能的损伤。药物的半衰期是 8 ~10 小时。

**3. 毒副作用**　甲酰四氢叶酸能够立即逆转甲氨蝶呤的细胞毒作用；通常 1mg 的甲氨蝶呤应对应给予 1mg 的甲酰四氢叶酸。

**（1）剂量限制**　骨髓抑制、口腔炎和肾功能不全。

**（2）高剂量疗法**　恶心、呕吐、肾小管坏死，皮质盲。

**（3）先前放疗区**　皮肤红斑、肺纤维化、横贯性脊髓炎和大脑炎。

**（4）长期治疗**　肝硬化（短期的间歇疗法发生可逆转的肝功能障碍）；骨质疏松症（儿童）。

**（5）神经毒性**　甲氨蝶呤神经毒性取决于用药剂量和用药方式。鞘内的注射后的几个小时内，可发生急性无菌性脑膜炎，其病程自限性。鞘内的注射后，也能出现亚急性脑病和骨髓抑制。

高剂量的全身用药能够引发急性可逆性的脑病，可能持续几分钟到几个小时（卒中样发作）。长期鞘内注射联合高剂量的全身用药能产生更严重和不可逆转的脑白质病，可在治疗后数月发生，头部放疗更容易引起脑白质病，表现为痴呆、癫痫、痉挛和共济失调。

**（6）偶见**　恶心、呕吐、腹泻（如果开始腹泻后继续治疗，就可能发生胃肠溃疡，出血和穿孔）；皮炎、光敏、可改变的色素沉着、疖病；结膜炎、畏光症、过度流泪、白内障；发热、可逆性精子减少、腹痛（快速静脉输液时发生）。

**（7）罕见**　脱发、甲氨蝶呤肺。

**4. 用法**

**（1）剂型**　2.5mg 片剂和 20 ~1 000mg 注射剂。

**（2）剂量调整**　任何肌酐清除率低于 60ml/分的患者禁用（血清肌酐大于 1.5mg/dl）。

**（3）剂量**　不同方案剂量不同。

1）高剂量方案中使用甲氨蝶呤的超致死剂量要辅以解毒剂甲酰四氢叶酸的使用。这种治疗很复杂而且要求医生有临床经验和专门的监测技术。

2）鞘内给药　5 ~10mg/m$^2$（最多 15mg）于 7 ~15ml 不含防腐剂的生理盐水中（如果使用奥马耶贮器则使用 3ml），每 3 ~7 天使用一次。

**（4）药物相互作用**

**1）甲酰四氢叶酸**　解救正常组织的甲氨蝶呤毒副作用，同时削弱了它的抗肿瘤活性。治疗期间应终止叶酸补充。

**2）左旋门冬酰胺酶和胸腺嘧啶**也拮抗甲氨蝶呤的毒副作用和抗肿瘤活性。

**3）阿司匹林，其他的非甾体抗炎药、青霉素、头孢菌素类、苯妥英钠和丙磺舒**降低甲氨蝶呤的肾清除率，增强其毒副作用。

**4）磺胺类药和苯妥英钠**　替代甲氨蝶呤与蛋白结合，增强其毒副作用。

5）**甲氧苄氨嘧啶**也是一种二氢叶酸还原酶的抑制剂，也能增强甲氨蝶呤的毒副作用。

6）胃肠外使用**阿昔洛韦**同时鞘内注射甲氨蝶呤也能引起神经异常。

7）甲氨蝶呤也能增强**华法林**的血清浓度，将其从血浆蛋白中置换出来。

8）**奥美拉唑**（Prilosec）增加了血清甲氨蝶呤的浓度。

**（十四）丙脒腙（米托胍腺）**

**1．适应证** 淋巴瘤的试验用药。

**2．药理**

**（1）作用机制** 抑制5-腺苷蛋氨酸脱羧酶的一种抗代谢药，在亚精胺的产生中具有重要的作用，抑制DNA和RNA的合成。

**（2）药物代谢** 三相的消除模式。

**3．毒副作用**

**（1）剂量限制** 黏膜炎（严重）；腹泻（有时严重或带血）、恶心和呕吐（极少为重度）。

**（2）常见** 输液时皮肤潮红和骨髓抑制。

**（3）其他** 多发神经病变和肌病、脉管炎、低血糖。

**4．用法**

**（1）剂型** 1g注射剂。

**（2）剂量** 每周500mg/$m^2$ IV，用时至少45分钟。

**（十五）培美曲塞（力比泰）**

**1．适应证** 间皮瘤（与顺铂联用）和非小细胞肺癌（二线）。

**2．药理**

**（1）作用机制** 吡咯嘧啶抗叶酸类似物，作用于细胞的S期。其主要的作用机制是抑制叶酸依赖性胸苷酸合成酶（TS）。同时抑制二氢叶酸还原酶和两种甲酰转移酶。

**（2）药物代谢** 在细胞内代谢成聚谷氨酸盐，比原始的单谷氨酸形式作用更强大。原则上是通过肾清除。90%的药物原型在24小时内通过尿液排出体外。

**3．毒副作用** 叶酸摄入不足的患者会增加发生毒副作用的风险。基线半胱氨酸浓度大于10可预测3～4级毒性反应的发生。

**（1）剂量限制** 骨髓抑制。

**（2）常见反应** 皮肤皮疹（通常像手足综合征）、黏膜炎、恶心、呕吐、腹泻；易疲劳；短暂的肝脏功能指标升高。

**4．用法** 所有患者每天口服350mcg叶酸，1000mcg维生素$B_{12}$ SC，每3周重复，减少药物毒副作用。开始治疗前3天，口服4mg地塞米松，每日2次，可改善或消除皮疹。

**（1）剂型** 100mg注射剂。

**（2）剂量调整** 肾功能异常的患者需减量。

**（3）剂量** 单药治疗，600mg/$m^2$，IV，每3周重复；当与顺铂联用时，500mg/$m^2$ IV，每3周重复。

**（4）药物相互作用**　非甾体类抗炎药能抑制培美曲塞的肾排泄，导致药物毒性增加。胸腺嘧啶减轻宿主毒副作用，甲酰四氢叶酸降低培美曲塞的抗肿瘤的作用。

**（十六）喷司他丁［脱氧考福霉素（2′-deoxycoformycin，dCF）］**

**1．适应证**　慢性淋巴细胞性白血病、毛细胞白血病和皮肤T细胞淋巴瘤。

**2．药理**　一种链霉菌属抗生素的发酵产物。

**（1）作用机制**　抗代谢药。细胞周期特异性和非特异性药物。抑制腺嘌呤脱氨酶，其在嘌呤核苷的新陈代谢起有重要作用。也抑制核糖核苷酸还原酶（抑制DNA合成和功能）和S-腺苷-L-同型半胱氨酸水解酶（抑制单碳依赖的甲基化反应）。

**（2）药物代谢**　大部分的dCF以原形随尿排出体外。

**3．毒副作用**

**（1）剂量限制**　骨髓抑制。

**（2）常见**　免疫抑制；轻微的恶心和呕吐、腹泻、味觉改变；易疲劳、发热。

**（3）偶见**　寒战、肌痛和关节痛；肝功能异常、角膜结膜炎、畏光；肾衰竭。

**（4）罕见**　肝炎；肺浸润和肺功能不全。

**4．用法**　至少2L的5%的葡萄糖生理盐水水化，以确保用药当天2L的尿量。

**（1）剂型**　注射剂10mg。

**（2）剂量调整**　有肾功能不全时应减少药量。

**（3）剂量**　$4mg/m^2$ 静脉点滴，每2周一次，超过20分钟。

**（4）药物相互作用**　喷司他丁增强了阿糖腺苷的毒副作用。同时使用镇静剂和催眠药物可增强CNS毒性。

**（十七）雷替曲塞（拓优得）**

**1．适应证**　美国正在进行临床试验，其他国家广泛应用于进展期结肠癌、乳腺癌和非小细胞肺癌。

**2．药理**

**（1）作用机制**　喹唑啉抗叶酸类似物，作用于细胞的S期；在胞内代谢为高聚谷氨酸形式，比药物原型药效强100倍，存留于细胞内，抑制叶酸依赖性-胸苷酸合成酶。

**（2）药物代谢**　主要以原型通过肾排泄。

**3．毒副作用**

**（1）剂量限制**　慢性疲乏和不适（50%）。

**（2）常见反应**　腹泻和/或黏膜炎（通常发生于治疗的第2周期）、骨髓抑制、短暂的血清转氨酶和胆红素升高；轻度的恶心和呕吐。

**4．用法**　建议患者避免强体力或精神高度集中的活动。补充膳食叶酸。

**（1）剂型**　10ml含有1mg/ml的注射剂。

**（2）剂量调整**　肾功能异常的患者慎用。

**（3）剂量**　$3mg/m^2$ IV，每3周重复。

**（十八）6-硫代鸟嘌呤（6-TG，6-硫代鸟嘌呤，氨基嘌呤-6-巯基-半水化合物）**

**1．适应证**　急性髓系白血病。

**2．药理**

**(1) 作用机制**　嘌呤类似物，特异性作用于细胞的S期。药物需要通过次黄嘌呤鸟嘌呤磷酸核糖转化酶在细胞内磷酸化，转化成细胞毒性的单磷酸盐的形式，并最终代谢为三磷酸代谢物（参见巯基嘌呤）。大部分药物与DNA结合，导致DNA在转录和复制时发生错译，亦与RNA结合。

**(2) 药物代谢**　硫代鸟嘌呤不能被黄嘌呤氧化酶降解，与巯基嘌呤不同的是，和别嘌呤醇同时用药时可以给予完全剂量。药物主要经过肝脏排出，但也通过肾脏排出。

**3. 毒副作用**

**(1) 剂量限制**　骨髓抑制。

**(2) 常见**　口腔炎、腹泻。

**(3) 偶见**　恶心和呕吐、肝功能异常、肝静脉闭塞症；振动感觉减退、步态不稳。

**4. 用法**

**(1) 剂型**　40mg片剂。

**(2) 剂量调整**　对于肝功能损害患者，应降低剂量。

**(3) 剂量**　取决于治疗方案。

**(十九) 三甲曲沙（三甲氧苯氨喹唑啉，TMTX）**

**1. 适应证**　批准用于治疗卡氏肺孢子菌肺炎和弓形虫病，在美国作为一种抗癌试验用药品；在其他地区广泛用于结肠癌、头颈部癌、非小细胞肺癌的治疗。

**2. 药理**

**(1) 作用机制**　脂溶性，喹唑啉阻断剂类似物，作用于细胞的S期；与MTX不同的是，不经过多聚谷氨酸化过程；抑制二氢叶酸还原酶，抑制胸苷酸和嘌呤的从头合成。

**(2) 药物代谢**　大部分通过肝脏细胞色素P450系统代谢为非活性形式。

**3. 毒副作用**

**(1) 剂量限制**　骨髓抑制、黏膜炎。

**(2) 常见反应**　全秃（40%）、轻度恶心、呕吐、头痛。用药5天后，出现伴有瘙痒和色素沉着的斑丘疹，首先出现在颈部和上胸部，蔓延到躯干和四肢，起病后7到10天内消退。

**4. 用法**

**(1) 剂型**　5ml和30ml，与含氯化物溶液不相容。

**(2) 剂量调整**　肾或肝功能异常或患有血白蛋白减少症的患者慎用。

**(3) 剂量**　8～12mg/($m^2$·d)，连续5天静脉注射，每3～4周重复。

**(4) 药物相互作用**　与其他经肝脏细胞色素P450系统代谢的药物之间可能出现相互作用；叶酸和胸腺嘧啶可以解救其毒副作用；三甲曲沙增强抗氟尿嘧啶的抗肿瘤活性。

**(二十) 尿嘧啶/替加氟（优福啶）。尿嘧啶和替加氟以4∶1的摩尔比混合，为氟尿嘧啶的前体口服药。**

**1. 适应证**　与氟尿嘧啶相同。

**2. 药理**　替加氟通过两种代谢途径转化为氟尿嘧啶，其中一个是通过肝细胞色素 P450 酶。替加氟作为分解酶二氢嘧啶脱氢酶的一个竞争底物降低氟尿嘧啶的分解。抗肿瘤活性由氟尿嘧啶介导。药物在胃肠道以几乎 100% 的生物利用度吸收。

**3. 毒副作用**

**(1) 剂量限制**　腹泻（类似于连续静滴氟尿嘧啶）。

**(2) 常见反应**　类似于氟尿嘧啶，包括手足综合征。

**4. 用法**

**(1) 剂型**　100mg 胶囊。

**(2) 剂量**　进食后 1 小时内，100mg/m$^2$ 每 8 小时用一大杯水送服，持续 28 天，之后间歇 1 周。

**(3) 药物相互作用**　与本药连用时，严格监测**华法林**和**苯妥英钠**的剂量；用 UFT 的患者禁用**索立夫定**，因其代谢产物会抑制氟尿嘧啶的代谢。

## 三、抗肿瘤抗生素

### （一）抗肿瘤抗生素的一般药理

1. 抗肿瘤抗生素通常来源于微生物。多为细胞周期非特异性药物，对低生长指数的慢性生长肿瘤尤为有效。

2. 多种机制杀伤肿瘤。一些药物通过嵌入 DNA，在插入 DNA 碱基对的部位发生作用，阻止 DNA 的复制和信使 RNA 产生。亦存在其他作用机制。

### （二）放线菌素 D（更生霉素，放线菌素）

**1. 适应证**　滋养细胞肿瘤、肉瘤、睾丸癌、Wilms 瘤。

**2. 药理**

**(1) 作用机制**　插入 DNA 碱基对，阻止信使 RNA 的合成；抑制拓扑异构酶Ⅱ。

**(2) 药物代谢**　不明。与组织广泛结合，在血浆和组织中半衰期长。以药物原形通过胆汁和尿液排出。

**3. 毒副作用**

**(1) 剂量限制**　骨髓抑制。

**(2) 常见反应**　恶心和呕吐（通常连续应用时加重，持续几小时）；脱发、痤疮、红斑、脱屑、色素沉着；放射回忆反应。药物外渗可导致坏死。

**(3) 偶见**　口腔炎、唇炎、舌炎、直肠炎、腹泻；维生素 K 拮抗，肝功能指标升高。

**(4) 罕见**　肝炎、过敏、低钙血症、嗜睡。

**4. 用法**　预防性应用止吐药。应用预防药物外渗的静脉输注装置。

**(1) 剂型**　0.5mg 注射剂。

**(2) 药剂调整**　在出现肾或肝功能损害的情况下，减量 50%。

**(3) 剂量**　每天 0.25～0.45mg/m$^2$ 静脉注射，连续 5 天，每 3～4 周重复。

### （三）博来霉素（硫酸博来霉素）

**1. 适应证**　淋巴瘤、鳞状细胞癌、睾丸癌、恶性积液。

2. **药理**

(1) **作用机制** 与DNA相结合，从而抑制DNA的合成，并在较小的程度上抑制RNA和蛋白质的合成。通过自由基引起DNA链的裂解，同时，通过显著抑制DNA连接酶抑制DNA的修复。特异性作用于细胞的G2期，也可以作用于G1期末，S和M期。

(2) **药物代谢** 通过微粒体还原激活，与组织结合，但不与血浆蛋白结合；几乎在所有组织中通过水解广泛降解。所有游离药物和代谢产物均通过尿液排出。

3. **毒副作用**

(1) **剂量限制** 博来霉素性肺炎表现为呼吸困难、干咳、湿啰音，X线片呈间质性改变，弥散能力减弱、缺氧、低碳酸血症，可致命。1%累积剂量<200U/$m^2$的患者和10%服用大剂量药物的患者出现肺间质纤维化和肺功能不全。高龄、患有潜在肺部疾病，曾经接受或正在进行胸部放疗，以及曾接受过博来霉素治疗，为博来霉素性肺炎的易发因素。

(2) **常见**

1) 过敏反应较常见，表现为轻度到重度的寒战及发热（25%的患者），多见于注射后4~10小时内。随给药次数增加，超敏反应发生率下降和严重程度亦减轻。

2) 使肿瘤和正常组织对放疗敏感。

3) 皮肤反应（50%的患者）：伸侧皮肤色素沉着（如手指、肘部）、色素沉着纹；硬化、敏感或指甲脱落；手掌和手指角化，硬皮病样的改变；皮肤痛敏、瘙痒、荨麻疹、红皮症、脱皮、脱发。

4) 食欲减退、口腔黏膜炎；注射后约10秒后，出现口腔酸败味（“臭袜的味道”）。

(3) **偶见** 恶心、呕吐、味觉异常；轻度可逆性骨髓抑制、雷诺现象、静脉炎、注射部位疼痛。

(4) **罕见**

1) 肝毒性、心包炎、动脉炎。

2) 1%~7%的淋巴瘤患者出现过敏反应，通常在第一次或第二次用药后发生，特别是剂量达25U/$m^2$或者更多的时候。这种特异质反应表现为谵妄、晕厥、发热、寒战和哮喘，可发展成低血压、肾衰竭、心血管危象。

4. **用法** 在第一次治疗前，应进行2-U剂量试验，通过1~2小时的观察期，以减少潜在的心血管危象的发生。

(1) **剂型** 15mg注射剂。

(2) **剂量调整** 对于患有慢性阻塞性肺疾病的患者，不得使用本药剂。如果患者出现红皮病（持续的治疗可导致致命性剥脱性皮炎）症状或间质性肺疾病的症状、体征，应立刻停药。一般不需常规肺功能检查；一些机构建议检测一氧化碳弥散能力。肾功能不全的患者应减量。

(3) **剂量** 避免累计剂量超过400U；一些医师限制总量最多不超过300U。

1) 10~20U/$m^2$ IM，IV或SC，每周1次或者2次（每周2次注射，单次剂量>20U，可能引起皮肤的严重毒性反应），或者

2）每天15~20U/$m^2$注射，3~7天，连续输注；或者

3）60U/$m^2$，溶于100ml生理盐水，用于腔内治疗。

**（4）药物间的相互作用**

1）**吩噻嗪**通过与肝P450酶竞争，增强博来霉素的活性。

2）**放疗**和**高氧浓度**可增加肺毒性。

**（四）柔红霉素（道诺霉素、红卫霉素、柔红霉素）**

**1．适应证** 适用于急性白血病。

**2．药理** 蒽环类抗肿瘤抗生素。基本上与阿霉素相同。肝内形成活性代谢物柔红酮。细胞周期非特异性。通过肝胆系统排泄，通过肾代谢消除的药物小于20%。

**3．毒副作用** 与阿霉素相同。在治疗结束后几个月，也可引起致命性心肌病；在总剂量达到500~600mg/$m^2$后，副作用发生率极高。

**4．用法** 同阿霉素。预防药物外渗。

**（1）剂型** 20mg注射剂。

**（2）剂量调整** 与阿霉素相同。

**（3）剂量** 45~60mg/（$m^2$·d），IV，连续3天。

**（4）药物相互作用** 右雷佐生（右雷唑烷）可抑制心脏毒副作用。

**（五）多柔比星（阿霉素，羟基柔红霉素）**

**1．适应证** 对多种肿瘤有效。

**2．药理**

**（1）作用机制** 蒽环类抗肿瘤抗生素，可插入DNA碱基对间，形成自由基，改变细胞膜通透性，引起拓扑异构酶Ⅱ依赖的DNA损伤，抑制前核糖体DNA和RNA的合成。细胞周期非特异性。

**（2）药物代谢** 约70%的药物与血浆蛋白质结合。通过肝脏迅速代谢为其他化合物，其中一些具有细胞毒作用（包括活性代谢物阿霉素醇）。药物自组织结合部位的释放率要慢于肝脏药物代谢；相对延长了药物和代谢物在血浆中的持续时间。

**（3）药物排泄** 大部分的代谢物和游离药物经胆汁排出；但已知的药物清除只占50%。这样，药物消除率及其毒副作用几乎不受肝功能的限制。一些色原质通过肾脏排除，偶尔还会导致尿色发红。

**3．毒副作用**

**（1）剂量限制**

1）骨髓抑制，特别是白细胞减少。

2）伴充血性心衰的心肌病可能会演变为难治性心衰。治疗前应检测左心室射血分数，尤其是累积剂量超过300mg/$m^2$时，需要定期检查。当总累积剂量达到550mg/$m^2$（有纵隔放疗的病史，达到400mg/$m^2$的累积剂量），或心电图变化减少时（电压低、明显心律不齐和ST-T改变），应考虑患者所能承受的风险和由此带来的益处。在累积剂量超过300mg/$m^2$时，右雷佐生作为一种心脏保护剂可考虑应用。

**（2）常见**

1）脱发（每3~4周1次静脉推注时几乎100%的患者均出现脱发，如果分次

注射或分周注射，脱发症状就会明显减轻）；恶心、呕吐（轻度到重度）；口腔炎。

2）多柔比星可引起组织溃烂，药物外渗会导致皮肤严重的溃疡和坏死。

3）既往进行放疗的皮肤部位可能会出现红斑、脱皮；这种放射回忆反应在放疗完成后数年仍可发生。

**（3）偶见** 腹泻；甲床和皱痕处出现色素沉着、面部和沿注射静脉处潮红、皮疹、结膜炎、流泪；以及尿色发红。

**（4）罕见** 纤溶激活、肌肉无力、发热、寒战、药物过敏。

**4. 用法** 应用防渗静脉通道缓慢推入药物；或者应用中心静脉通道持续静注药物。

**（1）剂型** 10mg、20mg、50mg、100mg 或 150mg 注射剂。

**（2）剂量调整** 充血性心力衰竭的患者禁用多柔比星。包装说明书建议，血清胆红素在 1.2～3.0mg/dl 之间减量 50%，胆红素在 3～5mg/dl 之间减量 75%。

**（3）剂量** 50～75mg/$m^2$，快速静脉推注，每 3～4 周重复或每周 10～20mg/$m^2$ IV。

**（4）药物相互作用**

1）**右雷佐生**（右雷唑烷）：抑制多柔比星的心毒性。

2）**曲妥珠单抗**和**丝裂霉素 C**：增加心毒性。

3）**苯巴比妥**和**苯妥英钠**增加了多柔比星的血浆清除率。

4）**巯嘌呤**：增加肝毒性。

**（六）脂质体多柔比星（DoxiL）**

**1. 适应证** 获得性免疫缺陷综合征（艾滋病）相关的卡波西肉瘤、卵巢癌、骨髓瘤患者。

**2. 药理** 多柔比星被封装在长环型脂质体内（微粒由磷脂双层构成）。有关作用机制和药物代谢，参照多柔比星。血浆清除率慢于多柔比星。

**3. 毒副作用**

**（1）剂量限制** 骨髓抑制。

**（2）常见** 易疲劳、黏膜炎、腹泻、恶心、呕吐、脱发、输液反应（发冷、面部肿胀、头痛、低血压、气短），这些问题均可通过输液干预得到解决，不会影响继续治疗。

**（3）偶见** 心肌病、注射部位疼痛、放射回忆反应；掌足红肿疼痛（溃疡、红斑、手脚疼痛红肿处脱皮）；尿液红－橘色。

**（4）罕见** 过敏反应、高血糖、黄疸、视神经病。

**4. 用法**

**（1）剂型** 20mg 瓶剂。

**（2）剂量调整** 与多柔比星一致。

**（3）剂量**

1）伴有获得性免疫缺陷综合征（即艾滋病）的卡波西肉瘤：20mg/$m^2$ IV，超过 30 分钟，每 2～3 周重复。

2）卵巢癌：40～50mg/$m^2$，IV，大于 1～2 小时每 4 周重复。

**（七）表柔比星（Ellence）**

是多柔比星的C4羟基的反式构型，也是柔红霉素的半合成衍生物。一个差向异构体是一对同向异构体的其中之一，区别仅在于不对称碳原子上连接的H－和OH－的位置不同。

**1．适应证**　乳腺癌和胃癌。

**2．药理**　蒽环类抗肿瘤抗生素。有关作用机制和药物代谢，参照多柔比星。

**3．毒副作用**　在毒副作用方面，与多柔比星相同，但伴有较严重的恶心和呕吐反应。总剂量达到900mg/$m^2$之后，发生心肌病的风险增加。

**4．用法**　预防外渗，持续静脉注射超过5分钟。

**（1）剂型**　50～200mg注射剂。

**（2）剂量调整**　与多柔比星相同。

**（3）剂量**　联合化疗中，100～120mg/$m^2$ IV，每3周重复。

**（4）药物相互作用**　甲腈咪胺增加了表柔比星的血浆水平，因此，应用表柔比星时，应停用甲腈咪胺。

**（八）伊达比星（4-脱甲氧基柔红霉素，伊达比星）**

**1．适应证**　急性白血病。

**2．药理**　蒽环类抗肿瘤抗生素。是柔红霉素类似物。与其他蒽环类抗生素相比，有更强的亲脂性和更好的细胞摄取能力；其他方面类似于多柔比星。其活性代谢产物是13-表柔醇。

**3．毒副作用**　类似于多柔比星。骨髓抑制。尽管伊达比星与多柔比星和柔红霉素相比，心脏毒副作用较少，但使用前也应监测同样指标。

**4．用法**　预防外渗，持续静脉注射超过15分钟。

**（1）剂型**　5mg和10mg注射剂。

**（2）剂量调整**　与多柔比星相同。

**（3）剂量**　诱导治疗，12mg/($m^2$·d)，IV，每3天重复。

**（九）普卡霉素（光神霉素）**

**1．适应证**　恶性高钙血症。

**2．药理**

**（1）作用机制**　破骨细胞抑制剂，抗肿瘤抗生素。细胞毒作用可能与DNA的嵌入和结合有关；抑制DNA依赖的RNA合成，但不影响DNA的合成。

**（2）药物代谢**　未知，40%通过尿液排出体外。

**3．毒副作用**　对于高钙血症所采用的用药方案，肝肾损害小。

**（1）剂量限制**　血小板减少；在没有血小板减少症存在的情况可能出现凝血功能障碍，从而导致严重的出血（由于频繁用药）。

**（2）常见**　恶心、呕吐、低钙血症、低血磷、低血钾、低血镁、高钙血症反弹、肝功异常（包括凝血时间）；氮质血症；药物外渗引起皮肤和软组织坏死。

**（3）偶见**　白细胞减少、贫血、口腔炎、腹泻、色素沉着、痤疮样皮疹、头痛、眩晕、困倦、敏感。

**（4）罕见**　中毒性表皮坏死、发热、嗜睡、眶周苍白。

4. **用法** 采用防渗静脉通路注射。

(1) **剂型** 2.5mg 注射剂。

(2) **剂量调整** 肝脏和肾脏功能异常的患者慎用。

(3) **对于患有高血钙症患者的剂量** 15～25mcg（0.025mg）/kg，IV，每3～7天重复。

**（十）丝裂霉素（丝裂霉素 C，突变霉素）**

1. **适应证** 适用于多种恶性肿瘤。

2. **药理**

(1) **作用机制** 抗肿瘤抗生素。在细胞内激活后，具有烷化剂的功能；引起DNA 的交联、解聚和自由基形成。

(2) **药物代谢** 通过 P450 系统和 DT-心肌黄酶在肝脏内代谢。主要通过肝胆系统排出。

3. **毒副作用**

(1) **剂量限制** 累积性骨髓抑制可较严重并持续（尤其是血小板减少）。

(2) **常见** 轻度恶心呕吐、厌食；此药可引起组织溃烂，如果进行皮下注射会导致皮肤坏死（在用药之后，皮肤红斑和溃疡可能会持续几周，甚至数月，并且可能出现在远离注射处的部位）。

(3) **偶见** 脱发、口腔炎、皮疹、光敏感症、注射部位疼痛、静脉炎、溶血尿毒性综合征。

(4) **罕见** 肝脏和肾脏（累积）功能障碍、感觉异常、视物模糊、发热、急性间质性肺炎（特别是在用长春碱或长春地辛时）。

4. **用法** 应用采取外溢预防措施的静脉通路注射。

(1) **剂型** 5mg、20mg 和 40mg 注射剂。

(2) **剂量调整** 对于前期进行全身化疗，或之前使用丝裂霉素，其白细胞数量<2 000/ml 的患者，应该减少 50%～75% 的剂量。同时，对于肝脏功能障碍的患者，也要减少剂量。

(3) **剂量**

1) **单独用药** 每 6～8 周 10～20mg/$m^2$，IV，或者

2) **结合用药** 每 5 周 5～10mg/$m^2$，IV。

**（十一）米托蒽醌（盐酸米托恩醌，dihydroxyanthracenedione）**

1. **适应证** 适用于乳腺癌和前列腺癌、淋巴瘤、急性白血病的治疗。

2. **药理** 米托蒽醌属蒽醌类化合物，类似于蒽环类抗生素。其药物作用机制和代谢路径相似，但与多柔比星不完全相同。

(1) **作用机制** DNA 嵌入、单链和双链 DNA 断裂、抑制拓扑异构酶Ⅱ。

(2) **药物代谢** 通过肝脏的 P450 系统进行代谢；少于 1% 的药物通过尿液排出体外。

3. **毒副作用** 与蒽环类抗生素相比，米托蒽醌的心脏毒性、恶心和呕吐较轻，药物外渗损伤减轻。

(1) **剂量限制** 骨髓抑制。

**（2）常见**　轻度恶心呕吐、黏膜炎、脱发（通常轻度）；尿液、巩膜、指甲和静脉注射周围部位呈蓝色，可以持续48小时。

**（3）偶见**　心肌病（指阿霉素类引起的心肌病）；比多柔比星心毒性轻；瘙痒症，肝功异常、过敏反应。

**（4）罕见**　黄疸、癫痫发作、肺毒性。

**4．用法**　注射用时30分钟；如果外渗，极少引起渗漏性损伤。

**（1）剂型**　20mg、25mg、30mg注射剂。

**（2）剂量调整**　骨髓抑制。

**（3）剂量**　对于实体瘤，10～20mg/m$^2$ IV，每3周重复。

## 四、影响有丝分裂纺锤体的药物

### （一）有丝分裂纺锤体剂的一般药理

长春新碱和长春碱是有丝分裂纺锤体抑制剂的典型代表。这些药物与微管蛋白结合，抑制微管聚集（细胞周期的M期），并导致有丝分裂纺锤体结构的解离。紫杉烷类（紫杉醇和多西紫杉醇）不仅与微管结合，也会促进微管聚集并抑制解聚，从而导致无功能微管的产生。

### （二）紫杉醇（泰素）

**1．适应证**　乳腺癌、卵巢癌、肺癌、食管癌等，获得性免疫缺陷综合征（艾滋病）相关卡波西肉瘤。

**2．药理**　从太平洋紫杉树皮和红豆杉中分离提取。

**（1）作用机制**　植物碱（抗微管制剂）。

**（2）药物代谢**　大部分通过肝P450微粒体系统进行全身代谢。超过75%的药物通过粪便排出体外。

**3．毒副作用**

**（1）剂量限制**

**1）中性粒细胞减少**　特别是对于曾接受强化治疗或联合顺铂治疗的患者。

**2）过敏反应（3%）**　表现为皮肤潮红、低血压、支气管痉挛、荨麻疹、出汗、疼痛或血管性水肿。反应通常出现在接受治疗的20分钟之内；90%的过敏性反应都是在第一或第二次用药后发生。

**3）周围神经病**　特别是那些高剂量用药和伴随周围神经病变的患者。输注时间大于24小时，神经毒性的发生率（5%）比3小时（25%）时要少。典型特点是“手套－袜套样”感觉减退、感觉迟钝、感觉异常、本体感觉缺失等。

**（2）常见**　脱发（通常是接受治疗后3周内，出现突然性全秃）；血小板减少（通常是不严重的）；用药后3天内出现暂时性的关节痛和肌痛（非甾体抗炎药或泼尼松可缓解），暂时性的心动过缓（通常无症状）。

**（3）偶见**　恶心、呕吐、味觉改变、黏膜炎（累积性）、腹泻、房室传导阻滞、室性心动过速、心绞痛；药物外渗导致皮肤肌肉坏死；注射时间大于1小时时出现醉酒样反应（原因在于制剂中的高酒精含量）；甲剥离。

**（4）罕见**　麻痹性肠梗阻，全身虚弱，癫痫发作，心肌梗死。

**4. 用法** 联合用药方案中，紫杉醇应在顺铂之前注射。有心脏病史的患者监测心脏功能。6 个月内有心肌梗死病史，或应用可改变心脏传导药物的患者，应慎用。采用预防外渗措施。

**(1) 剂型** 聚氧乙烯蓖麻油和乙醇为溶媒的 30mg 和 100mg 注射剂。

**(2) 剂量调整** 骨髓抑制。对于肝功异常、糖尿病、曾经应用神经毒性药物（如顺铂）治疗的患者，应慎用。

**(3) 剂量**

**1) 预处理** 在注射紫杉醇之前 12、6、0.5 小时，分别口服地塞米松 20mg 或者静脉注射；注射紫杉醇之前 30 分钟，苯海拉明和雷尼替丁各 50mg，静脉注射。

**2) 每 3～4 周：** 135～175mg/$m^2$ IV，3～24 小时。

**3) 每周应用：** 80～100mg/$m^2$ IV，连 3 周，休 1 周。

**(4) 药物相互作用**

**1) 苯巴比妥、苯妥英钠，** 和其他经肝脏细胞色素 P450 CYP3A4 酶代谢的药物可能会影响紫杉醇的代谢。

**2) 放射治疗：** 紫杉醇是一种放射增敏剂。

**3) 卡铂、顺铂和环磷酰胺。** 这些药物在紫杉醇之前使用会加重骨髓抑制。

**（三）蛋白结合型紫杉醇（紫杉醇纳米制剂）**

**1. 适应证** 转移性乳腺癌。

**2. 药理** 此注射用混悬液包含紫杉醇蛋白结合型纳米颗粒。

**(1) 作用机制** 参见紫杉醇。

**(2) 药物代谢** 参见紫杉醇。

**3. 毒副作用**

**(1) 剂量限制** 粒细胞减少。

**(2) 常见** 骨髓抑制、感觉神经病变、关节痛/肌痛（通常是暂时性的）、肠胃系统紊乱、脱发、易疲劳。

**(3) 偶见** 肝功异常、液体潴留。

**4. 用法** 不需要皮质激素预处理来防止高敏反应的产生。

**(1) 剂型** 注射剂，100mg 紫杉醇与 900mg 白蛋白结合。

**(2) 剂量调整** 中性粒细胞减少和感觉神经病变。

**(3) 剂量** 260mg/$m^2$ 静脉注射 30 分钟以上，每 3 周重复。

**（四）多西紫杉醇（泰索帝）**

**1. 适应证** 蒽环类治疗无效的乳腺癌。

**2. 药理** 欧洲紫杉树针叶半合成提取物。

**(1) 作用机制** 微管解聚抑制剂。黏附于微管中的多西紫杉醇不改变微管原纤维的数量，这一点与目前应用于临床的大多数纺锤体毒性药物不同。

**(2) 药物代谢** 通过肝脏 P450 微粒体系统进行全身代谢。大于 75% 的药物通过粪便排泄，少量经尿液排出体外。

**3. 毒副作用**

**(1) 剂量限制** 骨髓抑制；严重的液体潴留。

**（2）常见反应**　脱发（除每周方案应用的患者，脱发率80%）；斑丘疹和皮肤干痒、手指变色；黏膜炎、腹泻、疲劳、发热。

**（3）偶见**

1）尽管给予预处理，仍有小于5%的患者出现严重的过敏反应。

2）液体潴留，其发生频率和严重性（特别是在累积注射705mg/m$^2$的剂量后尤其严重）为药物累积性，可逆（通常出现在8个月内）；液体潴留通常影响下肢，但也可导致腹腔积液或胸腔积液和心包积液。

3）胃肠道不适、严重的指甲改变；低血压；肝功能指标短暂升高。

4）外周神经病变，较紫杉醇少见，主要表现在感觉上，但也可出现运动神经病和自主神经病或影响中枢神经系统。

**（4）罕见**　心血管事件。

**4．用法**

（1）20mg和80mg注射剂；用聚山梨酯80溶解，此药物所致的过敏反应较聚氧乙烯蓖麻油少见。

**（2）剂量调整**　通常血清胆红素或肝酶升高的患者不应接受多西紫杉醇的治疗。

**（3）剂量**

1）60～100mg/m$^2$，静脉注射超过1小时，每3周重复；用药前、当天，和用药后1天给予地塞米松4mg，每日2次口服，以降低液体潴留和过敏反应发病率和严重性。

2）35mg/m$^2$，每周用药，连续3周，休息1周，每4周重复，（此方案血液毒性低，无脱发；地塞米松最多4mg早晨和晚间口服）。

**（4）药物相互作用**

1）**苯巴比妥、苯妥英钠**和其他肝细胞色素P450 CYP3A4酶可能会影响紫杉醇药物代谢。

2）**放射治疗**：多西紫杉醇是一种放射增敏剂。

**（五）雌莫司汀（Emcyt，磷酸雌二醇氮芥）**

**1．适应证**　进展性前列腺癌。

**2．药理**　结构上来讲，雌莫司汀是聚磷酸雌二醇和氮芥的结合物。

**（1）作用机制**　细胞周期特异性药物，作用于有丝分裂（M）期，结合微管相关蛋白。尽管最初是按照烷化剂设计的，但是本药没有产生烷化剂活性。

**（2）药物代谢**　在胃肠道快速脱去磷酸，并主要在肝脏部位进行代谢。大约20%的药物通过尿液排出体外。

**3．毒副作用**　与雌激素类似。

**（1）剂量限制**　血栓栓塞。

**（2）常见**　腹泻；恶心呕吐（通常为轻度）；皮疹。50%的患者出现男性女乳（可以通过预防性照射防止发生）。

**（3）罕见**　骨髓抑制、心血管并发症。

**4．用法**　活动期的血栓静脉炎或血栓栓塞性疾病患者禁用。

（1）**剂型** 140mg 胶囊。

（2）**剂量** 每天 600mg/m$^2$，分 3 次口服；在饭前 1 小时或饭后 2 小时用水送服。高钙食物可能抑制药物的吸收。

### （六）伊沙匹隆（Ixempra 埃坡霉素类乳腺癌新药）

1．**适应证** 蒽环霉素、紫杉醇和卡培他滨耐药的转移性乳腺癌。

2．**药理** 此药物是一种埃坡霉素 B 类似物。

（1）**作用机制** 与微管的 β-微管蛋白亚基结合，使细胞停滞于 $G_2$/M 期，诱导细胞凋亡。

（2）**药物代谢** 经肝脏 CYP3A4 代谢为无活性代谢产物。通过粪便和尿液排出体外，其中不到 10% 的药物为原形形式。

3．**毒副作用** 可能发生认知障碍（与稀释液中的乙醇有关）或者超敏反应（与稀释液中聚氧乙基代蓖麻油有关）。

（1）**剂量限制** 骨髓抑制（尤其是中性粒细胞减少症）和外周神经病变。

（2）**常见** 脱发、头痛、中性粒细胞减少、疲劳、胃肠紊乱、肌痛/关节痛。

（3）**偶见** 水肿、发热、眩晕、掌－足红肿疼痛（手足综合征）、指甲改变、色素沉着、运动神经元病、贫血、泪液增多、呼吸困难。

4．**用法** 预处理使用 $H_1$ 受体阻断剂（如：苯海拉明，50mg）和口服 $H_2$-受体阻断剂（如：雷尼替丁，150～300mg）；对于有过敏反应的患者预防使用皮质激素类。

（1）**剂型** 15mg 和 45mg 粉剂［稀释药液含有乙醇和提纯的聚氧乙烯蓖麻油（聚氧乙烯醚® EL）］。

（2）**剂量调整** 肝功能损伤的患者要减量，并禁止与卡培他滨联用。对于患有神经病变或者重度持久的中性粒细胞减少症或血小板减少症状的患者应减量。

（3）**剂量** 40mg/m$^2$ IV（最多为 88mg），超过 3 小时，每 3 周重复。

（4）**药物相互作用** CYP3A4 诱导剂和抑制剂可能会分别减少和增加伊沙匹隆的药物浓度或药效。如果不能避免应用强效 CYP3A4 抑制剂，则应减少剂量至 20mg/m$^2$；如果中止使用抑制剂，则至少 1 周后允许伊沙匹隆增量。避免饮用葡萄汁和食用圣约翰草制剂。

### （七）长春碱（长春花碱）

1．**适应证** 淋巴瘤，睾丸癌。

2．**药理**

（1）**作用机制** 长春碱。结合微管蛋白。通过影响 DNA-依赖的 RNA 聚合酶来抑制 RNA 合成。它是细胞周期特异性药物；使细胞停滞在 $G_2$ 期和 M 期交界。

（2）**药物代谢** 高度结合于血浆蛋白质和血细胞特别是血小板。通过肝 P450 微粒酶系统进行代谢为活性和灭活代谢物。主要以胆汁形式排出体外。少量的游离药物在尿液中重吸收。

3．**毒副作用**

（1）**剂量限制** 中性粒细胞减少。

（2）**常见** 下颌，咽，背和肢体在注射后发生痉挛或严重的疼痛；药物外渗会导致局部溃烂。

**（3）偶见**　血小板减少；贫血。

**（4）罕见**　恶心、呕吐、腹泻、黏膜炎、腹部绞痛、消化道出血；急性间质性肺炎（特别是当与丝裂霉素C联用时）；缺血性心脏毒性。

**4．用法**　经预防外渗的静脉通路快速注射。

**（1）剂型**　10mg注射剂。

**（2）剂量限制**　对于血清胆红素大于3.0mg/dl的患者减量50%。

**（3）剂量**　$5mg/m^2$ IV，每1～2周重复。

**（4）药物相互作用**

1）苯巴比妥、钙通道阻滞药、西咪替丁、甲氧氯普胺和其他抑制肝脏P450系统的药物可能会导致代谢产物增加。接受这些药物的患者应慎用长春碱。

2）**苯妥英钠**与长春碱联用时，苯妥英钠水平下降。

**（八）长春新碱（安可平，Vcr）**

**1．适应证**　适用于多种恶性肿瘤。

**2．药理**

**（1）作用机制**　与长春碱相同。

**（2）药物代谢**　与长春碱相同。

**3．毒副作用**

**（1）剂量依赖性周围神经病变**　通常出现剂量依赖性周围神经病变。脑神经和自主神经系统也可受累。神经病通常在几个月内好转。注射后的几小时内可出现下颌、喉咙或大腿前部疼痛，几天后消失，且通常不复发。

1）**剂量限制：**严重的感觉异常、共济失调、足下垂（快步态）、肌肉萎缩性脑神经麻痹、麻痹性肠梗阻、顽固便秘、腹部疼痛、视神经萎缩、皮质盲、癫痫。

2）**非剂量限制：**轻度感觉减退和感觉迟钝、暂时性的下颌疼痛（和类似的综合征）、深腱反射消失。

**（2）常见**　如果药液外溢则出现组织坏死，脱发（20%～40%）。

**（3）偶见**　轻度白细胞减少（不会对红细胞或血小板造成重大影响）；皮疹、抗利尿激素分泌异常综合征。

**（4）罕见**　恶心、呕吐、胰腺炎、发热。

**4．用法**　在接受长春新碱药物治疗的患者应常规服用容积性泻药。通过预防外溢的静脉通路进行快速注射。

**（1）剂型**　1mg、2mg和5mg注射剂。

**（2）剂量调整**　肝功异常，与长春碱相同。

**（3）剂量**　$1.0～1.4mg/m^2$（通常成人限制在每剂2mg）IV，每1～4周重复；连续用药方案可以是每日0.4～0.5mg，连续静脉注射4天。

**（4）药物相互作用**

1）苯巴比妥、钙通道阻滞药、西咪替丁、甲氧氯普胺和其他抑制肝P450系统的药物可能导致本药代谢产物增加。接受这些药物治疗的患者应谨慎使用长春新碱。

2）与长春新碱联用时，**苯妥英钠**和**地高辛**在血中浓度降低。

**3）非格司亭**（优保津，一种粒细胞集落刺激因子），当与长春新碱同时用药时可能引起严重的非典型神经病。

4）由于**左旋天冬醯胺**能抑制长春新碱的清除，所以在用此药之前12～24小时给予长春新碱。

**（九）长春地辛（癌的散，硫酸长春地辛）**

**1. 适应证** 实验性用于肺癌，白血病和其他疾病。

**2. 药理** 与长春碱相同。

**3. 毒副作用** 与长春碱相同，但是脱发更常见。神经病变与长春碱引发的一致，但较轻。

**4. 用法** 与长春碱相同。

**1）剂型** 10mg注射剂。

**2）剂量调整** 对于肝功异常的患者需调整剂量；与长春碱相同。

**3）剂量** 3～4mg/m$^2$ IV，每7～14天重复。

**（十）长春瑞滨（诺维本）**

**1. 适应证** 非小细胞肺癌、卵巢癌、乳腺癌。

**2. 药理** 半合成的长春花生物碱。

**1）作用机制** 抑制微管聚合，在有丝分裂期抑制微管的形成。

**2）药物代谢** 大多数的药物都通过细胞色素P450酶系统在肝脏内进行代谢。药物和代谢物通过胆汁排出。

**3. 毒副作用**

**（1）剂量限制** 骨髓抑制，尤其是中性粒细胞减少症。

**（2）常见** 疲劳、恶心、呕吐、便秘、腹泻。

**（3）偶见** 口腔炎、过敏性肺水肿；周围性神经病变；暂时性肝功异常。

**（4）罕见** 血小板减少；出血性膀胱炎。

**4. 用法** 与长春碱相同。

**（1）剂型** 10mg、50mg注射剂。

**（2）剂量调整** 对于高胆红素血症或中性粒细胞减少的患者要减量。

**（3）剂量** 每周15～30mg/m$^2$ IV。

**（4）药物相互作用**

1）苯巴比妥、钙通道阻滞药、西咪替丁、甲氧氯普胺和其他抑制肝P450系统的药物可能引起代谢产物增加。接受这些药物治疗的患者应谨慎使用长春瑞滨。

2）与本药联用时，**苯妥英钠**血液浓度降低。

3）在联用**丝裂霉素**时，有报道出现过急性肺毒性。

## 五、拓扑异构酶抑制剂

### （一）拓扑异构酶抑制剂的一般药理

DNA按照一定的间隔附于核基质中相应的结构域上，该结构域连同配对DNA分子一同受损。DNA拓扑异构酶可以通过形成和封闭DNA链断端来改变DNA的拓扑结构。拓扑异构酶可以与DNA域结合，构成“易解离复合物”，使DNA解螺旋，为细胞分裂做准备。拓扑异构酶Ⅰ可松弛细胞进程中关键的超螺旋DNA。拓扑异构酶Ⅱ催化DNA的双链断裂，重新封闭DNA，进而允许DNA的双螺旋片段中的一个穿过另一个。它们可以松弛超螺旋旋转，打结或解结，交联补充病毒序列至DNA。拓扑异构酶在DNA的转录、复制和有丝分裂过程中是必不可少的。

拓扑异构酶Ⅰ和Ⅱ均是细胞毒性药的靶标。喜树碱衍生物（伊立替康、托泊替康）通过拓扑异构酶Ⅰ发挥其毒性作用。替尼泊苷衍生物（依托泊苷、替尼泊苷）可以抑制拓扑异构酶Ⅱ。其他类别的药物（如安吖啶和蒽环类抗生素）也同样可以抑制拓扑异构酶，作为其药理机制之一。拓扑异构酶抑制剂通过损伤DNA、抑制DNA复制和DNA链的断裂修复来干扰DNA的转录和复制，最终导致细胞的死亡。

**（二）依托泊苷［vp-16足叶乙苷、鬼臼叉苷的口服剂型（依托泊苷磷酸酯）］**

**1．适应证**　睾丸癌、肺癌、淋巴瘤和其他恶性肿瘤。

**2．药理**　从盾叶鬼臼的根茎、盾叶、子曼德拉草中提炼出来的表鬼臼毒素。

**（1）作用机制**　拓扑异构酶Ⅱ抑制剂；作用于特定的细胞周期，G2、后S和M期。

**（2）药物代谢**　高度黏附于血浆蛋白（主要是白蛋白）；因蛋白水平的降低将导致更大量的潜在毒性。经葡醛酸反应在肝脏内进行代谢以得到低活性代谢产物。完整和降解的药物以尿液排出（40%）；其余60%的排泄途径尚不明确。

**3．毒副作用**

**（1）剂量限制**　骨髓抑制。

**（2）常见反应**　恶心呕吐（口服常见，但静脉注射不常见）；脱发（通常为轻度）；如果注射过快则导致血压过低；药物注射期间容易引起金属味觉。

**（3）偶见反应**　贫血、血小板减少，注射部位疼痛、静脉炎、肝功能异常。

**（4）少见反应**　口腔炎，吞咽困难、腹泻、便秘、腮腺炎、皮疹、放射回忆反应、色素沉着、过敏、短暂性高血压、心律不齐、嗜睡，眩晕、短暂性皮质盲、周围性神经病变。

**4．用法**　为避免血压过低，在静脉注射时应慢慢注入，至少30分钟。

**（1）剂型**　50mg胶囊和100mg注射剂。

**（2）剂量调整**　对肾脏功能障碍的患者应谨慎用药；对于肌酐清除水平每分钟小于50ml和10ml的患者应分别减少25%或50%剂量；对于肝功能异常的患者也推荐减少剂量。

**（3）剂量**

1）每日口服50mg/m²，持续21天，或者

2）根据不同方案，每日静脉注射100mg/m²，持续3～5天。

**（4）药物相互作用**

1）**钙通道阻滞剂**，例如维拉帕米或者甲氨蝶呤，可能增加依托泊苷的细胞毒性。

2）对于服用**华法林**的患者，前凝血酶原时间可能由于使用依托泊苷而延长。

**（三）伊立替康（开普拓，CPT-11）**

**1．适应证**　直肠癌、肺癌。

**2. 药理** 喜树碱的水溶类似物，相对来讲，其是一种活性较小的前体药物，可转化为活性剂。

**(1) 作用机制** 黏附于拓扑异构酶Ⅰ；作用于特异性细胞周期。

**(2) 药物代谢** 转化为活性代谢产物，SN-38，其过程主要发生在肝脏内，但也发生在血浆和肠黏膜上。主要通过粪便和胆汁排出，肾清除作用在此处只起次要作用。

药物的激活形式是通过多态葡萄糖醛酸转移酶（UGT1A1）进行代谢的。将近10%的北美人UGT1A1 *28等位基因是纯合子，UGT1A1活性下降，出现4度中性粒细胞减少的危险增加。

**3. 毒副作用**

**(1) 剂量限制** 严重的腹泻（特别是年龄在65岁及以上的患者）和骨髓抑制。

**(2) 常见反应** 中性粒细胞减少；轻度恶心、呕吐、腹部绞痛；用药期间面红；轻度脱发。

**(3) 偶见反应** 肝功异常、头痛、发热、呼吸困难。

**4. 用法** 6周为1周期，每周1次静脉注射，注射持续90分钟，连用4周。如果在注射药物期间伴有腹泻，腹部绞痛或大量出汗（大多数是类胆碱样反应），应静脉注射阿托品0.25～1.0mg。对于延迟腹泻首次出现不成形粪便的患者，应口服氯苯哌酰胺（洛哌丁胺）4mg，之后，每2小时服用2mg（夜间每4小时口服4mg），直至患者停止腹泻达12小时。

**(1) 剂型** 100mg注射剂。

**(2) 剂量调整** 对于肝脏功能障碍的患者应谨慎用药。可以检测外周血中UGT1A1 *1（正常）和UGT1A1 *28（变异）等位基因；对于带有变异等位基因的患者推荐其在开始时进行低剂量的用药。

**(3) 剂量** 起始剂量为每周静脉注射125mg/m$^2$，持续4周，随后休息2周。

### （四）替尼泊苷（VM-26，威猛）

**1. 适应证** 急性淋巴细胞白血病。

**2. 药理**

**(1) 作用机制** 植物碱；拓扑异构酶Ⅱ抑制剂。

**(2) 药物代谢** 几乎所有的药物都与蛋白质结合。全身的代谢是很明显的，但是代谢产物却不清楚。肾排泄只清除其中的一小部分而已。

**3. 毒副作用**

**(1) 剂量限制** 中性粒细胞减少。

**(2) 常见反应** 血小板减少，由于注射过快导致的血压过低。

**(3) 偶见反应** 恶心呕吐、脱发、肝功能异常、静脉炎。

**(4) 少见反应** 腹泻、口腔炎、皮疹、过敏、氮质血症；发热、感觉异常、痉挛。

**4. 用法** 缓慢静脉注射，用时至少30分钟。

**(1) 剂型** 50mg注射剂。

**(2) 剂量** 150～250mg/m$^2$，每周1～2次。

**（3）药物相互作用** 抗痉挛药促进了替尼泊苷的清除。

**（五）托泊替康（和美新）**

**1. 适应证** 顺铂为基础治疗失败后的卵巢癌；联合顺铂治疗子宫颈癌；复发的小细胞肺癌。

**2. 药理**

**（1）作用机制** 喜树碱的衍生物，抑制异构酶Ⅰ的活性；作用于特异性细胞周期。通过阻止DNA修复发挥细胞毒性作用。

**（2）药物代谢** 在血浆中快速转换形成活性内酯形式。约60%的药物通过尿液排出。在肝脏中进行很少量的代谢，且通过微粒体酶P450系统进行调节。

**3. 毒副作用**

**（1）剂量调整** 骨髓抑制。

**（2）常见反应** 恶心呕吐；腹泻、便秘、腹部绞痛；脱发、头痛、易疲劳、发热；关节痛、肌痛。

**（3）偶见反应** 肝功能暂时异常；感觉异常；皮疹；轻微血尿症（30%）。

**4. 用法** 这种药物是一种轻微的发泡剂，有必要选择通畅的静脉通路。

**（1）剂型** 4mg注射剂，0.25mg和1mg囊剂。

**（2）剂量调整** 对于肝功能受损的患者无需调整。对于肌酐清除水平达到每分钟20～40ml的患者应减少50%的剂量。

**（3）剂量** 在每3周中连续的5天内，常用剂量是1.25～1.50mg/m$^2$，IV，超过30分钟，连续5天，每3周一次；对于小细胞肺癌患者，口服用药2.3mg/m$^2$共5天，每21天为1周期。

## 六、酪氨酸激酶家族（TK）抑制剂

### （一）CYP3A4抑制剂和诱导剂

1. 含有超过100个酶的**细胞色素P450**（CYP）家族位于内质网部位。尽管存在于所有的组织中，但肝脏和小肠内最集中。这些酶解毒摄入的物质，例如药物。四种参与药物代谢的主要酶家族成员有CYP1、CYP2、CYP3和CYP4。

2. **CYP3A**属CYP3酶家族，它是人体中含量最丰富的细胞色素酶，其中30%位于肝脏内，而70%位于肠道内，CYP3A3和CYP3A4几乎完全相同，参与药物代谢的百分率，CYP3A4、CYP2D6和CYP2C8/9分别是50%、25%和15%。

许多化疗药尤其是酪氨酸激酶抑制剂通过CYP3A4进行代谢。其他相关的肝酶也可以起作用。联合应用处方药尤其是抗生素和抗癫痫药物，能抑制或诱导肝脏中CYP3A4和其他相关酶。抑制CYP3A4的药物可导致血浆化疗药物的浓度水平升高，相反，诱导CYP3A4的药物能够导致血浆药物水平升高，因此需要使用较高剂量的抗癌药物。

3. **CYP3A4抑制剂**（导致化疗药物血浆水平升高，药物应减量）。

**（1）抗真菌药** 酮康唑（里素劳）、氯三苯甲咪唑（克霉唑）、氟康唑（大扶康）、伊曲康唑（斯皮仁诺）、伏立康唑（Vfend）。

**（2）抗生素** 克拉霉素（甲红霉素）、红霉素、甲硝唑（甲硝哒唑）、诺氟沙星（氟哌酸）、利霉素（肯立克）。

**（3）蛋白酶抑制剂** 阿扎那韦（Reyataz），地拉韦啶（Rescriptor），茚地那韦（佳息患），奈法唑酮（Serzone），奈非那韦（Viracept），利托那韦（Norvir），沙奎那韦（Fortovase）。

**（4）胃肠剂** 西咪替丁（泰胃美），奥美拉唑（洛赛克）。

**（5）心血管药** 地尔硫䓬（Cardizem），硝苯地平（利心平），维拉帕米（卡兰片）。

**（6）精神药物** 氟西汀（百忧解），帕罗西汀（克忧果），舍曲林（左洛复）。

**（7）其他方面** 葡萄柚汁、右丙氧芬（达尔丰）、扎鲁司特（安可来）。

**4. CYP3A4 诱导剂** 导致化疗药物血浆水平降低，药物剂量需要增大。

**（1）皮质激素类** 地塞米松（氟美松）、泼尼松。

**（2）抗癫痫药物** 苯妥英（苯妥英钠）、氨甲酰氮䓬（癫通）、苯巴比妥。

**（3）抗生素** 利福平（利福定）、利福布汀（Mycobutin）、异烟肼。

**（4）非典型药剂** 圣约翰草（金丝桃）。

**（二）伊马替尼（格列卫）**

**1. 适应证** 慢性粒细胞白血病（CML）；表达 c-kitTK 的胃肠间质瘤；其他表达 c-kit 基因或血小板衍生生长因子受体-β（PDGFR-β）肿瘤可考虑使用。伊马替尼也被批准用于治疗皮肤纤维肉瘤隆突（DFSP）、骨髓增生异常/骨髓增生性疾病（MDS/MPD）、侵袭性系统性肥大细胞增多症（ASM）、高嗜酸细胞综合征/慢性嗜酸性粒细胞性白血病（HES/CEL）、和复发/难治性 Ph 染色体阳性急性淋巴细胞白血病（$Ph^+$ ALL）。

**2. 药理**

**（1）作用机制** BCR-ABL 编码一种蛋白质，$P_{210}$BCR-ABL 蛋白。伊马替尼占据了 BCR-ABL 蛋白和其他相关 TKs 的 ATP 结合位点，抑制底物磷酸化。伊马替尼是一种 $P_{210}$BCR-ABL TK 的强效选择性抑制剂，抑制集落形成和肿瘤生成，诱导 BCR-ABL 和 Ph + 细胞的凋亡。此药物也抑制其他活性 ABL 酪氨酸激酶家族（包括 $P_{185}$融合基因）和作用于血小板衍生生长因子、干细胞因子（SCF）和 c-kit 的其他 TKs 受体。

**（2）药物代谢** 主要通过粪便排出。原型药物半衰期为 18 小时，主要代谢物的半衰期为 40 小时。

**3. 毒副作用**

**（1）剂量限制** 骨髓抑制。

**（2）常见** 一过性的踝关节和眶周水肿，通常表现为轻度到中度；恶心、呕吐（尤其空腹时）、腹泻。

**（3）偶见** 伴有胸腔积液的液体潴留、肺水肿、腹腔积液（尤其高龄患者）。

**4. 用法** 进食时用一大杯水送服。

**（1）剂型** 100mg 胶囊。

**（2）剂量调整** 肝功异常的患者应减量。

**（3）剂量**

1）慢性粒细胞白血病患者，在慢性期阶段每日400mg，急性期每日600mg。

2）胃肠道间质瘤患者，每日600mg。

3）HES/CEL患者，每日400mg；对于伴有显性FIPLI-PDGFRα融合激酶的HES/CEL患者，初始剂量每日100mg。

4）Ph+急性淋巴细胞白血病患者，每日600mg。

5）对于患有无法切除，反复发作，或者转移性皮肤纤维肉瘤的患者，每日800mg。

6）伴有血小板衍生生长因子受体基因重排的MDS/MPD患者，每日400mg。

7）伴有嗜酸性粒细胞增多相关的ASM患者，开始时每日100mg；对于没有D816V c-kit基因突变或者伴有未知c-kit基因突变的ASM患者，每日400mg。

**（4）药物相互作用**

1）激活或抑制肝微粒酶CYP3A4的药物影响药物在血浆中的水平。

2）**华法林**剂量必须谨慎的进行监测；伊马替尼抑制华法林的代谢。

**（三）达沙替尼 Sprycel**

**1．适应证**　耐药或无法耐受前期治疗的慢性期（CP）、加速期（AP）或急变期（BP）的慢性粒白血病（CML）。

**2．药理**

**（1）作用机制**　多酪氨酸激酶家族抑制，包括BCR-ABL融合基因。

**（2）药物代谢**　在肝脏内进行代谢，并通过粪便排出。

**3．毒副作用**

**（1）剂量限制**　骨髓抑制；出血可能与血小板减少相关，也可能与药物诱导血小板功能障碍有关。

**（2）常见反应**　液体潴留（可以为重度）、胃肠功能紊乱以及各种皮肤病。

**（3）偶见反应**　神经和肌肉功能失调，QT间期延长。

**4．用法**　避免用抗酸药物、$H_2$受体阻断剂和质子泵抑制剂，此药的溶解依赖于pH。

**（1）剂型**　20mg、50mg和70mg片剂。

**（2）剂量调整**　根据患者个人的耐受性和血细胞数量以20mg剂量进行增加或减少。

**（3）剂量**　100mg，每日1次。

**（4）药物相互作用**　CYP3A4的诱导剂和抑制剂可以减少或增加达沙替尼的血药浓度。

**（四）厄洛替尼（特罗凯）**

**1．适应证**　非小细胞肺癌与吉西他滨联合治疗胰腺癌。

**2．药理**

**（1）作用机制**　是一种表皮生长因子受体（EGFR）酪氨酸激酶家族的选择性小分子抑制剂，它能抑制增殖、生长转移和血管生成。

**（2）药物代谢**　主要通过CYP3A4微粒体酶在肝脏内进行代谢，同时，通过$CYP_1A_2$进行很少部分的代谢。超过90%的药物代谢物通过胆汁排出。

3. **毒副作用**

(1) **剂量限制** 腹泻。

(2) **常见反应** 脓疱性、痤疮性皮疹（口服氯洁霉素或外用氯洁霉素凝胶，2%红霉素局部凝胶剂，每日2次；或者二甲胺四环素，100mg每日2次，持续5天，可能有效）。

(3) **偶见反应** 间质性肺病（小于1%的患者），角膜结膜炎。

4. **用法**

(1) **剂型** 25mg、100mg和150mg片剂。

(2) **剂量调整** 参见说明书中皮肤反应治疗。

(3) **剂量** 每日饭前1小时或饭后2小时用药150mg。

(4) **药物相互作用** 包括影响CYP3A4酶和**华法林**的药剂，要求密切监测。

**（五）吉非替尼（易瑞沙）**

1. **适应证** 以铂和紫杉醇为基础的化疗失败后的进展期非小细胞肺癌。

2. **药理**

(1) **作用机制** 抑制与跨膜细胞表皮受体有关的酪氨酸激酶，包含表皮生长因子受体。

(2) **药物代谢** 广泛结合于血浆蛋白，包括白蛋白。此药物通过CYP3A4微粒酶经肝脏广泛代谢，主要通过粪便排出。

3. **毒副作用**

(1) **剂量限制** 间质性肺疾病（少于1%的患者出现此反应）。

(2) **常见反应** 腹泻（50%）、恶心、呕吐、轻度皮疹和其他皮肤反应（60%）；轻度肝功能异常。

(3) **偶见反应** 食欲减退，虚弱；外周水肿，由于睫毛过度生长导致角膜发炎。

4. **用法**

(1) **剂型** 250mg片剂。

(2) **剂量调整** 肝功能不全患者慎用。

(3) **药剂** 每日口服250mg。

(4) **药物间的相互作用** CYP3A4的抑制剂、诱导剂和**组胺 $H_2$ 受体阻断剂**（例如：雷尼替丁），可以改变吉非替尼的血药浓度。

**（六）拉帕替尼（Tykerb）**

1. **适应证** 与卡培他滨联合使用，适用于过度表达人表皮受体2（HER2）的晚期或转移性乳腺癌患者，或曾接受蒽环类、紫杉类和曲妥单抗治疗的患者。

2. **药理**

(1) **作用机制** 拉帕替尼是一种作用于表皮生长因子受体（ErbB1）和HER2（ErbB2）细胞内TK域的4-苯胺喹唑啉类激酶抑制剂，体外研究显示，拉帕替尼与卡培他滨活性代谢物具有协同作用。

(2) **药物代谢** 拉帕替尼主要通过CYP3A4和CYP3A5基本全部代谢。药物的排泄虽然存在，但可忽略不计。

**3．拉帕替尼联合卡培他滨的毒副作用**

**1）剂量限制**　腹泻。

**2）常见**　腹泻、恶心、呕吐；手足综合征（占50%）、皮疹；骨髓抑制。

**3）偶见**

**4．用法**　卡培他滨1000mg/$m^2$每日2次1～14天，口服，每21天1个周期，与食物同时服用。

**（1）剂型**　250mg片剂。

**（2）剂量调整**　严重肝病患者慎用。

**（3）剂量**　1250mg口服，每日1次，饭前或饭后至少1小时服用。

**（4）药物间的相互作用**

1）诱导或抑制CYP3A4的药物可能分别降低或增加拉帕替尼血药浓度。

2）P-糖蛋白的抑制剂可能增加拉帕替尼的血药浓度。

**（七）尼罗替尼（Tasigna）**

**1．适应证**　适用于对于包括伊马替尼在内的耐药性或者不能耐受的慢性期（CP），加速期（AP），急髓变（MB）或急淋变（LB）期的慢性粒细胞白血病（CML）。

**2．药理**

**（1）作用机制**　多种TK的抑制剂，包括抑制BCR-ABL融合基因。

**（2）药物代谢**　肝脏内代谢，粪便排泄。

**3．毒副作用**　在开始治疗后7天或调整药物剂量后监测心电图QTc基线变化。定期监测电解质、二价阳离子和其他以下方面。

**（1）剂量限制**　骨髓抑制，QT间期延长，可能诱发尖端扭转性室性心动过速，导致晕厥、意识丧失或猝死。

**（2）常见**　QT间期延长；皮疹、瘙痒、疲劳、头痛、肌肉骨骼疼痛、恶心、呕吐、便秘、腹泻、失眠、头晕、低血镁、高血钾、高血糖；肝功能异常；血清脂肪酶/淀粉酶升高。

**（3）偶见**　低磷血症、低血钾、低血钠、低血钙；甲状腺功能亢进症；间质性肺疾病；胰腺炎；尿急；男性乳房发育。

**4．用法**　食物能够提高尼罗替尼的血药水平。在用药前2个小时和用后1小时内不得进食。

**（1）禁忌证**　先天性QT间期延长综合征、低血钾和低镁血症患者慎用（用药前必须予以确认，并进行密切观察）。

**（2）剂型**　200mg胶囊。

**（3）剂量调整**　肝损伤和胰腺炎病史患者慎用。禁与能够延长QT间期的药物合用。与高剂量CYP3A4抑制剂合用时，必须减量使用。

**（4）剂量**　每12小时400mg。

**（5）药物的相互作用**　CYP3A4诱导剂或者抑制剂可以增加或者减少达沙替尼的血药浓度。

**（八）索拉非尼（多吉美）**

**1．适应证**　转移性肾细胞癌、无法切除的肝细胞癌。

2．药理

**（1）作用机制** 多激酶抑制剂。

**（2）药物代谢** 肝脏内代谢。约80%的药物及其代谢产物通过粪便排出，20%通过尿液排出。

3．毒副作用

**（1）剂量限制** 皮肤反应或者出现不可耐受的毒副作用。

**（2）常见** 皮疹/脱屑、手足皮肤反应；高血压；腹泻、脱发、骨髓抑制。

**（3）偶见** 出血、呕吐、心肌缺血、血清脂肪酶/淀粉酶升高。

4．用法

**（1）剂型** 200mg片剂。

**（2）剂量** 400mg，每日2次。至少在饭前1小时或者饭后2小时用药。

**（九）舒尼替尼（索坦）**

**1．适应证** 转移性肾细胞癌；伊马替尼治疗后进展的胃肠道间质瘤。

2．药理

**（1）作用机制** 多种TKs受体抑制剂，抑制肿瘤的生长、病理性血管生成和转移。

**（2）药物代谢** 药物及其活性代谢物主要通过细胞色素P450酶CYP3A4进行代谢。超过80%的药物通过粪便排出。

3．毒副作用

**（1）剂量限制** 骨髓抑制、出血。

**（2）常见** 出血（鼻出血和其他部位出血）；高血压；腹泻，黏膜炎、恶心/呕吐；疲劳；味觉异常；黄皮肤脱色（1/3患者）、皮疹。

**（3）偶见** 周围神经病变、食欲减退、外围水肿、溢泪；心电图显示QT间期延长；甲状腺功能减退症、肾上腺皮质功能低下、低血磷、血清脂肪酶或淀粉酶升高。

4．用法

**（1）剂型** 12.5mg、25mg及50mg胶囊。

**（2）剂量调整** 剂量调整应控制在12.5mg幅度范围内。

**（3）剂量** 4周为一疗程，每日1次50mg，停药2周；每6周为1周期。该药物与食物可同时服用。

**（4）药物相互作用** CYP3A4诱导剂和抑制剂可以分别降低和增加达沙替尼的血药浓度。根据情况调整药物剂量。

## 七、单克隆抗体

### （一）单克隆抗体

具有对肿瘤组织具有选择性，同时毒副作用较小的优势。技术性的问题以及人类抗鼠抗体的发展成为使用单克隆抗体治疗的主要难点。

**1．生物学效应** 单克隆抗体可以直接攻击某些细胞（如暴露于选择性单克隆抗体下的恶性淋巴细胞在补体存在的情况下出现溶解消退）。通过与单克隆抗体结合，放射性和化疗药物可以特异性的转运至癌细胞。植物毒素（如蓖麻毒素、相思子毒素）、细菌毒素（假单胞菌毒素甲、白喉毒素）或核糖体失活蛋白也可以与单克隆抗体相结合成为免疫毒素。生长因子（如白细胞介素、表皮生长因子和肿瘤生长因子）有时被用作毒素的载体；这些结构称为内毒素。

**2. 临床应用**

（1）使用放射性同位素标记的单克隆抗体肿瘤成像。

（2）选择性清除骨髓中的肿瘤细胞。

（3）特殊肿瘤的治疗。

**3. 输液相关的细胞因子释放综合征**（IRCRS）经常在注射单克隆抗体期间发生，特别是第一次注入时易发生。临床症状包括发热或发冷、低血压、支气管痉挛性呼吸困难和血管性水肿；恶心、呕吐、疲劳、头痛、鼻炎、瘙痒、荨麻疹及脸红等症状都可能发生。一般在输液开始后 30 分钟到 2 小时出现。减慢滴速或停止输液后症状缓解，症状消除后，以更慢速度滴注此药。明确辨别不是过敏反应时，可以通过降低给药速度，应用苯海拉明和对乙酰氨基酚，支气管扩张剂或盐水注射治疗 IRCRS，随着治疗的继续，此反应会逐渐减少。

**（二）阿仑单抗（Campath-1H）**

**1. 适应证** T 细胞淋巴细胞白血病；复发或难治性 B 细胞慢性淋巴细胞白血病。

**2. 药理**

**（1）作用机制** 这种重组人源化单克隆抗体直接作用于表达于正常和恶性 B、T 淋巴细胞、NK 细胞、单核细胞和巨噬细胞的表面糖蛋白 CD52。

**（2）药物代谢** 以肝肾的最小清除率计算，半衰期大约为 12 天。在第 6 周达到稳态。CD4 + 和 CD8 + 计数可能需要 1 年以上恢复正常。

**3. 毒副作用**

**（1）剂量限制** 明显的免疫抑制，机会性感染的发病率增加；中性粒细胞减少症。

**（2）常见** IRCRS 通常发生在治疗第 1 周期内。

**（3）偶见** 全血细胞减少。

**4. 用法** 用药前给予对乙酰氨基酚和苯海拉明预处理。

**（1）剂型** 30mg 注射剂。

**（2）剂量调整** 活动性全身感染或免疫缺陷的患者禁用。

**（3）剂量** 3mg 开始治疗，给药时间超过 2 小时；如果 3mg 剂量可以耐受则增加至 10mg。维持剂量为每天静脉注射 30mg，每周 3 次，最长为 12 周。

**（4）预防性应用抗生素** 包括复方新诺明 DS，每日 2 次，每次 1 片，每周 3 次；泛昔洛韦，每日 2 次，每次口服 250mg（或相当的剂量）。可应用氟康唑减少真菌感染的发生。

**（三）贝伐单抗（阿瓦斯丁）**

**1. 适应证** 进展期大肠癌、乳腺癌、非鳞状非小细胞肺癌。

**2. 药理** 贝伐单抗是一种基因工程细胞的人源化单克隆抗体，阻断血管内皮生长因子（VEGF）活性。血管内皮生长因子是一种由恶性和非恶性分泌细胞产生的蛋白质，可与特异性受体结合诱导新血管的形成。贝伐单抗的代谢方式仍不明确。

3．毒副作用

（1）剂量限制　血栓、胃肠道穿孔和伤口开裂。

（2）常见　高血压、出血（尤其是鼻出血）、IRCRS、肾病综合征、伤口愈合并发症。

（3）罕见　肠穿孔、可逆性后部脑白质病综合征（RPLS）、动脉血栓形成、高血压危象。

4．用法　在任何手术和/或侵入性操作后至少间隔28天应用贝伐单抗。

（1）剂型　100mg和400mg注射剂。

（2）剂量　每2～3周静脉注射3～15mg/kg，与其他化疗药物配合使用。

（四）西妥昔单抗（爱必妥）

1．适应证　适用于伊立替康和奥沙利铂为基础的化疗无效后表达EGFR的转移性结肠癌，头、颈部鳞癌。

2．药理

（1）作用机制　单克隆抗体与TK生长因子受体家族的跨膜糖蛋白EGFR结合（HER1，ErbB-1），抑制配体诱导的TK自身磷酸化，进而影响多种作用机制（细胞生长、细胞凋亡、血管内皮生长因子的生成和基质金属蛋白酶的生成）。目前，不能证实EGFR表达水平可以预测药物的临床效力。

（2）药物代谢　爱必妥的代谢尚不明确。在稳定状态下，爱必妥在血清中的平均半衰期大约为5天。

3．毒副作用

（1）剂量限制　严重的IRCRS反应，主要表现为急性气道阻塞、低血压和/或心脏骤停（特别是在第一次注射期间）；轻度或中度反应通过降低滴速缓解。如出现严重反应，立即并永久停止使用爱必妥。通常在治疗开始的前两个周期，90%患者会出现严重痤疮样皮疹。

（2）常见　在输液或随后的给药过程中，会出现虚弱/不舒服；皮肤干裂；腹痛、腹泻、恶心、呕吐、低镁血症（伴随低血钾和低血钙）。

（3）罕见　间质性肺疾病。

4．用法　给药前使用抗组胺药（如苯海拉明，静脉注射50mg）。注意监测低血镁，包括治疗完成后的数个星期。

（1）剂型　100mg注射剂。

（2）剂量调整　对于轻度或中度输液相关不良反应，降低给药速度至50%。出现严重性痤疮样皮疹需要延迟或减少剂量。

（3）剂量　初次给药，400mg/m$^2$ IV，给药时间须超过2个小时；然后每周250mg/m$^2$，给药时间超过1小时。

（五）吉妥单抗（米罗他）

1．适应证　复发型CD33阳性急性髓系白血病（AML），尤其适合于60岁以上，首次复发且不适合细胞毒性药物化疗的患者。

**2. 药理**

该药物含有卡奇霉素的半衍生物，能共价偶合到抗67kD细胞表面糖蛋白CD33的重组人源化单克隆抗体上。卡奇霉素是一种可以与DNA相结合的细胞毒性抗生素，可以导致双链断裂并抑制DNA合成。CD33抗原可在正常的骨髓细胞或90%以上白血病患者的白血病细胞上表达，但不能在干细胞或非骨髓组织上表达。该药物的代谢仍不明确，似乎多通过肝胆进行代谢。

**3. 毒副作用**

**(1) 剂量限制**　骨髓抑制。

**(2) 常见**　至少密切监测IRCRS反应6个小时。20%患者出现肝功能异常；胃肠道毒副反应。

**(3) 偶见**　可致命的静脉闭塞症（特别是曾接受过造血干细胞移植治疗的患者）。

**4. 用法**　给药前30分钟给予对乙酰氨基酚和苯海拉明。给予单克隆抗体前，使用羟基脲或白细胞分离术使白细胞低于30 000/μl，降低肿瘤溶解综合征和急性呼吸窘迫综合征发生的概率。

**(1) 剂型**　5mg注射剂。

**(2) 剂量**　9mg/$m^2$静脉注射，超过2小时；14天后使用相同剂量重复注射。

**(六) 帕尼单抗（维克替比）**

**1. 适应证**　适用于表达表皮生长因子受体（EGFR）的转移性结直肠癌，经氟尿嘧啶、奥沙利铂和伊立替康联合方案治疗后进展的患者。

**2. 药理**　帕尼单抗是一种重组人单克隆抗体，从基因工程哺乳动物细胞中获得。

**(1) 作用机制**　帕尼单抗可以特异性的与正常和肿瘤细胞的表皮生长因子受体（EGFR）相结合，竞争抑制表皮生长因子受体与配体结合。表皮生长因子受体与配体相互作用可激活一系列细胞内的TKs。

**(2) 药物代谢**　帕尼单抗抗体的浓度在第三次输液时可以达到稳态。其半衰期大约为1周时间。

**3. 毒副作用**

**(1) 剂量限制**　IRCRS不良反应，严重的皮肤毒副作用（潜在的、复杂的感染和败血症死亡）。

**(2) 常见**　皮疹（90%的患者）、甲沟炎、疲劳、腹痛、恶心、腹泻、便秘；低镁血症/低钙血症；眼毒副作用（结膜炎，刺激）；黏膜炎。

**4. 用法**　接受帕尼单抗治疗的患者应限制阳光照射，因为阳光的照射可能加重皮肤反应。

**(1) 剂型**　100mg、200mg和400mg单剂量注射剂。

**(2) 剂量调整**　出现严重的IRCRS不良反应，肺部浸润以及严重的皮肤病需停药。参见生产商推荐的有关出现皮肤反应之剂量调整建议。

**(3) 剂量**　每2周给予6mg/kg静脉注射1小时。

**（七）美罗华（利妥昔单抗）**

**1. 适应证** 适用于复发性或难治性抗CD20阳性，B细胞非霍奇金淋巴瘤。

**2. 药理**

**（1）作用机制** 美罗华抗体是基因工程方法针对正常和恶性B淋巴细胞CD20抗原研制的鼠/人嵌合型的单克隆抗体。超过90%B细胞非霍奇金淋巴瘤表达CD20抗原。前B细胞、浆细胞、正常的骨髓干细胞和抗原提呈树突状细胞上不表达CD20抗原。

在体外，美罗华抗体的Fab片段与B淋巴细胞上的CD20抗原相结合，Fc片段募集免疫效应功能，介导补体和抗体依赖性B细胞的裂解。

**（2）药物代谢** 完成治疗后的3至6个月，美罗华抗体仍可在血清中检出。用药可以造成循环B细胞和组织来源B细胞的快速和持续减少。结束治疗后的12个月后，B细胞水平达到正常。

**3. 毒副作用**

**（1）剂量限制** 过敏反应，严重心律失常。

**（2）常见** 50%患者中出现IRCRS不良反应。

**（3）偶见** 严重的粒细胞或血小板减少症；关节痛、倦怠、腹泻、消化不良、口味反常；高血压、直立性低血压、心动过速、心动过缓；溢泪、麻木、感觉迟钝、激动、失眠、高血糖、低血钙；胸部、背部或肿瘤部位疼痛感。

**4. 用法**

第一次输液，初始速率应在50mg/小时或更低；如没有过敏或与输液有关的反应，按照50mg/小时速率增加，最高至400mg/小时。其后可按100mg/小时初始速率给药，每30分钟增加给药速度100mg/小时。注射期间必须准备糖皮质激素，肾上腺素和抗组胺药，以备紧急处理严重过敏反应。应注意观察肿瘤负荷大的患者是否出现肿瘤溶解综合征。

**（1）剂型** 10ml和50ml注射剂，10mg/ml。

**（2）剂量调整** 输液有关的反应停药后可消失者，可按低速度恢复给药。心脏病患者慎用。

**（3）剂量** 375mg/$m^2$ IV 每周一次，连用4周。

**（八）曲妥珠单抗（赫赛汀，抗-HER-2抗体）**

**1. 适应证** 过表达HER2蛋白的转移性乳腺癌。

**2. 药理** HER2/nue原癌基因编码一种跨膜受体蛋白，其在结构上与表皮生长因子受体相关。曲妥珠单抗是一种重组DNA衍生的人源化单克隆抗体，可选择性与HER2细胞外段相结合。抗HER2的人源化免疫球蛋白Ig-$G_K$抗体是由哺乳动物细胞（中国仓鼠卵巢）悬液培养的，可抑制HER2过表达肿瘤细胞的增殖。曲妥珠单抗的代谢方式仍不明确。

**3. 毒副作用**

**（1）剂量限制** 心肌病。

**（2）常见反应** IRCRS不良反应。第一次输液期间，40%患者出现此类不良反应。

**（3）偶见反应**　骨髓抑制。

**4. 用法**　治疗期间，密切监测心电图或射血分数变化。

**（1）剂型**　440mg 注射剂。

**（2）剂量调整**　心功能不全或接受过心脏毒性药物治疗的患者慎用。

**（3）剂量**　初始剂量为 4mg/kg，给药时间 90 分钟以上；维持剂量每周 2mg/kg；或者每 3 周 6mg/kg，给药时间超过 30 分钟。

**（4）药物的相互作用**　与蒽环类抗生素和/或紫杉类药物配合使用，有增加心脏毒性的风险。

## 八、其他药剂

### （一）阿那格雷（安归宁）

**1. 适应证**　骨髓增生异常综合征中的血小板增生性疾病。

**2. 药理**

**（1）作用机制**　阿那格雷通过某种作用机制降低血小板的数量。不影响白细胞数量和 DNA 合成。

**（2）药物代谢**　绝大部分药物分解代谢，只有 <1% 的药剂以原形自尿液排出。

**3. 毒副作用**　药物毒副作用可对症治疗，在继续应用后可减轻。心血管并发症通常与基础疾病有关。

**（1）剂量限制**　血小板减少症。

**（2）常见**　头痛（45% 的患者）、心悸、心动过速、水肿、腹泻、腹胀、腹痛、无力、头晕。

**（3）偶见**　恶心、呕吐、其他胃肠紊乱症状；呼吸困难、麻木、皮疹、瘙痒、发热。

**4. 用法**　每 2 ~ 7 天监测一次血小板计数，直到使用维持剂量。普萘洛尔有助于治疗诱发性心律失常。

**（1）剂型**　0. 5mg 和 1mg 胶囊。

**（2）剂量调整**　肾功能不全患者无影响。重度肝损害患者禁用；中度肝损害患者应减量。

**（3）剂量**　开始采取每日 2 次 0. 5mg 或每日 2 次，每次口服 15mg；按周增加剂量，每天增加 0. 5mg，直至血小板数量恢复至需要量。最大的推荐剂量是 10mg/天或者 2. 5mg/剂。

### （二）天冬酰胺酶［L-门冬酰胺酶，（天）门冬酰胺酶］

**1. 适应证**　急性淋巴细胞白血病。

**2. 药理**　由大肠杆菌和/或菊欧氏杆菌提纯。

**（1）作用机制**　此酶可以将天冬酰胺水解成天冬氨酸甚至更小成分，水解谷氨酰胺至谷氨酸。抑制蛋白质的合成。通过破坏细胞外天冬酰胺储备杀死不能合成天冬酰胺的细胞。特异性作用于有丝分裂期后的 G1 细胞周期。

**（2）药物代谢**　血浆半衰期（8 ~ 30 小时）与剂量无关。药物代谢与肝肾功能无关。只有微量从尿液中排出。

**3. 毒副作用**

**(1) 剂量限制** 过敏反应（包括发冷、荨麻疹、皮疹、发热、喉痉挛、哮喘和过敏性休克）最常见。过敏反应在用药后1小时内出现，并多在数次给药后发生，尤其是与最后一次给药间隔超过1个月，或者采取静脉注射而不是肌内注射。对于那些对天冬酰胺酶大肠埃希菌有反应，但发生过敏反应的患者，选用其他酶剂治疗相对安全。

**(2) 常见**

**1) 脑病** 25%～50%的患者出现脑病症状。最初治疗的几天，患者出现昏睡，嗜睡和思维混乱的症状，在整个治疗完成后恢复；因此原因停药者很少。后期可发生中枢神经系统出血和血栓性疾病，可能与凝血和纤溶系统失衡有关。

**2) GI**：恶心、食欲减退、呕吐（60%的患者）。

**3) 肝炎**（50%以上的患者出现肝功能异常，但是很少出现严重症状）；胰腺炎（10%的患者）。

**4) 凝血功能障碍，**与凝血因子的合成降低有关，尤其是纤维蛋白原和抗凝血酶Ⅲ（通常临床症状不明显，但可导致血栓形成或肺栓塞）。

**5) 肾前性氮质血症**（65%的患者）；血液中尿素氮和血氨水平增加。

**6) 高血糖**

**7) 干扰甲状腺功能检测**，长达1个月，可能是由于甲状腺素结合球蛋白的明显减少造成的。

**(3) 少见** 骨髓抑制、腹泻、严重的肾衰竭、高热、过敏。

**4. 用法** 小剂量（2-U）皮下试敏，特别是超过1周后再次给药时使用。在每次给药时，应配备肾上腺素（1mg，1∶1000），氢化可的松（100mg）和苯海拉明（50mg）以备过敏性反应的治疗。

**(1) 剂型** 10 000IU注射剂。

**(2) 剂量调整** 肾功能不全患者无需调整。肝功能异常患者慎用。胰腺炎患者禁用。

**(3) 剂量** 通常与长春新碱和泼尼松配合使用，剂量6000IU/$m^2$，IM，每3天1次，共9次。

**(4) 药物间的相互作用**

1) 天冬酰胺酶抑制**甲氨蝶呤**的活性，可将患者从甲氨蝶呤的毒副作用中解救出来。

**2) 长春新碱**应在天冬酰胺酶给药前12～24小时给药，因其可以抑制对该药剂的清除。

**(三) 硼替佐米（万珂）**

**1. 适应证** 多发性骨髓瘤（适用于至少已接受过一次治疗的患者），套细胞淋巴瘤。

**2. 药理** 硼替佐米是一种改良的二肽一烃基硼酸硼酸。

**(1) 作用机制** 26S蛋白酶复合体糜蛋白酶样活性的可逆抑制剂，蛋白酶体是一个大的蛋白复合物，可以降解泛素化蛋白，参与细胞内特定蛋白质浓度的调节，这一途径的破坏在细胞内影响了多种信号通路，导致细胞的死亡。下调 NK-κB 途径，从而抑制细胞的生长。

**（2）药物代谢** 通过肝 P450 酶进行代谢。代谢特点不十分明显。

**3. 毒副作用**

**（1）剂量限制** 周围神经病变（主要是感觉性）、骨髓抑制（特别是血小板减少）。

**（2）常见反应** 疲劳、发热（40%的患者）；胃肠道反应（厌食、恶心、呕吐、腹泻、便秘）。

**（3）偶见反应** 直立性低血压（10%的患者）；运动神经病；充血性心力衰竭；毒性表皮坏死松解症。

**（4）少见反应** 间质性肺炎和急性呼吸窘迫综合征。

**4. 用法**

**（1）剂型** 3.5mg 注射剂。

**（2）剂量调整** 对于有肝功能异常的患者，慎重用药。

**（3）剂量** 静脉推注 1.3mg/$m^2$，于每 21 天的 1、4、8 和 11 日进行。

**（4）药物间的相互作用**

1）对于接受口服**降血糖药**的患者，需要密切监测其血糖水平。

2）对于连续接受**细胞色素 P450** 抑制剂的患者，应该密切监测其副作用或降低的药效。

**（四）地尼白介素（白介素融合毒素，$DAB_{389}$IL-2）**

是一种重组融合蛋白，由人白细胞介素 2（IL-2）的氨基酸序列和白喉毒素的易位域、酶域组成。本蛋白质特异性与 IL-2 受体的 CD25 相结合，通过细胞内吞作用使其内在化。细胞蛋白质合成受到抑制，在白喉毒素释放到胞质后，细胞发生凋亡。

**1. 适应证** 适用于持续性或复发性皮肤 T 细胞淋巴瘤，其肿瘤细胞表达 IL-2 受体 CD25（必须肿瘤活检予以确认）。

**2. 毒副作用**

**（1）过敏反应** 注射后的前 24 小时内，70%的患者出现过敏反应。

**（2）常见反应** 血管渗漏综合征，特点是水肿，低血压和/或低蛋白血症通常是自限性过程；轻度、短暂感冒样症状；腹泻、皮疹。

**（3）偶见反应** 甲状腺功能亢进症；丧失视力，通常有色彩视觉损失，已有相关报道，并可能持续。

**3. 用法：**预先给予非甾体抗炎药和抗组胺药使用。在整个治疗期间对患者应该密切监测。在开始治疗前，复苏药物（肾上腺素，皮质激素）和相关设备应配备在床边，以备紧急使用。

**（1）剂型** 150μg/ml 注射剂。

**（2）剂量** 9 或 18μg/（kg·d）IV，d1～d5，21 天为 1 周期。

**（五）六甲蜜胺（克瘤灵，六甲密胺）**

**1. 适应证** 适用于复发性卵巢癌。

**2. 药理**

**(1) 作用机制未知** 其在结构上类似烷化剂，但却不具有烷化剂活性。

**(2) 药物代谢** 通过肝微粒体细胞色素 P450 系统，在肝脏内迅速进行脱甲基和羟基化。代谢产物经尿和肝胆管道系统排出。

**3. 毒副作用**

**(1) 剂量限制** 恶心和呕吐，随着治疗的持续，这些症状可能加重。

**(2) 常见反应** 骨髓抑制（轻度）在开始治疗后 3～4 周，血细胞计数达到最低。

**(3) 偶见反应** 神经系统毒副作用（25% 的患者），包括感官异常反应、感觉迟钝、反射亢进、运动无力、激动、精神错乱、幻觉、嗜睡、抑郁、昏迷；肝功能异常、流感样综合征；腹部绞痛、腹泻。

**(4) 罕见反应** 脱发、皮疹、膀胱炎。

**4. 用法**

**(1) 剂型** 50mg 胶囊。

**(2) 剂量调整** 肝功异常者慎重给药。

**(3) 剂量** 每天口服 200～260mg/m$^2$，分次服用，持续 14～21 天，当恢复状态允许时，每 28 天 1 周期。

**(4) 药剂间的相互作用** 西咪替丁能够抑制代谢。巴比妥类药物可促进代谢。单胺氧化酶抑制剂可能导致严重的直立性低血压。

**(六) 干扰素-α (IFN-α)**

**1. 来源** 淋巴细胞、巨噬细胞和其他细胞。

**2. 干扰素-α 的作用**

(1) 抗肿瘤活性

(2) 抗增殖活性

(3) 抑制血管生成

(4) 分化调控

(5) 与生长因子、癌基因和其他细胞因子相互作用

(6) 增强肿瘤相关抗原

(7) 自然杀伤（NK）细胞活化，细胞毒 T-淋巴细胞（CTL）的活化、诱导主要组织相容性复合物（MHC） I 类。

(8) 抗病毒活性

**3. 临床使用**

(1) 下列前期未进行治疗的患者，反应率可达 75%～90%。

慢性粒细胞白血病（慢性期）、毛细胞白血病、骨髓增生性疾病、皮肤 T 细胞淋巴瘤。

(2) 患有低度恶性淋巴瘤和多发性骨髓瘤的患者反应率可达 40%～50%。

(3) 尖锐湿疣、慢性肉芽肿、丙型肝炎、辅助治疗恶性黑色素瘤。

**4. 剂量** 在不同情况下可使用不同的剂量和周期，（每周 3～7 天，剂量从 2、10、36 百万 U/m$^2$ 不等 SC）。

**5. 毒副作用**（取决于剂量和用药时间表） 流感样症状（75%～100% 患者出

现此类症状）为剂量限制性，在注射后1～2个小时内出现，4～8小时后达到高峰。不适、头痛、皮疹，(40%～50%的患者)、胃肠道症状（20%～40%的患者）、肝功能异常（30%的患者）；轻度白细胞或血小板减少、神经系统症状、抑郁、慢性疲劳（可为剂量限制性）。

6．**剂型**　以重组形式给药

（1）IFN-α2a（基因重组-A干扰素）：3、6、18和36百万U/ml，注射剂。

（2）IFN-α2b（Intron-A干扰素）：3、5、18和50百万U/ml，注射剂。

**（七）白细胞介素**

白细胞介素-2在免疫调节中起重要作用。IL-2的首要作用是可以刺激已经活化的带有IL-2受体的T细胞生长。抗原与IL-1结合可以刺激T细胞释放IL-2，进一步启动淋巴细胞的有丝分裂。

1．**临床使用**　已获得食品和药物管理局的批准，用于转移性肾细胞癌和黑色素瘤的治疗。

2．**剂量**　75%的患者可产生抗IL-2抗体。

（1）高剂量给药方法　每8小时给药，600 000～720 000IU/kg，连续5天共2个周期，期间相隔7～10天。对于治疗有效的患者，可以重复给药。

（2）低剂量给药方法仍在探索中　例如肾细胞癌，600万U/$m^2$，持续静滴（持续48小时泵入），每周4天，与α-干扰素配合使用4周，后者每周2次SC给药，600万U/$m^2$。

3．**毒副作用**　高剂量应用IL-2毒副作用大；可增加血管通透性，促进其他淋巴因子的分泌（如γ-干扰素）。导致一些器官系统液体潴留和间质水肿，停药后可恢复。

4．**剂型**　重组IL-2（阿地白介素，普留净注射剂针剂），每瓶2200万IU。

5．**药物间的相互作用**

**（1）糖皮质激素**　可降低IL-2的抗肿瘤活性。

**（2）非甾体抗炎药**　与IL-2合用，更易出现毛细血管渗漏综合征。

**（3）抗高血压药物**　应在IL-2使用前至少停用24小时，因为IL-2能够加强降压效果。

**（八）来那度胺（沙利度胺衍生物）**

1．**适应证**　适用于骨髓瘤、5q异常的骨髓增生异常综合征（MDS）。

2．**药理**

**（1）作用机制**　来那度胺是沙利度胺类似物，具有免疫调节、抗血管生成和抗肿瘤的特性。

**（2）药物代谢**　主要以原态形式由尿液排出。

3．**毒副作用**　来那度胺是沙利度胺类似物，是已知的致畸类药物，可引起致死性先天畸形。

**（1）剂量限制**　中性粒细胞减少和血小板减少。

**（2）常见**　腹泻、其它肠胃不适、皮疹、瘙痒、疲劳。

**（3）偶见**　深静脉血栓和肺栓塞、发热、肌肉痛/关节痛、头晕、头痛。沙利度胺的应用经验显示可诱发血栓形成。

**4. 用法** 经水送服，不得撕开、损坏或咀嚼后服药。

**(1) 剂型** 5mg、10mg、15mg 和 25mg 胶囊。

**(2) 剂量调整** 肾功能损害患者应慎用或避免使用。

**(3) 剂量** 对于患有骨髓增生异常综合征的患者，开始剂量为每日 10mg。对于患有多发性骨髓瘤的患者，起始剂量是 25mg，给药 21 天，每 28 天为 1 周期。

**(九) 维 A 酸受体 (RAR) 抑制剂**

**1. 贝沙罗丁**（沙罗汀）

**(1) 适应证** 对之前至少一次全身治疗耐药的难治型的皮肤 T 细胞淋巴瘤（CTCL 患者）。

**(2) 药理**

**1) 作用机制** 选择性地结合和激活维 A 酸 X 受体（RXRs），可以与其他多种受体结合形成异二聚体，包括 RARs，维生素 D 受体，甲状腺受体。被激活受体作为转录因子，可以调节控制细胞分化、生长和增殖的各种基因表达。

**2) 药物代谢** 大量通过肝 P450 微粒系统进行代谢，生成具有活性和失活的代谢物。主要是通过肝胆系统和粪便排出。

**(3) 毒副作用**

1) 光敏、皮疹、皮肤干燥。

2) 甲状腺功能低下症（50% 的患者）、低血糖、高三酰甘油血症、高胆固醇血症。

3) 眼部问题 视网膜并发症、白内障、干眼症、结膜炎、睑缘炎。

4) 头痛、虚弱。

**(4) 用法** 患者应避免在阳光下曝晒，同时限制维生素 A 的摄入，<1 500IU/d，以避免其他潜在附加的毒副作用。

**1) 剂型** 75mg 胶囊。

**2) 剂量调整** 肝功能不全、糖尿病（特别是应用降糖药的患者）或者血脂异常患者慎用。

**3) 剂量** 每日口服 300mg/$m^2$，与食物同服。

**4) 药物间的相互作用** 应慎与抑制或诱导细胞色素 P450 系统药物合用，如苯妥英钠、苯巴比妥和利福平等药物。禁与吉非贝齐（洛脂）合用，因为其可以抑制贝沙罗丁的代谢。

**2. 维 A 酸**（全反式维甲酸，ATRA，凡善能）

**(1) 适应证** 急性早幼粒细胞白血病。

**(2) 药理**

**1) 作用机制：**进入细胞后，维 A 酸与细胞内维 A 酸结合蛋白质结合，并被转运到细胞核，与 RARs 和/或 RXRs 相结合。这一过程可以诱导急性早幼细胞分化成正常的髓细胞，同时通过机制未明的方式诱发凋亡。

**2) 药物代谢：**主要通过肝 P450 微粒系统代谢。通过尿液和粪便排出。

**(3) 毒副作用**

**1）维生素 A 毒性**（几乎见于所有患者）：头痛（一周后改善），发热、皮肤和黏膜干燥、皮疹、口腔黏膜炎、结膜炎和周围性水肿。

**2）维 A 酸综合征**（25% 的患者）：发热、白细胞增多、呼吸困难、体重增加、弥漫性肺浸润和胸腔和/或心包积液。通常在第 1 个月发生，限制剂量后可改善。如症状加重应停药，并使用地塞米松进行治疗（10mg IV q12h，注射 3 天，或直至综合征完全缓解）。如症状完全缓解，大多数患者可恢复治疗。

**3）其他常见反应：**高胆固醇血症（60% 的患者）、胃肠道症状、血清转氨酶和碱性磷酸酶升高（50% 的患者）、耳部不适（25% 的患者）。

**4）偶见反应：**心肌缺血、脑卒中、心肌炎、心包炎、肺动脉高压、各种形式的中枢神经系统毒副作用、肾功能不全。

**（4）用法**　治疗的第 1 个月，密切监测患者有无维 A 酸综合征发生。

**1）剂型：**10mg 胶囊。

**2）剂量调整：**高三酰甘油血症、糖尿病、肥胖或酗酒症患者应慎用。

**3）剂量：**口服 $45mg/m^2$，每日 2 次，共 45 ~ 90 天。

**4）药物间的相互作用：**慎与抑制或者诱导细胞色素 P450 系统药物合用。

**（十）苏拉明**

**1. 适应证**　前列腺癌的试验用药。

**2. 药理**

**（1）作用机制**　苏拉明是一种糖胺聚糖，抗结核药物。抗肿瘤活性可能与结合生长因子和其他机制有关。

**（2）药物代谢**　全部与血浆蛋白结合，几乎均由尿液排出，半衰期为 40 ~ 50 天。

**3. 毒副作用**　300μg/ml 血药浓度以下，可避免发生威胁生命的不良反应。

**（1）剂量限制**　血小板减少症。

**（2）神经毒副作用**　感觉异常、多发性神经根性神经病（肌无力发展为广泛的弛缓性麻痹）。

**（3）其他不良反应**　白细胞减少症（轻度）、凝血时间延长、出血；肾上腺皮质功能不全、低血钙；恶心、呕吐、肝功能异常、金属味觉；肾毒性；角膜病变、畏光、视物模糊；发热、一过性红色皮疹，瘙痒。

**4. 用法**

**（1）剂型**　1g 注射剂。

**（2）剂量**　每日 $350mg/m^2$，持续静滴，直到血药浓度达到 250 ~ 300μg/ml，然后依不同剂量注射时间表给药。

**（十一）替西罗莫司（驮瑞塞尔注射剂）**

**1. 适应证**　适用于进展期肾细胞癌。

**2. 药理**

**（1）作用机制**　mTOR（雷帕霉素靶蛋白）抑制剂，可以控制细胞分裂，诱导生长停滞于细胞周期的 $G_1$ 期，并降低缺氧诱导因子（HIF-1 和 HIF-2）和 VEGF 水平。

**（2）药物代谢** 主要通过细胞色素 P450 3A4 肝代谢途径代谢，包括西罗莫司（主要的活性代谢产物）。主要通过粪便排出。

**3. 毒副作用**

**（1）剂量限制** 过敏反应或终末器官损害。

**（2）常见** 皮疹、无力、黏膜炎、水肿、食欲减退；伤口延迟愈合；贫血、血小板减少症、高血糖、高血脂、低血磷、血清碱性磷酸酶和/或转氨酶升高。

**（3）偶见** 间质性肺疾病、肠穿孔、肾衰竭、胸痛、脑出血（伴有脑转移或进行抗凝治疗）。

**4. 用法** 预先予 35～50mg 苯海拉明静脉注射。

**（1）剂型** 25mg/ml 瓶剂，补加稀释剂。

**（2）剂量调整** 与其他影响 CYP3A4 的药物合用时，应调整剂量。

**（3）剂量** 25mg 静脉注射超过 30～60 分钟，每周 1 次。

**（4）药物间的相互作用** 与其他影响 CYP3A4 的药物合用时应调整剂量。

**（十二）沙利度胺（Thalomid）**

**1. 适应证** 骨髓瘤、骨髓增生异常综合征、正试验用于各其他类肿瘤和血液病中。

**2. 药理**

**（1）作用机制** 尚不清楚。抑制肿瘤坏死因子 TNF-α，下调表面黏附分子，可能产生抗血管生成作用。

**（2）药物代谢** 尚未明确。

**3. 毒副作用** 沙利度胺的致畸作用是其最严重的毒副作用。在开始沙利度胺治疗前，所有育龄妇女应检测基础 β-人绒毛膜促性腺激素。化疗期间，妇女应采取两种形式进行节育：一种非常有效的方式（宫内节育器、荷尔蒙避孕药、伴侣的输精管结扎术）和一个额外的阻隔避孕法。男性患者与处于生育期间的女性发生关系时，务必使用乳胶避孕套，原因在于本药物可能存在于男士的精液中。

**（1）剂量限制** 神经系统的副作用，包括疲劳、镇静、直立性低血压、头晕、周围神经病变、血栓性静脉炎。

**（2）常见** 便秘、皮疹（斑丘疹或荨麻疹）。

**（3）偶见** 有报道过史蒂芬－强森综合征（Stevens-Johnson syndrome）。

**4. 用法**

**（1）剂型** 50mg、100mg、200mg 胶囊。

**（2）剂量调整** 如果出现斑丘疹，应停药；如皮疹显示皮肤损伤不严重，可小心继续应用。

**（3）剂量** 对于多发性骨髓瘤患者，睡前口服 100～400mg（最高曾使用 1200mg 剂量的药剂）。

## 九、激素类药剂

**（一）肾上腺皮质激素类药物**

**1. 适应证** 适用于各种肿瘤相关性治疗，包括：

（1）用于联合化疗。
（2）有症状的肺癌性淋巴管炎；肿瘤导致支气管阻塞。
（3）有或无脑水肿症状的脑转移瘤；脊髓压迫症。
（4）肝转移的疼痛。
（5）免疫介导的血细胞减少症。
（6）预防化疗所致的呕吐。
（7）极晚期肿瘤患者增加食欲和情绪调整。

**2. 毒副作用**（通常与长期治疗有关）

（1）消化道溃疡。
（2）钠潴留（水肿、心衰、高血压）。
（3）钾丢失（低钾血症、碱中毒、肌肉无力）。
（4）葡萄糖不耐受，躯干和面部脂肪沉积、体重增加。
（5）近端肌病。
（6）性格变化，包括兴奋和精神病。
（7）骨质疏松症，无菌性股骨头坏死。
（8）皮肤变薄和弹性下降。
（9）抑制垂体—肾上腺轴。
（10）易感染。

**3. 用法** 高剂量类固醇给药患者应预防性使用口服抗酸剂治疗。重度肝功能异常时，首选甲泼尼龙。瘤周存在水肿时，首选地塞米松。这些药物剂型多样，具体如下：

**（1）泼尼松：** 1.0mg、2.5mg、5.0mg、10mg、20mg、25mg 和 50mg 片剂。1mg，5mg/ml 口服溶液。

**（2）甲泼尼龙：** 2mg、4mg、8mg、16mg、24mg 和 32mg 片剂。

**（3）地塞米松：** 0.25mg、0.5mg、0.75mg、1.0mg、1.5mg、2.0mg、4.0mg 和 6.0mg 片剂。0.5 ~ 1.0mg/ml 配剂。

**（二）肾上腺抑制剂：米托坦（o，p'-DDD，密妥坦）**

**1. 适应证** 肾上腺肿瘤、异位库欣综合征。

**2. 药理**

**（1）作用机制** 可能造成肾上腺皮质萎缩；确切的作用机制尚不清楚。阻止正常和恶性细胞合成肾上腺皮质激素。醛固酮的合成不受影响。

**（2）药物代谢** 肝内缓慢代谢，并大量分布于脂肪组织中。螺内酯为阻断剂，两者不可同时使用。代谢产物主要通过胆汁和尿液排出。

**3. 毒副作用**

**（1）剂量限制** 恶心和呕吐、肾上腺皮质功能不全。

**（2）常见** 腹泻、抑郁、嗜睡、斑丘疹。

**（3）偶见** 直立性低血压；肝功能异常；烦躁、精神错乱、震颤、复视、视网膜病、晶状体混浊；肌痛；出血性膀胱炎、发热。

**4. 用法** 监测血药浓度，以评估治疗效果和可能出现的肾上腺皮质功能低下。

必要时糖皮质激素和盐皮质激素替代治疗。

**（1）剂型** 500mg 片剂。

**（2）剂量调整** 肝功能损害患者，降低剂量。

**（3）剂量** 口服，每日 3～4 次，共 2～10g。

**（4）药物间的相互作用**

1）**华法林** 与米托坦合用，应增加华法林用量。

2）米托坦能够改变肝脏细胞色素 P450 系统，从而可能影响到通过该系统代谢的其他药物。

**（三）雄激素**

**1. 适应证** 乳腺癌，短程同化效应，刺激红细胞的生成。

**2. 毒副作用** 不同的制剂毒副作用不同。肝功能异常或胆汁淤积时特征性表现为男性化，液体潴留，以及肝毒性，通常情况下，这种症状是可逆的。对于不能活动的患者，可能会引起高钙血症。

**3. 用法** 对于心、肝、肾病患者应慎用。

**（1）氟甲睾酮**（氟羟甲基睾丸酮和其他） 每日 10～40mg，分 2～4 次服用（2mg、5mg 和 10mg 片剂）。

**（2）甲基睾丸素**（甲睾酮和其他） 每日 50～200mg，分 2～3 次服用（10mg 和 25mg 片剂）。

**（四）雄激素阻断剂（比卡鲁胺，氟他胺，里奴内酰胺）**

**1. 适应证** 前列腺癌联合化疗或睾丸切除术，降低睾丸功能，而不影响肾上腺皮质激素的产生。

**2. 药理** 非甾体雄激素阻断剂与胞质雄激素受体结合，竞争性地抑制靶组织对雄激素的吸收或结合。这些药物几乎完全代谢。

**3. 毒副作用** （可能被其他联合用药加强）。

**（1）常见** 阳痿、男性女乳，性腺功能减退的其他表现、腹泻。

**（2）偶见** 恶心和呕吐、肌痛、抑郁症；轻度高血压或肺疾病（比卡鲁胺，里奴内酰胺）。

**（3）罕见** 肝炎，包括胆汁淤积性黄疸（所有三型），溶血性贫血或高铁血红蛋白血症（氟他胺）、缺铁性贫血（比卡鲁胺）、间质性肺炎、视力障碍（里奴内酰胺）。

**4. 用法** 通常与促黄体素释放激素类似物（LHRH）联合给药。肝功能异常者慎用。

**（1）比卡鲁胺**（康士得） 每天 1 次，口服 50mg（50mg 片剂）。

**（2）氟他胺**（氟硝丁酰胺） 口服 250mg，每日 3 次（125mg胶囊）。

**（3）里奴内酰胺**（尼鲁米特） 每日 300mg OP，持续 30 天，之后每天口服 150mg（50mg 片剂）。

**（五）雌激素［己烯雌酚（DES）］**

**1. 适应证** 乳腺癌患者。

**2. 毒副作用** 恶心、子宫出血；高钙血症“瞑眩反应”；血栓栓塞；肝功能异常、胆汁淤积性黄疸（罕见）；黄褐斑、视神经炎、视网膜血栓形成；皮疹、瘙痒；液体潴留、高血压、头痛、头晕、高三酰甘油血症。

**3. 用法**

**（1）剂型：** 0.25mg、0.5mg、1.0mg 和 5.0mg 片剂。

**（2）剂量：** 每日口服 1～15mg，分开剂量使用。

**（六）抗雌激素药剂（他莫昔芬，托瑞米芬，氟维司群）**

**1. 适应证**　乳腺癌患者。

**2. 药理**　他莫西芬和托瑞米芬是非甾体药物，可以同非甾体雌激素受体相结合产生抗雌激素活性、雌激素样活性或两种兼有。氟维司群是雌激素受体阻断剂，阻断作用不明。

**3. 毒副作用**　（大量临床经验证实来源于他莫昔芬）。

**（1）常见**　潮热、月经改变、阴道分泌物、子宫出血；血清胆固醇降低（特别是低密度胆固醇）；血小板减少（轻度和一过性的）。

**（2）偶见**　视网膜或角膜病变（可逆）、白内障；白细胞减少症、贫血、恶心、呕吐；脱发（轻度）、皮疹、骨转移癌的患者，第一个月内出现“瞑眩反应”；血栓性静脉炎或栓塞、特别是对于具有多种致血栓因素的患者（例如对于有 V 因子 Leiden 突变遗传基因的患者）。

**（3）罕见**　肝功能异常、精神状态改变；长期使用，发生子宫内膜癌的概率略有增加。

**（4）氟维司群的毒副作用。** 包括注射部位的一过性疼痛、胃肠道症状、头痛、背痛和血管扩张。

**4. 用法**

**（1）他莫昔芬**（诺瓦得士）　每日 1 次，每次口服 20mg（10mg 和 20mg 片剂）。

**（2）托瑞米芬**（法乐通）　每日 1 次，每次口服 60mg（60mg片剂）。

**（3）氟维司群**（芙仕得）　250mg 溶于 5ml 溶液，每月肌注 1 次。

**（七）芳香酶抑制剂（阿那曲唑，来曲唑，依西美坦，氨鲁米特）**

**1. 适应证**　绝经后妇女的乳腺癌治疗。

**2. 药理**　这些非甾体类抑制剂可以干预芳香化酶，该酶能够将肾上腺和外围组织产生的雄激素转化为雌激素。阿那曲唑和来曲唑为竞争性抑制剂，而依西美坦可以永久地与芳香酶结合，使其永久失活。这些药剂与氨鲁米特相比，是十分强大的芳香酶抑制剂，但不能抑制肾上腺皮质激素或醛固酮的生物合成，而后者可以。因其毒副作用比新品大，氨鲁米特给药时需每日应用两次氢化可的松，现已不推荐使用。

**3. 毒副作用**　抗雌激素效应，外周水肿、血栓、骨质疏松、阴道出血。

**4. 剂量**

**（1）阿那曲唑**（阿纳托唑）：每日口服 1mg（1mg 片剂）。

**（2）来曲唑**（弗隆）：每日口服 2.5mg（2.5mg 片剂）。

**（3）依西美坦**（阿诺新）：每日口服 25mg（25mg 片剂）。

**（八）促黄体激素释放激素激动药（LHRH）**

**1. 适应证** 前列腺癌、乳腺癌。

**2. 药理** 促黄体激素释放激素激动药类似物能够降低血清促黄体激素和促卵泡激素的浓度，并且在2周内，使男性睾丸激素和女性雌激素达到去势水平。

**3. 毒副作用**

**（1）常见** 潮热、性欲下降；阳痿和男性乳房增大；妇女出现闭经和子宫出血。

**（2）偶见** 高胆固醇血症、注射部位不适。

**（3）少见** 胃肠不适、皮疹、高血压、氮质血症、头痛、抑郁症。

**4. 用法**

**（1）亮丙瑞林**（醋酸亮丙瑞林）

**1）剂型：**7.5mg、22.5mg和30mg瓶剂。

**2）剂量：**每1、3或者4月分别给药，7.5mg、22.5mg或者30mg IM。

**（2）醋酸戈舍瑞林**（诺雷得）

**1）用量：**3.6mg和10.8mg预充式注射剂。

**2）剂量：**每月3.6mg或者10.8mg皮下注射，每3个月1次。

**（九）孕激素**

**1. 适应证** 子宫内膜癌和乳腺癌，作为恶性肿瘤患者的食欲刺激剂；治疗乳腺癌患者的潮热反应。

**2. 毒副作用**

（1）月经改变、子宫出血、潮热、男性女乳、溢乳。

（2）液体潴留、血栓性静脉炎、血栓形成。

（3）精神紧张、嗜睡、抑郁、头痛。

**3. 用法**

**（1）注射型乙酸甲羟孕酮**（安宫黄体酮）

**1）用量：**150mg/ml或者400mg/ml瓶剂。

**2）治疗潮热剂量：**每3个月150mg IM。

**3）子宫内膜癌患者剂量：**1g IM，每周1次，共6次，然后按月给药。

**（2）甲地孕酮**（美可治）

**1）用药：**20mg和40mg片剂，40mg/ml悬浮剂。

**2）乳腺癌患者剂量：**每日4次，每次40mg。

**3）子宫内膜癌患者剂量：**每日4次，每次20～80mg。

**4）刺激食欲剂量：**每日口服给药400～800mg。

## 十、细胞保护剂

**（一）氨磷汀（艾什由）**

**1. 适应证** 作为顺铂诱导的累积性肾毒性的保护剂。减轻头颈部肿瘤患者术后放疗的口干症状。

**2. 药理**

**（1）作用机制** 作为一种前体药物，在组织中去磷酸化后成为活性自由巯基代谢产物，可以有效清除氧自由基和超氧阴离子自由基，从而灭活顺铂和放疗的毒性。

**（2）药物代谢** 迅速代谢成有活性的自由巯基代谢产物，进而转换为活性减弱的二硫键代谢物。血浆中的半衰期估计为8分钟。

**3. 毒副作用**

**（1）剂量限制** 低血压（超过60%的患者）患者，采取输液治疗和更换体位。

**（2）常见** 低血压、恶心和呕吐。

**（3）偶见** 低钙血症、呃逆；对于潮热患者，可出现与输液相关的反应，发冷、头晕、嗜睡和打喷嚏。

**（4）罕见** 短暂意识丧失、过敏反应。

**4. 用法** 使用氨磷汀前，患者应充分水化。止吐剂，包括地塞米松和羟色胺受体阻断剂，均应在氨磷汀之前使用。

**（1）剂型** 500mg瓶剂。

**（2）剂量调整** 如果患者出现收缩压明显下降，应立刻停药。

**（3）剂量**

1）910mg/m² IV，注射时间超过15分钟，在进行化疗以前的30分钟进行（如果停药15分钟，低血压仍未恢复，换用740mg/m² 剂量）。

2）放疗前15～30分钟进行，每日1次，200mg/m²。

**（4）药物的相互作用。**禁止与导致血压过低的药物合用。

**（二）右雷佐生（辛卡德，地拉佐生）**

**1. 适应证** 已证实可以降低蒽环类药物心脏毒副作用的发病率和严重性。极少用于蒽环类药物外渗。

**2. 药理** 可被转化为干预铁介导自由基生成的螯合剂，该自由基在一定程度上可能导致蒽环类相关性心肌病。

**3. 毒副作用** 增加骨髓抑制，通常是轻度和可逆的；注射部位疼痛。

**4. 用法**

**（1）保护心脏剂量** 辛卡德剂量是阿霉素剂量的10倍，在右雷佐生应用之后的30分钟内使用阿霉素。可以在阿霉素剂量达300mg/m²时开始应用，并在治疗中继续使用。

**（2）外渗剂量** 1 000mg/m² 每24小时2次，在出现药物外渗的6小时以内给予，以后按照24小时1次、500mg/m² 的剂量给药（最大体表面积为2m²）。

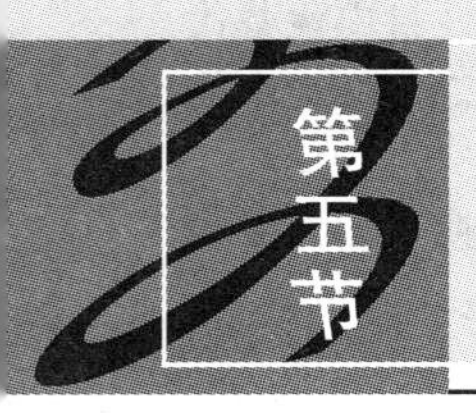

# 第五节 支持治疗

*Eric E. Prommer*
*Dennis A. Casciato*

## 一、疼痛

### （一）理想疼痛控制的影响因素

疼痛是一种最为常见和令人恐惧的肿瘤伴随症状。晚期肿瘤患者疼痛的发生率为90%，经过积极治疗后其发生率为30%～40%。难以控制的疼痛影响了患者的生活质量。但是，随着治疗技术的发展大多数癌痛得以控制。影响最佳镇痛效果的因素包括患者、医师和体制。

**1. 患者因素**

（1）不愿说出疼痛（担心会影响医师对肿瘤的治疗，并恐惧疼痛意味着疾病加重）。

（2）不愿接受（用镇痛药的）建议（担心对镇痛药产生耐受性）。

（3）害怕药物成瘾（或被认为是成瘾者）。

（4）担心副作用（和控制副作用的能力）。

（5）害怕疾病发展，恐惧注射，认为疼痛是必须接受的。

**2. 医师因素**

（1）未认识到疼痛的严重性。

（2）缺乏对疼痛特殊治疗的知识（医师因为担心麻醉药的剂量和副作用，害怕患者成瘾，大多数都会减少剂量）。

**3. 社会体制方面的障碍**

（1）疼痛治疗不予以优先考虑。

（2）缺乏资源。

（3）缺乏疼痛评估体系。

### （二）肿瘤患者的疼痛评估

疼痛是一种非特异性症状，可以由不相关的良性疾病、治疗效应、副肿瘤综合征等引起或是肿瘤组织直接机械效应引起。由肿瘤组织直接机械效应引起的疼痛必须评估潜在疾病是否能够治疗以缓解疼痛。为了有效地治疗疼痛，还需要作适当的鉴别诊断。

**1. 肿瘤疼痛评估的步骤如下**

（1）相信患者主诉。

（2）了解疼痛病史，包括部位、性质、发病、加重和缓解的特点、伴随症状、对生活质量的影响和心理状态以及对过去和现在治疗的反应。

（3）评估疼痛为急性、慢性、间歇性、偶发还是持续性的。

（4）疼痛排序。

（5）评价饮酒史或药物依赖史。

（6）进行医学和神经学检查。

（7）考虑诊断程序。

（8）治疗及疗效评价。

（9）个性化治疗。

（10）与患者沟通疼痛的强度范围。

**2．患者的自我评估** 对于查找疼痛原因和疼痛的治疗效果至关重要。患者应追踪记录剧烈疼痛的次数、疼痛的强度、疼痛用药和其他镇痛方法的剂量和次数，以及对治疗的反应。数值评定量表很可能是患者自行评估疼痛最容易使用的手段。例如将疼痛范围定为从 0 到 10（0 代表无痛，10 代表患者可以想象的最严重的疼痛）。医师根据上述信息调节镇痛药的剂量和时间或改变治疗方案。

**3．抑郁的评估 是疼痛控制的重要部分。**慢性疼痛可导致患者抑郁，它能进行性降低疼痛阈值，并在疼痛和抑郁之间建立正反馈。抑郁的症状包括体能下降、睡眠方式改变、畏食、兴趣丧失和认知能力下降。一些此类症状可能被误诊为肿瘤进展。

**（三）潜在病因无法有效控制时肿瘤患者疼痛治疗的原则**

**1．肿瘤疼痛治疗的理想目标是疼痛完全缓解。**尽管这不太可能，但最大限度的控制疼痛可以提高患者机体功能和生活质量。

**2．肿瘤疼痛治疗的药理学步骤** 世界卫生组织（WHO）设计了疼痛系统治疗的三阶梯疗法：

**第一阶梯：**轻度疼痛可以用**非阿片类镇痛药**治疗。必要时可以和其他镇痛辅助药联合应用。

**第二阶梯：**中度疼痛或是第一阶梯药物不能镇痛的患者，可以使用**阿片类如二氢可待因酮**或羟氢可待酮与对乙酰氨基酚的复合制剂。曲马多有弱阿片作用，能抑制 5-羟色胺和去甲肾上腺素的吸收，也属第二阶梯用药。

**第三阶梯：**严重疼痛和第二阶梯不能缓解疼痛的患者应该使用治疗中重度疼痛的**阿片类药物**，包括吗啡、氢吗啡、美沙酮、芬太尼和羟氢可待酮。新型阿片类，如氧吗啡酮及其长效制剂（Opana），增加了第三阶梯用药的选择。这些药物可以与非阿片类镇痛药或辅助用药联合应用。有时需要直接应用第三阶梯药物。

**3．鞘内注射镇痛药**适用于不能耐受口服阿片药或是疼痛缓解不理想的患者。

**4．阻滞和神经外科手术治疗。**

**5．虽然局部药理学镇痛药和非药理学疼痛介入治疗不是常用的治疗手段，**但也是疼痛控制治疗的重要部分。其方法包括糖皮质激素 - 利多卡因注射到孤立的软组织中，以及阻滞神经，如腹腔和腹下神经丛。

**6．安慰剂不可用于肿瘤疼痛的治疗，**除非是入组疼痛治疗临床试验的患者。

**7．生理依赖性和耐药性**是长期使用阿片类镇痛药的肿瘤患者常见的副作用。具体定义如下：

**（1）耐药性**是指需要增加剂量以保持相同的效应。药理学中量效曲线会右移。

（2）**生理依赖性**是指为防止戒断症状的出现必须持续用药的状态。

（3）**精神依赖性**是指在精神上驱使该用药者具有强烈的用药欲望从而产生强迫的用药行为。

（4）**假成瘾**是当患者疼痛不能缓解时产生的觅药行为来缓解疼痛。

8. **无效止痛**的产生是由于未能给予最佳疼痛控制的措施或由于潜在性的癌症进展而导致持续性的疼痛。

9. **部分镇痛药应慎用**。某些镇痛药具有受体激动和拮抗双重药理作用，如喷他佐辛（镇痛新），应避免使用。同样，哌替啶因其镇痛效能弱，代谢产物堆积易导致肾功能不全，亦不应使用。

**（四）非麻醉性镇痛药，主要是非类固醇类的抗炎药**（nonsteroidal anti-inflammatory drugs，NSAIDS）

1. **对乙酰氨基酚**（AMP，泰诺和其他）。同阿司匹林一样，AMP 是一种退热药。不同的是，AMP 没有抗炎或抗血小板作用。初始剂量为 650mg 口服每日 4 次，最大剂量是 4000mg/d。

2. **水杨酸类**

（1）**阿司匹林**（ASA，乙酰水杨酸），是标准的 NSAIDs 药物。它对于肿瘤的镇痛作用比安慰剂强很多。阿司匹林不能用于既往有鼻息肉、哮喘、胃炎、胃溃疡或出血体质的患者（包括严重的血小板减少症以及应用抗凝血剂者）。阿司匹林抑制血小板聚集可达一周甚至更长时间。

（2）**三水杨酸胆碱镁**（痛炎宁）和其他 NSAIDS 相比具有较小的胃肠道毒性而没有抗血小板作用，但有抗炎性质。初始剂量每次 1500mg 口服，然后 1000mg 每日 2 次。该药对于血小板减少症的患者有效。

3. **环氧化酶（COX）抑制剂** 可用于骨转移，副瘤性发热和副瘤骨膜炎的治疗。它们分为非选择性的 COX-1 抑制剂和选择性的 COX-2 抑制剂。COX-1 存在于大多数组织中，具有维护胃黏膜、影响肾和血小板功能的作用。COX-2 被损伤反应诱导，参与炎症级联反应。

非选择性抑制剂能引起胃溃疡和胃肠道出血以及可逆性地影响血小板功能。选择性 COX-2 抑制剂的胃肠道毒性及相关性抗血小板作用相对减弱。联合应用 H2 阻断剂和质子泵抑制剂，如奥美拉唑（20mg 每日 1 次口服），可减少 NSAID 诱发的溃疡病。枸橼酸（米索前列醇），100mg 口服每日 4 次，也能改善胃肠道的副作用。

（1）非选择性 NSAID 用于口服，包括

1）**布洛芬**，200～800mg 口服每日 4 次。

2）**甲氧萘丙酸（萘普生）**，250～750mg 口服每日 2 次。

3）**酮基布洛芬（酮洛芬制剂）**，50mg 口服每日 4 次。

4）**噁丙嗪（奥沙普秦）**，600～1200mg 每日口服。

5）**吲哚美辛（消炎痛）**，25～75mg 口服每日 3 次。

6）**舒林酸（奇诺力）**，150～200mg 口服每日 2 次。

7）**双氯芬酸（扶他林片）**，50～75 口服每日 2～3 次。

8）**吡罗昔康（费啶）**，10～20mg 每日口服。

9）**萘普酮（瑞力芬）**，500～1000mg 口服每日 2 次。

10）**依托度酸（乙哚乙酸）**，400～600mg 口服每日两次。

**（2）选择性 COX-2 抑制剂**

1）**塞来考昔**（西乐葆），100～200mg 每日 1～2 次口服。

2）**罗非考昔**（万络），50mg 每日口服。

3）**美洛昔康**（莫比可），7.5mg 每日 1～2 次口服。

**（3）痛力克**（酮咯酸）　是一种可以肌注或静注的 NSAIDS 药物。首剂 30mg 每次肌注或静注，然后 15mg 每 6 小时（不超过 5 天）。

**（五）肿瘤疼痛治疗的辅助用药**

**1．皮质激素**　用于治疗顽固性神经性疼痛、骨痛与包膜牵拉有关的疼痛（肝大疼痛），导管梗阻，神经系统转移相关的头痛，肠道梗阻和腹腔积液。在这些情况下大多数是经验性剂量。

**2．双磷酸盐化合物**　每 4 周输注 1 次，可用于治疗骨痛和预防多发性骨髓瘤溶骨性病变引起的骨折。25% 的乳腺癌和前列腺癌患者应用该药物可能有助于控制骨痛。也可以应用氨羟二磷酸二钠（阿可达，90mg 静滴超过 3 小时）或佐美他（4mg 静滴超过 15 分钟）。

**3．抗焦虑药物**

**（1）苯二氮䓬类**　不安或焦虑患者通常认为焦虑是一种痛苦的感觉。地西泮（安定）、阿普唑仑（安宁神）或劳拉西泮可应用于麻醉性镇痛药无效的病例。该类药物可使某些患者产生矛盾不安和意识混乱，应避免应用于痴呆患者。它们与阿片类药物相互作用可产生嗜睡，因此，应用阿片类药物产生镇静增强等副作用的患者，应首选苯二氮䓬类镇静剂。

**（2）抗组胺药**　如安他乐（安泰乐，羟嗪），25～100mg 每日 4 次口服，其作为弱抗焦虑剂有镇静、镇痛、止痒和止吐作用，可用于焦虑的患者。

**（3）与谵妄有关的疼痛**　随着疼痛进展，痴呆患者可变得激动和困惑。每日 1～3mg 氟哌啶醇与镇痛药合用能使之缓解。氟哌啶醇可引起锥体外系症状，如帕金森样综合征、斜颈和吞咽问题。苯海拉明和甲磺酸苄托品（苯扎托品）可迅速逆转锥体外系症状。新的不典型抗精神病药，如喹硫平（思瑞康）等，也可用于有谵妄的痴呆患者的疼痛治疗，但其更容易产生副作用，锥体外系症状多见。

**（六）神经性疼痛**

尤其是锐痛或灼烧痛，可以单用抗惊厥药或联合应用三环类抗抑郁药。联合用药治疗外周神经痛，带状疱疹后神经痛和三叉神经痛有效。加巴喷丁是神经性疼痛治疗的一线药。标准剂量如下：

**1．抗惊厥药**用于神经性疼痛

**（1）加巴喷丁**（Neurontin），初始量 300mg 睡前口服。最大剂量是 6000mg 每日 4 次口服。

**（2）苯妥英钠**（大仑丁），初始量是 100mg 每日 2 次，每3～7天增加 100mg 并监测副作用。

**（3）卡马西平**（得理多），初始量是 100mg 每日 2 次，每3～7天增加 100mg，直至毒性剂量。

（4）**拉莫三嗪**（利必通），25mg 睡前口服，每 3 天增加剂量。

（5）**托吡酯**（妥泰），25mg 睡前口服，每 3 天增加剂量。

（6）**丙戊酸**（双丙戊酸钠），200～400mg 每日 2～3 次口服。

（7）**抗抑郁药**　见本节下文。

2．**抗抑郁药**　是辅助镇痛药，用于镇痛的剂量比治疗抑郁的剂量低。实验证明它对带状疱疹后神经痛或糖尿病性神经病变有效。很少有研究显示对肿瘤患者有效。

（1）**三环类抗抑郁药，**作为一线药不如加巴喷丁。主要包括阿米替林（阿密替林）、地昔帕明（盐酸地昔帕明）、去甲替林（去甲阿密替林）、多虑平（多塞平）、米帕明（丙咪嗪）。初始剂量为 10～25mg，睡前服用，每 5～7 天可增量 10～25mg。

（2）**选择性 5 羟色胺重吸收抑制剂（SSRIs）**包括氟西汀（百忧解）、帕罗西丁（氟苯哌苯醚）、舍曲林、西酞普兰、氟甲沙明（兰释）。这些药物在神经疼痛试验中的疗效不确定。

（3）**其他抗抑郁药**包括文拉法辛（郁复伸）、丁氨苯丙酮（安非他酮）、曲唑酮（氯哌三唑酮）、萘法唑酮、米尔塔扎平（米氮平）。临床经验表明这些药物有一定疗效，但尚缺乏随机对照临床试验证明它们在神经疼痛治疗中的作用。

3．**α-受体阻断剂**　如盐酸替扎尼定（2mg 睡前口服），可用于难治性神经痛，但这是基于临床经验而不是对照试验。这些试剂大多数用于鞘内，与阿片类和局麻药同时使用。

4．**全身应用局麻药**

（1）**静脉应用利多卡因**　有对照试验证明利多卡因对糖尿病相关性神经病变的治疗有效，其剂量低于抗心律失常的治疗剂量，但作用时间只持续几小时。静脉应用利多卡因可由应用美西律的反应来预测。

（2）**临床对照试验已经证实美西律**（脉舒律）对糖尿病相关性神经病变治疗有效。初始剂量为 50mg 每日 3 次口服（与餐同服），每 5～7 天增量。

5．**局部用药**

（1）**利多卡因贴剂，5%**（Lidoderm）临床随机对照试验证明其对带状疱疹后神经痛有效。一些非对照的数据显示其也可以用于其他情况。剂量一般可以增加到三贴（12 小时左右）。没有临床相关的血清水平方面的数据。

（2）**局部应用辣椒碱**（辣椒辣素乳膏）可减少 P 物质，作为抗刺激剂。研究表明对于外周神经病变疗效不确定，有时疼痛可加重，故不推荐应用。

（3）**局部阿片类药物**常用于治疗疼痛性溃疡。美沙酮和吗啡可制成局部复合制剂。

**（七）阿片类药物**

通过与特异性的阿片受体相互作用改变与疼痛有关的不良情绪，并缓解疼痛。不同的阿片类药物之间唯一的显著性差异是药物作用持续的时间，以及产生相同的镇痛效应所需的药物剂量。

最好的制剂是纯激动药。激动药或阻断剂，如喷他佐辛（镇痛新）无效，应禁用。派替啶由于其疗效欠佳且代谢产物堆积会引起肾功能不全也应禁用。研究显示美沙酮作用于包括与疼痛感觉有关的其他受体，因此应用广泛。

阿片类药物无"天花板"效应。只要没有不可接受的毒性就可以提高剂量以达到镇痛效果。使用阿片无效通常提示药量不足，镇痛效应和作用时间随剂量增加而增加。药物无效也可反映出潜在疾病的进展。

**1. 治疗轻到中度疼痛的阿片类药物　短效阿片类**（WHO 第二阶梯，没有第一阶梯的阿片类药物）。

**（1）可待因**　60mg 每 3 ~ 4 小时口服。也可以用对乙酰氨基酚#2（含 15mg 可待因和 AMP）对乙酰氨基酚#3（含 30mg 可待因和 AMP）和对乙酰氨基酚#4（含 60mg 可待因和 AMP）。AMP 不超过 4g/d。因可待因容易导致便秘。所以很少用于镇痛，其镇痛强度是吗啡的八分之一。

**（2）重酒石酸二氢可待因酮**（联合 ASA 和 AMP）　10mg 每 3 ~ 4 小时口服。

**（3）盐酸羟考酮**（盐酸羟考酮可作为单一制剂或与 AMP 和 ASA 联合使用）5 ~ 10mg 每 3 ~ 4 小时口服。

**（4）曲马多**（盐酸曲马多片剂或曲马多对乙酰氨基酚片）治疗肿瘤疼痛的最大剂量是 300mg/d。即释片每 6 小时口服，缓释片每 12 小时口服。

**2. 治疗中重度疼痛的阿片类药物　短效阿片**（WHO 第二阶梯和第三阶梯）。即释型口服阿片类药物起效时间一般在服药后 1 小时，作用时间近 4 小时。

**（1）硫酸吗啡**（MS）即释型，是标准的镇痛药物。对于首次应用阿片的患者，MS 的初始剂量是 4 ~ 10mg 每 3 ~ 4 小时静注或 15 ~ 30mg 每 3 ~ 4 小时口服。MS 规格为

**1）片剂和胶囊**（MSIR，即释型 MS）：15 和 30mg

**2）栓剂：**10mg/5ml 和 20mg/ml

**3）直肠栓剂**（RMS），1mg、5mg、20mg 和 30mg

**4）注射剂：**浓度为 0.5mg/ml、1mg/ml、10mg/ml 和 25mg/ml

**（2）氢吗啡酮**（氢吗啡醇）：作用时间 1 ~ 2 小时，给药间隔应为每 1 ~ 3 小时。规格为

**1）片剂：**1mg、2mg、3mg、4mg 和 8mg。

**2）栓剂：**5mg/5ml。

**3）直肠栓剂：**3mg。

**4）注射剂：**浓度为 1mg/ml、2mg/ml、3mg/ml、4mg/ml 和 10mg/ml。

**（3）盐酸氧可酮，**可作为第二阶梯和第三阶梯用药。无注射剂。规格为：

**1）盐酸羟考酮** 5mg 片剂和胶囊。

**2）快氧**（oxyfast）20mg/ml 栓剂。

**3. 长效阿片类**　常在剂量滴定后使用（短效阿片达到疼痛缓解）。镇痛在 3 ~ 4 小时开始起效，持续 12 小时。常每隔 8 小时给药一次，但并不能增加镇痛效果。为了达到长效阿片制剂的效果，常将 24 小时即释量分为两部分。硫酸吗啡缓释胶囊只含长效成分，可被压碎，散置，饲管喂入。

**（1）持续释放的吗啡：**规格为

1）**美施康定** 15mg、30mg、60mg、100mg 和 200mg 片剂。

2）**硫酸吗啡缓释片剂** 30mg、60mg 和 100mg 片剂。

3）**硫酸吗啡缓释胶囊剂** 20mg、50mg 和 100mg 胶囊。

**（2）持续释放的羟考酮** 盐酸羟考酮控释片剂 10mg、20mg、40mg 和 80mg 片剂。

**（3）芬太尼透皮贴剂** 给药速率为25、50、75 和 100mcg/小时。13～24 小时达到稳态。每 72 小时更换一贴，一些患者需 48 小时更换一贴。推荐的加大剂量时间间隔是 72 小时。100mcg 的贴剂等效于吗啡 4mg/小时静注。另一种方式是把芬太尼变成吗啡，2mg 的吗啡变成每 1mcg 的**芬太尼**。口服枸橼酸芬太尼（OTFC）的剂型为芬太尼异常 T 噬菌体颗粒。它们起效快速（几分钟），对偶发的疼痛优于吗啡（见下）。

**（4）美沙酮**用于神经性或重度疼痛，也可用于肾衰期间需要应用阿片类药物的患者。该药是 N-甲基-D-天冬氨酸（NMDA）受体阻断剂，可逆转阿片耐药。前瞻性研究显示把吗啡转换成美沙酮时，现有的等剂量表是不准确的。其给药间隔不应少于 8 小时。剂量应为 5%～10% 的 MS 剂量，尤其对于长期应用 MS 的患者。

**（5）氧吗啡酮。**最初剂型为直肠给药（盐酸羟吗啡酮栓剂），现为口服药。其半衰期约为 6 小时，故为即释型。也可选用长效形式（Opana），其药效比吗啡稍强（1.2 倍）。

**4. 阿片类药物副作用**

**（1）胃肠道副作用** 包括便秘、恶心和呕吐。当首次应用阿片类药物时，应预防性给予治疗恶心和便秘的药物。

1）**便秘**是最常见的不良反应。机制是阿片降低胃肠道的蠕动，减少胰腺、胆汁和胃肠液的分泌。但这种副作用不会随时间延长而减少。

2）**恶心和呕吐**是由于刺激了催吐化学感受区。治疗可用抗多巴胺的止吐药。一些试剂如丙氯拉嗪（Compazine），甲氧氯普胺（灭吐灵）和氟哌啶醇（Haldol）都是不错的选择。

**（2）中枢神经系统**（CNS）的副作用 吗啡代谢产物吗啡-3-葡糖苷酸易产生 CNS 毒性。其他 CNS 毒性表现为镇静、幻觉、妄想和肌阵挛。

1）**镇静**是首次应用阿片患者常见的症状。很少持续超过48～72 小时。如果持续出现，可用苯哌啶醋酸甲酯 5mg，在上午 8 点和中午给药，或用莫达非尼 200mg/d。

2）**肌阵挛**（自发肌肉抽搐）可见于 45% 的患者。这是长期应用阿片类药物时的不良反应。处理原则为当疼痛控制良好时可减少阿片剂量，疼痛控制欠佳时可换用其他的阿片类药物，或加用氯硝西泮（Klonopin，0.5～1mg）或地西泮（Valium，2mg）每 12 小时口服。

**（3）呼吸抑制** 较少见，只发生于快速加量或肾衰的患者（由于吗啡-6-葡糖苷酸的累积）。因为吗啡生物利用度较低，疼痛是一种呼吸抑制的解毒剂，故呼吸抑制不常见，但可在疼痛迅速减轻时出现，如神经阻滞，或镇痛辅助药成瘾后。它也能在 MS 联用其他 CNS 抑制剂时出现。治疗呼吸抑制可通过减少剂量，如停止给药2小时，然后重新给予一半的剂量。如果可能，维持1~2个剂量的阿片药，然后降低剂量重新给药。

**(4) 阿片的其他副作用包括**

**1) 非心源性肺水肿，**常发生于剂量快速增加时，可能与应用阿片后继发组胺释放导致毛细血管渗透性改变有关。

**2) 口干症**常见于联合应用抗抑郁药和抗胆碱能药物。治疗包括碳酸氢钠或毛果云香碱。

**3) 尿潴留**是由阿片的抗胆碱能作用引起。

**4) 抗利尿激素分泌异常综合征**（syndrome of inappropriate antidiuretic hormone，SIADH）可由阿片引起。

**5) 内分泌：**甲状腺功能减退和高钙血症能加强阿片的CNS副作用。

**6) 皮肤不良反应：**瘙痒症常见于鞘内应用阿片药。

**5. 阿片类药物的相互作用**

**(1) MS效应的增强剂通过干扰吗啡代谢起作用**　这些试剂包括$H_2$受体阻断剂、抗抑郁药、酚噻嗪类和抗焦虑药。

**(2) 减少MS效应的试剂通常诱导吗啡的代谢**　这些试剂包括苯妥英钠，巴比妥类和利福平。

**(3) MS对其他药物的作用**　吗啡能增加加巴喷丁和减少环丙沙星的血药浓度。

**6. 尼古丁戒断治疗**　戒断症状的强度通常与身体依赖性的作用时间成正比。症状在最后一次用药的2~48小时内出现，并在72小时达到顶点。阿片的戒断症状和其他对照药物相比，生命危险性较小。住院治疗期间产生生理依赖性和无需继续用药的患者需要进行安慰，接受教育以及应用轻度镇静药。小剂量的可乐定，0.05~0.1mg每日3次口服（或皮肤贴剂每周更换），可能减少戒断症状，尤其是震颤、高血压、焦虑、和发热。

**(八) 镇痛药的用法**

**1. 阿片用量**　MS或其他阿片类没有极限量或天花板效应。随着剂量的增加，镇痛效果也相应增加。通常情况下，可通过监测药物毒副反应来权衡剂量的增加。当即释剂量达到了稳态，可换用长效制剂。出现暴发痛时应用即释制剂解救。对于老年患者，考虑到随着年龄的增加，阿片制剂敏感性增强及肾功减弱，故治疗时应注意低剂量缓慢给药。

**(1) 口服阿片的剂量**　首选口服给药，原因是口服阿片能控制80%~90%晚期肿瘤患者的疼痛。规律用药［连续一整天（around the clock，ATC）］，必要时临时用药。

首次使用阿片的患者，MS初始剂量依据疼痛的严重程度为5~30mg。开始时每4小时1次。必要时，4小时的时间间隔内可给予1次半量剂量。最适剂量是能缓解疼痛但不引起副作用（10分制疼痛评分<4分）。在老年患者，最好是低剂量缓慢给药。这意味着低初始剂量和适当延长给药间隔。

一旦测定最适剂量，计算出总的阿片量然后分2次每12小时1次长效制剂。必要时每2~4小时给予1次约24小时总量的20%的剂量。

（2）**肠外阿片类药物的剂量** 首次使用阿片类制剂的严重疼痛的患者，为了控制其疼痛，初始 MS 剂量为 2 ~ 4mg 静注或皮下注射每隔 15 分钟 1 次。一旦疼痛被控制，2 ~ 4 小时给药间隔的剂量要换算成每 4 小时的剂量，必要时每隔 1 ~ 2 小时给予 50% 的 ATC 剂量一次。

（3）**需要频繁临时用药** 患者每天临时应用阿片的次数大于 4 次，多数情况下需要增加 ATC 剂量。ATC 剂量可增加25% ~50% ，相应的要调整临时用药剂量。

（4）**偶发疼痛** 翻身、沐浴和乘坐交通工具时的疼痛可临时用药来控制，或加大临时用药剂量来控制偶发疼痛。

（5）**等效止痛剂换算表** 是基于健康人群单剂量研究的一种用药指导方针，它能粗略指导镇痛药物的临床应用。MS 口服与氢吗啡酮口服效能比为 5∶1（口服 5mg MS 与口服 1mg 氢吗啡酮效果相当）。静滴或皮下注射 MS 与氢吗啡酮的效能比为 7∶1（静滴或皮下注射 7mg MS 相当于静滴或皮下注射 1mg 氢吗啡酮）。羟氢可待酮与 MS 的效能比约 1∶1 到 1.5∶1。等效止痛剂换算表不适用于其他第三阶梯阿片类药物与美沙酮之间的转换。

2. **皮下阿片类**适用于不能使用口服给药或是需要快速镇痛起效的情况 皮下注射剂量与静滴剂量相同。这种给药途径的缺点是给药速度。一般来说，皮下注射给药途径的吸收速率可达 3mg/小时；如需更大剂量，可以考虑给予透明质酸酶（玻璃酸酶）。肩、腹部和大腿均为理想的给药部位。

3. **患者自控镇痛**（PCA）泵有时可采用 MS 初始剂量为2 ~ 5mg，间隔时间（锁定时间）10 分钟，因此患者每小时最多可接受 6 次该剂量。给药超过 4 小时，可将总剂量转换成每小时 1 次的剂量。开始时，每 10 分钟需要量转换成 50% 的每小时量。对于已经使用 MS 的患者，24 小时剂量应转换成每小时剂量，然后可以制定出新的剂量要求，其余方法不变。

4. 静脉给予**阿片药**适用于不能口服阿片的患者 这也是快速滴定阿片应用剂量的理想方法。基于当时的镇痛需求确定给药剂量。MS 通常从口服转换为皮下注射或静滴用药，口服剂量的 1/3 即为静注总量，该剂量等分 24 份即为每小时给药量。

5. **口服和肠外途径无效**和/或阿片类药物毒性过大时，可考虑硬膜外腔和脊椎麻醉。

（1）**硬膜外镇痛** 导管放置于接近受累皮肤的位置。给药系统的类型依赖于患者的预后。肿瘤侵袭骨髓并不是硬膜外镇痛的禁忌证，因为大多数肿瘤累及椎体，但棘突受累较少。根据口服剂量和皮下注射剂量计算硬膜外剂量时，可将 24 小时口服、皮下注射剂量分别被 10、5 除。联合应用丁哌卡因或可乐定可缓解神经疼痛、钝痛、下腹痛或骶神经分布区疼痛，可提高镇痛疗效。

（2）**脊椎麻醉镇痛**作用更强，阿片类药物需要量少，硬膜外导管堵塞率低。脊椎麻醉镇痛用药量约为硬膜外剂量的 10% 。

6. **阿片类的其他给药途径**

（1）**直肠给药，**不能口服用药时亦可使用。口服和直肠的效能比是 1∶1。

（2）**舌下和含服给药**适用于不能口服用药时。该途径的理想试剂是亲脂阿片类如芬太尼噬菌体颗粒和美沙酮。这些试剂口服和舌下含服的生物利用度大于 MS。含服和口服的效能比是 1∶1。

（3）**局部阿片类**可用于治疗溃疡部位的疼痛、肿瘤浸润所致的皮肤疼痛和口腔黏膜炎。规格为 1mg/ml 的凝胶颗粒。

**（九）疼痛治疗的其他方法**

**1. 疼痛控制的心理疗法**　行为调节尽管不是对所有中重度慢性肿瘤疼痛都有效，但是对轻度疼痛有帮助。条件反射、催眠、引导成像和生物反馈是对慢性疼痛有效的治疗手段，如手术后的胸壁疼痛。认知转移是慢性疼痛有效的辅助治疗手段。这些技术能帮助患者恢复自制力和自我照顾的能力。

**2. 疼痛控制的物理疗法**　如冷敷或热敷适用于肌肉和关节疼痛，各种按摩疗法和运动，对于中重度慢性疼痛的药物治疗有辅助作用，但对重度疼痛无效。

经皮电刺激神经疗法（TENS）治疗恶性疾病疼痛有一定效果，其缺点是衰减效应和突然终止效应。临床试验结果显示针灸治疗癌痛疗效不确定；回顾性数据分析提示针灸对于癌痛的控制都是短期的。

3. 当一般疼痛治疗方法或**椎管内镇痛**无效时，可考虑行神经烧灼。但此操作禁用于预期寿命较短或身体状况差的患者。

（1）**单侧脊髓切断术**是最有效的神经烧灼操作，尤其适用于肩部以下的单侧癌痛患者。脊髓丘脑束的射频消融术通常定位于 C1 ~ C2 水平。

经皮脊髓切断术后，75% 以上患者对侧的深部、浅部和内脏痛均可消失。镇痛时间只能持续几个月，几个月后可出现钝痛。成功的单侧脊髓切断术死亡率较低，运动无力和膀胱功能丧失的发病率也较低。但是，双侧脊髓切断常造成睡眠呼吸暂停、大小便失禁、性欲丧失和肌无力。

（2）**神经阻滞**对于疼痛局限于单个体神经或相邻神经的患者可有帮助（如开胸术后疼痛应用肋神经阻滞）。可用短效局麻药进行定位。

（3）**腹腔丛神经阻滞**对上腹部内脏痛患者的治疗有效率高达 85%，尤其是胃癌和胰腺癌。探针放置通常需在 CT 或透视引导下进行，也可通过内镜或开腹直视下完成。治疗前适当扩容以及术后 4 ~ 6 小时严密监测（补液是必需的）可预防操作引起的一过性低血压。

（4）**腰段交感神经阻滞**可用于骨盆内脏痛。该操作有时会影响括约肌紧张性和下肢肌力。

（5）**脊神经后根**进入区破坏可损伤后角神经元，适用于治疗非恶性疾病，如臂丛撕裂、截瘫和四肢瘫后疼痛、截肢后疼痛等。对带状疱疹后神经痛也有一定疗效。但该方法对癌痛的有效性尚需进一步研究。

脊神经后根破坏需在全麻下进行。准确的破坏定位（脊髓处）很难，却至关重要。身体状态差、出血体质、感染和心肺功能不良均属禁忌证。

（6）**颅内手术，**如延髓或脑桥切断术、丘脑切开术、扣带回切开术、垂体切除术很少使用。

## 二、口腔症状

### （一）化疗引起的口腔炎

见于细胞毒药物治疗后2~10天，也可于头颈部放疗过程中出现。症状通常在治疗完成后2~3周消失，但也可能持续更长时间。短时输注某种细胞毒素药物时（如甲氨蝶呤，氟尿嘧啶），可口含冰片、冰棒或口服谷氨酰胺制剂以预防口腔炎。

**1．加重因素** 包括口腔卫生不良（龈炎，义齿松动）、口干燥（症）、年龄或放疗（RT）相关性黏膜萎缩，以及需氧或厌氧菌感染。可并发念珠菌或疱疹病毒感染，与化疗引起的口腔炎相混淆。获得性免疫缺陷综合征（AIDS）和长期使用高剂量糖皮质激素的患者应高度怀疑念珠菌或疱疹病毒感染。

**2．症状和体征** 口腔炎通常最早被发现，原因是其对橘子汁、热食或辛辣食物较敏感。常见红斑进而发展成口疮性溃疡。严重情况病灶可进展为广泛溃疡和黏膜糜烂。白色念珠菌或疱疹病毒感染具有相似的表现，如果口腔病灶持续时间较长或通过特征性表现能够识别必须予以重视。

**3．口腔炎的治疗** 以下方法可以缓解症状：

（1）避免食用引发疼痛的食物。

（2）戒酒。

（3）吮吸棒冰和冷饮。

（4）经常用盐水或苏打水漱口。

（5）市售混悬液含漱。

1）溃疡性的：甘油，碳酸氢钠，硼酸钠。

2）酸性的：利多卡因，苯海拉明，山梨醇，碳酸钙制剂。

3）气雾剂：硫糖铝，盐酸苯海拉明糖浆和氢氧化铝。

4）胶浆：不含上述成分，宜用未稀释的原液。

（6）成分：15ml，每日4~6次。

1）30ml混悬液含盐酸苯海拉明（苯海拉明12.5mg/5ml），利多卡因胶浆（2%）和氢氧化铝。

2）混合30ml盐酸苯海拉明（12.5mg/5ml），60ml四环素或青霉素（125mg/5ml），45ml制霉菌素口服混悬剂（100 000U/ml），30ml 2%的利多卡因胶浆，30ml皮质醇悬液（10mg/5ml）和45ml灭菌水。

**（7）用法**

1）2%的利多卡因胶浆，10~15ml饭前含漱30秒，必要时每隔2小时重复1次。

2）硫糖铝（胃溃宁），1g每日4次。

3）阿片类，尤其是肠外阿片类或芬太尼噬菌体颗粒可能有效。酏剂可能无效，因为其含有酒精，能加重黏膜炎。

4）适当的抗微生物治疗细菌、念珠菌或疱疹病毒感染。

### （二）口干

**1．病因** 口干是头颈部放疗的并发症，但也可由常用药（如抗组胺药和阿片类）和经口呼吸引起。严重度依赖于暴露的唾液腺的大小、剂量和位置。照射能减少唾液的产生，改变酶的含量、pH 值和唾液的黏度。它能导致龋齿的发生。治疗手段如下。

**2. 口干的治疗**

**（1）保持**良好的口腔卫生和湿润性

**（2）阿米斯丁，**在照射前 15～30 分钟 200mg/$m^2$ 静注。接受治疗的患者，其 1 年内唾液的产生量会增加。不良反应包括恶心和呕吐，但是否对肿瘤本身有保护作用尚不清楚。

**（3）唾液替代品**（例如 Xerolube【氟化钠的商品名】、Salivart 口腔湿润剂、合成唾液喷雾）和 Biotene 口香糖。

**（4）匹罗卡品，**照射开始时 5～10mg 每日 3 次口服。禁用于青光眼或哮喘患者。

**（5）其他** 硬糖（例如：Life Savers、桂皮、柠檬糖）、无糖口香糖、方冰。

**（三）味觉改变**

表现为味觉敏感性减退（味觉减退）、味觉混乱（味觉障碍）或失去味觉（失味症）。肿瘤进展期的患者甚至在没有进行抗癌治疗时就失去对肉类的味觉。

**1. 味觉改变的原因** 包括肿瘤侵犯口腔，头颈手术和中枢神经系统（CNS）病变。其他原因包括牙齿的病理性改变，口腔卫生不良、内分泌因素（甲状腺功能减退，垂体切除术，肾上腺切除术）、口腔炎、口干、营养不良、药物、代谢紊乱。

**（1）化疗能引起味觉改变** 引起味觉改变的药物包括博来霉素、顺铂、吉西他滨、γ 干扰素、醋酸亮丙瑞林、他莫西芬、多西紫杉醇和依托泊苷。

**（2）放疗**能通过减少和改变涎腺分泌量来改变味觉。对甜味的敏感性影响最少，对苦和咸的敏感性影响最大。在 2 000 cGy 或更高的照射剂量时，味觉丧失迅速增加。味敏度能在20～60 天部分恢复。味觉可在放疗后 2～4 个月完全恢复。研究显示，放疗前 25mg 每日 4 次口服锌，可减少味觉减退的发生，但随后的对照试验并不支持这一结果。

**2. 味觉功能障碍**的处理包括

（1）保持良好的口腔卫生

（2）寻找能改变味觉的药物治疗方法，如两性霉素、别嘌醇、β-内酰胺类抗生素、洗必泰漱口剂和喷他脒。

（3）通过吃白肉，鸡蛋和乳制品来减少饮食的尿素含量（苦味）。

（4）通过浸泡肉类，用更多更强的调味剂，在室温或低温吃东西并饮用大量液体，可以掩盖含尿素食物的苦味。

（5）通过吃酸味食物（柠檬水、酸菜、醋）或酸的水果、柠檬糖、硬糖，有助于克服弱的味觉。

**（四）口臭**

发生在呼出气体混有呼吸道或胃肠道排出的臭味物质的情况下。确切的发生率未知。

**1. 口臭的原因** 包括口腔疾病、呼吸道感染、消化道疾病、代谢障碍（糖尿病酮症酸中毒、尿毒症、肝功能衰退）、药物（任何能引起口干的因素，化疗、RT、阿片类）和食物（大蒜、洋葱、肉和鱼）。

**2. 口臭的处理包括**

（1）保持良好口腔卫生和口腔湿润。

（2）用软牙刷轻刷舌面（尤其是舌的背面会聚集臭味细菌）。

（3）漱口剂，口香糖。

（4）适当治疗感染。

（5）如果有胃潴留使用胃动力药。

**（五）吞咽困难指的是难以将固体和液体从口腔送至胃**

**1. 吞咽困难的原因** 包括肿瘤浸润食管或食管纤维化、外部压迫、运动神经损伤、肿瘤侵犯脑神经、小脑损伤或神经肌肉功能不全。其他原因包括放化疗、药物（神经镇静药、抗胆碱能药物）、手术，合并症和肿瘤晚期相关症状（口干、念珠菌感染）。依据患者的预后选择治疗。肿瘤晚期和生存期短的患者不适于静脉（静滴）或管饲。对于新诊断的患者或疾病进展缓慢者，可选择以下方法：

**2. 吞咽困难的处理** 当治疗和喂饲的目标达成一致后，可能的治疗手段如下：

（1）利用吞钡透视和纤维内镜对任何原因造成的**误吸进行评价**。语言治疗学家可与营养医师合作设计出一套合适的摄食方案，以保证吞咽安全以及摄入充足的能量。

**（2）缓解食管癌引起的食管梗阻**。

**（3）如果食管支架梗阻**，患者应该饮少量的水，并每隔30分钟服用稀释的过氧化氢。另外，导管也可以用可乐冲洗。

**（4）放疗所致的狭窄**应在有经验的胃肠病学家的指导下逐渐扩张。抗反流食物疗法或减少胃酸分泌（法莫替丁10mg每日2次，或奥美拉唑20～40mg每日晨服连服4周）可能有效。

**（5）唾液生成过多** 抗胆碱能药，明矾漱口剂或涎腺辐射（400～1 000 cGy）可用于治疗由食管完全阻塞所致的流涎过多。

（6）化疗或放疗期间的**短期营养支持**能通过管饲实现。高龄，CNS疾病和低血白蛋白患者早期死亡率较高，不适合管饲。

## 三、恶心和呕吐

**（一）病因**

**1. 鉴别诊断** 恶心和呕吐是肿瘤患者细胞毒化疗最常发生的毒副反应。引起恶心呕吐的其他原因包括颅内压升高、焦虑、肠梗阻、便秘、阿片类药物、RT、良性胃病，代谢异常（高钙血症、肝肾衰竭）、自我调节功能失常和其他药物（如NSAIDS和地高辛）。

**2. 极易引起呕吐**的细胞毒性药物包括顺铂、放线菌素D、蒽环类抗生素、卡巴咪唑、亚硝基脲、氮芥和高剂量的环磷酰胺（见附录B-1）。化疗所致的恶心呕吐的机制不是很清楚，但通常是由CNS介导，某些药物可能有外周活性。化疗诱导的急性呕吐通常发生在治疗后1～2小时，常在24小时后缓解。亚急性呕吐发生在化疗后 9～18 小时。迟发呕吐发生在顺铂给药48～72 小时后（尤其是剂量大于等于 100mg/m$^2$ 时），1～3 天缓解。环磷酰胺也能引起迟发性恶心呕吐。峰值出现在给药后近 24 小时。

3．**心理和行为因素**可能诱导或调节呕吐。患者在静脉输液开始时或看到注射器、甚至是在周期性化疗当日离家前，还未应用化疗药物时也会发生呕吐（预期性呕吐）。另外，对于有长期大量酗酒史的患者，呕吐反而容易控制。

**（二）恶心和呕吐的治疗**

1．**呕吐的预防**　预防恶心和呕吐最好选用足量的止吐药，尤其当应用已知的能够诱导呕吐的化疗药时。

（1）**5-羟色胺受体阻断剂**能与 5-羟色胺 3 型受体（5-HT）结合，可用来预防高催吐药物产生的呕吐。单用 5-HT3 阻断剂可使 60% 患者呕吐完全控制，75% 患者的呕吐基本控制。

1）**剂量**　下列药物的疗效相似，加用皮质激素能增加其疗效，在化疗前 30～60 分钟给药。①昂丹司琼（枢复宁），8 或 32mg 静滴（0.125mg/kg）；②格拉司琼（凯特瑞），0.01mg（10mcg）/kg 静滴或 1mg 口服；③多拉司琼，100mg 静滴或口服；④帕洛诺司琼，0.25mg 静滴超过 30s，用于急性和迟发性恶心和呕吐。

2）**副作用**是轻度头痛、便秘和一过性的转氨酶升高。无锥体外系副作用。

（2）**甲氧氯普胺**（灭吐灵），普鲁卡因胺衍生物，同时作用于中枢（作为多巴胺阻断剂作用于催吐化学感受区）和外周（通过刺激胃和小肠的运性防止胃潴留和扩张）。大剂量时甲氧氯普胺亦能阻断 5-HT 受体。

1）**剂量：**1～3mg/kg 静滴每 2 小时一次，分 2～6 次给药。

2）**副作用**包括轻度镇静、锥体外系反应（多见于年轻患者）、静坐不能（坐立不安）和腹泻。给予劳拉西泮、苯海拉明和皮质激素可预防此类并发症。

（3）**皮质激素**或与 5-HT3 阻断剂联用对化疗诱导的呕吐有效，推荐剂量如下：

1）地塞米松，10～20mg 静滴分 1～2 次给药。

2）甲基氢化泼尼松，125mg 静滴分 1～2 次给药。

（4）**劳拉西泮**（氯羟安定），1 或 2mg 静滴或每 3～6 小时舌下给药 1 次，对于应用致吐性化疗药，或顽固性或预期性呕吐的患者效果显著。药物的遗忘效应有助于治疗呕吐。

2．**治疗恶心的药物**

（1）**大麻素，**四氢大麻酚（THC）是大麻主要的活性成分，能缓解某些对其他止吐药无反应患者的恶心呕吐。老年患者慎用此药，所有心血管或精神患者禁用。大麻素疗效不及 5-羟色胺抑制药，并且药物副作用较多。

1）**剂量：**①**THC，**2.5～10mg 每 3～4 小时口服，疗效等同于屈大麻酚 2.5、5.0 和 10mg 的胶囊；②**大麻隆**是大麻素的一种。现已被 FDA 批准用于传统的止吐药治疗无效的患者。剂量为 1mg 每日 2 次口服至 2mg 每日 3 次口服，于化疗开始前 1～3 小时应用。

2）**副作用**包括直立性低血压、镇静、口干、共济失调、头晕、欣快感和烦躁不安。年轻患者的止吐效应与欣快感明显相关。

**（2）东莨菪碱** 贴剂每3天更换。

**（3）酚噻嗪类**

1）丙氯拉嗪，5～20mg 口服每4～6小时1次。

2）甲哌硫丙嗪（吐来抗），10mg 每日3次口服。

**（4）氟哌啶醇，**0.5～1.0mg 口服每4～12小时1次。

**（5）甲氧氯普胺**（灭吐灵），10～20mg 口服每6～8小时1次（怀疑胃潴留时应用）。

**3. 迟发性呕吐** 发生在治疗后1～2天，最常见于应用高剂量的顺铂，不易治疗。可尝试如下治疗方法：

**（1）地塞米松单用：**8mg 每日2次，口服，连服2天，然后4mg 每日2次连服2天。

**（2）甲氧氯普胺：**0.5mg/kg 每日4次口服连服2日，联用地塞米松。

**（3）枢复宁，**4或8mg 每日2次～每日3次口服，联用或不用地塞米松。

**（4）阿匹坦**是NK-1受体阻断剂，阻滞P物质，能减少20%延迟性恶心和呕吐。连用3天，同时应用5-HT3阻断剂和地塞米松。第一天化疗前125mg 口服，化疗第二和第三天80mg 晨服。

**（5）帕洛诺司琼**（见以上剂量）。

**4. 预期性呕吐**很难缓解。首次化疗时，预防呕吐是防止预期性呕吐的最好方法。止吐药应足量，化疗应尽量晚上进行。症状可通过以下方法得到改善：

（1）镇静，包括抗组胺类或苯二氮䓬类。

（2）由有经验的心理学家催眠。

（3）积极的肌肉放松，包括积极的张力训练学会放松，进而松弛特定的肌群。

（4）认知分散转移。

（5）松弛训练。

（6）条件反射（如患者可在不同于他们通常的治疗地点和时间进行治疗）。

## 四、结直肠症状

**（一）便秘 晚期肿瘤患者普遍存在便秘。表现为排便用力、硬粪、便次减少和腹部不适。**

**1. 便秘的原因包括**

（1）与肿瘤直接相关的原因如肠梗阻、脊髓压迫和高钙血症。

（2）与肿瘤继发效应有关的原因如虚弱、活动减少、迷惑、抑郁、脱水和缺乏隐私。

（3）药物 如阿片类、抗胆碱能类（抗抑郁药）、抗酸药、抗惊厥剂（卡马西平）、止吐药（5-HT3抑制剂）、化疗药（如长春新碱和沙利度胺）、滥用缓泻药、造影用口服钡剂。

（4）合并症 如糖尿病，甲状腺功能减退、肛管功能紊乱和憩室炎。

**2. 肿瘤患者便秘的评估** 需要进行直肠检查。如果存在硬便，应使用粪便软化剂，有时也需人工辅助。如果存在软便，则需应用刺激性药物。如果无便，宜使用刺激的药物。研究显示最好的办法是联用软化剂和刺激性药物。可行腹部影像学检查来排除肠梗阻。

3. **预防措施**包括运动、水化、膳食纤维和保留患者的隐私。回顾患者的用药史，列出可能导致便秘的药物。

4. **供选择的制剂**

(1) **大部分药物**（如欧车前亲水胶，车前草）作用是使便正常化而不是真正的缓泻药。必须同时饮用足够的水，否则，黏性物质会形成引起梗阻，而且其药味道难以接受。对于严重便秘的有效性尚未确立（我们不用这些试剂）。

(2) **粪便软化剂，**硬便时应用，包括

1）多库酯钠：50mg 和 100mg 胶囊。

2）多库酯钙：50mg 和 240mg 胶囊。

(3) **肠刺激剂，**软便时应用，包括

1）番泻叶，番泻苷：8.6mg 片剂（或糖浆）；初始剂量是 15mg 睡前服用。

2）双醋苯啶，5mg 片剂，10mg 栓剂；初始剂量是 10mg 口服睡前服用。

(4) 市售的**复合制剂**包括番泻苷和多库酯钠（Senokot-S），鼠李蒽酚和多库酯钠（Peri-Colace），二羟蒽醌和多库酯钠（Doxidan）和其他药物。

(5) **润滑性缓泻药**对于慢性便秘作用较小，主要适用于急性嵌塞。

1）**石蜡油，**可作为灌肠剂。

2）**液状石蜡，**10ml 每天口服 1 次。

(6) **渗透性缓泻药，**其作用是使液体进入肠内。

1）**乳果糖**（乳醛糖），初始剂量是 15～20ml 每日 2 次。

2）**盐类泻剂**通过渗透作用使液体进入肠腔，使钠超负荷，不应用于肾衰的患者。例如氢氧化镁（镁乳），枸橼酸镁和磷酸钠（辉灵磷酸钠盐口服溶液）。

(7) **直肠缓泻药**是未稀释的，但通常疗效较好。作用机制与口服试剂类似。包括：

1）**直肠润滑缓泻药，**如油剂保留灌肠法，适合于粪便嵌塞。

2）**渗透缓泻药，**如甘油栓剂。

3）**盐类泻剂，**如辉灵磷酸钠盐灌肠液。

5. **预防和控制麻醉诱导的便秘**　接受麻醉药常规剂量（或神经毒性化疗药如长春新碱）的患者应该仔细询问肠道蠕动情况。鼓励多喝水（如水、梅子汁、咖啡），多吃谷类食物。

上述方法联合粪便软化剂通常不够，然而加大药物剂量时患者很少耐受。粪便软化剂和肠刺激剂联合使用，平行增加剂量被推荐用于预防阿片所致的便秘。注册商标的药物（如 Senokot-S，Peri-Colace）费用是普通制剂的 10 倍。

(1) 所有开始使用阿片类药物的患者应该在睡前服用番泻叶或双醋苯啶。患者睡前给予 2 片番泻叶。

(2) 如果症状未缓解，则应将剂量增加到 2、3 或 4 片每日 2 次或 3 次，或改用双醋苯啶，2 片睡前口服（或如果需要每日 3 次）。如果需要加用山梨醇，15～30ml 每日 2 次。重新评价引起患者便秘的其他原因。

（3）如果上述措施无效，可考虑盐类泻剂。

（4）阿片诱导的便秘对缓泻药抗拒的患者，可以口服纳洛酮，甲基纳曲酮和促运动剂，如皮下应用甲氧氯普胺。口服纳洛酮能逆转阿片诱导的便秘而无戒断症状，因为口服存在肝脏首关效应，血浆浓度降低。建议初始剂量为：

1）**口服纳洛酮，**0.8mg 口服每日 2 次。每 2～3 天增量，监测缓泻效应和戒断症状。

2）**甲基纳曲酮和爱维莫潘**（Entrareg）对于阿片诱导的肠道综合征的疗效还在评估中。

3）**甲氧氯普胺，**10mg 皮下注射每 6 小时 1 次。

**（二）直肠分泌物**

可由痔疮、粪便嵌塞、肿瘤、放射性直肠炎和各种直肠瘘引起。找出原发病因后，用皮质激素栓剂或保留灌肠减少抑制炎症。注意保护会阴和外生殖器的皮肤，保持局部清洁（不用肥皂）和干燥。

**（三）肠皮肤瘘**

处理方式同外科吻合口，可行结肠造口术或回肠造瘘术。确保由造瘘口专家来指导治疗。

1. 瘘管周围皮肤的迅速破坏限制了造瘘袋在皮肤表面的附着。皮肤必须保持清洁，用或不用温和的肥皂水清洁皮肤。去污剂和消毒剂能加重皮肤的破坏。局部炎症可用糖皮质激素乳膏（不是软膏），感染部位可用三重抗菌乳膏。一些封闭剂可用于保护皮肤，防止分泌物的排出，包括新型塑料罩和喷雾剂如安舒妥，前者能允许空气接触皮肤但液体不能。

2. 通过逆行性钡试验评估肠道解剖结构，如果粪便体积不大，有时可将尿管置于吻合口处。导管可作为暂行方法，直到受损的皮肤充分愈合后，选择结肠造口术。

**（四）远端结肠和直肠瘤瘘**

累及膀胱和阴道，最好的处理方式是近端结肠造口术。它能阻断所有的引流，允许炎症组织逐渐愈合。

**（五）化疗所致的腹泻（chemotherapy-induced diarrhea，CID）**

可使患者虚脱，甚至有生命危险。含氟尿嘧啶或伊立替康的方案发生 CID 的风险明显增加。腹泻的原因很可能是一个多因素的过程，它能导致小肠吸收和分泌失衡。伊立替康引起急性和迟发性腹泻。急性腹泻的本质是急性胆碱能综合征，发生在 24 小时内，阿托品治疗有效（0.25～1.0mg 静滴）。迟发性腹泻发生在治疗后3～11 天。

阿片氯苯哌酰胺和苯乙哌啶常用于治疗 CID。这些药物能减少肠蠕动进而减少腹泻的发生。NSAIDS、可乐定和赛庚啶能控制合并有肠道炎症、支气管癌和类癌瘤综合征的腹泻。善得定能有效控制合并有胰岛细胞癌、艾滋病和其他分泌腹泻综合征导致的腹泻。善得定亦能控制严重的 CID，但最适剂量和作用时间尚未确定，而且价格昂贵。CID 的治疗研究多数为无对照研究。建议如下：

1. **忌食下列食物：**牛奶和乳制品、辛辣食物、酒精、咖啡因、洋李子和橘子汁，高纤维食物和高脂肪食物。

**2．忌用下列药物：**缓泻药，软便药，促动力药（甲氧氯普胺，西沙比利）。

3．持续性腹泻或重度腹泻的患者应**化验粪便**，查便白细胞和病原微生物，并给予相应的治疗。

**4．轻度腹泻**【国立癌症研究所（NCI）1 级和 2 级；详见附录 B-2】。

（1）观察和纠正体液失衡和电解质紊乱。

（2）氯苯哌酰胺，给药初始剂量 4mg，之后 2mg 每 4 小时 1 次。如果腹泻持续存在，剂量增至 2mg 每 2 小时 1 次。

（3）善得定，100 ~ 150mcg 皮下注射每日 3 次，用于高剂量氯苯哌酰胺治疗耐药的患者。治疗持续到腹泻缓解。

**5．严重腹泻**（NCI3 级和 4 级，详见附录 B-2）

（1）严重脱水、血便或腹痛的患者应住院治疗。

（2）善得定，100 ~ 150mcg 皮下注射每日 3 次，用药直至腹泻消退。合理增加用量 50mcg/次直到腹泻控制。剂量升至2 000mcg 皮下注射每日 3 次，用药 5 天对于 CID 是安全的。

## 五、尿路相关症状

### （一）排尿困难（Dysuria）

**1．病因**　膀胱或尿道口炎症。

**2．排尿困难**的处理包括治疗感染

（1）苯偶氮吡胺，100 ~ 200mg 口服每日 3 次。

（2）阿米替林，25 ~ 50mg 口服睡前服用（尤其是间质性膀胱炎）。

### （二）膀胱痉挛

**1．病因**　肿瘤引起的膀胱刺激，放射后纤维化、内置导管、膀胱炎或焦虑。

**2．膀胱痉挛的处理**　膀胱炎可用抗生素治疗，如果放置导尿管，可定期更换导管和膀胱冲洗。药物选择如下：

（1）黄酮哌酯（Urispas），200 ~ 400mg 口服每日 4 次。

（2）氯化羟丁宁，5mg 口服每日 3 次或每日 4 次。

（3）非甾体抗炎药据报道有效。

（4）硫酸莨菪碱

1）0. 125mg 片剂（Levsin），1 或 2 片口服或 SL 每 4 小时 1 次。

2）0. 15mg 片剂（Cystospaz），1 或 2 片口服每日 4 次。

3）0. 375mg 缓释胶囊（硫酸莨菪碱舌下片），1 粒每 12 小时 1 次。

（5）颠茄 - 阿片栓剂，每 4 小时 1 次。

（6）丙胺太林（Pro-Banthine），15mg 口服睡前服用，或每日 2 次。

（7）阻断腰交感神经丛可有效控制难治性膀胱痛。

### （三）尿等待（Urinary hesitancy）

**1．病因**　恶性或良性前列腺肿大、膀胱颈受压，骶前神经丛病变、药物、膜内阻滞，膀胱去神经手术、直肠负荷、排空不能和无力。

**2．排尿困难的处理** 查找特异的原因，通常需导尿。下列药物可能有效：

（1）盐酸特拉唑嗪，1～10mg 口服，睡前服用。

（2）氨甲酰甲胆碱，10～30mg 口服，每日 2～4 次。

**（四）肿瘤引起的尿道梗阻**

**1．病因**

**（1）上尿道梗阻**可由肿瘤、狭窄、结石、血凝块和腹膜后纤维变性引起。

**（2）下尿道梗阻**可由肿瘤、良性前列腺肿大、血凝块、结石、感染、狭窄、粪便嵌塞、抗胆碱能药物的副作用引起排尿不能和神经源性疾病。

**2．尿道梗阻的处理**

**（1）下尿道梗阻的治疗**主要依赖于疾病的分期，包括在尿道或耻骨上方放置导尿管。肿瘤相关性梗阻可行手术、放疗或内镜切除治疗。

**（2）上尿道梗阻**可行肾盂引流、膀胱镜放置支架或肾盂引流管放置支架。

（3）对于极度虚弱无法承受侵袭性操作的患者，支持治疗成为首选。

**（五）尿液颜色改变**

可由食物和药物引起，常不必担心，除了诱发焦虑的患者。

**1．粉色或红色尿液：**甜菜、黑莓、大黄、阿霉素（多柔比星）、酚酞（Ex-Lax）、番泻叶、药鼠李皮、丹蒽醌（如黄酚酞和多库酯钙胶囊剂）、去铁敏（除铁灵）、氯唑沙宗片（Paraflex）、酚噻嗪系、苯偶氮吡胺（Pyridium）。

**2．棕色或黑色尿液：**非那西汀、水杨酸盐、甲硝唑（灭滴灵制剂）、呋喃妥因、氯喹、奎宁、磺胺类药物、左旋多巴、甲基多巴（爱道美）、右旋糖酐铁。

**3．蓝色或绿色尿液：**次甲基蓝、食物着色和其他染色、核黄素、吲哚美辛、阿米替林、丹蒽醌、盐酸米托蒽醌。

**4．黄色：**羟基丁二酸盐（Sutent）。

## 六、呼吸系统症状

**（一）咳嗽**

**1．病因**

**（1）气道刺激**可由干燥空气、气道肿瘤、外部压迫、声带麻痹、咽反射减少、瘘管、胃食管反流引起。需注意有无感染，合并用药［如血管紧张素转化酶抑制剂（ACEI）］和痰量过多。

**（2）肺部病理**如感染、淋巴管性癌病、放射性肺炎、COPD、肺水肿和胸膜或心包积液。

**（3）膈肌、胸膜或心包刺激。**

**2．根据病因对咳嗽进行治疗**

**（1）一般方法**包括患者的体位和空气加湿。

**（2）抗生素**用于治疗感染。

**（3）支气管痉挛**可用支气管扩张剂。

**（4）引流**可以通过理疗和体位性引流进行。

**（5）雾化吸入和喷雾剂，**或药物如乙酰半胱氨酸（痰易净）能使黏液变得稀薄。

**(6) 镇咳药**包括：

1) **阿片类，**如可待因、二氢可待因酮、MS和二氢骨螺碱，疗效相当。

2) **苯佐那酯，**100mg每4小时1次。

3) **局部麻醉药，**如利多卡因吸入。根据经验决定给药剂量，初始剂量是5ml 2%的利多卡因每日4次，喷雾。

4) **右美沙芬**（愈创甘油醚）。

5) **吸入β2激动药**或抗胆碱能药物如异丙托铵，用于支气管部分。

6) **难治性**的病例可予镇静治疗（地西泮）。

**（二）呃逆**

**1. 病因**

(1) 肿瘤浸润、膈下脓肿或积脓、肝肿大和腹腔积液刺激膈肌引起呃逆。

(2) 纵隔肿瘤累及膈神经。

(3) 任何原因引起的胃胀。

(4) 尿毒症，食管炎或脑肿瘤。

(5) 药物，如地塞米松和巴比妥类。

**2. 呃逆的治疗**

**(1) 家庭疗法种类较多，**通常与咽部刺激有关。方法包括：吃两茶匙砂糖，喝两杯酒，颈部过伸时在后背上放一把冷钥匙，鼻咽管，或者是患者用手指堵住双耳同时用吸管喝一杯冷水。

**(2) 减少胃潴留：**鼻胃插管法，薄荷水（放松食管括约肌）或抗胃肠胀气药（二甲硅油）。

**(3) 屏气或用纸袋呼吸**诱发高碳酸血症。

**(4) 潜在有帮助的药理学方法：**

1) 巴氯芬（力奥来素），5~20mg口服每6~12小时1次（随机、安慰剂对照研究证实）。

2) 氯丙嗪（Thorazine），25~50mg口服或静滴每6小时1次。

3) 甲氧氯普胺（灭吐灵），10~20mg口服每4~6小时1次。

4) 硝苯地平，10~20mg口服每8~12小时1次。

5) 苯佐那酯（苯佐那酯软明胶胶囊），100mg每日4次。

6) 奥坦西隆，8mg口服每日3次或静脉推注。

7) 抗惊厥剂：苯妥英、酰胺咪嗪、丙戊酸。

8) 刺激剂：苯异丙胺、哌醋甲酯。

**（三）呼吸困难**

**1. 原因**

**(1) 肿瘤**所致气管或支气管梗阻。

(2) 肺组织或支气管的**感染**。

**(3) 功能性肺组织减少，**如肺叶切除、恶性胸腔积液、栓塞。

**(4) 通气活动减少：**虚弱、胸壁无力、膈肌抬高、腹腔积液、肝肿大。

**（5）心血管原因，**如充血性心力衰竭、心肌病、心包积液。

**（6）其他：**贫血、焦虑。

**2．呼吸困难的治疗**

（1）低氧血症的患者吸氧有效。

（2）阿片类药物对 COPD 或进展期肿瘤患者疗效确切。

（3）阿片类喷雾剂疗效有争议。

（4）焦虑患者可使用地西泮。

（5）皮质醇激素适用于淋巴管转移癌的患者。

（6）如有指征，可选择支气管扩张药。

（7）患者应选择合适的体位，保持通风。

**3．呼吸恐慌的处理**　与合用阿片药和抗焦虑剂有关。吸氧可能对低氧血症的患者有益。

**4．临终喉鸣的处理**　由于患者虚弱不能排痰所致，治疗包括：

（1）左侧卧位。

（2）莨菪碱贴剂（Scopolamine），口服 1.5mg 每 72 小时 1 次。

（3）东莨菪碱，0.2～0.4mg 皮下注射每 2～4 小时 1 次。

（4）丁溴东莨菪碱，20mg 皮下注射每 2～4 小时 1 次（美国未上市）。

（5）阿托品，0.4～0.8mg 皮下注射每 2～4 小时 1 次。

（6）吸痰使患者产生不适，尽量少用。

## 七、皮肤疾病

### （一）瘙痒症

**1．病因**　一般瘙痒症可由如下因素引发：

（1）疥疮，皮肤干燥易脱落，或其他原发性皮肤疾病

（2）胆道梗阻

（3）副肿瘤综合征、淋巴瘤、皮肤转移瘤

（4）肾衰

（5）药物，如阿片类、苯异丙胺、椎管内的吗啡

（6）药物过敏反应

（7）自身免疫性疾病（全身性红斑狼疮、Sjögren 综合征）

（8）铁缺乏症、真性红细胞增多症、系统性肥大细胞病

（9）甲状腺疾病，甲状旁腺功能亢进症

（10）精神因素

**2．瘙痒症的处理**　控制肿瘤可缓解瘙痒。应停用引起过敏反应的可疑药物。使瘙痒感增加的因素包括脱水、发热、焦虑和厌烦。

**（1）患者的指导**　告知患者避免酒精涂擦、穿毛织品或频繁洗澡而引起皮肤损伤。过度洗澡，尤其是用洗涤剂和热水，可导致皮肤干燥，引起皮肤瘙痒。鼓励使用婴儿油、橄榄油、羊毛脂、温和的软膏、润滑膏或凡士林。每次洗澡或淋浴后皮肤应涂抹油剂，毛巾擦干后涂药。停用肥皂，避免出汗过多。

**（2）局部治疗**　含樟脑和薄荷脑的润滑药（Sarna lotion），石炭酸或丙吗卡因（PrameGel，Pramosone 或 Aveeno anti-itch）能够起效。冷敷法和燕麦洗浴有助于治疗。局部类固醇，如氢化可的松，1% 或 2.5%，和氟羟泼尼松龙 0.1% 有效，要求充分覆盖受累的皮肤。

**（3）口服用药**包括抗组胺剂、抗焦虑剂、皮质激素和抗抑郁药。

**（4）特殊治疗：**

1）纳洛酮用于椎管内吗啡相关性瘙痒症的治疗。

2）消胆胺（4g 口服每 6 小时 1 次）用于胆汁淤积的瘙痒症。

3）甲基睾丸酮（25mg 口服每 8 小时 1 次）用于胆汁淤积的瘙痒症。

4）支架和抗肿瘤治疗用于肿瘤相关的胆汁淤积。

5）局部和全身类固醇用于炎症性皮肤疾病的治疗。

6）真性红细胞增多症所致的瘙痒症对原发病治疗和 $H_2$ 阻断剂有反应。

7）淋巴瘤相关的瘙痒症对皮质激素和原发病治疗有反应。

8）荨麻疹对抗组胺类和皮质激素有反应。

**（二）危重患者预防性皮肤保健对患者的舒适感极为重要。**

下面是相关建议，摘自 Twycross RG and Lack SA. Therapeutics in Terminal Cancer. London：Pitman，1984.

**1. 分散压力以预防压疮**

（1）在家中，将宿营床垫注入水代替空气制成水床。

（2）对于使用轮椅车的患者，可使用气垫或装蛋箱的泡沫。

（3）肘和足跟垫、羊皮垫、氨基甲酸乙酯泡沫、枕头和床上支架可能有效。

（4）经常翻身或变换体位。

（5）对于终末期患者即使进行周到细致的照料有时也无法预防和治疗压疮。恶病质，皮肤萎缩，大小便失禁和活动造成的疼痛也是一些促发因素。在这种环境下压疮多无法预防或治疗，而细心和有责任的护士通常寻求医师来确认。

**2. 提供最佳的湿度和卫生条件**

（1）干燥、脆弱的皮肤避免使用肥皂，破损区避免涂抹乳膏和软膏，避免创伤（束缚、捆绑等等）。

（2）正常皮肤用温和肥皂清洗，轻拍皮肤至干燥，用温和的乳膏进行轻柔地按摩，并用凡士林涂抹在肘部和足跟部。

（3）干性的皮肤可以使用细腻的滑石粉。

（4）刺激性的皮肤可以使用硅酮喷雾。

（5）要经常换床单。

**（三）脱发**

**1. 原因**　头皮照射和应用一定的细胞毒药物可导致明显的脱发。脱发于治疗开始后的 2～3 周出现。通常在治疗停止后头发可再生。化疗药引起脱发的相对危险度详见附录 B-1。

**2. 治疗**

**（1）情绪支持**　应预先告知患者。应公开而同情地谈论脱发，脱发的重要性在于它与治疗的潜在益处相关联。告知患者特殊药物导致脱发的风险，解释脱发发生在头皮瘙痒或疼痛之前，而且再生的头发通常是卷曲的。

(2) **假发**应在秃头明显时（或之前）使用。赞美患者戴假发的形象（如果真实）有助于患者尽快适应。

(3) **其他方法** 建议戴帽子和鲜艳的围巾，使用软毛刷，温和的洗发剂和光滑的枕套。不建议使用吹风筒、热卷发器，避免头皮暴露于太阳。

## 八、坏死有臭味的肿块

### （一）发病机制

肿块进行性生长可能侵蚀其上面的皮肤，形成溃疡。中心坏死的肿块可以形成并释放恶臭的多胺，如腐胺和尸胺。这些多胺可以起反应并黏附到几乎它们接触的任何东西，包括皮肤，衣物和医疗设备，在室内留下残余物的臭味。如果肿块被厌氧菌感染，臭味会更大。患者自己往往不会注意到气味，而臭气却使其他人难以入室。当探视人员离开，气味留在他们的衣服和皮肤上，最终导致患者与其他人隔绝。

### （二）治疗

1. RT 大肿块可能侵袭上面的皮肤，应该通过照射来预防皮肤受到破坏。
2. **截肢术**可用于对 RT 或化疗无缓解的肿瘤（如肢端被肉瘤侵蚀）。
3. **皮肤转移**局限在身体的一个小范围内，可行局部切除术，然而容易复发。
4. 适当应用化疗或内分泌疗法治疗**原发肿瘤**。
5. **局部照料。**

(1) **使用吸收性好、不粘连的敷料，**并且要经常更换。藻（朊）酸盐能吸收渗出物。

(2) **肿瘤出血**可用止血剂敷料，如在更换敷料前用 Mepitel 或 1∶1 000 肾上腺素溶液涂于肿瘤表面。

(3) **冲洗** 坏死的肿块和瘘应该用大量的 3% 过氧化氢充分冲洗至少每日 3 次。

(4) **操作者需配戴手套，**将浸润了 1% 硝酸银溶液的大纱布垫敷于坏死区，每 1～2 天换药 1 次，以减少渗出和气味。但是吸收的银可能引起肾脏损害。

(5) **实际上蛆能清除坏死组织。**然而，尽管患者大多不会注意到伤口生蛆，但医师、护士和探视人员常难以忍受。通常可用浸润大量乙醚的纱布敷于创口，而溃疡深区的纱布可卷曲置放。但需要注意的是，如果停用乙醚，蛆会快速地复生。

6. **控制气味的方法**

(1) 把肿瘤恶臭的患者**隔离**在单独的房间，使用风扇通风换气。正常的皮肤应该保持清洁，发臭的肿块应进行覆盖。

(2) 同样可以应用**房间除臭剂**。除臭香料应该每隔几天更换 1 次以免工作人员形成条件反射，使他们闻到除臭剂的气味时会迅速联想到坏死肿瘤的恶臭味。

(3) **甲硝唑，**250～500mg 每日 4 次，可能会有效，尤其是厌氧菌感染。压碎的甲硝唑片剂放在浸湿的纱布上可以局部应用。

(4) **水溶性叶绿素，**22% 叶绿素－铜复合物溶于等渗溶液中，是名副其实的除臭剂，可以直接倾倒在坏死组织上。

（5）护理人员应该**穿戴一次性的防护大衣和手套**。

## 九、发热

### （一）病因

肿瘤热的诊断是一种排除法。能发生在任何恶性肿瘤的病程中，但尤其多见于下列疾病：

1. 淋巴瘤和骨髓增生障碍
2. 腹膜后的肿瘤
3. 肝转移癌
4. 肝细胞和肾细胞癌
5. 胃癌和胰腺癌
6. 骨肉瘤

### （二）治疗

1. 控制原发肿瘤（如果可能）是最有效的方法。
2. 阿司匹林和对乙酰氨基酚可交替使用，必要时每2小时1次。
3. 吲哚美辛，25～50mg口服每日3次，通常有效。
4. 皮质激素可能有效，但通常不用。

## 十、淋巴水肿可定义为淋巴液生成超过运输能力

大多数是由淋巴回流阻塞引起的，也存在血管受损的因素。

### （一）高危患者

1. 淋巴结切除和RT的乳腺癌患者
2. 淋巴结切除的黑色素瘤患者
3. 手术或全盆照射的前列腺癌患者

### （二）类型

1. **急性，短暂和轻度型**，发生在手术后几天。
2. **急性和疼痛型**，发生在手术后4～6周，由急性淋巴管炎或静脉炎所致。
3. **类丹毒形成**，发生在小的损伤后并发慢性水肿。
4. **隐匿和无痛型**，是最常见的形式。无红斑，可见于初始治疗后的几年。

### （三）评估

1. 进行水肿分类。
2. 水肿对患者的功能影响如何？评估抑郁。
3. 检查脉搏，感觉和运动功能，记录四肢尺寸。

### （四）淋巴水肿的治疗

1. 教育患者任何部位受损，渗出或红斑都要告知医师。避免用患肢提重物，避免热水浴和桑拿浴，避免肢体切伤和烧伤，做园艺时要戴手套，避免患肢静脉穿刺和测量血压，锻炼或旅行时要戴加压的手套。教会患者做自我按摩。

2. **人工淋巴引流**包括轻柔按摩患肢以使水肿液通过淋巴网引流至功能淋巴结。按摩后可使用弹力长袜。

3. **肢端泵**可能有效。

4. **锻炼和抬高患肢**有益无害。

5. **抗生素**治疗感染。

6. **利尿剂**对于明显的血管因素出现的病例可能有效。

7. **皮质激素**对于淋巴结肿大造成的水肿有效。

## 十一、静脉通路问题

### （一）静脉通路不良患者的化疗

1. **改用口服试剂**。很多化疗药可以口服吸收，尽管不是很完全。

2. **静脉寻找困难**的患者可以通过下列手段解决。

（1）悬起手臂至心脏水平下（用湿热的毛巾包裹，用止血带轻轻加压）10分钟。

（2）应用血压计袖套使其压力处于收缩压和舒张压之间。紧的止血带无效。

（3）在其他部位寻找静脉，如上臂或下腔。

（4）建议患者在治疗前一天多喝水，治疗当日穿毛衣保持手臂温暖。

（5）静脉穿刺前，热敷穿刺部位。

3. **静脉训练** 指导没有可穿刺静脉的患者坐在椅子上，手臂抬高至心脏水平下，挤压网球，弹力球或家用的海绵球，每日3次，每次10分钟或到疲劳为止。手臂可用热毛巾包住。

4. **其他寻找静脉通路的方法**包括动静脉瘘和右心房硅胶导管。

### （二）肝素封管

充填器，短导管可用于间断静脉输液的患者。导管定期用肝素冲洗。

### （三）动静脉瘘

无可穿刺静脉且预计生存期尚可的患者可建立动静脉瘘。通过旁路输注黏稠溶液会促进血栓形成。

### （四）皮下输液

脱水患者很难静脉输注，可以采用安泰乐体腔冲洗灌注。150U的透明质酸酶可以通过21G注射针以一个小角度插入股内侧，然后再深入3～6cm达皮下组织，但发炎或肿瘤区域禁止注射酶类。林格乳酸试液和矿物添加剂可以100～150ml的速率给药。

### （五）中心静脉置管

聚合的硅酮橡胶导管通过头静脉插入右心房，它能提供持续的静脉通路，用于输注静脉液体，血液制品和药物以及静脉抽血。可行的置入方式包括体外和皮下。

1. **无功能导管通常**是由右房壁或血块阻塞导管尖端所致。重新摆放患者的体位通常能使导管脱离心房壁。如果有疑问，可摄片以确定导管尖端的位置。

（1）肝素 1∶1 000溶液3ml通过结核菌素注射器注入以提供额外的压力。在冲洗前放置15到60分钟。重复操作四次或到成功为止。

（2）尿激酶 5 000IU（尿激酶“开放导管”）如果怀疑血栓，也可应用。

（3）将尿激酶直接注入无功能导管也能溶解血块。剂量是40 000U/小时，1～

12 小时。观察 48 小时患者出血情况。

（4）另外也应用阿替普酶，一种溶解局部纤维的组织纤维蛋白溶酶原激活剂，采用重组 DNA 技术制成。当以 0.5～1.0mg/小时的剂量滴入导管时，预计在停药 30 分钟内循环药物浓度达到内源性循环水平。

**2. 并发症** 导管相关性死亡罕见。导管分离（如外置导管）、感染和血栓常见。文献记载的外置导管和皮下导管感染发病率的差异是有争议的。如果出现感染，一般情况下不必移除导管，应用抗生素即可治愈。外置导管和皮下导管的血栓发病率没有差异。

**3. 拔除静脉导管的适应证**包括持续高热，不能解释的低血压，入口感染，气体渗漏，腋静脉、颈静脉或上腔静脉血栓，或胸腔积液（由于导管误置入胸膜间隙）。

## 十二、营养支持

### （一）恶病质的机制

尚不清楚。肿瘤恶病质有别于饥饿性恶病质，其特点是脂肪动员与骨骼肌消耗相当（而不是优先动员脂肪），基础代谢率正常或增高（而不是减少），肝代谢活性增加，葡萄糖转化正常或增加（而不是减少），蛋白分解增加（而不是减少）。部分相关因素为：

**1. 恶病质的代谢异常**

**（1）糖类代谢** 血糖水平，糖原储存和胰岛素敏感性下降；糖异生，葡萄糖乳酸盐循环（Cori's 循环）活性，葡萄糖转换和血清乳酸盐水平增加。

**（2）脂肪代谢** 脂蛋白脂肪酶活性、脂储存减少；脂肪分解、血清甘油三酯和甘油转化增加。

**（3）蛋白质代谢** 骨骼肌合成减少、骨骼肌分解代谢和蛋白分解增加、负氮平衡。

**（4）细胞因子异常**包括肿瘤坏死因子、IL-1、IL-6、干扰素 γ、白血病抑制因子及其他因素。

**2. 摄入减少**

**（1）食欲减退** 很多肿瘤会引发食欲减退，典型表现是厌恶吃肉。疼痛控制不满意、口腔炎、化疗、RT 和食欲丧失引起的味觉和嗅觉改变。营养不良或食欲减退的胃肠道原因包括肿瘤或外部压迫（肝大）引起的胃容积减少，肿瘤或治疗导致的吞咽困难、瘘的形成。其他原因包括抑郁和器官衰竭。

**（2）肠道任何部位的机械阻塞**导致无法经口进食。晚期头颈部或卵巢肿瘤常导致患者不能进食。

**（3）恶心和呕吐，**见第三部分。

**（4）诊断性研究**通常需要禁食，如其未能有效进行，患者会进一步缺乏营养。

**3. 丢失增加**

**（1）生化异常**

**（2）腹泻** 严重腹泻或吸收障碍综合征与类癌瘤综合征、促胃液素瘤、甲状腺髓样癌、胰腺癌、小肠淋巴梗阻、肠过度切除、某些细胞毒药物和辐射性肠炎有关。

（3）**乳糖酶缺乏症**常见于蛋白质饥饿和化疗后，奶制品不消化。

4. **自然史** 身体蛋白丢失增加导致进行性恶化的贫血、低白蛋白血症、低转铁酶贫血、细胞免疫丧失进行性加重、劳动耐力下降、深呼吸能力降低、肺炎危险增加、不能走动、甚至不能坐起来。其他体征包括脱发、皮肤刮伤、指甲变脆和压疮。体蛋白储备丢失30%～50%时会发生死亡。

**（二）营养状态的评估**

监测下列参数，以了解脓毒症和死亡的危险：

1. **体重和血清蛋白浓度** 蛋白质－热量营养不良的本质特征是近期体重较病前稳定体重下降>10%和严重的低蛋白血症（<3.0g/dl）。白蛋白血清半衰期约3周，白蛋白水平改变与营养状况的改善和恶化成正比。

2. **转铁蛋白半衰期** 约为1周且随营养状况改变先于白蛋白。血清转铁蛋白相对于白蛋白受非营养状况因素影响较小，如水化和感染。

3. **皮肤实验** 营养不良并且体重下降>10%会导致无力和免疫力低下。如下列2或2个以上抗原反应阳性时，说明营养状况和免疫活性是足够的：结核菌素、腮腺炎、念珠菌和双链酶。

4. **营养需要量** 健康人每天需要2 000～2 700（25cal/kg）卡路里，分布如下：15%蛋白质（1g/kg体重），50%糖类（3g/kg）和35%脂肪（1g/kg）。为实现正氮平衡并维持体重，恶病质的患者需要高营养2 700～4 000卡路里和2倍于推荐日摄入量的氨基酸和必需营养素。该计算方法适用于需要高营养的肿瘤患者。

**（三）食欲缺乏和恶病质的治疗**

1. **食欲缺乏和恶病质患者的姑息治疗** 进行性体重下降是肿瘤进展的生物学表现的一部分。如果肿瘤不能控制，营养治疗不能延长生存期。然而，大多数患者和家庭认为无论基础疾病如何，营养状况都是至关重要的。

（1）对饮食支持抱积极态度的医师常能为患者提供心理上的宽慰，尤其当积极的抗肿瘤治疗无效时。适用的措施包括咨询营养学家，采纳食物疗法的相关建议，如：热量补充等。这些措施能使患者和家人感觉到他们在积极地参与治疗。医师必须反对不健康饮食和“健康食物”的潜在毒性。

（2）医师要支持濒死患者的愿望，这一点很重要。患者往往被家人和朋友善意的强迫进食行为弄得精疲力竭。医师应建议家人不要强迫患者进食，因其会增加患者的不适，尽管家人的动机是好的。医师应反复强调强迫进食是无用的，并且会给患者带来心理危害。拒绝进食是患者的生物学反应和决定。

2. **一些对拒绝进食患者**有帮助的方法，包括：

（1）少量多次进食，只要能耐受，可达每日6次。

（2）注意观察患者在一天内是否有某些时间有食欲？如果是这样，应该在这些时候摄入大部分热量。

（3）小盘子看起来会好些，不要使用大餐盘。

（4）随时有饥饿感随时进食。

（5）如果可能，让患者穿着餐服并坐在餐桌旁。

（6）注意口腔炎、口干和口臭。

（7）如果维生素不过量可适当使用。维生素 C 对肿瘤治疗无效，但通常无害，除非被疗效确切的药物取代或摄入的剂量产生排尿困难、腹泻或饱满感。

（8）不要例行量体重。

**3．有助于刺激食欲的药物**包括：

（1）醋酸甲地孕酮，400～800mg/d（10～20ml/d 甲地孕酮口服悬液，240ml 瓶中含 40mg/ml）。副作用包括静脉血栓、水肿、高血压和高血糖及高成本。

（2）地塞米松，经验剂量 4mg 清晨饭后服用。副作用包括近端肌病、液体潴留、精神状态改变和免疫抑制。

（3）甲氧氯普胺，10mg 餐前和睡前服用，可用于食欲缺乏、恶心、早期饱胀感和消化道动力不足的患者。副作用包括张力反应障碍和坐立不安。

（4）THC，2.5～7.5mg 早餐和午餐后，开始时低剂量逐渐增量。副作用包括头晕、液体潴留、嗜睡和精神分裂，尤其多见于老年人。最近安慰剂对照试验表明大麻素类对食欲缺乏－恶病质综合征无益。

（5）抗抑郁药可能对抑郁引起的厌食症有效。

（6）对照研究表明硫酸肼、赛庚啶、类固醇、屈大麻酚和己酮可可碱对肿瘤患者无效。

（7）精神兴奋剂，如苯哌啶醋酸甲酯（利他林），可提高抑郁患者的食欲。

**4．其他方法**

（1）牙齿修整提高咀嚼能力和颜面外观。

（2）老照片有助于陌生的保健人员了解衰弱患者的个性特点。

（3）患者和家庭，朋友，保健人员的新照片帮助评价这个“新”人。

（4）如果负担得起，患者应有至少一套新的体面的衣服。

### （四）肿瘤患者的高营养

营养缺乏导致免疫活性下降，创伤不易愈合和对抗肿瘤治疗的耐受性下降。对于足够的营养支持能延长生存的肿瘤患者，可考虑肠内营养（enteral feeding，EF）或肠外高营养（parenteral hyperalimentation，PH）。

**1．EF 的适应证**　“如果肠道功能良好，要充分利用”。胃肠道功能良好但不能经口摄入足够营养的患者可用 EF。EF 的费用不高，更符合生理学并且并发症比 PH 少。

**2．PH 的适应证**

（1）肿瘤可治愈，但治疗后很可能恢复缓慢（如广泛肠管切除）。

（2）肿瘤已治愈但需等待外科干预治疗，并有遗留营养问题（如肠外瘘）。

（3）需避免经口摄食的患者，应延长术后鼻饲时间（>4～7 天）。

（4）良性疾病引起的严重的吸收不良、呕吐、食管梗阻或有严重的吞咽困难不能进食。

（5）化疗相关的严重腹泻或持续的口腔炎导致体重下降。

**3．高营养的禁忌证**

（1）**EF 的禁忌证**是包括顽固性呕吐、上消化道出血或小肠梗阻。

(2) **高营养**不适用于以下患者：

1）微量元素缺乏。

2）肿瘤治疗无效，疾病进展导致体重下降。

3）对治疗敏感的侵袭性肿瘤（如淋巴瘤和小细胞肺癌）。

(3) **大多数化疗患者不鼓励 PH，**因为并发症的发生率达 12%，难以接受。并发症包括气胸、血栓和导管相关败血症。

**（五）肠道营养经口或通过饲管供给液体配方饮食。**

不能放置饲管或不耐受的患者可应用胃营养管和其他肠道造瘘管。经皮内镜置入术具有速度快和切口小的优点。

**1. 制备** 可提供多种肠内营养物质，标准制剂对消化系统功能正常的患者通常是足够的。含氮量高和中等热量（1～2kcal/ml）的等张溶液可满足 90% 患者的需求。含高浓度氨基酸的制剂对于肿瘤相关的厌食肉类的患者很难接受。

高热量制剂可补充卡路里，但其常常引起腹泻，而且热量过高，很多患者拒绝应用。询问患者对口味的偏爱，用等量的水稀释制剂，并加入少于一半的冰使这些制剂更能被患者接受。这些冷溶液能额外提供高达 1 000cal/d 的热量，若能耐受，可在患者吃饭后，两餐之间和睡前给予。

**2. 给药** 以导管输送大约 30ml 的高能营养液开始。每超过 12～24 小时可增加 10～25ml，直到耐受，连续 2～3 天。

**3. EF 的并发症**

**(1) 常见的并发症和处理措施**

1）呕吐和胃胀：减慢输入速率。

2）腹泻和绞痛：减慢输入速率，稀释溶液，应用止泻药治疗，可考虑换用其他类型的溶液。腹泻易发于使用广谱抗生素的患者。

3）高血糖：减慢输入速率，给予胰岛素。

4）水肿：通常不需要治疗，可使用利尿剂。

5）难闻的气味或味道：加调味剂。

6）鼻咽部不适：鼓励咀嚼无糖口香糖，用热水和漱口液漱口，表面麻醉。

7）血浆钠、钾、钙、镁或磷异常：调整配液成分。

**(2) 少见并发症和处理措施**

1）充血性心力衰竭：减慢输入速度，治疗心衰。

2）脂肪吸收不良：用低脂液，补充胰酶。

3）血清转氨酶升高：减少糖类的含量。

4）急性中耳炎：应用抗生素，将鼻胃管移至另侧鼻孔。

5）阻塞管腔：用水冲洗或更换饲管。

**(3) 罕见并发症必须中断治疗**

1）吸入性肺炎（在床头抬高呈 45 度、避免输入过度、咳嗽反射正常的情况下，吸入性肺炎很少发生）。

2）鼻胃管腐蚀食管。

3）急性化脓性鼻窦炎。

4）高渗性昏迷。

## 十三、癌症相关疲劳

### （一）定义

有疲劳史、活动量减少、近一个月两周内休息需求增加（与近期活动改变不成比例）并至少具备下列五点：

1. 虚弱。
2. 注意力减退。
3. 失眠或睡眠过度。
4. 睡眠后精神不充沛。
5. 活动困难。
6. 完成日常工作困难。
7. 短期记忆下降。
8. 劳累后不适持续数小时。
9. 引起日常功能困难的症状。
10. 肿瘤或肿瘤相关治疗引发的症状。
11. 症状不是由抑郁、躯体化障碍或谵妄引起。

### （二）原因

1. 肿瘤、肿瘤治疗、生物反应调节。
2. 系统紊乱，如贫血、感染、肺感染、肝肾衰竭、营养不良、脱水、电解质紊乱、内分泌功能失常。
3. 睡眠紊乱。
4. 不愿意活动和缺乏锻炼。
5. 慢性疼痛。
6. 中枢作用药物，如阿片类。
7. 心理问题。

### （三）评价

记录严重程度、促进缓解的因素以及对生活质量的影响。寻找疲劳的原因和表现。

### （四）肿瘤相关疲劳的控制

**1. 建立合理的期望。**

**2. 纠正潜在病因，**如抑郁、贫血、水电解质紊乱、内分泌缺陷和缺氧。

**3. 治疗生理功能失调，**建议患者到康复专家处治疗。

**4. 药物干扰。**

（1）苯哌啶醋酸甲酯，2.5 或 5.0mg 口服在早 8：00 和中午服用（已证实无效）。

（2）右旋苯丙胺，2.5 或 5.0mg 口服每日 1～2 次。

（3）莫达非尼，100～200mg 每日上午口服。

（4）此外皮质激素，如地塞米松（1～2mg 每日 2 次），或泼尼松（5～10mg 口服每日 2 次）。

**5．非药物方法**

（1）患者教育。

（2）如果可能实施个性化运动计划。

（3）坚持记日记。

（4）进行有关睡眠、卫生、压力调节、适当营养和饮水调节方面的教育可能有所帮助。

## 推荐阅读文献

Bruera E, Kim HN. Cancer pain. *JAMA* 2003;290:2476.

Bruera E, Sweeney C. Methadone use in cancer patients with pain: a review. *J Palliat Med* 2002;5:127.

Bruera E, Valero V, Driver L, et al. Patient-controlled methylphenidate for cancer fatigue: a double-blind, randomized, placebo-controlled trial. *J Clin Oncol* 2006;24:2073.

Caraceni A, Cherny N, Fainsinger R, et al. Pain Measurement Tools and Methods in Clinical Research in Palliative Care: Recommendations of an Expert Working Group of the European Association of Palliative Care. *J P Symptom Manage* 2002;23:239.

Cherny N, Ripamonti C, Pereira J, et al. Strategies to manage the adverse effects of oral morphine: an evidence-based report. *J Clin Oncol* 2001;19:2542.

Davis MP. The opioid bowel syndrome: a review of pathophysiology and treatment. *J Opioid Manag* 2005;1:153.

Estfan B, LeGrand S. Management of cough in advanced cancer. *J Support Oncol* 2004;2:523.

Foldi E. The treatment of lymphedema. *Cancer* 1998;83(12 Suppl American):2833.

Grocott P. The palliative management of fungating malignant wounds. *J Wound Care* 2000;9(1):4.

Hanks GW, Conno F, Cherny N, et al. Morphine and alternative opioids in cancer pain: the EAPC recommendations. *Br J Cancer* 2001;84(5):587.

Mitchell SA, Berger AM. Cancer-related fatigue: the evidence base for assessment and management. *Cancer J* 2006;12:374.

Navari RM. Prevention of emesis from multiple-day and high-dose chemotherapy regimens. *J Natl Compr Canc Netw* 2007;5:51.

Ngeow WC, Chai WL, Rahman RA, et al. Managing complications of radiation therapy in head and neck cancer patients: Part I. Management of xerostomia. *Singapore Dent J* 2006;28:1.

Stearns L, Boortz-Marx R, Du PS, et al. Intrathecal drug delivery for the management of cancer pain: a multidisciplinary consensus of best clinical practices. *J Support Oncol* 2005;3:399.

Sykes NP. The pathogenesis of constipation. *J Support Oncol* 2006;4:213.

Twycross R, Greaves MW, Handwerker H, et al. Itch: scratching more than the surface. *QJM* 2003;96:7.

Williams CM. Dyspnea. *Cancer J* 2006;12:365.

Yan BM, Myers RP. Neurolytic celiac plexus block for pain control in unresectable pancreatic cancer. *Am J Gastroenterol* 2007;102:430.

Zell JA, Chang JC. Neoplastic fever: a neglected paraneoplastic syndrome. *Support Care Cancer* 2005;13:870.

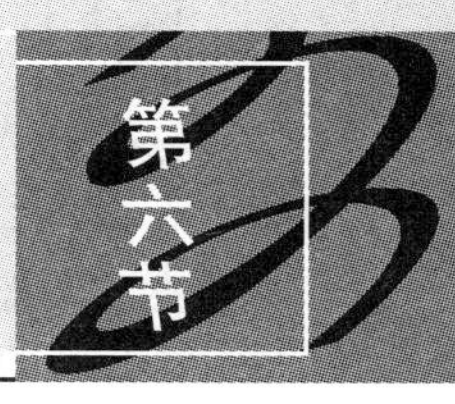


# 与肿瘤患者及其家人的交流

***Eric E. Prommer***

我认为最好的内科医师是这样的医师，他可以根据自身的从医经验和医学知识告诉患者：过去发生了什么、将来又会发生什么。

——希波克拉底

## 一、介绍

医师与患者之间的交流是肿瘤治疗工作的一个基本方面，然而，大多数医师在与患者的交流方面都非常缺乏相应的培训。患者认为最有价值的交流是让患者及家属在医师的帮助和引导下建立战胜病魔的信心和希望。有很多实用的技巧，可以有效地达到预期的效果。广泛的研究证实，医师与患者之间的交流欠佳。通常，医师和护士忽略了应对肿瘤患者进行全方位的关注。这种交流上的欠缺加大了患者及其家属心理本已承受的病痛和压力。综合这些问题可以发现，肿瘤学家缺乏体察出患者心理问题的警觉性。最终，交流的不利也阻碍了医师更好地处理疼痛和症状。

1999 年，国家癌症协会将癌症交流称为一种“非凡的机会”；美国临床肿瘤协会认为交流是一种关键的临床技能。新的现存教育模式已经对医师交流能力的提高起到了一定的作用。这些模式正被用于从实践中培训医师到肿瘤研究员等医疗机构。交流技能的培训与减少精力耗竭和工作相关的压力有关。本章重点介绍了有助于改善与患者及其家属沟通的实用技巧。

## 二、基本沟通技巧

### （一）可避免的行为

**1．封闭**　封闭是指当患者提出一个问题，而医师没有给予任何回应，或者岔开话题。例如，一位患转移性结肠癌的女性患者可能会问：“您觉得我还能活多久?”，医师回答：“这个你不用担心”或者“你的呼吸情况怎样?”。封闭这个问题很重要，因为医师通常不会探寻患者真正关注问题的范围，从而不能对其最关注的问题进行讨论。

**2．灌输**　是指医师给患者灌输了大量信息，但却没有给患者做出回应或提出问题的机会。

**3．共谋**　共谋是指当患者犹豫地提出一个让他感到困惑的问题，而医师并没有对此进行明确的探讨，而是采取“不问、不谈”的方式。

**4．过早安慰**　过早安慰是指在真正了解并理解患者所关注的问题之前，就对患者的担心进行回应，并给予一些允诺。

（二）行为培养

**1．询问－告之－确认** 经常**询问患者**关于对自身病情的了解情况，“自从我们上次谈话之后，你的其他医师对你的病情都是怎样说的?” “你如何看待你的健康?”。用很直接的语言**告诉患者**你想要沟通的内容——他的病情、治疗方案或者其他信息。无需长篇大论或过分的谈论细节。应尽量简单明了地进行叙述，有利于患者对于病情的理解。从以往的经验来看，每次交流的信息应不超过三条。不要使用医学术语。**询问患者，**他/她是否听明白了。考虑要求患者用自己的语言重复一遍所讨论的内容。

**2．对于病情方面的更多了解** 询问患者是否需要了解更多信息，或者是否他们的所有问题都得到了回答。还要询问患者对于谈论的内容有何感受。

**3．对情绪的反应** 帮助安抚患者情绪反应的主要是**护士**。她们可以叫患者的名字，给予患者理解，尊重和支持，并弄清患者情绪反应的原因。

## 三、告知坏消息

这也许是沟通任务中研究最广泛的一项内容。坏消息是指可以将患者对未来的期望彻底颠覆的任何消息。在患者整个治疗过程中，告知患者坏消息是后续讨论的基础。肿瘤学家的职业生涯中，他们会上千次的告知肿瘤患者坏消息，其压力是非常大的。在一个大型肿瘤学家的调查中发现，20%的肿瘤学家在不得不告知患者即将走向死亡的时候都会感到焦虑并产生强烈的情感。对73位内科医师进行的一个更加详细的研究表明，42%的医师表示，虽然在面对患者的时候，这种压力会达到顶峰，但之后，这种压力会持续数小时，甚至达到3天或更多。

当临床医师与患者之间相处了很长一段时间，或者患者很年轻，亦或是患者对疾病的预后持有非常乐观态度的时候，告诉患者坏消息会变得更加困难。另一方面，当坏消息是以富有同情心的方式告知，将对告知的结果产生重要影响，例如，可以让患者更满意，减少患者的焦虑和抑郁。相比告知病情信息或者给予安慰来说，医师关怀的态度可能更加重要。与所有的医疗程序一样，告知坏消息需要一个连贯的策略。本文总结出一系列6个不同的沟通步骤，简称为SPIKES。该策略的整个过程采纳了由医师和患者共同提出的建议。

（一）准备（setup）

进行必要的病情复习，花一些时间设计一个方案，如果可能，找一个安静的地方，关掉电视和手机。争取患者家属的支持，若没有家人，找一个护士或社工或患者的朋友。大家坐在一起，用眼神交流，与患者的距离要大于2英尺。备好纸巾。

（二）感知（perception）

了解患者是否已经知晓自身的病情。他或她已经了解多少？对于你们将要商讨的不利的检查结果，他/她知道些什么？假如是第一次接触这样的事情，首先应告诉患者为什么他/她需要接受治疗。纠正患者可能存在的所有误解或误会。保持沉默不少于一分钟（不太容易），让患者讲述他/她的情况。

（三）邀请（invitation）

弄清患者想知道多少信息。如今，大多数患者想了解有关疾病的信息，但并不是普遍如此，特别是随着病情的发展，患者可能会很关心“我们下一步该怎么办”？你是一个注重细节的人吗？你是否掌握总体情况？

**（四）知识（knowledge）**

给患者时间吸收信息并做出回应。使用的语言应与患者的教育水平相匹配。要直截了当，避免使用术语，因为这将使患者不容易理解从而产生困惑。对坏信息进行暗示：“我有个不太好的消息要告诉你”，这样可以给患者一个心理上的准备。如果患者的看法（步骤 2）是不准确的，查阅有关的资料：告诉患者这个消息之后，保持 10～15s 不说话，克制自己，不要告诉患者感觉会如何。给患者理解信息和作出反应的时间。

**（五）深表同情（empathize）** 护士特别注意！

**（六）制定策略与计划（strategize and plan）**

总结临床信息，拟出下一步诊疗计划，为进一步检查或治疗方案的商讨做准备。

## 四、讨论如何诊断、治疗及疾病预后

**（一）制定决策**

许多实践研究证明，患者对自己在决策制定中的角色感兴趣；问题是患者希望在决策制定中扮演怎样的角色。多数患者期望自己既是患者同时也是医师，而大部分患者倾向于参与决策制定。患者对网上医疗信息感兴趣的原因之一是，他们就能够对被提供的医疗方案进行核实，同时，也可以对尚未被提供的治疗方案进行查询。共享决策制定并不需要太多的时间，且能得到较高的患者满意度。促进患者参与决策制定的步骤有：

**1．询问患者病情信息和确定治疗方案的选项** 在如何制定医疗决策方面，每个人的想法都不同。调查患者在参与和制定决策方面的想法。请患者告诉你，他/她想以怎样的方式参与进来。

**2．确定所做出的选择** 用一两句话告诉患者治疗工作的整体步骤，这样能够得出首先要做的是什么。例如，肺癌的化疗。一线治疗的几种疗法在缓解率方面差别很小，但是毒性反应和治疗安排是不一样的，这对于患者来说也许很重要。

**3．讲解治疗方案并对其充分解释** 描述毒副反应，讲解怎样进行应对。讨论缓解率问题，但不要使用术语。

**4．探讨患者对治疗方案的认知和理解。**

**5．商讨决策的时间范围。**

**（二）讨论疾病预后**

据实相告、态度乐观、回避问题是大部分医师在讨论疾病预后时所用的基本策略。虽然这些策略是善意的且被经常应用，但有的也会出现意想不到的后果。没有一种策略会完全令人满意，但是每一种策略都有其优势。

据实相告的**好处**是明确疾病的预后，可以帮助患者及医师制定出一个最佳的治疗决策。患者也表示，即使真实的预后有时也是残酷的，讨论时也可直言不讳。如果医师真实地谈论疾病预后，但在告知前没有审慎地组织语言，或者在告知后没有表示同情，患者会觉得医师并不关心他。另外，以往的数据显示，大约20%的患者，特别是进展期、转移性疾病的患者并不想完全了解自己的疾病预后。尽管没有实证研究来证明这一说法，但告诉这些患者真实的病情有可能会导致心理上的伤害。

**乐观的态度**在给予患者希望方面起着重要的作用，而且许多患者也表示他们更需要一个怀有希望的医师。不过在疾病预后的讨论中，如果医师有意夸大，或者过分强调乐观的信息，在患者发现事情并非如此的时候，医师有可能会失去患者的信任。

第三个策略是**完全回避疾病预后，**强调个体差异，病程，或特殊离群病例的不可预测性。**心照不宣**是这种策略的另一种实施方式。医师为了避免告诉患者真实的病情，制造默契，就是无论患者还是医师都不会提及这个话题。

**回避问题**应建立在合理关注基础之上。首先，医师们意识到，在预测一个患者还能活多久的时候，他们通常预测的不准确。其次，医师担心在讨论患者生存期时传达了一个敏感的心理信息，即患者会死在特定的时间范围内。再次，医师发现很多患者并不想知道预后的相关信息。最后，医师认为坏消息经常会使患者产生压力。然而，一个回避讨论疾病预后的医师看起来是在逃避问题，并且是不值得信任的。有研究表明，当许多患者想谈及预期寿命的时候，这种情况尤其明显。

能够提供折中方法的策略比较少，但是理论上的建议有：明确地询问患者想如何谈论疾病预后的相关信息。

由于许多患者也许不知道“预后”这个词的含义，另一种问法是：“就病程来说，您想知道多少?”这一问题的提出，其答案不是“是”或者“不是”。一位医师甚至对患者所关注的范围做了总结，“一些人想知道详细的情况，一些想知道个大概，而另外一些希望我和他们的家属谈。而你更倾向于哪一种?”。

实际上有三种患者：

**（1）想知道病情的** 由讨论的商谈内容开始。医师可以商谈患者所要知道的内容，给出满足要求的答案。因此，医师应依照患者的需求提供相关信息。有些患者想知道统计数据信息，有些想知道最坏或者最好的情况。此外，确认患者及其家属的情绪反应是非常重要的。检查他们的理解程度，让患者及其家属写出他们可能忘记询问的问题。这可以在以后的随访中解决。请记住，这不是一次性的交谈。

**（2）不想知道病情的** 设法弄清楚患者不想知道病情的原因，包括弄清楚其情感层面的原因。为了达到这个目的，可以这样说，“我知道谈论这个问题可能很困难。”往下继续也许会使患者暴露可能存在的潜在的感情方面的担心或其他实际的顾虑，比如说，恐惧；或该信息可能会影响他或她的配偶；担心讨论将会加剧自己的悲伤情绪。对于不想知道病情的患者来说，同样重要的是，需要评估在当时告知患者疾病预后是否完全有必要。我们应该询问患者是否愿意让其他人知道这件事，或者是否同意非常有限的公开。

**（3）存在矛盾心理的患者** 这一类患者既想知道自己的病情又不想知道。由于这些存在矛盾心理的患者对是否面对谈话举棋不定，他们所想的与医师的目的相反，这样就妨碍了医师做出决定。矛盾心理也很微妙：患者可能会说他们想谈一下疾病预后，但又同时给出另外一种暗示——转移话题或避开目光。第一步要确认患者为什么要进行对话，以及他为什么又不想获得相关信息。让患者解释他们进退两难的原因，要让患者知道，无论他们想做什么，你都将支持他们。有时，这一过程包括等待患者对下一步他/她想知道哪些情况进行决策。

## 五、安排如何进行癌症治疗

### （一）为患者的治疗做好准备

患者对治疗方案进行了选择，这就表示他们已经调整好了心态，那些觉得自己已经几乎不能控制疾病及治疗的患者，其实际结果也较差。研究显示，那些相信他们更要为治疗决策负责，同时，也认识到在治疗方法上有更多选择的患者普遍会有更好地与健康相关的生活质量。也有一些证据表明，如果患者认为医师是在尽力帮助他们参与到治疗的决策中来，他/她就会更积极的予以配合。医师采用患者参与制定治疗方案的模式，包括邀请患者参与制定治疗方案及给予患者掌控治疗的机会，可以提高患者的满意度并赢得更多的信任。

一种是采取知情的决策模式制定一系列的治疗方案，而另一种是仅由医师为患者制定所有的治疗方案（“因为你是医师!”）。在知情模式制定的治疗决策中，患者在得到了医师关于相关知识，治疗效果以及所冒风险进行解释后，选择了一套治疗方案。在患者参与方案制定的过程中，医师能够进行对患者的评估，然后基于患者的价值取向，选出最好的治疗方案。多数临床方案，似乎都介于患者参与决策制定和医师单独作出决策之间。应该经常询问患者的治疗期望以及患者自己的目标。

### （二）讨论临床试验

研究表明，医师与患者讨论临床试验的方式各种各样。没有一项研究建立了一种方法来增加患者参加临床试验的可能性。参加临床试验的可能性通常发生在医师和患者商讨怎样选择治疗方案的时候。建议在讨论临床试验之前最好对治疗方案的选择进行商讨。

1．**把临床试验描述成一个治疗方案** 把它描述成是“最佳标准”疗法的替代方法。

2．**经常询问患者对临床试验含义的理解。**

3．**描述两者之间的不同之处。**清楚地告诉患者，与进行临床试验外的治疗相比，临床试验的过程会更加繁琐。它包括详细的知情同意书，毒副反应发生时的特殊程序，这通常意味着医师或者患者无法选择治疗方法。

4．**退出权** 要对患者强调，患者有权利随时退出试验。

5．**如果患者退出试验会怎样？**在临床试验结束后或患者退出试验，医师应讨论如何将患者的治疗转回到原先的肿瘤学家或医师那里。

### （三）完成医学治疗

抗肿瘤治疗计划的结束是许多患者产生矛盾心理的源头。尽管从抗肿瘤治疗过程及其产生的副作用中解脱出来，但是，许多患者仍然担心没有被细心的照看，失去医学治疗的支持，如果不再继续化疗癌细胞是否会再次生长等问题。患者常常对能否恢复患病之前的活动能力缺乏信心。要解决上述问题，特别要注意以下几点：

1. 赞扬患者在抗肿瘤治疗中所做的努力
2. 欢迎任何有关问题的提出
3. 强调遵循随访计划
4. 提供资源幸存者支持组织包括癌症幸存者国家联盟（www. canceradvocacy. org）。

### （四）停止姑息性化疗

肿瘤学家所面临的最具挑战性的任务之一就是告诉患有威胁生命的癌症患者放弃已经毫无作用的姑息性化疗。对于肿瘤学家来说这是一个公认的难题，但关于这类任务的经验研究寥寥无几，也许是因为得到这样的谈话内容很困难。其中最重要的事情是在姑息性化疗之初向患者说明为什么要进行姑息性化疗，如何评估治疗的反应，以及最后在什么样的情况下会终止治疗。在终止姑息性化疗时采用的重要策略包括：

1. 进行一次像“告知坏消息”这样的谈话。
2. 评估治疗停止后患者的价值观及目标。
3. 重新制定目标以继续支持及症状控制为重点。
4. 对患者的情绪反应做出响应。
5. 制定一个新的护理计划，其可涉及讨论治疗的局限性和临终关怀。
6. 采取随访来观察症状或解决第 5 步中讨论的内容。

## 六、过渡到临终关怀

### （一）介绍

临终关怀计划可以对即将面临死亡的患者及家属提供独一无二的帮助。越来越多的证据表明，临终关怀能够提供高质量的护理。尽管这种护理很有益，但是许多患者并不愿意接受临终关怀，即便是接受关怀，也是在病程极晚期时才开始的。

安排临终关怀的一些障碍由资格条件所致，而且，如果不对其组织和资金做出重大调整，这些障碍还很难消除。然而，讨论临终关怀难题的同时也发现了另外一些容易克服的障碍。最大的交流障碍是医师经常不知道该怎样将实际情况清楚地、直接地向病情严重、只能接受有限治疗方案（均为临终关怀安排的条件）的患者讲清楚，而又不会让他们失去治疗或者生存的信心。

临终关怀计划为即将死亡的患者及其家人提供了一系列特殊的帮助。例如，接受临终关怀的患者可得到与其临终诊断相关的药物治疗，延续生命的医疗设备，家庭护理服务，以及专业医疗组的护理。其家属也得到情感和精神上的支持，至少在患者死亡的一年内，家属可以得到丧失亲人的心理辅导服务。临终关怀中位时间大约为 3 周，10% 的患者在死亡前的 24 小时接受临终关怀。

现在并不清楚应该接受临终关怀患者的比例，或临终关怀最好应持续多长时间。尽管如此，本领域的专家和医师们已经普遍认同：建议患者接受并且尽早进入临终关怀。肿瘤学家认为，应考虑接受临终关怀的患者包括：

1. 体能状态差的患者。
2. 脑膜癌患者。

3．恶性肠梗阻患者。

4．恶性心包积液的患者。

5．脊髓压迫症的患者。

6．脑转移（多发）的患者。

7．全身转移性疾病的患者。

**（二）进行讨论**

当患者预后很差，并且治疗措施有限时，医师应该直接与之谈论临终关怀，或者在适当的时机建议患者采取临终关怀。医师往往会觉得告诉患者接受临终关怀很困难，心里也很难过，因为这就意味着直接告诉患者“放弃”直接的抗肿瘤治疗。可是，正如医师同患者谈“坏消息”一样，通过下列与最初巴克曼（Buckman）所叙述的告知坏消息的委婉解释相似的方法，医师能够进行更富有同情心的、有效的临终关怀谈话。按照这一方法，临终关怀讨论的总体目的是确定患者的治疗目标及需要什么样的护理，然后提出一个临终关怀的方案以达到预期的目标，并满足患者的需要。谈话的步骤如下：

**1．确定医学事实，提出病情发展进度**　确定一个不受打扰的时间和地点进行谈话。由于临终关怀的决定通常是和患者家属一起商讨做出的，因此患者家属应该在场。

**2．确定患者对自身健康状况的了解程度。**

**3．详细说明护理目标**　询问患者有什么样的希望和恐惧，这使医师能够了解患者的目标。

**4．明确护理需要**　临终关怀机构所提供的多方面护理，对某些问题帮助最大，包括呼吸困难，抑郁，焦虑和苦恼等。重要的是要知道有无护理者，居住地点及居住区域是否安全。

**5．通过临终关怀的方法满足患者所需，但不可忽略其他程序**　家庭临终关怀设备简陋，无法满足无正式看护者，但又希望在家中接受临终关怀的体质虚弱患者的要求，如果这样的患者要求家庭临终关怀，那么，他们需要另外支付费用。同样，需要更多看护的体弱老人可以得到老年人全面照顾计划（PACE）提供的更多的家庭护理服务。

**6．情绪反应和为死亡做好心理准备**

**7．适当的治疗安排**

## 七、社会动力对肿瘤治疗的影响

**（一）家庭**

不足为奇，家庭是一个重要的支持来源。家庭支持的方法也同样重要。没有与患者住在一起的、不经常出现的、远离患者生活且在患者忍受化疗过程中没有参与的家属，他们只能增添麻烦，而起不到什么作用。

**（二）伴侣及配偶**

伴侣或配偶的支持、鼓励是巨大精神力量的来源。情绪激动、焦虑、或者是病情不可预测等原因均会给接受化疗患者的配偶带来痛苦。患者及其配偶在化疗方面通常会出现分歧。行为会发生变化，配偶可以意识到患者对疾病和治疗的反应及其相关程度。

**（三）子女**

关于青少年研究结果发现，受到患病父母的影响，子女们的生活会变得复杂，他们的复杂化来源于对其信息需求的低估。所有年龄段的子女都不愿意父母谈论这个没有希望的疾病，以及化疗有可能无法治愈肿瘤等等。他们不知道怎样安慰已经绝望，或者具有消极情绪的父母。子女们可能会采取不介入其中的方式，以逃避有可能失去父亲或者母亲的事实，有时，他们也显示出对于患病父母的无能为力。在父母患病期间，子女们在即将失去父亲或母亲的可能性中挣扎，这种恐惧在化疗过程中被强化。

**（四）朋友**

调查显示，朋友的支持具有重要的作用。几乎与来自家庭的支持同等重要，在鼓励肿瘤患者方面，朋友的支持与专业护理相比更为重要。与家庭、配偶/伴侣支持不同，朋友好像是知己，激励患者战胜病魔，然后重新回到朋友当中。

## 八、治疗问题上的分歧

**（一）分歧的类型**

医师通常认为分歧是不可取的，并且具有破坏性，但分歧的妥善处理，可使结果明确，能够更准确的制定出一个治疗方案，使家属、患者和临床医师都更加满意。医疗方案的分歧定义为“在涉及一个以上患者的治疗问题上出现的争论或意见的不一致，需要作出决定或采取措施”。分歧产生的常见原因有：家属与医师之间的分歧，医师与医师之间的分歧，家属与家属之间的分歧。简单举例：

1. **家属与医师之间的分歧**　患者的儿子想采用维持生命的治疗方案，而医师从专业的角度来看认为这是没有什么用的。

2. **医师与医师之间的分歧**　专家想继续对患者进行治疗，而姑息治疗的医师认为这样毫无意义。

3. **家属与家属之间的分歧**　女儿愿意照顾患者，而儿子觉得应该送入临终关怀医院。

**（二）商讨时避免产生冲突的方法**

1. **积极地倾听**　“你刚才说的意思是……”，“听起来你感觉并不是得到了全部的治疗?”
2. **自我披露**　“我担心的是正在讨论的治疗不会延长生命”。
3. **解释**　“化疗的缓解率为30%”。
4. **强调**　“我认为任何人处于你的情况下都会非常沮丧”。
5. **重新计划**　“让我们考虑用静脉注射高营养液的方法来规划治疗”。
6. **集思广益**　“让我们来仔细想一想如何能改善他的症状”。

## 九、替代和辅助治疗

**（一）概述**

据估计，大约有8,300万的美国人选择替代疗法治疗恶性和非恶性肿瘤。数据估计表明，70%～90%的患者不会要求他们的医师采取替代治疗。人们寻求肿瘤替代治疗的原因各种各样。当常规治疗方案失效后，许多患者寻求替代治疗。同样承认，对一些肿瘤来讲，常规治疗的效果有限，而且化疗、手术和放疗的副作用令人担忧。对于某些肿瘤来讲，不存在常规疗法，而标准疗法只能是参与Ⅰ、Ⅱ期临床试验。许多患者认为，传统疗法会令人感到情感上或精神上的空虚，而且，既不能让人感到舒适，也不能带来安慰。

**1. 患者寻求替代治疗的原因**　许多关于替代治疗的文献显示，足够的意愿和信心就能够战胜肿瘤。许多替代治疗得出一个简单的病因学解释，就是所有的肿瘤都源于一个共同的病因，例如毒素。替代治疗的使用允许患者发挥自主性，使他们有融入到治疗中的参与感。

**2. 调整状态**　维生素和草药被认为是营养补品，但并非由美国食品和药品管理局（FDA）监管。

**3. 患者怎样了解替代治疗**　1/4的患者通过媒体了解替代治疗，包括报纸、电视、杂志、及上百个销售假冒肿瘤药物的网址。大约有1/6的患者是从好心的朋友和家属那里知道的替代治疗。1/3的患者是从医师那里知道的替代治疗。

**4. 应该选择哪种治疗方法？**　据估计，只有不到一半的肿瘤患者仅接受传统治疗；大约44%的患者使用常规和替代疗法。仅有10%的肿瘤患者放弃传统治疗方法，而选择非传统的治疗方法。

**5. 这一切有害吗？**　通常是没有什么害处。替代治疗是一种低风险的治疗方法，如按摩、精神康复、治疗性触摸、催眠和放松，这些都不会干扰常规治疗。显然，如果延误了有效的或可治愈的传统治疗方法，任何一种治疗都具有潜在的危险。不太强的毒性并不总是意味着安全。

### （二）肿瘤学家的作用

因为许多患者感觉自己所选择的医师愿意听他们的建议，所以他们试图进行替代治疗。医师必须认识到，患者有权放弃传统治疗。普通法承认患者具有决定选择治疗的自主权，而医师必须尊重患者的决定。

在大多数情况下，患者想了解医师在治疗方面的意见，但是主观或者轻蔑的态度经常会把患者赶走。在治疗的过程中询问："您目前使用的是通常所说的非传统的或替代疗法吗？或者您有没有考虑过这些疗法？"这样的询问是非常重要的。

医师与患者之间良好的沟通技术可以抵消替代治疗的不当使用。无论患者选择什么治疗方法，不断给予患者支持使之恢复信心始终是治疗的关键。值得注意的是，大部分患者没有科学背景，没有能力将完全欺诈性的治疗和具有疗效的治疗清楚的区分开来。

因此非主观性的态度是重要的。特别推荐给肿瘤患者一个参考网站，以便患者查询替代治疗的其他信息，网址http：//www. quackwatch. com.

## 十、与挑剔患者的相处

### （一）介绍

大多数的医师要与挑剔的患者相处，目前估计，此类患者占患者总数的15%。

大多数的医师是怀抱解决医疗问题和治愈疾病的目标而进入医学界的。他们不希望遇到没有明显医疗获益，却反复来求医的患者；看起来不好相处的患者；沉溺于权力争斗的患者；以及只关注与医疗保健不相关问题的患者。其结果常常导致不能专注于有效的医疗护理，造成了医疗资源的浪费，遭致患者及工作人员的诸多抱怨，同时也给患者带来了健康问题。

有许多减少常见医患沟通问题的各种战略战术，可以应用于所遇到的困难。提高医师的沟通能力可以提高患者的满意度，提高专业医护人员的满意度，加快患者的康复速度，并减少投诉和诉讼。要让患者知道，医师了解患者的疾病状况，关心他们的健康，这些对于患者的早日康复是相关的。

一些因素导致了“挑剔患者的”产生。

**1. 患者因素** 令人沮丧的和挑剔的患者，往往是多种治疗方法均未获益，具有不为人知的精神方面问题的患者。那些情绪上失控的患者可能会出现一些机体症状，同时，持续性地对其不幸寻求医学上的解释。酗酒患者和边缘性人格障碍患者可能会出现躯体症状。即使医师已经确认了这种精神上的病情，患者还是可能拒绝接受这一诊断。此类患者坚持认为：医师应该追踪患者的身体症状，直至做出明确的诊断，而这些观点常常令临床医师倍感沮丧。

**2. 医师因素** 医师劳累过度可能与数量更多的挑剔患者有关。缺乏经验的医师会更经常的报告遇到更难缠的患者。如果患者临床表现不典型，反复治疗无缓解，查体体征无特异，没有严格按照医师制定的方案治疗，亦或是自行采取治疗方案时，医师往往会因为急于明确诊断而认为患者很难缠。

难缠的患者更容易在初次检查结束后，发现有些要求未获得满意的答复。那些感觉到医师匆忙了事或者觉得受到忽视的患者可能重复来诊，并延长他们的就诊时间。这些问题可能与患者的心理需求有关，同时由医师的消极态度造成的。

**3. 医疗体系因素** 管理式的医疗体系导致了更多的患者和医师之间的不信任。那些要求“更多，更快”形式的诊断模式导致医师与患者之间仅有较少的时间进行沟通。总之，这些变化放大了医师和患者之间在期望意识方面的潜在矛盾。如果期望未能得到满足，患者更有可能对与医师的面谈结果不满意。不满意的患者可能会变得更加苛刻，同时，医师可能会感到无法满足患者的需求，从而将医疗体系的问题转化成了人与人之间的矛盾和争执。

**（二）处理难缠患者的方法**

**1. 精神疗法** 对那些未诊断的和未治疗的精神类疾病难缠患者进行有效管理的方法是应定期开始对这些患者的状况进行评估。例如，医师可能观察到，“你看起来不好像很不高兴。你能告诉我你经历了什么吗？查找药物滥用史。针对出现烦躁不安，焦虑和攻击性症状的患者可以考虑靶向精神药物治疗，如选择性接受羟色胺再摄取抑制剂（SSRI）治疗较为常用。在遇到罕见的和棘手的医学情况下，以强制性的语言提出的医学建议可以促使患者接受该处方，同时结合精神健康顾问的指导也可获得益处。

**2. 医师的责任** 医师应该实行有效的自我管理方案。这包括承认和接受自己对患者的情绪反应，以及在必要时候，通过同事或正规疗法寻求帮助。对于医师来说，征求沟通技巧的反馈意见是非常有帮助的。可能利用的资源包括工作人员，可信任的患者，或者接待患者期间的录像带或录音带的回放。使用本章中所描述的技巧，如积极的聆听，强调，及重新计划能够帮助实现良好的沟通。

**3．适得其反的策略**　忽视问题或者将其转移给另一个医师的方法，均不能使难题消失。指责难缠的患者可能会引起患者的愤怒和反指责。如果你告诉患者，诊断没有错，或者对于他/她的情况，你已经无能为力时，可能触发患者会一直试图证明他/她有一个问题存在。

## 推荐阅读文献


Back AL, Arnold RM, et al. Approaching difficult communication tasks in oncology. *CA Cancer J Clin* 2005;55:164–177.

Back AL, Arnold RM. Discussing prognosis: "how much do you want to know?" talking to patients who are prepared for explicit information. *J Clin Oncol* 2006;24:4209–4213.

Back AL, Arnold RM. Discussing prognosis: "how much do you want to know?" talking to patients who do not want information or who are ambivalent. *J Clin Oncol* 2006;24:4214–4217.

Back AL, Arnold RM. Dealing with conflict in caring for the seriously ill: "It was just out of the question." *JAMA* 2005;293:1374–1381.

Baile WF, Buckman R, et al. SPIKES—A six-step protocol for delivering bad news: application to the patient with cancer. *Oncologist* 2000;5:302–311.

Buckman R. *How to Break Bad News*. Baltimore: Johns Hopkins University Press; 1992.

Ford S, Fallowfield L, et al. Can oncologists detect distress in their out-patients and how satisfied are they with their performance during bad news consultations? *Br J Cancer* 1994;70:767–770.

Gertz MA, Bauer BA. Caring (really) for patients who use alternative therapies for cancer. *J Clin Oncol* 2003;21(9 Suppl):125–128.

Haas LJ, Leiser JP, et al. Management of the difficult patient. *Am Fam Physician* 2005;72:2063–2068.

Leighl N, Gattellari M, et al. Discussing adjuvant cancer therapy. *J Clin Oncol* 2001;19:1768–1778.

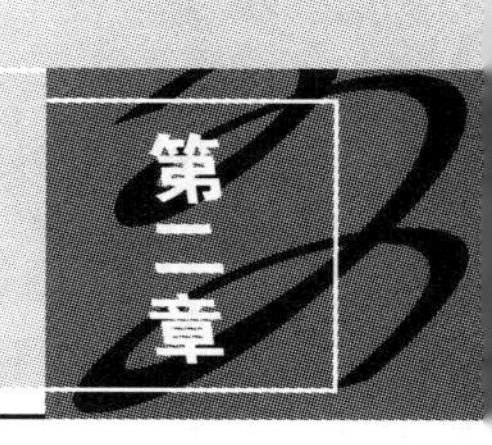

# 第二章 实体瘤

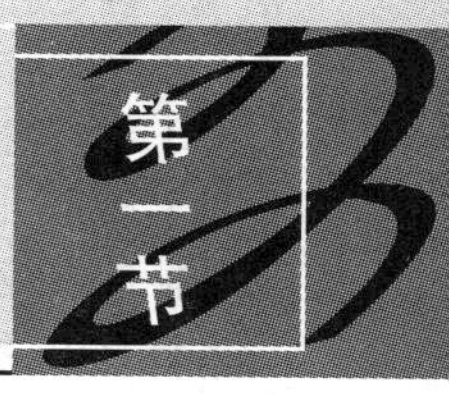


# 头颈部癌

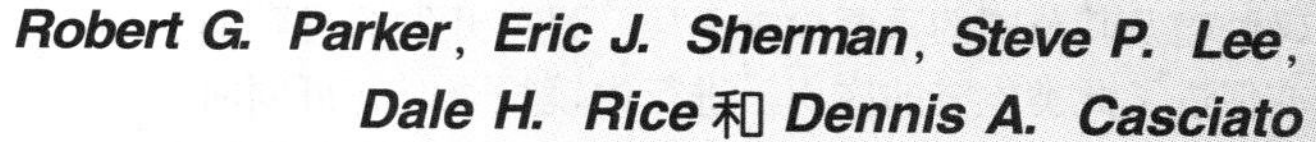
Robert G. Parker, Eric J. Sherman, Steve P. Lee, Dale H. Rice 和 Dennis A. Casciato

## 一、头颈部癌概述

头颈部癌为头部至锁骨之间的组织（脑、脊髓除外）所发生的一组异质性恶性肿瘤，以颅为中心、多起源于皮肤。了解头颈部癌的关键是明确区分恶性肿瘤的解剖学起源，如口腔、口咽、下咽、鼻咽、喉、鼻前庭、鼻窦、甲状腺和涎腺以及唇表面。

### （一）流行病学与病因学

**1. 发病率** 人类全部新发肿瘤中，头颈部癌约占3%。2007年，估计45 500名新诊断的口腔癌、咽喉癌患者中有11 200人死于该病。

**2. 病因学** 吸烟与饮酒为主要的危险因素。区域性癌变指口咽黏膜持续暴露于致癌物导致癌症发生。生存的头颈部癌患者中，20%发生第二种头颈部癌。

### （二）病理学

**1. 病史** 几乎全部口腔和咽部恶性肿瘤为分化程度不同的鳞状细胞癌。腺样囊性和黏液表皮样癌起源于涎腺。其他不同组织学类型的肿瘤如乳头状、滤泡巨细胞、Hürthle 细胞癌和淋巴瘤则起源于甲状腺。

**2. 转移** 多数头颈部原发癌通过侵及邻近组织及转移至区域淋巴结发生播散。远处转移不常见。

### （三）诊断

**1. 常见症状与体征**

（1）无痛包块。

（2）局部溃疡伴或不伴疼痛。

（3）牙或耳的牵涉性痛。

（4）机械性或痛性吞咽困难。

（5）语言能力异常如发声困难（舌）或发声特点改变（喉、鼻咽）。

（6）持续声嘶（喉）。

（7）成人单侧扁桃体增大。

（8）持续单侧“鼻窦炎”。

（9）持续单侧鼻出血及梗阻。

（10）单侧听力丧失常伴浆液性耳炎。

（11）脑神经麻痹。

**2. 组织活检与影像学检查** 头颈部原发癌需经活检确诊。颈部淋巴结确诊为表皮样癌但体检或影像学检查未见明显原发灶者，应进行咽淋巴环（Waldeyer 环）

活检。确定肿瘤局部范围需要进行颅底至胸廓上口的磁共振成像（MRI）和CT检查。虽然胸腔内转移并不多见，但胸部X线检查亦为评价病情的主要手段。

**3. 内镜检查** 口腔、鼻腔、鼻咽、口咽、下咽、喉、颈部食管和邻近气管的内镜检查是明确肿瘤及其范围的重要检查手段。目前开发的可弯曲、小口径且有照明功能的内镜亦促进了此类检查的应用。进行内镜检查时亦可同时进行活检。特殊患者进行内镜检查时，涉及的肿瘤科医生在场有助于患者的下一步治疗。

**4. 颈部包块的评价** 若无其他明确证据，颈部单侧或双侧新发、质硬及无痛性包块（尤其成人）应疑为转移癌（甲状腺部位多为原发）。进行活检前，应通过MRI和CT检查［亦可进行韦氏环（Waldeyer's）环活组织检查］寻找原发灶。颈部可疑、增大淋巴结的首选检查为细针穿刺而非切开活检。

### （四）分期

可根据临床表现或外科手术所见进行分期。临床分期非常重要，因为多数患者需要进行放射治疗。应基于体检和MRI、CT检查结果进行临床分期。所有原发肿瘤应标明组织学类型。美国AJCC的TNM分期系统在美国最为常用（表2.1）。T表示原发肿瘤大小和范围；N与颈部淋巴结转移的数目、大小和位置相关；M指远处转移。各解剖学部位的原发癌在T分期和分级上略有不同，将分别予以介绍。N、M分期和分级在多数头颈部癌（鼻咽癌除外）均相同。Ⅳ期分为3组，包括ⅣA期（病灶局部进展但可切除）、ⅣB期（病灶不可切除的局部进展期）和ⅣC期（发生远处转移）。

### （五）预后因素

头颈部原发癌的最重要预后因素为原发肿瘤部位、大小和范围以及有无区域或远处转移。表皮癌组织学分级的重要性相对较小。既往曾患头颈部癌为主要的危险因素。持续吸烟及饮酒可导致黏膜暴露于致癌物，而成为该病重要的风险因素。

### （六）预防

头颈部癌的主要预防措施是戒除烟酒。避免或消除慢性刺激亦很重要，如不规则的牙尖或不合适的牙托。13-顺维生素A酸（Isoretinoin）可逆转严重的黏膜白斑病并可减少口腔鳞状细胞癌的发生，但不能预防癌症治疗后的复发。

### （七）头颈部癌的治疗原则

某一特定患者的治疗方案，应由各科专家如外科、放疗科、肿瘤内科、口腔科医师、护士、社工和康复人员所组成的多学科肿瘤治疗组联合制定。治疗后还应经常、定期进行体检。持续存在或“复发”的癌多于治疗结束后2年内发现。

**1. 外科手术** 长期以来一直是头颈部癌患者的主要治疗手段。原发肿瘤治疗需要进行手术完全切除肿瘤及其局部蔓延的病灶。但有些肿瘤因解剖学限制如颅底而不能完全切除。这时，进行辅助性放疗、化疗或二者合用可能有助于或完全取代根治性手术。近来的手术技术进展使颅底受累的肿瘤亦可进行完全切除。

**（1）功能保护** 制定任何治疗计划时均应考虑到保护正常生理功能如吞咽、声音、视觉和容貌。肿瘤侵及骨组织，如下颌骨和上颌骨，常需进行切除术。进行重建术多可减少长期发病率。

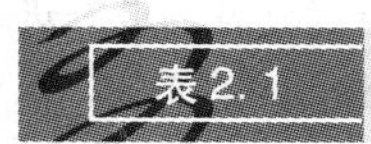


## 头颈部癌的 TNM 分期

**头颈部癌的 TNM 分期[a,b]**

**原发肿瘤（T）[c,d]**

| | |
|---|---|
| TX | 原发病灶无法评价 |
| T0 | 无原发肿瘤证据 |
| Tis | 原位癌 |
| T1 | 肿瘤长径≤2 cm |
| T2 | 肿瘤 >2 cm 但≤4 cm |
| T3 | 肿瘤 >4 cm |
| T4 | 肿瘤侵及邻近组织（特定位点以内） |
| T4a | 肿瘤侵及邻近组织但可切除 |
| T4b | 肿瘤侵及邻近组织但不可切除 |

**区域淋巴结（N）**

| | |
|---|---|
| NX | 区域淋巴结无法评价 |
| N0 | 无区域淋巴结转移 |
| N1 | 单发同侧淋巴结转移，≤3 cm |
| N2a | 单发同侧淋巴结转移，>3 cm 但≤6 cm |
| N2b | 多发同侧淋巴结转移，均≤6 cm |
| N2c | 双侧或对侧淋巴结转移，均≤6 cm |
| N3 | 有 1 个转移淋巴结长径 >6 cm |

**远处转移（M）**

| | |
|---|---|
| MX | 远处转移无法估计 |
| M0 | 无远处转移 |
| M1 | 远处转移 |

**总体分期**

| | |
|---|---|
| 0 | Tis N0 M0 |
| Ⅰ | T1 N0 M0 |
| Ⅱ | T2 N0 M0 |
| Ⅲ | T1 ~3 N1 M0，T3 N0 M0 |
| ⅣA | T4a N0 ~2 M0，T1 ~3 N2 M0（进展、可切除病灶） |
| ⅣB | 任何 T N3 M0，T4b 任何 N M0（进展、不可切除病灶） |
| ⅣC | 任何 T 任何 N M1（进展、远处转移） |

a 鼻咽癌除外。

b N、M 及总体分期适用于下述部位的头颈部癌：唇、口腔、口咽、下咽、喉、鼻腔、鼻窦和大涎腺。

c 下咽和大涎腺癌的 T 分期除取决于肿瘤大小（二者定义相同），还与局部肿瘤范围相关。

d 喉癌和鼻窦癌的 T 分期不同于其他头颈部癌，主要取决于肿瘤位置而非肿瘤大小。

摘自 AJCC 癌症分期手册第 6 版（New York：Springer-Verlag，2002）。

**(2) 转移至颈部淋巴结** 尤其是口腔、鼻窦、下咽和甲状腺癌转移者，最好进行外科手术治疗，且常联合术后放疗。可进行整块切除术（根治性颈部切除术）或局限切除术如舌骨上切除术切除含有转移癌的颈部结节。

**2. 放射治疗** 可有效控制多数头颈部癌，且较手术具有更好的功能保护及美容效果。放射治疗无解剖学限制，但受组织特异性耐受程度的影响。应根据放射生物学基本原理制定治疗计划。

**(1) 初始治疗** 放射治疗常用于初始治疗，亦可能为唯一的治疗手段。主要用于需保护器官及功能或肿瘤无法切除时替代手术治疗。

**(2) 辅助治疗** 术前或术后可进行放疗。放射范围可为术前或术后全部高危组织，亦可为手术外区域如手术切除原发灶后的局部颈部结节。

**(3) 照射范围** 包括所有已知受累的解剖学部位及可疑的转移部位，如侵袭性口舌或咽癌患者的颈部。

**(4) 照射剂量** 包括累加剂量（多为每日分割剂量）及总剂量。二者与肿瘤控制程度和治疗相关后遗症有关。一般来说，每日剂量应为180～200 cGy/次。未进行手术治疗的头颈部表皮癌的照射总剂量常为6 500～7 500 cGy。术后辅助性放疗的总剂量可略低（5 500～6 000 cGy），术前辅助性放疗的总剂量应更低(4 500～5 000 cGy)。

**(5) 非常规分割方案** 指根据放射生物学对各部位头颈部癌治疗的特异性优势制定特异性分割方案。国际的多中心随机Ⅲ期临床试验对其进行了研究，结果显示该方法与传统分割放疗相比，疗效普遍较好，尤其适用于局部进展期疾病。

**(6) 超分割** 指在相同的治疗期间内，分割次数更多，单次分割剂量更小，但总剂量较传统分割高。力求在保持正常组织后期损伤水平不变的情况下增强杀灭癌细胞的功效。

**(7) 加速超分割** 指应用密集分割模式进行放疗，放射总剂量不变，治疗持续时间缩短。该方法可减少治疗所导致的肿瘤细胞的加速再生。

**(8) 联合放化疗** 近年来研究表明，细胞毒性化疗和生物反应调节剂一样，可增强放射治疗疗效。多数随机试验表明同步放化疗有较好的疗效。关于放疗前诱导或新辅助化疗的疗效仍有待于证实。

**(9) 精确定向放射治疗** 近来计算机技术的进展促进了精确定向放射治疗技术的发展，如立体放疗及调强放疗（IMRT）。世界范围内的某些治疗中心也在应用质子和重离子的粒子疗法。

**(八) 原发肿瘤治疗**

**1. 多数T1和T2的原发性肿瘤** 应用外科手术或放射治疗具有良好的疗效。因此治疗手段的选择取决于肿瘤部位、可及性、组织学分级、患者健康状况、职业或喜好。口腔和咽舌、口底、喉、眼眶处恶性肿瘤进行放疗可保护器官及其功能。骨受累时多进行手术治疗。

**2. 多数T3和T4的原发性肿瘤** 需联合手术与放射治疗。不能切除者，高剂量放疗也可能有效，而辅助化疗亦有帮助。虽然术前放射治疗可能减小肿瘤大小，理论上可加强手术疗效，但多数治疗机构倾向采用术后放疗，因为更易确立放疗范围且不影响组织愈合。原发灶或局部肿瘤完全切除后的放射总剂量可减少至 5 500 ~ 6 000 cGy。术后放射治疗指征包括：

（1）切缘近或不充分。

（2）分化不良。

（3）淋巴系统受累，包括存在颈部结节。

（4）嗜神经侵袭。

**3. 肿瘤局部复发** 指初始治疗达完全缓解者，原发部位再次发生肿瘤。若其他部位发生肿瘤，尤其是组织学类型不同时，应视为新发肿瘤。二者的治疗均较困难，虽然外科手术用于放疗失败者以及放射治疗用于手术治疗失败者均可能有效，但疗效明显减低且死亡率增加。

（1）肿瘤复发多表明肿瘤具有生物学侵袭性，其预后较初次治疗前的肿瘤差。

（2）若治疗部位边缘复发，可能是源于未获得根治，进行局部挽救措施可能有良好的疗效。

**（九）颈部淋巴结转移的治疗**

与转移程度（大结节、固定或双侧）、转移部位、组织学类型及原发肿瘤部位相关。常于原发肿瘤切除术同时或其后予以手术治疗。

**1. 颈淋巴结清扫术（ND）类型**

**（1）经典根治性 ND** 指完全切除锁骨至下颌骨以及斜方肌前缘至正中带状肌范围内的颈深筋膜（颈阔肌）表层与深层之间的全部组织。包括胸锁乳突肌、颈内静脉和副神经（第 11 对脑神经）。

**（2）改良根治性 ND** 常保留副神经或（和）胸锁乳突肌。多用于颈部“临床转移阴性”但存在转移高危因素或颈部转移结节很小拟进行放射治疗的患者。该手术的变体为肩胛舌骨上切除术，只切除上颈部结节。

**（3）颈淋巴结局部切除术** 只切除固定数目的淋巴结。可用于单个可疑结节的患者。

**2. 隐匿性转移的发生风险** 与原发肿瘤部位、大小和组织学类型相关。例如，约 40% 的口舌鳞状细胞癌患者最终可出现颈淋巴结病。而咽舌癌患者的发病风险更高且常为双侧转移。与之相反，真声带局部癌患者因癌局部无淋巴系统而不发生颈淋巴结转移。

**3. 治疗的选择** 诊断时即存在颈部淋巴结转移者，颈部淋巴结的处理取决于原发肿瘤的治疗方式。口腔和鼻窦鳞癌，外科手术效果较好。鼻咽癌患者因其对放疗敏感、多为双侧且可能因解剖学位置而无法切除故应进行放疗。其他咽喉原发性肿瘤可进行手术联合放疗，但以颈部淋巴结转移为主要临床表现者，更适合进行联合或不联合化疗的放疗，随后进行颈部淋巴结清扫术。

**（十）化疗在头颈部鳞癌（SCCHN）中的作用**

多数早期（Ⅰ和Ⅱ期）SCCHN 不进行化疗。化疗获益最大者为手术或不手术，进行续贯或同步放化疗（CCRT）的局部进展期患者，可使保留喉器官和功能的可能性提高，生存得到改善。化疗还用于转移性疾病者的姑息治疗，可提高总生存期。

**1. 有效药物** 多种药物单药用于转移性疾病的Ⅱ期研究均显示出较高的缓解

率（RR），如甲氨蝶呤（RR 10%~45%）、顺铂（RR 15%~40%）、博来霉素（RR 5%~45%）、氟尿嘧啶（5-FU；RR 0%~33%）、紫杉醇（RR 30%~40%）、多西紫杉醇（RR 30%~40%）、卡铂（RR 10%~30%）、异环磷酰胺（RR 25%）、西妥昔单抗（RR 16%）和厄洛替尼（RR 4%）。但在Ⅲ期研究中的缓解率却明显降低。

**2. 诱导化疗** （手术或放疗前）已对其疗效进行了广泛的评价。早期研究显示其治疗缓解率较高，但无生存获益。一项荟萃分析表明顺铂联合氟尿嘧啶具有虽小但有统计学意义的生存优势。美国和欧洲的一些随机试验亦表明多西紫杉醇（常为泰索帝）联合顺铂/氟尿嘧啶与放疗续贯（放疗前）或同步应用也具有生存获益。Dana Farber 研究组所做的研究（TAX 324）表明多西紫杉醇（常为泰索帝）联合顺铂/氟尿嘧啶续贯同步放化疗（卡铂联合放疗）可显著改善 3 年总生存（48%~62%）。但加用诱导化疗方案与最佳同步放化疗相比是否可改善生存尚属未知。

**3. SCCHN 的诱导化疗方案** 包括：

（1）21 天为 1 周期

多西紫杉醇，75 mg/m$^2$，IV，d1

顺铂，75 mg/m$^2$，IV，d1

氟尿嘧啶，750 mg/m$^2$ · d，24 小时持续静脉滴注，d1 ~ d5

（2）21 天为 1 周期

多西紫杉醇，75 mg/m$^2$，IV，d1

顺铂，100 mg/m$^2$，IV，d1

氟尿嘧啶，1 000 mg/m$^2$ · d，24 小时持续静脉滴注，d1 ~ d4

**4. 同步放化疗** 美国肿瘤放射治疗协会的研究（RTOG 91-11）表明同步放化疗可提高中级、局部进展期喉癌患者的喉器官保留率。而荟萃分析表明同步放化疗用于局部进展期头颈部癌可显著提高总生存期（总体提高 8%）。而其他随机研究亦表明多种化疗方案如单药顺铂、顺铂联合氟尿嘧啶、卡铂联合氟尿嘧啶均可改善生存。另一研究表明，表皮生长因子受体的单克隆抗体－西妥昔单抗联合放疗，与单用放疗相比，可显著改善生存（3 年总生存率 55% vs. 45%）。应用传统细胞毒药物的同步放化疗与单用放疗相比，可使黏膜毒性增加，但应用西妥昔单抗者未见增加。Memorial Sloan-Kettering 癌症中心所做的小型（21 人）单中心Ⅱ期研究对顺铂、西妥昔单抗联合放疗进行了评价，结果表明显著进展期患者中，3 年总生存率达 76%，但发生了 5 起严重不良事件，包括 2 例患者死亡。Ⅲ 期协作研究（RTOG 05-22）正在对其进行进一步的评价，但因其毒性较大，不建议进行除临床试验外的应用。

**5. SCCHN 的同步放化疗方案** 包括：

（1）21 天为 1 周期，与放疗同步应用 3 周期。

顺铂，100 mg/m$^2$，IV，d1

（2）21 天为 1 周期，与放疗同步应用 3 周期。

卡铂，70 mg/m$^2$，IV，d1 ~ d4

氟尿嘧啶，600 mg/(m$^2$ · d)，24 小时持续静脉滴注，d1 ~ d4

（3）西妥昔单抗 400 mg/m$^2$，IV，放疗开始前 1 周予以负荷剂量，然后 250

mg/m$^2$，IV，每周应用，连续7周。

**6. 辅助性化疗**　除鼻咽癌外，不建议常规应用辅助性化疗作为放疗后的标准治疗。组间研究0099中，Ⅲ/Ⅳ期鼻咽癌患者随机分为两组：单用放疗或顺铂与放疗同步应用序贯3周期顺铂与氟尿嘧啶联合辅助治疗，3年总生存率分别为47%和78%（$P$=0.005），因此，同步放化疗序贯辅助性化疗成为鼻咽癌的标准治疗方案。有研究表明术后单用放疗（如00-34研究）无获益，有些研究对高危患者应用同步放化疗（CCRT）进行了评价。欧洲癌症研究与治疗组织和RTOG已完成两个大型Ⅲ期随机研究（EORTC 22931和RTOG 95-01），两个研究均将患者随机分组：高剂量顺铂联合同步放疗或单用放疗，结果表明联用顺铂可提高无病生存率，但仅EORTC 22931显示出总生存显著获益（5年绝对生存获益率为13%）。两研究的亚组分析显示仅淋巴结囊外受侵或手术切缘阳性患者具有显著生存获益。

**（1）鼻咽癌的CCRT联合辅助化疗方案：**

顺铂，100 mg/m$^2$，IV，d1，21天为1周期，与放疗同步应用3周期。

放疗结束后序贯3周期（28天为1周期）顺铂80mg/m$^2$，IV，d1；氟尿嘧啶，1 000 mg/(m$^2$·d)，24小时持续静脉滴注，d1～d4。

**（2）术后同步放化疗方案：**

顺铂，100 mg/m$^2$，IV，d1，21天为1周期，与放疗同步应用3周期。

**7. 二次放疗**　既往放射野处复发且不可切除者的标准治疗是姑息化疗。但有研究对不可切除的复发性肿瘤进行化疗联合同步二次放疗进行了评价，2～5年的生存率为15%～25%。RTOG 99-11研究中，超分割放疗与顺铂（15 mg/m$^2$）和紫杉醇（20 mg/m$^2$）同步应用，每14天连续应用5天，应用4个周期；2年总生存率达27%。各周期间需常规应用粒细胞集落刺激因子。一个Ⅱ期研究（RTOG 96-10）中，二次超分割放疗与羟基脲（1.5g）和氟尿嘧啶（300 mg/m$^2$）同步应用，每14天连续应用5天，应用4周期，2年总生存率达16%。

一个Ⅲ期研究试图评价标准化疗方案与二次放疗同步应用的疗效，但因患者入组缓慢而提前终止。该种疗法毒性高，非临床试验或无经验的中心不宜应用。

**8. 转移性SCCHN**　无法治愈，可予以单纯化疗，多种化疗方案均有较好疗效。

**（1）**虽然联合化疗方案较单药方案反应率高，但无随机试验显示其具总生存获益。因此，单药甲氨蝶呤（40～60 mg/m$^2$，IV，每周方案）还应视为标准治疗方案。

**（2）西妥昔单抗**　是治疗SCCHN的有效药物。

**1）**EXTREME试验结果于2007年6月公布，该研究对顺铂（100 mg/m$^2$，d1）或卡铂（AUC 5，d1）联合氟尿嘧啶［1 000 mg/(m$^2$·d)，持续静脉滴注，d1～d4］联用或不联用西妥昔单抗（负荷剂量400 mg/m$^2$后每周应用250 mg/m$^2$）进行了比较，结果表明加用西妥昔单抗7～10个月可显著提高中位生存。该研究中不允许患者交叉换用西妥昔单抗。

**2）**一项由东部肿瘤协作组完成的随机Ⅲ期试验对117名入组患者应用顺铂联合安慰剂与顺铂联合西妥昔单抗进行了比较。中位和无进展生存期分别为8个月和3个月（对照组）以及9个月和4个月（试验组），$P$值分别为0.21和0.07。该研究中允许交叉用药。

3）许多研究者认为上述重要的研究结果表明西妥昔单抗可用于治疗转移性 SCCHN。但并非必须一线应用。在临床试验中，也可以二、三线时应用西妥昔单抗治疗。

**（十一）不良反应**

所有的肿瘤治疗手段，即使按照目前的标准适当应用，也可能产生不良反应。

**1. 根治性手术**

（1）影响吞咽功能。

（2）发声性质或强度变化或失声。

（3）吸气异常。

（4）肩或上肢无力。

（5）局部表皮感觉异常或缺失。

（6）需进行甲状腺替代治疗。

（7）复视、失明。

（8）容貌变化。

**2. 放射治疗**

**（1）急性、自限性效应。**

1）皮肤红斑。

2）结膜炎。

3）口腔、口咽、下咽、鼻咽、喉、鼻前庭的黏膜炎。

4）毛发如头发、面部汗毛、睫毛、眉毛脱落，与剂量相关。新生的头发可能表现为更稀疏或颜色性状改变。

5）水肿　喉水肿最为严重。

6）莱赫米特（Lhermitte）综合征　不多见，以电击样感觉为特征性表现，多发于上肢，颈部屈曲时加重。为放射治疗后的继发性改变，可能与暂时脱髓鞘有关。不是持续性骨髓病的前兆。

7）味觉异常。

8）口干可通过某些技术如调强放疗（IMRT）降低放射总剂量减少其发生。某些药物如毛果云香碱，曾试用于此类疾病的治疗，但无效。

9）感染，念珠菌病最常见，可用氟康唑加以控制。

**（2）长期或持续性并发症**

1）口干　可由急性期转为慢性改变，如龋齿、口腔感染、吞咽困难和体重减轻。口干也可能与自身免疫性异常（Sjögren 综合征）、糖尿病、硬皮病和某些药物如抗抑郁药、抗高血压药和抗过敏药相关。

2）味觉异常：多为咸或甜味觉异常。

3）白内障　多慢性发展（常见于糖尿病患者）。

4）放射性骨坏死，多为下颌骨坏死（口腔卫生不良可导致加重）。

5）脊髓型颈椎病　治疗数月后出现，并可永久存在。

6）软组织改变：萎缩、毛细血管扩张、偶见溃疡。

7）皮肤癌：文献中有报道，但很少见。

8）脱发。

**3．化疗** 作为辅助治疗手段，可增加放疗的不良反应。

**4．同步放化疗的毒性** 放疗联用化疗增加了治疗毒性，尤其是黏膜炎的发生。RTOG91-11对同步放化疗（CCRT）、诱导化疗后放疗及单用放疗（RT）进行了比较，结果显示3、4度口腔炎的发病率分别为73%（同步放化疗组）和40%（另两组）。治疗后1年，仅能吞咽软食或液体与不能吞咽者的比率如下：同步放化疗组分别为23%和3%；单用放疗组分别为15%和3%；而诱导化疗组分别为9%和0。语言能力三组无差异。晚期3、4度毒性，CCRT组为30%，而RT组为36%。治疗相关死亡分别为5%（CCRT组）和3%（诱导化疗与单用RT组）。

**（十二）支持治疗**

**1．急性黏膜炎** 食用室温下的温和食物、冰片、局部应用镇痛药或麻醉药、胃肠道保护药（如西咪替丁或黏膜保护剂）和止痛治疗可减轻不适。

**2．机会性感染** 念珠菌病最常见，可通过相应药物加以控制。

**3．保证营养需求** 非常重要。少量多餐、营养补充保健品以及摄入高热量食物即可满足营养需求。很少需要进行高营养治疗。

**4．口腔护理**

（1）所有拟进行头颈部高剂量放疗的患者，尤其是大涎腺位于放射野者，应于治疗开始前进行牙科咨询。

（2）放疗前、期间及放疗后应予以氟化物胶治疗。持续性治疗应根据牙科医师的建议进行。

（3）治疗期间或口腔黏膜完全愈合前不应配戴义齿（几个月的时间）。可配戴特殊义齿。

（4）放疗开始前可予以预防性拔牙，康复1～2周后方可进行放疗。

（5）放疗前应准备好特殊器具如口内遮蔽器或开口器。

（6）化疗可能显著加重放疗的口腔后遗症。

**（十三）特殊临床问题**

**1．局部或区域再生物** 既往治疗的癌灶再生物需与治疗不良反应相鉴别。癌常表现为质硬包块、表面皮肤质韧、呈紫色、与邻近组织粘连固定，可伴溃疡。虽然放疗不良反应可表现为持续性或暂时性增生，但多伴组织纤维化或萎缩。继发性放射治疗改变常局限于放疗范围内，而再生肿瘤可超过治疗范围。放疗的继发性改变进行活检可能引起溃疡或感染不愈合。因此，只根据临床表现即可能制定有效的治疗方案。

**2．容貌缺陷** 对患者影响严重。如第2至7脑神经麻痹、口腔缩小、部分鼻、耳缺失、眶内容物缺失或改变、永远不能配戴义齿、不雅观的移植物等均可导致面部变形。可进行外科整形手术加以治疗，须配合心理支持。与具有同样问题的人群进行交流也可能有所帮助。

**3．大面积面部水肿** 不多见。其潜在致病因素为肿瘤进展所导致的继发性广泛的血管或淋巴系统阻塞。只能予以对症治疗，疗效不理想。常为末期事件，患者多因脑水肿、出血或营养不良死亡。

4. **动脉破裂伴出血** 少见，多为继发于肿瘤或坏死的颈动脉破裂。应通过控制局部肿瘤、避免进行性感染伴坏死和进行适当的颈淋巴结清扫术加以预防。

5. **上呼吸道阻塞** 可由肿瘤或（和）水肿进展引起。可用高剂量泼尼松（40～60 mg/d 口服）治疗水肿。可进行气管造口术消除阻塞或暂时缓解症状。应积极控制相关感染。放疗部位再发肿瘤，予以化疗可达到肿瘤缓解。

6. **梗阻性吞咽困难** 若源于既往治疗的肿瘤进展，则常伴发其他表现如气道阻塞及疼痛。治疗效果差。

7. **感染** 与肿瘤进展及坏死相关，可用广谱抗生素加以治疗，但疗效不佳或控制时间较短。

**（十四）特殊部位的头颈部癌相对发生率、性别趋向、最常见部位、头颈癌结构的组织学特点的比较参阅表2.2。**

**表2.2 各部位头颈部癌的特点**

| 原发肿瘤 | 最常见部位 | 相对发生率 | 有临床表现时颈部淋巴结转移发生率（%） |
|---|---|---|---|
| 舌[a] | 下唇（90%） | 15 | 5 |
| 口腔[a] | 舌（外侧缘） | 20 | 40 |
| 口咽[a] | 扁桃体区 | 10 | 80 扁桃体窝及舌底 |
| | | | 40 其他部位 |
| 下咽[a] | 梨状隐窝 | 5 | 80 |
| 咽[a] | 真声带 | 25 | <5 早期声门，35 其他部位 |
| 鼻咽[a] | 根部 | 3 | 80 |
| 鼻腔和鼻窦 | 上颌窦 | 4 | 15 |
| 涎腺 | 腮腺（80%） | 15 | 25 |

a 至少75%为鳞状细胞癌。

## 二、唇

**（一）定义** 指唇表面及黏膜所发生的恶性肿瘤。而下唇皮肤的恶性肿瘤则另列为原发性皮肤癌。

**（二）病理** 几乎全部唇癌为鳞状细胞癌，常分化良好。

**（三）自然史**

1. **临床表现** 95%的原发性唇癌起源于下红唇表面。肉眼表现包括小的红斑、干裂及溃疡性包块，偶见下层肌肉和骨破坏。当肿瘤侵及上下唇横向接合处时，预后不好，需强化治疗。

**2．危险因素** 长期暴露于日光或风中；慢性刺激。

**3．淋巴系统引流** 上唇源性肿瘤引流至颌下淋巴结；下唇源性引流至颏下、颌下和二腹肌神经结下淋巴结。分化不良、体积大或唇横向接合处受累的肿瘤发生局部淋巴结转移风险增高。所有患者中，约5%~10%诊断时已播散至区域淋巴结，而另外5%~10%将于后期发生淋巴结转移。

**（四）鉴别诊断**

1．角化棘皮瘤为外生性病灶，发病迅速，常于数月内自行消退。小剂量放疗有助于其消退，但多不推荐应用。

2．过度角化症，常与刺激和（或）感染相关。

3．黏膜白斑病。

4．梅毒性溃疡。

**（五）TNM 分期**

区域淋巴结（N）与转移（M）分级及总体分期参阅表2.1，而唇癌的原发肿瘤（T）分级如下：

Tis 原位癌

T1 肿瘤长径≤2 cm

T2 肿瘤长径 >2 cm，但 <4 cm

T3 肿瘤长径 >4 cm

T4 肿瘤侵及骨皮质、牙槽神经、口底、颏部或鼻皮肤

**（六）原发肿瘤治疗**

早期唇癌，通过局部手术、放疗或化学外科（Moh 方法）均可达治愈。

1．红唇切除术（唇刮术）可用于治疗黏膜白斑病，重度发育异常和原位癌。

2．Tis 和 T1 癌（≤1.0 cm）放疗（外放射、同位素外敷或插植）或手术（切除范围小，可直接缝合，不影响口的大小）均有较好疗效且不影响美观。

3．T1 ~ T4 癌（ >1.0 cm）若下层正常组织无破坏，则放疗较手术更具美观和功能保护的优势。若骨受累或存在正常组织缺失，则宜进行修复重建术。

**4．唇接合处受累** 放疗较手术更有优势。

**5．局部肿瘤控制率** 失败率与肿瘤大小和范围相关。T1 期原发性肿瘤，失败率 < 10%，颈部 N0 时失败率 < 10%，但发生肉眼可见的淋巴结转移时失败率增至45%。

**（七）局部淋巴结的处理**

**1．颈淋巴结临床阴性** 应予随诊观察。对较大或组织学分化不良的原发性肿瘤应进行放疗。

**2．颈淋巴结临床受累** 应予以手术治疗。原发性肿瘤越过中线时，双侧颈部均有受累风险。主要的肿大淋巴结最好予以手术治疗。颈部另一侧的亚临床肿瘤应予以放疗或局部颈淋巴结清扫术。

**3．延迟颈淋巴结清扫术** 对原发性肿瘤初始治疗后的淋巴结转移有效。

**（八）局部“再发”癌的治疗**可能有效 放疗失败者宜进行手术治疗而手术失败者可再进行清扫术。

## 三、口腔

### （一）定义

包括口舌、口底、颊黏膜（包括磨牙后三角）、齿龈、牙槽残嵴、硬腭和前扁桃弓的原发性肿瘤。

### （二）病理

几乎全部原发性癌为鳞状细胞癌。腺癌（腺样囊、源于小涎腺的黏液表皮样癌）不足5%。

### （三）自然史

**1．危险因素** 包括吸烟、长期饮酒、口腔不卫生及长期牙或义齿的局部刺激。

**2．临床表现**

**（1）口舌癌** 患者可表现为局部黏膜刺激或包块伴溃疡、感染或疼痛。口臭可能与感染有关。疼痛可限于局部或牵涉至耳。肌浸润可导致吞咽或语言问题。

**（2）早期颊黏膜癌** 早期无症状或被舌感知。溃疡可导致局部疼痛。腮腺管阻塞可导致腮腺肿大伴触痛。肿瘤侵及舌或齿神经导致耳牵涉痛。局部肿瘤扩张可导致牙关紧闭症。

**（3）齿龈癌** 可因局部黏膜改变而被发现，常伴黏膜白斑病变。多数肿瘤扩张可导致牙齿松动，影响义齿的配戴，出血或疼痛。可侵及下方骨骼。肿瘤可侵及至邻近解剖结构如口底、颊黏膜、硬腭和软腭或上颌窦。

**（4）磨牙后三角癌** 因侵及翼下颌间隙、翼状肌和颊肌而导致牙关紧闭症。

**（5）硬腭癌** 常侵及骨。

**（6）口底黏膜癌** 可表现为局部黏膜改变，常伴黏膜白斑，患者可有肿物感。伴发局部溃疡和触痛者，常被误诊为口疮。发生局部扩张时表现为颌下包块、下颌腺管阻塞伴腺体增大和口舌或下颌骨受累。

**3．淋巴道转移** 最常侵及二腹肌下、颈上部或颌下淋巴结。发生率与原发肿瘤部位、范围和分化程度相关，诊断时可高达30%～35%，在疾病后期，颈部未治疗区域的淋巴道转移率增加，与亚临床型转移灶的生长相关。原发肿瘤接近或侵及解剖学中线时，双侧转移的发生风险增加。

**4．转移** 锁骨下（尾侧）或颅底上（头侧）所发生的淋巴道或血行转移不多见。

### （四）诊断

口腔恶性肿瘤的诊断相对容易，因患者常有独特症状和体征，早期即可观察或触及肿瘤。必须通过活检明确诊断。影像学检查（CT，MRI）已成为评价肿瘤范围、骨受累和淋巴结转移的主要手段。

### （五）TNM 分期

原发肿瘤（T）、区域淋巴结（N）与转移（M）分级参阅表2.1。

### （六）原发肿瘤的治疗

**1．口舌和口底癌**

**（1）小肿瘤（<1.0 cm）** 不影响闭合功能的切除术、组织间放疗、口内的外

照射锥形放疗（极少应用）。

**（2）T1 或 T2 肿瘤** 单纯切除（术后变形小者）或联用外照射与组织间放疗。根据患者喜好、健康状况、职业、社会或心理因素选择治疗方式。

**（3）广泛性肿瘤** 切除术后序贯外照射放疗。下颌骨受累、疣状癌及依从性好者应进行手术治疗。

**（4）放疗的局部肿瘤控制率（估计数）**

T1 肿瘤，80%

T2 肿瘤，65%~70%

T3 肿瘤，25%

**2. 齿龈和硬腭癌**

**（1）小肿瘤** 切除。

**（2）广泛性肿瘤** 切除和术后放疗。

**（3）T1 肿瘤局部控制率** 60%。

**3. 颊黏膜癌**

**（1）小肿瘤（<1.0 cm）** 切除术及原发性闭合。

**（2）T1~3** 放疗或切除，可能需移植手术。

**（3）大量浅表癌（T1~2）** 放疗有效。

**（4）广泛性肿瘤（T3~4）** 伴肌肉受累切除术或术后放疗。

**（5）肿瘤扩张至口唇接合处** 应考虑予以放疗。

**（6）局部肿瘤控制率放疗** （估计数）。

T1 肿瘤，>95%

T2 肿瘤，70%

T3 肿瘤，70%

T4 肿瘤，50%

**4. 磨牙后三角（咽门柱癌）**

**（1）T1~T2 肿瘤** 放疗，或手术联合或不联合放疗。

**（2）T3 表浅肿瘤** 放疗。

**（3）肿瘤大、浸润深切除术和术后放疗** （肿瘤扩张至咽舌或骨则产生特殊问题）。

**（4）局部肿瘤控制率**

T1 肿瘤，75%

T2 肿瘤，70%~75%

T3 肿瘤，70%~75%

**5. 颈淋巴结的处理** 控制原发肿瘤后，未控制的颈部转移癌所致死亡不多见。颈淋巴结亚临床受累的风险与 T 分期和组织学分化程度相关。虽然颈部 N0 患者经随访观察可获得良好的控制，但选择性的治疗可降低复发及转移的风险。常用指南如下：

**（1）颈部淋巴结临床“阴性”**

1）T1，低度原发癌 依从性好者可予以观察。

2）T2～T4 或分化不良的原发癌①若原发肿瘤进行手术治疗，则进行选择性颈淋巴结廓清术；②若原发肿瘤进行放疗，则同时予以颈部淋巴结放疗；③若原发肿瘤进行联合治疗，则可予以颈部淋巴结联合治疗方案。

**(2）临床淋巴结肿大**

1）若原发肿瘤进行手术治疗，则同时进行颈淋巴结清扫术。

2）若原发肿瘤进行放疗，且初始肿大淋巴结巨大（如 >3.0 cm）或密切观察发现存在残余淋巴结，则应对颈部继行淋巴结清扫术。

3）颈部受累淋巴结固定时，可先予以放疗。至肿大的淋巴结可切除时，可于放疗 5 000cGy 后进行淋巴结清扫术。仍无法切除者，则予以全剂量放疗。

## 四、口咽

### （一）定义

指咽（底）舌、扁桃体区域（指窝和咽柱，舌腭弓常归于口腔），软腭和咽会厌襞与鼻咽之间的咽壁。

### （二）病理

95% 为鳞状细胞癌，组织学分化程度较口腔癌低。少数肿瘤可为起源于小涎腺的腺癌或原发性淋巴瘤。

### （三）自然史

**1．危险因素** 长期饮酒史，尤其多见于前扁桃弓和咽后壁原发癌。

**2．临床表现**

(1）可能无临床症状，特别是舌咽部肿瘤。黏膜下硬结可能为其主要表现。

(2）舌咽部癌和扁桃体癌可能表现为颈淋巴结肿大。

(3）临床症状主要包括肿胀所致的局部疼痛进行性加重，伴同侧耳痛，继发于疼痛的吞咽困难或舌运动能力下降。患者可能察觉原发部位或颈部的肿块。

**3．淋巴引流** 舌咽、扁桃体和咽壁的淋巴组织丰富。舌咽区域的淋巴引流入颈深淋巴结，常为双侧。扁桃体区域和咽弓的淋巴引流入浅二腹肌、颈上部和颈中部、咽旁淋巴结。肿瘤未超过中线者，转移常发生于同侧。咽壁的淋巴引流入咽后部和第Ⅱ～Ⅲ级颈淋巴结。

### （四）诊断

口咽部肿瘤可通过视诊或触诊发现，需要进行活检加以证实。体格检查时应与扁桃体脓肿，良性淋巴组织增生和良性溃疡伴结节相鉴别。

### （五）TNM 分期

原发部位（T）、区域淋巴结（N）和转移（M）见表 2.1。分期涵盖上述部位的上皮源性恶性肿瘤，不包括起源自淋巴组织、软组织、骨和软骨等的非上皮源性恶性肿瘤。某些肿瘤的一线治疗为放疗，故多用临床分期。分期的评估手段包括视诊、触诊、CT 和 MRI 检查。需增加手术资料才能进行病理分期。

### （六）原发肿瘤的治疗

**1．舌咽部**

**(1）小肿瘤** 单侧考虑手术，或进行放疗。

**（2）大肿瘤** 特别是达到中线的肿瘤，进行放疗。

**（3）局部肿瘤控制率**

T1 肿瘤，85%~90%

T2 肿瘤，75%

T3 肿瘤，65%

**2. 扁桃体区域**

**（1）小肿瘤** 手术，或进行放疗。

**（2）原发灶广泛** 手术联合术后放疗。

**（3）局部肿瘤控制率**

T1 肿瘤，95%

T2 肿瘤，85%

T3 肿瘤，50%

T4 肿瘤，20%

**3. 软腭**

**（1）小肿瘤** 如仅导致轻微的功能丧失，通常进行放疗或手术。

**（2）大肿瘤** 放疗。

**（3）局部肿瘤控制率**

T1 肿瘤，95%

T2 肿瘤，65%~90%

T3 肿瘤，50%~75%

T4 肿瘤，20%

**4. 咽壁**

**（1）小肿瘤** 放疗有效，死亡率低。

**（2）广泛性肿瘤** 如果条件允许，可用放疗和手术治疗。

**（3）T2~3 期肿瘤局部控制率** 35%~50%。

**（七）颈部淋巴结转移的治疗**

原发于舌咽、软腭和咽壁的肿瘤易转移至颈部双侧淋巴结区。局限于扁桃体区域的原发肿瘤仅转移到同侧区域。

一线治疗手段为放疗的患者，照射野应包括颈部。若颈淋巴结转移灶较大或数目较多，可进行颈淋巴结清扫术。一线治疗手段为手术的患者，若原发灶广泛，组织学类型为分化不良，淋巴结大（如大于3cm），多枚淋巴结受累，或肿瘤穿透淋巴结囊，可以考虑术后放疗。CCRT 也可能为合适的选择。

**（八）“复发”的治疗**

每隔几个月进行重复性随访是治疗的重要组成部分。多数持续存在或复发肿瘤可在初始治疗后 2 年内出现。可予以手术或放疗挽救，也可两者联用。这些患者患其他恶性肿瘤的危险度较高。

## 五、鼻咽

**（一）定义**

鼻咽癌起源于鼻凹，一个小的解剖区域之内。其后壁接续于口咽后壁（第 1、2

节颈椎)、蝶骨体、枕骨基底部和软腭。

**(二) 病理**

90%为鳞癌，5%为淋巴瘤，5%为其他类型肿瘤。鳞癌中20%分化良好，40%~50%中分化，40%~50%未分化（淋巴上皮癌）。

**(三) 自然史**

**1. 危险因素**

(1) 亚裔发病率较高，尤其多见于中国南部人群，因纽特人和冰岛人。上述地区移民到其他地区的第一代仍为鼻咽癌高发人群。

(2) 无角化珠的鼻咽癌均与EB病毒有关。通常病毒壳蛋白抗原和早期抗原的免疫球蛋白IgA抗体水平升高。应用实时PCR监测患者血清EB病毒DNA水平是衡量治疗反应的有效手段。

(3) 儿童可能发病。

**2. 临床表现**

(1) 常表现为双侧颈后部高位淋巴结肿大。

(2) 鼻出血，鼻塞。

(3) 声音改变。

(4) 单侧听力丧失或一侧耳“胀”，浆液性耳炎。

(5) 牙关紧闭。

(6) 头痛。

(7) 突眼。

(8) 肿瘤侵及颅底，可继发脑神经综合征。

1) **蝶骨后综合征** 累及第Ⅱ~Ⅵ对脑神经，症状表现为：单侧性眼肌麻痹，上睑下垂，疼痛，三叉神经痛和单侧咬肌无力。

2) **腮腺后综合征** 通过压迫第Ⅸ~Ⅻ对脑神经和交感神经产生相应症状，包括功能性吞咽困难、味觉异常、流涎或呼吸异常，斜方肌、胸锁乳突肌或舌肌无力以及Horner's综合征。

(9) 与其他头颈部癌相比，鼻咽癌远处转移更为常见。

**3. 淋巴回流** 淋巴回流丰富，主要汇入双侧咽后壁和颈深淋巴结（颈内和脊髓副神经链）。回流为双侧。80%的患者出现淋巴结肿大，50%累及双侧。

**4. 预后因素**

(1) 肿瘤浸润程度，特别是侵及颅基底部的程度。

(2) 颈淋巴结转移的大小和程度。

(3) 年龄（40~50岁以下者预后较好）。

(4) 肿瘤类型。

**(四) 诊断**

1. 内镜检了解原发灶情况，注意小的黏膜改变或包块。

2. 颈部触诊肿大的淋巴结，通常位于颈后部较高位置，双侧受累较常见。

3. CT和MRI检查原发灶浸润程度，淋巴结肿大程度和颅基底部受累情况。

4. 脑神经检查。

5．鉴别诊断包括韦氏环（Waldeyer's）环良性淋巴结病，鼻咽炎和其他原因导致的颈部淋巴结肿大。

**（五）TNM 分期**

鼻咽癌分期与其他头颈部癌不同，定义如下：

原发肿瘤（T）

T1　肿瘤局限在鼻咽腔内

T2　肿瘤侵犯鼻腔和/或口腔

T2a　无咽旁间隙侵犯

T2b　有咽旁间隙侵犯

T3　肿瘤侵犯颅底骨质或鼻窦

T4　肿瘤侵犯颅内、脑神经、下咽、颞下窝、眼眶、咀嚼肌

淋巴结转移（N）

Nx　淋巴结转移情况无法判断

N0　无颈淋巴结转移

N1　单侧颈淋巴结转移，最大径≤6cm，位于锁骨上窝以上部位

N2　双侧颈淋巴结转移，最大直径≤6cm，位于锁骨上窝以上部位

N3a　淋巴结转移最大直径 >6cm

N3b　锁骨上窝淋巴结转移

远处转移（M）

Mx　无法评价有无远处转移

M0　无远处转移

M1　有远处转移

分期

Ⅰ期　T1 N0 M0

Ⅱ期　T1，2 N1 M0

Ⅲ期　T1～3 N2 M0；T3 N0，1 M0

Ⅳ期　任何 T4 或 N3 或 M1 期肿瘤

**（六）原发灶的治疗**

因为难以获得颅基底部满意的无肿瘤切缘，所以通常不采用手术治疗，较合适的治疗选择为高能 X 线放疗联合化疗。

1．**局部控制率**　初始治疗 5 年后的局部控制率与 T 分期有关。

T1　90%

T2　80%

T3　70%

T4　50%

2．**并发症**　需要的放疗总剂量较高可能导致严重的并发症。包括局部溃疡、偶伴坏死、视网膜病、颈部软组织纤维化和中耳改变。采用现代治疗方案后，放疗并发症得到减轻。

**（七）区域淋巴结转移的治疗**

外照射是恰当的治疗选择，因为淋巴结转移常出现在颈部双侧，而且常累及咽

后淋巴结。区域淋巴结转移的控制与 N 分期有关，但目前缺乏全面的数据统计资料。颈淋巴结清扫术对于一线放疗后持续存在或复发的肿瘤可能有效。

**（八）鼻咽癌的化疗**

大约 60% 的患者为Ⅲ～Ⅳ期，常出现远处转移。诱导化疗的缓解率高，但无总生存期获益，不广泛推荐。CCRT 应用顺铂联合或不联合氟尿嘧啶 3 个周期是西方国家现阶段鼻咽癌的标准治疗手段。CCRT 可能使 5 年生存率提高 1 倍，达到 67%。但大约一半的患者因毒性反应而提前停止治疗。

**（九）局部复发的治疗**

鼻咽癌治疗失败后复治的成功率高于其他头颈部癌。针对原发灶进行再次放疗所需的总剂量仍较高，可通过精密定向的外照射实现，如调强照射（IMRT）或短距照射。少数患者颈部放疗失败后经手术治疗获得控制。

## 六、喉咽

**（一）定义**

“下咽部”是指舌骨水平和位于环状软骨下界的食管入口水平之间的部分。包括梨状隐窝、杓状会厌襞、环状软骨后区和咽侧壁。

**（二）病理学**

超过 95% 为鳞状细胞癌。解剖部位不同，组织学表现也不同。例如杓状会厌襞分化良好的鳞癌所占比例较梨状隐窝处的高 2 倍。

**（三）自然史**

**1. 危险因素**

（1）嗜烟，嗜酒。

（2）呼吸消化道的其他恶性肿瘤病史。

（3）女性比男性更易发生环后癌。

**2. 临床表现**

（1）可能无症状，多于无意中发现颈部包块。

（2）疼痛，吞咽时加重。

（3）唾液带血。

（4）功能性吞咽困难。

（5）耳痛。

（6）声音改变。

（7）吸入性肺炎。

（8）超过 50% 的患者出现颈淋巴结肿大（颈部包块是 25% 患者的首发症状）。

**3. 淋巴回流**

（1）淋巴回流广泛，常可转移到颈中部链（颈内静脉二腹肌淋巴结可能最先受累），颈后三角和气管旁淋巴结。

（2）颈淋巴结转移的频率与原发灶部位和侵袭程度有关。

1）梨状隐窝，60%。

2）杓状会厌襞，55%。

3）咽壁，75%。

4．**预后因素**

（1）解剖位置和原发灶的侵袭程度。

（2）颈淋巴结转移。

（3）远处转移（诊断时20%的患者已出现远处转移）。

**（四）诊断**

诊断时患者常处于局部进展期。

1．**病史**　体格检查，包括触诊、喉镜。

2．CT和MRI是检查原发灶侵袭程度和颈淋巴结转移的基本手段。

**（五）TNM分期**

区域淋巴结（N）和远处转移（M）定义见表2.1。原发灶（T）的定义与其他头颈部癌类似，但包含局部浸润，具体如下：

T1　肿瘤限于1个下咽分区，且最大径小于2厘米

T2　肿瘤超过1个分区或侵入邻近结构，或最大径超过2厘米但小于4厘米，无半喉固定

T3　肿瘤最大径超过4厘米，或有半喉固定

T4　肿瘤侵犯邻近结构

**（六）原发灶的治疗**

1．**梨状隐窝**

（1）**T1和一些T2肿瘤**　宜进行放疗。喉咽部分切除术联合颈淋巴结清扫术有效，但死亡率较高。

（2）**进展期癌**　侵及梨状隐窝尖部或侵透梨状隐窝，侵及喉，甲状软骨和颈部软组织。可进行全喉咽切除术，全颈部淋巴结清扫术，联合术后放疗。若无法手术切除，可进行姑息性放疗。

（3）**局部肿瘤控制率**

T1～2　65%～80%

T3～4　50%

2．**杓状会厌襞**

（1）**T1～2肿瘤**　放疗或声门上切除术。

（2）**T3～4肿瘤**　如果可能，进行喉保全手术，术后放疗。

（3）**局部肿瘤控制率**　T1～2期达90%。

3．**喉咽壁**

（1）**放疗或手术**　联合单侧颈淋巴结清扫术和术后放疗。

（2）**局部肿瘤控制率**

T1　90%

T2　70%

T3　60%

T4　35%

4．**原位局部复发后的治疗**　初始治疗为手术者，可进行放疗。先前照射过的

患者再进行放疗的效果有限。

**（七）颈部淋巴结肿大的治疗**

**1. 临床上未发现肿大淋巴结** 原发部位和颈部放疗，进行或不进行颈淋巴结清扫术。

**2. 临床可见颈淋巴结转移** 放疗联合颈淋巴结清扫术。

**3. 颈部复发癌的治疗** 若放疗失败，可进行颈淋巴结清扫术；若颈淋巴结清扫术失败，可进行放疗。但是，多数患者为二者都失败的复发者。

## 七、喉

**（一）定义**

喉癌累及3个解剖位置。

1. 声门—成对的真声带。

2. 声门上—会厌、假声带、声门室、杓状会厌襞（喉侧面）、杓状软骨。

3. 声门下—真声带游离缘5.0mm以下，延至环状软骨下缘。

**（二）病理学**

上皮源性恶性肿瘤中，95%以上为鳞状细胞癌。其余为肉瘤，腺癌和神经内分泌肿瘤。

**（三）自然史**

**1. 危险因素**

（1）吸烟。

（2）呼吸消化道其他恶性肿瘤病史。

**2. 临床表现**

（1）**声门** 持续声嘶。

（2）**声门上** 常无症状。咽喉痛，难以忍受冷热刺激，耳痛。

（3）**声门下** 常无症状，直到局部进展。

**3. 淋巴回流**

（1）**声门** 无淋巴回流（声门缺乏淋巴系统）。

（2）**声门上** 淋巴回流网丰富，汇入二腹肌下和颈中内淋巴结。

（3）**声门下** 淋巴回流网稀疏，汇入颈下淋巴结。

**（四）诊断**

1. 颈部触诊了解淋巴结大小和喉部触诊查捻发音。

2. 内镜。

3. CT和MRI。以评估原发灶的部位、浸润程度和颈淋巴结肿大情况。

**（五）TNM分期** 区域淋巴结（N）和远处转移（M）分期类似其他头颈部癌，见表2.1。原发肿瘤（T）分类如下示：

**1. 声门上区**

T1 肿瘤位于声门上区一个亚区，声带活动正常

T2 肿瘤侵及声门上区一个以上的亚区、侵及声门或声门上区以外，声带活动正常

T3　肿瘤限于喉内，声带固定或侵犯环状软骨后或会厌前

T4a　肿瘤侵及甲状软骨或喉外（例如气管，颈部软组织，包括舌外肌深部，带状肌，甲状腺或食管）

T4b　肿瘤侵及椎前间隙，纵隔或包绕颈动脉

**2．声门区**

T1　肿瘤限于一侧或两侧声带，声带运动正常——可能累及前联合或后联合

T1a　肿瘤限于一侧声带

T1b　肿瘤侵及两侧声带

T2　肿瘤侵及声门上区或声门下区，声带活动正常或受限

T3　肿瘤限于喉内，声带固定，和/或侵及声门旁间隙，以及甲状软骨局灶侵袭

T4a，4b　与声门上癌相同

**3．声门下区**

T1　肿瘤限于声门，声带活动正常

T2　肿瘤侵出声带，声带活动正常或受限

T3　肿瘤限于声门，声带固定

T4a　肿瘤侵透环状软骨和甲状软骨，和/或侵及喉外（例如气管，颈部软组织，包括舌外肌深部，带状肌，甲状腺或食管）

T4b　与声门上癌相同

**（六）原发肿瘤的治疗**

**1．治疗原则**　首要目的为控制肿瘤挽救患者生命，在此基础上主要关注声音和吞咽反射功能的保持。在很多喉癌患者中单用放疗或者有限的手术可以实现上述目标。

**（1）喉部分切除术**　在某些情况下既可控制肿瘤又可保持声音功能。

**（2）挽救性（全）喉切除术**　在保守治疗失败后可能达到满意疗效。

**（3）局部广泛期肿瘤**　特别是合并水肿的肿瘤，通常需要全喉切除术，并常需联合术后放疗。

**（4）化疗**　诱导化疗序贯精确放疗使很多进展期癌患者得以保持喉的功能，但不能提高总生存期。CCRT 在保留喉功能和生存获益上与诱导化疗相比具有优势，成为局部进展期肿瘤的治疗选择。现代治疗技术，如调强放疗、适形照射、加速分割和超分割，可保证高的总照射剂量且疗效相当。

**（5）治疗并发症**

**1）放疗**　水肿，常为暂时性。软骨炎，少见。持续性声音沙哑，罕见。

**2）喉部分切除术**　一定程度的声音减弱，影响吞咽反射。

**3）全喉切除术**　失声。超过50%的患者经修复术后（语音性瘘管）可以很好的发声。

**2．真声带**　包括前联合和后联合。

**（1）Tis**　放疗或“声带剥脱”。

**（2）T1～2**　较适于放疗。声带切除术和垂直半喉切除术并发症多。

**（3）T3，局限性肿瘤** 放疗可能有效。若效果不理想，可继续进行外科手术挽救。

**（4）T3，广泛性肿瘤** 手术，序贯放疗或CCRT。

**（5）T4** 全喉切除术联合术后放疗或保留喉术后进行CCRT。

**（6）持续或复发癌**

1）放疗失败后进行手术。

2）限制性手术失败后进行放疗或扩大手术范围，或二者联合。

3）全喉切除术失败后进行放疗。

**（7）局部肿瘤控制率**

**1）T1** 放疗的局部控制率达90%～95%，大部分治疗失败的患者可进行挽救性外科手术。保留声音的比例达95%。

**2）T2** 放疗的局部控制率达75%～80%，大部分治疗失败的患者可进行挽救性外科手术。保留声音的比例达80%～85%。

**3）T3** 声带固定小的肿瘤效果好，放疗局部控制率60%，联合挽救性外科手术可增加到85%。

**4）T3广泛的肿瘤** 放疗局部控制率40%，联合挽救性外科手术可增加到60%。全喉切除术达55%～70%。

**5）T4a，早期浸润甲状软骨的肿瘤** 放疗的局部控制率达到65%；梨状隐窝广泛受累的肿瘤，放疗的局部控制率为20%，喉切除术达到40%～50%。

**3. 声门上癌**

**（1）T1～2** 放疗或上半喉切除术。

**（2）T3** 放疗常可以控制外生性肿瘤。手术可用于挽救治疗；对于浸润性肿瘤，联合术后放疗效果更优。

**（3）T4** 手术联合术后放疗。对于不适合手术的患者，放疗的局部控制率达35%。

**（4）局部肿瘤控制率**

T1 95%～100%

T2 80%～85%

T3 65%～75%

T4 <50%

**（5）复发肿瘤的治疗**

1）放疗失败时进行手术。

2）手术失败时进行放疗。

3）化疗。

**4. 声门下癌**

（1）发现时常为广泛期肿瘤，可采用手术联合放射治疗。

（2）局部肿瘤控制率<25%。

**（七）颈部淋巴结肿大的治疗**

**1. 声门型喉癌** 肿瘤局限在真声带时，不出现淋巴转移。

**2. 广泛型声门肿瘤和声门上喉癌**　颈部淋巴结的治疗采用与原发灶一致的方式。若初始放疗后淋巴结持续存在，应进行手术治疗。初始手术治疗失败的话，应进行放疗。

## 八、鼻腔和鼻窦

### （一）定义

关于鼻腔和鼻窦的复杂解剖结构的知识是了解这些肿瘤的基础。鼻前庭是鼻窝的入口。它以鼻小柱、鼻翼和鼻腔壁为边界。鼻窝由鼻前庭（鼻阈）延续到内鼻孔，与鼻咽、鼻窦、泪囊和结膜相交通。上颌窦的边界为眼眶，鼻前庭侧壁，硬腭（前 2 个磨牙的根部可能突进其底层），颞下窝和翼腭窝。筛窦有多个，位于鼻腔和眶之间的筛骨中。左和右额窦位于额骨中，由额骨中隔分割。双蝶窦被垂体窝、海绵窦、筛窦、鼻咽和鼻腔包绕。

### （二）病理学

**1. 鼻前庭**　几乎全部为鳞癌，少数为基底细胞癌或附件癌，小于 1% 的为恶性黑色素瘤。

**2. 鼻腔和鼻窦**　大部分为鳞癌，10%～15% 起源于小涎腺，5% 为淋巴瘤。其他肿瘤类型包括软骨肉瘤、骨肉瘤、Ewing's 瘤、骨巨细胞瘤。

**3. 鼻腔神经胶质瘤**　起源于神经上皮。

**4. 内翻性乳头瘤**

**5. 中线致死性肉芽肿**（结外 NK/T 细胞淋巴瘤，鼻型）。

### （三）自然史

**1. 危险因素**　病因不清，但肿瘤更多见于镍或木料粉尘暴露的工人。在过去，暴露于作为 X 线造影剂的放射性钍的患者较为常见。

**2. 临床表现**

**（1）鼻前庭**　小的痂样斑块，溃疡，出血。

**（2）鼻窝**　单侧分泌物，出血，梗阻。

**（3）上颌窦**　症状类似炎症，疼痛，上部牙齿症状，突眼。

**（4）筛窦**　解剖结构扭曲，疼痛，局部蔓延。

**（5）蝶窦**　边界不清的头痛，第Ⅲ、Ⅳ、Ⅴ、Ⅵ脑神经病变。

**3. 淋巴回流**

（1）鼻窝，筛窦和额窦—汇入颌下淋巴结。当嗅区受累时可侵及颅底淋巴结。

（2）上颌窦—同侧二腹肌下淋巴结和下颌下淋巴结。

（3）蝶窦—颈内静脉二腹肌淋巴结。

**4. 预后因素**

（1）解剖位置（例如鼻窝肿瘤常可治愈，而蝶窦肿瘤则很难得到控制）。

（2）肿瘤浸润程度。

（3）患者全身状态（治疗时常需要考虑）。

### （四）诊断

1. 临床症状和体征。

2. 直接视诊鼻前庭、鼻窝、腭、牙槽嵴和外侧眼窝（突眼）。

3. 内镜检查鼻咽，了解肿瘤浸润情况。

4. 脑神经检查。

5. 原发部位和颈部 CT 和 MRI 检查。

6. 鉴别诊断。

(1) 鼻息肉（内翻性乳头状瘤）。

(2) 炎性疾病。

(3) 上牙疾病。

(4) 破坏的黏液囊肿。

**(五) TNM 分期**

AJCC 分期系统适用范围限于上颌窦和筛窦肿瘤，不适用于非上皮源性肿瘤。临床分期包括视诊、触诊、眼眶、鼻腔和口腔、鼻咽的检查，MRI 和 CT。病理分期包括临床资料和术中所见以及术后病理资料。区域淋巴结（N）和远处转移（M）分期见表 2.1。原发灶（T）分类见下：

**1. 上颌窦**

T1　肿瘤局限于鼻窦黏膜，骨质无侵蚀或破坏。

T2　肿瘤侵蚀或破坏骨组织，除上颌窦后壁外，包括硬腭和（或）中鼻道。

T3　肿瘤侵及上颌窦后壁、皮下组织、眶底或内侧壁、翼窝、筛窦。

T4a　肿瘤侵犯眶内容前部、颊部皮肤、翼板、颞下窝、筛板、蝶窦或额窦。

T4b　肿瘤侵及任何以下结构：眶尖、硬脑膜、脑组织、中颅窝、上颌神经以外的其他脑神经、鼻咽、斜坡。

**2. 鼻腔及筛窦**

T1　肿瘤局限于鼻腔或筛窦一个亚区，有或无骨质侵蚀。

T2　肿瘤侵及鼻腔筛窦复合体内的另一个相邻区域，伴或不伴有骨质侵蚀。

T3　肿瘤侵及以下组织：眶底或眶内侧壁、上颌窦、腭、筛板。

T4a　肿瘤侵犯眶内容前部，鼻部皮肤或颊部、或前颅窝局限受累、或侵及翼板、蝶窦或额窦。

T4b　肿瘤侵及以下结构：眶尖、硬脑膜、脑组织、中颅窝、脑神经（上颌神经以外）、鼻咽、斜坡。

**3. 鼻前庭**　与面部皮肤癌一致。

**(六) 原发肿瘤的治疗**

**1. 鼻前庭**

(1) **小肿瘤**　若手术存在导致畸形可能，则进行放疗、化学外科或激光治疗。

(2) **大肿瘤**　放疗或手术联合放疗（若可能的话，进行整形手术修补）。

(3) **肿瘤持续存在**　初始放疗失败后可进行手术。初始手术失败后可扩大手术范围或进行放疗；化学外科治疗或激光治疗。

**2. 鼻窝**

(1) **小肿瘤**　若手术可能导致畸形，则进行放疗。若骨受累，可进行手术联合或不联合放疗。

（2）**大肿瘤** 联合手术和放疗。若为淋巴瘤或恶性黑色素瘤，可进行放疗。

（3）**鼻腔神经胶质瘤** 可选择联合手术和放疗。化疗可能有效（例如顺铂+依托泊苷）。

3. **上颌窦** 可进行颚骨开窗术直接检查上颌窦，取样和引流。

（1）**小肿瘤** 除了对高辐射敏感的罕见肿瘤如淋巴瘤外，可单行手术。

（2）**进展期肿瘤** 手术联合术后放疗。为增加切除可能性，可进行术前放化疗。

（3）**不可切除肿瘤** 放疗和化疗。

（4）**局部治疗失败** 通常情况下，所有的方案均可使用，也可参加化疗、消融或冷冻疗法的临床试验。

4. **筛窦**

（1）**局限性肿瘤** 手术。

（2）**大部分肿瘤** 手术联合术后放疗。

5. **蝶窦** 放疗，可以联合化疗（发现时几乎均为进展期）。

6. **局部肿瘤控制率**

（1）**鼻前庭** 大部分肿瘤较小，几乎100%可控制。

（2）**鼻窝** Ⅰ期肿瘤接近100%，肿瘤期别越晚，控制率越低。

（3）**鼻腔神经胶质瘤** Kadish A（注：嗅神经母细胞瘤Kadish分期）期肿瘤局部控制率90%。

（4）**筛窦** 大约60%。

（5）**上颌窦** 75%~80%。

（6）**蝶窦** 发现时通常为进展期，局部控制率很低。

**（七）颈部淋巴结肿大的治疗**

1. **鼻前庭** 小肿瘤，观察；若出现淋巴结转移，进行颈淋巴结清扫术。

2. **鼻窝** 观察；若出现淋巴结转移，进行颈淋巴结清扫术（当肿瘤小于5cm时，出现淋巴结转移的可能性小于10%）。

3. **鼻腔神经胶质瘤** 颈淋巴结清扫术，常作为原发灶手术的一部分。

4. **上颌窦** 颈淋巴结清扫术，通常作为外科治疗的一部分。

**（八）局部复发的治疗**

1. **小肿瘤** 在初始放疗失败时，可进行挽救性手术，或在初始手术失败时扩大手术范围。

2. **广泛性肿瘤** 患者通常已接受过手术和放疗，再次施行往往效果不佳，可考虑姑息性化疗。

## 九、涎腺

**（一）定义**

1. **大涎腺** 腮腺、下颌下腺、舌下腺。

2. **小涎腺** 广泛存在于上呼吸消化道的黏膜。

**（二）病理**

多种组织类型肿瘤起源于上皮的管状和腺泡细胞。最常见的受累部位为腮腺。

发生率较下颌下腺或小涎腺肿瘤高 10 倍以上。具体组织学类型和发病率如下示：

黏液表皮样癌，35%

腺癌，25%

囊腺癌，25%

腺泡样癌，10%

表皮样癌，5%~10%

其他，1%~5%

### （三）自然史

#### 1. 危险因素

（1）放射线接触史。

（2）面部皮肤癌。

#### 2. 临床表现

（1）腮腺包块，常为无痛性。

（2）面神经受累的相应表现。

（3）青年女性，老年男性。

#### 3. 淋巴管

（1）腮腺淋巴汇入耳前，颈二腹肌，腺内淋巴结。

（2）下颌下腺汇入颏下，颈二腹肌，腺内淋巴结。

#### 4. 预后因素

（1）肿瘤类型和分级。

（2）肿瘤位置和浸润程度。

（3）外科切缘，为保留面神经功能可能导致切除不充分。

（4）区域淋巴结转移。

### （四）诊断

炎性病变与之不同：触痛；表面皮温升高以及血液学改变。

1. 腮腺包块，常为无痛性，固定。
2. 面瘫或者受累面神经引起的麻木。
3. 活检。
4. 原发部位和头颈部的 CT 和 MRI。

### （五）TNM 分期

AJCC 分期系统包括腮腺、下颌下腺和舌下腺的恶性肿瘤。临床分期应进行视诊、触诊、脑神经检查、MRI 和 CT 检查。病理分期包括临床分期所进行的检查，以及外科手术中所见和切除组织的病理学检查。区域淋巴结（N）和远处转移（M）分级分期详见表 2.1。原发肿瘤（T）分级如下示：

TX　原发肿瘤无法评估

T0　无肿瘤依据

T1　肿瘤小于等于 2.0cm 且无实质外浸润

T2　肿瘤最大径大于 2.0cm，但小于 4.0cm 且无实质外浸润

T3　肿瘤大于 4.0cm 或存在实质外浸润

T4a　肿瘤累及皮肤，下颌骨，耳道或面神经

T4b　肿瘤累及颅骨基底或翼板，或包绕颈动脉

**（六）原发肿瘤的治疗**

**1. 外科手术**　适用于可切除肿瘤患者的治疗。最低限度的手术指保留面神经的表浅腮腺切除术。若进行广泛切除术，可能导致面神经瘫痪和味觉性出汗综合征（又称耳颞神经综合征）等令人讨厌的并发症。

**2. 放疗**　下述情况应进行术后辅助治疗：组织学类型为低分化；存在明显的神经周围浸润；外科切缘不充分。肿瘤复发时也应进行放疗。不宜进行手术治疗的患者一线进行放疗有一定疗效。腮腺肿瘤可能对快中子远距离治疗敏感。

**3. 局部肿瘤控制率**

**（1）单行外科手术**

Ⅰ～Ⅱ期：95%～100%

Ⅲ～Ⅳ期：40%～50%

低分级：90%

高分级：40%

**（2）手术联合放疗**

Ⅰ～Ⅱ期：95%～100%

Ⅲ～Ⅳ期：75%

低分级：90%

高分级：80%

**（3）不可切除病灶的放疗**

光子：25%

快中子：65%

**（七）颈部处理**

**1. 小的低分级肿瘤**　若存在淋巴结转移则进行手术治疗。

**2. 广泛的，分化不良的肿瘤**　手术联合术后放疗。

## 十、原发灶不明的颈部淋巴结转移（MUO）

**（一）定义**

MUO 是经过细致的询问病史，查体，胸部影像学检查，血液、尿液检查和彻底的组织学检查之后，原发部位仍不明确的转移性实体瘤（除血液系统恶性肿瘤和淋巴瘤外）。

**（二）病理学**

大部分患者的转移灶出现在颈静脉链上组淋巴结。颈淋巴结的组织学类型与解剖位置有关（见表 2.3）；链上淋巴结的位置越高鳞癌的可能性越大。75% 的患者单枚淋巴结受累，15% 的患者同侧多枚淋巴结受累，10% 的患者双侧受累。多部位受累常与腺癌或者鼻咽、锁骨下部位转移癌有关。

**（三）自然史**

3%～9% 的头颈部癌属于 MUO。男性颈淋巴结 MUO 的发生率比女性高 6 倍。患

者常喜嗜烟酒。可能在就诊前数月起发现包块。尽管原发灶不明，多数患者可长期生存或治愈。

**1. 上颈部淋巴结** 大部分颈上半部 MUO 的鳞癌患者原发部位为上呼吸道。大约 35% 的患者可达治愈。至少 30% 的病例可以通过 CT、MRI 检查和熟练的内镜检查发现原发灶。

颈淋巴结转移可能是 30%~50% 的鼻咽，喉咽，舌基底，扁桃体癌的首发症状。初期按颈部淋巴结 MUO 处理的恶性肿瘤中，95% 的原发部位为上述部位以及喉癌。

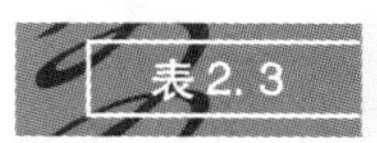
表 2.3 **原发灶不明的颈淋巴结转移的组织学类型**

| 淋巴结 | 组织病理学：相对频率（%） | | | |
|---|---|---|---|---|
| | 鳞状细胞癌 | 未分化癌 | 腺癌 | 其他[a] |
| 颈上中部 | 60 | 25 | 10 | 5 |
| 颈下部 | 45 | 40 | 5 | 10 |
| 锁骨上 | 20 | 45 | 35 | |

a“其他”病理类型以恶性黑色素瘤为主。

**2. 下颈部淋巴结** 大约 65% 的颈下部淋巴结转移起源于锁骨以下，最常见为肺，常常预后不良。

**3. 锁骨上淋巴结** 该区域淋巴结受累几乎总是意味着疾病到了极晚期。原发部位通常为肺、乳腺或胃肠道。预期生存期小于 6 个月。

**4. 预后因素** 预后主要受颈部淋巴结 N 分期，淋巴结在颈部的位置（见上），组织类型以及是否发现原发灶（若原发灶始终未能被发现则预后较好）影响。

**（四）诊断**

不推荐进行颈淋巴结切除活检。因为它会破坏外科平面，若证实未知的原发灶源自头颈部鳞状细胞癌时，预后较差。另一方面，锁骨上淋巴结转移者疾病很难治愈。在这种情况下可予以切除活检进行组织学评估。推荐采取以下顺序评估肿瘤性颈部淋巴结肿大：

**1. 初步评估** 细致的视诊和触诊口和鼻所有可以检查到的区域。然后评估上呼吸道，尤其是鼻咽部，可应用镜子或者喉镜。

**2. 影像学检查** 进行颈部和鼻窦 CT 或 MRI 检查原发灶。如果 CT 或者 MRI 不能发现肿瘤，在活检之前进行正电子发射断层扫描术 CT（PET/CT）经常有所帮助。

**3. 细针抽吸（FNA）** 在不能发现原发灶线索者可予以应用。细胞学检查结果有助于指导进一步的评估，如下示：

**（1）鳞癌或未分化癌** 进行内镜检查，按原发性头颈部癌治疗。

**（2）组织类型不确定或难以区分的肿瘤** 切除淋巴结，酌情进行免疫过氧化物酶染色或其他相关检查。

（3）**腺癌**　按内脏来源 MUO 治疗。除大涎腺来源（罕见）外，其余预后均较差。

（4）**恶性黑色素瘤**。

（5）**淋巴瘤**。

4. **内镜检查**（鼻咽镜、喉镜气管镜、支气管镜和食管镜）可在全麻下进行。针对可疑病灶和看似正常的随机区域如舌底、梨状隐窝、鼻咽，进行活检以查找原发灶。同侧扁桃体切除术较扁桃体窝活检效果好，故得到更广泛的应用。若发现原发灶，制定治疗方案时应联合考虑原发灶和颈部转移灶。

5. **仅在以下情况下对可疑结节进行活检：**

（1）细致的体检未能发现原发灶。

（2）CT 和 MRI 未能找到原发灶。

（3）细针抽吸细胞学检查未能明确诊断。

（4）内镜检查未能找到原发灶。

（5）疑诊淋巴瘤（不归属于 MUO）。

**（五）治疗选择**

按局部进展期头颈部鳞状细胞癌（SCCHN）指南进行治疗。需要采取综合治疗，因为挽救治疗效果差。

1. **广泛放疗**（包括鼻咽、口咽、喉咽和颈部双侧），颈部局部控制率较高。理论上，照射野应该包括尚未发现的原发灶。次广泛放疗，疗效相似且死亡率较低。

2. **手术**　不建议单纯应用手术治疗，因为 40% 仅接受手术的患者后期出现头颈部原发灶。而且，20% ~ 50% 的患者出现手术对侧颈部病灶或立即出现原发灶。放疗后发生对侧病灶或出现原发灶的发病率比单用手术者要小得多。

3. **化疗**　随机试验显示，顺铂为基础的同步放化疗（CCRT）用于复发风险高且原发灶已知的头颈部鳞状细胞癌的疗效较好。应用 CCRT 治疗合适的颈淋巴结 MUO 患者似乎是个合乎逻辑的推理。一般来说，头颈部鳞癌的 MUO 患者治疗效果优于原发灶不明者。N1 期肿瘤可不进行化疗的观点获得广泛认同。某些 N2 ~ 3 期患者进行 CCRT 的单中心研究显示了较好的生存率。然而，多数随机试验不包括 MUO 患者。

**（六）推荐治疗**　许多中心采用放疗治疗一般患者，CCRT 治疗局部复发风险高的患者。

1. **N1 期肿瘤**　单用放疗或进行颈淋巴结清扫术（尤其适合于转移灶直径小于 3cm）。若术后标本显示其他淋巴结受累（N2b 期）或结外受累，则进行术后放疗或 CCRT。

2. **N2 期肿瘤**　颈淋巴结清扫术前或术后进行放疗或 CCRT。

3. **N3 期肿瘤（多发淋巴结转移）**　对于某些合适的患者，可只进行放疗或 CCRT。通常在放疗或 CCRT 前或后应进行颈淋巴结清扫术。

4. **颈下部或锁骨上淋巴结鳞癌或腺癌**　只进行放疗（无论何种治疗，生存率均不理想；治疗目的为控制局部病灶）。

**（七）治疗结果**

1. **颈上部淋巴结转移患者**　若最终发现原发灶，5 年生存率 30%；若未发现原发灶，5 年生存率 60% 。

**（1）N1 期和 N2a 期** 5 年和 10 年生存率均为 70%~80% 。治疗 10 年后发现原发灶的可能约为 30% 。这与成功治疗后出现二次肿瘤的比例相当。

**（2）N2b 期** 关于生存率的报告无统一结论。

**（3）N3 期** 5 年生存率大约 20% 。

**2．颈下部或锁骨上淋巴结转移的患者** 5 年生存率 5%（中位生存时间 7 个月）。

## 推荐阅读文献


Adelstein DJ, et al. An intergroup phase III comparison of standard radiation therapy and two schedules of concurrent chemoradiotherapy in patients with unresectable squamous cell head and neck cancer. *J Clin Oncol* 2003;21:92.

Al-Sarraf M, et al. Post-operative radiotherapy with concurrent cisplatin appears to improve locoregional control of advanced, resectable head and neck cancers: RTOG 88–24. *Int J Radiat Oncol Biol Phys* 1997;37:777.

Al-Sarraf M, et al. Chemoradiotherapy versus radiotherapy in patients with advanced nasopharyngeal cancer: phase III randomized intergroup study 0099. *J Clin Oncol* 1998;16:1310.

American Joint Committee on Cancer. *AJCC Cancer Staging Manual.* 6th ed. New York: Springer-Verlag; 2002.

Balz V, et al. Is the p53 inactivation frequency in squamous cell carcinomas of the head and neck underestimated? Analysis of p53 exons 2–11 and human papillomavirus 16/18 E6 transcripts in 123 unselected tumor specimens. *Cancer Res* 2003;63:1188.

Bernier J, Bentzen SM. Altered fractionation and combined radio-chemotherapy approaches: pioneering new opportunities in head and neck oncology. *Eur J Cancer* 2003;39:560.

Bonner JA, et al. Radiotherapy plus cetuximab for squamous-cell carcinoma of the head and neck. *N Engl J Med* 2006;354:567.

Browman GP, et al. Choosing a concomitant chemotherapy and radiotherapy regimen for squamous cell head and neck cancer: a systematic review of the published literature with subgroup analysis. *Head Neck* 2001;23:579.

Chan AT, et al. Concurrent chemotherapy-radiotherapy compared with radiotherapy alone in locoregionally advanced nasopharyngeal carcinoma: progression-free survival analysis of a phase III randomized trial. *J Clin Oncol* 2002;20:1968.

Clark JR, et al. Induction chemotherapy with cisplatin, fluorouracil, and high-dose leucovorin for squamous cell carcinoma of the head and neck: long term results. *J Clin Oncol* 1997;15:3100.

Cohen EE, Lingen MW, Vokes EE. The expanding role of systemic therapy in head and neck cancer. *J Clin Oncol* 2004;22:1743.

Forastiere AA, et al. Concurrent chemotherapy and radiotherapy for organ preservation in advanced laryngeal cancer. *N Engl J Med* 2003;349:2091.

Fu KK, et al. A Radiation Therapy Oncology Group (RTOG) phase III randomized study to compare hyperfractionation and two variants of accelerated fractionation to standard fractionation radiotherapy for head and neck squamous cell carcinomas: first report of RTOG 9003. *Int J Radiat Oncol Biol Phys* 2000;48:7.

Haas I, et al. Diagnostic strategies in cervical carcinoma of an unknown primary (CUP). *Eur Arch Otorhinolaryngol* 2002;259:325.

Horiot JC, et al. Accelerated fractionation (AF) compared to conventional fractionation (CF) improves loco-regional control in the radiotherapy of advanced head and neck cancers: results of the EORTC 22851 randomized trial. *Radiother Oncol* 1997;44:111.

Kramer NM, et al. Toxicity and outcome analysis of patients with recurrent head and neck cancer treated with hyperfractionated split-course reirradiation and concurrent cisplatin and paclitaxel chemotherapy from two prospective phase I and II studies. *Head Neck*

2005;27:406.
Lo YMD, et al. Molecular prognostication of nasopharyngeal carcinoma by quantitative analysis of circulating Epstein-Barr virus DNA. *Cancer Res* 2000;60:6878.
Parker RG, Janjan NA, Selch MT. Cancers of the head and neck. In: *Radiation Oncology for Cure and Palliation.* New York: Springer-Verlag; 2003:187.
Pignon JP, et al. Chemotherapy added to locoregional treatment for head and neck squamous-cell carcinoma: three meta-analyses of updated individual data. MACH-NC Collaborative Group Meta-Analysis of Chemotherapy on Head and Neck Cancer. *Lancet* 2000;355:949.
Staar S, et al. Intensified hyperfractionated accelerated radiotherapy limits the additional benefit of simultaneous chemotherapy: results of a multicentric randomized German trial in advanced head-and-neck cancer. *Int J Radiat Oncol Biol Phys* 2001;50:1161.

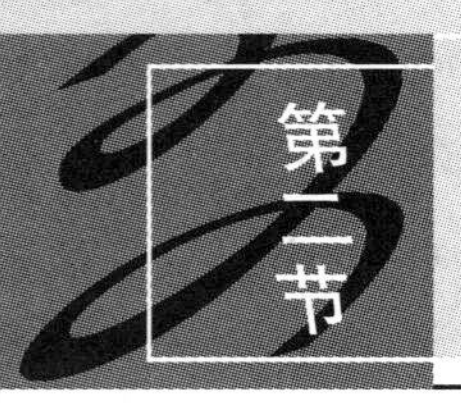


# 肺 癌

*Martin J. Edelman*
*David R. Gandara*

## 一、流行病学和病因学

### （一）发病率

肺癌是最常见的内脏恶性肿瘤，约占所有肿瘤死亡的1/3，是男性和女性与肿瘤相关死亡的最常见的原因。在美国，每年有200 000新发病例，调整后的数据显示发病率呈上升的趋势，尽管男性的发病率在下降，而女性的发病率却在持续升高。更令人担忧的是，非小细胞肺癌（NSCLC）的发病率在相对年轻的不吸烟女性中，亦有可能升高。

### （二）病因学

**1．吸烟** 85%~90%的肺癌由吸烟所致；吸烟者患肺癌的风险比不吸烟者高30倍。吸雪茄者或用烟斗吸烟者患肺癌的风险比不吸烟者高1倍。被动吸烟可能使患肺癌的风险增加2倍，而与主动吸入相关的患病风险是20倍，因此，被动吸烟的实际风险较小。

（1）肺癌患病风险与累计吸烟量有关，烟草可量化为“包/年”。每日吸烟量超过2盒者中1/7死于肺癌。吸烟者的累计吸烟量达10包/年时，肺癌的死亡率显著高于不吸烟者。

（2）戒烟后，风险稳定地下降。吸烟短于20年者，戒烟15年后，患病风险接近不吸烟者，但不能与之完全相同。随着美国吸烟者的减少，一大部分肺癌新发病例发生于既往有吸烟史者。

（3）常见细胞类型肺癌的风险升高与吸烟相关。但是，某些腺癌病例，尤其女性患者，其发病与吸烟无关。

（4）小细胞肺癌（SCLC）与吸烟密切相关。对于无吸烟史者，予以SCLC的诊断应慎重。

**2．石棉** 与恶性间皮瘤发病相关。接触石棉亦可增加患肺癌风险，特别在吸烟者中，其发病风险比单独吸烟者高3倍。

**3．射线照射** 增加患SCLC的风险，与是否吸烟无关。6%以上的肺癌与氡有关。

**4．其他物质** 砷，镍，铬化合物，氯甲醚和空气污染物，均与肺癌相关。

**5．肺癌** 其本身与同时或先后发生的二次肺癌的发生风险增加相关。其他上呼吸消化道癌（头颈，食管），因吸烟者的区域癌变效应，亦与肺癌患病风险增加相关。

**6．其他肺部疾病** 肺部瘢痕和慢性阻塞性肺病与肺癌风险增加相关。

**7．从不吸烟者和极少吸烟者与肺癌** 很大一部分肺癌患者无明显毒物暴露史。

据估计，大约10% NSCLC患者从不吸烟，且该比例似乎在增加。此类患者中多数存在表皮生长因子受体（EGFR）异常，EGFR突变使基因复制数增多（用荧光原位杂交法，即FISH检测）或蛋白表达增多（用免疫组化法检测），病因不详。

## 二、病理学和自然史

经支气管镜或经胸CT引导下进行细针抽吸（FNA）活检，难以明确肺癌的具体组织学分类。FNA虽可区分SCLC和NSCLC，却难于进一步区分NSCLC的组织学亚型，且有时可将此类癌误诊为SCLC。建议采用针芯活检或用石蜡固定FNA取得的材料，以便于应用免疫组化或其他特异性诊断技术以更好地进行组织学分析。随着靶向治疗在某些特定亚组患者中的应用，明确的病理诊断变得越发重要。

### （一）小细胞肺癌（SCLC）

占全部肺癌的15%，包括以下几种组织学亚型：燕麦细胞型、多角细胞型、淋巴细胞型和梭形细胞型。这些亚型的自然史几乎是相同的。

**1. 部位** 中央型或肺门型（95%）多于周围型（5%）。

**2. 临床过程** SCLC患者诊断时多已广泛转移。患者有肺部肿块伴临床情况迅速恶化，通常提示SCLC。

**（1）血行转移** 常累及脑、骨髓或肝脏，胸腔积液常见。

**（2）复发** 放疗或化疗后，可复发于原发灶部位或其他部位。

**3. 副肿瘤综合征** 包括抗利尿激素异常综合征（syndrome of inappropriate antidiuretic hormone，SIADH，最常见），高凝状态（常见），异位促肾上腺皮质激素（ATCH）综合征（不常见）和肌无力综合征（Eaton-Lambert综合征）（其他肿瘤非常罕见）。SCLC伴发广泛骨转移者，亦少见高钙血症。

### （二）非小细胞肺癌（NSCLC）

占全部肺癌的85%，除小细胞癌外的其他组织学类型（鳞癌、腺癌、大细胞癌），因其临床表现，治疗和自然史有许多相似之处，统称为NSCLC。

**1. 鳞状细胞癌** （占NSCLC的20%~25%）

**（1）部位** 以前的观点认为，腺癌多见于外周部位，而鳞癌多发于中央部位。目前的研究显示影像学表现正在发生变化，两种细胞类型的分布部位相似。

**（2）临床过程** 与其他类型肺癌相比，鳞癌通常在疾病早期比较局限，而在手术或放疗后出现局部复发。

**（3）相关的副肿瘤综合征** 由异位分泌的甲状旁腺激素-相关肽（PTH-RP）导致的高钙血症，是最常见的综合征。还可见到肥大性骨关节病（少见），副瘤性中性粒细胞增多症（偶尔与高钙血症相关），明显的关节症状（少见）或高凝状态。

**2. 腺癌** （占NSCLC的50%~60%）是不吸烟者特别是年轻女性最常见的细胞类型，但在大多数情况下与吸烟有关。近些年，该组织学类型的发病率有所增加。

**（1）部位** 与鳞癌相比，腺癌更常表现为肺周结节。

**（2）临床过程** 一半以上表现为肺周结节的腺癌患者中已出现区域淋巴结转移。腺癌和大细胞癌自然史相似，可经血液途径广泛播散至胸外组织，多累及骨、肝脏和脑。

**(3) 副肿瘤综合征** 包括肥大性骨关节病、高凝状态、PTH-RP 或细胞因子所致高钙血症以及男子女性型乳房（大细胞癌）。

**(4) 细支气管肺泡癌**（BAC）是腺癌的一个亚型，有独特的组织学、生物学、流行病学、临床和治疗特点。单纯细支气管肺泡癌以细支气管内播散（鳞屑样）而无侵袭性为特征，该病在影像学上的特征为浸润性病变，常是多中心的，多于最初就诊时被误诊为肺炎。BAC 最常见的类型为腺癌中伴有 BAC 的成分，提示为基底膜侵袭所致。流行病学显示，BAC 更常见于年轻不吸烟女性。据报道，该型肺癌对酪氨酸激酶抑制剂厄罗替尼的治疗反应较其他类型肺癌更好。

**3. 大细胞癌和“其他无法明确分类”的肺癌** 其他类型 NSCLC 包括大细胞癌和其他病理类型。有神经内分泌特征的大细胞 NSCLC 可以越来越多地通过神经内分泌分化特征的免疫组化（例如嗜铬粒多肽、神经元特异性烯醇化酶）来诊断。

**（三）不常见的肺部肿瘤**

**1. 支气管类癌** 可表现出由于气道堵塞，异位 ATCH 分泌或类癌综合征而产生的局部症状。这些肿瘤表现出神经内分泌分化，有时可与 SCLC 混淆。

**2. 囊腺样癌（圆柱瘤）** 为局部侵袭性肿瘤。局部区域复发最常见，但也可能转移到肺内其他部位或远隔转移。

**3. 癌肉瘤** 为大病灶但有局限倾向，可切除率比其他肺恶性肿瘤高。

**4. 间皮瘤** 由接触石棉引起，可见于肺、胸膜、腹膜或睾丸的鞘膜或白膜。石棉接触史为重要的诊断依据。

**(1) 组织病理学** 间皮瘤有几种组织学变体：肉瘤样、上皮样、其他有腺癌特征的组织学类型。可根据黏蛋白染色缺失和透明质酸酶消化后透明质酸染色消失，与其他腺癌相鉴别。

**(2) 临床过程** 弥漫型间皮瘤（通常的类型）在胸膜内迅速播散，包裹肺组织。可发展为多灶性病变，并侵犯肺实质。远处转移不常见，多见于疾病晚期。如果为肉瘤样类型，则可累及肝脏、脑和骨骼。

## 三、诊断和进一步评估

应按一定的顺序进行诊断性评估，以便获得准确的诊断和疾病分期。如果根据下述的症状和体征怀疑为肺癌，有必要进行初步的实验室和影像学检查。应首先获得组织学诊断，以决定是否需要进一步检查以及需要何种检查手段或治疗方案。

对确诊为 NSCLC 者，下一步的评估应决定采用何种治疗手段（手术、放疗或化疗）。过去，手术是 NSCLC 的主要治疗手段，现在也是早期疾病（Ⅰ期和Ⅱ期）的初始治疗方法。因此，初始的评估决定肿瘤是否可以手术切除（肿瘤完整切除，切缘阴性）和是否可以进行手术（患者生理上能否承受这一过程）。

还必须提出一个根本性问题：手术切除某个期别 NSCLC 的长期结果如何？无法进行手术者，应考虑可否应用以根治为目的的非手术治疗（例如放化疗）。

诊断为 SCLC 者，应予以评估明确疾病是局限期还是广泛期，以判断其预后及为其选择合适的治疗方法。SCLC 的治疗通常为化疗为主的综合治疗（加或不加放疗）。偶尔可应用手术治疗。

**（一）症状和体征**

**1．症状**　大部分患者发病时已有症状。症状可能由胸腔内的原发病灶（新发或性状改变的咳嗽、声音嘶哑、咯血、胸痛、呼吸困难、肺炎）、疾病转移（新发结节性肿块、骨痛、病理性骨折、头痛、惊厥）引起，或表现为副肿瘤综合征（畏食、体重下降、高钙血症所致呕吐等）。吸烟者常因上述症状而在被诊断为肺癌之前主动戒烟。患者也可能完全没有症状，因其他原因进行影像学检查时偶然发现。无症状者也可能已患有进展期肺癌。

**（1）肿瘤位于肺尖或肺上沟（肺沟瘤）者**　可因颈部交感神经受累，出现上肢和手感觉异常和无力，也可出现 Horner's 综合征（上睑下垂，瞳孔缩小和无汗）。

**（2）疾病转移的临床表现**　包括骨痛，神经系统改变，黄疸、肠道和腹部症状、伴随肝脏迅速增大，皮下肿块和区域淋巴结增大。

**2．体征**　除胸壁和肺的局部体征外，查体还应明确有无其他部位转移，以便为疾病分期提供信息，对于浅表皮肤或淋巴结受累者，容易进行活检。应特别注意有无头颈部同时发生的其他癌；注意锁骨上窝、颈部和腋窝有无淋巴结转移；注意腹部有无肝大。

**（二）实验室检查**

**1．影像学检查**

**（1）胸片**　如果发现肿块，应与既往 X 线片比较。持续的肺部浸润，特别是位于上叶前段，提示为肺癌。

**（2）胸部和腹部 CT 检查**　应包括肾上腺检查。胸部 CT 用于肺癌的分期，明显优于胸片，报道的总准确率为 70%。在 CT 片上，纵隔淋巴结直径超过 1.5cm 考虑为异常，小于 1.0cm 考虑为正常；直径介于二者之间为不确定。如果以 1.5cm 为异常纵隔肿大淋巴结的分界，CT 的敏感度相对较差，而特异度很高。CT 扫描可以确定原发肿瘤侵袭的范围，是否有胸腔积液和淋巴结情况。MRI 很少能提供额外的信息。

**1）肾上腺肿块**　对于 NSCLC，常因意外发现肾上腺转移，从而改变之前考虑的治疗策略，早期肺癌除外。非恶性的肾上腺肿块也很常见。但是，不能只因孤立的肾上腺病灶，而不予患者根治性治疗。有时，根据 CT 或 MRI 上的密度特点可鉴别转移癌和腺瘤。无法确诊且肾上腺为唯一的可疑转移部位时，可进行肾上腺活检。

**2）其他可疑的孤立部位**　如果无法确定为恶性（例如肝脏、脑），也需要采取类似的步骤。

**（三）病理学证据**

在开始进行其他检查前，必须经组织学确诊为肺癌。应该首先以创伤性最小的操作获得肺癌的组织学诊断。

**1．痰细胞学检查**　曾经是常规检查，现在已被可弯曲的纤维支气管镜检查取代。即使是在阳性率最高的报道中，重复进行痰细胞学检查的阳性率，中心型 NSCLC 只有 60%~80%，周围型 NSCLC 仅为 15%~20%。

**2．纤维支气管镜检查**　如果症状或影像学结果提示病灶为中心型且可触及，可以进行纤维支气管镜检查。大多数肿瘤可以在纤维支气管镜下直视。其余肿瘤表现为外源性支气管狭窄，其中有些病例可进行支气管镜引导下经支气管穿刺活检确诊。通过支气管镜观察气道，可以鉴别支气管内与其他支气管源性肺癌。通过组织学或细胞学确诊为转移性肺癌者，则不需要再进行纤维支气管镜检查。

**3．可疑皮肤结节** 可进行活检，以确定诊断及分期。

**4．淋巴结** 对于肿大的、质地硬的周围淋巴结，也可以进行活检。对于无法触及的锁骨上淋巴结，盲目活检的肿瘤阳性率不到5%。淋巴结中发现肉芽肿容易引起误诊，因某些肺癌患者可伴发结节病或肉芽肿性感染。

**（四）进一步评估**

经组织学检查确诊为肺癌后，下一步应明确肺癌是局限于胸腔的肺癌，还是有其他病灶。局限于胸腔的肺癌，可予以根治性治疗（局限期 SCLC 或 Ⅰ 到 Ⅲ 期 NSCLC）。需进一步检查者可进行下述检查以明确分期。病史、查体和常规血液检查没有发现异常者，下述检查结果亦可能正常。

**1．正电子发射计算机断层显像**（positron emission tomography，PET） PET 扫描是根据肿瘤组织与正常组织对放射性标记的葡萄糖（氟脱氧葡萄糖，FDG）摄取不同而确立的一种技术。尽管已经证实 PET 扫描优于 CT 扫描，可以作为纵隔镜评价纵隔淋巴结的补充，但 PET 扫描的最重要用处是排除远处的隐匿转移，还可用于术前治疗（例如，化疗或放化疗）后的重新分期或随访。PET 扫描后“缓解”的评价标准正处于不断调整中。PET-CT 的普及有助于疾病的明确分期诊断。PET 扫描的假阳性可发生于感染，炎症或放化疗之后。假阴性常见于有 BAC 特征的高分化腺癌。

**2．脊柱 MRI** 怀疑有椎管内硬膜外转移，或怀疑为肺癌且伴发背痛或颈丛神经病变者，可进行脊柱 MRI 检查。对于有背痛而怀疑为肺癌（任何其他恶性肿瘤）的患者，应立即或急诊进行检查，以便尽早应用激素，RT 或手术治疗。

**3．脑 CT 或 MRI** 对于 SCLC 患者，应作为常规分期检查，因 10% 的 SCLC 患者存在无症状性脑转移。对于大多数没有症状的 Ⅰ 或 Ⅱ 期 NSCLC 患者，不推荐进行此项检查。对于中枢神经系统（CNS）播散较多见的组织学类型（例如有神经内分泌分化的大细胞癌或腺癌），局限期疾病应考虑进行 CNS 影像学检查。准备进行多学科治疗或化疗的 Ⅲ 或 Ⅳ 期 NSCLC 患者，应进行 CNS 扫描。

**4．纵隔镜** 用于下述情况：

（1）NSCLC 的常规术前评估（对纵隔只进行影像学评估是不充分的）。

（2）患者有纵隔肿块，痰细胞学阴性，纤维支气管镜检查也为阴性。

（3）评价纵隔肿大淋巴结。梗阻后感染相关的淋巴结增生是很常见的。如果 CT 见纵隔肿大淋巴结而纵隔镜淋巴结取病理为非恶性，可考虑予以根治性切除。

**5．经皮或经支气管穿刺活检** 常用于肺癌的诊断。一般认为，若上述检查发现为 NSCLC，且患者可以耐受手术切除，无转移证据时，须进一步进行纵隔镜检查或开胸手术，则没必要进行此项检查。若疑为肺癌，而穿刺结果为肉芽肿，则不排除假阴性的可能。但是，若诊断为 SCLC，则可避免开胸手术。此外，因内科疾病而无法手术切除，且纤维支气管镜检查为阴性时，需要进行此项检查以明确组织学诊断。

**6．骨扫描** 多数时候已被 PET 取代。但是，在骨骼疾病方面，骨扫描可为

PET 提供补充资料，而且比 PET 便宜很多。在已知有转移而怀疑有新发骨转移时，可以考虑进行骨扫描。

**7. 骨骼 X 线片**（平片）对疼痛区域可进行此项检查。

**8. 骨髓穿刺和活检** 对于明确的局限期 SCLC，骨髓检查仍然为标准的评估项目，因为此时亚临床受累的发病率相对较高。某些人认为，乳酸脱氢酶（LDH）值正常者，不需要进行此项检查。NSCLC 患者多可不进行此项检查。

### （五）孤立肺部结节的评估

诊断策略是最大可能的发现肿瘤，同时，对于恶性结节，应尽量避免不必要的开胸手术。采取的诊断策略需个体化。应考虑如下事实：

**1. 孤立肺部结节的定义如下：**

（1）周围型肺部肿块，直径 <6cm。

（2）没有症状。

（3）查体正常。

（4）血常规和肝功化验正常。

**2. 钙化** 对诊断策略的影响很小。有钙化的结节更可能为恶性的，除非为环形、新月形、或完全和致密的钙化。

**3. 孤立肺部结节为恶性的风险**

**（1）根据年龄**

1）小于 35 岁：<2%。

2）35 ~45 岁：15%。

3）大于 45 岁：30%~50%。

**（2）根据肿瘤体积倍增时间（DT）**

1）DT≤30 天：<1%。

2）DT30 ~400 天：30%~50%。

3）DT >400 天：<1%。

**（3）根据吸烟史** 与不吸烟者相比，吸烟者孤立肺部结节为恶性的风险尚不清楚。一般来说，在老年吸烟者中的发病率更高。

**4. 穿刺活检** 对于肺部结节的假阴性率为 15%。对于高度可能为肺癌（例如，大于 40 岁的吸烟者），身体条件良好，可以接受手术者，在没有组织学诊断的情况下，可直接进行手术治疗。

**5. PET 扫描** 最近已经证实，其在孤立肺部结节的诊断评价中有相当的价值，敏感性和特异性均超过开胸以外的其他诊断方法。

## 四、分期系统和预后因素

### （一）分期系统

“TNM”分期主要用于 NSCLC。表 2. 4A 列出了建议第 7 版《AJCC 肿瘤分期手册》采用的分期系统，该分期是基于一个专家小组的建议和对大于 67 000 例肺癌病例的回顾。这一分期进一步提出了肿瘤大小的临界值，对某些部位的肺部结节进行了重新分类，重新确定恶性胸腔（心包）积液为一个亚分期 M。该表也列出了目前的分期标准（来自第6版，2002）。表2.4B列出了新的推荐分期组别；加粗的分期表示与上一版的不同之处。在推荐的分期体系中，ⅠA到ⅢA期（可耐受手术者）可以考虑进行外科手术。

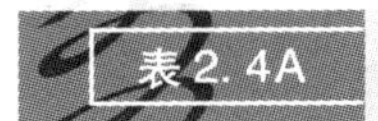

**表2.4A 建议肺癌采取的分期系统[a]**

**原发肿瘤（T）**

TX 原发肿瘤不能评估，或痰中或支气管灌洗液中发现恶性细胞，但影像学或支气管镜检查未发现肿瘤

T0 无原发肿瘤证据

Tis 原位癌

T1 肿瘤最长径≤3cm，同时满足以下条件：
被肺或脏层胸膜包绕；
支气管镜证实未受侵肺叶支气管近端；
（例如，未处于主支气管）
*T1a 肿瘤最长径≤2cm*
*T1b 肿瘤最长径>2cm 但≤3cm*

T2 肿瘤>3cm 但≤7cm，同时满足下列条件之一：
侵及主支气管，距离隆突≥2cm，但未侵及隆突；侵及脏层胸膜；
伴随到达肺门的肺不张或阻塞性肺炎，但没有累及全肺；
*T2a 肿瘤最长径>3cm 但 ≤5cm*
*T2b 肿瘤最长径>5cm 但≤7cm*

T3 肿瘤>7cm，或直接侵及胸壁（包括肺上沟癌），膈肌，膈神经，纵隔胸膜，壁层心包，或
侵及中支气管，距离隆突<2cm，但未侵及隆突；
伴随扩展到全肺的肺不张或阻塞性肺炎；
同一肺叶出现多个病灶；

T4 任何大小肿瘤满足以下条件：
侵及纵隔，心脏，大血管，气管，隆突，喉返神经，食管，或椎体；
同侧肺的其他肺叶内出现多个病灶；

**区域淋巴结（N）**

NX 区域淋巴结不能评估

N0 没有区域淋巴结转移

N1 同侧支气管周围，同侧肺门，和/或肺内淋巴结转移，包括直接蔓延

N2 同侧纵隔和/或隆突下淋巴结转移

N3 对侧纵隔淋巴结，对侧肺门淋巴结，同侧或对侧斜角肌或锁骨上淋巴结转移

远处转移（M）

MX 远处转移不能评估

M0 没有远处转移

M1 有远处转移
M1a
*对侧肺叶内有转移结节；*
*或胸膜有转移结节或有恶性胸腔积液或恶性心包积液；*
M1b 远处转移

与AJCC癌症分期手册（2002）不同之处，用斜体字表示。

[a]摘引自 Goldstraw P, Crowley J, Chansky K, et al. The IASLC Lung Cancer Staging Project: Proposals for the revision of the TNM Stage Groupings in the forthcoming (seventh) edition of the TNM classification for malignant tumours. *J Thor Oncol* 2007; 2:706-714. 注意AJCC第7版已于2009年出版。

**表2.4B 建议肺癌采用的分期分组[a]**

| 6版中的 T/M描述词 | 建议采用的 T/M | N0 | N1 | N2 | N3 |
|---|---|---|---|---|---|
| T1（≤2cm） | T1a | ⅠA | ⅡA | ⅢA | ⅢB |
| T1（>2～3cm） | T1b | ⅠA | ⅡA | ⅢA | ⅢB |
| T2（≤5cm） | T2a | ⅠB | **ⅡA** | ⅢA | ⅢB |
| T2（>5～7cm） | T2b | **ⅡA** | ⅡB | ⅢA | ⅢB |
| T2（>7cm） | T3 | **ⅡB** | **ⅢA** | ⅢA | ⅢB |
| T3（浸润） | T3 | ⅡB | ⅢA | ⅢA | ⅢB |
| T4（同肺叶内结节） | T3 | **ⅡB** | **ⅢA** | **ⅢA** | ⅢB |
| T4（扩散） | T4 | **ⅢA** | **ⅢA** | ⅢB | ⅢB |
| M1（同侧肺内） | T4 | **ⅢA** | **ⅢA** | **ⅢB** | **ⅢB** |
| T4（胸腔积液） | M1a | **Ⅳ** | **Ⅳ** | **Ⅳ** | **Ⅳ** |
| M1（对侧肺内） | M1a | Ⅳ | Ⅳ | Ⅳ | Ⅳ |
| M1（远处） | M1b | Ⅳ | Ⅳ | Ⅳ | Ⅳ |

黑体字提示，对于一个特定的TNM类别，与AJCC第6版相比有变化。

[a] 经过允许，从以下出处重印：Goldstraw P，Crowley J，Chansky K，et al. The IASLC Lung Cancer Staging Project：Proposals for the revision of the TNM Stage Groupings in the forthcoming（seventh）edition of the TNM classification for malignant tumours. *J Thor Oncol* 2007；2：706－714. 注意AJCC第7版已于2009年出版。

**（二）体能状态（PS）**

直接影响患者预后，在评价肺癌治疗手段的试验中应该进行PS评分。评价功能性PS的标准列于附录。自我感觉好，疾病相关症状很少的患者（PS 0到1）的生存期要长于虚弱的患者（PS≥2），而且更有可能耐受化疗，为独立预后因素。

**（三）体重下降**

体重下降≥5%是一个独立的预后差的因素。

**（四）肿瘤组织学**

如果考虑PS和疾病程度，生存受组织学类型的影响不是很大。对于NSCLC，组织学类型对于基于疗效的毒性的化疗方案的选择具有重要意义。而对于SCLC，与其他细胞类型相比，体能状态较差及疾病广泛期的患者多见。一小部分患有惰性而不可切除的肺鳞癌患者，可以生存数年。

**（五）分子学预后因素**

抑癌基因突变在NSCLC中很常见，与预后差相关；约一半的NSCLC和几乎全部的 SCLC 患者存在 p53（17p）抑癌基因突变。重要癌基因（c-myc，K-ras，erb-B2）过表达与预后差相关。

**1．EGFR 突变** 和其他异常一样，逐渐被视为肺癌的重要特征。EFGR 异常似乎与更好的整体预后相关，还用来预测抗 EGFR 治疗的疗效。

**2．ERCC1** 是核苷酸外切和修复系统的组成部分，可用于筛选铂类治疗的获益人群。免疫组化确定的 ERCC1 过表达，与铂类药物治疗的获益呈负相关。上述预后因素尚未应用于临床实践。

## 五、预防和早期发现

### （一）预防

是减少肺癌病死率的最佳方法。如果不吸烟，超过 90% 的肺癌患者将不会患肺癌。对每一位吸烟患者，应告知其患肺癌的巨大风险。几项目前进行的临床试验正在评价类视黄醇和其他的化合物在预防继发癌中的作用。有关添加维生素 A 类似物和 β-胡萝卜素的临床试验没有发现获益。流行病学显示，戒烟后口服阿司匹林与患肺癌风险降低相关。

### （二）早期发现

目前还没有证实，通过胸片和痰细胞学检查筛查高危人群早期发现肺癌能否提高生存率。胸片的作用正在被重新评价。新的抗体试验和荧光纤维支气管检查目前正处于研究中。

螺旋 CT 检查可以增加发现肿瘤的数量。但是，并无证据显示检测阳性率的提高可减少总体和肺癌特异性死亡率。因此，此项检查并没有被确立为一个有效的筛查工具。全国肺癌筛查试验（NLST）已经纳入了 50 000 名考虑有肺癌高危因素的对象。这项试验比较 CT 和胸部 X 线（CXR）。2009 年后期将获得该试验的初步结果。因为筛查试验的价值取决于一种疾病在人群中的患病率，因此，确定吸烟伴随轻微梗阻性肺病者（因其患肺癌的危险性显著提高），可能有助于提高筛查试验的敏感性和特异性。

## 六、治疗

### （一）NSCLC

手术，过去是 NSCLC 主要的治疗方法，现在仍是 Ⅰ 期和 Ⅱ 期肺癌的主要治疗方式。Ⅲ 期肺癌（以纵隔淋巴结转移或主要结构受累为特征）多可切除，但是手术治疗后的复发常不可避免，可导致患者在 5 年内死亡（90%～95%）。因此，多学科治疗应用于这一亚组患者逐渐增多（大约每年 40 000 名患者）。只有“一站”纵隔淋巴结转移或偶然发现的 Ⅲ 期（例如，患者因 Ⅰ 或 Ⅱ 期手术，发现有镜下纵隔淋巴结转移）患者，预后要明显好于其他的 Ⅲ 期患者。

得到 NSCLC 的组织学证据后，是否可进行手术切除，取决于肿瘤的侵袭范围和患者的整体健康状态是否可以耐受手术。约有一半的 NSCLC 患者可以耐受手术，其中有一半可以耐受手术患者的肿瘤可以被切除（占所有患者的 25%），其中术后可以存活 5 年者约占一半（占所有患者的 12%，占能耐受手术患者的 25%）。

下述建议与美国胸科协会和欧洲呼吸协会的一致。

**1. 决定是否可以手术切除的因素** NSCLC 无法手术切除的征象如下：

**(1) 远处转移** 包括对侧肺的转移。若扫描发现肾上腺、肝脏或其他部位的孤立肿块，应进行活检，因为这些部位有很多良性病变类似肿瘤。

**(2) 含有恶性细胞的持续性胸腔积液** 在大约 65% 的患者中，50～100ml 的胸腔积液可以查到恶性细胞。在其余的患者中，反复进行胸腔穿刺可以明确诊断。如果细胞学检查为阴性，没有其他的手术禁忌证，在手术时应进行胸腔镜检查。如果胸膜有恶性细胞，则无法进行手术切除。漏出液和继发于肺炎的胸腔积液并不是手术禁忌证。在没有肺炎的情况下，无论细胞学检查结果如何，大多数渗出液为恶性。

**(3) 上腔静脉受压**

**(4) 下列结构受累**

1) 锁骨上或颈部淋巴结（组织学证实）。

2) 对侧纵隔淋巴结（组织学证实）。

3) 喉返神经。

4) 气管壁。

5) 距离隆突小于 2 厘米的主支气管（用袖套状切除术可以切除）。

**2. 决定是否可以耐受手术的因素**

**(1) 年龄和精神疾病** 本身并不是决定能否耐受手术的决定因素。70 岁以上的老年人，如果营养和体能状态良好，则从治疗中的获益程度与年轻人相同。应当明确区分“健壮”的老年人和伴有多种疾病的老年人。目前还不清楚“虚弱”老年人的最佳治疗手段。

**(2) 心脏状态** 有未经治疗的心衰、心律失常、近期有心梗病史（最近 6 个月内）的患者，不适合接受手术。

**(3) 肺功能** 必须确定患者能否耐受部分或全肺切除。肺动脉高压或肺储备不足者，不能进行手术。非常重要的是，对于任何打算接受手术的患者，必须在停止吸烟数周后方可施行手术。

**1) 常规肺功能试验（PFT）** 在手术前，所有患者必须检测动脉血气和肺功能。应该在对肺部疾病进行充分的内科治疗和患者配合下分析 PFTs。PFT 异常的患者，在确定无法手术前，应尝试支气管扩张剂、抗生素、肺部叩击和体位引流。以下结果提示患者无法耐受手术：① $Paco_2 > 45mmHg$（无法纠正），或 $Pao_2 < 60mmHg$，或②用力肺活量（FVC）<40% 预期值，或③1 秒末用力呼气量（$FEV_1$）$\leq 1L$。$FEV_1 > 2L$ 或 >60% 预期值可以耐受肺切除术。

**2) 特殊 PFTs** ①定量肺灌注扫描 当患者肺功能受损，怀疑无法耐受切除肺组织时，进行此项检查。在扫描之前，测定 $FEV_1$。根据扫描的结果，确定各肺叶的血流百分比。无肺癌的肺组织的血流百分比乘以 $FEV_1$，得出预期的术后 $FEV_1$。如果计算得出的术后 $FEV_1 < 700ml$，则不能进行肺切除术，因为患者可能发生难治性肺源性心脏病和呼吸功能不全；②运动测试 如果最大耗氧量 >20ml/kg，围手术期死亡率低；如果 <10ml/kg，发病率和死亡率均高。

**（二）NSCLC：Ⅰ期和Ⅱ期疾病的治疗**

**1. 手术** 对于Ⅰ期和Ⅱ期 NSCLC 且可耐受手术者，可进行手术切除原发肿瘤。

应根据外科医师选择患者的标准、疾病范围和患者通气状况选择合适的手术操作。

手术切除中必须根据肺部13站淋巴结的解剖学界限确定淋巴结受累情况，以评价预后和疗效。尽管从技术角度考虑，大多数Ⅲa期（主要为N2疾病）患者可进行手术切除，但预后很差，仅一站纵隔淋巴结受累者除外。

**(1) 不完全切除**　非常少见。

**(2) 肺叶切除**　肺功能允许者，应选择此项手术，因保守性切除（肺段切除）的无疾病生存率更差，局部复发率增加。

**(3) 双肺叶切除，袖套状肺叶切除或全肺切除**　加或不加淋巴结清扫，适用于其他临床情况。

**(4) 电视辅助胸腔镜手术（VATS）**　已经越来越多的应用于胸科手术中。此种技术切除肺癌与开胸手术的效果相似。

**(5) 手术病死率**　一项关于目前肺部手术死亡率的多中心试验表明：全肺切除术、肺叶切除术和肺段切除术或楔形切除术的术后30天内的死亡率分别为7.7%、3.3%和1.4%。年龄大、体重下降、伴有其他疾病、FEV1降低和更大范围的切除是显著的危险因素。

**2. 肺上沟瘤**　对于肺上沟瘤（T3 N0 M0，Ⅱb），过去选择RT序贯手术切除原发肿瘤和受累胸壁。而一项全国性的临床试验显示术前联合放化疗可使中位生存期达37个月，5年生存率达42%，显著优于过去的放疗序贯手术治疗。目前术前放化疗可被认为是肺上沟瘤的标准治疗。

**3. 辅助化疗**　进行NSCLC完全切除术者多于术后3年内复发和死亡。早期的研究未能证实辅助治疗可改善预后，可能与研究中使用的化疗方案无效或试验设计方案欠佳有关。

目前基于欧洲和北美大规模随机临床试验所得的结果，已经确立了以铂类为基础的辅助化疗方案。国际肺癌辅助化疗试验（IALT）中将患者随机分为辅助化疗组和观察组，研究结果显示接受以铂类为基础的化疗者，具有4%~5%的长期生存获益。虽然该项试验中使用的化疗方案存在异质性且提前结束，但却是有史以来关于此问题的最大规模的试验。其试验结果已被北美的多中心试验JBR-10和欧洲的ANITA试验证实。这两项临床试验均采用顺铂/长春瑞滨作为辅助治疗方案，证实死亡率减少了10%。这一获益程度与乳腺癌和大肠癌辅助治疗的临床试验结果相似。目前推荐，Ⅱa、Ⅱb和Ⅲa期患者术后常规接受以铂类为基础的两药联合辅助化疗。

Ⅰb期患者术后是否应用辅助化疗，目前还存在争议。针对这一问题只进行了一项临床试验，其结果证实，无病生存期延长，但总生存期没有显著性延长。回顾性分析显示，肿瘤大于4cm者，进行辅助化疗可具有与Ⅱ期和Ⅲ期患者相似的获益，但尚需进一步证实。基于个体化原则，应与Ⅰb期患者讨论是否进行辅助化疗。局限期NSCLC亦可进行术前化疗。

**4. 辅助RT**　常用于Ⅰ期、Ⅱ期和Ⅲ期患者的术后治疗。辅助RT可以明显提高疾病局部控制。然而，最近的一项荟萃分析显示：局部控制的改善可能是以总生存缩短为代价的。因此，目前对于完全切除的NSCLC患者，不推荐常规进行术后辅助放疗。

**5. 可以切除但不能耐受手术** 对于肿瘤可以切除，但不能耐受手术者，应首选根治性放疗。5 年总生存率大约是 20%，取决于原发肿瘤的大小和合并的疾病。小肿瘤的杀灭率为 25%~50%。对于这些患者，也可以考虑放化疗，特别是对于 N1 的患者，因为这些患者单独接受 RT 预后很差。

**表 2.5A 进展期非小细胞肺癌的一线化疗方案**

| 方案 | 剂量（$mg/m^2$）[a] | 给药天数 | 周期长度（天） |
|---|---|---|---|
| 顺铂 | 100 | 1 | 28 |
| 长春瑞滨 | 25 | 1，8，15 | |
| 卡铂 | AUC =6 | 1 | 21 |
| 紫杉醇 | 225（大于 3 小时） | 1 | |
| 卡铂 | AUC =5.5 | 1 | 21 |
| 吉西他滨 | 1000 | 1，8 | |
| 顺铂 | 75 | 1 | 21 |
| 多西他赛 | 75 | 1 | |
| 卡铂 | AUC =6 | 1 | 21 |
| 紫杉醇 | 200 | 1 | |
| 贝伐单抗 | 15mg/kg | 1 | |
| 顺铂 | 75 | 1 | 21 |
| 培美曲塞 | 500 | 1 | |

[a] AUC，曲线下的面积。

### （三）NSCLC：Ⅲa 期和Ⅲb 期患者的治疗

**1. 综合治疗** 在过去，此类患者的标准治疗是单纯 RT 或手术，多数证据显示其与单纯支持治疗相比无明显获益。历史数据显示，单纯 RT 者的中位生存为 9 个月，2 年生存率 10%~15%，5 年生存率为 5%（Ⅲb 期患者的结果更差）。联合放化疗（加或不加手术）者的 1、2 和 3 年的生存均有获益，2 年生存率可达 25%~40%。其他随机临床试验亦已证实，同步放化疗优于序贯治疗。

（1）目前，已对多种药物组合方案和使用方法进行了评价。从概念上讲，主要有两种方案："全身足量化疗"联合同步放疗，以及同步化疗作为"放疗增敏剂"联合同步放疗序贯巩固化疗。关于前者，最成熟的数据是应用顺铂/依托泊苷同步进行 61Gy 的放疗。对于后者，最常用的是每周进行低剂量化疗，为卡铂（AUC

2mg/ml × min）联合紫杉醇（45 ~ 50mg/$m^2$），同时进行 61Gy 的放疗，之后进行足量的卡铂加紫杉醇化疗。详见表 2. 5A。

（2）大多数放化疗试验入组的是 PS 好，体重减轻少，伴随疾病少的患者。但是，许多危险度分级差的患者（体重下降及伴发其他医学问题者），也可应用放化疗。一项多中心临床试验显示，这些患者的中位生存期为 13 个月，与预后好的患者相似，而长期生存较差则不足为奇。

（3）在接受综合治疗的Ⅲ期患者中，一个新出现的问题是脑转移，在 10%~20% 的患者中是唯一的复发部位。一项临床试验研究对Ⅲ期且接受综合治疗的患者进行预防性全脑照射的作用进行了研究。该试验虽没达到预期入组的人数，但已纳入 300 多名患者，此项试验结果有待公布。

**2. 术前新辅助化疗（加或不加放疗）** 用于局部进展的患者，可通过实现疾病降期而达到切除肿瘤的目的。北美的一项多中心试验对Ⅲa 期（$N_2$）患者应用单独放化疗和放化疗后进行辅助手术切除的疗效进行了比较。初步结果显示，手术组（尤其进行全肺切除术者）的早期死亡增多，抵消了手术长期获益的可能。目前，还没有确定放化疗后手术切除的疗效，对此方法不熟悉的治疗中心尽量不采用此法。

**3. RT 技术** 单独应用或与化疗联用都有重要意义。剂量，方案和照射均非常重要。有证据显示，在单独应用时，超分割加速 RT（1 天 2 ~ 3 次）可能优于传统的每日分割照射。但是，一项随机临床试验显示每日 2 次的分割联合化疗与标准的放化疗相比无明显获益。此外，三维适形技术可在放射区域内减少或避免对正常肺组织的损伤，从而允许放射剂量的增加。

**4. 同步与序贯治疗** 在美国，欧洲和日本进行的随机对照临床试验已经证实，同步放化疗优于序贯治疗。一项日本的研究应用丝裂霉素、长春地辛和顺铂联合同步放疗，另一项试验来自肿瘤放射治疗组织，应用的是顺铂和长春碱联合 6 周的 6 100cGy 同步 RT。结果显示：同步治疗组的中位生存期（17 vs 14 个月）以及 2 年和 3 年生存率均显著优于对照组。

**5. 具体的处理建议** 应该个体化治疗。如果没有临床试验，明确诊断的 $N_2$ 或 $N_3$ 患者应接受同步放化疗。$T_4$ $N_0$ 期者应考虑进行诱导化疗加或不加放疗，序贯手术治疗。

**6. 影像学评价的肿瘤治疗反应** 进行综合治疗的患者在影像学上可表现出各种不相同的治疗反应。除疾病进展的患者外（与预后不佳相关），其他影像学评价的肿瘤治疗反应程度（完全缓解、部分缓解或稳定）与预后无关。目前还不清楚的是，PET 作为非创伤性评价手段，能否进一步提高对患者预后的评价。

### （四）NSCLC：Ⅳ期疾病的治疗

**1. 完全可以正常活动的患者** 使用含铂类（顺铂或卡铂）的化疗可以延长生存，改善症状。已经明确证实了Ⅳ期和 PS 评分 0 ~ 1 的患者，可从化疗获益。进行最佳支持治疗时，这类患者的中位生存期是 4 个月，一年生存率为 10%。使用以铂类为基础的化疗（单药或与依托泊苷、长春瑞滨、长春地辛或丝裂霉素共用）后，中位生存期延长到 6 ~ 8 个月，一年生存率提高到 20%~25%。

在大型多中心随机试验中，应用更新方案者（卡铂加紫杉醇、顺铂加长春瑞滨、顺铂加吉西他滨、顺铂加培美曲塞）的中位生存期为9～10个月，一年生存率为30%～40%。贝伐单抗是抗血管内皮生长因子的单克隆抗体，已经证实可延长某些进展期NSCLC患者的生存。应用贝伐单抗的试验排除了鳞癌、出血性疾病、严重心血管或血栓疾病，中枢神经系统转移或空洞性病变的患者。批准的剂量是15mg/kg，每21天1次。一项欧洲的最新报告显示，7.5mg/kg，每21天1次，可能疗效相同，而毒性更小。但是该试验的评价指标为无进展生存而非总生存，而且数据也不是十分成熟。目前正在积极研究VEGF受体酪氨酸激酶域的新型抑制剂（包括被批准为其他适应证的药物，如索拉非尼和和舒尼替尼）的作用。

一些试验和荟萃分析已经证实，化疗与最佳支持治疗相比，可以提高患者的生活质量。经济学分析显示，对患者进行化疗更经济，可使其减少对住院，RT和其他措施的需求。

**2. 不能完全正常活动的患者（PS≥2）** 预后差。已有证据表明此类患者确实可从治疗中获益。目前，最佳证据提示，以卡铂为基础的两药治疗优于单药治疗和最佳对症支持治疗。然而，治疗必须个体化，采取的措施最终取决于患者的伴随疾病和本人的意愿。

**3. 一线化疗后进展的患者** 如果PS评分好（0～1），应用多西他赛（75mg/$m^2$，1小时静脉输注，每21天进行1次）进行二线治疗可能有效。两个多中心随机试验将二线应用多西他赛分别与最佳支持治疗以及应用异环磷酰胺或长春瑞滨进行了比较，结果证实应用多西他赛者获益。一项随机Ⅲ期试验比较了培美曲塞（500mg/$m^2$，每21天1次）和多西他赛，证实培美曲塞和多西他赛疗效相似，但培美曲塞的毒性更小。

**4. 厄洛替尼** （特罗凯），150mg，每日1次口服，已经被批准用于NSCLC的二线和三线治疗。这一药物可以使一小部分患者明显获益（影像学的缓解率为5%～10%）。回顾性分析显示，女性腺癌（特别是支气管肺泡癌）、年轻、吸烟少者更可能获益。

目前，正在对潜在预测指标的价值进行研究，如EGFR突变分析，FISH方法检测EGFR基因拷贝数，或免疫组织化学方法测定EGFR表达。目前，这些预测指标尚不可推荐临床常规应用。

**（1）主要毒性** 皮疹、腹泻和不常见的间质性肺炎。间质性肺炎主要见于亚洲患者，可能是致死性的；发生率小于1%。如果患者气短加重，影像学改变符合间质性肺炎，应该停止用药并给予激素或住院治疗（如有必要）。肺炎和疾病进展常难以鉴别。

**（2）皮疹** 是非常常见的毒性反应，其严重程度可能与肿瘤缓解相关。目前，关于EGFR抑制剂所致皮疹的处理，无论是皮肤科还是眼科，均无明确的治疗指南。Genentech公司曾给出下述治疗原则：因为皮疹可能在2周后的随访之前发生，医师应为初次应用厄罗替尼的患者提前开出局部应用的1%或2.5%的氢化可的松乳膏及1%的克林霉素凝胶，以便在患者刚开始出现皮疹时即可以应用。

**1）轻度皮疹（1度）** 每日2次局部应用1%或2.5%的氢化可的松乳膏和/或

1%的克林霉素凝胶，两次使用之间至少间隔1小时。EGFR抑制剂的应用剂量不变，观察皮疹程度变化。如果2周后皮疹没有减轻，按照中度皮疹处理。

**2）中度皮疹（2到3度）** 局部应用2.5%的氢化可的松乳膏和/或1%的克林霉素凝胶或1%的吡美莫司，同时每日2次口服多西环素100mg或米诺环素100mg。EGFR抑制剂的应用剂量不变，观察皮疹程度变化。如果2周内没有改善或症状加重，则继续上述治疗，加用一个剂量的甲泼尼龙。如果反应继续加重，则有必要暂停或终止EGFR治疗。

3）如果患者眼睛痒、干或红肿，且考虑为EGFR抑制剂所致，可以应用泼尼松龙磷酸钠滴眼液（0.125%），1～2滴，每日2～4次。如果程度加重，建议看眼科医师。

4）如果有mTOR抑制剂（例如西罗莫司）的外用剂型，可予局部应用。

**（3）腹泻** 应予以洛哌丁胺或苯乙哌啶处理。充分处理后仍有腹泻（例如大于1度）者，厄罗替尼治疗应中断至腹泻缓解后再予以减量应用。

**5．治疗持续时间** 任何化疗方案的最大获益均发生于6周期以内，故可能仅进行更少周期的化疗却已足够获得最大疗效。两项临床试验已经证实，3或4个周期以铂类为基础的化疗无论在治疗缓解率还是生存时间上，均与进行更多周期相同方案治疗的结果相似。

**6．以铂类为基础化疗方案的选择** 作为一线治疗，可考虑下述因素：如给药的方便性、费用和不同的毒性反应。顺铂为基础的化疗方案相对便宜，而最近的一项随机试验亦显示其与卡铂为基础的方案相比具有生存优势。但其应用较不方便，且可能引起更多的恶心、呕吐、肾毒性和耳毒性。紫杉类为基础的方案常导致脱发和剂量累积性神经毒性。吉西他滨和铂类联合方案所致的骨髓抑制更重，但通常没有脱发。Ⅲ期临床试验显示，贝伐单抗联合卡铂/紫杉醇和顺铂/吉西他滨较安全。贝伐单抗与其他常用方案（例如，卡铂/吉西他滨，卡铂/多西他赛）联合应用的数据将在近期公布。目前可供选择的方案较多，却无推荐的标准方案。具体常用化疗方案参见表2.5A。

**7．Ⅱ期试验的一些问题** 目前正在进行很多Ⅱ期试验对新的化疗药物和组合予以评价。但是，Ⅱ期试验中，患者的体能状态、年龄、性别、体重下降程度及分期，均对试验方案的疗效和毒性研究结果产生影响；而某些Ⅱ期试验又纳入了Ⅲb期（没有胸腔积液）患者，且入组的患者数量（25～50）较Ⅲ期试验（数百名）少。因此，Ⅱ期数据的早期报道经常夸大新方案的疗效，而低估毒性。

**（五）小细胞肺癌的治疗**

**1．局限期（Ⅰ，Ⅱ，Ⅲ期）** 病变局限于一侧胸腔，包括对侧锁骨上淋巴结转移。其中，Ⅰ期和Ⅱ期患者少于5%。然而，约1/3患者在就诊时的病变局限于一侧胸腔和引流的区域淋巴结（Ⅲa期和Ⅲb期）。

**（1）综合治疗** 现有的数据提示，这些患者应该接受同步化疗和胸部RT。化疗后序贯放疗的长期生存结果欠佳，不值得推荐。目前，应用最广泛的化疗方案是顺铂联用依托泊苷（表2.5B）。已经证实，每日2次RT（超分割）优于每日1次（4 500cGy）。目前仍不清楚，更高剂量的常规分割RT是否等效于或优于超分割4

500cGy 的治疗。如果作为初始治疗同时应用，综合治疗的中位生存期为 23 个月，5 年生存率为 25%。

**表 2.5B 小细胞肺癌化疗方案**

| 方案 | 剂量（$mg/m^2$） | 给药天数 | 周期长度（天） |
|---|---|---|---|
| 顺铂 | 60 | 1 | 21 |
| 依托泊苷 | 120 | 1，2，3 | |
| 胸部 RT | 1.5Gy（总计 45Gy） | 每日 2 次 | 5 周 |
| PCI | 2.5Gy（总计 25Gy） | 每日 1 次 | 3 周（其他治疗结束后[a]） |
| 顺铂 | 100 | 1 | 21 |
| 依托泊苷 | 100 | 1，2，3 | |
| 顺铂 | 60 | 1 | 28 |
| 伊立替康 | 60 | 1，8，15 | |
| 拓扑替康 | 1.5 | 1，2，3，4，5 | 21 |

[a] PCI（预防性全脑照射）应用于局限期，其他治疗结束后获得很好的部分缓解或完全缓解的患者。胸部 RT 和 PCI 在周一到周五进行。

**（2）预防性颅脑照射（PCI）** 降低脑转移的发生率。目前对进行 PCI 还有争议，因为若放疗同时发生脑转移则难以证实其生存优势。目前的最佳证据显示，进行 PCI 使总生存提高 5%。以低剂量分割进行 PCI（≤200cGy/d，总剂量3 000cGy），并不能提高神经认知障碍的发病率。

**2. 广泛期（ESLC）** 对于能正常活动的广泛期患者，应用顺铂联用依托泊苷（PE 方案）或环磷酰胺、多柔比星（阿霉素）和长春新碱（CAV 方案），或 PE 与 CAV 方案（表 2.5B）交替的疗效很好。但是，只有 15%~20% 的患者达到完全缓解。对于能正常活动的患者中位总生存大约为 1 年，2 年生存率为 20%，然而，生存期达 5 年者少见。

**（1）** 日本的随机试验比较了顺铂/伊立替康和 PE 方案，证实顺铂/伊立替康有生存优势。然而，美国的一项试验比较了铂类联合依托泊苷和铂类联合伊立替康，未能证实上述研究结果。目前，PE 或顺铂/伊立替康均可用于治疗 ESCLC。对于年老体弱的患者，经常用卡铂代替顺铂。

**（2）** 已经证实，拓扑替康作为 SCLC 的二线治疗有效。其他药物（紫杉醇、吉西他滨、长春瑞滨和多西他赛）用于广泛期治疗也有效。

**（3）** 不能正常活动的 SCLC 患者仍然可以接受化疗。化疗有效者，体能状态可能具有明显改善。

（4）最近已经证实，对初始化疗有效（包括疾病稳定）者，进行 PCI 治疗可以减少 CNS 转移的风险，延长无事件生存期和总生存期。

## 七、临床中的特殊情况

### （一）痰细胞学检查阳性而胸片检查阴性（$T_X N_0 M_0$）

无其他证据证实肿瘤存在，通常见于筛查患者。此时，患者应接受胸部 CT 检查和纤维支气管镜检查及选择性支气管灌洗。但因肿瘤和可疑的不典型增生改变可能累及多个部位，故支气管灌洗不能帮助定位肿瘤。

1. 当这些检查不能发现病灶时，必须告知患者可能因肿瘤太小而难于发现。此类患者应每月进行 1 次胸片检查，同时强烈建议其戒烟。如果最初的细胞学检查可以诊断恶性，且无明显实验室误差，重复进行痰细胞学检查没有帮助。

2. 如果细胞学发现明确的小细胞癌，而没有其他发现，应重复取材并请其他医院的病理科医师阅片，以证实诊断。明确诊断后，患者应按上述方案接受治疗。

### （二）孤立脑转移

NSCLC 患者发生的孤立部位转移，最常见于脑内，可进行根治性治疗。常见下述两种情况：接受根治性治疗患者出现复发，且为单发的 CNS 转移（无其他部位转移）；患者初次就诊时即存在肺部病灶以及唯一的 CNS 转移。

复发者予以手术切除 CNS 转移灶后，可能获得长期生存。初诊时伴发 CNS 转移的患者，可在切除肺部原发肿瘤的同时予以 CNS 转移灶切除或三维适形放疗。对于某些局部进展期患者（Ⅲa 或Ⅲb 期），可以考虑切除 CNS 转移灶后进行放化疗，联合或不联合肺部病灶手术切除。

1. 手术切除孤立转移灶后，因为可能存在隐匿的微小转移灶，推荐进行术后全脑 RT（WBRT）。手术或三维适形放疗后应用 WBRT 虽未显示出生存优势，却可明显延长应用 WBRT 后神经系统的无事件生存率。对孤立病灶治疗后没有接受 WBRT 的患者，在复发时多可予以此项治疗。

2. 如果脑转移处于无法手术切除的解剖学位置，立体三维适形放疗优于单独 WBRT。

## 八、随访

### （一）初始治疗后

尽管大多数 SCLC 和 NSCLC 会复发，没有证据表明频繁的实验室和影像学检查，能在症状出现前发现疾病，或早期发现疾病能改善结局。正常情况下，在术后的最初几年里，推荐每2～3个月进行病史和体格检查，每年进行 2 次胸片检查。对于继续大量吸烟的患者，随访时应重申戒烟的重要性。

### （二）影像学异常

进行过放化疗的患者，影像学检查经常发现瘢痕和浸润，随时间延长而有所演变。这些异常经常被误认为是疾病进展。对这些检查结果的恰当解读，包括需要确定照射野，并且应当与最初的检查结果进行对比。

### （三）正在接受治疗的疾病转移患者

应定期对已知的转移部位进行重新评估。如果疾病进展（靶病灶单径测量值之和增加 >20% 或出现新病灶）或体能状态恶化，应停止当前治疗。如果出现新发病灶，即使其他病灶缩小或消失，仍然为疾病进展。

## 推荐阅读文献


Albain KS, Crowley JJ, LeBlanc M, et al. Determinants of improved outcome in small-cell lung cancer: an analysis of the 2,580-patient Southwest Oncology Group Data Base. *J Clin Oncol* 1990;8:1563.

Albain KS, Rusch VW, Crowley JJ, et al. Concurrent cisplatin/etoposide plus chest radiotherapy followed by surgery for stages IIIA (N2) and IIIB non–small cell lung cancer: mature results of Southwest Oncology Group Phase II Study 8805. *J Clin Oncol* 1995;13:1880.

Al-Sugair A, Coleman RE. Applications of PET in lung cancer. *Semin Nucl Med* 1998;28:303.

American Society of Clinical Oncology. Clinical practice guidelines for the treatment of unresectable non-small-cell lung cancer. ASCO Special Article. *J Clin Oncol* 1997;15:2996.

American Thoracic Society/European Respiratory Society. Pretreatment evaluation of non-small-cell lung cancer. *Am J Respir Crit Care Med* 1997;156:320.

Auperin A, Arriagada R, Pignon JP, et al. Prophylactic cranial irradiation for patients with small cell lung cancer in complete remission. *N Engl J Med* 1999;341:476.

Dillman RO, Herndon J, Seagren SL, et al. Improved survival in stage III non-small-cell lung cancer: seven year follow-up of Cancer and Leukemia Group B (CALGB) 8433 trial. *J Natl Cancer Inst* 1996;88:1210.

Edelman MJ, Gandara DR, Roach M, et al. Multimodality therapy in stage III non-small cell lung cancer. *Ann Thorac Surg* 1996;61:1564.

Fossella FV, DeVore R, Kerr RN, et al. Randomized phase III trial of docetaxel versus vinorelbine or ifosfamide in patients with advanced non-small cell lung cancer previously treated with platinum containing regimens. *J Clin Oncol* 2000;18:2354.

Furuse K, Fukuoka M, Kawahara M. Phase III study of concurrent versus sequential thoracic radiotherapy in combination with mitomycin, vindesine, and cisplatin in unresectable stage III non-small cell lung cancer. *J Clin Oncol* 1999;17:2692.

Hanna N, Shepherd FA, Fossella FV, et al. Randomized phase III trial of pemetrexed versus docetaxel in patients with non-small cell lung cancer previously treated with chemotherapy. *J Clin Oncol* 2004;22(9):1589.

Johnson DH, Einhorn LH, Bartolucci A, et al. Thoracic radiotherapy does not prolong survival in patients with locally advanced, unresectable non-small cell lung cancer. *Ann Intern Med* 1990;113:33.

Kaneko M, Eguchi K, Ohmatsu H, et al. Peripheral lung cancer: screening and detection with low-dose spinal CT versus radiography. *Radiology* 1996;201:798.

Kelly K, Bunn PA Jr. Is it time to reevaluate our approach to the treatment of brain metastases in patients with non–small cell lung cancer? *Lung Cancer* 1998;20:85.

Kelly K, Crowley J, Bunn PA Jr. Randomized phase III trial of paclitaxel plus carboplatin versus vinorelbine plus cisplatin in the treatment of patients with advanced non–small-cell lung cancer: a Southwest Oncology Group trial. *J Clin Oncol* 2001;19:3210.

Mountain CF. Revisions in the International System for Staging Lung Cancer. *Chest* 1997;111:1710.

Noda K, Nishiwaki Y, Kawahara M, et al. Irinotecan plus cisplatin compared with etoposide plus cisplatin for extensive small cell lung cancer *N Engl J Med* 2002;346:85.

Non-small Cell Lung Cancer Collaborative Group. Chemotherapy in non–small cell lung cancer: a meta-analysis using updated data on individual patients from 52 randomized clinical trials. *BMJ* 1995;311:899.

Ost D, Fein AM, Feinsilver SH. The solitary pulmonary nodule. *N Engl J Med* 2003;348:2535.

Paez JG, Janne PA, Lee JC, et al. EGFR mutations in lung cancer: correlation with clinical response to gefitinib therapy. *Science* 2004;304:1497.
Pieterman RM, van Putten JWG, Meuzelaar JJ, et al. Preoperative staging of non–small cell lung cancer with positron emission tomography. *N Engl J Med* 2000;343:254.
Quinn D, Gianlupi A, Broste S. The changing radiographic presentation of bronchogenic carcinoma with reference to cell types. *Chest* 1996;110:1474.
Rosell R, Gomez-Codina J, Camps C, et al. A randomized trial comparing preoperative chemotherapy plus surgery with surgery alone in patients with non–small cell lung cancer. *N Engl J Med* 1994;330:153.
Sandler A, Gray R, Perry MC, et al. Paclitaxel-carboplatin alone or with bevacizumab for non–small-cell lung cancer. *N Engl J Med* 2006;355:2542.
Schiller JH, Harrington D, Belani CP, et al. Comparison of four chemotherapy regimens for advanced non–small cell lung cancer. *N Engl J Med* 2002;346:92.
Shepherd FA, Pereira JR, Ciuleanu T, et al. Erlotinib in previously treated non–small-cell lung cancer. *N Engl J Med* 2005;353:123.
Turrisi AT, Turisi AT III, Kim K, et al. Twice-daily compared with once-daily thoracic radiotherapy in limited small-cell lung cancer treated concurrently with cisplatin and etoposide. *N Engl J Med* 1999;340:265.
Von Pawel J, Schiller JH, Shepherd FA, et al. Topotecan versus cyclophosphamide, doxorubicin, and vincristine for the treatment of recurrent small-cell lung cancer. *J Clin Oncol* 1999;17:658.
Walsh GL, O'Connor M, Willis KM, et al. Is follow-up of lung cancer patients after resection medically indicated and cost-effective? *Ann Thorac Surg* 1995;60:1563.

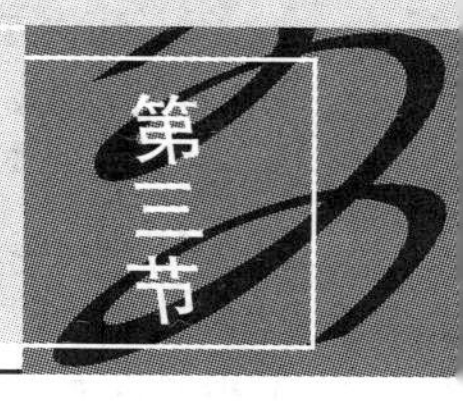


# 胃肠道肿瘤

Steven R. Alberts 和 Richard M. Goldberg

胃肠道肿瘤占美国新发内脏肿瘤的19%，其死亡率高达24%。不同消化道器官肿瘤的发病率和死亡率如表2.6所示。

## 一、食管癌

### （一）流行病学和病因学

**1. 流行病学** 食管癌的发病率如表2.6所示。

（1）食管鳞状细胞癌是非洲班图地区最重要的恶性肿瘤。在南非、日本、中国、俄罗斯和苏格兰等国以及伊朗北部里海沿岸地区也有相对较高的发病率。

（2）食管鳞状细胞癌的发病率可以在邻近的不同地理人口间改变100~200倍。

（3）在许多西方国家和亚洲的部分地区，食管腺癌（食管远端和胃食管连接处）的发病率迅速提高，而食管鳞状细胞癌的发病率有下降的趋势。

**表2.6 美国消化道肿瘤发生率（2007）[a,b]**

| 基本位点 | 消化道肿瘤比例 | | |
|---|---|---|---|
| | 新病例比例（%） | 死亡病例比例（%） | 男性/女性比例 |
| 食管 | 5.7 | 10.4 | 3.5 |
| 胃 | 7.8 | 8.3 | 1.6 |
| 小肠 | 2.1 | 0.8 | 1.0 |
| 结肠 | 41.4 | 38.7[c] | 1.0 |
| 直肠 | 15.3 | | 1.4 |
| 肛门和直肠肛门 | 1.7 | 0.5 | 0.7 |
| 肝脏和肝内胆管 | 7.1 | 12.5 | 2.5 |
| 胆囊和胆管 | 3.4 | 2.4 | 0.9 |
| 胰腺 | 13.7 | 24.8 | 1.0 |
| 其他消化器官 | 1.8 | 1.6 | 0.4 |
| 总计 | 100 | 100 | |

a 摘自 Jamal A. Cancer statistics 2007. *Cancer J Clin* 2007; 57:45.

b 胃肠道恶性肿瘤每年新增271 250例，死亡134 710例。

c 死亡病例包括结肠癌和直肠癌。

**2. 病因学**

**（1）致癌物**

1）长期吸烟和饮酒增加了食管鳞状细胞癌和食管腺癌的发病率。

2）人乳头状瘤病毒（HPV）的感染与食管鳞状细胞癌的发生有关。

3）与食管鳞状细胞癌发生发展相关的饮食中的致癌物如下：①在缺乏微量元素钼的土壤中生长的植物通常会引起维生素C含量的降低，并会导致癌前病变如食管黏膜过度增生出现；②饮用水中硝酸盐含量过高，使用汤壶熬煮又提高亚硝酸盐浓度；③食物中含有真菌：念珠地丝菌（腌渍菜，风干的谷物中）、梭霉菌和曲霉菌（谷物）；④食用每周烘烤1次或已发霉的面包（念珠菌属感染）；⑤食用风干柿子以及粗糙食物时易损伤食管黏膜（常见于中国）。

**（2）食管鳞状细胞癌易患因素**

1）Howel-Evans综合征或掌跖过度角化，是一种罕见的显性遗传病（其中40%进展出现食管癌）。

2）碱液摄入性狭窄（多达30%）。

3）食管失弛症（30%）。

4）食管蹼（20%）。

5）Plummer-Vinson综合征（缺铁性贫血，食管蹼性吞咽困难以及舌炎，10%）。

6）短食管（5%）。

7）消化性食管炎（1%）。

8）食管鳞状细胞癌的其他致病因素：①患有头颈部癌的患者（Field癌变学说）；②患有乳糜泻的患者；③非巴雷特食管（Barrett）的慢性食管炎；④饮用热茶或咖啡导致的食管灼伤（俄罗斯、中国及中东地区多见）。

**（3）食管腺癌的易患因素**

1）Barett食管是肠柱状上皮替代食管鳞状上皮的组织化生。①合并了Barett食管的食管腺癌发病率在全球范围内迅速提高，并在白人男性中更为显著；②在美国，自1970年以来，食管腺癌的发病率增加了6~7倍。与普通人群相比，Barett食管的患者食管腺癌的发病危险增加了30~125倍。

2）肥胖。

3）反流性食管炎。

**（二）病理学和自然史**

**1. 组织学** 尽管食管癌曾经以鳞癌，尤其是食管中上段癌为主，但目前食管腺癌已逐渐占主导地位。另外一小部分的病理类型是肉瘤，小细胞癌和淋巴瘤。腺癌可以起源于食管和胃黏膜的延续处（如Barett食管），并可能意味着胃腺癌的蔓延。

**2. 食管癌的位置**

颈段：10%

胸上段：40%

胸下段：50%

**3. 临床过程**　食管癌是一种高死亡率的疾病，病死率超过80%。有近75%的患者早期即出现纵隔受累或远隔转移。死亡原因通常为局部病灶引起的营养不良或吸入性肺炎。

**（三）诊断**

**1. 症状和体征**　食管癌患者最常见的主诉是进行性吞咽困难。患者多数表现为无法吞咽固体食物，最终只能进食流食。食管腔显著狭窄并出现多发转移灶前临床症状很少进展。可能出现疼痛，体征除恶病质之外，可触及的锁骨上淋巴结及肝肿大都比较少见。

**2. 诊断研究**

**（1）初步检查项目**　包括体格检查、全血细胞计数（CBC）、肝功能检查（LFT）、胸片、食管镜检查以及食管X线钡餐检查。食管病变可以通过食管刷刷取或是采用内镜活检。

**（2）CT**　诊断食管癌侵袭主动脉、气管支气管树、心包，包括诊断肝转移和肾上腺转移的准确率超过90%，诊断腹腔结节和食管周围结节转移的准确性分别为85%和50%。

**（3）超声内镜检查（EUS）**　对于评估肿瘤浸润深度及淋巴结转移的准确率高于CT，同时可以在EUS引导下经食管取肿大淋巴结活检。

**（4）正电子发射断层显像（PET）**　对于食管癌术前评估具有潜在的益处。与CT相比PET-CT对探查转移结节有更高的敏感性。

**（5）腹腔镜检查**　能够评估膈下、腹膜、肝脏以及淋巴结的转移灶。临床上对于正在放化疗的住院患者，无论是术前辅助或是作为手术的替代疗法，经腹腔镜留置空肠营养管进行肠内营养均有临床意义。胸腔镜可以使疑诊胸腔内播散的患者免于开胸之苦。

（6）对于上中段食管癌患者，支气管镜检查可以直接诊断肿瘤是否扩散至支气管树，并可以判断原发灶的部位。

**（四）肿瘤分期及预后因素**

可采用TNM分期。处于疾病早期阶段，尤其是N0和M0期的患者，预后较好。由于分期系统的不断更新，医师应当保持关注最新的分期方案。多数患者于确诊后10个月内死亡，尽管采用了各种治疗手段，食管癌的5年生存率仍然小于10%。

**（五）筛查及早期检测**

在食管癌高发人群中，如亚洲部分地区，球囊辅助食管刷试验和内镜检查已经应用于该病普查中。采用此类手段早期检测的益处尚未明确。在美国，对一般人群进行食管癌的筛查并无意义。但对某些高危人群，如碱液摄入性狭窄或者Barett食管的患者，则应定期进行上消化道内镜检查。

**（六）治疗**

根据食管癌的分期可以采用多种治疗方案。

**1. 手术切除原发灶**　外科手术治疗食管癌的效果并不理想，手术死亡率约为5%~10%。在美国，采用肿瘤根治性切除术（R0）的患者5年生存率小于20%。但一般来说，对中、下段食管癌，若患者全身情况良好，均应采取积极的外科治疗。

**2. 很多治疗手段可以达到减轻食管梗阻，施行肠内营养的目的。**

**(1) 激光治疗** 可以减轻梗阻和出血。内镜下激光治疗的死亡率小于1%，但应先行食管机械扩张。尽管该法有效，但仍需要多次内镜治疗。激光疗法可在门诊施行，而且治疗费用比姑息性手术低得多。通过注射光敏剂卟啉衍生物可以提高肿瘤激光吸收率，但持续光疗4~6周会引发皮肤光过敏。

**(2) 食管支架置入术** 至少有17种食管插管的装置。有大概15%的食管恶性梗阻的患者需要置入食管支架。它通过套管置入，经探条或内镜达到预定位置后自动扩张。后者可以直视梗阻的食管腔内部，成功率在90%~97%左右。

1) 置入食管支架的优点是提高了吞咽唾液的能力，保持经口摄入营养的愉悦心情，降低了肺食管瘘相关性吸入性肺炎等并发症，避免了长期住院治疗。

2) 禁忌证 位于食管上括约肌2cm以内的癌肿，预期寿命小于6周以及不能合作的患者是置入食管支架的禁忌证。

3) 并发症 包括食管穿孔、支架错位、肿瘤过度生长、狭窄引起的反流症状、压迫性坏死、异物嵌塞性梗阻、出血以及插管失败等。上述并发症的概率（早期和进展期）约占10%~25%。

(3) 胃造瘘灌注营养液并不可取，主要由于此法不能减轻吞咽困难，使得食管完全或近乎完全梗阻的患者不得不咳出唾液和分泌物，无助于延长预期生存，本身可能产生并发症，甚至导致患者死亡。

(4) 结肠间置术只适用于某些具有外科手术适应证，且由于早先的胃切除术、病变范围及相关食管疾病导致残胃功能不良的患者。

(5) 外照射或腔内的近距离放射疗法在某些病例中可以消减肿瘤以达到缓解。近70%~80%有吞咽困难症状的患者经外照射后吞咽功能可以得到改善。而对于曾经接受过放疗，局部肿瘤复发引起吞咽困难的患者，腔内近距离照射具有明显的疗效。

**3. 单一模式治疗**

**(1) 单纯放疗** 某随机试验中放疗组患者应用6 000cGy的剂量单纯放疗，结束后在医师批准下进行手术，其1、2、3、5年生存率分别为33%、12%、8%和7%。

**(2) 单纯手术治疗** 食管切除术的手术治疗主要取决于肿瘤生长部位以及手术者的习惯。术式主要包括经膈食管切除术和Ivor-Lewis手术——需联合开胸、开腹。有25%~30%的患者可能行根治性切除术，5年生存率是15%~20%。

**(3) 单纯化疗** 对于原发性食管癌的患者，单纯化疗作为姑息性治疗的效果较差。化疗同时联合机械扩张或放疗可以减轻吞咽困难症状。至于胃癌治疗，如后所述，多药化疗的疗效通常很短暂。

**4. 多学科综合治疗**

**(1) 非手术的初始联合治疗** 对于合并某些疾病或因按照患者、医师的选择而未行外科手术治疗的患者，与单纯手术治疗相比，联合应用化疗和放疗同样能使一些患者达到长期生存。

1) 目前，下述化疗方案最常用，在放疗的第1周和第4周给药：顺铂75mg/m$^2$静滴，第1天，氟尿嘧啶1 000 mg/m$^2$·d持续静脉输注4天。其他一些多药方案缓解率更高，但增加了毒性且缺乏明显的总体生存优势。

2）在一项食管鳞状细胞癌和食管腺癌的前瞻性随机试验中，与单纯放疗（6 400 cGy）相比，联合治疗（氟尿嘧啶、顺铂联合 5 000 cGy）延长了中位生存（9 个月 vs12. 5 个月）。放化疗联合组的 2 年生存率为 38%，而单纯放疗组为 10%。联合治疗组患者局部复发和远隔转移的发生率下降，但不良反应更显著。很多为严重或致死性的不良反应。仅一半的患者按计划的周期数完成了化疗。

**（2）术前或术后的单纯放疗**　可以减少局部复发，但对中位生存没有明显影响。

**（3）围手术期单纯化疗**　同样，无论是术前（6 组随机试验的报告）还是术后的单纯化疗，均不能提高食管癌患者的治疗效果。新辅助化疗多药方案的缓解率高达 40%~50%，有近 25% 的患者似乎达到了病理的完全缓解。然而，在一项 440 例食管鳞癌的随机试验中，术前应用顺铂和氟尿嘧啶化疗，与单纯手术相比，不能提高总生存。

**（4）三种治疗手段联合**　在几组随机试验研究中，与单纯手术治疗相比，术前联合放化疗提高了 3 年生存率，延长了中位无病生存期。在一项Ⅰ、Ⅱ期食管鳞癌的临床试验中，三种治疗手段联合总生存未获提高。另一项同时纳入了食管鳞癌和腺癌的试验显示：三种治疗手段联合可以提高生存率，具有显著统计学意义。许多试验正在探索新的化疗方案，联合放疗，以提高缓解率。50% 的手术时达到病理完全缓解的患者有望获得长期生存。

**5. 进展期疾病**　单药的缓解率（15%~20%）通常有限而且持续时间短暂（2~5个月）。据报道，联合化疗方案，包括顺铂联合氟尿嘧啶、一种紫杉类药物，或者三药联合，其缓解率为 15%~80%，中位反应时间是 7~10 个月，但毒性较强。更高的缓解率在进展期的患者中并没有转化为显著的生存获益，这些患者的预后仍然不良。

## 二、胃癌

### （一）流行病学和病因学

**1. 发病率**　在全球范围内各年龄组胃癌的患病率和死亡率（尤其是远端胃癌）以每年 2%~7% 的速率显著下降。尽管胃癌仍是全世界导致癌症死亡的第二大病因，但在美国，因胃癌导致的死亡率与 1930 年相比下降到 20%。然而，贲门区胃癌和胃食管癌在美国发病率的提升逐渐引起了重视。

饮食因素及食品储存技术的进步是胃癌发病率下降的主要因素，比如食品储存中有毒物质减少（如熏烤和腌渍类食物）、食盐消耗量下降、冷藏技术广泛应用以及水果蔬菜食用增多等。

胃癌死亡率最高的地区是哥斯达黎加（61/100 000），其次是东亚（香港、日本和新加坡），死亡率最低的地区是美国（5/100 000）。有趣的是，欧洲北部和西部国家胃癌的发病率高于美国的 2~3 倍。日本胃癌的发病率持续增高，而在移居美国的日本移民中，胃癌的发病率则居中；第一代日裔美国人中胃癌的发病率与美国当地人口相当。平均发病年龄是 55 岁。

**2. 病因学** 胃癌可根据其危险因素和组织学表现分为两大类。弥漫性胃癌常与遗传因素相关，常见于胃近端，不伴肠上皮化生或异型增生等病理改变。肠型胃癌多发生于胃远端，多见于年轻患者并有地域性，同时合并有炎症性改变和幽门螺杆菌的感染。

**(1) 饮食** 胃癌发生与摄食红肉、卷心菜类、香料、鱼类、腌渍和熏烤类食物有关。高碳水化合物，低脂、低蛋白和低摄入维生素 A、C、E 以及摄入微量元素硒可以相应的减少患胃癌的危险性，然而此类饮食结构并不适用于预防结直肠癌的发生。

**(2) 幽门螺杆菌感染** 幽门螺杆菌的感染增加了患胃腺癌的危险性，同时也是非贲门区胃癌的危险因素。在 89% 患有肠型胃癌患者的病变部位和邻近炎症组织中发现了幽门螺杆菌，而从弥漫型胃癌患者提取的病变组织中只有 32% 感染了幽门螺杆菌。这一检测结果为正在进行的前瞻性随机试验提供了可行性，即应用抗生素根除幽门螺杆菌和服用胶体铋剂对萎缩性胃炎和肠型胃癌有预防性作用。

**(3) 遗传性和种族性因素** 非洲、亚洲和拉美裔美国人胃癌发病率较白种人高。弥漫型胃癌多具有家族高聚集性。

**(4) 恶性贫血、低胃酸分泌症和萎缩性胃炎** 一项回顾性研究显示：患有恶性贫血的患者患胃癌的危险性较普通人群高3～18 倍。尽管此项研究结果仍有争议，但对于诊断恶性贫血的患者仍建议随访内镜检查。

**(5) 曾行胃大部切除术** 残胃腺癌潜伏期为 15～20 年，多见于由于良性消化性溃疡病施行外科手术后，尤其多发于伴有低胃酸和胆汁反流性疾病的患者。此类患者多伴发胃黏膜萎缩变性，促胃液素增高，预后较差。两项荟萃分析试验证实了术后残胃进展为腺癌的高危险性，但一些基于人群的研究结果不支持这一结论。

**(6) 胃黏膜异型增生** 胃黏膜异型增生分为Ⅰ、Ⅱ、Ⅲ型，Ⅲ型异型增生可见细胞分化显著减低，核分裂象增多。若经验丰富的病理学家对两组不同部位的内镜活检病理均做出高分级异型增生的诊断时，几乎可以认定该患者必将进展出现胃癌。肠上皮化生，即胃腺上皮被肠黏膜替代，与肠型胃癌的发生有关。癌变的危险性与黏膜化生程度成正比。

**(7) 胃息肉** 在多组病例中，高达半数的腺瘤性息肉发生了癌变。增生性息肉（占胃息肉的 75% 以上）并没有恶变趋势，而家族性腺瘤性息肉病（FAP）则是胃癌发病的高危因素。因此患有家族性腺瘤性息肉病的患者应定期做内镜检查监测疾病进展。

**(8) 慢性胃炎** 通过对慢性萎缩性胃炎患者的胃体和胃窦进行检查，已认定幽门螺杆菌感染、环境和自身免疫性疾病（如恶性贫血）是胃癌发病的高危因素。已观察到肥厚性胃炎（Ménétrier 病）导致胃癌的发病率上升。

**(9) 其他高危因素** 胃癌高发于年龄大于 50 岁的老年男性和 A 型血人群。在社会经济水平较低的人群中胃癌的发病率也比较高。

**（二）病理学和自然史**

**1. 组织学和疾病分期** 大约 95% 的胃癌病理类型是腺癌，另外 5% 是平滑肌肉瘤、淋巴瘤、类癌瘤、鳞状细胞癌以及其他罕见类型。

**（1）胃癌的基本特性**

1）组织学分型（Lauren）　弥漫型（黏膜下层的小细胞成孤立分散的或小簇状生长）、肠型（细胞呈圆柱状，分化程度不一，集中于慢性萎缩性胃炎和肠上皮化生区域，同时伴有炎细胞的浸润）以及混合型。这种分类法已被证明是对腺癌最有用的分类，原因是其两大类分型（弥漫型和肠型）可以代表不同的患者群，包括不同的年龄、性别、生存率、流行病学和来源。研究表明，弥漫型多见于年轻患者并以女性多见，分别占所有病例和无法切除病例的50%和55%。肠型胃癌在高发地区占主导地位，主要影响老年患者，并多见于男性。

2）临床分型（大体分型）　浅表型（浅表分布）、局限型（息肉状、真菌样生长、溃疡性生长）、浸润型（革囊胃）。

3）日本内镜检查学会分型（JES）　Ⅰ型（息肉状或块状生长）、Ⅱ（扁平型、低隆起型、凹陷型）、Ⅲ（合并真溃疡的癌）。

**（2）肿瘤部位**

1）胃窦癌40%。

2）贲门部癌35%。

3）胃体癌25%。

**2．临床过程**　在美国，大约20%的胃癌患者能长期存活。胃癌主要通过淋巴系统、血液系统、直接扩散和种植于腹膜表面而发生进展。溃疡性和息肉样癌穿透胃壁侵袭浆膜层，转移至淋巴结。硬癌主要侵及黏膜下层和肌层，包裹全胃，并可出现肠道转移。体格检查多数正常。

胃癌的广泛转移可累及许多器官，主要是肝脏（40%）、肺脏（40%，可能为淋巴管炎）、腹膜（10%）、锁骨上淋巴结（Virchow淋巴结）、左腋窝淋巴结（Irish结节）和脐（Sister MaryJoseph结节）。成骨性骨转移、癌性脑膜炎和女性卵巢种植性转移（Krukenberg瘤）或男性直肠壁转移（结节状壁）也比较常见。

**3．副肿瘤综合征**

（1）黑色棘皮症（该病发生恶性转变的病例中，有55%合并有胃癌）。

（2）多发性肌炎和皮肌炎。

（3）环形红斑，类天疱疮。

（4）痴呆，小脑共济失调。

（5）原发性静脉血栓形成。

（6）异位库欣综合征或类癌综合征（少见）。

（7）Leser-Trélat征（莱泽－特雷拉征）。

**（三）诊断**

**1．症状和体征**　胃癌常在症状和体征出现前就已至进展期。进展期胃癌症状主要表现为食欲减退、早饱感、厌食肉类食物和吞咽困难。60%的患者具有腹痛、50%体重减轻、40%患者有恶心呕吐、40%出现贫血，并有大约30%的患者可触及腹部肿物。腹痛特点类似于溃疡性疼痛，多难以忍受，早期对抗酸剂治疗有反应但多不能缓解。有25%的患者可能出现呕血和黑便，多见于息肉性胃癌患者。

**2．诊断性检查**

**（1）初步检查** 包括 CBC、LFTs、食管、胃、十二指肠镜检查，钡餐充盈检查试验以及 X 线检查。

**（2）腹部 CT 检查** 可以估计病情程度，然而在剖腹手术中，半数以上的患者被发现患有比 CT 预测结果更广泛的疾病，对没有紧急手术干预治疗适应证的患者进行腹腔镜检查有助于辨别局限型和弥漫型疾病。

**（3）超声内镜检查（EUS）** 超声内镜诊断原发性胃癌的准确率比 CT 高 6 倍，但不易区分胃壁病变的良恶性。EUS 可以探查到 CT 较难成像的贲门部位的肿瘤，同样在 EUS 的引导下可以进行淋巴结活检。

**（4）内镜检查** 通过可弯曲的上消化道内镜进行可视病变的活检，同时行脱落细胞学检查和刷拭活检，胃癌的诊断率可提高到 95% 以上。而单纯病变部位的活检诊断正确率仅在 80% 左右。细胞学阳性而内镜和 X 线提示阴性结果多暗示浅表扩散性胃癌。

**3．鉴别诊断** 胃癌的鉴别诊断包括胃息肉、溃疡病、平滑肌瘤、成平滑肌瘤、血管瘤、恶性淋巴瘤（包括假性淋巴瘤）、粒细胞肉瘤、类癌瘤、脂肪瘤、纤维组织细胞瘤和转移癌。胃息肉很少出现恶性转化（确诊 7 年后转化率是 3%），但多数病例合并有与息肉无关的胃癌。

**（1）炎症性胃息肉** 炎症性胃息肉并不是真正的肿瘤，多数位于胃窦部，并与低胃酸相关，但与胃癌无关。

**（2）增生性胃息肉（Ménétrier's 胃息肉）** 是常见的胃息肉（75%），这些息肉小而多发，散发分布于胃肠道，有 8% 的患者合并息肉癌变。

**（3）腺瘤性息肉** 多见于胃窦部，大而孤立生长，有近 40%～60% 的患者合并癌变。

**（4）绒毛腺瘤** 较少见但恶性比例很高。

**（5）息肉病综合征**

**1）家族性胃息肉** 家族性胃息肉病表现为胃部多发性息肉，但不伴皮肤和骨的病灶。胃壁常被不典型癌变侵袭。

**2）家族性多发性腺瘤（FAP）** 超过一半的 FAP 患者累及胃。胃息肉主要包括腺瘤型、增生肥大型或胃底腺体的肥大型，可进展成胃癌和类癌肿瘤。

**（四）肿瘤分期和预后因素**

**1．肿瘤分期** 胃癌的 TNM 分期见表 2.7 目前 TNM 分期不包括胃内肿瘤的定位、组织学类型（Lauren 分期）、生长方式（革囊胃）和病变是否可切除（如果可以，可切除肿瘤的术式）。

**2．预后因素** 过去认为如果影响预后的三种主要因素（浆膜受累、淋巴结转移和切缘肿瘤生长）均为阴性时 5 年生存率是 60%，若所有危险因素均存在，生存率在 5% 以下。

**（1）分期** 多因素分析结果显示，肿瘤分期、侵袭程度和淋巴结受累是影响肿瘤预后的主要因素。其中最重要的预后决定性因素是淋巴结转移数。有趣的是，含有三枚以内淋巴结转移的胃癌患者预后同无淋巴结受累的患者一样好。

**（2）临床分型** 浅表型胃癌的预后较局限型好，而以浸润型为最差。

**（3）日本内镜协会（JES）分型**　Ⅱ型（平坦型）较Ⅲ型（溃疡型）生存率高，而Ⅰ型（息肉型）最低。

**（4）组织学分级**　组织学分级较高的肿瘤预后较差。

**（5）流式细胞学**　二倍体肿瘤患者中位无病生存期为18个月，非整倍体肿瘤的患者为5个月。胃食管连接部－贲门癌中96%为非整倍体肿瘤，胃体和胃窦部癌中仅48%为非整倍体肿瘤。女性多易患二倍体肿瘤。

**6. 手术切除的范围和性质**　根治性手术（手术切缘阴性即R0切除）较姑息性手术术后生存期长，胃远端切除较近段切除生存期长，胃次全切除较全胃切除生存期长。

**表2.7　胃癌TNM分期[a]**

| 原发肿瘤（T） | | 区域淋巴结转移（N） | |
|---|---|---|---|
| TX | 原发肿瘤无法估计 | NX | 区域淋巴结无法估计 |
| T0 | 无原发肿瘤 | N0 | 无区域淋巴结转移 |
| Tis | 原位癌（肿瘤累及上皮全层未突破基底层） | N1 | 区域淋巴结转移1～6枚 |
| T1 | 浸润至黏膜或黏膜下 | N2 | 区域淋巴结转移7～15枚 |
| T2a | 浸润固有肌层 | N3 | 区域淋巴结转移＞15枚 |
| T2b | 浸润浆膜下 | **远隔转移（M）** | |
| T3 | 穿透浆膜层（腹膜）未侵及邻近结构[b] | MX | 远隔转移无法估计 |
| T4 | 侵及邻近结构[b] | M0 | 无远隔转移 |
| | | M1 | 存在远隔转移 |

| 分期 | TNM分期 | | | | | | | | |
|---|---|---|---|---|---|---|---|---|---|
| 0 | Tis | N0 | M0 | | | | | | |
| ⅠA | T1 | N0 | M0 | | | | | | |
| ⅠB | T1 | N1 | M0 | T2a/b | N0 | M0 | | | |
| Ⅱ | T1 | N2 | M0 | T2a/b | N1 | M0 | T3 | N0 | M0 |
| ⅢA | T2a/b | N2 | M0 | T3 | N1 | M0 | T4 | N0 | M0 |
| ⅢB | T3 | N2 | M0 | | | | | | |
| Ⅳ | T4 | N1～3 | M0 | T1～3 | N3 | M0 | 任何T | 任何N | M1 |

a　摘自 *AJCC Cancer Staging Manual*. 6th ed. New York：Springer-Verlag；2002.

b　直接蔓延至十二指肠或食管的胃壁内肿瘤根据肿物浸润的最大深度来分期。

**（五）筛查和早期检测**

对上消化道症状持续存在的患者进行检查提高了早期胃癌的诊断率。在日本，配备有胃部照相装置的移动检查站可以检测早期胃癌。在筛查中胃癌的阳性率为0.3%，其5年生存率达到95%（50%的患者病灶仅累及黏膜层和黏膜下层）。尽管进行早期筛查和检测，胃癌仍旧是全日本最常见的癌症死因。然而在美国，并不推荐对有常规胃癌危险因素的人群进行筛查。

**（六）治疗**

**1. 手术**

**（1）根治性手术** 普遍认为，有充分的安全切缘（3～4cm）的胃次全切除术联合局部淋巴结清扫术是合适的治疗选择，也是唯一可能治愈胃癌的治疗手段。全胃切除术在治愈率上不及次全切除术，仅视肿瘤情况在部分病例中采用。范围更广泛的淋巴结清扫术，即D-2切除术（如腹腔淋巴结清扫术），网膜切除术和脾切除术的疗效暂不确切，除在日本外未获普遍接受。

**（2）姑息性手术** 姑息性手术适用于切除合并了感染、出血、梗阻、坏死和溃疡性息肉的病变。此类患者多可以耐受胃部分切除术。半数情况下姑息性手术可以改善症状。

（3）若患者术后没有静脉注射过维生素$B_{12}$，几乎全部接受全胃切除术的患者在术后6年内会出现维生素$B_{12}$缺乏，而20%的胃次全切除术的患者术后10年内会出现此并发症。

**2. 化疗**

**（1）新辅助、辅助或围手术期化疗**

**1）新辅助化疗** 一项Ⅱ期临床研究显示：对癌灶可切除的患者给予术前放化疗，可以提高缓解率，部分病例可达到病理“完全缓解”。至今尚没有关于缓解率与切除率及进展时间相关，以及对比新辅助治疗和不进行新辅助疗法的随机试验的相关报道。

**2）辅助化疗** 最近几乎所有涉及氟尿嘧啶联合其他化疗药物（阿霉素、表柔比星、丝裂霉素或阿糖胞苷）作为辅助化疗方案的试验结果都没有带来益处。一项荟萃分析试验总结了1980年起14项针对术后辅助化疗与单纯手术治疗胃癌的临床试验后做出结论：胃癌术后辅助化疗不能认定为标准治疗方案。

**3）围手术期化疗** 一项Ⅲ期临床随机试验结果证明：采用ECF的围手术期化疗方案（表柔比星、顺铂和氟尿嘧啶）：术前化疗3周期，术后巩固3周期，总生存时间较单纯手术治疗有显著提高。入组该试验的主要是胃癌患者，而胃食管连接处腺癌和低位食管癌也获得了相似的试验结果。该方案3周为1周期，给药方式如下：

表柔比星，50 $mg/m^2$ IV，d1

顺铂，60 $mg/m^2$ IV，d1

氟尿嘧啶，225 $mg/m^2 \cdot d$，持续静脉注射，d1～d21。

**（2）多学科综合治疗** 若干临床试验评价了针对可以手术切除的胃癌患者序贯放化疗的疗效。一项已完成的临床试验（Intergroup 0116）入组了近600名根治性术后的患者，随机分到观察组和联合用药化疗组。被随机分到辅助治疗组的患者接受了一个周期的氟尿嘧啶和甲酰四氢叶酸后，接受了氟尿嘧啶静推和放疗。在放疗结束后，序贯两个周期的氟尿嘧啶和甲酰四氢叶酸。结果显示：辅助治疗组的患者3年无复发生存和总生存显著提高。此项治疗的优势在于降低了局部控制失败的几率，而对于减少远处转移效果不佳。

**（3）进展期胃癌化疗**　单药治疗进展期胃癌的缓解率较低，联合用药能提高缓解率，但毒性更高、治疗费用更高。顺铂已被广泛应用于联合用药方案，疗效颇高，但严重药物毒性的发生率却超过了10%。据报道单药应用氟尿嘧啶的缓解率是20%，联合化疗的缓解率是10%~50%，中位生存期在5~11个月之间。

联合化疗用药的历史已近20年，包括丝裂霉素、阿霉素、表柔比星、依托泊苷、甲氨蝶呤、亚硝基脲、伊立替康、紫杉类药物或顺铂，而真正的针对进展期胃癌的标准用药方案却没有确立。

**1）ECF方案**　Ⅲ期临床试验显示，由表柔比星、顺铂和氟尿嘧啶持续静脉注射组成的联合化疗方案ECF较FAMtx方案（氟尿嘧啶、阿霉素和甲氨蝶呤）更有优势。ECF方案用药剂量见本节“围手术期化疗”部分。

**2）EOX方案**　一种新的ECF化疗方案，已证明EOX（表柔比星、奥沙利铂和卡培他滨）可提高总生存，与ECF相比药物毒性较小。EOX方案的用药剂量如下：3周为1周期：

表柔比星，50 mg/m$^2$ IV d1

奥沙利铂，130 mg/m$^2$ IV d1

卡培他滨，625 mg/m$^2$每日2次 d1~d21

**3）DCF**　多西他赛（泰索帝）有效。一项试验的结果显示，与顺铂和氟尿嘧啶的CF方案相比，DCF联合化疗方案即多西他赛、顺铂联合氟尿嘧啶提高了总体生存。然而DCF方案产生了一定的严重药物毒性反应。DCF以3周为1个周期，具体用药如下：

多西他赛，75mg/m$^2$ IV d1

顺铂，75mg/m$^2$ IV d1

氟尿嘧啶，750 mg/m$^2$ · d 持续静脉注射 d1~d5

**3. 放疗**

**（1）局限性疾病**　单用放疗治疗胃癌的有效性未获公认，然而放疗（4 000 cGy 4周）联合氟尿嘧啶（15 mg/kg 放疗前3天静脉注射）较单纯放疗相比可以提高病变局限但又无法手术切除的患者生存率。手术中的放疗（IORT）能将更高剂量的放射线直接照射到瘤床或其他残余病变中，而使那些对放射敏感的正常组织远离被照射区域。这些结果多为单中心的数据，难以推广。某些患者可能会从IORT中获益，尤其是那些追加外照射并辅助化疗的患者。已有术后针对残余病变应用IORT治疗延长患者生存时间的报道。

**（2）进展期疾病**　胃腺癌是放疗相对不敏感的肿瘤，需要高剂量照射，而伴随产生的邻近器官的毒性作用加强。RT可能在缓解疼痛，解除由于梗阻产生的呕吐，减少胃出血和骨及脑的转移灶方面发挥作用。

## 三、结直肠癌

### （一）流行病学和病因学

**1. 发病率** 在美国，结直肠癌是继肺癌之后第二大癌症常见死因，在男性和女性原发肿瘤发病率中均占第三位。每年世界范围内约有一百万结直肠癌新发病例，占癌症总数的9%~10%。高发病率地区主要见于欧洲、美国、澳大利亚和新西兰。低发病率地区主要位于印度和南非以及以色列地区。两者的发病率相差十倍左右。自1985年发病高峰期以来，结直肠癌的发病率和死亡率都有所下降，其主要是早期筛查工作的提高以及息肉恶变前的早期切除的结果。对移民人群的研究显示：结直肠癌的高发病率地区主要是指患者长期居住地而不是出生地。这说明在遗传风险与其他稍次要的风险混杂的人群中，环境影响超过了遗传因素。农村人口的结直肠癌发病率低于城镇居民。在美国，与西部和南部相比，结直肠癌多见于东部和北部。

结直肠癌的发病率随年龄增加，但仍有3%的发病人群年龄小于40岁。65岁以下人群发病率是每百万人口发病19例，65岁以上人群发病率是每十万人口337例。据估计，2007年美国新发147 500例结直肠癌病例，估计有57 000例结直肠癌死亡病例。在美国，普通人群终身患结直肠癌的风险是5%。

**2. 病因** 多个因素可促使正常的结直肠黏膜癌变。遗传和环境因素，如保持低BMI和规律锻炼身体，可能与发病率降低有关，但是尚不清楚这两个变量的相互依存度如何。

**（1）息肉** 现已公认，息肉具有癌变的潜在性，这种多步骤的癌变过程包括黏膜细胞的过度增生、腺瘤形成、生长和不典型增生，最终恶性转化成侵袭性癌。无论患者的遗传背景如何，环境致癌物都会诱发癌变，而遗传易感性患者的黏膜具有细胞异型增生的倾向。癌基因激活、抑癌基因的失活、DNA错配修复缺陷以及染色体缺失都会导致腺瘤形成，异型增生和浸润性癌。

**1）息肉类型** 组织学上，息肉分为瘤性息肉和非瘤性息肉。后者无恶变倾向，主要包括增生性息肉、黏液性息肉、错构瘤性息肉（幼年性息肉）、淋巴样息肉和炎性息肉。新生瘤性息肉（或腺瘤性息肉）均具有恶变潜能，世界卫生组织（WHO）根据绒毛组织是否存在和数量，将腺瘤性息肉分为管型（显微镜下主要特征是复杂的分支性腺管结构，交汇成网）、绒毛管状腺瘤（混合性）和绒毛腺瘤（特征是相对较短、直的腺管样结构）。直径 > 1cm、高分级不典型增生以及组织学类型以绒毛为主的腺瘤恶变危险性较高，应重点筛查。与未经筛查的对照组相比，经结肠镜的息肉切除术以及后续的监测治疗可以将结肠癌发病率降低90%。

**2）各型息肉的发病率** 经结肠镜切除的息肉当中，70%为腺瘤性息肉，其中有75%~85%是管状腺瘤（无或少部分的绒毛组织），10%~25%是管状绒毛腺瘤（绒毛组织 <75%），绒毛腺瘤小于5%（其中绒毛组织占75%以上）。已知腺瘤患者并发其他腺瘤的发病率是40%~50%。

3）异型增生程度分为低分级和高分级两类。大约6%的腺瘤性息肉表现为高分级的异型增生，有5%在诊断时已经合并了浸润性癌。

4）腺瘤的恶变风险与腺瘤大小、绒毛成分的出现及其异型增生的程度，以及患者的年龄相关。小的结直肠息肉（直径 < 1cm），并没有增加结直肠癌的发生率；然而如果息肉较大（直径 > 1cm）癌变的发病率就增高了2.5～4倍。而初发表现为多发性息肉的患者恶变率提高了5～7倍。针对息肉自然史的研究显示：直径超过1cm未经治疗的息肉5年进展为腺癌的危险性是2.5%，10年为8%，20年为24%。恶变进展时间取决于异型增生的严重度，重度不典型增生的平均恶变时间是3.5年，而轻度异型增生的平均恶变时间是11.5年。

**5）息肉的治疗** 由于腺瘤与结直肠癌发病的相关性，且已证实手术切除腺瘤可以预防癌变，故检测到的息肉都应该切除，并应用结肠镜筛查其他息肉病变。数据证实：当操作者行镜检的时间超过6分钟时，能够检测到的息肉被漏诊的概率减低。少数息肉是扁平的，在不使用特殊技术操作时，如滴注染料以增加黏膜的不规则性，则这类息肉通常很难被检出。

结肠镜检查的准确率为94%，优于钡剂灌肠法（67%），后者如今已较少作为筛查手段。另外采用结肠镜诊断息肉的同时也可以进行治疗。CT结肠镜检查（虚拟结肠镜）的敏感性和特异性逐渐增高，随着软件技术的不断更新以及放射线医师专业技术的不断提高，此项技术诊断价值显著提升，很多治疗中心将该诊断技术作为常规筛查手段。粪便DNA测定可以检测黏膜细胞恶性转化相关的基因异常，现已商业化并逐步完善。Bond及其治疗组在美国胃肠病学会2000年指南上讨论了该技术（详见推荐阅读文献）。

**6）肠息肉病症状** 表2.8总结了家族性肠息肉病的症状及组织学类型、恶变倾向和治疗。

**（2）饮食** 在大部分研究中，以西方饮食结构为主的高脂肪、高热量和低纤维（水果、蔬菜和谷物）摄入人群结肠直肠癌发病危险性增加。一些临床研究显示：高钙摄入、补充钙剂、补充维生素D和经常应用阿司匹林时，结直肠息肉和结直肠癌的发病危险性较低。长期应用阿司匹林的患者很少出现肿瘤Cox-2过表达，其被认为可以降低息肉和癌的发病率。维生素A、C、E和β-胡萝卜素的摄入增加并没有降低息肉形成的风险。男性患者结肠和乙状结肠癌高发病率主要与长期酗酒相关。长期应用雌激素替代疗法的绝经后妇女较其他妇女结直肠癌的发病危险性低。

**（3）炎症性肠病**

1）溃疡性结肠炎致癌的危险性已明确。大约1%的结直肠癌患者有慢性溃疡性结肠炎病史。这些患者进展为结直肠癌的风险与结肠炎发病年龄成反比，而与结肠受累程度和疾病持续时间成正相关。10年、20年、30年累积危险度分别是2%，8%和18%。溃疡性结肠炎相关性结肠癌的患者预后与散发病例的预后相似。

鉴于导致结直肠癌的高危险性，建议溃疡性结肠炎患者每年或每半年进行结肠镜检查来决定病程超过8年的患者是否有进行结肠直肠切除术的必要。这一决策主要基于结肠镜检查可以在浸润型癌形成之前就观测到黏膜异型增生。一项前瞻性研究显示：立即进行结肠切除术对那些已经确诊出现异型增生的肿块或溃疡很有必要。更重要的是，该分析指出：诊断异型增生并不能排除存在浸润型癌，而其诊断也与取材及医师的差异有关（即使是该领域的专家，一致性也仅有60%）。

## 表2.8 息肉综合征和结直肠癌

| 疾　病 | 组织学 | 息肉分布 | 恶性程度 | 伴随症状 | 首次接受FOB试验的年龄(岁) | 首次接受结肠镜检查的年龄(岁) | 手术 |
|---|---|---|---|---|---|---|---|
| 孤立性息肉和CC | 少量AP | 结肠 | 高 | 无 | ≥45 | ≥45 | 和普通人群相同 |
| 遗传性孤立性息肉和CC | AP | 近端结肠 | 高 | Lynch Ⅰ[a] | 30~35 | 35 | 和普通人群相同 |
| HNPCC | AP→Ac | 近端结肠 | 高 | Lynch Ⅱ[a] | 无(ES) | 20 | 结肠次全切除术[d] |
| 家族性CC | AP | 近端结肠,或远端结肠 | 高 | 无 | 30~35 | 35 | 和普通人群相同 |
| FAP和Turcot综合征 | 分散性的AP→Ac | 结肠 | 高 | 中枢神经系统肿瘤 | 无(ES) | 青少年 | 预防性结肠次全切除术[d] |
| FAP和Oldfield综合征 | 分散性的AP→Ac | 结肠 | 高 | 皮肤肿瘤 | 无(ES) | 青少年 | 预防性结肠次全切除术[d] |
| FAP和Gardner综合征 | 分散性的AP→Ac | 通常发生在结肠,也发生在胃和SB | 高 | 见注解[b] | 无(ES) | 青少年 | 预防性结肠次全切除术[d、e] |
| Peutz-Jeghers综合征 | 错构瘤 | 胃,SB,结肠,卵巢 | 低 | 面颊部和表皮的色素沉着 | ≥45 | ≥45 | 无 |
| 广泛的幼年性胃肠道息肉 | JP | 胃,SB,结肠 | 低 | 无 | 无 | ≥45 | 无 |
| 婴儿期的幼年结肠息肉病 | JP | 胃,SB,结肠 | 无 | 蛋白丢失性肠病 | 无 | 无特殊适应证 | 无 |
| Cronkhite-Canada综合征 | JP | 胃,SB,结肠 | 无 | 蛋白丢失性肠病[c] | 无 | 无特殊适应证 | 无 |

FOB：大便潜血；CC：结肠直肠癌；AP：腺上皮息肉；HNPCC：遗传性非息肉性结肠直肠癌（癌症家族综合征）；AC：腺癌；ES：内镜检查；FAP：家族性腺瘤性息肉病；SB：小肠；JP：青少年滞留性息肉。

a　Lynch syndrome Ⅰ：是常染色体显性遗传，早年发病，好发于结肠脾曲，无息肉的散发存在；Lynch syndrome Ⅱ：除了有Ⅰ型特点外还会有发生在胃、结肠、子宫内膜、卵巢以及小肠的多个原发腺癌和淋巴瘤（Lynch HT. The surgeon and colorectal cancer genetics. *Arch Surg*1990；125:699.）

b　表皮样囊肿、纤维瘤、硬纤维瘤、牙齿和骨异常、腹膜内和腹膜后纤维变性、壶腹癌和其他腺体结构癌。视网膜色素上皮细胞先天性肥大患者需要检眼镜检查法确诊。

c　色素沉着、秃发症和甲营养不良。

d　如果腺上皮息肉数量达5~10个或是息肉复发患者应进行预防性结肠切除术。

e　或行全结肠切除联合结肠造瘘。非甾体类抗炎药可以降低息肉的数量和大小。

**2）克罗恩病** 有结直肠克罗恩病的患者进展至结直肠癌的危险性增高，但其风险远不及溃疡性结肠炎。该病患者患结直肠癌风险提高大约1.5～2倍。

**（4）遗传因素**

**1）家族史** 通常指基因异常或共享环境因素，或是两者联合作用。大约15%的结肠直肠癌患者一级亲属中有结直肠癌家族史。此类患者患结直肠癌疾病的危险性是无结直肠癌家族史患者的两倍以上。

**2）基因变异** 特发性［腺瘤性结肠息肉病（APC）基因］和获得性基因异常（ras基因点突变；c-myc基因扩增；同源染色体5、8、17和18的特异位点上等位基因缺失）介导正常结肠黏膜的恶变过程。大约一半的结直肠癌和大腺瘤与基因点突变相关，多见于K-ras基因。此类基因变异在直径小于1cm的腺瘤中较少见。3/4的结直肠癌患者中存在17p-等位基因缺失，超过1/3的结肠癌和大腺瘤患者存在5q-基因缺失。

具有结直肠癌遗传易感性的两大主要综合征及其变异型现已经明确，包括家族性多发腺瘤（FAP）和遗传性非息肉性结肠直肠癌（Lynch综合征或HNPCC），其发病机制各不相同。①FAP FAP相关基因-APC基因位于染色体5q21上。事实上，抑癌基因APC的缺失可以导致近乎全部的55岁以上患者发生结肠癌，故建议FAP受累患者在20或30岁时接受直肠结肠切除术。在青少年人群中应早期进行结直肠息肉的筛查。FAP与胃部和壶腹部息肉、硬纤维瘤、骨瘤、牙列不齐以及视网膜色素异常均相关。FAP的其他变异型包括Gardner综合征和Turcot综合征；②HNPCC HNPCC是一种常染色体显性遗传病，包括林奇综合征（Lynch综合征）Ⅰ型和Ⅱ型，两者均与右半结肠癌的发病率增高相关。错配修复相关基因的异常可以引起DNA异常重复序列－即微卫星的切除缺陷（微卫星不稳定性）。这种DNA序列的滞留导致以频发的DNA错误复制为特征的突变基因表型（也称作RER阳性表型）高表达，由此形成多种原发性恶性肿瘤，包括子宫内膜癌、卵巢癌、膀胱癌以及输尿管、胃肠道和胆道系统的恶性肿瘤。（a）位于2号和3号染色体上的特异基因hMSH2、hMLH1、hPMS1和hPMS2突变与HNPCC发病相关。RER阳性表型患者可能不存在遗传性异常，而存在DNA异常甲基化以致基因产物缺失。异常甲基化通过沉默错配修复基因的启动子区阻止蛋白质的合成，多见于老年患者和女性人群。当受试者被检测出具有错配修复基因缺陷时，很有必要进行遗传学检查，来判定RER阳性亚型是遗传性还是后天获得性。免疫组化染色能够判定是否肿瘤表现为微卫星不稳定性，基因表达缺失的患者可行遗传学检查，家庭成员应进行相关咨询。（b）HNPCC患者在年轻时就有进展为结肠癌的倾向，有HNPCC家族史的人群早期筛查应从20岁，或比家族内最早发病患者的确诊年龄提前5岁开始。在一项研究中，有HNPCC病史的结肠癌患者确诊的中位年龄是44岁，对照组中位年龄为68岁。（c）HNPCC患者预后较散发性结肠癌患者要好，超过10年HNPCC的死亡率为散发性结肠癌的2/3。一项研究显示：针对HNPCC患者给予氟尿嘧啶联合用药的辅助化疗，其疗效不如其他无HNPCC基因变异性疾病患者。仍然需要收集接受辅助治疗的患者和进展期疾病患者的相关数据。

**3）肿瘤定位** 近段肿瘤可能更具遗传学稳定性，其发病机制可能与遗传性非息肉性结肠癌相同。远端肿瘤显示遗传不稳定性，其发病机制与息肉相关性结肠直肠癌相同。

**(5) 吸烟** 吸烟史短于20年的男性和女性患小腺瘤（<1 cm）的风险比非吸烟者高3倍。吸烟史长于20年的人群患大腺瘤的风险比非吸烟者高2.5倍。据估计，全美国有5 000~7 000结直肠癌患者的死因与长期吸烟有关。

**(6) 其他因素** 有其他部位肿瘤史或肿瘤家族史的患者（如乳腺、卵巢和子宫内膜），患结直肠癌的危险性增加。长期接触石棉（如从事机械制动职业）的人群结直肠癌的发病率较普通人群增加了1.5~2倍。除此之外，职业接触因素与结直肠癌的发病率无明显相关性。数据显示：结肠柱状黏膜的HPV感染会引起良性或恶性腺瘤的形成。

### （二）病理学和自然史

**1. 组织学** 有98%的肛缘上方的结直肠癌组织学类型为腺癌。肛缘癌多为鳞状上皮细胞癌或基底细胞癌。类癌多在直肠和盲肠周围集簇生长，在结肠分布较分散，与结肠的小细胞肿瘤不同的是，类癌分化良好且呈惰性表现。

**2. 定位** 2/3的结直肠癌位于左半结肠，另外1/3位于右半结肠，而女性患者更多见于右半侧肿瘤。大约有20%的结直肠癌原发于直肠。75%的直肠肿瘤可以通过直肠指检检测。有近3%的结直肠腺癌呈多中心生长，预计出现结肠第二原发癌的可能性是每年大约1%。

**3. 临床表现** 结直肠癌患者主要临床表现与肿瘤的大小和位置有关。右半结肠的病变多无临床症状。当症状出现时，通常表现为腹部钝痛、定位不清、出血和继发性贫血（导致虚弱、乏力和体重下降），而非肠梗阻症状。左半结肠病变多引起排便习惯的改变、出血、胀气痛、便直径变细、便秘、缓泻剂使用量增加和肠梗阻。

**4. 临床过程** 40%~70%的病例术中可探查到局部淋巴结转移。静脉或淋巴侵袭可占60%。转移灶主要见于肝脏、腹腔和肺，其次是肾上腺、卵巢和骨。肿瘤转移至脑虽较少见，但因远隔转移性疾病经治疗生存延长而使得其受到关注。直肠癌局部复发率是近侧结肠癌局部复发的三倍以上，其原因一方面是由于直肠的解剖限制，难以获得足够的手术切缘，另一方面是腹膜反折线以下直肠无浆膜层。由于直肠静脉和淋巴回流至腔静脉（与结肠静脉回流至门静脉和不同淋巴回流相反），故直肠癌常首先出现肺转移，而结肠癌更多首先出现肝转移。

### （三）诊断

**1. 诊断** 在结直肠癌临床诊断确定后，还需进行多项诊断和评估检查。

(1) 经结肠镜活检或CT引导下的针吸穿刺活检都是重要的检查手段。若梗阻性病变无法进行活检时，可考虑刷检。

(2) 一般评估包括直肠指检在内的全面体格检查、CBC、LFT和胸部成像。

(3) 美国临床肿瘤学会（ASCO）推荐将癌胚抗原（CEA）检查作为肿瘤早期复发转移的检测技术，尽管在40%的肿瘤转移性疾病患者中CEA并没有提高。术前测定CEA有助于评估预后，并可以判定是否原发肿瘤与CEA升高有关。转移癌细胞更易引起CEA的升高，因此术前CEA异常有助于判定早期转移。

（4）胸部、腹部和骨盆的增强 CT 或 MRI 可以辨别肺、肝或腹腔的微小转移灶。

（5）内镜或 CT 结肠镜检查可以评估全结肠黏膜病变，因为大约 3% 的患者会同时并发结直肠癌，而且会有更大一部分患者存在有恶变倾向的息肉。

（6）超声内镜检查显著提高了术前对大肠肿瘤侵袭深度的评估水平，尤其是直肠肿瘤。EUS 诊断的正确率是 95%，CT 为 70%，而直肠指检是 60%。在直肠癌中，联合超声内镜估计肿瘤生长范围和直肠指检判定肿瘤的活动性可以提高术前治疗计划的精确性，并可以界定哪些患者可以从新辅助治疗中获益（T3、4 和 N+）。直肠周围淋巴结的活组织检查可以在 EUS 引导下完成。

（7）PET 扫描广泛应用于区分来源未知的病灶的良恶性。同样也有利于判断局限转移可否被切除。

**2. 肿瘤标记物**

（1）CEA 是脱落至血液中的细胞表面糖蛋白，是监测结直肠癌疾病进程和检测早期复发和肝脏转移的最有效的血清学标记物。但由于 CEA 的敏感性和特异性不高，因此不能作为结直肠癌筛查指标。然而血清 CEA 水平升高与一系列参数水平相关。其多见于肿瘤组织学分级为 1、2 级、分期较高以及合并内脏转移时。尽管血清 CEA 浓度是结直肠癌独立的预后因素，但其价值在于术后的连续监测。

（2）**其他标记物**，如 CA19-9 可以弥补 CEA 的不足，主要应用于复发监测中。单克隆抗体（抗 CEA、抗-TAG-72）可用于组织免疫组化染色。肿瘤细胞中染色体数目异常的出现（非整倍性）与二倍体肿瘤相比多提示预后较差。光学显微镜下肿瘤组织的病理特征和肿瘤分期是评价预后的最有效指标。前期报告显示，肿瘤 DNA 和循环肿瘤细胞可作为初始诊断和肿瘤复发早期诊断的工具。

### （四）疾病分期和预后因素

**1. 分期** 现已公认，TNM 分期标准优于修正自 Dukes 分期的 Astler-Coller 分期。鉴于肿瘤分期标准经常更新，建议读者查阅最新的分期指南。目前常用的分期标准详见表 2.9。

**2. 预后因素**

（1）**分期** 是影响预后的最主要因素。

（2）**组织学分级** 无论分期如何，组织学分级显著影响生存期。癌组织分化良好的患者（1，2 级）5 年生存率高于低分化腺癌患者（3 级和 4 级）。

（3）**肿瘤的解剖部位** 是影响疾病预后的独立因素。同等分期时，直肠肿瘤较结肠肿瘤预后差，且位于横结肠和降结肠的肿瘤预后比位于升结肠和乙状结肠的肿瘤预后更差。

（4）**临床表现** 合并肠梗阻或肠穿孔的患者较未出现以上症状患者预后差。

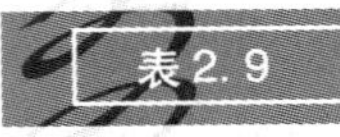

表 2.9 结直肠癌 TNM 分期

| 原发肿瘤（T） | | 区域淋巴结（N） | |
|---|---|---|---|
| TX | 原发肿瘤无法估计 | NX | 区域淋巴结无法估计 |
| T0 | 无原发肿瘤 | N0 | 无区域淋巴结转移 |
| Tis | 原位癌（肿瘤累及上皮内或黏膜固有层） | N1 | 区域淋巴结转移 1 ~3 枚 |
| T1 | 浸润至黏膜下层 | N2 | 区域淋巴结转移 4 枚以上 |
| T2 | 浸润固有肌层 | **远隔转移（M）** | |
| T3 | 浸润浆膜下或无浆膜区的肠旁组织 | MX | 远隔转移无法估计 |
| T4 | 穿透浆膜层或直接侵犯邻近脏器和组织 | M0 | 无远隔转移 |
| | | M1 | 存在远隔转移 |

| 分期 | TNM 分期 | | | Duke's | MAC[a] | 5 年生存率 |
|---|---|---|---|---|---|---|
| 0 | Tis | N0 | M0 | – | – | 100 |
| Ⅰ | T1 | N0 | M0 | A | A | 95 |
| | T2 | N0 | M0 | A | B1 | 90 |
| ⅡA | T3 | N0 | M0 | B | B2 | 80 |
| ⅡB | T4 | N0 | M0 | B | B3 | 75 |
| ⅢA | T1 ~2 | N1 | M0 | C | C1 | 79 |
| ⅢB | T3 ~4 | N1 | M0 | C | C2/C3 | 56 |
| ⅢC | 任何 T | N2 | M0 | C | C1/C2/C3 | 50 |
| Ⅳ | 任何 T | 任何 N | M1 | – | D | 5 |

a MAC，修改后的 Astler-Coller 分期。

**（5）第 18 号染色体** 18q 染色体等位基因缺失的患者预后较其他患者差。当不存在等位基因缺失时，ⅡB 期患者生存期与ⅠA 期相同，而等位基因缺失时，此期患者存活率与ⅢC 期相同。其他位于 1、5、8、17 和 22 号染色体上的一些异常同样具有潜在的预后价值。基因及其产物可以通过凝胶电泳或免疫组化探针检测。上述研究可能有助于选择合适的Ⅱ期（B 期）患者做辅助治疗及预后较好而无需化疗的Ⅲ期（C 期）的患者，减少可能的不良反应及辅助治疗的费用。

**（6）肿瘤其他特性** 研究者通过免疫组化或 PCR 检测出多种肿瘤特性，以衡量预后并预测对某治疗方案的个体反应性。这些评价指标包括肿瘤的胸苷酸合成酶、二氢嘧啶脱氢酶（DPD）、增殖标记物（Ki-67 或 MIB-1），肿瘤抑癌基因缺失（如 18q 缺失）等。但目前仅限于实验研究。

### （五）筛查和预防

**1．筛查**　国立癌症研究所（NCI）、美国外科医师学会、美国内科医师学会、美国癌症协会（ACS）推荐了很多针对50岁及50岁以上无症状人群的筛查试验。其中包括每3～5年复查1次乙状结肠镜。ACS、美国胃肠病学会和NCI建议：50岁及50岁以上人群每年进行1次直肠指检和3次大便潜血试验。同样建议一般危险的人群每10年进行1次结肠镜检查。一级亲属中有结直肠癌病史但无明确FAP和HNPCC临床证据的高危人群，建议40岁后定期做结肠镜检查。

（1）对超过250 000名受试患者行便潜血试验检查或常规定期随访的三组大型随机试验结果已经报道。其中最大的一组试验也是在美国进行的唯一一组试验结果显示，对46 551例年龄大于50岁的受试人群每年1次便涂片检查，可以降低33.4%的结肠癌相关死亡率。鉴于FOB诊断结直肠癌的高假阳性和假阴性率，目前更好的标记检查法正在寻找中。

（2）目前，特异性DNA序列如位于APC或p53基因片段的分离，从粪便的结肠脱落细胞获得长DNA片段，以及DNA扩增等技术已迅速兴起。这些标记法较敏感且对消化道恶性肿瘤筛查的特异性较高。上述技术正不断完善，而且比较FOB和DNA相关检测法的大规模随机对照试验正在进行中。

**2．预防**　溃疡性结肠炎患者的治疗，在本节“流行病学和病因学”部分。

**（1）定期乙状结肠镜检查或结肠镜检查**　可以诊断并切除癌前病变（如息肉），同时可以降低经结肠镜进行息肉切除术患者的结直肠癌发病率。然而，许多试验仍在进行中，尚无前瞻性随机临床试验能够证明乙状结肠镜检查对预防结直肠癌患者死亡有效。当出现乙状结肠镜无法探及的直肠乙状结肠息肉时，即便很小，也应行全结肠镜检查。

**（2）饮食**　高纤维低脂或含钙量高的饮食或是两者兼顾，可能阻止息肉癌变。

**（3）非甾体类抗炎药（NSAIDs）**在针对家族性肠息肉病患者进行的随机双盲安慰剂对照研究试验中，服用非甾体类抗炎药舒林酸150mg每日2次口服组与服用安慰剂的对照组相比，息肉的平均数和平均直径显著降低。然而，在治疗停止后3个月息肉的大小和数量逐渐增加，但仍显著低于基线水平。数据进一步显示：阿司匹林能减少息肉的形成、息肉数量、大小，无论是家族性或是非家族性息肉病，阿司匹林均能降低结直肠癌的发病率。此保护效应常需要每天服用阿司匹林至少325mg，持续数年。现已证实选择性环氧化酶2抑制剂可以预防结肠癌，但心血管相关事件的危险性增加，因此不常规推荐。

### （六）治疗

**1．手术**　是唯一已被普遍接受的结直肠癌根治手段。根治性手术应包含足够宽的肿瘤切缘和最大范围的区域淋巴结清扫术，要求至少12枚淋巴结可供病理学评估。对于直肠以上的肿瘤，尽管为了淋巴结廓清充分而结扎血管丛，需要切除更大范围的肠管，但肉眼无肿瘤最小切缘5cm即被认为足够。现已开展了腹腔镜结肠切除术技术，对疾病分期和治疗的效果与开放手术相当，并可以适度减少住院时间，降低止痛药的使用量，提高切口美观效果。结肠次全切除术和回肠直肠吻合术主要适用于可治愈的结肠癌或腺瘤较分散的病例，亦或是曾经有过结直肠癌病史的以及一级亲属中有结直肠癌疾病家族史的患者。

(1) 动脉供应区　右半结肠肿瘤的切除术应切除包括结肠中动脉右支、全部回结肠和右结肠动脉。结肠肝曲或脾曲肿瘤的切除术中，动脉供应区的切除范围应包括结肠中动脉的全部分支。

(2) 为避免中低位直肠癌永久性造瘘，多建议采用外科吻合器技术，或联合术前辅助放化疗，以缩小肿瘤，使病灶容易切除。

(3) 如果直肠肿瘤下沿距肛门 >5cm，可以通过根治术和进一步远端吻合术达到治疗目的，而不进行临时结肠造瘘术（防护性吻合术）。直肠肿瘤的治疗方法如下：

1) **中段和上段直肠（6~15cm）**：直肠前切除术。

2) **下段直肠（0~5cm）**：肛管吻合术，有/无造瘘，经肛门局部切除术，经括约肌切除术和骶骨旁入路，电切法，一线放疗或经腹会阴直肠切除术（APR）。

3) **全直肠系膜切除术（TME）**　直肠系膜是环状附着在直肠从骶骨岬到肛提肌平面的淋巴、血管、脂肪和神经组织所形成的解剖单位。欧洲国家的临床数据显示：在肿瘤切除的同时进行全直肠系膜的剥离，可以减少直肠肿瘤的局部复发率，如今已成为标准术式。

(4) 右半结肠的**梗阻性肿瘤**可以通过根治性切除和一期吻合治疗。对于左半结肠的梗阻性肿瘤，在切除肿瘤后可考虑初期减压（近端结肠造瘘）或支架置入，延期关闭结肠造瘘。然而新近的术式更趋向扩大切除和一期吻合术，其目的是将包括横结肠、降结肠和乙状结肠在内的梗阻性肿瘤一并切除。

(5) **结肠癌穿孔**时需要一期切除原发肿瘤并近端结肠造瘘，择期进行再吻合术关闭结肠造瘘。

2. 若干大型前瞻性随机试验结果显示，针对**Ⅲ期结肠癌患者（淋巴结受累）辅助化疗**，方案为氟尿嘧啶联合左旋咪唑（过去常用）或氟尿嘧啶加亚叶酸钙(FU/L)，可以使复发率下降 41%（$P<0.001$）。欧洲的 MOSAIC 研究，随机入组 2 200名患者（Ⅱ期占 40%，Ⅲ期占 60%）接受氟尿嘧啶和亚叶酸钙，联合/不联合奥沙利铂（FOLFOX）化疗。该项试验的主要终点是 3 年总体无瘤生存率（DFS）而不是惯用的 5 年生存率。标准的氟尿嘧啶/亚叶酸钙方案 3 年无瘤生存率是 73%，FOLFOX 方案 3 年无瘤生存率是 78%，而对Ⅲ期结直肠癌患者存在 7.5% 的获益。新近获得的数据显示：比较 6 年总生存，FOLFOX 方案较双药方案存在 2.6% 的获益，在Ⅲ期结直肠癌患者中两者的获益差值为 4.4%。美国国立乳腺癌外科辅助治疗工程（NSABP）C-07 研究报告了相似的 DFS 结果，但成熟的总生存数据尚未公布。该试验采用了静脉推注氟尿嘧啶联合奥沙利铂，即 FLOX 方案。

三项随机试验没有显示应用含有伊利替康的辅助治疗方案能带来的任何获益。在辅助治疗中，单药应用伊立替康或联合用药都不建议使用。

因此，Ⅲ期结肠癌的标准治疗现为含奥沙利铂的方案，最常采用的是 FOLFOX 方案，除非存在用药禁忌证，如先前有感觉神经疾病。这种情况推荐使用 FU/L 方案。在大型的 EXACT 试验当中，卡培他滨（口服的氟尿嘧啶前体）与 FU/L 的疗效基本相同。辅助化疗于术后 3~5 周开始。

（1）FU/L 方案 氟尿嘧啶静脉推注方案在美国被广泛应用，具体用药如下：

1）Mayo Clinic 方案：亚叶酸钙，20 $mg/m^2$ 30 分钟静脉推注，氟尿嘧啶，425 $mg/m^2$ 静脉推注，d1～d5，28 天为 1 周期，连续 2 个周期后，每 5 周为 1 周期。

2）RPMI 方案：亚叶酸钙，500 $mg/m^2$ 30 分钟静脉推注，氟尿嘧啶，500 $mg/m^2$ 快速静脉注射，每周 1 次，连续 6 周，8 周为 1 周期。

3）Mayo、RPMI 方案和卡培他滨的副作用基本相似。Ⅲ期毒性或更高毒性主要应用 NCI 毒性评价标准评估。两种方案毒性的差异主要为口腔炎和腹泻。Mayo 方案常见的是Ⅲ度以上口腔炎，RPMI 方案更多见的是Ⅲ度以上腹泻。这两种方案引起的血液学毒性主要是中性粒细胞减少症。有近 1/3 的患者在治疗过程中出现Ⅲ度或Ⅲ度以上的中性粒细胞减少。恶心呕吐症状通常并不严重。皮肤毒性通常限于红斑和光照皮肤受损后脱屑。

卡培他滨可以口服用药而且胃肠道反应和粒细胞减少程度较注射氟尿嘧啶小。然而，卡培他滨却易引起手－足综合征，手掌和足底的皮肤会变薄并出现红斑，如果持续用药会导致表皮脱落。

4）双氢奎尼丁（DPD）是氟尿嘧啶代谢的限速酶，美国有低于 1% 的人群 DPD 缺乏。此类患者药物毒性反应很强且经常在接受标准剂量治疗后死亡，其原因主要是长期严重的粒细胞缺乏症和黏膜炎。DPD 缺乏患者小脑毒性相对比较常见。如今 DPD 水平测定已经商业化，可以根据病史和临床特征选用该检查。

（2）FOLFOX 和 FLOX 是结直肠癌的推荐治疗方案。

1）FOLFOX4 亚叶酸钙，200 $mg/m^2$，氟尿嘧啶前给药，d1～d2；氟尿嘧啶 400 $mg/m^2$，静脉推注，d1～d2；氟尿嘧啶 600 $mg/m^2$，经输液泵泵入，连续 22 小时 d1～d2；奥沙利铂 85 $mg/m^2$ d1，14 天为 1 周期。其他 FOLFOX 方案包括 FOLFOX6，改良 FOLFOX6 和 FOLFOX7，其区别主要是奥沙利铂的剂量不同和取消了氟尿嘧啶静脉推注。

2）FLOX 亚叶酸钙 500 $mg/m^2$，氟尿嘧啶前给药；氟尿嘧啶 500 $mg/m^2$ 静脉推注，每周 1 次，连续 6 周，8 周为 1 周期。奥沙利铂，85 $mg/m^2$，隔周 1 次，连续 3 次，8 周为 1 周期。不需泵控和持续静脉注射。

3）FOLFOX4 的药物副作用 此方案常引起 3～4 度粒细胞减少（在 MOSAIC 研究中占 41%），但很少导致中性粒细胞减少性发热（1.8%）。胃肠道毒性较静脉推注氟尿嘧啶方案少，2.7% 患者出现口腔炎，5.9% 有呕吐症状，另有 10.8% 的患者出现腹泻。脱发相对少见占 5%。药物的毒副作用中，慢性感觉神经病患者占 12.3%，患者表现为着凉后症状加重，限制了持续静注奥沙利铂的用药剂量，但多数 3 度神经病变患者在停药后 1 年内可以恢复。

4）FLOX 药物副作用 FLOX 方案中，38% 的患者静脉推注氟尿嘧啶后出现 3～4 度的腹泻，但中性粒细胞减少症较少见（4%）。

3. Ⅱ期结肠癌患者的辅助化疗（淋巴结无受累）存在争议。NSABP 研究的研究者主张此期患者接受辅助化疗，原因是此方案可以给Ⅱ期结直肠癌患者带来虽小但却持久的疗效。相反，对五项性临床试验共计 1 000 名患者的荟萃分析试验显示，Ⅱ期结直肠癌患者治疗与非治疗在 5 年生存率差异上无统计学意义，各自值分别是

82% 和 80%。据 QUASAR 研究中一项超过 3 200 名患者入组的试验显示：应用氟尿嘧啶的试验组较观察组 5 年生存率存在 3% 的生存优势。而 MOSAIC 研究中，40% 的Ⅱ期结直肠癌患者无明显生存优势。ASCO 不建议针对Ⅱ期结直肠癌患者常规应用化疗。

大量研究试验正致力于通过分子标记物检测如肿瘤倍性（同源染色体数目），p53 状态，胸苷酸合成物水平，单个染色体突变存在与否以及其他参数水平，来区分Ⅱ期结直肠癌具有复发高危险性和低危险性的患者群。尽管没有标准的影响预后的决定性指标，但在一项试验中，与二倍体肿瘤 5 年生存率 74% 相比，肿瘤非整倍体患者 5 年生存率是 54%。尽管某些前期数据显示合并有梗阻或穿孔的Ⅱ期结直肠癌高危患者较总体人群相比可从 FU/L 中更多的获益，但这些数据尚未报道。

**4. 直肠癌的新辅助疗法** 由于受到骨盆骨和骶骨的解剖结构限制，直肠癌的外科手术通常不能获得充分的无瘤切缘。几乎一半以上的直肠癌复发部位见于骨盆。基于这一事实，德国研究组比较了术前和术后应用氟尿嘧啶化疗和放疗，以判断是否术前的新辅助治疗可以提高疗效，并减少可能引起永久性结肠造瘘的 APR 数量。随机入组了 >800 名患者，试验结果提倡术前新辅助治疗，结果显示了低局部复发率，低吻合口狭窄率和 APR 数量减少。对于术前治疗可达病理学完全缓解的患者长期预后较好。一般而言，根据术前分期，术后应用 FOLFOX 或 FU/L 的辅助治疗更适用于已知或可疑淋巴结阳性的患者。此试验推动了术前新辅助放化疗从试验进入临床实践。

（1）单纯放疗或联合放化疗及手术技术的不同使用情况已在研究中，目的是提高局部控制率。多数针对术前和术后单纯放疗的随机对照研究都证明并没有提高生存率；仅局部复发率也很小程度的下降。在美国，通常先以近5 000 cGy 的剂量放疗 6 周以上，放疗结束后 4 ~6 周进行手术治疗。在欧洲，通常单纯给予放疗，剂量为 2 500 cGy 分 5 次照射，放疗结束后立即手术。此类治疗方案尚无随机试验验证。

很多欧洲外科医师主张采用 TME，如今 TME 已成为标准操作。一项来自荷兰的试验显示：TME 局部复发率较传统直肠切除术复发率低，但该试验同样指出：直肠残端血液供应的阻断使术后吻合口瘘的发病率增高。TME 后施行放疗可以使术后两年局部复发率降低，提示即便在施行 TME 广泛切除术后，予以放疗仍是降低局部复发的有效手段。

（2）目前Ⅲ期直肠癌，包括某些Ⅱ期疾病标准的治疗手段是术前辅助氟尿嘧啶化疗联合放疗，随后手术治疗，术后继续辅助化疗。

**5. 术后随访** 大约 85% 的结直肠癌复发见于术后前 3 年内，而几乎所有病例术后 5 年内均复发。术前高 CEA 水平通常可以在根治性切除术后 6 周恢复正常。

**（1）临床评估** Ⅱ期和Ⅲ期结直肠癌患者复发多见于接受根治性术后 2 年，此后复发较为少见。术后 5 年，随访主要着眼于探查新发肿瘤。随访的主要目的是早期检测转移性疾病。某些结直肠癌患者会出现单发或多发的肝转移、肺转移（即所谓多发转移状态）以及术后吻合口处的复发，均可再行根治性手术切除。

**（2）胸部 CT 扫描在监测复发转移时已广泛替代胸片**。建议患者每年或每半年复查 1 次。

**（3）结肠镜检查**　表现为结肠梗阻的患者，若术前未进行结肠影像学检查，术后为确保剩余结肠内无并发的肿瘤，建议术后3～6个月行结肠镜检查。此后行结肠镜检查的目的为探测新发肿瘤，缝线处的肿瘤复发或结直肠腺瘤。若无梗阻表现，建议术后1～3年每年进行结肠镜检查，如为阴性，此后可每5年检查1次。

**（4）CEA水平升高**时需要进一步检查来辨别复发部位，对于肝脏的复发转移监测CEA水平是较为有效的。当CEA水平增高时，需要进一步检查腹部、骨盆部和胸部的CT，并结合症状进行相应的其他检查。如果怀疑直肠癌骨盆处复发时，进行MRI检查要优于CT。如今美国临床肿瘤协会（ASCO）主张按规律间期行肝脏CT、超声或MRI检查。PET扫描在鉴别复发疾病的早期征象时有价值，并且可以明确复发转移的数目。

**6．孤立性复发的治疗**　肝内或肺内的孤立性复发，经早期发现和手术切除通常可治愈，或可以提高生存率。病灶单发的患者且从初步诊断到出现转移病变的无病间隔期在3年或3年以上的通常预后较好。单侧肝叶受累的孤立性肝转移，手术切除后5年生存率为60%。孤立性肺转移手术切除后5年和10年生存率分别是40%和20%。尽管治愈率随转移的广泛程度而降低，但多发转移灶的患者仍可能经手术切除治愈。有些患者，即使是肺脏和肝脏均有转移同样可以经切除取得较好的结果。随着更有效的化疗药物和生物制剂的出现，原来无法手术的患者可以手术的情况越来越常见。对于有机会行手术治疗的患者应时常进行再分期，如可能则改行切除术。

**7．进展期结直肠癌的治疗　局部措施**

**（1）手术**　大约85%的患者在确诊结直肠癌后采取手术治疗。无法切除的肿瘤可以通过姑息性切除达到避免梗阻、穿孔、出血和向邻近结构侵袭的目的。然而，无症状的患者出现转移时通常不应手术。临床上通过复查CT来判断化疗后原发病灶是否缩小。结肠支架置入和激光消融治疗腔内肿瘤通常可以避免手术，即使是某些症状较重的患者。

**（2）**放疗可用于一线治疗原发肿瘤，但只适用于某些肿瘤较小的且活动性良好的直肠肿瘤，或术后联合化疗（见前面讨论）。放疗可以缓解80%患者的疼痛、梗阻、出血和里急后重症状。对于某些局部进展期患者，手术中放疗（IORT）可以显著提高疗效。然而，仍没有外照射对比单用IORT或外照射联合IORT的随机试验报道。

**（3）肝动脉灌注化疗**　主要利用肝脏双重血液供应的优势。肝脏转移主要源于肝动脉的血液供应，然而肝细胞血运主要源自肝静脉。如今多主张经肝动脉内注入氟尿苷，与氟尿嘧啶全身治疗相比可以显著提高反应率。然而此方法的问题有：因解剖差异导致安放单支导管较困难；导管异位；胆管纤维硬化和胃溃疡形成。肝外疾病的进展是常见的导致此方法失败的原因。全身性治疗与肝内治疗的对照试验显示了肝动脉输注疗效的轻度获益，但此手段在实行时的困难以及全身用药的不断进步限制了其广泛应用。

**8．进展期结直肠癌的治疗**　最常用的化疗药物是氟尿嘧啶（单药或联合亚叶酸钙用药，FU/L），卡培他滨（口服的氟尿嘧啶药物前体），伊立替康和奥沙利铂。

（1）**氟尿嘧啶联合亚叶酸钙的生化效应** 氟尿嘧啶联合亚叶酸钙可以提高药物活性和氟尿嘧啶的毒性，显著提高肿瘤的缓解率，并据相关研究试验报道，可以最大限度提高生存。其部分缓解率约为25%。该方案的剂量限制毒性为腹泻、黏膜炎和骨髓抑制。以下用药方案中缓解率基本相同：

1）氟尿嘧啶加低剂量或高剂量的亚叶酸钙每周给药；

2）氟尿嘧啶加低剂量或高剂量的亚叶酸钙连续5天，每4～5周1次。

3）氟尿嘧啶加亚叶酸钙24～48小时或间隔更长时间输注。

（2）**持续静脉注射氟尿嘧啶**的药物并发症以黏膜炎和皮肤疾病（手足综合征）为主，与静脉推注相比显著降低了血液并发症。多项随机试验指出：使用便携式输注泵持续注射氟尿嘧啶与静脉推注相比略微提高了生存，平均寿命延长不足1个月。由于其安全性较好，短期静注氟尿嘧啶成为FOLFOX和FOLFIRI方案的基础，而经改进的输注泵已成为进展期结直肠癌常用的治疗手段。

（3）已有数据证实，**伊立替康**可以提高进展期结直肠癌患者的生存期和生存质量。对至少一种含氟尿嘧啶的方案耐药的复发患者，采用支持治疗或氟尿嘧啶化疗的1年生存率约为15%，而接受伊立替康治疗的患者1年生存率可达36%。在美国，伊立替康常用剂量是125 $mg/m^2$ 每周1次，连续4周，6周为1周期；或连续2周，休息1周。伊立替康也可以350 $mg/m^2$ 每3周给药1次。

在美国有10%的人口表现为UGTIAI基因的遗传多态性，导致了去除伊力替康的药物酶活性降低。此类患者合并粒细胞减少的危险性增加，尤其是施行每3周高剂量输注的患者。该基因检测技术已商业化，并在药品说明书中有关于该测试的介绍。在二线治疗中，对于曾接受过氟尿嘧啶治疗的患者，尚没有明确的数据支持氟尿嘧啶联合伊立替康较单药应用伊立替康可以提高疗效。

（4）**奥沙利铂**是含环已二胺的铂类药，对顺铂耐药的大肠癌患者有广谱的活性。其已在欧洲应用近十年，在美国，奥沙利铂联合氟尿嘧啶和亚叶酸钙作为一线和二线用药治疗转移性结、直肠癌及在辅助治疗中应用获得批准。数据显示联合用药可以明显提高用药疗效，而据此奥沙利铂联合氟尿嘧啶和亚叶酸钙的用法被调整，形成了多个化疗方案：包括FOLFOX1-FOLFOX7。

（5）**一线化疗** 多组随机试验比较了三药方案对比5-FU/L作为一线结直肠癌化疗的疗效。

1）进行对照的联合化疗方案包括：①IFL：伊立替康，125 $mg/m^2$，氟尿嘧啶，500 $mg/m^2$，亚叶酸钙，20$mg/m^2$；②FOLFIRI：伊立替康，180 $mg/m^2$，亚叶酸（亚叶酸钙），200 $mg/m^2$，氟尿嘧啶，2.4$g/m^2$持续注射24小时。近期有数据指出FOLFIRI方案在药物活性和毒性方面都优于以氟尿嘧啶或卡培他滨为基础的联合化疗；③FOLFOX4：亚叶酸（亚叶酸钙），氟尿嘧啶（以负荷剂量持续静注22小时，连续2天），奥沙利铂；④FOLFOX6：亚叶酸（亚叶酸钙），氟尿嘧啶（负荷剂量，后持续静注46小时），奥沙利铂；⑤FUFOX：氟尿嘧啶高剂量静注24小时，亚叶酸（亚叶酸钙）和奥沙利铂；⑥IROX：伊立替康联合奥沙利铂。

2）随机试验结果见表2.10：

①多项随机试验显示：IFL和FOLFIRI方案较FU/L方案更有利于提高患者的中

位生存期（MS）、中位进展时间（MTP）和缓解率（RR）；②几项研究对比了奥沙利铂联合 FU/L 和 FU/L 单药用药。在随机试验中，FOLFOX 和 FUFOX 方案就提高患者 MTP 和 RR 值而言都有显著的统计学意义，但在提高 MS 上并没有显出优于 FU 方案的显著的统计学意义；③多项研究试验进行了 FU/L 联合伊立替康或奥沙利铂方案用药疗效的比较。在一项大型试验中，795 名患者被随机分配到 IFL 组、FOLFOX 组和 IROX 组。结果显示在总体 MS、MTP 和 RR 值中，FOLFOX 方案疗效优于 IFL 和 IROX 方案组。在药物毒副作用中，FOLFOX 方案组只有较少部分的患者出现了重度腹泻、粒细胞减少性发热、呕吐和脱水，且毒性更低；④根据 FOLFOX 序贯 FOLFIRI 方案与相反顺序方案疗效的对照试验显示，采用两种顺序的方案治疗，MS（21 个月）、一线治疗 RR 值（55%）或 MTP（一线治疗 8 个月，二线治疗 3～4 个月）无显著性差异。两种方案的毒副作用基本相同。

**表 2.10　进展期结直肠癌联合化疗的随机对照试验**

| 对照方案 a | 中位生存期（月） | 中位进展时间（MTP） | 缓解率（%） |
|---|---|---|---|
| **随机试验 vs. FU/L** | | | |
| IFL vs. FU/L | 14 vs. 13 | 7 vs. 4 | 39 vs. 21 |
| FOLFIRI vs. FU/L | 17 vs. 14 | 7 vs. 4 | 41 vs. 23 |
| FOLFOX vs. FU/L | 16 vs. 15 | 9 vs. 6 | 49 vs. 22 |
| FUFOX vs. FU/L | 21 vs. 16 | 8 vs. 5 | 49 vs. 23 |
| **由 795 名患者组成的随机试验[b]** | | | |
| IROX[b] | 17 | 7 | 35 |
| IFL[b] | 15 | 7 | 31 |
| FOLFOX[b] | 20 | 9 | 45 |
| **由 815 名患者组成的随机试验[c]** | | | |
| IFL vs. IFL + Bev[c] | 16 vs. 20 | 6 vs. 11 | 35 vs. 45 |

a　化疗方案本节“进展期结直肠癌化疗”部分；FU/L（氟尿嘧啶/亚叶酸钙）方案详见本节“Ⅲ期结直肠癌的辅助治疗”部分。

b　795 名接受 IROX 、IFL 、FOLFOX 方案的患者进行的对照研究。

c　Bev，贝伐单抗（阿瓦斯汀）；研究试验样本量为 815。

**（6）单克隆抗体类药物**

**1）贝伐单抗（阿瓦斯汀）**是阻断血管内皮细胞生长因子受体的单克隆抗体。

由 815 名患者组成的随机对照试验比较了贝伐单抗联合 IFL 和单用 IFL（见表 2.10）的疗效，结果显示：单用 IFL 的疗效与其他Ⅲ期试验所报道的结果相似。在试验中，接受 IFL 联合贝伐单抗治疗组的患者较单用 IFL 治疗组获得了较好的 RR 和 MS。联合贝伐单抗后药物毒性副作用仅略有增加，如导致高血压和肠穿孔，后者少见。另有试验联合贝伐单抗和 FOLFOX/FORFIRI 或卡培他滨，较之贝伐单抗联合 IFL 方案，在基础方案的毒性相似的情况下，显示出了小幅的获益。

**2）西妥昔单抗（爱必妥）和帕尼单抗（维克替比）** 是另外两种作用于表皮生长因子的单克隆抗体，被批准用于治疗难治性结直肠癌。两种新药正在低分期疾病患者中接受试验，包括作为辅助用药。在三线治疗中，两种药物单药治疗缓解率 < 10%。二线治疗中，任一药物联合伊立替康的疗效均优于单药应用伊立替康。在Ⅱ期试验显示：两者联合 FOLFOX 和 FOLFIRI 的化疗前景可观，Ⅲ期试验正在进行中。

西妥昔单抗与贝伐单抗联合用药对前期接受广泛治疗的患者有一定疗效。西妥昔单抗是鼠源性单克隆抗体，帕尼单抗是完全人源化单克隆抗体。两者常见的副作用是粉刺样皮疹和甲沟炎，皮疹程度可能与药物疗效相关。前者引起过敏性反应的几率大于后者。

**（7）FOLFOXIRI** 一项研究比较了氟尿嘧啶联合伊立替康方案和全部三种化疗药联合方案，结果显示后者即 FOLFOXIRI 更具优势，主要体现在多药治疗组患者中位生存期提高到 23 个月，初始定为肝转移无法切除的患者用药后切除率增高。

**（8）单药序贯治疗与联合化疗的比较** 两项欧洲临床试验：FOCUS 和 CAIRO 研究比较了单药序贯治疗和联合化疗。尽管联合治疗效果略好，但两项研究结果未能显示联合治疗较单药序贯治疗在疗效方面更有优势。然而，这两项研究的各个试验组中位生存均在 15 ~ 17 个月之间，使得该研究结果无法与其他研究中联合方案中位生存接近两年的结论相比较。另外，整个治疗周期接受过三药治疗的患者较低强度治疗者有更好的临床疗效。

**（9）进展期结直肠癌患者建议应用的化疗方案总结** 伊立替康或奥沙利铂联合 FU/L 的联合化疗方案在提高总生存方面较单药序贯治疗效果为好。FOLFOX、FOLFIRI、FOLFOXIRI、FLOX 方案作为一线治疗最佳方案没有确切的统计数据。然而，氟尿嘧啶静脉注射治疗较静脉推注患者更容易耐受，IFL 方案不被广泛推荐。以下两种方案药物副作用不同，FOLFOX 更易引起中性粒细胞减少和神经系统疾病，而 FOLFIRI 的胃肠道毒性和脱发的副作用较重；因此应从患者角度考虑毒副作用的差别从而选择合适的用药方案。卡培他滨可替代氟尿嘧啶，两者疗效相似。

在美国，多数肿瘤科医师更倾向于一线治疗采用 FOLFOX 或 FOLFIRI 联合贝伐单抗。最近多项荟萃分析研究显示：70 岁以上患者以及体能状态评分 2 分的患者，同年轻或无症状患者一样，均能耐受联合化疗并从中获益。

## 四、肛门癌

### （一）流行病学和病因学

**1．发病率** 在美国，肛门癌占大肠癌的 1%~2%，每年有 4 000 例新发病例。

肛门癌多见于50～60岁老年患者，女性多于男性（男女比例为1/2），肛门周围癌则多见于男性患者。而在上世纪90年代，肛门癌在年龄<35岁的年轻男性发病率提高，并在这一年龄组性别比逆转。城市人口肛门癌的发病率高于农村。

**2．病因学**　在大多数肛门癌的患者中，HPV病毒的感染是主要的病因之一。

**（1）感染源**　HPV，尤其是人乳头状瘤病毒第16和18型是肛门癌最重要的可疑致病因素。通过PCR技术测出有>70%的瘤组织表达HPV DNA。HPV能够产生蛋白E6，使抑癌基因p53失活。而患生殖器疣也使肛门癌发病的相对危险性增加了30倍。

尽管人类免疫缺陷病毒（HIV）也被认为是肛门癌的致病因素，但静脉药物滥用者肛门癌却极为罕见。合并获得性免疫缺陷综合征（AIDS）的同性恋患者患肛门癌的危险性是普通人群的84倍，而异性恋的AIDS患者患病的危险性是普通人群的38倍。其他相关的感染包括单纯疱疹病毒Ⅱ型，女性的沙眼衣原体感染和男性的性病尿道炎（淋病）。

（2）肛门癌的相关疾病包括AIDS、曾经接受照射、肛门瘘、肛裂、慢性局限性炎症、痔疮、克罗恩病、淋巴肉芽肿、性病、生殖器疣、子宫颈癌和女性阴道癌。确诊AIDS的患者患肛门癌的危险性是普通人群的63倍。性生活过频，尤其是多性伴侣均与肛门癌发病率的危险性增加相关。

**（3）免疫抑制**　肾移植患者术后患肛门生殖器肿瘤的危险性增加了100倍。

**（4）吸烟**　吸烟使肛门癌患病的危险性提高了8倍。

（5）男性肛门性交者患肛门癌的危险比高达33。研究显示：单身男性肛门癌（鳞状和移行细胞癌）的发病率是已婚男性的6倍，而单身女性患病危险性没有增加。

**（二）病理学和自然史**

**1．解剖学**　肛管是长3～4cm的管状结构。肛管和会阴皮肤的连接处叫肛门缘（Hilton线）。梳状（或齿状）线位于肛管中央。肛管内面上段由柱状上皮构成，下段是角化和无角化的鳞状上皮。中间过渡上皮（也称作移行或泄殖腔原上皮，与膀胱上皮相似）位于中间区域（0.5～1cm长），与齿状线相对应。肛门肿瘤多来源于黏膜与皮肤结合处，可向上生长至直肠和周围组织，或向下蔓延至会阴。

**2．淋巴管**　肛门上部淋巴组织经直肠壶腹周围与骶骨、上结肠系膜和主动脉旁的淋巴结相交通。肛门下部淋巴组织与会阴部淋巴结相交通，并汇入腹股沟浅表淋巴结。在接受经腹部会阴切除术（APR）治疗的患者中，有25%～35%证明存在盆腔淋巴结的转移。

**3．组织学**　肛门癌中，鳞状细胞癌占63%；移行细胞癌（泄殖腔原细胞癌）占23%；黏液腺癌占7%（通常合并多个瘘道）。基底细胞癌（2%），可经局部切除或放疗治愈。佩吉特病（2%）是表皮内顶浆分泌腺的恶性肿瘤。恶性黑色素瘤（2%）多见于齿状线附近，呈单发或多发的息肉状肿块进展，预后较差，主要取决于肿物的大小和侵袭程度。其他组织分型包括小细胞癌（罕见但极具侵袭性）、疣状癌（与巨大尖锐湿疣相关的息肉状赘生物）、鲍恩病、胚胎横纹肌肉瘤（婴幼儿多见）、恶性淋巴瘤（艾滋病患者多见）。

**（三）诊断**

**1. 症状** 出血（50%）、疼痛（40%）、胀气（25%）、瘙痒（15%）。大约有25%的患者无任何症状。

**2. 体格检查** 体格检查包括肛门直肠指检、肛门镜检查、直肠镜检查，必要时进行超声内镜检查以及腹股沟区淋巴结触诊。对于重度疼痛或肛门痉挛的患者，肛门直肠检查应在患者镇静时或全麻下进行。

**3. 活检** 开放活检是比较可行的确诊方法。病理检查禁行切除活检。可疑的腹股沟淋巴结也应进行活检，以鉴别肿大的淋巴结源于炎症反应还是转移性疾病。针吸细胞学检查也可以确立诊断；若结果是阴性，则应进一步行手术活检。许多外科医师建议进行前哨淋巴结活检以提高肿瘤分期的准确性。

**4. 肿瘤分期评估** 肿瘤分期手段应包括体格检查、胸片、LFT、盆腔 CT 和肛管超声内镜检查。对于有感染 HIV 危险因素的患者，HIV 检测也是很有必要的。

**（四）疾病分期和预后因素**

**1. 疾病分期** 常用的分期方法是 TNM 分期。由于疾病分期方法的不断更新，建议读者查阅最新的分期指南。肛缘癌的分期方法同皮肤癌。肛管癌的 T 分期代表肛管肿瘤的大小和邻近器官的侵袭程度，如下所示：

TX 原发肿瘤无法估计

Tis 肛管上皮内肿瘤或原位癌

T1 肿瘤最大直径≤2cm

T2 肿瘤直径 2cm ~ 5cm

T3 肿瘤最大直径 >5cm

T4 任何大小的肿瘤侵袭邻近组织或器官［如阴道、尿道、膀胱（仅累及直肠壁、直肠周围皮肤或皮下组织，或肛门括约肌不属于 T4）］

**2. 预后因素**

**（1）TNM 分期** 分期属于 Tis 的患者有向更高 T 分期进展和广泛浅表性播散的倾向，尤其见于 HIV 阳性的患者。分期为 T1（癌肿直径 <2cm）患者的预后较原发病灶较大的患者为好。T1 和 T2 期患者 5 年生存率 >80%，而 T3 和 T4 期患者 5 年生存率 <20%。对于病变直径大于 6 ~ 10cm 的患者，即便是采取了积极的治疗其生存率仍旧不高。一项多变量分析试验显示：T 分期是肛门癌唯一的独立预后因素。但实际上合并淋巴结转移的病例预后同样不好，不过庆幸的是，肛门癌多数是局限进展，远隔淋巴结转移病例少于 10%。

**（2）其他因素**

**1）组织学** 组织学类型（如：泄殖腔原 vs 表皮样）尚未发现与预后相关。但角化癌要比非角化癌的预后要好。黏液表皮样癌和小细胞未分化癌的预后较差。

**2）症状** 无临床症状的患者预后比出现症状患者要好。临床症状通常与肿瘤大小直接相关。

**3）肿瘤分级** 肿瘤低分级患者的 5 年生存率较高分级患者要好（分别为 75% vs 25%）。DNA 倍性有可能影响预后。

**（五）预防和早期检测**

早期检测主要依赖于患者和内科医师对该病的关注程度，存在的危险因素和对所有手术标本的组织学检查，即便是较小的肛门直肠手术。针对高危患者每年应进行肛门镜检查。而对于患有宫颈和外阴癌的女性患者，肛门检查都应作为常规检查项目。

**（六）治疗**

80%的肛外缘或肛管处小的肿瘤（<2cm）可以通过局部切除治愈，切除范围包括肿瘤周围1cm的正常组织。而对局部复发的患者施行反复局部切除也能达到治愈效果。Mohs术式主要适用于原位癌，方法是逐步刮取受累组织并立即做床头病理检查直至获得阴性切缘。联合放化疗是进展期肛外缘癌和肛管癌患者最重要的治疗方法。APR是目前常用的针对放化疗抵抗患者（如治疗无缓解或完全缓解后复发）和存在便失禁患者的挽救治疗。近年来大量临床试验表明，过去首选结肠造瘘术作为肛门癌的常规治疗，现今已转变为其他标准治疗方案，即联合放化疗，而手术治疗则成为了最后的治疗手段。

**1. 联合放化疗**　联合放化疗是治疗肛门癌的首选方法。联合治疗使局部控制和生存率（82%）都得到提高，与手术相比化疗保留了肛门功能。高剂量放疗降低了肿瘤存留的可能，同时避免了淋巴结切除术。照射剂量、可以提高局部控制率的化疗周期数，以及全程治疗结束后疾病重新分期的价值等问题仍存在争议。

**（1）初始治疗**　外照射效果优于放射性粒子组织间插植，临床上多不采用剂量>5 000cGy的放疗。应用丝裂霉素C加氟尿嘧啶联合放疗优于单药氟尿嘧啶联合放疗，应用以上非手术疗法的患者，中位随访4年，结果：未行结肠造瘘术患者生存率（71% vs 59%），局部肿瘤控制率（82% vs 64%），无病生存率（73% vs 51%）。两种药物同时静注联合放疗的疗效优于单纯放疗。放疗方案因医疗机构不同而各有差异。任何病例均应接受氟尿嘧啶持续静脉输注。两种常见用药方案如下：

**1）美国放射治疗协作组（RTOG）**

丝裂霉素C：10 mg/m$^2$静脉推注 d2

氟尿嘧啶：每24小时1 000 mg/m$^2$持续静脉注射（d2～d4、d28～d32）

放疗：170 cGy/d　d1～d28

放疗总剂量：4 500～5 000cGy

**2）意大利国家肿瘤研究所（米兰）**

丝裂霉素C：15 mg/m$^2$静脉推注 d1

氟尿嘧啶：750 mg/m$^2$24小时持续静脉注射（d1～d5）

放疗：180 cGy/d　连续4周，休息2周。

放疗总剂量：5 400cGy（局部进展期患者可追加剂量，但总剂量不超过6 000cGy）。

**（2）随访**　根据肿瘤控制程度和治疗毒性反应另外给予丝裂霉素C联合氟尿嘧啶化疗6周。通常在6～8周的化疗周期结束后于原发肿瘤部位进行全层活检。治疗后第1年每3个月复查直肠指诊和肛门镜，此后每6个月复查。随访期间活检证实肿瘤复发时需行APR术。二线化疗方案氟尿嘧啶加顺铂联合APR是复发患者有治愈可能性的挽救治疗手段。

**2．单纯手术治疗** 广泛全层切除适用于不连续的、浅表肛门缘癌，除原发肿瘤较大、浸润较深外，单纯手术治疗5年生存率在80%。单行APR术治疗肛管癌或较大的肛门缘癌，其5年生存率仅为55%。

**3．随访** 初始治疗结束后的前3年内，每隔3个月对患者进行直肠指检、肛门镜或直肠镜检查，并对可疑病灶行活检非常重要，因为复发病例的挽救治疗仍可能达到治愈。

## 五、胰腺癌

### （一）流行病学和病因学

**1．发病率** 在美国，近几十年来胰腺癌的发病率基本稳定。每年大约有31 000确诊病例和30 000新死亡病例，是全美癌症死亡的第五大死因。该病男女比例为1:1，年龄低于45岁患者较少见；胰腺癌高发年龄组是65～79岁。

在印度、科威特和新加坡，每100 000人中患病少于2例。而在日本，自上世纪80年代初起，胰腺癌的发病率自每100 000中患病2例陡升至5例。

**2．病因学和危险因素** 胰腺癌的病因至今尚不完全清楚，但有些因素与胰腺癌的发病可能相关。

**（1）吸烟** 一直以来吸烟都是胰腺癌发病中显著的危险因素，吸烟者患病的危险性至少为非吸烟者的1.5倍。其危险程度随吸烟时间和数量的增长而增加。戒烟10～15年后危险度停止增长，吸烟带来的危险因素主要归因于香烟中的亚硝胺成分。

**（2）饮食** 长期高脂饮食的人群患胰腺癌的危险增加，而多食蔬菜和水果可能有预防作用。

**（3）胃部分切除术** 胃部分切除术后15～20年的患者胰腺癌的发病率增加了2～5倍。细菌通过产生硝酸盐还原酶并在低胃酸环境中大量繁殖增加了亚硝基复合物的形成，从而使胃部分切除术后患者的胃癌和胰腺癌的发病率提高。

**（4）胆囊收缩素** 胆囊收缩素是促进胰腺外分泌细胞增生的主要激素；其他激素包括表皮生长因子和胰岛素样生长因子。实验证实胃长期十二指肠反流刺激胆囊收缩素分泌，引起胰腺癌。临床实践证实胆囊切除术刺激循环的胆囊收缩素，也使患胰腺癌危险增高。

**（5）糖尿病** 糖尿病可能是胰腺癌的早期表现或易感因素之一。胰腺癌患者中有13%患糖尿病，而对照人群中仅有2%。胰腺癌患者的糖尿病特征表现为胰岛素抵抗，肿瘤切除后临床症状可以缓解。由胰岛β细胞分泌的激素因子－胰岛淀粉样多肽，可以降低体内胰岛素敏感性和体外糖原合成，在患有糖尿病的胰腺癌患者中浓度增高。

**（6）慢性和遗传性胰腺炎**与胰腺癌发病相关，慢性胰腺炎患者中，胰腺癌发病危险增加了15倍左右。

**（7）毒性物质** 职业性长期暴露于2-苯胺、联苯胺和汽油及其衍生物环境中时，患胰腺癌的危险增加了五倍。长期接触DDT和两种DDT的衍生物（乙醇盐和DDD），患胰腺癌的危险增加4～7倍。

**（8）社会经济因素** 低收入人群胰腺癌的发病率略高与其他人群。

**（9）咖啡** 30份流行病学研究分析显示：只有一组病例对照研究能够证实咖啡与胰腺癌发病有统计学意义，但没有任何前瞻性研究能证明这一推论。

**（10）原发性深静脉血栓** 统计学证实原发性深静脉血栓与此后出现的黏液癌（包括胰腺癌）发病有关，尤其是多见于随访过程中出现的静脉血栓患者。

**（11）皮肌炎和多发性肌炎** 皮肌炎和多发性肌炎是与胰腺癌和其他癌症相关的副肿瘤综合征。

**（12）扁桃体切除术** 扁桃体切除已被证明是预防胰腺癌的保护性因素，而此术式对其他癌症的作用尚处于观测中。

**（13）家族性胰腺癌** 据估计，有3%的胰腺癌发病与遗传易感性相关。

**（二）病理学**

**1. 原发恶性肿瘤** 原发性胰腺肿瘤包括胰腺外分泌腺肿瘤或内分泌胰岛细胞瘤。非上皮细胞肿瘤（如肉瘤和淋巴瘤）较少见。导管腺癌占胰腺恶性肿瘤的75%~90%：胰头癌占57%、胰体癌占9%、胰尾癌占8%、交界处癌占6%，另有20%具体解剖部位未明。其他较少见的特殊类型包括腺鳞癌、嗜酸细胞癌、透明细胞癌、巨细胞癌、印戒细胞癌、黏蛋白癌和未分化癌。未分化癌多见于胰体和胰尾部癌，而胰头部癌少见。临床报告显示：单纯表皮样癌（腺鳞癌的变异型）多合并高钙综合征。囊腺癌进程缓慢，多年后病变仍较局限。壶腹部癌（多数预后较好），十二指肠部癌和胆管远端癌都易与胰腺癌混淆。

**2. 转移性肿瘤** 尸检研究显示：胰腺原发癌与转移癌的比例是1:4。最常见的转移到胰腺的肿瘤为乳腺癌、肺癌、表皮恶性黑色素瘤和非霍奇金淋巴瘤。

**3. 基因异常** 大约95%胰腺癌及其转移灶中都检测出突变的K-ras基因。

**（三）诊断**

**1. 症状** 多数患者确诊时已出现临床症状。最常见的首发症状包括腹痛（80%）、食欲减退（65%）、体重减轻（60%）、早饱感（60%）、口干和睡眠障碍（55%）、黄疸（50%）、易疲劳感（45%）、乏力、恶心或便秘（40%）、抑郁（40%）、消化不良（35%）、呕吐（30%）、声嘶（25%）、味觉改变，胃胀或嗳气（25%）、呼吸困难，头晕或水肿（20%）、咳嗽、脂肪吸收不良性腹泻，呃逆或瘙痒（15%）以及吞咽困难（5%）。

**2. 临床表现** 目前，胰腺癌患者临床表现通常包括恶病质（44%）、血白蛋白浓度<3.5g/dl（35%）、腹部可触及的肿块（35%）、腹腔积液（25%）、锁骨上淋巴结肿大（5%）。65%的患者会出现至少一个主要脏器的转移，肝转移占45%、肺转移为30%、骨转移是3%。未转移的远端胰腺癌多不引起黄疸。早期多不伴疼痛。急性胰腺炎是胰腺癌少见的首发症状。

**3. 副肿瘤综合征** 胰腺癌多易合并脂膜炎-关节炎-嗜酸性粒细胞增多综合征，主要由肿瘤释放的脂肪酶所致。皮肌炎、多发性肌炎、再发性Trousseau综合征、自发性深静脉血栓和库欣综合征均已报道与胰腺癌相关。

**4. 诊断性检查**

**（1）超声检查** 腹部超声适用于60%~90%的患者，该检查手段无创，安全、经济。超声可以检测出直径小至 2cm 的肿物、肿大的胰腺和扩张的胆管、肝转移结节和胰腺外播散的转移灶。术中超声检查有助于手术活检，并能检查出 50% 的未知的肝转移结节。

**（2）CT** CT 检查不依赖于操作者，且很少受腹部含气器官的影响，其优越性在于能准确显示腹膜后侵袭和淋巴结转移。但 CT 只能检查直径 >2cm 的胰腺肿瘤。静脉注射造影剂的增强 CT 是检查肿瘤的大小和扩散范围的最佳手段。但至少有 20% 的可以切除的胰腺肿瘤无法通过 CT 检测出。

**（3）MRI** MRI 对胰腺癌的诊断和分期的准确性不优于 CT 检查。

**（4）内镜逆行胰胆管造影术（ERCP）** 是胰腺胆管连接处肿瘤鉴别诊断的主要依据，85% 胰胆管连接处的肿瘤原发于胰腺（原发于胆管末端、壶腹部和十二指肠的肿瘤各占 5%）。壶腹癌和十二指肠癌通常可以经 ERCP 诊断并进行活检。97% 的病例通过胰腺造影清晰显示胰管被肿块包围或阻塞。

由于胰腺癌和慢性胰腺炎的临床症状和放射线特征较相似，因此两者的鉴别诊断较困难。在慢性胰腺炎中，胰管的缩窄程度不超过 5mm，而缩窄超过 10mm 多提示胰腺癌（尤其结构不规则时）。据报道，促胰液素刺激胰液分泌后，通过 ERCP 收集胰液做脱落细胞学检查对胰腺癌的诊断有高度特异性，敏感度为 85%。在胰管缩窄处做刷拭活检可以提高疾病诊断率（如果可行）。

**（5）EUS** 前瞻性实验研究显示：EUS 比标准超声检查、CT 和 ERCP 对胰腺癌的诊断分期和可治愈性预测更准确，对直径 <3cm 的恶性病变的检测率高达 100%。然而血管造影术、CT 和超声在诊断小的病变时相对受限。EUS 可探测直径小于 2cm 的肿瘤而 ERCP 则不能。EUS 的结果可以改变 1/3 的患者的治疗方案，并有助于 3/4 患者的临床决策。

目前 EUS 的局限性包括最佳短焦距范围只有 4cm，无法可靠的区分局限性慢性胰腺炎和胰腺癌，慢性淋巴结炎和淋巴结转移的鉴别也存在困难。某些病例通过 EUS 进行淋巴结活检可以评估疾病的恶性程度。

**（6）** 经皮针吸细胞学检查诊断胰腺癌比较安全可靠，敏感度为 55%~95%，且无假阳性结果。除了预计应用姑息手术治疗的患者外，所有无法切除或出现肿瘤转移的患者都应采用此项技术进行组织学诊断。针吸细胞学检查可以将胰腺癌与胰岛细胞瘤、淋巴瘤以及胆囊区肿瘤相鉴别，并可以通过精确的诊断为患者量身定制治疗方案。

经皮穿刺针吸细胞学检查的缺点包括可能经针头的肿瘤种植，加重腹膜内播散，而且病理的阴性结果不能排除恶性肿瘤的诊断。除此之外，该项检查易漏诊早期较小的肿瘤。

**（7）血管造影术** 血管造影术适用于评估大血管的受累程度，但无法估计肿瘤的大小和位置（胰腺癌血管较少）。多数病例通过输注造影剂进行螺旋 CT 增强扫描以在术前评估瘤灶可否被切除。

**（8）腹腔镜检查** 40% 的 CT 检查未能检出胰腺外病灶的患者，可以通过腹腔镜检查确诊。

**（9）肿瘤标志物** 迄今尚无能用于胰腺癌人群筛查而敏感性和特异性均高的肿

瘤标志物。

1）CA19-9 广泛应用于胰腺癌的诊断和随访，但特异性不高。

2）CEA 的价值较小。

**（四）分期和预后因素**

**1．分期** 最常用的胰腺癌分期为 TNM 分期。由于疾病分期方法的不断修改，建议读者查阅最新的分期指南。T1 和 T2 期肿瘤是可以被切除的。T1 代表肿瘤限于胰腺内，T1a 期肿瘤直径 <2cm。T2 代表肿瘤部分侵袭十二指肠、胆管或胃。T3 代表肿瘤广泛侵袭周围器官且已无法手术。

**2．术前评估** 通过明确胰腺肿瘤的可切除性、肿瘤转移和导管受累，可以为患者制定一个较合适的手术方案。除一些专科治疗中心外，胰腺癌手术死亡率仍然较高。现代诊断手法使不必要的剖腹术从 30% 下降到 5%，同时以术前影像学诊断为基础确定肿瘤可切除的患者，切除率由 5% 升高至 20%。事实上，在剖腹手术前正确评估可切除性非常必要，主要是因为内镜可以有效地解除胆道梗阻，缓解梗阻性黄疸，从而免去了开腹手术的风险。

CT、血管造影术和腹腔镜检查可以从不同的方面估计肿瘤的可切除性，三种诊断技术可以互补。总之，如果以上检查显示血管侵袭、局限或局限性播散，则肿瘤的切除率大约是 5%，然而如果检查结果皆为阴性时，切除率为 78%。淋巴结受累严重也是病灶不可切除的另一项指证，其可以通过 CT 或超声内镜鉴别。

**3．预后因素** 少于 20% 的胰腺癌患者存活期超过 1 年，而只有 3% 的患者确诊 5 年后存活。

**（1）肿瘤可切除的疾病** 肿瘤已切除的患者 5 年生存率亦低，据报道范围在 3%~25% 之间。肿瘤较小（直径≤2cm）的患者 5 年生存率是 30%，无残存肿瘤或不需切除大血管的患者的 5 年生存率为 35%，无淋巴结转移的患者的则为 55%。

**（2）无法切除的或转移性疾病** 此类患者中位生存时间为 2 ~6 个月。体力状态和主要临床症状（呼吸困难、食欲减退、体重下降和口干症）直接影响了患者的生存质量，体力状态佳且临床症状少的患者生存期长。

**（五）治疗**

**1．手术** 只有 5%~20% 的患者确诊时有手术机会。

**（1）手术方式**

1）**胰十二指肠切除术**（Whipple 手术或改良术）是标准的术式。该手术主要适用于肿瘤仅侵犯胰头且可切除的患者。

2）**保留幽门的胰十二指肠切除术**，在美国较常用，部分原因是该术式可以明显减轻胃切除术后综合征而不降低生存率。

3）**扩大根治术**，包括广泛的淋巴结清扫，在日本已经广泛应用，但在美国并没有普及，其原因主要是死亡率高以及缺乏随机试验数据证实其可以提高生存率。

4）**局部胰腺切除**对比传统 Whipple 手术没有明显的生存优势。

5）**全胰切除术**较易引起外分泌功能不全和脆型糖尿病，只有在需要保证干净切缘时才采用。

**（2）手术并发症和死亡率** 由经验丰富的外科医师完成的胰腺切除术，通常围

手术期死亡率 <5%。然而在全国范围内手术死亡率大约18%。严重并发症发生率在20%~35%之间，包括败血症、脓肿形成、出血和胰腺胆管瘘。

**（3）外科胆道旁路分流术缓解梗阻性黄疸**（胆囊空肠吻合术或胆总管空肠吻合术）有效，但平均生存期仅为5个月，而且根据大样本数据资料统计显示：术后死亡率为20%。通过内镜置入支架可以缓解黄疸，成功率高达85%，操作相关的死亡率是1%~2%，与姑息性手术相比能明显缩短住院时间和恢复时间。随机试验显示内镜置入支架和旁路分流术之间在生存上无明显差异，但采用了支架置入的患者常因支架阻塞、黄疸复发和胆管炎再次入院。

**2. 辅助治疗** 辅助治疗是针对已接受根治术的患者合适的治疗手段。

**（1）化疗** 早期的试验评估了辅助化疗的获益，结论不一。然而在一项临床Ⅲ期试验中，368名患者被随机分为观察组和扩大根治术后接受6周期吉西他滨化疗组。结果显示：化疗组无病生存率有显著提高，而在总生存期方面只是有获益的趋势。

**（2）多学科综合治疗** 一项由43名患者组成的前瞻性随机研究试验（由胃肠道研究组在上世纪80年代完成的）显示：Whipple根治术后辅助放疗和氟尿嘧啶化疗可以改善患者生存。在此项研究中，接受联合治疗的患者中位生存期是20个月，21名患者中有3人生存5年以上。而没有接受联合治疗的患者，中位生存期是11个月，且22名患者只有1人生存5年。无淋巴结转移患者5年生存率是40%，相反出现淋巴结转移患者生存率 <5%。

RTOG随机对照试验中，术后患者随机接受吉西他滨或氟尿嘧啶化疗，两组均接受放疗，结果是采用吉西他滨治疗的患者生存期有明显提高，但只限于胰头癌。

**3. 局部进展性疾病的治疗**

**（1）外照射联合氟尿嘧啶**（15 mg/kg 静脉注射，放疗前3天和末3天）较单用放疗可以显著提高生存率（各自生存率分别为10个月 vs 5.5个月）。尽管尚无随机试验证实持续静注氟尿嘧啶较静脉推注治疗胰腺癌有效，但仍有学者主张在放疗期间持续静注氟尿嘧啶。

（2）术中的电子束放疗通过插置限光筒向手术暴露的肿瘤进行照射，从而避开对放疗敏感的肠管。部分患者采用该治疗手段中位生存期提高到13个月，而且有极好的局部控制率（5%的患者可以生存3~8年）。术中放疗能使50%~90%的患者疼痛缓解。

**4. 转移性疾病的化疗** 氟尿嘧啶治疗胰腺癌的缓解率在0~20%左右，根据一项由126名进展期胰腺癌患者组成的随机临床试验显示：应用1 000 mg/m$^2$的吉西他滨，每周1次，连续3次，然后休息1周的化疗方案组疗效优于氟尿嘧啶单药治疗的患者组。两组患者中位生存期分别为5.6月 vs 4.4月（$P$ =0.002）。在Ⅲ期临床试验中，有望替代标准吉西他滨30分钟静脉输注的方案－即固定剂量率的输注方案并没有显示出疗效的提高。多药化疗与单药化疗相比并没有取得更好的效果。很多临床Ⅲ期试验通过对比吉西他滨单药和吉西他滨联合奥沙利铂、贝伐单抗或西妥昔单抗其中之一，均未显示获益。然而，盐酸厄洛替尼片（特罗凯）联合吉西他滨治疗可以显著提高总生存期（6.2月 vs 5.9月）。根据近期完成的临床Ⅲ期试验的前期数据显示：卡培他滨联合吉西他滨化疗也带来益处。

**5. 神经消融术治疗疼痛**　当腹部神经丛被胰腺肿瘤严重侵袭时，患者会出现顽固性的后腹部及背部疼痛，疼痛常难以忍受且持续不缓解，很多患者需要大剂量的麻醉药缓解疼痛，尤其是持续释放吗啡。化学性内脏神经切除术（腹腔干神经传导阻滞）适用于肿瘤无法切除的胰腺癌患者，方法是术中6%苯酚或50%的乙醇25ml双侧腹腔干注射。该操作缓解胰腺癌相关性疼痛的有效率>80%。经皮化学性腹腔神经节松解术适用于未行内脏神经切除术的患者，据报道疗效相当。接受神经阻滞的患者易出现短暂的直立性低血压，若术后疼痛不缓解或复发可再行内脏神经阻滞。

**6. 其他支持治疗**　食欲减退、热量摄入不足、吸收不良都会导致胰腺癌患者出现恶病质状态。剂量高于800mg/d醋酸甲地孕酮（梅格施）悬液可以有效刺激食欲，缓解恶病质状态。补充热量也可能有效。胰腺外分泌功能的丧失导致的脂肪吸收不良需要胰酶替代治疗。腹腔积液可通过利尿剂或抽腹腔积液缓解。然而对于严重营养不良的患者去除富含蛋白的腹腔积液会加重蛋白失衡。

## 六、肝癌

### （一）流行病学和病因学

**1. 发病率**　肝癌是最常见的恶性肿瘤和肿瘤死因之一，多见于非洲和亚洲。全世界每年肝细胞癌（HCC）死亡病例是1 000 000。在美国，每年有大约17 000例肝脏和胆道的新发肿瘤。不同地区发病率显著不同，在中国和泰国，每100 000人口中有115例肝癌患者，而在英国每100 000人口中只有1~2例。在高肝癌发病率的国家和地区，生活在低危亚群附近地区的人群也具有较高的发病率。例如：南非黑色人种和阿拉斯加本土人肝癌的发病率远远超过了居住在附近的白色人种。男性HCC的发病率是女性的4~9倍。

**2. 肝细胞癌（HCC）的易感因素**

**（1）乙肝病毒（HBV）**HCC患者通常具有高效价的乙型肝炎表面抗原（HBsAg）和核心抗体（HBcAb）。有50%~60%肝癌患者血清HbsAg阳性，而普通人群中阳性率为5%~10%。在美国，HbsAg携带者HCC患病率提高了140倍。南非黑人肝癌患者和日本肝癌患者抗乙型肝炎核心抗体阳性率分别为90%和75%，对照组该值分别是35%和30%。通常患者在感染慢性乙肝病毒后的30~40年才会进展成肝癌。乙肝患者进展成肝癌的危险因素包括肝硬化的出现，有肝癌家族史，高龄、男性、亚洲或非洲人种，伴随因素（如饮酒、黄曲霉毒素感染和吸烟）以及病毒携带的时间。在亚洲，HBV多见于母婴的垂直传播，而在非洲则多见于水平传播。

**（2）肝硬化**　HCC通常由肝硬化转变而来，尸检研究显示60%~90% HbsAg阳性患者患有肝硬化，另有20%~40%肝硬化患者进展为肝癌。研究表明在台湾地区，HbsAg阴性者、HbsAg阳性者、HbsAg阳性且合并肝硬化的患者肝癌年发病率分别为0.005%、0.25%和2.5%。在法国，酒精性肝硬化进展为肝癌的患者常与HBV感染相关，而普遍认为是酗酒加快了HCC的发展。在意大利，肝硬化患者HCC患病率近7%，每年发病率大概在3%；有45%的此类患者肝硬化是由丙型肝炎病毒

(HCV) 的慢性感染所致。酒精性肝硬化和肝癌发病之间有明确的相关性，然而酒精和无肝硬化性肝癌间的相关性并不明确。

**(3) HCV 感染是进展为肝癌的另一大危险因素。**很明显，HCV 诱发肝硬化，并小幅度增加了肝硬化患者进展为肝癌的危险性。HCV 感染对预后的影响与 HBV 感染、酗酒、年龄和性别差异无关。调整年龄、性别和其他因素后，慢性肝脏疾病诱发肝癌的危险比如下所示：

1) 危险比 6～7 倍：年龄 60～69 岁；HbsAg 阳性。

2) 危险比 4 倍：高效价乙型肝炎核心抗体（HBcAb），抗丙型肝炎病毒抗体（anti-HCV）阳性。

3) 危险比 2 倍：有肝硬化表现，吸烟。

(4) 黄曲霉毒素由普遍存在的真菌黄曲霉或曲霉寄生体产生。除严寒季节外，黄曲霉毒素多寄居于花生、谷物和木薯中。动物实验证实黄曲霉毒素 B1 能引发肝癌，其暴露量与肝癌患病危险性增高相关。例如，莫桑比克居民黄曲霉毒素日摄取量是肯尼亚地区居民的 4 倍，而前者肝癌的发病率是后者的 8 倍。

**(5) 抑癌基因 p53 的突变** 在一半 HCC 患者中发现了 p53 基因的突变。这些基因突变，尤其是 $249^{ser}$p53 突变几率与黄曲霉毒素高摄取区域和 HBV 感染率有关。

**(6) 性激素** 口服避孕药 8 年以上的女性患肝细胞腺瘤和 HCC 的危险性明显增高。尽管多数患者停止口服避孕药后腺瘤可以退化，但是需将肝细胞腺瘤看做是一种癌前病变。针对那些患有腺瘤并持续口服避孕药的女性患者进行密集的长期随访是十分必要的。有长期服用合成代谢类固醇药物史的人群也应定期进行 HCC 的筛查。

**(7) 吸烟、饮酒、糖尿病和胰岛素应用** 一项在洛杉矶完成的临床研究显示：非亚洲人群患 HCC 的危险性较低，吸烟、酗酒、糖尿病尤其是应用胰岛素均被认为是诱发 HCC 的重要危险因素。

**(8) 其他因素** 小部分 HCC 继发于其他疾病，最常见的是 $\alpha_1$-抗胰蛋白酶不足、酪氨酸血症和血红蛋白沉着症。放血疗法可去除肝脏铁成分并延缓肝纤维化进程，但不能阻止血色病继发 HCC 的进程。肝吸虫病、长期接触氯乙烯、氧化钍造影剂的输注（1930～1955 年应用的 X 线造影剂）以及甲氨蝶呤应用也与 HCC 的发病相关。

### (二) 病理学和自然史

#### 1. 病理学

**(1) 肝细胞腺瘤具有低度恶性潜能** 单发的腺瘤较少，多见于口服避孕药的女性患者。大多数腺瘤是单发的，也有 10 个或 10 个以上的多发腺瘤，即所谓的肝细胞腺瘤病。此类腺瘤较光滑，有包膜，且不含 Kupffer 细胞。患者通常出现临床症状，腹腔积血的发生率为 25%。

**(2) 局灶性结节增生（FNH）** 不具有恶性潜能，其发生率男女比例为 1∶2。FNH 的发病与口服避孕药的相关性并不像导致肝细胞腺瘤那样明确，因为只有一半的 FNH 患者口服避孕药。FNH 多是结节性无包膜，却富含 Kupffer 细胞。此类患者通常无相应临床症状，腹腔积血较少见。

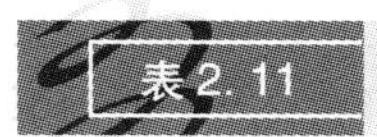

表 2.11　肝细胞癌和腺癌的鉴别诊断

| 特　征 | HCC | 腺癌[a] |
|---|---|---|
| **临床特征** | | |
| 性别倾向 | 男性 | 无 |
| 肝硬化表现 | 常见 | 罕见 |
| 转移途径 | 静脉转移 | 淋巴转移 |
| **病理学特征** | | |
| 大体特征 | 软且易出血 | 白色硬质性 |
| 主要生长形式 | 柱状 | 腺状 |
| 肿瘤边缘生长 | 交替生长 | 窦状生长 |
| 间质纤维化 | 少见[b] | 明显 |
| **镜下特征** | | |
| 肿瘤细胞核 | | |
| 核内包涵体 | 常见 | 不常见 |
| 显性核仁 | 典型 | 常见 |
| 肿瘤细胞包浆 | 胞质丰富 | 量不定 |
| 玻璃小体 | 偶尔可见（Occ） | 罕见 |
| Mallory 小体 | 偶尔可见 | 不存在 |
| 胆汁 | 偶尔可见 | 不存在 |
| 黏蛋白 | 不存在 | 多见 |
| 细胞异型增生 | 可见 | 不存在 |
| **免疫组化** | | |
| α-胎儿球蛋白 | 多见 | 偶尔可见（转移性） |
| β-抗胰蛋白酶 | 多见 | 不存在 |
| 绒毛蛋白 | 多见 | 不存在 |
| HbsAg | 多见 | 不存在 |
| 多克隆 CEA（小管内） | 多见 | 不存在 |
| 单克隆 CEA（胞质内） | 少见 | 多见 |
| 红细胞生成相关的 | 多见 | 不存在 |

OCC：偶尔可见；CEA：癌胚抗原。

a　腺癌、胆管癌和转移性腺癌。

b　HCC 中纤维板层型肝癌和致硬化异型肝癌除外，原因两者间质纤维化程度较高。

摘自 Sternberg SS，eds. *Diagnostic Surgical Pathology*. 2nd ed. New York：Raven Press；1994:1543等。

**（3）HCC**　主要变现为单发的小肿块、多发小结节或肝脏弥漫性浸润。肝细胞癌病理学分为巨块型、结节型和弥漫型。显微镜下肿瘤生长模式主要是小柱状、实性或管状，与胆管癌不同的是 HCC 的间质较少。硬化型或纤维型较少见，与高钙血症有关。肝细胞癌的另一特殊类型－纤维板层型肝癌主要见于无肝硬化的年轻患者，血清AFP水平不升高，且预后较好。在美国，有近一半的年龄<35岁的肝细胞癌患者病理类型属于此型，并且肿瘤多半是可以切除的。

表2.11描述了HCC、胆管癌和转移性腺癌的临床和病理学差异。附录中列出了HCC、胆管癌和其他腺癌的免疫组化表型。

**2. 自然史** 大多数肝癌患者死于肝衰竭而不是远隔转移。只有20%的病例病灶局限于肝内。门静脉受累占35%、肝静脉受累占15%、邻近腹腔器官受累占15%、腔静脉和右心房受累占5%。远隔转移至肺占35%、腹部淋巴结转移为20%、胸廓或颈部淋巴结转移占5%、椎骨转移为5%、肾脏和肾上腺转移占5%。

**3. 相关的副肿瘤综合征** 包括发热、红细胞增多、高胆固醇血症、男性女乳、高钙血症、低血糖和男性化（青春期性早熟）。

**（三）诊断**

**1. 症状和体征** 右肋下缘疼痛或膈肌刺激引起的肩部放射痛较常见（95%）。其他较严重症状如疲乏无力（31%）、食欲减退（27%）、体重下降（35%）以及无法解释的发热（30%~40%）都很常见。很多患者在确诊前2年就出现了位置不确定的腹痛、发热和食欲减退。HCC患者腹腔出血较多见且多数可以致命。腹腔积液出现和可见的上腹部包块提示预后不良。肝脏疾病已明确的、HbsAg阳性或是血清学示丙型肝炎的患者出现突发的肝功恶化都应怀疑HCC。体征包括肝大（90%）、脾大（65%）、腹腔积液（52%）、发热（38%）、黄疸（41%）、肝区血管杂音（28%）和恶病质（15%）。

**2. 诊断试验**

**（1）肝功能检测（LFTs）** 可正常或升高，主要受肝脏硬变程度影响。血清胆红素和乳酸脱氢酶水平的升高以及血白蛋白的降低与肝癌患者预后不良有关。90%肝癌患者的血清中γ-谷氨酰转移酶（GGT）同工酶Ⅱ阳性（共11种同工酶）。多数急性或慢性病毒性肝炎和肝外肿瘤患者、妊娠期以及健康人群GGT-Ⅱ为阴性。GGT-Ⅱ是检测肿瘤较小的或亚临床型肝癌的有价值的指标。

**（2）肝结节活检** 有人认为经皮肝穿刺活检危险性较高，对肝脏肿瘤的诊断价值小，然而也有人认为该项检查技术的操作风险并不明显。尽管存在争议，肝脏活检仍然是确立诊断的主要手段，可以通过手术或经皮操作来完成。

**（3）血清肿瘤标志物** HCC患者血清AFP通常升高但特异性不高，很多肝脏良性肿瘤患者AFP水平也升高。非HCC的肝硬化患者血清AFP水平可正常也可升高，变化范围为30~460 ng/ml（平均值30~70 ng/ml）。HCC患者，血清AFP集中变化范围在30~7 000ng/ml（平均值275ng/ml）。检测AFP异质体L3、P4、P5（糖链结构的不均一性）有助于鉴别HCC与肝硬化。对肝硬化患者密切随访同样可以预测HCC的进展。HCC患者血清铁蛋白水平通常持续增高。

**（4）放射学诊断**

**1）超声** 肝细胞癌病变区呈强回声，边界清楚，正常肝实质广泛变形扭曲。转移通常呈强回声性，但也可表现为低回声。

**2）CT** 肝脏病变在CT中呈低密度影，偶尔可呈现与周围肝实质等密度影。

转移性肿瘤呈低密度（与水密度接近），包括产生黏蛋白的卵巢肿瘤、胰腺肿瘤、结肠肿瘤和胃肿瘤以及中心性坏死的肿瘤，如肉瘤。分泌黏蛋白的转移性肿瘤由于肿瘤内弥漫性小钙化可以在CT上显示正常衰减值。

3）**MRI**　磁共振在检测肝脏肿瘤上优于CT扫描和超声检查。

4）**选择性肝脏、腹腔和肠系膜上动脉造影**　可以确定门静脉受累情况、动脉血供以及定位直径<3mm的血管损伤。动脉内注射肾上腺素可以区分正常肝动脉和肿瘤血管，后者由于血管壁的平滑肌缺失故不收缩。

5）**放射性核素扫描**

①**肝脾扫描**　除了FNH和再生结节外，所有原发以及转移性的肝脏肿瘤都缺乏Kupffer细胞，在肝脏扫描时显示冷区（非放射性区）。然而，肝脾扫描如今已被MRI、超声和CT取代；②**镓扫描**　肝脏镓扫描可以区分原发肝脏肿瘤和转移癌，原理主要是HCC吸收镓。

**（四）肿瘤分期及预后因素**

**1. 分期**　第一步就是要确定HCC癌变部位是否可以切除。不可切除的肿瘤可由剖腹探查术、腹腔镜、CT、MRI或血管造影术来鉴别。无法切除的肝癌包括两个肝叶或四个肝段实质受累、门静脉栓塞、肿瘤侵袭或瘤栓阻塞腔静脉。转移性疾病包括区域淋巴结受累，可通过手术活检确诊。肝衰竭和单纯性门脉高压并不是手术禁忌。由于疾病分期方法的不断修改，建议读者查阅最新的分期指南。

**2. 预后因素**　肝脏病变数目以及血管受累是决定病变局限于肝脏的患者预后的重要因素。临床表现和AFP升高水平都不是影响预后的主要因素。影响可切除性HCC患者生存的预后因素如下所示：

**（1）肝脏病变的数量、大小和位置**　单发肿瘤患者5年生存率为45%，而多发患者该值在15%~25%之间。小肝癌（肿瘤直径2~5cm）患者5年生存率是40%~45%，大肝癌（肿瘤直径>5cm）的5年生存率是10%。无肝硬化的肝癌患者，且肿瘤位于肝左叶或右下叶（前或后部）预后最好。

**（2）血管受累**　瘤栓阻塞门静脉或肝静脉的肝癌患者生存期不超过3年，然而无此类血管受累的患者5年生存率在30%左右。

**（3）肝脏切除范围和手术类型**　采用根治性切除术的患者5年生存率是55%，相比采用其他非根治性手术患者该值为5%。肝叶切除术患者5年生存率是85%，下段及楔形切除的患者该值分别为50%和20%。接受切除手术的HCC患者，肿瘤肝内复发在90%以上。

**（4）肝脏储备功能**　肝脏储备功能主要通过15分钟靛基花青绿染剂滞留率检查，储备量越高，预后越好。

**（五）预防和早期筛查**

**1. 预防**　避免HCC危险因素对于低收入群体以及HBV流行地区来说是比较困难的。乙肝疫苗的广泛应用较好地控制了HCC的发病，但仍具有相当大的滞后性。

（1）全世界大约有40亿人口（占世界总人口的75%）居住于HBV中高流行地区。目前需重视早期感染的预防，感染HBV和HCV病毒后可给予干扰素治疗。婴儿期及时预防HBV的感染是十分必要的。在美国，重组HBsAg疫苗被广泛应用到长期接触血液的工作者，或居住 HBV 流行区达 6 个月以上以及其他危险人群。一项临床试验证实，干扰素治疗慢性活动性肝炎和肝硬化可以使进展为肝癌的比率降低达 2 倍以上。

（2）黄曲霉毒素食物污染的高发地区，如亚洲和南非，应采取有效措施来降低污染水平。西方国家已经采取了相应措施降低食物污染率。

**2. 早期检测** 最近两项报告报道了相关部门正尝试对肝硬化患者进行早期的 HCC 检测。一项来自意大利的研究显示：血清 AFP 持续升高的患者 HCC（每年发病率大约为 3%）的发病率较 AFP 处于波动水平的患者要高。然而此项筛选程序并没有显著提高可治愈性肝脏肿瘤的检测率。一项日本的研究报告称，在某些情况下 AFP 异质体 L3、P4、P5 水平升高有助于检测。

**（六）治疗**

**1. 肝脏解剖** 解剖学中肝脏分为四叶：肝脏被矢状位的镰状韧带分成较大的肝右叶和较小的肝左叶，以及另外两个小叶（前下方的方叶和尾状叶）。在临床外科手术解剖学中将肝脏近乎两等分，每一半又分为两个叶。右叶分为右前叶（ventrocranial）和右后叶（dorsocaudal）。左叶被肝左矢状裂分为左外叶和左内叶。该四叶又被细分为上下两段。法国文献常用罗马数字标注肝脏的八个段。

**2. 局限性和可切除的肝细胞癌** 确诊时只有 10% 单发的肝癌或单叶的肝脏病变可以手术切除。术后生存率主要依赖于预后因素，该部分已在本节“肿瘤分期及预后因素”部分中讲述。在美国，肝硬化患者术后中位生存期约为 22 个月，无其他肝脏并发症的患者约为 32 个月（范围从 2 个月到 15 年）。多数患者术后死亡率较低，而合并肝硬化的患者术后死亡率略高。其术后死因包括膈下脓肿、肝周脓肿、气胸和伤口感染。肝切除术联合肝移植对癌肿无法切除的非转移性肝纤维板层型的肝癌患者，以及肝内胆管癌或血管肉瘤都比较有效。而针对肝功能低下或病变位于肝脏两叶的肝癌，该术式的有效性正在研究中。

**3. 局限性和无法切除性疾病**

（1）**术前多学科联合治疗**尚没有获得疗效的相关报道。

（2）经导管注入可吸收性明胶海绵粉末、碘化油、造影剂和化疗药的**经肝动脉导管化疗栓塞术（TACE）**治疗无法切除的肝脏肿瘤已见成效。术前应用 TACE 可以减少术中出血。对于晚期肝癌患者 TACE 也是姑息性治疗手段。新近的临床试验证实：TACE 可能会提高肝癌患者的生存期。

（3）**经导管动脉放射栓塞治疗（TARE）** 是继动脉化疗栓塞法后新的治疗手段，方法是通过动脉注入 Y90 放射性微球以消融肿块。TARE 还没有像 TACE 一样进行过深入的研究。早期非对照试验显示：应用 TARE 治疗初期，进展期肝脏疾病患者长期进行性肝功失代偿的危险性增加。

（4）**其他治疗手段** 据报道，在某些患者中，尤其是瘤灶小不适合手术的患者，给予超声引导下经皮注射无水乙醇治疗，其 5 年生存率接近 80%。射频消融技术已经成为乙醇消融的常用替代手段，射频消融主要通过治疗探针插入癌肿组织同时应用高频电流来完成。有报道称在部分患者中应用冷冻切割术可以获得相似疗效。

**4．无法切除性和转移性疾病**

**（1）抗血管生成治疗和分子靶向治疗**　初步显示出一定疗效。一项Ⅲ期随机试验比较了索拉菲尼和支持疗法的疗效，结果是应用索拉菲尼组总生存期显著提高了近2.5个月。许多正在进行的临床试验都试行对此类药和其他类似药物在单药或联合用药对疾病治疗方面进行更好的疗效评价。

**（2）激素疗法**　大约40%的肝癌患者细胞液内存在雌激素受体蛋白。较大肿瘤雌激素受体通常呈阴性。一项前瞻性随机试验显示：他莫昔芬（40 mg/d）联合有效的支持疗法组与单纯支持疗法组在中位生存期上无明显差异（16个月 vs 15个月）。其他应用氟他胺、醋酸甲地孕酮和奥曲肽的试验也获得了类似的阴性结果。

**（3）全身化疗**　缓解率为10%或略低，但并不影响中位生存期（3～6个月）。全身化疗方案是多柔比星单药或联合其他药物。除了某些特殊病例外，多不推荐全身化疗。

## 七、胆囊癌

### （一）流行病学和病因学

**1．发病率**　原发性胆囊癌（GBC）是胆道系统最常见的恶性肿瘤，发病率占消化道肿瘤的第五位。在美国每年胆囊癌病例为6 000～7 000。1%～2%的GBCs是胆道系统手术中发现的。

**2．危险因素**　GBC的病因至今未明确，已报道的相关危险因素包括如下：

**（1）性别**　胆囊癌发病的男女比例为1∶3～1∶4，结石性胆囊癌也多见于女性。

**（2）种族**　美国西南部的美洲印第安人胆囊癌的发病率是普通人群的二倍，该地区胆石病的发病率也较普通人群高2～3倍。具有美洲本土血统的人群中，秘鲁和厄瓜多尔地区GBC发病率也相对较高。

**（3）高龄**　GBC发病的平均年龄是65岁；40岁以下人群发病率较低。

**（4）慢性胆囊炎和胆石病**　50%的GBC与慢性胆囊炎相关，75%的GBC与胆石病相关。GBC的潜伏期较长，1%的患者从确诊胆结石到发生胆囊癌经历20年以上。结石较大的患者相对结石＜1cm的患者更易进展为GBC。由于胆囊切除术的广泛应用，胆囊癌的发病率在世界范围内呈下降趋势。胆囊壁钙化（瓷化胆囊）使GBC危险性增加了10%～60%。胆囊炎合并肝吸虫病以及慢性伤寒带菌者GBC的发病率都增加。

**（5）良性肿瘤**　无论是炎性还是胆固醇息肉均是GBC的显著的危险因素。乳头状和非乳头状胆囊腺瘤中可能含有胆囊原位癌，但恶性转化较少见。

**（6）溃疡性结肠炎**　溃疡性结肠炎的患者，其肝外胆管癌的发病率是普通人群的5～10倍，其中15%的病变位于胆囊。

**（7）致癌物**　长期接触橡胶等工业原料人群患GBC的危险性增高且发病较早。

### （二）病理学和自然史

**1．病理学**　80%的GBCs是腺癌，分化程度不同。肿瘤分泌的黏液为典型的唾液黏蛋白，与正常腺体或者炎症腺体分泌的硫黏蛋白不同。GBC其他病理类型包括腺棘皮癌、腺鳞癌、和未分化癌（间变的、多形的、肉瘤样癌）。某些腺癌具有绒毛膜样癌成分，其他类型形态学与小细胞癌相似。

**2. 自然史** GBC 可通过直接扩散累及肝脏、胃和十二指肠。常见的转移位点为肝脏（60%）、邻近器官（55%）、区域淋巴结（35%）、腹膜（25%）和远隔内脏转移（30%）。

**3. 临床表现** GBC 临床症状如下：

**（1）急性胆囊炎** （15%），此类病例恶性度较低，手术切除率高，生存期长。

**（2）慢性胆囊炎** （45%）。

**（3）恶性疾病的相关临床症状** 如黄疸、体重减轻、虚弱乏力、食欲减退和持续右上腹痛，共占 35%。

**（4）良性非胆道表现** 如胃肠道出血或梗阻，占 5%。

**（三）诊断**

**1. 症状** 无特异性症状使得 GBC 的早期诊断比较困难。由于临床症状很难与良性胆囊性疾病鉴别，故常在术中被无意发现。79% 的患者会出现腹痛；有黄疸、食欲减退或恶心呕吐的患者占 45%～55%；体重下降或乏力占 30%；瘙痒或腹部肿块症状占 15%。

**2. 体征** 具有明确的症状和体征才可以确定诊断，如有慢性胆道症状病史的老年女性患者，如症状出现的频率或程度发生变化，应怀疑 GBC 的可能。腹部右上象限的肿块或肝脏肿大及全身症状提示 GBC。

**3. 实验室检查** 血清碱性磷酸酶升高占 65%、贫血占 55%、血胆红素升高占 40%、血白细胞升高占 40%、类白血病样反应占 1%。单纯血清碱性磷酸酶升高而胆红素正常的患者也提示 GBC，其中 40% 的此类患者病变是可切除性的。

**4. 影像学检查**

**（1）腹部超声** 98% 的患者腹部超声异常。常见表现为胆道结石影、胆囊壁增厚、胆囊内包块的一种或几种异常表现。然而超声诊断 GBC 的准确率仅为 20%。

**（2）腹部 CT** 一半的 GBC 患者可以通过腹部 CT 确诊。

**（3）MRI** 磁共振能够准确区分胆囊肿物和毗邻的肝脏组织。磁共振引导下胆管造影术有助于确定是否存在胆管包裹，血管影像增强技术有助于术前诊断门脉受累。

**（4）经皮肝穿刺胆道造影（PTCH）** 80% 患者 PTCH 异常，确诊率为 40%。

**（5）ERCP** 大约 75% 的病例 ERCP 异常，但可以做出组织学诊断的仅为 25%。

**（6）腹腔镜检查** 有助于评估腹膜表面、肝脏和胆囊邻近组织病灶的可切除性。

**（四）疾病分期及预后因素**

**1. 分期** 常用的两种分期方法分别是：美国肿瘤联合委员会的分期方法（0～Ⅳ期）和 Nevin 系统分期法（1～5 期）。由于疾病分期方法的不断修改，建议读者查阅最新的分期指南。

Ⅰ期：肿瘤侵犯固有层或肌层，术中并未发现而在术后病理确诊

Ⅱ期：侵透胆囊壁

Ⅲ期：淋巴结受累

Ⅳ期：两个或两个以上邻近器官受累，肝脏侵袭病变直径 >2cm，或出现远隔转移

**2．预后因素** GBC 患者的总体中位生存期是 6 个月。手术切除术后，1 年、3 年和 5 年的生存率分别为 27%、19% 和 13%。疾病分期是最主要的影响预后的因素。Ⅰ期患者术后 5 年生存率是 65%～100%，Ⅱ期是 30%，Ⅲ期为 15%，Ⅳ期是 0。低分化的（高分级）肿瘤以及出现黄疸表现的患者生存期较短。肿瘤 DNA 倍性与生存期无关。

**（五）预防**

推荐胆囊切除术预防 GBC。每 100 名胆囊切除的患者中，就有 1 名已合并了 GBC。然而，胆囊切除术的总体死亡率大约是 1%（包括合并糖尿病和胆囊坏疽的患者，以及合并胆管炎或胆石性胰腺炎的患者）。

**（六）治疗**

尽管临床诊断水平，手术间期护理以及手术方式都有明显提高，但对于多数 GBC 患者而言，该病仍为致命性的疾病。

**1．胆囊切除术** 是唯一有效的治疗手段。在施行胆囊切除术期间偶然发现的早期癌变是患者能长期生存的最佳机会。胆囊癌根治术或毗邻组织的切除并不能延长患者生存期。

**2．放疗** 基于小型回顾性的研究，放疗用于胆囊癌辅助治疗不能带来获益。几组小样本试验报道了对高度选择的患者术中放疗对疾病治疗有效的结果。单纯外照射治疗或外照射联合 $^{192}$Ir 插植治疗对于初治患者（未行外科手术者）可能有效，并可能缓解少数患者的疼痛。

**3．化疗** 辅助性全身化疗尚无对照试验。以氟尿嘧啶为基础的联合用药治疗是最常见的化疗方案，但缓解率低。Ⅱ期试验显示应用吉西他滨具有潜在优势。

## 八、胆管（肝内及肝外）癌

**（一）流行病学和病因学**

**1．流行病学** 胆管癌（BTCs）是罕见的胆道系统肿瘤，平均发病年龄为 60 岁，男女发病率相等。在美国印第安人、以色列人和日本人中，BTC 发病率是每十万人口患病 6～7 例，而美国 BTC 发病率是每十万人口患病 1 例。然而，全美乃至全世界范围内肝内胆管癌的发病率逐年上升。NCI“监测、流行病学及最终结果计划”（SEER）的报告显示：1975～1999 年间肝内胆管癌的发病率升高了 165%。发病率的增高部分归因于临床诊断准确性的提升，使得诊断结果从原来的“原发灶未知”变成“胆管癌”。尽管存在这种情况，但胆管癌本身的发病率似乎确实在升高，其原因尚不明确。

肝外胆管癌占 BTCs 不足 1/3。合并 BTC 的 GBC 占全部 BTCs 的 2/3。一半胆管癌患者都因胆石病病史接受了胆囊切除术。

**2．病因学和危险因素** 合并有克罗恩病、胆总管结石、囊性纤维化病、长期慢性溃疡性结肠炎、原发性硬化性胆管炎和华支睾吸虫感染的患者 BTC 的发病率增

高。据报道，先天性肝内和肝外胆管异常患者胆管癌的发病率也同样升高［如胆囊、胆管的先天性扩张，先天性胆总管囊肿、Caroli 病（胆道系统多部位先天性胆囊扩张），先天性肝纤维变性、多囊性疾病、胆胰系统连接异常等］。胆管慢性梗阻和感染也同样增加了 BTC 的患病风险。造影剂二氧化钍的接触史也同样与 BTC 发病相关。

**（二）病理学**

**1. 组织学**

**（1）95%胆管恶性肿瘤是腺癌** 显微镜下，BTCs 通常可超过肿瘤大体边缘达 1～4cm。可存在多处原位癌。肝内胆管的恶性肿瘤并没有原发性肝癌常见，而且与肝硬化无关。临床上存在有混合型肝脏肿瘤，即原发性肝癌和胆管癌的混合成分，大多数此类疾病实际上是原发性肝癌合并局灶性胆管分化。表 2.11 描述了 HCC、胆管癌和转移性腺癌的临床和病理区别。附录中提供了 HCC、胆管癌以及其他类型腺癌的免疫组化类型。

其他胆道的恶性肿瘤包括未分化癌和鳞状细胞癌，囊腺癌、原发性恶性黑色素瘤、平滑肌肉瘤、癌肉瘤和转移性肿瘤（特别是乳腺癌、骨髓瘤和淋巴瘤）。

**（2）单发的胆管腺癌** 占 80% 而且与转移性腺癌极其相似。多数肿瘤直径 <1 cm，位于包膜以下。

**（3）胆管囊腺瘤和胆管囊腺癌** 胆道原发的良性和恶性的囊性肿瘤主要来源于肝脏，其次是肝外胆管系统。

**（4）胆管腺癌** （胆管癌；肝外胆管癌见后）。肝内胆管的恶性肿瘤并没有原发性肝癌常见，而且与肝硬化无关。临床上存在有混合型肝脏肿瘤，即原发性肝癌和胆管癌的混合成分，大多数此类疾病实际上是原发性肝癌合并局灶性胆管分化。表 2.11 描述了 HCC、胆管癌和转移性腺癌的临床和病理区别。附录中讲述了 HCC、胆管癌以及其他类型腺癌的免疫组化类型。

**2. 定位** 根据肿瘤的生长部位，将 BTCs 分为近段胆管癌，包括肝门部胆管癌（占 50%～70%）、中段胆管癌（10%～25%）、远段胆管癌（10%～20%）和胆囊管癌（<1%）。位于左右肝管连接处的肿瘤通常较小，手术时不易发现。位于右和左肝管或肝总管的腺癌多为硬癌、缩窄性癌、弥漫浸润型癌、或结节状癌，与硬化性胆囊炎或胆囊缩窄相似。胆总管或胆囊管的腺癌常呈溃疡性生长，预后较好。胆囊管癌较少见，通常在黄疸出现之前已出现胆囊扩张。

**（三）诊断**

**1. 症状** 胆管癌患者最常见的症状是黄疸。半数患者出现腹部疼痛、体重下降、发热、食欲减退或肝大，但多见于进展期患者。上段（上三分之一）胆管癌的患者，其临床症状持续时间是下段（下三分之一）胆管癌患者的两倍。

**2. 实验室检查**

**（1）血生化检查** 60% 患者血清胆红素水平 >7.5 mg/dl，80% 患者碱性磷酸酶浓度高于正常值两倍，25% 患者转氨酶升高，凝血酶原时间延长。

**（2）肿瘤标志物** 90% 患者血清 CA19-9 升高。

**（3）影像学检查**

1）**腹部超声**　可见胆总管或肝内胆管扩张。

2）**CT 或 MRI**　可见肿块，有利于肿块定位或判定肿瘤来源。

3）**PTCH**　诊断近段胆管病变的特异性最高。

4）**ERCP**　诊断远段胆管肿瘤最佳。

5）**血管造影术和门静脉造影术**可确定疾病分期，有助于术前评估。

**（四）分期和预后因素**

**1．分期**　由于疾病分期方法的不断修改，建议读者查阅最新的分期指南。所有患者应早期进行分期诊断，对于肿瘤无法切除的患者可以避免不必要的手术。如果 PTCH 示肿瘤侵袭至肝脏左叶和右叶实质，则肿瘤不可切除，无法手术。如果血管造影术示门静脉主干或肝动脉主干被肿瘤包裹，此时肿瘤也同样无法切除。然而，如果肿瘤只侵袭一片肝叶，或仅累及门静脉或肝动脉的单支，建议探查术可将肝管切除扩展至肝叶切除。肿瘤不可切除的标准是：

（1）双侧肝内胆管受累。

（2）门静脉主干被肿瘤包裹。

（3）门静脉或肝动脉分支双侧受累。

（4）对侧肝叶导管受累。

**2．预后因素**　具有显著统计学意义提示预后较差的因素包括：病变体积大、恶病质、体能状态差、血清胆红素 9mg/l 以上，合并其他疾病，肝门或周围组织受累，肿瘤高分级、硬化型、肝脏受累、淋巴结受累以及疾病分期较晚。

**（五）治疗**

**1．手术切除**　是能带来长期生存的唯一治疗方式。在专业治疗中心行探查术的患者当中 45% 能够全切，10% 行不完全切除术，另 45% 的肿瘤不能被切除。位于胆管中心和远端的肿瘤切除率高于胆管近端肿瘤，后者最大切除率是 20%。肝内胆管癌术后患者中位生存期为 18～30 个月，而肝外胆管癌患者则在 12～24 个月之间。5 年生存率大约为 10%～45%。手术 30 天死亡率高达 25%。较常见的术后并发症包括切口感染、胆管炎、肝脓肿、膈下脓肿、胰腺炎和胆瘘。

**2．辅助治疗**　多主张用来降低局部复发率（接近 100%），但其并不能延长术后生存期。辅助放疗的作用仍不十分清楚，胆管癌放疗敏感性较高，但胆管的放疗耐受力却很有限。其并发症包括胆管和十二指肠狭窄。根据由经过选择的患者组成的小样本试验结果，有人提出氟尿嘧啶联合放疗适于术后辅助治疗、局部进展期肿瘤以及无法切除肿瘤的治疗。

**3．胆道旁路引流术**

**（1）外科胆道旁路引流术**　主要适用于术中发现肿瘤无法切除的患者。胆管空肠吻合主要采用 Roux-en-Y 吻合术完成。手术死亡率在 0～30% 之间，中位生存期为 11～16 个月不等。理论上手术引流的作用主要是降低复发性胆管炎的发生率。

**（2）胆道支架置入**　T 形管和 U 形管可以通过胆道梗阻部位，但当 T 形管阻塞时很难置换。U 形管的优点在于其末端分开外置，当导管阻塞时较容易置换新的导管。支架置入手术的 30 天死亡率在 10%～20%。

**（3）经内镜支架放置术**　显著降低死亡率而无需进行经皮造瘘。此方法主要适用于远段胆管癌，30 天死亡率在 10%~20% 之间。

**(4) 经皮支架置入术** 既可以通过置入支架引流，也可使用内置管，其 30 天死亡率为 15%~35%。

**4. 其他治疗方法**

**(1) 肝脏移植** 由于肝脏移植术后局部复发率较高，因此不作为常用的治疗手段。针对病变局限在肝脏的高选择性患者单纯采用原位肝移植，其长期生存率也只有 20%。移植前应用放化疗可以使 5 年生存率提高到 70%~80%，这使得移植成为某些患者更合适的治疗方法。

**(2) 放疗** 可以缩小肿瘤，同时可以缓解没有行支架置入术患者的黄疸症状。其既可以作为初始治疗同时也可以作为辅助治疗（尤其是行支架置入术的患者）。传统的外照射治疗能够将大剂量的放射剂（5 000 ~6 000cGy）投放至相对比较大的组织，对大块癌肿较有效。通过插植有效半径为 1cm 的 $^{192}$Ir 粒子，可以向术后局部残余病变释放高剂量的放射线，同时也可以缓解肿瘤性胆管梗阻患者的临床症状。$^{192}$Ir 的标准剂量为 2 000cGy。

**(3) 化疗** 的效果有限。氟尿嘧啶的缓解率为 15%，吉西他滨活性较高，缓解率近 20%~40%，总生存期提高到 8 ~ 14 个月。联合化疗可以提高缓解率，但仍不清楚能否带来长期获益。

## 九、Vater 壶腹部癌

### （一）病理学

Vater 壶腹部癌是位于胆总管末端通过十二指肠部分的乳头状癌。区分壶腹部肿瘤和起源于十二指肠黏膜或胰管的壶腹周围癌是很重要的，原因主要是壶腹周围癌的预后较壶腹部肿瘤要差。两者的鉴别主要依据肿瘤分泌物的实验室检查。壶腹部癌主要产生唾液黏蛋白，然而壶腹周围癌可分泌硫酸化黏蛋白。

### （二）分期和预后因素

壶腹部癌主要分期方法是 TNM 分期。壶腹部癌患者的预后要好于原发于其他胆道系统的恶性肿瘤。胰腺侵袭和淋巴结受累是影响预后的主要因素。当胰腺未受累且淋巴结无转移时 5 年生存率超过 50%。原发肿瘤直径 >2. 5cm 的患者淋巴结转移高发。

### （三）治疗

手术是壶腹癌唯一可治愈的手段。胰十二指肠切除术是壶腹癌的适宜术式。根据淋巴结是否受累、胰腺侵袭和组织分化程度，5 年生存率范围在 5%~55% 之间。壶腹切除术（局部壶腹切除）主要适用于高危的临床局限期肿瘤患者，其 5 年生存率为 10%。

## 推荐阅读文献

### 食管癌和胃癌

Carneiro F, Chaves P. Pathologic risk factors of adenocarcinoma of the gastric cardia and gastroesophageal junction. *Surg Oncol Clin N Am* 2006;15:697.

Cunningham D, Allum WH, Stenning SP, et al. Perioperative chemotherapy versus surgery alone for resectable gastroesophageal cancer. *N Engl J Med* 2006;355:11.

Das P, Fukami N, Ajani JA. Combined modality therapy of localized gastric and esophageal cancers. *J Natl Canc Netw* 2006;4:375.

Enzinger PC, Mayer RJ. Esophageal cancer. *N Engl J Med* 2003;349:2241.

Herskovic A, Martz K, al-Sarraf M, et al. Combined chemotherapy and radiotherapy compared with radiotherapy alone in patients with cancer of the esophagus. *N Engl J Med* 1992;326:1593.

Macdonald JS, Smalley SR, Benedetti J, et al. Chemoradiotherapy after surgery compared with surgery alone for adenocarcinoma of the stomach or gastroesophageal junction. *N Engl J Med* 2001;345:725.

Van Cutsem E, Moiseyenko VM, Tjulandin S, et al. Phase III study of docetaxel and cisplatin plus fluorouracil compared with cisplatin and fluorouracil as first-line therapy for advanced gastric cancer: a report of the V325 Study Group. *J Clin Oncol* 2006;24:4991.

Wagner AD, Grothe W, Haerting J, et al. Chemotherapy in advanced gastric cancer: a systematic review and meta-analysis based on aggregate data. *J Clin Oncol* 2006;24:2903.

Walsh TN, Noonan N, Hollywood D, et al. A randomized trial of multimodality therapy versus surgery for esophageal adenocarcinoma. *N Engl J Med* 1996;335:462.

Webb A, Cunningham D, Scarffe JH, et al. Randomized trial comparing epirubicin, cisplatin, and fluorouracil versus fluorouracil, doxorubicin, and methotrexate in advanced esophagogastric cancer. *J Clin Oncol* 1997;15:261.

### 结直肠癌

André T, Boni C, Mounedji-Boudiaf L, et al. Oxaliplatin, fluorouracil, and leucovorin as adjuvant treatment for colon cancer. *N Engl J Med* 2004;350:2343.

Bertagnolli MM, Eagle CJ, Zauber AG, et al. Celecoxib for the prevention of sporadic colorectal adenomas. *N Engl J Med* 2006;355:873.

Bond JH. Polyp guideline: diagnosis, treatment and surveillance for patients with nonfamilial colorectal polyps. *Ann Intern Med* 1993;119:836.

Cunningham D, Humblet Y, Siena S, et al. Cetuximab monotherapy and cetuximab plus irinotecan in irinotecan-refractory metastatic colorectal cancer. *N Engl J Med* 2004;351:337.

de Gramont A, Figer A, Seymour M, et al. Leucovorin and fluorouracil with or without oxaliplatin as first-line treatment in advanced colorectal cancer. *J Clin Oncol* 2000;18:2938.

Falcone A, Ricce S, Brunetti I, et al. Phase III trial of infusional fluorouracil, leucovorin, oxaliplatin, and irinotecan (FOLFOXIRI) compared with infusional fluorouracil, leucovorin, and irinotecan (FOLFIRI) as first-line treatment for metastatic colorectal cancer: the Gruppo Oncologico Nord Ovest. *J Clin Oncol* 2007;25:1670.

Goldberg RM, Fleming TR, Tangen CM, et al. Surgery for recurrent colon cancer: strategies for identifying resectable recurrence and success rates after resection. *Ann Intern Med* 1998;129:27.

Goldberg RM, Sargent DJ, Morton RF, et al. A randomized controlled trial of fluorouracil plus leucovorin, irinotecan and oxaliplatin combinations in patients with previously untreated colorectal cancer. *J Clin Oncol* 2004;22:23.

Kabbinavar F, Hurwitz HI, Fehrenbacher L, et al. Phase II, randomized trial comparing bevacizumab plus fluorouracil (FU)/leucovorin (LV) with FU/LV alone in patients with metastatic colorectal cancer. *J Clin Oncol* 2003;21:60.

Mandel JS, Bond JH, Church TR, et al. Reducing mortality from colorectal cancer by screening for fecal occult blood. Minnesota Colon Cancer Control Study. *N Engl J Med* 1993;328:1365.

Moertel CG. Chemotherapy for colorectal cancer. *N Engl J Med* 1994;330:1136.
O'Connell MJ, Laurie JA, Kahn M, et al. Prospectively randomized trial of postoperative adjuvant chemotherapy in patients with high-risk colon cancer. *J Clin Oncol* 1998;16:295.
Ratto C, Sofo L, Ippoliti M, et al. Prognostic factors on colorectal cancer: literature review for clinical application. *Dis Colon Rectum* 1998;41:1033.
Rothenberg ML, Oza AM, Bigelow RH, et al. Superiority of oxaliplatin and fluorouracil-leucovorin compared with either therapy alone in patients with progressive colorectal cancer after irinotecan and fluorouracil-leucovorin: interim results of a phase III trial. *J Clin Oncol* 2003;21:2059.
Rougier P, Van Cutsem E, Bajetta E, et al. Randomised trial of irinotecan versus fluorouracil by continuous infusion after fluorouracil failure in patients with metastatic colorectal cancer. *Lancet* 1998;352:1407.
Saltz LB, Cox JV, Blanke C, et al. Irinotecan Study Group. Irinotecan plus fluorouracil and leucovorin for metastatic colorectal cancer. *N Engl J Med* 2000;343:905.
Tournigand C, André T, Achille E, et al. FOLFIRI followed by FOLFOX 6 or the reverse sequence in advanced colorectal cancer: a randomized GERCOR study. *J Clin Oncol* 2004;22:229.
Twelves C, Wong A, Nowacki MP, et al. Capecitabine as adjuvant treatment for stage III colon cancer. *N Engl J Med.* 2005;352:2696.
Van Cutsem E, Peeters M, Siena S, et al. Open-label phase III trial of panitumumab plus best supportive care compared with best supportive care alone in patients with chemotherapy-refractory metastatic colorectal cancer. *J Clin Oncol* 2007;25:1658.
Winawer SJ, Zauber AG, Ho MN, et al. Prevention of colorectal cancer by colonoscopic polypectomy. *N Engl J Med* 1993;329:1977.

## 肛门癌

Flam M, John M, Pajak TF, et al. Role of mitomycin in combination with fluorouracil and radiotherapy, and salvage chemoradiation in the definitive nonsurgical treatment of epidermoid carcinoma of the anal canal: results of a phase III randomized intergroup study. *J Clin Oncol* 1996;14:2527.
Klas JV, Rothenberger DA, Wong WD, et al. Malignant tumors of the anal canal: the spectrum of disease, treatment, and outcomes. *Cancer* 1999;85:1686.
Martenson JA Jr, Gunderson LL. External radiation therapy without chemotherapy in the management of anal cancer. *Cancer* 1993;71:1736.
UKCCR Anal Cancer Trial Working Party. Epidermoid anal cancer: results of the UKCCR randomised trial of radiotherapy alone versus radiotherapy, 5-fluorouracil, and mitomycin. *Lancet* 1996;348:1049.

## 胰腺癌

Burris HA 3rd, Moore MJ, Andersen J, et al. Improvements in survival and clinical benefit with gemcitabine as first-line therapy for patients with advanced pancreas cancer: a randomized trial. *J Clin Oncol* 1997;15:2403.
Gastrointestinal Study Group. Further evidence of effective adjuvant combined radiation and chemotherapy following curative resection of pancreatic cancer. *Cancer* 1987;59:2006.
Moore MJ, Goldstein D, Hamm J, et al. Erlotinib plus gemcitabine compared with gemcitabine alone in patients with advanced pancreatic cancer: A phase III trial of the National Cancer Institute of Canada Clinical Trials Group. *J Clin Oncol* 2007;25:1960.
Neoptolemos JP, Stocken DD, Friess H, et al. A randomized trial of chemoradiotherapy and chemotherapy after resection of pancreatic cancer. *N Engl J Med* 2004;350:1200.
Oettle H, Post S, Neuhaus P, et al. Adjuvant chemotherapy with gemcitabine vs observation in patients undergoing curative-intent resection of pancreatic cancer: a randomized controlled trial. *JAMA* 2007;297:267.

## 肝癌

Farazi PA, DePinho RA. Hepatocellular carcinoma pathogenesis: from genes to environment. *Nature Rev Cancer* 2006;6:674.
Louvet JM, Bruix J. Systematic review of randomized trials for unresectable hepatocellular carcinoma: chemoembolization improves survival. *Hepatology* 2003;37:429.
Marrero JA, Pelletier S. Hepatocellular carcinoma. *Clin Liver Dis* 2006;10:339.
Yeo W, Mok TS, Zee B, et al. A randomized phase III study of doxorubicin versus cisplatin/interferon alpha-2b/doxorubicin/fluorouracil (PIAF) combination chemotherapy for unresectable hepatocellular carcinoma. *J Natl Cancer Inst* 2005;97:1532.

## 胆管癌和胆囊癌

Dingle BH, Rumble RB, Brouwers MC, et al. The role of gemcitabine in the treatment of cholangiocarcinoma and gallbladder cancer: a systematic review. *Can J Gastroenterol* 2005;19:711.
Heimbach JK, Gores GJ, Nagomey DM, et al. Liver transplantation for perihilar cholangiocarcinoma after aggressive neoadjuvant therapy: a new paradigm for liver and biliary malignancies? *Surgery* 2006;140:331.
Hejna M, Pruckmayer M, Raderer M. The role of chemotherapy and radiation in the management of biliary cancer: a review of the literature. *Eur J Cancer* 1998;34:977.
Jarnagin WR, Shoup M. Surgical management of cholangiocarcinoma. *Semin Liver Dis* 2004;24:189.
Lillemoe KD. Tumors of the gallbladder, bile ducts, and ampulla. *Semin Gastrointest Dis* 2003;14:208.
Reid KM, Ramos-De la Medina A, Donohue JH. Diagnosis and surgical management of gallbladder cancer: a review. *J Gastrointest Surg* 2007;11:671.

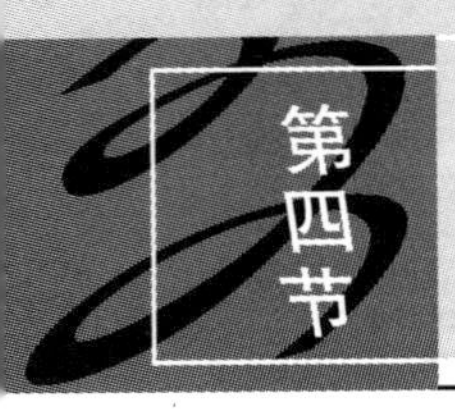

# 第四节 乳腺癌

Mark D. Pegram
Dennis A. Casciato

## 一、流行病学和病因学

### （一）发病率

（1）据美国癌症学会（ACS）估计，美国在2007年将有178 480名女性和2 030名男性被诊断为乳腺癌。另有62 030名女性被诊断为乳腺原位癌。同年因乳腺癌死亡的女性和男性分别为40 640和450人。

在北美洲，乳腺癌患者的死亡率逐年下降，尽管自1992年起乳腺癌的发病率逐年增高，但其死亡率仍以每年平均1.7%的速率下降。在过去的10年中，欧洲乳腺癌死亡率下降了9.8%。其下降主要归功于乳腺癌早期检测的加强和辅助治疗疗效的提高。

（2）乳腺癌是女性最常见的肿瘤，占每年确诊肿瘤的26%，在肿瘤相关死亡原因中，位居第二位（仅次于肺癌）。然而，乳腺癌却是65岁以下女性中肿瘤相关死亡的主要死因。

（3）社会经济背景较高的妇女乳腺癌的发病率最高。尽管白色人种的乳腺癌发病率较高，但黑色人种的死亡率较高。这种差异可能缘于医疗保健条件限制所导致的疾病诊断延误以及疾病的生物学特性（例如HER2阳性、ER或PR活化型突变在此类人群中高发）。

### （二）遗传易感性

多数诊断的乳腺癌为散发，无明确的家族遗传倾向。大约10%乳腺癌患者的肿瘤发生缘于DNA修复、细胞生长调节或细胞周期相关基因的遗传性种系突变。

**1. 如下种系遗传突变** 增加了乳腺癌发病风险：

（1）BRCA-1 BRCA-1基因，位于17q21染色体上，于1990年首次鉴定。其基因产物是1 863个具有多效酶活性的氨基酸核蛋白，具有传感DNA损伤信号、调节转录、转录耦联的DNA修复以及泛素连接酶等活性。通过DNA序列分析，已经识别了几百个不同的突变。特定的人群有特异的BRCA-1突变（北欧犹太人发生185缺失突变）。BRCA-1突变占所有家族性乳腺癌的20%。

1）BRCA-1突变为常染色体显性遗传，其外显率可变，与乳腺癌、卵巢癌、结直肠癌和前列腺癌的患病风险增加相关。

2）BRCA-1突变的乳腺癌患者常常缺乏ER和PR表达或HER-2基因扩增。这些肿瘤常伴有p53抑癌基因的体细胞突变。

3）通过基因表达图谱对BRCA-1突变的肿瘤进行分类，结果发现多为“基底样”乳腺癌表型。

4）具有 BRCA-1 遗传性突变者，终生罹患乳腺癌及卵巢癌的危险分别为 50%～85% 以及 15%～45%。

**（2）BRCA-2**　BRCA-2 基因，位于染色体 13q12 上，在 1995 年首次测序。它编码一个与 DNA 修复有关的含有 3418 个氨基酸的蛋白质。在患者中，可见多种类型的 BRCA-2 基因突变。

BRCA-2 的种系突变与一系列特异性人类肿瘤发生风险增高相关，包括黑色素瘤、乳腺癌（女性和男性）、卵巢癌和胰腺癌。伴有 BRCA-2 突变的乳腺癌患者 ER 多为阳性。与 BRCA-1 相比，年龄较大的患者更常见。

**（3）Li-Fraumen 综合征**　是由于染色体 17q13 上 p53 抑癌基因的种系突变引起的。除了乳腺癌，其他类型肿瘤的发生率亦增加（肉瘤、脑肿瘤、白血病和肾上腺肿瘤）。此综合征患者终生罹患乳腺癌的危险大约为 50%。

**（4）PTEN 基因**　位于染色体 10q22-23 上，编码一个抑癌基因。多发性错构瘤综合征（Cowden 综合征）是 PTEN 突变引起的一个临床表型。该综合征是一个罕见的常染色体显性遗传病，以多种良性错构瘤和恶性肿瘤（乳腺癌和甲状腺癌）为特征，通过特异性症状被识别，如舌成鹅卵石样改变的面部毛膜瘤和口腔黏膜的纤维瘤及指端掌跖角化病。具有这种基因突变的患者患乳腺癌的危险约增加了 50%。

**（5）CHEK-2**　此细胞周期检测点激酶基因是细胞 DNA 修复途径中的一个重要组成成分。该基因的突变增加了乳腺癌的罹患危险（女性增加 2 倍，男性增加 10 倍）。

**（6）其他基因的突变**　也与乳腺癌的患病风险增高有关（如 ATM 和 STK11-Puetz-Jeghers 综合征）。对明确乳腺癌家族史的患者进行系谱分析，大约半数无特异性基因突变。

**2．BRCA-1 和 BRCA-2 的遗传学检测**　该检测手段已经商品化，其检测结果的合理解释需咨询遗传学顾问。下述疾病提示 BRCA-1 种系突变的可能性增加：

（1）家庭中具有多例的早发型乳腺癌。

（2）具有乳腺癌或卵巢癌家族史的卵巢癌。

（3）同一个人患有乳腺癌和卵巢癌。

（4）双侧乳腺癌。

（5）男性乳腺癌。

（6）北欧犹太族的后裔。

**3．美国临床肿瘤学会（ASCO）指南推荐**　①当个人史或家族史提示患者可能存在肿瘤易感性；②易感基因的检测能够充分解释病因；③检测结果能够影响内科治疗时，应进行肿瘤遗传易感基因的检测。先证者一经确定为遗传肿瘤易感基因的携带者，则须对患者和其家属做进一步筛查和预防策略的相关咨询，同时应警惕其他原发性肿瘤的发病风险。

**4．预防性手术**　对 BRCA 突变者做预防性双侧乳房切除术能够使乳腺癌的发病风险减少 90% 以上。预防性输卵管卵巢切除术能够使 BRCA 异常的绝经前期妇女患卵巢癌的危险降低 90%，而乳腺癌虽然不是原发于腹膜的肿瘤，但其患病风险也能因此减少 65%。

### （三）发病因素

**1. 内源性雌激素暴露** 流行病学研究指出下述因素可影响内源性雌激素暴露水平从而增加乳腺癌的患病风险。

(1) 未产妇。

(2) 首次足月妊娠年龄大（首次足月妊娠年龄大于30岁的女性比足月妊娠年龄小于18的女性罹患乳腺癌的风险增加2到5倍）。

(3) 月经初潮早（小于12岁）。

(4) 绝经年龄晚（大于55岁）。

(5) 哺乳能够降低乳腺癌的发病风险。

**2. 外源性雌激素和孕激素的使用** 绝经后进行激素替代疗法（HRT）。既往多数历史队列研究证据显示，长期应用单药雌激素可轻度增高乳腺癌的患病风险，而联合应用雌激素与黄体酮者所患乳腺癌多数生物学特性较好（激素受体阳性）、分期较早。

**妇女健康倡议（WHI）研究**始于1993年，概况如下：

(1) WHI为安慰剂对照研究，共有10 739个已进行子宫切除术的患者、16 608个保留完整子宫的患者入组。前者随机接受马结合雌激素（CEE，0.625 mg/d）和安慰剂，后者接受马结合雌激素（0.625mg/d）联合甲羟孕酮醋酸盐（MPA，2.5 mg/d）或者安慰剂。试验假设为长期应用CEE + MPA者患慢性疾病如冠心病的风险减低。

(2) 该研究结果发表于2003年，研究显示具有完整子宫并且应用CEE + MPA组罹患乳腺癌的风险增加24%（$P = 0.003$）。CEE + MPA组患者的平均肿块体积较大（1.7 vs 1.5cm，$P = 0.038$），且更易发生淋巴结转移（25.9% vs 15.8%，$P = 0.003$）。此外，用药1年时，CEE + MPA组女性的乳腺X线片异常较多见（9.4% vs 5.4%，$P < 0.0001$）。该研究进一步证明ER/PR阳性 和 ER/PR阴性者的患病风险相似，这与先前报道的非安慰剂对照队列研究的结果相反。此外，应用CEE + MPA可降低结直肠癌的患病风险，而该部分已确诊结直肠癌者的分期大多较晚。

(3) WHI研究结果表明联合应用CEE和MPA可增加异常乳腺X线片的数目和浸润性乳腺癌的风险，而乳腺癌确诊者的分期亦较晚。接受单药CEE并已切除子宫者患乳腺癌的危险并未增加。应用单药CEE增加脑卒中的危险，减少了髋骨骨折的发生，并且不影响冠心病的发病风险。

(4) 需要特别指出，本研究中入组进行子宫切除术的患者较多具有过去或现在激素应用史，体重指数较高，并且41%的患者已进行双侧卵巢切除术。

(5) 综上，绝经后女性应用CEE + MPA会导致三种最常见肿瘤中两种肿瘤的诊断延误，故此数据可能彻底改变对绝经后应用HRT的看法：

1) 应用CEE + MPA进行HRT应该使用能够控制血管收缩或阴道症状的最低有效剂量及最短疗程。

2) 已进行子宫切除术的女性短期应用CEE治疗能够增加脑卒中的患病风险，但是未增加乳腺癌的患病风险。

(6) WHI研究结果发表后，美国进行HRT的新增人数由2001年上半年的2 280

万骤降至2003年上半年的1 520万。与此同时，乳腺癌的发病率下降了7%，在激素受体阳性的老年女性患者中尤为明显，表明乳腺癌发病率下降可能缘于HRT相关的外源性雌激素和黄体酮暴露的减少。

**3. 年龄** 乳腺癌的发病率随年龄的增长逐步上升。绝经后女性约占乳腺癌患者的75%。25岁乳腺癌的患病风险为1/19 608，而80岁以上女性乳腺癌的患病风险为1/8。

**4. 乳腺良性疾病** 大部分乳腺良性疾病，如纤维囊性疾病，并不增加乳腺癌的发病风险。已经有报道非典型过度增生、乳头状瘤、硬化性腺病和原位小叶癌能够增加乳腺癌的发病风险。非典型过度增生是一种增生性疾病，能够使无肿瘤家族史的患者患浸润性乳腺癌的风险增加8%，使有家族史女性的患病风险增加20%。

**5. 体力活动** 许多队列研究表明体力活动与乳腺癌的发病风险呈负相关，与从事体力活动时的年龄无关。

**6. 电离辐射** 暴露于射线能够增加患乳腺癌的危险。胸部放疗，如霍奇金淋巴瘤的斗篷野放疗，能够增加乳腺癌的发病风险。暴露于核武器的尘埃似乎也可以增加患病风险。射线暴露所致乳腺癌的潜伏期很长，常为射线暴露后的10年或更久。

**7. 乙醇** 既往研究表明摄入含酒精饮料与乳腺癌的发病风险呈正相关。

## 二、病理、分子学分类和自然史

乳腺癌是一种高度异质性的疾病。临床和病理学分类一直用于指导患者的治疗。尽管经典的组织病理学分类依然很重要，乳腺癌分子水平特征却已迅速成为了解临床预后和预测化疗疗效的重要工具。

### （一）经典的组织病理学分级

以细胞形态学为基础，通常将乳腺癌分为导管细胞起源（导管腺癌）或小叶起源（小叶癌）的肿瘤。乳腺恶性肿瘤进一步分为能够转移的侵袭性癌（浸润癌）和局限在基底膜下的非侵袭性癌［导管原位癌（DCIS），即为导管内癌］。

**1. 导管腺癌（70%~80%）是最常见的组织类型** 临床预后变化范围广，从惰性到迅速进展型。可通过细胞形态学特征和分子标志物如ER、PR、Ki67和HER2的表达评估预后。

**2. 小叶癌（10%~15%）** 小叶原位癌（LCIS）能够增加今后患浸润性癌（导管癌或小叶癌）的风险。然而，LCIS就其本身而言无任何临床后果。

类似于浸润性导管癌，浸润性小叶癌能够发生转移，且其分期与预后相关。由于独特的单细胞放射状的组织侵袭方式，常使触诊或乳腺影像学检查呈阴性表现，导致浸润性小叶癌的诊断格外困难。与浸润性导管癌相比，浸润性小叶癌倾向于双侧发生，易转移到胸膜心包的表面。

**3. 预后较好的特殊亚型（<10%）** 包括乳头状、管状、黏蛋白样和髓样癌。

**4. 炎性乳腺癌（~1%）** 是一种侵袭性极强的亚型，在显微镜下可观察到皮肤淋巴管受侵，从而明确诊断。临床上，常伴发乳房皮肤红斑（类似于乳腺炎）和皮肤水肿即“橘皮样病变”。

**5．乳腺佩吉特病（Paget's 病）** 以单侧乳头湿疹样改变为特征，常伴随导管原位癌。

**6．叶状囊肉瘤** 很罕见，多半为良性肿瘤，在所有乳腺肿瘤中不到 1%。约 90% 的叶状肿瘤是良性的，约 10% 为恶性的。此类肿瘤转移很少见，但可局部复发，须予以扩大切缘的外科切除术以有效控制局部复发。

**7．罕见肿瘤** 包括鳞状细胞癌、淋巴瘤和肉瘤。

**（二）乳腺恶性肿瘤的分子学分类**

乳腺肿瘤的分子学分类可基于单基因分析，如 ER、PR、HER2 基因拷贝数量，增生指数以及 Ki67；也可基于多基因表达平台，即同时检测成百上千个基因的转录水平。多基因转录谱主要通过实时定量 PCR（RT-PCR）或基因芯片表达微阵列分析加以确定。前者可采用 Oncotype DX 分析，后者可用乳腺癌基因组印记分析。

基于基因表达谱的乳腺癌分类尚未与经典的组织病理学分类完全统一。然而，应用 DNA 微阵列分析所获得的基因表达谱确定了不同细胞起源的乳腺癌的新分子亚型。近年来的研究确认了炎性乳腺癌、小叶状乳腺癌、HER2 阳性乳腺癌和 BRCA 突变乳腺癌的不同基因表达谱。据此，将乳腺癌分为下述具有不同生物学特征和临床预后的 5 种亚型。

**1．Luminal A（乳腺导管上皮腔内 A 型）** 乳腺导管上皮腔内肿瘤表达细胞角蛋白 8 和 18，雌激素受体表达水平高，倾向于低度恶性，进行内分泌治疗疗效可能最佳，预后良好。对化疗敏感度低。

**2．Luminal B（乳腺导管上皮腔内 B 型）** 肿瘤细胞亦起源于乳腺导管上皮腔内表皮，但基因表达模式与 luminal A 不同。预后较 luminal A 型略差。

**3．正常乳腺样肿瘤** 其基因表达谱类似非恶性的正常乳腺表皮。预后与 luminal B 型相似。

**4．HER2 扩增型** 此类肿瘤细胞的 17q 上有 HER2 基因的扩增，常伴 HER2 毗邻基因的共扩增或共表达。在 HER2 阳性的肿瘤中，ER 和 PR 的表达显著下降，而血管内皮生长因子（VEGF）的表达上调。过去此类患者的预后差，而曲妥珠单抗的问世，显著改善了 HER2 阳性肿瘤患者的预后。

**5．基底样乳腺癌亚型** 此类 ER、PR 和 HER2 均阴性（也称为三阴）的肿瘤细胞以表达基底细胞或肌上皮细胞标记物为特征。倾向于高分级，表达细胞角蛋白 5/6 和 17，以及波形蛋白、p63、CD10、平滑肌肌动蛋白和表皮生长因子受体（EGFR）。基底样亚型略带异质性；如 BRCA-1 突变的肿瘤患者亦属于此分子亚型。总体上，基底样亚型患者虽在一定程度上可从化疗获益，但预后仍较差。

**（三）位置和扩散的方式**

乳腺癌最常发生于乳腺外上象限，主要通过种植、淋巴管和血行转移扩散。伴发转移症状的最常见受累器官是局部淋巴结、皮肤、骨、肝、肺和脑。有证据表明患内侧象限肿瘤的患者中有 25% 发生内乳区淋巴结转移，而外侧象限肿瘤的患者中有 15% 发生内乳区淋巴结转移。无腋窝淋巴结受侵的患者几乎不发生内乳区淋巴结转移。

**（四）病程**

乳腺癌病程具异质性，但有与分期相关的倾向。早期乳腺癌是可以治愈的，发生远处转移的风险为10%~20%，可于治疗后的10年或20年发生。局部晚期乳腺癌发生远处转移的潜在风险增加。某些女性患者，尤其是具不良预后因素且肿瘤侵袭性强者，可能快速发生远处转移。转移性乳腺癌不可治愈，其典型病程为治疗稳定一段时间后再次逐步进展。

## 三、筛查和早期检测

### （一）乳房X线摄影

可检出约85%的乳腺癌。需区分诊断性乳房X线摄影与筛查性乳房X线摄影。筛查性乳房X线摄影是用来检测无乳腺癌体征或症状的女性乳腺组织改变的一种X线检查。诊断性乳房X线摄影是在已经发现肿块或其他乳腺癌体征或症状后验证是否患乳腺癌的一种X线检查。尽管15%的乳腺癌不能在乳房X线摄影中发现，但是有45%的乳腺癌在可触及包块之前可在乳房X线摄影中发现。如果有可疑的包块，即使乳腺X线摄影结果正常，医师亦有权进行包块活组织检查明确诊断。

数字化钼靶片逐渐取代了乳房胶片钼靶。数字化钼靶片能够获取乳腺的电子图像，而且使用射线量少于胶片钼靶。而通过电子设备的应用，数字化钼靶片亦改善了图像的存储和传输。诊断软件也有助于数字化钼靶片的解读。但其费用较胶片系统高约1.5到4倍。

**1．美国放射学会的乳腺影像报告与数据系统BI-RADS系统报告** 的乳腺影像结果如下：

第1种类型：阴性。

第2种类型：良性结果。

第3种类型：可能是良性结果。建议短期随访。虽然结果极可能为良性，但是为保险起见，放射科医师仍提倡获取明确诊断。

第4种类型：可疑异常，应考虑进行活检。病变无乳腺癌特征性改变，但高度可疑恶性。

第5种类型：高度提示为恶性肿瘤。

2．某一荟萃分析汇总了8项应用乳腺X线片进行乳腺癌筛查的随机试验结果，显示乳腺癌筛查可使死亡率降低24%。试验观察到，以12和24个月为间期进行乳腺X线检查的40~69岁女性，死亡率明显下降。

**3．美国癌症学会（ACS）** 推荐40岁以上女性应每年进行1次乳房X线检查，只要身体非常健康，预期寿命3~5年以上，并且愿意接受治疗，则应坚持每年进行乳腺癌影像学筛查，没有年龄上限。不应仅因年龄增大而中断乳腺癌影像学筛查。

### （二）乳房体格检查

尽管尚无数据显示临床乳房检查（CBE）或乳房自检（BSE）能够降低乳腺癌的死亡危险，但是ACS仍推荐这两种筛查方式。

1．20岁以上女性，乳腺癌的平均患病风险增加，推荐进行CBE。CBE应为周期性健康体检的一部分，至少每3年进行1次。40岁以上女性应进行CBE，最好每年1次，若能结合每年1次的乳腺影像学检查则更为理想。

2．应告知20岁以上女性BSE的益处和局限性。对其自我检查技术给予指导，并于周期性健康检查时校正其操作。

**（三）高危患者**

ACS 报道，乳腺癌发病风险增加的女性除进行普通女性的常规检查外，增加筛查频率或手段可获益。如提前筛查的开始年龄，缩短筛查间期，或除进行钼靶外，加做其他的放射线检查，包括磁共振 MRI 或超声检查。

1. **ACS 指南推荐，**具下述至少一项危险因素的女性，除进行乳腺 X 线检查外，还应进行 MRI 筛查：

（1）BRCA1 或 BRCA2 突变。

（2）一级亲属（父母、兄弟姐妹、孩子）有 BRCA1 或 BRCA2 突变，而其自身尚未进行检查验证。

（3）采用任一公认的评估工具，根据家族史和其他因素确认乳腺癌患病的终生危险达 20%~25% 以上。

（4）在 10 ~ 30 岁之间有过胸部放射线接触史。

（5）p53 种系突变（Li-Fraumeni 综合征），或与 PTEN 突变相关的错构瘤综合征（Cowden 综合征或 Bannayan-Riley-Ruvalcaba 综合征），或一级亲属中有上述综合征病史。

2. **ACS 指南指出对下述女性是否应该进行 MRI 筛查**尚无足够证据：

（1）采用适当的评估工具，根据家族史和其他因素确认乳腺癌患病的终生危险达 15%~20%。

（2）原位小叶癌或非典型小叶状增生。

（3）非典型导管增生。

（4）乳腺密度增高或密度不均匀（乳房 X 线照片上观察）。

（5）已经患有乳腺癌，包括导管原位癌。

3. **对侧乳腺癌**　新英格兰医学杂志上新发表的一篇研究表明，新近诊断乳腺癌的女性另外进行 MRI 扫描有助于发现对侧乳腺肿瘤。该研究中纳入新近诊断乳腺癌的患者 969 人；MRI 发现早期肿瘤 30 例，仅 3 例漏诊（见推荐阅读文献 Lehman, et al.），而乳房 X 线检查和体格检查结果均为阴性。

## 四、诊断

**（一）体格检查和鉴别诊断**

1. **乳腺肿块**见于多数乳腺癌患者，是病史和体格检查中的最常见的表现。典型表现为单发、单侧、实性、质硬的不规则肿块，无触痛。

2. **自发性乳头溢液**是乳腺癌第二个最常见体征。可见于 3% 的女性和 20% 的男性乳腺癌患者，更多见于乳腺良性疾病，约占 90%。50 岁以上者发生乳头溢液，恶性疾病可能性更大。乳状或脓性溢液者可基本排除癌症的诊断。

3. **其他临床表现**　包括皮肤改变、腋窝淋巴结肿大、局部进展或远处转移。乳房疼痛是比较常见的症状，但是多与癌性疾病无关。佩吉特病以单侧乳头的湿疹样病变为主要临床表现。炎性乳腺癌的表现是皮肤红斑、水肿和无感染迹象的皮下硬结。

### （二）乳腺肿块的评估

**1. 30岁以下女性出现乳腺肿块** 年轻女性发现乳腺肿块，应首选超声检查。若肿块为实性病变且疑为恶性，推荐进行钼靶X线检查后进行组织病理学检查。超声检查显示为良性肿块时，可进行组织学检查确诊，亦可随访观察，通过经常体检和超声检查监控病情。超声检查显示为囊性病变且为单纯性囊肿时，无需治疗。若为复合性囊肿，则应予以针吸术。若针吸后肿块消失且抽吸液不是血性的，则可再次开始进行常规筛查。

**2. 30岁以上女性的乳腺肿块**应该进行诊断性乳腺钼靶X线检查。若影像学特征不明确，则应该进行超声检查。如果乳腺X线片或超声检查可疑恶性病变，则必须进行组织学检查。

**3. 乳腺活组织检查**当需要组织学诊断时，可选用下述检查方法。

**（1）细针穿刺细胞学检查**需要专业人员和细胞病理学专家方可施行。该检查法简单、迅速且安全。乳腺癌中肿瘤细胞沿针道种植转移很少见，故不予考虑。有报道此法诊断恶性肿瘤的敏感度达90%~95%，特异度为98%。因只能获得细胞，此法不能区分侵袭性癌和原位癌，亦无法评估组织结构。

**（2）超声或立体定位空心针穿刺活检术**这些技术已逐渐成为切除活检和FNA的替代检查手段，且为无肿块伴乳腺影像学检查异常患者的标准检查，可继行导丝或细针引导下局部病灶切除术。此外，立体定位空心针穿刺活检获得的组织足以进行组织学特征的判断，还可检测侵袭性肿瘤者的ER、PR和HER2状况。

**（3）不能进行立体定位或超声引导下组织活检时，**切除活组织检查是乳腺肿块诊断的标准操作。进行切除活检术时，应该切除足够的可疑病变周围的正常组织，当诊断为恶性疾病时，该检查同时起到乳腺局部切除术的作用，既可完全切除病变获得阴性切缘，同时利于组织学评估。

### （三）浸润性乳腺癌治疗前的分期检查

若进行上述检查方法确诊为浸润性乳腺癌，则应在乳腺和腋窝淋巴结切除术前进行治疗前分期检查。

1. 全血细胞检查，肝功能检查。
2. 胸片，诊断性双侧乳腺影像学X线检查。
3. 有骨或肝脏相关临床症状或碱性磷酸酶升高者应该考虑进行骨扫描和肝脏的影像学检查。
4. 如果存在无法解释的血细胞减少或血涂片中有幼稚细胞，则应进行骨髓穿刺术。
5. 正电子发射断层摄影（PET）联合或不联合CT检查，在乳腺癌最初分期中的价值正在评估当中。总体来讲，PET精确定位远处病灶的敏感度为80%~97%，特异度为75%~94%。

## 五、分期及预后

### （一）分期系统

美国癌症联合委员会（AJCC）现在应用的是2003版乳腺癌TNM分期系统。T

和 M 分期见表 2. 12. N 分期见表 2. 13。

## 表 2. 12 乳腺癌的术后病理 TNM 分期

**原发肿瘤（T）**

| | |
|---|---|
| TX： | 原发肿瘤不可评估 |
| Tis： | 原位癌（CIS） |
| Tis（DCIS） | 导管原位癌 |
| Tis（LCIS） | 小叶原位癌 |
| Tis（Paget） | 乳头佩吉特病不伴有肿块 |
| T0： | 乳腺中无肿瘤 |
| T1： | 肿瘤最大径：≤2.0 cm |
| T1mic： | 微侵袭≤0. 1 cm |
| T1a： | >0. 1 cm，≤0. 5 cm |
| T1b： | >0. 5 cm，≤1. 0 cm |
| T1c： | >1. 0 cm，≤2. 0 cm |
| T2： | >2 cm，≤5 cm |
| T3： | >5 cm |
| T4： | 任何大小的肿瘤直接侵犯胸壁或皮肤，具体如下 |
| T4a： | 侵犯到胸壁，未侵及胸肌 |
| T4b： | 皮肤溃疡、水肿（包括橘皮样变）或同侧乳腺存在卫星结节 |
| T4c： | T4a 和 T4b 同时存在 |
| T4d： | 炎性乳腺癌 |

**局部淋巴结（N）**的描述见表 2. 13

**远处转移（M）**

| | |
|---|---|
| M0： | 无 |
| M1： | 有 |

**具体分期**

| 分期 | TNM 分类 | | |
|---|---|---|---|
| 0 | Tis | N0 | M0 |
| Ⅰ | T1 | N0 | M0 |
| ⅡA | T0，1 | N1 | M0 |
| | T2 | N0 | M0 |
| ⅡB | T2 | N1 | M0 |
| | T3 | N0 | M0 |
| ⅢA | T0，1，2 | N2 | M0 |
| | T3 | N1，2 | M0 |
| ⅢB | T4 | 任何 N | M0 |
| ⅢC | 任何 T | N3 | M0 |
| Ⅳ | 任何 T | 任何 N | M1 |

摘自 AJCC 癌症分期手册第 6 版. 纽约：Springer-Verlag；2002。

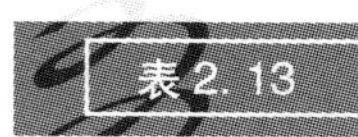

**表 2.13　乳腺癌术后病理 TNM 分期：区域淋巴结（N）[a]**

| | |
|---|---|
| pNx： | 区域淋巴无法评估 |
| pN0： | 组织学检查无区域淋巴结转移，未对孤立肿瘤细胞（ITC）进行进一步检查[b] |
| pN0(i－/＋)： | 组织学检查无区域淋巴结转移或免疫组化检测（IHC）阳性，但 IHC 所示的肿瘤细胞团≤0.2mm |
| pN0(mol－/＋)： | 分子学检查阴性或阳性（如：聚合酶链式反应） |
| pN1： | 有 1～3 个腋窝淋巴结（ALN）转移，和/或内乳区淋巴结转移（IMLN） |
| pN1mi： | 腋窝淋巴结微转移（＞0.2 mm，但≤2.0 mm） |
| pN1a： | 腋窝淋巴结 1～3 个转移 |
| pN1b： | 前哨淋巴结切片检查镜下发现内乳区淋巴结转移，但临床检查（不包括淋巴管闪烁造影术）阴性 |
| pN1c： | pN1a 和 pN1b |
| pN2： | 有 4～9 个腋窝淋巴结转移，或临床检查提示明显的胸骨旁淋巴结转移，而无腋窝淋巴结转移 |
| pN2a： | 有 4～9 个腋窝淋巴结转移，（其中至少有一个肿瘤＞2.0 mm） |
| pN2b： | 临床检查提示明显的胸骨旁淋巴结转移，而无腋窝淋巴结转移 |
| pN3： | 有 10 个或 10 个以上的腋窝淋巴结转移；或临床检查提示明显的同侧胸骨旁淋巴结转移伴有 1 个或 1 个以上的腋窝淋巴结转移；或 3 个以上腋窝淋巴结转移，镜下胸骨旁淋巴结转移，但临床阴性；或锁骨下淋巴结转移，或同侧锁骨上淋巴结转移。 |
| pN3a： | 有 10 个或 10 个以上的腋窝淋巴结转移（其中至少有一个肿瘤＞2.0 mm），或锁骨下淋巴结转移。 |
| pN3b： | 临床检查提示明显的同侧胸骨旁淋巴结转移伴有 1 个或 1 个以上的腋窝淋巴结转移；或 3 个以上腋窝淋巴结转移，镜下胸骨旁淋巴结转移，但临床阴性。 |
| pN3c： | 同侧锁骨上淋巴结转移 |

ALN：腋窝淋巴结；IHC：免疫组织化学；IMLN：内乳区淋巴结（沿着胸骨边缘的肋间）；pN：病理评估淋巴结状态；RLN：区域淋巴结［腋窝、内乳区、经胸大肌（“Rotter's”）］；SLND：前哨淋巴结活检。

a　淋巴结分类以腋窝淋巴结活检联合/不联合前哨淋巴结活检为基础，前哨淋巴结分级仅行前哨淋巴结活检，不再继行腋窝淋巴结活检，用（sn）表示（例如，pN0［sn］）。

b　仅应用 IHC 确定的淋巴结转移用“i”表示（例如 pN0［i＋］［sn］）。

（二）预后因素

**1. 肿瘤分级是重要的预后因素** 分级越高，预后越差。AJCC 分期系统推荐应用乳腺癌组织学分级系统。通过评估三种形态学特征（小管结构，核多形性，有丝分裂计数），对肿瘤进行分级。给每种特征赋予 1（分化好）到 3（分化差）三个值。3 到 5 分为 1 级，6 到 7 分为 2 级，8 到 9 分为 3 级。

**2. 病理学分期明显影响预期生存期**

**（1）肿瘤大小**淋巴结转移小于 4 枚的患者，肿瘤大小与复发风险呈正相关；大于 4 枚者，淋巴结转移的预后价值超过肿瘤大小。下表中流行病学调查的 5 年生存数据反映了肿瘤大小对预后的影响。

| | 根据腋窝淋巴结转移数目分组计算的 5 年生存率 | |
|---|---|---|
| **肿瘤大小** | **无淋巴结转移** | **1 ~3 个淋巴结转移** |
| T1a：<0.5cm | 99% | 95% |
| T1b：0.5 ~0.9cm | 98% | 94% |
| T1c：1.0 ~1.9cm | 96% | 87% |

仅进行乳腺切除术且无淋巴结转移的乳腺癌患者的 20 年无病生存率：pT1a-b 者约为 92%，pT1c 者为 75%~80%。肿瘤分级对此生存率亦有影响。

**（2）淋巴结受累是乳腺癌复发的最重要预后指标** 乳腺癌分期系统最近的变化，可能使应用病理学分期的患者的长期预后存在混乱。1988 年的分期系统没有涉及淋巴结受累数目，2003 年修订的 TNM 分期系统（见表 2.13）纳入了此项指标。

（三）远处转移

Ⅳ期患者的生存期多为 2 ~4 年，与转移部位、疾病进展速度以及治疗反应性相关。HR（+）且仅有骨转移者有可能长期生存。

**1. 激素受体状态** 国立乳腺外科辅助治疗项目（NSABP）B-06 试验证明，ER、PR 均为阴性与二者均为阳性的乳腺癌患者相比，预后略差，该试验中 ER、PR 的状态是通过生化方法测定的。当前通过免疫组织化学技术测定的 ER、PR 状态，是预测患者对激素治疗反应性的重要因素，而不是预测生存的预后因素。

**2. HER2 过表达** 所有正常细胞，包括乳腺上皮细胞，均携带双拷贝人类表皮生长因子受体 2 基因（HER2；亦称为 C-erbB2 基因）。由于基因扩增，约 20%~25% 的乳腺癌患者存在 HER2 多拷贝基因。HER2 基因扩增会导致一个 185kDa 的跨膜受体酪氨酸激酶的过表达，病理性 $p185^{HER2}$ 的过表达会激活 HER2 激酶，从而增强肿瘤细胞的增殖、存活和转移。

**（1）HER2 过度表达**的肿瘤容易较早发生转移，患者预后较差。通过荧光原位杂交法（FISH）测定 HER2 过度表达的肿瘤患者最有可能从人源性单克隆抗体曲妥珠单抗（赫赛汀）治疗中获益。

**（2）测定 HER2 异常**的方法包括 IHC 和 FISH。为了编写 HER2 检测指南，以提高其作为预测指标的精确性和实用性，ASCO 和美国病理学会组织了一个专家小组，对 HER2 检测结果的评定提供建议与标准。专家小组推荐所有浸润性乳腺癌患者均应进行 HER2 检测。施行检测的实验室，其检测结果必须经另一检测实验校验，阳性和阴性一致性需达 95%。关于 HER2 蛋白表达和基因扩增的结果判定，推荐意见如下：

1）HER2 阳性是指 IHC 染色 3+（超过 30% 的肿瘤细胞的细胞膜呈均匀强染色），FISH 结果为每个细胞核的 HER2 基因拷贝数 >6 个，或者 FISH 比值（HER2 基因信号与 17 号染色体信号的比值）大于 2.2。

2）阴性结果为 IHC 染色为 0 或者 1+，FISH 结果为每个细胞核的 HER2 基因拷贝数 <4.0 个，或者 FISH 比值 <1.8。

3）可疑结果需再进行检测以最后确诊。

**3. 其他生物学标记物**

**（1）Ki-67 蛋白**是细胞增殖的标记物，与细胞增殖紧密相关。Ki-67 蛋白存在于细胞周期的 G1、S、G2 和有丝分裂 M 期，而不存在于静息期（G0）Ki-67 阳性的肿瘤细胞数量（Ki-67 标记指数）与疾病进程相关。

**（2）DNA 流式细胞计量术**可用于碘化丙啶荧光染色后的肿瘤活检。该方法可测定 DNA 总含量（和由此确定的染色体拷贝数）以及 S 期细胞的百分比。

**（3）抑癌基因 p53 突变**常（但不总是）导致无功能的 p53 蛋白在细胞核内异常蓄积。p53 蛋白在细胞核内的蓄积可用 IHC 染色加以观察，其已成为检测 p53 基因突变的替代标记物。正常 p53 蛋白的过度表达亦可见于乳腺癌细胞，甚至无 p53 基因突变者亦可发生。另外，某些肿瘤中的 p53 突变会导致蛋白截短，IHC 无法精确检出。因此，IHC 染色不是检测 p53 基因型的精确方法，临床应用有限。

## 六、非侵袭性乳腺癌的治疗

### （一）原位导管癌

虽为非侵袭性，但明确是恶性疾病，仅进行手术切除活检，35% 的病例在 10～15 年内复发。如果复发，大于 25% 的患者为浸润性癌。若手术时进行腋窝淋巴结廓清术，原位导管癌转移率低于 3%。如果进行乳腺切除术，可发现病灶常为多中心的（其他原位癌病灶距离主病灶 >2cm）。

**1. 局部治疗** 导管原位癌的患者多无乳腺包块，仅存在影像学异常，常因钼靶检查而被发现，常通过立体定位的空心针活检确诊。

**（1）多中心型导管原位癌** 患者应进行乳腺切除术（伴或不伴乳腺再造术），单中心型患者可予以乳腺全切术，不需要进行淋巴结廓清术，亦可单纯切除肿物，但需保证足够的阴性切缘。乳腺切除术可使 98% 的导管原位癌达到根治。

（2）NSABP B-17 试验将 818 例乳腺导管原位癌的患者随机分为两组，一组仅进行肿物切除术，不予以进一步治疗，另一组在肿物切除术后进行放疗（见推荐阅读文献 Fisher ER，et al.）。为期 8 年的随访结果表明，放疗可使同侧复发率（包括侵袭性和非侵袭性复发肿瘤）从 27% 减少至 12%，使非侵袭性癌发病率从 13% 减少至 8%（$P=0.007$），使侵袭性癌发病率从 13% 减少至 3%。未进行放疗者的同侧复发乳腺癌有半数为侵袭性肿瘤。

（3）欧洲协作研究组将 1 010 例女性患者随机分为两组，一组术后接受 5 000

cGy 的放疗，另一组为术后观察组（见推荐阅读文献 Julien JP，et al.），观察组与放疗组患者的复发率分别为 16% 和 9%。导管原位癌患者若为低分级，且各方向 1cm 范围内的手术切缘均为阴性，则考虑分入观察组。

**2. 原位导管癌的全身辅助治疗** NSABP B-24 试验将 1804 名接受过肿物切除术和放疗的乳腺癌患者随机分为他莫昔芬组（20mg/d，共 5 年）和安慰剂组（见推荐阅读文献 Fisher B，et al）。两组乳腺癌的复发率分别为 8% 和 13%。这些数据于 2002 年总结如下：

（1）在 1 804 名患者中，676 人已进行 ER 检测，阳性者在安慰剂组和他莫昔芬组分别占 75%（344 人）和 80%（332 人）。

（2）ER 阴性的原位导管癌患者，两组同侧乳腺癌复发率均为 18%，对侧复发率也相同。

（3）ER 阳性的原位导管癌患者，同侧乳腺癌复发率在安慰剂组和他莫昔芬组分别为 13% 和 7%，而对侧复发率分别为 8% 和 3%。两组患者总生存期无差异。

（4）该数据支持 ER 阳性的原位导管癌患者使用他莫昔芬作为辅助治疗。但因无生存获益，应用时需充分考虑其已知药物毒性，予以仔细权衡。

**（二）小叶原位癌**

也为小叶新生物，被很多专家认为是非恶性疾病。该肿瘤常为多中心，双侧（30%），其存在会增加继发性侵袭性乳腺癌的发生风险。约 20% 的小叶原位癌会在 15 年后发展为浸润性乳腺癌。

1. 外科手术 并不推荐常规用于小叶原位癌的治疗，未进行乳腺切除术者每年应进行 1 次乳腺钼靶检查，有高危因素者，为降低其乳腺癌的发生风险，可考虑予以双乳切除术。

2. 应告知小叶原位癌患者有关应用他莫昔芬可降低浸润性乳腺癌发生风险的益处，NSABP P-1 预防试验表明有小叶原位癌病史的患者口服他莫昔芬 5 年，可使浸润性乳腺癌的发生风险降低 56%。

## 七、早期浸润性乳腺癌的治疗：手术和放疗

切除原发灶并不能从根本上改变转移风险。局部治疗的不同（根治术、改良根治术或单纯乳腺切除术，进行或不进行放疗）亦不能改变生存结果。

**区域淋巴结并非肿瘤播散的屏障，而是全身转移的预兆。**研究表明，淋巴结是否受侵与预后密切相关，因此手术时需进行淋巴结廓清术，但手术时清除腋窝淋巴结并不影响复发率，远处转移率或生存率。

**（一）外科治疗**

**1. 保乳治疗** 指通过局部手术完整切除肿物，然后进行放疗消灭残存乳腺组织中的癌细胞。若要进行分期，还应进行腋窝淋巴结及前哨淋巴结清扫术。

肿块切除术的禁忌证包括不能进行放疗或者术后美容效果不佳，具体如下：

**（1）保乳治疗的绝对禁忌证**

1）曾进行乳腺或胸壁放疗导致胸壁过度暴露于放射线。

2）需于妊娠期间进行放疗。

3）多中心乳腺癌。

4）乳腺钼靶显示弥散、恶性表现的微小钙化。

**（2）保乳治疗的相对禁忌证**

1）多病灶乳腺癌需要进行两个独立切口。

2）结缔组织病累积到皮肤，例如硬皮病或红斑狼疮。

3）T3 疾病或乳腺较小而肿块较大，术后的局部美容效果不理想。

**2. 乳腺癌改良根治术** 对于选择手术作为唯一局部治疗（例如避免进行放疗者）或者不适合进行保乳术的患者来说，是标准的外科治疗方法。包括完整切除乳房以及腋窝淋巴结清扫术。大量的随机试验表明乳腺癌改良根治术和保乳术患者的生存时间相同。外观的改变可以通过乳腺再造术或者应用假体予以处理。

**3. 腋窝淋巴结** 腋窝淋巴结的标准病理学评估包括Ⅰ级和Ⅱ级（低级和中级）腋窝淋巴结的清扫术。

（1）5%的患者发生淋巴性水肿，神经损伤也可发生，但很罕见。

（2）腋窝淋巴结中发现孤立肿瘤细胞簇（≤0.2mm）对于是否应进一步进行腋窝或者全身治疗的意义尚不确定。该体征本身不能提高患者的疾病分期，也不能用于选择治疗手段：如局部、区域或全身治疗。

**4. 前哨淋巴结（SLN）** 前哨淋巴结检测在大多数医院已取代淋巴结清扫术，从而减少以分期为目的的淋巴结清除术及其相关并发症（尤其是淋巴性水肿）的发生率。对于临床上腋窝淋巴结阴性的患者，只要外科医师的经验丰富、技术精湛，即可进行前哨淋巴结检测，受过充分训练和经验丰富的外科医师会提高 SLN 活检的检出率。

**（1）前哨淋巴结**转移 >0.2 mm 的患者多需进行腋窝淋巴结清扫术。前哨淋巴结阳性的患者如果选择不进行腋窝淋巴结清扫术，则应被告知可能存在腋窝淋巴结复发的风险及后果。

（2）目前不鼓励常规应用细胞角蛋白免疫组化方法检测前哨淋巴结微转移，因其预后意义尚需前瞻性试验加以确认。

**5. 乳房重建术**

**（1）乳腺重建的适应证**包括患者的期望切合实际，可用的皮肤和软组织足以施行手术达到美观效果。

**（2）乳房重建术的禁忌证**包括炎性乳癌，既往治疗所致的皮肤大面积放射性损伤，患者的期望不切实际以及伴发可能增加手术风险的疾病。

**（二）放射治疗**

放射治疗，在疾病早期用作手术的补充治疗，是保乳治疗的重要组成部分，适用于有 4 个或更多腋窝淋巴结转移者（包括锁骨上窝放疗），转移性疾病需要进行局部控制者以及切缘阳性的局部进展期患者。对于进行保乳术者，主要应予以全乳兆伏级外线束 γ 射线照射（4 500 ~ 5 000 cGy），并予活检区域追加照射（1 000 ~ 2 000 cGy）。当前临床研究中新的放射治疗方法涉及组织间插植，即在病灶切除后的术腔内短期植入施源器进行局部照射，从而取代全乳照射。

## 八、早期浸润性乳腺癌的治疗：辅助化疗

### （一）原则

早期乳腺癌试验协作组曾发表文章对辅助化疗相关的临床试验进行了概述。研究表明，6 个月的联合化疗可使小于 50 岁以及 50～69 岁的乳腺癌患者的年死亡率分别下降 38% 和 20%，表 2. 14 显示年龄为 35 岁或 60 岁，激素受体阴性的患者进行化疗后死亡率下降的大致百分比。表 2. 15 显示年龄为 35 岁或 60 岁，激素受体阳性的患者进行化疗联合激素治疗后死亡率下降的大致百分比。

**1. 可进行全身辅助治疗的患者** 几乎全部腋窝淋巴结阳性患者以及多数淋巴结阴性但有预后不良因素者，均属高危人群，如无特殊禁忌，应进行辅助化疗。从病史上看，淋巴结阴性但仍具有足够高风险需要进行辅助化疗的患者是：

（1）激素受体阴性、病理学高分级、低分化肿瘤；

（2）HER2 过表达；

（3）具有肿瘤增殖加速的标志物（如：有丝分裂指数、Ki67 表达及 S 期细胞比例增高）；

（4）血管及淋巴管受侵。化疗的相对获益度与患者的诊断年龄及激素受体状态相关。

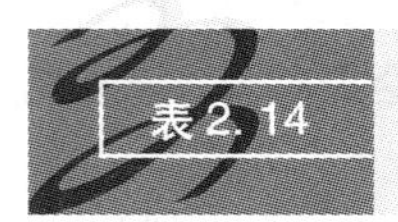
表 2. 14 ER（－），PR（－）的乳腺癌患者进行以阿霉素为基础的辅助化疗后，随访 10 年的死亡率降低值

| 分期 | 辅助化疗相关的死亡率降低值[a] | | | |
|---|---|---|---|---|
| | 35 岁 | | 60 岁 | |
| | 1 级 | 2/3 级 | 1 级 | 2/3 级 |
| Ⅰ（T1b N0） | 1 | 2 | 1 | 2 |
| Ⅰ（T1c N0） | 3 | 6 | 2 | 4 |
| ⅡA | 6 | 12 | 4 | 8 |
| ⅡB | 9 | 15 | 6 | 10 |
| ⅢA | 14 | 20 | 10 | 13 |
| ⅢC | 18 | 21 | 12 | 14 |

a“死亡率”是指在 100 名患者中乳腺癌所致死亡人数；

“降低值”是指在 100 名患者中减少的乳腺癌所致死亡人数。数据没有考虑 HER2 阳性或者应用曲妥珠单抗对死亡率的影响。

摘自 Adjuvant! Online and Woodward WA，Strom EA，Tucker SL，et al. Changes in the 2003 American Joint Committee on Cancer Staging for breast cancer dramatically affect stage-specific survival. J Clin Oncol 2003；21：3244.

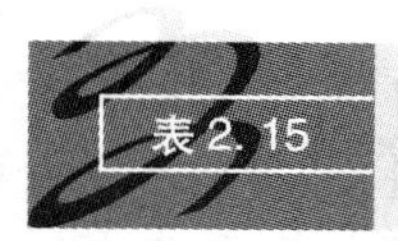


**ER（+），PR（+）的乳腺癌患者进行以阿霉素为基础的辅助化疗联合或不联合激素治疗后，随访 10 年死亡率降低值**

| 分期 | 辅助化疗死亡率的降低值[a] | | | | | | | |
|---|---|---|---|---|---|---|---|---|
| | 35 岁 | | | | 60 岁 | | | |
| | 1 级 | | 3 级 | | 1 级 | | 3 级 | |
| | H | C-H | H | C-H | H | C-H | H | C-H |
| Ⅰ（T1b N0） | <1 | <1 | 2 | 3 | <1 | <1 | 2 | 2 |
| Ⅰ（T1c N0） | 1 | 2 | 4 | 8 | 1 | 1 | 4 | 6 |
| ⅡA | 3 | 5 | 8 | 15 | 3 | 4 | 7 | 11 |
| ⅡB | 6 | 16 | 12 | 25 | 4 | 6 | 10 | 13 |
| ⅢA | 9 | 18 | 14 | 30 | 7 | 12 | 13 | 22 |
| ⅢC | 12 | 26 | 14 | 35 | 11 | 14 | 13 | 20 |

C-H：化疗继行 5 年激素治疗；H：仅进行激素治疗。

a “死亡率”是指在 100 名患者中乳腺癌所致死亡人数。

“降低值”是指在 100 名患者中因乳腺癌所致的死亡人数。数据没有考虑 HER2 阳性或者应用曲妥珠单抗对死亡率的影响。

摘自 Adjuvant! Online and Woodward WA, Strom EA, Tucker SL, et al. Changes in the 2003 American Joint Committee on Cancer Staging for breast cancer dramatically affect stage-specific survival. J Clin Oncol 2003; 21:3244.

**2. 应进行辅助化疗的患者** 如果一个患者的复发风险是 100%，将其复发风险降低 30% 后，她的复发风险是 70%；而如果一个患者的复发风险是 10%，将其复发风险降低 30% 后，她的复发风险是 7%。因此，对于早期但存在不良预后指标的乳腺癌患者，应结合医疗的科学性与艺术性选择合适的治疗方案。对于具有较好预后因素的患者可不进行化疗，而仅进行辅助性内分泌治疗。

**（1）Adjuvant! Online** 该计算机化决策制定工具（www.adjuvantonline.com）为患者选择合适的辅助性治疗带来了重大的变革。那些①单侧、单发的浸润性乳腺癌；②接受了乳腺标准手术，淋巴结分期明确；③没有远处转移证据或残余病灶的患者，均可应用 Adjuvant! Online 对病情及预后加以评估。

专业人员只需将患者的年龄、合并疾病、ER 状态、肿瘤分级、肿瘤大小和受累淋巴结数目输入在线系统中，同时选择该患者的辅助性内分泌治疗（如三苯氧胺，芳香化酶抑制剂）和化疗方案（一代、二代及三代），系统会自动生成报告评估患者在下述情况下的 10 年复发风险和死亡风险：①不进行全身辅助治疗；②仅进行辅助性内分泌治疗；③仅进行辅助性化疗；④联合内分泌治疗与化疗。系统还会将评估结果转变为图解并提供打印版本，以便医患双方就化疗的风险和获益进行商讨。

Adjuvant！Online 系统也存在缺陷，该系统中缺乏某些患者如肿瘤小且淋巴结阴性、高龄或重要危险因素（如 HER2）状况缺失者相关的临床数据（其新版本将包括与 HER2 状况和应用曲妥珠单抗治疗相关的数据）。现在 Adjuvant！Online 正在进行升级，一个重要方面就是包含 21 基因检测（Oncotype DX）复发评分的基因组分析。

**（2）Oncotype DX 分析** 是将新诊断的淋巴结阴性、ER 阳性的早期乳腺癌患者的复发风险量化。具体方法如下：采用多重 PCR 方法，研究福尔马林固定、石蜡包埋的肿瘤组织中 16 个与乳腺癌远处转移相关的基因和 5 个对照基因的信使 RNA（mRNA）的转录情况。复发评分（RS）计算系统则将这些基因信息量化为简单数值（0～100）。

1）OncotypeDX 和 RS 计算系统已经通过了一项大型、独立、多中心临床研究（NSABP 研究 B-14）的验证。该研究的入组患者均接受过三苯氧胺辅助治疗，根据 RS 评分所预测的 10 年无病生存率，可将患者分为高复发风险组（RS≥31），中等复发风险组（RS =18 并且 <31）和低复发风险组（RS <18）。

2）除了预测预后，Oncotype DX 方法还能预测患者对辅助治疗的反应性。B-14 研究中，低、中度复发风险组的患者能从三苯氧胺的辅助治疗中显著获益，而高风险组无明显获益。此外 NSABP B-20 研究（应用 CMF 类辅助化疗方案的随机对照研究）的回顾性亚组分析显示：高复发风险得分者从辅助化疗中显著获益，而低、中等分数者无获益。

3）目前正在进行一项前瞻性随机临床试验以评估具有中等复发风险（RS 11-25 评分）的乳腺癌患者能否从辅助化疗中获益。

**（3）荷兰乳腺癌检查评估方法 MammaPrint** 通过对 70 个与细胞分裂、肿瘤侵袭、转移和血管生成相关的基因进行微阵列分析从而将乳腺癌分类。该方法要求应用保存在特殊缓冲液中的新鲜肿瘤组织以保持 RNA 的完整性及分析的准确性。通过对淋巴结阴性患者的原发肿瘤组织进行 DNA 微阵列分析，可获得其基因表达特征从而明确其远处转移风险。连续超过 1 000 例患者的基因分析已经验证了该基因表达图谱的预后预测价值及其较其他临床常用参数的优越性。Mammaprint 方法的另一潜在优势是其对 ER 阴性或阳性的早期乳腺癌患者均可进行分析。

### （二）化疗方案

美国国家癌症综合治疗联盟（NCCN）定期分析已发表的临床试验数据以评价乳腺癌患者进行全身辅助治疗的临床获益。2007 年的 NCCN 乳腺癌治疗指南建议根据患者的 HER2 表达情况选择化疗方案（见 www. nccn. org，Breast cancer，v. 2，2007）。可供选择的化疗方案见表 2. 16。药物剂量及给药方法见表 2. 17。

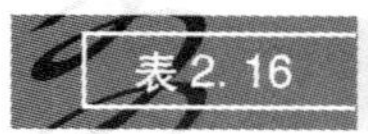

**表 2.16 乳腺癌辅助化疗的可选方案**

**不包含曲妥珠单抗的治疗方案**
CMF
FAC 或 CAF
FEC 或 CEF
EC
AC 或 AC→D/P
DAC
A 或 E→CMF
AC ×4→P ×4（包括支持治疗的 2 周方案）
A→P→C（包括支持治疗的 2 周方案）
**包含曲妥珠单抗的治疗方案**
AC→P + H
AC→D + H
D + H→FEC
H + D-Carb
化疗结束后序贯 H

→：序贯
A：阿霉素；C：环磷酰胺；Carb：卡铂；D：多西他赛。
E：表阿霉素；F：氟尿嘧啶；H：赫赛汀（曲妥珠单抗）；P：紫杉醇。

**（三）紫杉类药物在辅助治疗中的作用**

1．三个临床研究的单独及联合数据分析均显示，以蒽环类为基础的化疗方案加用紫杉类药物可使淋巴结阳性的乳腺癌患者明显获益。

（1）CALGB 9344 研究中，中位随访 69 个月的数据显示在 4 周期 AC 方案后继续进行 4 周期紫杉醇（3 周方案）能使复发和死亡风险分别下降 17% 和 18%。

（2）NSABP B-28 研究显示，在 AC 方案后序贯紫杉醇（方案同 CALGB9344）在中位随访 65 个月时使复发风险降低 17%。

（3）乳腺癌国际研究组的 BCIRG 001 研究中，中位随访 55 个月的数据显示：6 周期的 DAC3 周方案与 6 周期的 CAF 方案相比，无病生存期（DFS）和总生存期（OS）分别提高 28% 和 30%。

2．因 ER 阳性患者较 ER 阴性患者的化疗反应性差，故 ER 阳性患者加用紫杉类药物的获益没有 ER 阴性患者明显。

表 2.17 乳腺癌联合化疗方案[a]

| 方案(周期) | 烷化剂 | 氟尿嘧啶 | 其他 |
|---|---|---|---|
| CMF（3 周） | Cyc 600（d1） | 600（d1） | Mtx 40（d1） |
| 标准 CMF(4周) | Cyc 100 PO(d1 ~ 14) | 600（d1&8） | Mtx40（d1&8） |
| AC（3 周） | Cyc 600（d1） | | Adr 60（d1） |
| FAC（4 周） | Cyc 400 ~ 500(d1) | 400 ~ 500(d1 & 8) | Adr 40 ~ 50（d1） |
| CAF（4 周） | Cyc 100 PO d(d1 ~ 14) | 600（d1&8） | Adr30（d1&8） |
| EC（3 周） | Cyc 600（d1） | Epi 100（d1） | |
| CEF120(4 周) | Cyc 75 PO | 500（d1&8） | Epi60（d1&8），Abx |
| FEC100(3周) | Cyc500（d1） | 500（d1） | Epi50(d1&8)或100(d1) |
| PC（每周） | Carb AUC 2 | | Pac 80 |
| DAC（3 周） | 500（d1） | | Adr 50（d1）<br>Doc 75（d1） |
| **剂量密度** | | | |
| AC(2周 ×4)[b] | Cyc 600（d1） | | Adr 60（d1） |
| 随后(2周 ×4)[b] | | | Pac 175（d1） |
| BCIRG-006 | | | |
| DC/H(3周 ×6) | Carb AUC 6（d1）[c] | | Doc 75（d1），[c]Her 4 mg/kg d1，随后 2 mg/kg，每周 1 次 共 18 周，随后 6 mg/kg，每 3 周 1 次<br>自 d1 起共 1 年 |
| AC-D/H<br>(AC 3 周 ×4)<br>(随后 D 3周 ×4) | Cyc 600（d 1）[c] | | Adr60（d1）[c]<br>Doc 100，Her 4 mg/kgd1，随后 2mg/kg，每周 1 次 ×12 周，随后 6mg/kg 每 3 周 1 个周期，自第 1 天起共 1 年 |

Abx：预防性应用抗生素；Adr：阿霉素（多柔比星）；AUC：曲线下面积；Carb：卡铂；Cyc：环磷酰胺；Doc：多西他赛；Epi：表阿霉素；Her：赫赛汀（曲妥珠单抗）；Mtx：甲氨蝶呤；Pac：紫杉醇。

a 药物剂量根据体表面积计算；除标明 PO 外均为静脉给药。

b 两周方案者应用粒细胞集落刺激因子（非格司亭，300 或 480mg 皮下注射，第 2 ~ 10 天；或乙二醇化非格司亭，6mg 皮下注射，第 2 天）。

c 第 1 周期第 2 天给药。

3. 因上述研究并未解决最佳化疗方案、最佳紫杉类药物及其最适剂量问题，美国东部肿瘤协作组（ECOG）又组织了一项前瞻性随机临床研究（E1199），对紫杉类药物（多西他赛 vs 紫杉醇）及其用药剂量（每周 vs3 周）进行了直接比较。在这个2×2析因试验设计，所有患者先进行 4 周期的 AC 3 周方案化疗，再随机分入 4

组：①紫杉醇3周方案×4周期；②多西他赛3周方案×4周期；③紫杉醇每周方案×12周；④多西他赛每周方案×12周。

（1）就首要研究目的而言，该研究结果为阴性，即紫杉醇与多西他赛相比较，每周方案与3周方案相比无差异。此研究结论可能存在偏倚，因为多西他赛每周治疗组中很大一部分患者因为不良反应而不能完成全部治疗计划。

（2）就次要研究目的而言，研究显示紫杉醇每周方案和多西他赛3周方案均明显优于紫杉醇3周方案。紫杉醇每周方案与3周方案相比能明显改善患者生存。而考虑毒性作用时，紫杉醇每周方案虽可增加神经毒性（外周神经病变）的发生，但患者的治疗指数亦增加。

**（四）曲妥珠单抗（赫赛汀）辅助治疗**

曲妥珠单抗是特异性针对EGFR-2（HER2；HER2/neu）胞外域的人源化单克隆抗体。

**1. 随机试验** 已有5项关于曲妥珠单抗辅助治疗的随机试验的报道，大量数据显示，曲妥珠单抗辅助治疗能改善乳腺癌患者的总生存。

（1）NSABP B-31研究中，HER2阳性且有淋巴结转移的患者被随机分组，分别进行单纯化疗（4周期的AC3周方案序贯4周期的紫杉醇3周方案）或化疗（化疗方案同前）联合曲妥珠单抗治疗（与紫杉醇治疗同时开始，持续52周）。北方癌症治疗中心（NCCTG）N9831组间试验研究中，HER2阳性的早期乳腺癌患者亦以同样方式分组，紫杉醇以每周低剂量方式给药，共用12周。第三组患者在化疗完全结束后序贯曲妥珠单抗治疗。

因为以上两试验的相似性，将其入组的3 351名患者联合进行数据分析。中位随访2年的结果表明，曲妥珠单抗可使复发和死亡风险分别降低52%（$P<0.001$）和33%（$P=0.015$）。而将两试验的数据分别进行分析，亦能得出曲妥珠单抗改善DFS的结论。

（2）另一项研究（HERA）纳入5 081名患者，对局部治疗和标准化疗结束后不进行任何治疗、接受曲妥珠单抗治疗1年以及2年的获益情况进行了比较。早期随访显示曲妥珠单抗治疗1年能使复发风险降低46%（$P<0.0001$），2年治疗的结果尚未报道。

（3）BCIRG 006研究将3 222名HER2过表达、淋巴结阳性或存在高危因素的淋巴结阴性患者随机分至AC序贯多西他赛组（对照组），AC序贯多西他赛联合曲妥珠单抗1年组（DH）和卡铂、多西他赛联合曲妥珠单抗组（CDH）。经过36个月的随访，与对照组相比，DH组无疾病复发风险比是0.61（$P<0.0001$），CDH组患者DFS的风险比是0.67（$P=0.0003$）。DH组和CDH组间的DFS无显著性差异。DH和CDH组均具有显著的生存获益。值得注意的是，不含蒽环类的治疗方案（TCH）与AC序贯TH方案相比，心脏毒性的发生显著减少。此方案的剂量和给药方法见表2.17。

（4）FinHer研究将1 010名患者随机分入9周长春瑞滨序贯3周期FEC（见表2.17）组和3周期多西他赛序贯3周期FEC组。HER2阳性的232名患者进一步随机分组，在长春瑞滨或多西他赛治疗期间接受或不接受9周的曲妥珠单抗治疗。中位随访3年的结果表明，加用曲妥珠单抗可降低复发风险（风险比0.42；$P=0.01$）。

**2. 与曲妥珠单抗辅助治疗相关的心脏不良事件** 在应用曲妥珠单抗进行辅助治疗的研究中，进行曲妥珠单抗治疗者的Ⅲ/Ⅳ度充血性心力衰竭（CHF）和心脏相关死亡的发生率为0（FinHer研究）~4.1%（NSABP B-31研究）。心功能减退的发生与年龄、左室射血分数（LVEF）基线水平、蒽环类药物治疗史以及抗高血压药物伴随用药有关。值得注意的是，所有这些研究中入组的患者，在应用曲妥珠单抗治疗期间均密切监测心脏功能，每3个月检查1次LVEF，并严格按照规定停用曲妥珠单抗，无症状的LVEF下降亦为停药指征。此外，这些试验中入组患者的中位年龄约为50岁，并且排除有明确心脏病史者。拟进行曲妥珠单抗治疗者均需全面评估心脏功能基线水平，包括病史与体格检查以及LVEF的测定（超声心动图或放射性核素扫描）。检查不能筛出所有可能发生心力衰竭的患者。既往有心功能异常的患者在治疗时应特别予以注意。有临床症状的LVEF下降者强烈建议停用曲妥珠单抗。

**3. HER2状态、拓扑异构酶Ⅱ和蒽环类药物的作用**

大量回顾性研究对HER2状态和蒽环类药物疗效的关系进行了探讨。体外研究表明，乳腺癌细胞系转染和过表达HER2不能增加其对阿霉素的敏感性。该结果表明，影响肿瘤组织对蒽环类药物的敏感性是其他因素而非HER2。拓扑异构酶Ⅱ基因位点与HER2相近，都位于17号染色体长臂，HER2基因扩增者中有35%同时存在拓扑异构酶Ⅱ基因扩增。目前的假说是，蒽环类药物的敏感性与拓扑异构酶Ⅱ的扩增有关，与HER2扩增无关。众所周知，无HER2扩增者罕见拓扑异构酶Ⅱ扩增。因此，HER2阴性的早期乳腺癌患者应用蒽环类药物可否获益尚有争议。

美国肿瘤学网正在进行一项研究，对HER2阴性的早期乳腺癌患者应用多西他赛联合环磷酰胺方案6周期或DAC方案6周期进行比较。另外，关于曲妥珠单抗用于辅助治疗的BCIRG 006研究显示，曲妥珠单抗联合蒽环类为基础的化疗与其联合非蒽环类为基础的化疗相比较无差异（且与拓扑异构酶水平无关），也就是说，只要应用曲妥珠单抗，则可不必予以蒽环类抗生素。

**（五）剂量密度治疗**

剂量密度治疗是将同等化疗剂量以更频繁的方式给药。一项大型临床研究（CALBG9741）表明，淋巴结阳性的乳腺癌患者接受双周方案化疗（4周期的AC双周方案序贯4周期的紫杉醇双周方案）联合生长因子支持治疗与接受相同药物的3周方案化疗不联合生长因子治疗相比较，DFS和OS分别提高26%和31%。

该研究的数据虽令人瞩目，却不能区分剂量密度化疗的获益是来自于AC方案还是来自于紫杉醇方案，两者密度应用均可能与DFS和OS的改善相关。其中一种解释认为获益与紫杉醇相关，因有研究表明紫杉醇双周方案用于转移患者时优于3周方案。最近，NSABP完成了一项大型随机研究（NSABP B-38）的入组，该研究将DAC方案与两个剂量密度辅助治疗的方案（其中一个包含吉西他滨）进行了对比。

**（六）下述情况不进行辅助化疗**

1. 预后良好的患者，如：

（1）非侵袭性原位癌的患者，与其肿瘤大小和年龄无关。

（2）非常小的早期肿瘤（<0.5 cm；T1a）且腋窝淋巴结无转移者，与其激素受体状态无关。

（3）存在伴随疾病，不能存活5年以上或导致治疗的不良反应加重而无法耐受治疗者。

2. 对于肿瘤大小为0.6~1.0cm且激素受体阴性或肿瘤为中低分化的患者，是否进行全身辅助化疗仍存在争议。

**（七）放疗和化疗**

对于既应化疗又应进行放疗的患者，建议其化疗结束后再进行放疗。CMF方案化疗时可进行同步放疗，其他化疗方案则不建议同步放疗。

**（八）辅助性内分泌治疗**

**1. 选择性的ER调节剂** 三苯氧胺为ER或PR阳性的侵袭性乳腺癌患者的标准治疗方案，其应用获益与患者年龄、转移淋巴结数目以及是否进行化疗无关。临床研究显示，三苯氧胺20mg每日1次口服，连用5年可使患者获益最大。一项大型研究对ER阳性、淋巴结阴性的患者辅助性应用三苯氧胺5年或10年进行了比较，结果显示10年组患者的DFS较差。

**2. 芳香化酶抑制剂** 可抑制女性体内的肾上腺雄激素（雄烯二酮和睾酮）在外周转化为雌酮和雌二醇。芳香化酶抑制剂不能用于尚存在卵巢功能的女性，因其只能抑制外周的芳香化作用而不能抑制卵巢生成雌激素和孕酮。

**（1）ATAC试验** 将9 366名绝经后的早期浸润乳腺癌患者随机分为三组分别给予下述治疗：阿那曲唑（Arimidex）1mg，每日1次口服，持续5年；三苯氧胺20 mg，每日1次口服，持续5年；两药联合应用持续5年（见ATAC试验组）。联合用药组的生存结果与单药三苯氧胺组相似。中位随访48个月的结果显示，ER阳性者应用阿那曲唑与三苯氧胺相比较，DFS和疾病复发时间分别提高18%和22%。此外，接受5年阿那曲唑治疗者的对侧乳腺癌发生率也降低了44%。根据此试验，绝经后激素受体阳性的浸润性乳腺癌患者可以选择5年的三苯氧胺或阿那曲唑作为辅助性内分泌治疗。

**（2）MA 17试验** 5 187名绝经后、ER阳性PR阴性、接受过4.5~5.5年三苯氧胺辅助治疗的侵袭性乳腺癌患者，被随机分组，分别进行5年安慰剂或来曲唑（Femara）治疗。中位随访时间为2.4年，初步数据显示来曲唑组和安慰剂组的DFS分别为93%和87%。此外，来曲唑治疗使对侧乳腺癌的发生风险降低46%。上述临床获益与有无淋巴结转移无关。因此，对于绝经后乳腺癌患者，应建议其在5年三苯氧胺治疗后继续应用来曲唑治疗。

（3）最后，一项双盲随机试验证实，在2~3年三苯氧胺治疗后更换为依西美坦比继续完成5年三苯氧胺治疗明显改善DFS。在三苯氧胺组和依西美坦组发生对侧乳腺癌的人数分别为20人和9人（$P=0.04$）。

（4）总之，绝经后ER阳性的患者，应用三苯氧胺2~3年或5年后继续进行芳香化酶抑制剂治疗，疗效均优于单独应用三苯氧胺。芳香化酶抑制剂应用的最佳持续时间尚属未知，目前正在进行的研究将会给我们答案。

**3. 卵巢去势** 通过卵巢切除术或LHRH促效剂的作用达到卵巢去势，是绝经前

ER 阳性早期乳腺癌患者的有效治疗方法。现有数据显示，此类患者进行外科手术切除卵巢与其应用 CMF 方案化疗的临床获益相似。目前正在进行研究探讨绝经前 ER 阳性的乳腺癌患者进行卵巢切除术联合芳香化酶抑制剂是否优于三苯氧胺辅助治疗。

4. **化疗及内分泌治疗联合应用** 某些研究显示，在辅助治疗中，化疗与三苯氧胺序贯应用优于同步应用。但将三苯氧胺更换为芳香化酶抑制剂，该观点是否成立尚属未知。

**（九）新辅助化疗**

1. 要求保乳治疗的患者可以考虑进行术前减瘤化疗。与术后辅助化疗相比，新辅助化疗不能改善生存。目前还没有临床研究评估术前接受过蒽环和紫杉化疗的患者能否从术后辅助化疗中获益。

2. 对于无法手术的局部进展期乳腺癌患者，蒽环类与紫杉类药物联合应用是新辅助化疗的标准方案。新辅助化疗后通常进行全乳房切除及淋巴结廓清术（其后可进行乳房重建术）或肿块切除及腋窝淋巴结廓清术以控制局部病灶。所有局部治疗者均存在局部复发风险，应进行胸壁（乳房）及锁骨上淋巴结的放射治疗。受累的内乳淋巴结也应予以照射。激素受体阳性者应进行三苯氧胺或芳香化酶抑制剂（绝经后患者）治疗。

3. 某些 ER 阳性的患者可进行新辅助内分泌治疗，如高龄体弱的患者及存在新辅助化疗禁忌证者。

4. HER2 阳性的患者，在新辅助化疗的基础上联用曲妥珠单抗可明显提高病理完全缓解率。因此，对于 HER2 阳性的局部进展期乳腺癌患者，以曲妥珠单抗为基础的治疗方案被认为是标准方案。

## 九、治疗：复发转移性乳腺癌（Ⅳ期）

除极少数病例外，Ⅳ期乳腺癌多不可治愈，因此其治疗的重点是缓解症状。

**（一）激素受体阳性的转移性乳腺癌**

没有生命危险的患者，可推荐进行单药内分泌治疗；内分泌治疗耐药者可进行化疗，出现明显症状及威胁生命的转移灶（如肺转移及逐步进展的肝转移）者也应进行化疗。

1. **绝经后女性，**可序贯应用下述内分泌治疗药物：

（1）芳香化酶抑制剂

1）阿那曲唑（Arimidex），1 mg PO 每日 1 次，或

2）依西美坦（Aromasin），25 mg PO 每日 1 次，或

3）来曲唑（Femara），2.5 mg PO 每日 1 次

（2）三苯氧胺（20 mg PO 每日 1 次）或托瑞米芬（Fareston，60 mg PO 每日 1 次）

（3）氟维司群（Faslodex），250 mg im 每月 1 次

（4）甲地孕酮（Megace），40 mg PO 每日 1 次

（5）氟甲睾酮（Halotestin），10 mg PO 每日 2 次或 3 次

（6）己烯雌酚，5 mg PO 每日 3 次

**2. 绝经前女性 治疗选择如下：**

（1）三苯氧胺

（2）药物、放射及手术等手段的卵巢去势

（3）甲地孕酮

（4）氟甲睾酮

（5）己烯雌酚

**（二）化疗**

转移乳腺癌目前无标准的化疗方案。联合化疗方案见表 2.17；疗效虽优于单药，但不良反应也更多见。因此，单药序贯治疗为 ER 阴性（或内分泌治疗耐药的 ER 阳性）的进展期乳腺癌患者最常用的治疗方案（需迅速缓解疾病者除外）。

**1. HER2 阴性、ER 阴性的转移性乳腺癌**

**（1）首选单药化疗方案**有：蒽环类药物（多柔比星、表柔比星及脂质体多柔比星）、紫杉类药物（紫杉醇、多西他赛及白蛋白结合型紫杉醇）、卡培他滨和长春瑞滨。蒽环和紫杉类耐药的转移性乳腺癌患者，可选择的治疗方案非常有限。

**（2）其他有效方案**包括吉西他滨、铂类药物、长春新碱、伊立替康、丝裂霉素和伊沙匹隆等药物。研究证实伊沙匹隆联合卡培他滨与卡培他滨单药相比，中位无进展生存期（6 个月 vs 4 个月）和疾病缓解率（35% vs 14%；$P<0.0001$）均获改善。

**（3）贝伐单抗** ECOG 的一项随机研究（E2100）对紫杉醇联合贝伐单抗与紫杉醇单药一线用于转移性乳腺癌进行了比较，结果显示联合治疗可显著改善无进展生存期，但总生存无差异。在另一项研究中，既往接受过蒽环和紫杉类化疗的转移性乳腺癌患者被随机分入卡培他滨单药和卡培他滨联合贝伐单抗组，联合组的缓解率较高，但疾病进展时间（TTP）和总生存期（OS）无差异。

**2. HER2 阳性的转移性乳腺癌**

**（1）曲妥珠单抗**的研究数据支持其单独应用或与化疗联用。因蒽环类药物存在心脏毒性，须避免与曲妥珠单抗联合应用。两个关于转移性乳腺癌的随机试验已证实，患者同步联用化疗与曲妥珠单抗具生存获益。

**（2）拉帕替尼**是一种口服的小分子酪氨酸激酶抑制剂，可抑制 HER2 和 EGFR。在 HER-2 阳性、曲妥珠单抗治疗失败的转移性乳腺癌患者中，Lapatinib 与卡培他滨联用有效。在一项关于 Lapatinib 的随机试验中，HER-2 阳性并且接受过紫杉、蒽环类药物及曲妥珠单抗治疗的进展期乳腺癌患者被随机分入两组，分别为联合组（lapatinib，1 250 mg/d 持续口服，卡培他滨 2 000 mg/$m^2$，d1 ~ d14，3 周方案）和卡培他滨单药组。初步分析显示，联合组 TTP 优于单药组，两组的中位 TTP 分别为 8 个月和 4 个月。Lapatinib 的主要副作用为皮疹和腹泻（与其他 EGFR 的激酶抑制剂相似），另有少数心脏毒性的报道。其与卡培他滨的联合增加了腹泻的发生率，但与卡培他滨相关的副作用，如手足综合征，没有显著增多。

**（三）双膦酸盐**

存在骨转移的乳腺癌患者应予以双膦酸盐治疗。氨羟二膦酸二钠（Aredia，90 mg IV 每月）和唑来膦酸（Zometa，4 mg IV 每月）均可减轻骨痛和减少病理性骨折。在降低骨折、脊髓压迫症状和高钙血症发生率以及减少需要进行姑息放疗的患者等多方面，唑来膦酸可能优于氨羟二膦酸二钠。应用双膦酸盐预防病理性骨折的患者发生下颌骨坏死的风险比未用药者高。

**（四）转移病灶的局部治疗**

转移性肿瘤常需进行全身化疗，但某些转移病灶可通过局部放疗获益。

1. **骨转移** 可作为疾病随访指标，当出现骨痛或病理性骨折征兆时，局部放疗通常有效。中轴骨骼转移进行放疗时，应包括受累椎骨上方及下方的椎骨。此外，所有骨转移者均应接受双膦酸盐治疗（见Ⅸ. C）。出现脊髓压迫症状的患者应考虑早期手术干预，因有数据显示在放疗前进行外科手术治疗，肢体功能恢复的患者数增加，但总生存无改善。

2. **所有颈椎棘突和股骨颈的转移**无论有无症状均应进行局部放疗以避免发生骨折。有时还需要进行外科手术固定股骨颈。

3. **脑部和眶内转移**患者如出现头痛、恶心呕吐及转移病灶，临床医师需关注其是否存在脑转移或脑膜转移。脑部 MRI（增强或不增强）是诊断颅内转移的必要手段。颅内单发病灶可进行外科手术治疗或新型放疗，如射波刀和伽马刀。多发病灶则需进行全脑照射。

4. **胸壁复发**此类患者通常先进行全身化疗。某些患者尤其是无其他部位转移者可考虑先进行放疗。

## 十、特殊的临床问题

**（一）无痛的上肢水肿**

标准根治术后多见，改良根治术后也可发生，术后进行放疗者的发生率更高。水肿多发生于术后 6 个月内，也可能会有延迟。其治疗方法包括抬高患肢、压力袖套、压力泵、淋巴按摩和物理治疗等，但这些方法不一定有效。受过淋巴管按摩培训的理疗师对此类患者经常会有所帮助。

**（二）伴发疼痛或感觉异常的上肢水肿**

如果发生在术后 1 个月以上，则可能提示肿瘤复发。但较难获得临床证据，因为此种情况下，肿瘤细胞通常位于腋窝顶部或肺尖部从而影响到臂丛神经引发上述症状。患者可能会感到手部疼痛和麻木感，伴发手和上肢肌肉进行性加重的无力和萎缩。经过一段时间后，腋窝或锁骨上窝出现可触及的肿块，但患者常出现手部瘫痪并且治疗效果不好。如果这些患者既往未进行腋窝及锁骨上窝的放疗，此时可进行该区域放疗。MRI 或 CT 不易明确臂丛神经处的肿瘤转移，PET 对于此类患者的诊断可能更有帮助。有时受累神经的严重疼痛可能需要疼痛专家予以神经阻滞。

**（三）乳房假体植入**

给乳腺癌的诊断和治疗造成了麻烦。乳房假体植入和乳腺癌的发生没有明确的关系。事实上，通过植入假体增大乳房的女性乳腺癌的发生率比通过药物增大乳房的女性低。乳腺钼靶可用来检查做过假体植入的乳腺组织，其发现乳腺癌的敏感度和未做过假体植入者相同。

1. 植入假体的乳房进行钼靶检查发现异常时，应认真考虑采取何种手段进行组织活检。应避免立体定向穿刺技术以减少穿刺到植入体的可能。临床医师应根据异物与假体的相似程度选择个体化的检查手段。

2. 乳房切除术后需要进行胸壁放疗的乳腺癌患者应避免植入假体。放疗可显著增加假体周围瘢痕组织感染的风险，从而降低患者从乳房重建的美容效果中获益。需进行胸壁放疗时，多数整形外科医师会从放射野以外的区域游离皮瓣以达到乳房重建和美容效果。

**（四）妊娠期乳腺癌**

加利福尼亚州的一项登记调查显示，每10000名经产的孕妇中有1.3人被诊断为乳腺癌。妊娠期乳腺癌患者的肿块通常较大并且常伴淋巴结转移。组织学上，这些肿瘤组织通常分化不良，ER和PR阴性而HER2阳性。此类患者常因泌乳所致乳房肿胀掩盖肿块而延误诊断，而其炎性改变也易被误认为乳腺炎。

1. 钼靶是安全的检查方法，但乳腺密度的增加可能影响其检查结果。乳腺和局部淋巴结的超声检查可用来评估病变范围和引导组织穿刺。

2. 空心针穿刺活检常用于组织学诊断和生物标志物分析。

3. 妊娠患者的疾病分期有时比较麻烦。除应完善血常规及生化如肝功能等化验外，还应进行胸部X线检查。此外，对于临床上存在淋巴结转移或T3的患者，须进行肝脏超声和胸腰椎的非增强MRI检查。肿瘤转移的证实可能会改变治疗计划及影响患者的生产计划。

4. 妊娠患者的评估还应包括母亲和胎儿的用药咨询。

5. 妊娠期乳腺癌患者进行全身化疗的适应证和非妊娠患者一样，但因化疗药物对胎儿的致畸风险，应在妊娠的前3个月内避免化疗。在妊娠的中晚期，胎儿畸形的风险降至约1.3%，与无药物暴露史的胎儿相同。

（1）妊娠患者的主要化疗经验为蒽环类药物和烷化剂的应用，而紫杉类药物应用的数据非常有限。

（2）妊娠期患者的化疗需避免其在分娩时出现血液学毒性。昂丹司琼、氯羟安定及地塞米松可用于化疗的止吐。

（3）关于妊娠患者应用曲妥珠单抗的报道有2例，且均出现羊水过少。故应延迟至产后应用曲妥珠单抗。

（4）内分泌治疗和放疗禁用于妊娠患者，应延迟至产后开始。

## 推荐阅读文献


ATAC Trialists' Group. Anastrozole alone or in combination with tamoxifen versus tamoxifen alone for adjuvant treatment of postmenopausal women with early breast cancer: first results of the ATAC randomised trial. *Lancet* 2002;359:2131.

Bear HD, Anderson S, Smith RE, et al. Sequential preoperative or postoperative docetaxel added to preoperative doxorubicin plus cyclophosphamide for operable breast cancer: National Surgical Adjuvant Breast and Bowel Protocol B-27. *J Clin Oncol* 2006;24:2019.

Carlson RW, McCormick B. Update: NCCN Breast Cancer Clinical Practice Guidelines. *J Natl Compr Canc Netw* 2005(Suppl);1:S7.

Carter C, Allen C, Henson D. Relation of tumor size, lymph node status, and survival in 24,740 breast cancer cases. *Cancer* 1989;63:181.

Citron ML, Berry DA, Cirrincione C, et al. Randomized trial of dose-dense versus conventionally scheduled and sequential versus concurrent combination chemotherapy as postoperative adjuvant treatment of node-positive primary breast cancer: first report of Intergroup trial C9741/Cancer and Leukemia group B trial 9741. *J Clin Oncol* 2003;21: 1431.

Coombes RC, Hall E, Gibson LJ, et al. A randomized trial of exemestane after two to three years of tamoxifen therapy in postmenopausal women with primary breast cancer. *N Engl J Med* 2004;350:1081.

Early Breast Cancer Trialists' Collaborative Group. Effects of chemotherapy and hormonal therapy for early breast cancer on recurrence and 15-year survival: an overview of the randomised trials. *Lancet* 2005;365:1687.

Fan C, Oh DS, Wessels L, et al. Concordance among gene expression-based predictors for breast cancer. *N Engl J Med* 2006;355:560.

Fisher B, Dignam J, Wolmark N, et al. Tamoxifen in treatment of intraductal breast cancer: National Surgical Adjuvant Breast and Bowel Project B-24 randomised controlled trial. *Lancet* 1999;353:1993.

Fisher ER, Dignam J, Tan-Chiu E, et al. Pathologic findings from the National Surgical Adjuvant Breast Project (NSABP) eight-year update of protocol B-17. Intraductal carcinoma. *Cancer* 1999;86:429.

Geyer CE, Forster J, Lindquist D, et al. Lapatinib plus capecitabine for HER2-positive advanced breast cancer. *N Engl J Med* 2006;355(26):2733.

Goss PE, Ingle JN, Martino S, et al. Randomized trial of letrozole following tamoxifen as extended adjuvant therapy in receptor-positive breast cancer: updated findings from NCIC CTG MA-17. *J Natl Cancer Inst* 2005;97:1262.

Greene FL, Page DL, Fleming ID, et al. *AJCC Cancer Staging Manual*. 6th ed. New York: Springer-Verlag; 2002.

Hillner BE, Ingle JN, Chlebowski RT, et al. American Society of Clinical Oncology 2003 update on the role of bisphosphonates and bone health issues in women with breast cancer. *J Clin Oncol* 2003;21:4042.

Jemel A, Siegel E, Ward T, et al. Cancer statistics, 2007. *CA Cancer J Clin* 2007;57:45.

Julien JP, Bijker N, Fentiman IS, et al. Radiotherapy in breast-conserving treatment for ductal carcinoma in situ: first results of the EORTC randomised phase III trial 10853. EORTC Breast Cancer Cooperative Group and EORTC Radiotherapy Group. *Lancet* 2000;355:528.

Lehman CD, Gatsonis C, Kuhl CK, et al. ACRIN Trial 6667 Investigators Group. MRI evaluation of the contralateral breast in women with recently diagnosed breast cancer. *N Engl J Med* 2007;356(13):1295.

Mansel RE, Fallowfield L, Kissin M, et al. Randomized multicenter trial of sentinel node biopsy versus standard axillary treatment in operable breast cancer: the ALMANAC Trial. *J Natl Cancer Inst* 2006;98:599.

Morrow M, Strom EA, Bassett LW, et al. Standard for the management of ductal carcinoma in situ of the breast (DCIS). *CA Cancer J Clin* 2002;52:256.

Morrow M, Strom EA, Bassett LW, et al. Standard for breast conservation therapy in the management of invasive breast cancer. *CA Cancer J Clin* 2002;52:277.

NCCN Clinical Practice Guidelines in Oncology. *Breast Cancer* V.2.2007. www.nccn.org

Olivotto IA, Bajdik CD, Ravdin PM, et al. Population-based validation of the prognostic model ADJUVANT! for early breast cancer. *J Clin Oncol* 2005;23:2716.

Paik S, Tang G, Shak S, et al. Gene expression and benefit of chemotherapy in women with node-negative, estrogen receptor-positive breast cancer. *J Clin Oncol* 2006;24: 3726.

Piccart-Gebhart MJ, Procter M, Leyland-Jones B, et al. Trastuzumab after adjuvant chemotherapy in HER2-positive breast cancer. *N Engl J Med* 2005;353:1659.

Recht A, Edge SB, Solin LJ, et al. Postmastectomy radiotherapy: clinical practice guidelines of the American Society of Clinical Oncology. *J Clin Oncol* 2001;19:1539.

Romond EH, Perez EA, Bryant J, et al. Trastuzumab plus adjuvant chemotherapy for operable HER2-positive breast cancer. *N Engl J Med* 2005;353:1673.

Slamon D, Eiermann W, Robert NJ, et al. Phase III randomized trial comparing doxorubicin and cyclophosphamide followed by docetaxel (AC → T) with doxorubicin and cyclophosphamide followed by docetaxel and trastuzumab (AC → TH) with docetaxel, carboplatin and trastuzumab (TCH) in HER2 positive early breast cancer patients: BCIRG 006 study [Abstract]. Presented at the San Antonio Breast Cancer Symposium, San Antonio, TX, December 8–11, 2005; Abstract 1.

Slamon DJ, Leyland-Jones B, Shak S, et al. Use of chemotherapy plus a monoclonal antibody against HER2 for metastatic breast cancer that overexpresses HER2. *N Engl J Med* 2001;344:783.

Sorlie T, Perou CM, Tibshirani R et al. Gene expression patterns of breast carcinomas distinguish tumor subclasses with clinical implications. *Proc Natl Acad Sci USA* 2001; 98:10869.

Sparano JA, Wang M, Martino S, et al. Phase III study of doxorubicin-cyclophosphamide followed by paclitaxel or docetaxel given every 3 weeks or weekly in patients with axillary node-positive or high-risk node negative breast cancer [Abstract]. Presented at the San Antonio Breast Cancer Symposium, San Antonio, TX, December 8–11, 2005; Abstract 48.

Tan-Chiu E, Yothers G, Romond E, et al. Assessment of cardiac dysfunction in a randomized trial comparing doxorubicin and cyclophosphamide followed by paclitaxel, with or without trastuzumab as adjuvant therapy in node-positive, human epidermal growth factor receptor 2-overexpressing breast cancer: NSABP B-31. *J Clin Oncol* 2005;23:7811.

van de Vijver MJ, He YD, van't Veer LJ et al. A gene-expression signature as a predictor of survival in breast cancer. *N Engl J Med* 2002;347:1999.

Warner E, Yaffe M, Kimberly S. et al. American Cancer Society Guidelines for Breast Screening with MRI as an Adjunct to Mammography. *CA Cancer J Clin* 2007;57:75.

Weiss RB, et al. Natural history of more than 20 years of node-positive primary breast carcinoma treated with cyclophosphamide, methotrexate, and fluorouracil-based adjuvant chemotherapy: a study by the Cancer and Leukemia Group B. *J Clin Oncol* 2003;21:1825.

Woodward WA, Strom EA, Tucker SL, et al. Changes in the 2003 American Joint Committee on Cancer Staging for breast cancer dramatically affect stage-specific survival. *J Clin Oncol* 2003;21:3244.

Wooster R, Weber BL. Genomic medicine: breast and ovarian cancer. *N Engl J Med* 2003;348:2339.

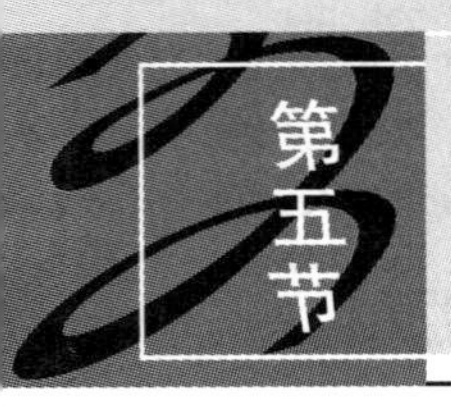

# 第五节 妇科肿瘤

*Sanaz Memarzadeh*
*Jonathan S. Berek*

## 一、概要

### （一）流行病学

生殖道恶性肿瘤约占女性内脏肿瘤的20%。不同原发部位的发病率和死亡率详见表2.18。

### （二）诊断实验

**1．疾病分期** 任何女性生殖道部位的原发病灶，在组织学诊断为恶性病变后，均有必要进行疾病分期诊断。常用的诊断实验包括：

（1）骨盆和直肠检查（目的是确定双附件、阴道和骨盆壁是否受累）。

（2）血细胞计数（CBC）、血清电解质、肌酐和肝功能检查（LFTs）检查。

（3）胸部平片或CT（目的是确定是否存在肺部转移）。

（4）腹部－骨盆部超声，CT（包括输尿管区的平扫）或MRI（以确定异常部位）。

（5）如有指征，可进行异常区域的乙状结肠镜检查伴活检（以评估黏膜受累程度或肿块病损）。

（6）必要时也可选择膀胱镜伴活检，以评估外阴、阴道、子宫颈或子宫内膜癌变范围（目的是探查膀胱黏膜的受累程度）。

（7）渗出液细胞学检查。

（8）使用正电子发射断层扫描术（PET）诊断妇科肿瘤的价值正处于评估阶段。

**2．妇科肿瘤标记物免疫组化详见附录C**

### （三）骨盆部局限性晚期肿瘤

**1．发病机制** 骨盆转移性癌多见于妇科肿瘤、泌尿系肿瘤、直肠癌以及其他肉瘤的疾病进程中。骨盆部局限性晚期肿瘤可出现进行性骨盆和会阴区疼痛、输尿管梗阻性尿毒症，以及足和生殖器区淋巴静脉梗阻性水肿。直肠或膀胱受累可导致出血、肿瘤细胞脱落至尿液或肠管，导致膀胱或肠道排泄梗阻。

**2．治疗**

（1）**药物治疗** 根据原发灶部位，多数肿瘤首选药物治疗。

（2）**频繁放疗（RT）** 可缓解症状，对于化疗无反应者较为有效。

（3）**手术** 肠管切除，结肠造瘘术或耻骨上膀胱造瘘术可以缓解肠管或尿道阻塞症状。输尿管旁路分流术可以通过输尿管支架替换或肾造口术完成。

（4）**无需治疗** 进展期骨盆转移性癌进行放化疗无效者通常死于尿毒症。相比而言，尿毒症常是痛苦性最小的死因。临床上，不推荐针对骨盆疼痛症状持续进展而治疗无效或肿瘤侵蚀性强的患者进行尿流分流术。

表2.18 美国女性生殖器肿瘤的年发病率[a]

| 原发灶 | 新发病例 | 比例（%） | 癌症死亡人数 |
|---|---|---|---|
| 子宫颈 | 11 150 | 14.2 | 3 670 |
| 子宫体 | 39 080 | 50 | 7 400 |
| 卵巢 | 22 430 | 28.6 | 15 280 |
| 外阴 | 3 490 | 4.5 | 880 |
| 阴道 | 2 140 | 2.7 | 790 |
| 总数 | 78 290 | 100 | 28 020 |

a 摘自 Jemal A，et al. Cancer statistics. CA Cancer J Clin 2007；57（1）：43.

**（四）骨盆放射治疗的不良反应**

**1. 放射性膀胱炎**

**（1）急性一过性膀胱炎** 可于骨盆放疗的过程中出现。其中应该检查泌尿系统感染的可能性。可用镇痛药和解痉药缓解尿路疼痛。

**（2）晚期放射性膀胱炎** 可见于广泛电灼疗法后予以高剂量根治性膀胱放疗的病例。此时膀胱缩窄、纤维化伴发黏膜溃疡形成和感染。临床症状表现为尿频和偶发的肾盂肾炎或膀胱炎（多为出血性）。对症治疗无效者可考虑进行膀胱切除术。

**2. 放射性外阴炎** 潮湿和脱屑型放射性外阴炎通常于初始接受2 500cGy放疗后出现，其中有近一半的患者需要暂时中断治疗1～2周。

**3. 放射性直肠炎** 详见第四章第五节。

**4. 阴道狭窄** 详见第一章第五节。

**5. 对性腺的副作用** 详见第四章第一节。

**（五）性功能障碍的相关治疗**

女性患者在接受生殖道肿瘤的治疗进程中很难维持正常的性功能。

**1. 病情讨论**

（1）在治疗开始之前应告知患者及其性伴侣有关性功能改变的问题。

（2）询问患者目前性活动情况，以及患者或其性伴侣对癌症或治疗所存在的恐惧。患者应被明确告知癌症是非传染性疾病，性交后少量出血并不危险，多数患者接受治疗后通常渴望适度正常的性生活。

**2. 性相关的具体问题**

**（1）放疗（RT）后**

**1）外照射放疗** 接受外照射放疗的患者可继续正常的性活动；维持性交有助

于预防阴道狭窄。阴道干燥的患者可使用水溶性阴道润滑剂。雌激素同样有助于改善子宫颈癌患者阴道干燥的症状。

**2）植入性放射** 接受植入性放射治疗的患者应中断性活动至治疗后数周。放射性粒子通常可于出院前移除。前戏达到性高潮可作为性交的临时替代手段。

**3）放疗继发性外阴狭窄**通常使得阴茎插入受限。放疗过程中应用扩张和润滑剂可预防此类并发症的出现。前戏、肛交和口交均可作为阴道性交的替代手段。瘢痕组织切除和分层厚皮移植片等重建手术同样可取得良好疗效。

**（2）根治性子宫切除术后，**阴道断端逐渐缩小，并最终导致性交困难。阴道再造术将使患者获益。另外，女性可将臀部置于垫座上以提供更好的插入角度。同时男性也可以通过站立插入途径获得更舒适的性交过程。若以上方法均无法达到满意程度，可选择将润滑后的手置于阴茎基部，产生阴道延长之感。

**（3）外阴切除术后**的患者外阴感觉缺失。针对此类患者及其性伴侣均应于术前予以告知。

**（4）针对盆腔廓清术后**的患者，临床医师应强调长期伤口恢复治疗和适应造瘘术的必要性。此后，推荐阴道狭窄患者接受性功能治疗。同样可建议患者在进行脏器去除术的同时完成阴道再造术的重建。

**（5）阴道切除术后** 建议在初期手术时同时进行阴道重建术。阴道肿瘤治疗结束后可保留性功能和生殖功能。性交恢复时间将由妇科医师决定。

## 二、子宫颈癌

### （一）流行病学和病因学

**1. 发病率**（见表2.18）自上世纪50年代以来，基于早期发现和治疗的提高，子宫颈癌的死亡率降低了50%。

**2. 性生活史** 影响子宫颈癌发病的首要高危因素为过早性生活。其他如低龄妊娠、性伴侣过多和性病，尤其是乳头瘤病毒（HPV）感染均增加了发病的危险性。

**3. HPV感染** 大量的研究报道已证实宫颈上皮内瘤（异型增生）和侵袭性癌与HPV感染的相关性。通过Southern印记法明确证实超过60%的子宫颈癌病例存在HPV病毒的DNA转录。DNA病毒整合至人体基因组，不保留完整的病毒外壳。目前已确认超过60种HPV亚型。HPV亚型6和11通常伴随良性尖锐湿疣出现，而亚型16、18、31和33多呈恶性转化进程。亚型18常诱发低分化子宫颈癌和淋巴结转移。

**4. 吸烟** 有数据表明吸烟显著增加患子宫颈癌的危险性。

### （二）病理学和自然史

**1. 组织学** 约80%的子宫颈癌组织学呈鳞状细胞癌，另有20%为腺癌。肉瘤较罕见。疾病起源于鳞柱状上皮交界处。宫颈上皮内瘤形成（CIN）向鳞状上皮细胞癌转化是子宫颈癌发生发展的连续过程。CIN女性平均发病年龄较浸润性癌低15岁，提示癌变进程缓慢。HPV感染的自然史受宿主免疫系统影响；任何分期的CIN均可自发性消退、停滞不变或进展成浸润性癌。少部分病损可越过此进程，病程进展期明显缩短。

**2. 转移**　侵袭性癌主要转移途径为局部扩散至其他盆腔结构和淋巴转移。少数局部进展期疾病的患者也可通过血行转移至肺、肝和骨。

**（三）子宫颈癌的预防和早期筛查**

**1. 疫苗**　多组双盲随机安慰剂对照试验证实：二倍体（HPV16/18）和四倍体HPV6/11/16/18疫苗预防CIN、HPV持续性感染和外阴生殖器疣有效。此类疫苗耐受性好，美国妇产科医师学会（ACOG）联合免疫规范顾问委员会（ACIP）共同批准认可针对9～26岁女性人群常规注射疫苗。输注疫苗的免疫持续期仍然未知。然而HPV疫苗尚未取代宫颈细胞学筛查。

**2. 巴氏脱落细胞学染色（Pap）筛查实验**　多数子宫颈癌的患者无临床症状，而是于巴氏细胞学筛查中偶然发现的。

**（1）筛查频率**　年龄大于50岁的女性人群均应将巴氏试验或Pap检查作为宫颈癌筛查的主要手段。早期筛查可明显降低子宫颈癌的发病率和死亡率。常规Pap涂片敏感性接近50%。总体来看，据估计2/3的假阴性是由抽样误差造成的，另外1/3源于实验室检查错误。美国癌症协会推荐如下情况进行Pap检查：

1）女性超过21岁或性生活开始后应每年进行Pap涂片检查。

2）子宫颈癌低危人群和从未出现异常症状的女性可减少筛查频率，如连续3次结果阴性可每2～3年检查1次。

3）子宫切除的女性不需常规进行Pap检查。年龄≥70岁的绝经后患者，如连续3次结果阴性，Pap涂片满意以及超过10年无异常Pap检查结果出现时，可停止常规筛查。

**（2）操作**　Pap检查的低敏感性可由很多因素造成。此类因素包括样本是否充足，玻片标本质量和读片的认真细致程度。目前前沿技术正致力于如何提高样本质量并降低假阴性率。随着年龄的增长，宫颈癌高发部位，即鳞状柱状上皮结合处逐渐萎缩向上向内生长，这一进程使得单纯刮取诊断的有效性降低。

**1）常规Pap涂片**　施行Pap涂片时，联合使用细胞刷和延长的尖顶刮勺可以更加有效地提高细胞收集率。样本需平涂于干净的玻片上并立即固定。

**2）液基细胞Pap涂片**　此技术包含薄层涂片和液基系统。宫颈样本采集后悬浮保存于乙醇贮藏溶液中。滤去混合悬液中的血液、黏膜和炎性细胞，在实验室中获得的代表性细胞样本可通过自动装置存放于玻片上。随后经常规手段将玻片染色并封片。制作完成的样本可用来筛查HPV，若细胞学检查显示为意义不明的非典型鳞状细胞（ASC-US），可进行“反射”HPV检测。ThinPrep和SurePath是已获得联邦医药管理局（FDA）认证的两种液基细胞学检查系统。

**（3）Pap涂片结果**采用2001年Bethesda系统分级，具体如下：

**上皮内病损或恶性病变阴性**

**上皮细胞异型增生**

　　**鳞状上皮细胞**

　　　不典型鳞状上皮细胞（ASC）

　　　意义不明的非典型鳞状上皮细胞（ASC-US）

不能排除 HSIL（ASC-H）
低度鳞状上皮内病变（LSIL）
包括：人乳头瘤病毒（HPV）/轻度异型增生/宫颈上皮内瘤 1 级（CIN 1）
高度鳞状上皮内病变（HSIL）
包括：中重度异型增生，原位癌（CIS）/CIN 2 和 CIN 3
可疑侵袭性癌
鳞状细胞癌

**腺细胞**

不典型腺细胞
不典型子宫颈内膜细胞（未有特殊说明，NOS）
不典型子宫内膜细胞（NOS）
不典型腺细胞（NOS）
不典型腺细胞
可疑肿瘤的不典型子宫颈内膜细胞
可疑肿瘤的不典型腺细胞
子宫颈内膜原位癌
腺癌
子宫颈内膜腺癌
子宫内膜腺癌
子宫外腺癌，亦即由外部直接侵袭或转移的腺癌
未有特殊说明（NOS）

**其他恶性肿瘤**

## （四）诊断

### 1. 症状和体征

**（1）症状** 早期低分级侵袭性子宫颈癌的症状包括阴道排液、出血，多为接触性出血。疾病晚期可表现为恶臭性阴道排泄物，体重减轻或梗阻性尿路疾病。

**（2）体征** 骨盆检查可发现明显宫颈肿块、灰色变区域、出血和子宫颈炎等表现。若存在肿瘤，应确定侵袭程度范围；阴道或宫旁组织受累程度是影响预后的重要因素。

**2. 活检** 无论 Pap 涂片检查结果如何，活检标本应取自肉眼所见所有的异常区域。若活检提示微浸润癌，或宫颈内刮除术显示高分级异型增生，或是细胞学疑诊为原位腺癌时均可进行诊断性锥形切除术。

**3. Pap 涂片** 结果阳性而无可视性病灶的患者需进行阴道镜检查，异型增生的探查率达 90%。阴道镜检查通过放大宫颈和低生殖道上皮细胞，辨认潜在的异型增生或癌变区域，或进行异常区域的直接活检来提供组织学诊断的依据。

**4. 宫颈内刮除术（ECC）** 在以下情况如 Pap 涂片显示高分级瘤变而阴道镜检查未见病灶，全部鳞状柱状结合处无法辨认，Pap 涂片显示宫颈内细胞异型增生，或是曾出现 CIN 的女性患者细胞学检查提示病变高分级进展时可进行宫颈内刮除术（ECC）。若 ECC 显示高分级的鳞状上皮内瘤变时，患者可手术进行宫颈锥切或宫颈环形电切术（LEEP）。

**5. 进一步的诊断试验** 活检报告提示肿瘤取决于浸润深度时需进行进一步诊

断试验。

（1）早期 CIS 的患者无需其他诊断试验。

（2）若血液或淋巴管受累，或是肿瘤浸润超过基底膜下 3mm 时，需进行治疗前分期诊断。

**（五）疾病分期和预后因素**

1．**疾病临床**分期标准详见表 2. 19。

2．影响分期的预后因素包括原发肿瘤大小、淋巴结转移的出现、肿瘤分级和组织学类型。

**表 2. 19　宫颈癌分期**

| 分期 | 内　容 | 5 年生存率（%） |
|---|---|---|
| 0 | 原位癌 | 100 |
| Ⅰ | 病变局限于子宫颈（包括累及宫体） | 80 |
| Ⅰa | 肉眼未见癌灶，仅在显微镜下可见浸润癌 | |
| Ⅰa1 | 间质浸润深度≤3mm | |
| Ⅰa2 | 显微镜下可探及病灶（来源于上皮基底部病灶深度 >3mm 至≤5mm，宽度≤7mm） | |
| Ⅰb | 无论临床是否可见，显微镜下可见病灶 >Ⅰa2 | |
| Ⅰb1 | 临床可见病灶最大直径≤4cm | |
| Ⅰb2 | 临床可见病灶最大直径 >4cm | |
| Ⅱ | 癌灶已超出宫颈，但未达盆壁 | 60 |
| Ⅱa | 癌灶累及阴道，但未达阴道下 1/3 | |
| Ⅱb | 有宫旁浸润 | |
| Ⅲ | 癌肿扩散盆壁和（或）累及阴道下 1/3，导致肾盂积水和无功能肾 | 30 |
| Ⅳ | 癌灶播散超出真骨盆或活检示癌浸润膀胱黏膜或直肠黏膜 | 5 |
| Ⅳa | 播散至邻近器官 | |
| Ⅳb | 远处转移 | |

**（六）治疗**

1．**异型增生/宫颈上皮内瘤变 CIN1-3**　治疗方案包括表面烧灼疗法、LEEP、宫颈锥形切除和子宫切除术（见图 2. 18）。

（1）因瘤变自发性消退几率颇高，且患者可经烧灼疗法治疗，CIN1 患者可随访观察。在年轻患者群中，尤其是青少年患者 CIN 2 呈高发性。

（2）高级别鳞状上皮病变的患者（CIN 2、3）适于电烧灼或切除治疗，阴道镜检查可见整条变性带，活检结果与 Pap 涂片所显示一致，ECC 呈阴性，无隐匿性侵

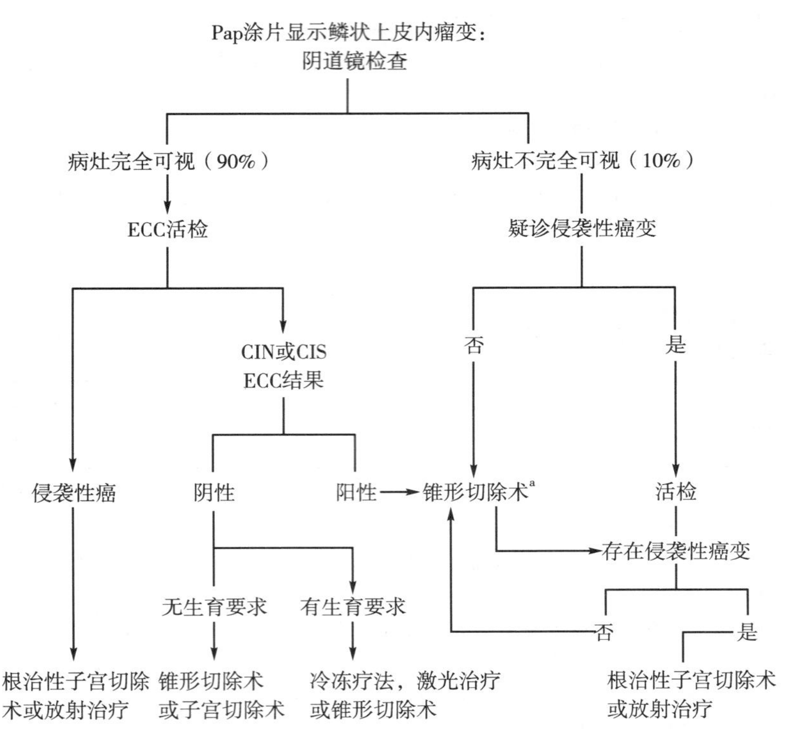


**图 2. 18** Pap 涂片细胞学检查阳性和早期子宫颈癌患者的处理原则。CIN：宫颈上皮内瘤变；CIS：原位癌；ECC：子宫颈内刮除术。

a 若锥形切除术中未见侵袭性病灶，根据患者状态和年龄考虑选择 Pap 涂片，活检或重复锥切检查。

袭灶的存在。

**(3)** 针对组织学高分级病变，建议进行 LEEP，即在局麻下采用射频交流电的环形电极线切除变性带。对于阴道镜检查可完全评估病变的高分级 CIN 病例首选 LEEP 治疗。电灼技术包括低温外科手术、二氧化碳激光疗法和电凝透热疗法，现已较少使用。

**(4)** 锥形活组织检查适用于阴道镜无法评估病灶或疑诊原位癌的病例。

**(5)** 若患者具有其他子宫切除术的妇科指征，可进行阴式或筋膜外（Ⅰ 型）腹式子宫切除术。

**2. 侵袭性子宫颈癌：** Ⅰ 期（表 2. 20）早期子宫颈癌的患者治疗方案详见图 2. 18 和表 2. 20。

**(1) Ⅰa1 期** 浸润灶深度 $<3$mm 可进行锥形切除术，条件是病灶直径小于 7mm 且无淋巴结转移或血管间隙浸润。无生育要求者可进行阴式或筋膜外子宫切

除术。

**（2）Ⅰa2 期**　Ⅰa2 期疾病间质浸润灶＞3mm 至≤5mm，淋巴结转移的危险性达 5%～10%。建议进行改良根治性子宫切除术（Ⅱ型）联合双侧盆腔淋巴结切除术。针对需保留生育能力且癌灶分化良好的病例可考虑施行根治性子宫颈切除术联合盆腔淋巴结清扫。

**表 2.20　Ⅰ期子宫颈癌的治疗**

| 分　级 | 典型治疗方案 |
| --- | --- |
| Ⅰa1 病灶浸润≤3mm 且无淋巴血管间隙浸润 | 锥形切除术或Ⅰ型子宫切除术 |
| Ⅰa1 病灶浸润 1～3mm，有淋巴血管间隙浸润 | Ⅰ或Ⅱ型子宫切除术联合盆腔淋巴结清扫术 |
| Ⅰa2 病灶浸润＞3～5mm | Ⅱ型子宫切除术联合双侧盆腔淋巴结切除术；无法施行手术的患者可进行放射治疗 |
| Ⅰb 和Ⅱa | Ⅱ或Ⅲ型子宫切除术联合双侧盆腔淋巴结清扫同时评估腹主动脉旁淋巴结受累情况；无法施行手术的患者可进行放射治疗 |

**（3）Ⅰb 期**　患者淋巴结转移占 15%～25%，针对此期患者进行Ⅱ型或根治性（Ⅲ型）子宫切除术，双侧盆腔淋巴结清扫术同时评估腹主动脉旁淋巴结。对于体力状态较差不适合手术，或是肿瘤较大的患者（普遍＞4cm），可以考虑进行放疗联合顺铂增敏化疗。而具有高危特征的患者（如淋巴结转移），可于术后辅助放疗同步予以放射增敏剂顺铂联合化疗（CCT）。针对需要保留生育能力的患者，若肿瘤直径小于 2cm 且分化良好，无淋巴管转移时可以考虑进行根治性子宫颈切除术联合盆腔淋巴结切除术。

**3. 同步放化疗与单纯放疗**相比，可使复发率降低 30%～50%，3 年生存率提高 10%～15%。

**（1）CCT 适应证**如下：

1）高危的Ⅰ、Ⅱa 期患者（如淋巴结受累或切缘阳性）。

2）Ⅱb、Ⅲ、Ⅳa 期。

**（2）A 点和 B 点**　是子宫颈癌放疗的常用术语。A 点是指距宫颈外口上 2cm 和中轴旁开 2cm 的交点，B 点是指距 A 点外 3cm。

**（3）治疗方案**　多种联合化疗方案中较为有效的药物为顺铂和氟尿嘧啶，代表方案如下：

1）顺铂，40 $mg/m^2$，每周 1 次，连续 6 周（包括或不包括氟尿嘧啶）。

2）顺铂，50 mg/m$^2$第1、29天，氟尿嘧啶，1 000 mg/m$^2$，每日持续静脉输注，连续4天（96小时），第1、29天。延长治疗至4个周期的疗效正处于观察中。

**4. Ⅱ期疾病** Ⅱa期患者的治疗方案同Ⅰb期。当肿瘤扩散至宫旁组织时（Ⅱb期），患者应进行包含有顺铂的同步放化疗。

**5. Ⅱb和Ⅲ期疾病** 当出现宫旁组织（Ⅱb）、阴道远端（Ⅲa）或骨盆壁受累时，手术无法完全清除癌灶，此时患者可考虑以最大剂量（8 500 cGy）进行体外和近距离同步放疗。以顺铂作为辐射增敏剂的同步放化疗较单纯放疗可提高生存率。

**6. 复发和Ⅳ期疾病** 骨盆晚期转移性癌详见第一章第三节，梗阻性尿路病详见第四章第六节。

**（1）阴道下段复发**有时可通过放疗或脏器去除治愈。

**（2）盆腔廓清术** 初期放疗结束后出现骨盆中央区复发的疾病，若病变局限于膀胱或直肠可考虑进行盆腔廓清术。脏器去除术后死亡率较高。骨盆外转移和体能状况较低的患者禁止进行脏器去除术。输尿管梗阻，下肢水肿和坐骨区疼痛常提示盆壁受累。癌症广泛转移超过临床预想时禁止进行手术治疗。

（3）ⅣA期疾病可考虑进行单纯放疗，或给予化疗增敏剂辅助。外照射放疗联合腔内或组织内放疗，总剂量可达8 500 cGy。若同步放化疗后疾病仍持续进展，可考虑进行盆腔脏器去除术。

**（4）化疗**无法治愈肿瘤转移性疾病。远隔转移或无法治愈的局限性疾病的治疗与晚期恶性肿瘤相同。大多数化疗药物（如顺铂、卡铂、紫杉醇、托泊替康）的短期反应率为10%～30%。

**7. 手术或放疗的并发症**

（1）LEEP 出血占1%～8%，宫颈狭窄占1%，盆腔蜂窝织炎或附件脓肿较罕见。

**（2）锥形切除术** 出血、脓毒症、不育症、狭窄和宫颈功能不全较罕见。

**（3）根治性子宫切除术** 急性并发症包括失血（平均达800ml）、泌尿系瘘（1%～3%）、肺栓塞（1%～2%）、小肠梗阻（1%）和发热（25%～50%）。亚急性并发症包括暂时性膀胱功能障碍（30%）和淋巴囊肿（低于5%）。慢性并发症包括膀胱张力减退或弛缓症（3%），输尿管狭窄较罕见。

**（4）盆腔廓清术** 手术死亡率<1%。术后恢复时间近3个月，期间需要严密监视血流动力学状态。术后常见的并发症和死因主要是脓毒症、肺栓塞、伤口裂开和肠道合并症，包括小肠梗阻和瘘道形成。使用未经照射的小肠段和腹膜关闭盆底缺损可以减低胃肠道并发症。进行盆腔廓清术的患者5年生存率为30%～50%。

**（5）盆腔放疗** 常见并发症为放射性直肠炎和放射性肠炎，表现为顽固性腹泻或梗阻、膀胱炎、阴道狭窄和阴道干涩所致的性功能障碍、卵巢功能不全、瘘道形成、死亡率达0.5%，主要死因为顽固性小肠损伤和盆腔脓毒症。

### （七）特殊临床问题

**1. 子宫切除术中偶然探及的癌症** 因其他病因进行子宫切除，术中偶然探及癌灶存在的患者，除非附加手术或术后及时放疗，否则通常预后不良。

**2. 不确定的复发癌** 复发性癌通常表现为骨盆疼痛，尤见于坐骨神经走行区；

阴道流血、阴道恶臭分泌物或下肢水肿。复发需经活组织检查确诊，原因是此类症状和体征与放疗后改变相似。若无创检查手段未探及肿瘤，可由经验丰富的医师进行剖腹探查术探查盆腔肿瘤。

3. **放疗后异型增生**　随诊中发现 Pap 涂片异常可提示放疗后的异型增生或新原发癌。建议于可疑区域进行活检。若活检结果提示癌变，则需要进行手术切除。

## 三、子宫内膜癌

### （一）流行病学和病因学

1. **发病率**（见表 2.18）在美国，子宫内膜癌是最常见的女性生殖器恶性肿瘤。发病高峰年龄为 60 ~ 70 岁；80% 的患者为绝经后出现。多数患有子宫内膜癌的绝经前女性可合并多囊卵巢综合征。40 岁前确诊的病例低于 5%。

2. **危险因素**

（1）**雌激素**长期刺激，无孕激素拮抗的人群患子宫内膜癌的危险性增加 4 ~ 8 倍。他莫昔芬也可作为一类较弱的雌激素。数据显示长期服用他莫昔芬的患者子宫内膜癌的发病率增加 2 倍以上。

（2）**可增加无拮抗性雌激素暴露**并导致子宫内膜癌发病率增加的相关因素有：

1）多囊卵巢综合征（月经周期无排卵，包括/未包括多毛症及其他内分泌异常）。

2）月经周期无排卵。

3）肥胖。

4）卵巢颗粒细胞瘤或其他雌激素分泌瘤。

5）肝脏进展期疾病。

（3）**其他**伴随子宫内膜癌高发的相关疾病：

1）不育症、未产妇、月经不调。

2）糖尿病。

3）高血压。

4）多重癌症家族史。

5）乳腺癌或直肠癌病史。

（4）源自 DNA 错配修复基因（MMR）种系突变的遗传因素。MMR 基因突变（MSH2，MLH1 或 MSH6）可导致Ⅱ型林奇综合征（Lynch 综合征）（遗传性非息肉性结肠直肠癌）。70 岁以上这类人群子宫内膜癌患病率高达 70%。

### （二）病理学和自然史

1. **组织学**　约 90% 的子宫癌源发于子宫内膜，最常见的组织学类型为子宫内膜样腺癌。透明细胞癌、浆液性乳头状癌和鳞状上皮细胞癌约占 10%。

2. **雌激素作用**　一般来讲，长期接受非拮抗性雌激素刺激的子宫内膜可呈现轻度异型增生至侵袭性癌变的连续性进程。黄体酮治疗在逆转无不典型的子宫内膜增生比较有效，但对非典型增生疗效较差。故逆转子宫内膜增生的最可靠治疗方法为黄体酮（醋酸甲地孕酮）长期治疗。

3. **转移途径**　75% 的病例癌变局限于子宫体（Ⅰ期）。子宫内膜癌转移途径主要为直接蔓延。子宫深肌层和宫颈受累的病例与盆腔淋巴结转移高危险性相关。无盆腔淋巴结受累的患者很少出现腹主动脉旁淋巴结转移。腹腔冲洗液出现恶性细胞常提示输卵管上皮退行性病变，细胞沿走行区脱落。血行播散罕见于晚期腺癌，但可见于早期肉瘤样病变。子宫内膜癌远隔转移多见于肺部。

**（三）诊断**

**1．症状和体征**

**（1）阴道异常性出血**最为多见（97%）

**1）绝经期妇女**如经期延长，经血过多或月经间期出血则必须考虑子宫内膜癌的可能性，尤其是患有月经不调、糖尿病、高血压、肥胖或不孕症史的患者。

**2）任何绝经后妇女**如出现末次月经后阴道出血超过1年，若无明确的排除诊断依据，均应考虑有子宫内膜癌的可能。即使是使用雌激素控制绝经后综合征的患者也应进行组织学检查，证实撤药性出血与子宫内膜癌无关。

**（2）无临床症状**而Pap涂片显示子宫内膜细胞不典型增生的患者也应进行子宫内膜活检。

**（3）年龄**大于35岁，Pap涂片显示AGC（腺细胞不典型增生）的女性和年轻女性出现AGC合并无法解释阴道流血时必须联合阴道镜检查进行子宫内膜活检。

**（4）局部扩散性肿瘤**可于盆腔检查时触及肿块。

（5）5%的病例可于病程晚期出现症状。包括腹腔积液、黄疸、肠梗阻或肺转移所致的呼吸困难。

**2．所有怀疑子宫内膜癌的患者**均建议进行宫颈内刮除术和子宫内膜活检。首选操作工具是灵活的塑料导尿管（如Pipelle）。子宫内膜活检是确诊的金标准。准确率高达95%~98%。具有临床症状而活检阴性者需进行子宫扩张刮除术。

**3．分段刮宫** 是确诊子宫内膜癌最常用可靠的方法。操作如下：先用小刮勺环刮宫颈内管，再进入宫腔，搔刮宫壁。若组织学检查已确诊癌变存在，则进行分段刮宫有助于肿瘤定位。搔刮出组织肉眼呈灰色、坏死、质脆时，则通常提示癌性组织。

**4．Pap涂片** 传统的宫颈管吸取分泌物或刷取物进行巴氏涂片较分段刮诊或喷射冲洗检出率低。单纯巴氏涂片并不能排除子宫内膜癌的诊断。只有半数的子宫内膜癌患者巴氏涂片可见异常细胞。

**5．经阴道超声检查** 包括/未包括彩色多普勒血流成像的诊断价值正处于研究中。早期数据提示：子宫内膜增厚与内膜疾病高度相关。子宫内膜正常厚度小于5mm，单纯基于此标准的诊断假阳性率极高。

**6．分期评价** 详见第一章第二节。

**（四）疾病分期和预后因素**

**1．子宫内膜癌外科分期见表2.21** 此临床分期决定了腹式子宫切除术，双侧输卵管、卵巢切除术，腹膜细胞学检查，盆腔和主动脉淋巴结切除术以及可疑腹膜种植取样等治疗方案的选择。

**2．预后因素**

**（1）组织学分期子宫肌层侵袭程度** 肿瘤组织学高分期和肿瘤穿透肌层是伴随

盆腔和主动脉淋巴结转移、腹膜细胞学阳性、附件转移、局部穹隆复发、血行播散的高危因素，是影响预后的重要指标。

**(2) 肿瘤组织学**　预后由好至差的组织学类型为内膜样腺癌、腺癌、腺鳞癌、透明细胞癌、浆液性乳头状癌和小细胞癌。

**(3) 脉管间隙侵袭**　在任何子宫内膜癌组织学类型中，脉管间隙侵袭是影响复发和死亡的独立性预后因素。

**(4) 激素受体状态**　总体来说，雌激素受体（ER）和孕酮受体（PgR）水平与组织学分期呈负相关。然而，ER 和 PgR 水平同样是独立的预后指标，受体水平越高生存期越长。

**(5) 核型分期**　核异型性改变标准不同以及核内外复制不良使得核型分期较为困难。但多数学者表示：核型分期较组织学分期在决定疾病预后方面更为准确。

**(6) 肿瘤大小**　肿瘤越大，淋巴结转移的危险性越高，疾病预后越差。

**(7) DNA 倍性**　与卵巢癌和宫颈癌相比，子宫内膜癌非整倍体肿瘤所占比例较小（25%）。然而，非整倍体肿瘤具有较早的复发率和高的死亡率。

**表 2.21　子宫内膜癌的外科分期系统**

| 分期 | 内容 | 5 年生存率（%） |
|---|---|---|
| Ⅰ | 癌局限于宫体 | 81 ~ 91 |
| Ⅰa | 癌局限在子宫内膜 | 91 |
| Ⅰb | 侵犯肌层≤1/2 | 90 |
| Ⅰc | 侵犯肌层 > 1/2 | 81 |
| Ⅱ | 癌扩散至宫颈，但未超越子宫 | 71 ~ 79 |
| Ⅱa | 仅累及宫颈管腺体 | 79 |
| Ⅱb | 浸润宫颈间质 | 71 |
| Ⅲ | 癌局限或区域转移 | 30 ~ 60 |
| Ⅲa | 癌浸润至浆膜层和（或）附件，或腹腔积液含癌细胞，或腹腔冲洗液阳性。 | 60 |
| Ⅲb | 癌扩散至阴道 | 30 |
| Ⅲc | 癌转移至盆腔和（或）腹主动脉旁淋巴结 | 52 |
| Ⅳ | 癌扩散至真骨盆，浸润膀胱黏膜和（或）直肠黏膜 | 10 |
| Ⅳa | 癌浸润膀胱黏膜和（或）直肠黏膜 | 15 |
| Ⅳb | 远隔转移包括腹腔内和（或）腹股沟淋巴结 | 17 |

此表摘自 Creaseman WT, et al. Carcinoma of the corpus uteri: FIGO annual report. Int J Gynaecol Obstet 2003; 83:79。

**（五）预防和早期检测**

**1．预防** 绝经后妇女应避免长期服用外源性雌激素，针对无排卵或子宫内膜增生的女性应予以周期性黄体酮治疗。

**2．早期检测** 针对以下女性患者进行子宫内膜癌评估是很有必要的，包括外源性服用雌激素后出现不规则阴道流血的绝经后妇女；肥胖的绝经后妇女，尤其是有子宫内膜癌、乳腺癌肠癌或卵巢癌家族史的人群；长期无排卵的绝经前女性（如多囊卵巢综合征）。子宫内膜癌需与以下疾病作鉴别：绝经后妇女出现重度流血或子宫积脓；围绝经期功能失调性子宫出血，表现为月经间期出血或经血过多；绝经前女性出现无法解释的异常阴道流血，尤其是处于长期无排卵期。

**（六）治疗**

**1．疾病早期**

**（1）手术** 腹式子宫切除术联合双侧输卵管、卵巢切除术（TAH/BSO），盆腔及腹主动脉旁淋巴结清扫术是治疗早期子宫内膜癌的经典术式。针对癌变蔓延（扩散）至宫颈的患者进行Ⅱ型（改良根治性）子宫切除术；显微镜下证实宫颈受累的病例行筋膜外子宫切除术。存在子宫外转移的患者推荐进行肿瘤减灭术。非典型增生患者在足量黄体酮治疗后若非典型增生持续存在，推荐在未进展为子宫内膜癌之前进行 TAH/BSO。值得关注的是，40% 的此类患者已经并存了子宫内膜癌，此时完成外科分期是至关重要的。腹腔积液应送检细胞学检查；若无腹腔积液，可注入生理盐水 50ml 冲洗腹腔。任何肿大的盆腔或腹主动脉旁淋巴结均应切除。

1）无淋巴结转移，疾病处于Ⅰa 或Ⅰb 期，组织学分级为 1、2 级，且肿瘤直径 <2cm 的患者无需进一步治疗。

2）癌灶分化良好的年轻女患者，可以通过应用高剂量的黄体酮治愈。我们推荐使用甲羟孕酮（梅格施），80～320mg/d，连续 3～9 个月，每 3 个月子宫内膜取样评价疗效。癌灶消失后，患者仍需接受周期性激素治疗以避免无排卵性内膜增生。无生育要求的此类患者建议进行子宫切除术。

**（2）放疗**

**1）单纯放疗** 只适用于因伴发的相关疾病或低体能状态所致手术死亡率高的患者。Ⅰ期或Ⅱ期疾病患者单纯予以放疗的生存率明显低于手术治疗或手术联合放疗。

**2）术后放疗** 手术分期、子宫标本的组织病理学检查以及淋巴结受累状态评价，有助于提高疾病危险分层和放疗选择的准确性。基于疾病复发的相对危险度，将患者划分为如下三组：①低危组 该组肿瘤分化较好（1 或 2 级），子宫肌层侵袭很轻微或不足 1/2，或组织学分级为 3 级的肿瘤且无子宫肌层受累，淋巴结转移阴性且原发肿瘤中无淋巴脉管间隙受累。此类患者无需进一步治疗；②中危组 包括 1、2 级肿瘤，子宫肌层侵袭超过 1/2，组织学分级为 1 级的Ⅱ期患者（子宫颈受累）。中危组需排除任何可能引发淋巴结或淋巴脉管间隙受累的疾病。针对此亚群患者，我们推荐采用近距离放射疗法的辅助放疗技术。此组患者未进行淋巴结廓清术时，可考虑进行盆腔外放射治疗（约 5 000 cGy）；③高危组 包括肿瘤 3 级，存在疾病子宫外侵袭、原发肿瘤淋巴脉管间隙受累的证据，以及肿瘤 2 级而疾病超过

Ⅱ期。此高危组患者复发率较高，需接受化疗，放疗或联合放化疗等辅助治疗手段。

**（3）化疗** 化疗在治疗早期子宫内膜癌中起重要作用。随机试验比较了以铂类为基础的化疗（铂类、紫杉醇和/或蒽环类抗生素）和盆腔放疗在治疗中高危低分期子宫内膜癌患者的疗效，其结果显示：化疗作为子宫内膜癌的辅助治疗手段，与放疗相比同样有效。而对于放疗后序贯化疗与单纯化疗相比是否更为有效的假设尚无定论。针对浆液性乳头状癌或透明细胞癌的患者，我们优先推荐使用卡铂和紫杉醇。

**2．进展期疾病**

**（1）Ⅲ、Ⅳ期疾病患者**适于最佳的细胞减灭术。手术应该于系统性多药化疗后进行。此期有效方案包括多柔比星联合顺铂或卡铂联合紫杉醇。

1）切除的肿瘤组织应检测 ER 和 PgR，以利于选择黄体酮、他莫昔芬或芳香化酶抑制剂作为辅助治疗手段。

2）盆腔廓清术适用于少数疾病复发，且病灶扩散局限于膀胱或直肠的患者。

**（2）药物治疗** 针对广泛转移或曾进行放疗的局部复发性疾病，推荐使用激素和细胞毒性药治疗。

**1）激素治疗** 20%～40% 的患者对黄体酮有反应。平均反应期为 1 年，且黄体酮有反应的患者预计生存期为无反应患者的 2 倍。少数患者生存期超过 10 年。激素受体研究具有预测价值。常用药物包括：①醋酸甲羟孕酮酸酯贮存剂（得普乐），1. 0g 肌注，每周 1 次，连续 6 周，其后每月 1 次；②醋酸甲地孕酮（梅格施），40mgPO，每日 4 次；③他莫昔芬，20mg PO，每日1 次。

**2）化疗** 涵盖铂类和多柔比星的方案均比较有效；40% 的患者对治疗有效，可以延长预计生存期数月。如今我们推荐使用卡铂和紫杉醇，治疗方案如同晚期卵巢癌。

### （七）特殊临床问题

针对Ⅰ期子宫内膜癌的年轻患者采用雌激素替代疗法时需注意预防骨质疏松症，提高生活质量。目前尚未发现此治疗方案的副作用；然而，医师仍需考虑患者的体能状态施用个体化治疗方案。其他并发症详见“概要”。

## 四、阴道癌

### （一）流行病学和病因学

**1．发病率** 阴道原发肿瘤占女性生殖道肿瘤的 1%～2% 。阴道黏膜的异型增生表现为阴道上皮内瘤变（VAIN）。具有子宫颈癌病史的患者阴道癌的发病率相对增加。约 80%～90% 的阴道癌病例是原发肿瘤的转移性疾病，其治疗方案主要依据原发灶选择。

**2．HPV** HPV 感染常与 VAIN 相关。VAIN 进展至侵袭性癌的潜在性尚属未知，但对黏膜增生应用不同治疗后，进展率达 3%～5% 。

**3．雌激素**

**（1）**两百万女性属于阴道透明细胞腺癌的高危人群，其母亲均于妊娠前 18 周接受过己烯雌酚（DES）的治疗。1992 年 2 月，激素经胎盘致癌研究协会报告了

580例阴道透明细胞癌和子宫颈癌病例。长期使用己烯雌酚的患者占该报告病例的2/3。长期暴露于DES致透明细胞腺癌的实际危险性预计为1/1 000，妊娠前12周服用DES患病危险性最高。

(2) 长期服用DES的女性45%患有阴道腺病，另有25%存在子宫、宫颈或阴道的结构异常。几乎所有阴道透明细胞癌的女性同时存在阴道腺病。

(3) 自1970年DES禁用以来，阴道肿瘤的发病率已逐渐降低。

**(二) 病理学和自然史**

**1. 组织学** 约85%的阴道癌为鳞状细胞癌，其他为腺癌、黑色素瘤和肉瘤。

**2. 部位** 原发性阴道癌多见于阴道上1/3的阴道后壁处。若宫颈受累，疾病被定为宫颈癌而非阴道癌；若外阴受累，疾病被定为外阴癌。

**3. 转移途径**

(1) **肿瘤较大的阴道癌**可直接扩散至邻近软组织、骨骼，包括局部宫旁组织、膀胱、尿道、直肠和骨性骨盆。

(2) **淋巴管播散** 上段阴道癌淋巴转移多见于盆腔淋巴结，其次是腹主动脉旁淋巴结，而阴道后壁肿瘤通常播散至下臀部、骶骨和深骨盆淋巴结。阴道前壁肿瘤淋巴转移易播散骨盆侧壁的淋巴系统，而远端1/3的阴道癌易播散至腹股沟和股骨淋巴结。

(3) **血行播散** 多见于病程晚期，常转移至肺、肝、骨和锁骨上淋巴结。

**(三) 诊断**

**1. 症状和体征** 最常见的症状为阴道分泌物增多和流血。阴道腺病多无症状，但也可出现阴道长期排泄水样分泌物。病程早期可表现为膀胱疼痛和尿频。晚期进展出现里急后重或便秘。

**2. 诊断实验**

(1) 阴道癌早期诊断通常被漏诊，尤其位于阴道远端2/3处的肿瘤，极易因窥器遮蔽而致遗漏病损。内镜自阴道取出时需为旋转状态，且应仔细探查阴道黏膜。

(2) 阴道Pap涂片以及骨盆异常区域活检是确诊的主要手段。若Pap涂片未提示异常，建议进行鲁戈氏（Lugol's）碘液试验和阴道镜检查。

(3) 分期标准详见第一章第二节。

**(四) 分期和预后因素**

**1. 分期** 阴道癌有较多分期方法。尽管肿瘤疾病分期显著影响预后，但阴道肿瘤大小和原发部位影响作用并不显著。由于预计生存期与临床分期相关，故关于生存率的报道很多。其中具有代表性的分期方式和近似生存率详见表2.22。

**2. 预后因素** 总体说来，肿瘤越大，预后越差。位于阴道上端的肿瘤预后较其下段阴道癌为好（上后壁肿瘤可能在浸润至肌层之前就迅速增大，从而改变疾病分期）。

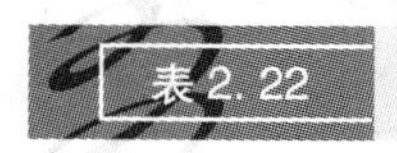

表 2.22 阴道癌分期

| 分期 | 内容 | 5 年生存率（%） |
| --- | --- | --- |
| 0 | 原位癌 | 100 |
| Ⅰ | 局限于阴道 | 70 |
| Ⅱ | 侵袭至阴道下组织但未扩展至盆壁 | 50 |
| Ⅲ | 扩展至盆壁 | 20 |
| Ⅳ | 扩展超出真骨盆，或活检证实有膀胱和直肠受累 | <10 |

**（五）预防和早期筛查**

1．**细胞学和常规检查**是普通人群阴道癌筛查的基本方法。近 30% 阴道癌患者具有原位癌或侵袭性子宫颈癌病史；此类患者需要每年常规进行 Pap 涂片检查。

2．**子宫 DES 长期接触史的患者**建议每年进行 1 次盆腔检查以及月经初潮期的 Pap 涂片检查。有接触 DES 史的年轻女性也应该在出现阴道流血或阴道排液早期进行以上检查，因为阴道透明细胞癌变可发生于童年期。所有可疑区域均应进行活检，阴道黏膜的仔细触诊也是至关重要的。

**（六）治疗**

**1．疾病早期**

**（1）手术** 邻近膀胱、尿道和直肠的肿瘤限制了手术切缘，因无法施行脏器去除术而无法完全切除肿瘤。另外，术中尽量维持阴道功能以及术后相关的心理治疗也是阴道癌治疗方案中非常重要的部分。

1）阴道黏膜剥除术适用于原位癌患者。

2）Ⅰ期疾病累及上后壁阴道时可进行根治性子宫切除术，阴道部分切除和双侧盆腔淋巴结清扫术。对于曾进行过子宫切除术的患者，可考虑施用根治性上阴道切除术联合双侧盆腔淋巴结清扫术。

3）放射治疗前应进行剖腹探查术的患者包括：①需要对疾病受累区域进行精确定位；②受累淋巴结较大需进行切除；③预进行卵巢固定术（卵巢移位）以预防放射后不孕症。

4）外阴重建可以通过移植股肌肉皮肤，通常是股薄肌的分层厚皮移植片实现。

**（2）放疗** 是Ⅰ期阴道癌患者替代性治疗手段；目前还无对照试验证实放疗同手术一样有效。放疗是高分期疾病的治疗方法，通常采用外照射联合阴道内照射。一旦阴道末端受累时，腹股沟区淋巴结也同样需要照射。

**（3）化疗** 局部敷用氟尿嘧啶，每日 2 次，适用于 VAIN 患者，其作用机制是阴道部位强烈灼烧。局部施用氟尿嘧啶的长期疗效还未被证实，故目前此方案不能作为标准用药方案。

**（4）激光治疗** 适用于 0 期患者。

**2. 进展期疾病**的治疗方法同子宫颈癌。针对其他Ⅳ期疾病体能状态较好，或是放疗后中线型复发的患者，可考虑采取脏器去除术。

**（七）特殊临床问题**

外生殖器缺失和阴道狭窄的讨论详见第一章第五节。

## 五、外阴癌

**（一）流行病学和病因学**

**1. 发病率** 外阴癌占女性生殖器恶性肿瘤的3%~4%。多见于年龄超过50岁的患者，平均发病年龄为65岁。

**2. 病因**

（1）**HPV病毒**在外阴癌发病中起重要作用。其中高危亚型HPV（16、18、31）已自侵袭性外阴癌病损中分离出来。

（2）**外阴**上皮内瘤变（VIN）和CIN增加了女性外阴癌患病的风险。VIN是侵袭性外阴癌前病变的前体，四倍体HPV疫苗有助于预防VIN的出现。

（3）与外阴癌高发病风险相关的个人疾病史包括肥胖、高血压、糖尿病、动脉硬化、绝经年龄过早和未经产。

**（二）病理学和自然史**

**1. 组织学** 外阴恶性肿瘤中鳞状上皮细胞癌>90%，黑素瘤占5%~10%，其他组织学类型包括腺癌、肉瘤、基底细胞癌和其他肿瘤。

**2. 部位** 肿瘤的原发部位按发病率由高至低排列如下：大阴唇、小阴唇、阴蒂和会阴。

**3. 自然史**

（1）外阴鳞状上皮细胞癌不呈外阴上皮内瘤变-CIS-侵袭性癌的连续性间变过程。多数研究报告显示：只有2%~4%的外阴上皮内瘤变可转变为侵袭性癌。此类肿瘤呈局限性生长，表面扩散，深腹股沟淋巴结转移，进而扩散至盆腔和发生远隔转移。血行播散多于淋巴结受累后出现，患者多死于恶病质或继发于肺转移的呼吸衰竭。

（2）尽管外阴黑素瘤呈相对小面积受累，出现痣的区域也相对较少，但外阴恶性黑素瘤仍占所有黑素瘤病例的5%。因此，所有外阴色素沉着区均应予以切除。

（3）**外阴Paget病**是以上皮组织增厚变性，源自上皮生发层富含黏蛋白的Paget细胞浸润为特征的外阴侵袭前病变。约10%~12%的患者并发侵袭性外阴Paget病，另有4%~8%的患者具有潜在腺癌变的可能。腺癌变临床症状较明显。该病的自然病程特征为多年后局部复发，且复发多呈原位癌改变。此类患者也同样有进展为外生殖器腺癌的倾向，需要仔细临床评估并随诊。

（4）**前庭大腺癌**相对较罕见，多见于老年女性。超过50岁的女性腺体炎症较少见，事实上，绝经后妇女多不存在腺体炎症；故此年龄人群如出现腺体肿胀均应怀疑癌变的可能。

（5）外阴基底细胞癌和肉瘤与其他部位原发肿瘤的自然史相似。

**（三）诊断**

**1．症状和体征**

（1）鳞状上皮细胞癌可表现为外阴肿胀和肿块，多有慢性外阴瘙痒病史。肿瘤可合并溃疡或真菌感染。随着肿瘤生长可出现流血，二次感染和继发性疼痛。

（2）Paget 病的病损呈绒毛状红色变，周围不规则隆起。病损部位瘙痒，可继发表皮脱落和出血。

（3）基底细胞癌和黑色素瘤详见第 2 章第十节。

（4）合并淋巴结转移时可触及腹股沟、股区或盆腔肿大的淋巴结。

**2．外阴活检指征**

（1）皮肤呈红色、暗褐色或白色斑样改变。

（2）触诊质硬区域。

（3）病变瘙痒或出血。

（4）出现任何生殖器痣。

（5）前庭大腺部位肿大或增厚，尤其是 50 岁以上者。

**3．分期**　详见第一章第二节。

**（四）鳞状上皮细胞癌的分期和预后因素**

**1．分期**　FIGO（国际妇、产科联合会）一致采用依据 TNM（肿瘤、淋巴结、转移）的外科学分期标准，以避免淋巴结临床评估的相关问题（详见表 2.23）。

**表 2.23　外阴鳞状上皮细胞癌的分期**

| FIGO | TNM 分期 | 临床/病理学检查 |
|---|---|---|
| Ⅰ | T1N0M0 | 肿瘤局限于外阴或会阴，肿瘤最大直径 <2cm，淋巴结无转移 |
| Ⅱ | T2N0M0 | 肿瘤局限于外阴和/或会阴，肿瘤最大直径 >2cm，淋巴结无转移 |
| Ⅲ | T3N0M0<br>T1、2、3N1 M0 | 肿瘤邻近播散至尿道下段或肛门（T3）或单侧局部淋巴结播散（N1） |
| ⅣA | T1、2、3N2 M0<br>T4 任何 N M0 | 肿瘤播散至尿道上段，膀胱黏膜，直肠黏膜或盆骨（T4）或双侧区域淋巴结转移（N2） |
| ⅣB | 任何 T 任何 N M1 | 任何远处转移，包括盆腔淋巴结 |

FIGO，国际妇、产科联合会；TNM，肿瘤、淋巴结、转移。

**2．预后因素和生存率**　生存期主要由肿瘤的分期、侵袭组织和肿瘤部位决定。

**（1）淋巴结受累至关重要**　在无腹股沟区或股淋巴结转移的病例中，盆腔或腹主动脉旁淋巴结转移较少见。

（2）淋巴结转移阴性或显微镜下转移阳性的患者 5 年生存率是 95%。相反，以上两项均为阳性的患者 5 年生存率是 80%，三处或更多淋巴结转移患者 5 年生存率为25%。值得关注的是，合并三处或以上淋巴结转移的患者血行播散的可能性高达66%，而两处或以下淋巴结转移时血行播散几率只有4%。

**（五）预防和早期检测**

针对所有绝经后妇女的常规病史和体格检查包括：特殊询问有关外阴疼痛和瘙痒病史，仔细检查外阴区，触诊腹股沟区是否有质硬不活动的结节。所有可疑病损均应进行活检 。

**（六）治疗**

**1. 手术是早期外阴癌的首选治疗方法**

**（1）外阴上皮内瘤变** 针对较小病灶可进行广泛局部切除术。多样性瘤状病变可考虑进行二氧化碳激光治疗。替代性治疗手段包括局部使用氟尿嘧啶，导致皮肤化学性腐肉形成，或施用咪喹莫特（Aldara），导致局部炎症反应。在使用以上两种药物之前，需及时排除存在侵袭性病变的可能。

**（2）Paget 病变** Paget 细胞可侵袭至真皮层，手术时亦应切除此层。非腺癌性复发性病变可通过局部切除加以治疗。侵袭性腺癌的治疗方法同外阴侵袭性鳞状细胞癌。

**（3）浸润深度 <1mm 的侵袭性癌** 采用根治性广泛局部切除术。

**（4）浸润深度 >1mm 的Ⅰ期疾病** 单侧性病变可采用根治性局部切除术联合同侧腹股沟淋巴结清扫术，中线型病变则联合双侧淋巴结清扫术。

**（5）Ⅱ期病变** 患者可考虑进行根治性局部切除术联合双侧腹股沟淋巴结切除术（或改良外阴根治术），手术要求在保留临界中线结构的前提下，沿切缘所有方向至少1cm处无病灶存在。

**（6）改良外阴根治术的并发症** 包括伤口破裂、局部感染、脓毒症血栓栓塞和下肢慢性水肿。采用分离切口的腹股沟淋巴结切除术可以降低伤口破裂和下肢水肿的发病率。

**（7）Ⅲ或Ⅳ期疾病** 此期病灶需采用放疗联合化学增敏治疗（顺铂或氟尿嘧啶）。某些病例可考虑采用外阴根治术，病灶长期存在或复发病例，很少可以通过去脏手术补救治疗。

**2. 放疗**

（1）针对Ⅲ和Ⅳ期肛门、直肠、直肠阴道隔或近端尿道受累病例术前进行放射治疗可以缩减肿瘤，提高手术切除率。

（2）针对≥3处微小转移或腹股沟区较大转移（>10cm）的病例施用放射治疗可以延长生存期，降低腹股沟淋巴结局部复发率。

（3）术后外阴部放疗可以降低4cm以上肿瘤或切缘阳性病例的局部复发率。

（4）对于前壁小肿瘤累及阴蒂的外阴癌患者，尤其是年轻女性，为避免由于手术所致的心理问题，可考虑采用5 000cGy外照射放疗，治疗结束后活检随访。

（5）具有手术禁忌证的患者可以考虑单纯放射治疗。

**3. 化疗**

（1）氟尿嘧啶或顺铂可作为放射治疗增敏剂。

（2）系统性治疗宫颈鳞状上皮细胞癌的药物如顺铂、卡铂、紫杉醇和托泊替康可作为转移性疾病的治疗方案，但部分缓解率很低（10%～15%），仅持续几个月。

## 六、卵巢癌

### （一）流行病学和病因学

**1．发病率**（表2.18）2008年在美国有近22 430的女性被诊断患有卵巢癌，另有15 280名患者将死于此病。卵巢癌占所有妇产科死亡疾病之首，是美国第五大常见女性肿瘤，终身危险率为1.4%～1.8%。尽管在过去的30年中手术和化学治疗方案逐步提升，女性Ⅲ/Ⅳ期卵巢上皮癌的5年生存率仍然低至12%。

**2．易感因素**

**（1）地域性因素**　卵巢癌高发于工业化国家。

**（2）遗传因素**　DNA修复基因（BRCA1、BRCA2、MLH-1、MSH-2、PMS1和PMS2）种系突变占卵巢癌患者的10%～15%。必须对上述高危女性人群进行基因检测，因为预防性施行双侧输卵管、卵巢切除术可以使妇科肿瘤发病危险降低96%。具有如下家族谱系及家族史的患者可考虑进行基因检测：

1）家族中有两位或更多女性患有卵巢癌和/或乳腺癌，尤其是绝经前确诊的。

2）家族中有女性患有单侧乳腺癌和卵巢癌。

3）家族中有女性患有双侧乳腺癌。

4）男性亲属中有患有双侧乳腺癌的患者。

5）北欧犹太教徒家谱的女性任何年龄确诊患有卵巢癌。

（3）具有乳腺癌或子宫内膜癌个人史的患者患卵巢癌的危险性增加。

**（4）生育史**　如未经产伴“未停止排卵”是患病的危险因素。如今证明子宫内膜异位症是卵巢癌的独立性危险因素。口服避孕药可以降低卵巢癌发病危险性，绝经后服用雌激素患病危险性增加。

**（5）环境因素**　子宫内膜长期接触滑石粉可轻微增加卵巢癌发病的危险性。吸烟可增加卵巢癌特异亚型的发病危险性。

### （二）病理学和自然史

**1．组织学**　世界卫生组织（WHO）卵巢肿瘤组织学分型详见表2.24

**2．组织学分级**　组织中未分化细胞比例决定了肿瘤分级

| 分级 | 未分化细胞比例 |
|---|---|
| G1 | 0～25 |
| G2 | 25～50 |
| G3 | >50 |

**3．生物学行为**

**（1）交界瘤，**也称为“低度恶性肿瘤”，多见于绝经前女性，病灶可长期局限于卵巢不进展。转移性种植也可见，有些呈侵袭性，最终导致肠梗阻和死亡。

**（2）其他组织学亚型**的生物学行为与分级和分期相关。即使是早期疾病，仔细多次的检查通常会发现膈下和网膜种植灶。器官受累和远隔转移较浆膜表面播散为少。卵巢癌的致死性病因多与癌灶腹内脏器包绕相关。多数患者死于肠梗阻或营养缺乏。

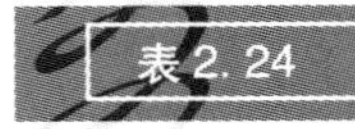

**表2.24 卵巢肿瘤的组织学分型**

| | |
|---|---|
| A. 上皮内肿瘤（近似发病率）<br>浆液性囊腺癌（75%~80%）<br>黏液性囊腺癌（10%）<br>子宫内膜样癌（10%）<br>透明细胞（中肾瘤）（<1%）<br>未分化癌（<1%）<br>卵巢纤维上皮瘤 - 布伦纳瘤（<1%）<br>混合上皮瘤<br>未分化癌 | B. 生殖细胞瘤<br>无性细胞瘤<br>内胚窦瘤（卵黄囊瘤）<br>胚胎性癌（多胚瘤）<br>绒毛膜癌<br>畸胎瘤<br>混合型 |
| C. 性索间质肿瘤<br>卵巢支持 - 间质细胞瘤<br>颗粒细胞 - 间质细胞瘤<br>两性胚细胞瘤<br>男性细胞瘤<br>未分化癌 | D. 其他肿瘤<br>脂质细胞瘤<br>成性腺细胞瘤<br>非特异性软组织肿瘤<br>未分化癌 |

**4. 相关的副肿瘤综合征**

（1）神经系统综合征较常见　周围神经病、器官衰竭、肌萎缩性（脊髓）侧索硬化综合征以及小脑性共济失调是常见的神经系统综合征。

（2）特异型抗体所致的交叉配血困难的患者可进行泼尼松治疗。

（3）库欣综合征（Cushing）。

（4）高钙血症。

（5）血栓性静脉炎。

**（三）诊断**

**1. 症状和体征**　早期卵巢癌通常无症状。多数晚期卵巢癌患者可表现为轻微腹部不适，如胃胀气、排气、绝经前患者月经不调、尿频或异常性阴道流血。体格检查包括腹腔积液和腹部肿块。绝经1年以上妇女如出现盆腔肿物应怀疑卵巢癌。

**2. 组织诊断**　卵巢或其他腹部异常肿块可进行活检。

（1）**绝经前女性腹部直径小于8cm**的肿物多见于良性囊性瘤。患者需要进行超声检查以确定肿块性质，并接受口服避孕药抑制治疗2个月。良性肿瘤多可消退。

（2）**手术评估肿物性质**的指征包括如下：

1）绝经前女性，肿物直径小于8cm，但观察2个月后囊肿仍然存在。

2）绝经前女性，肿物直径小于8cm，超声示肿物呈实性。

3）绝经前女性，肿物直径大于8cm。

4）任何绝经后妇女出现腹部肿物。

3. **血清肿瘤标记物** CA-125 是有效的监测上皮内卵巢肿瘤治疗反应性的指标。β 人绒毛膜促性腺激素（β-hCG），α-胎儿球蛋白（α-FP）以及 LDH 是监测生殖细胞恶性肿瘤的有效标记物。此类标记物均不能用于筛查诊断。

4. **分期评估**详见第一章第二节。

### （四）疾病分期和预后因素

卵巢癌的疾病分期通用外科分期法。

1. **分期标准和上皮细胞瘤的 5 年生存率详见表 2.25**

**表 2.25 卵巢上皮细胞瘤的分期标准**

| 分期 | 范围（所占比例） | 5 年生存率（%） |
|---|---|---|
| Ⅰ | 肿瘤局限于卵巢（15%） | 80 |
| Ⅰa | 局限于一侧卵巢，无腹腔积液 | |
| Ⅰb | 双侧卵巢受累，无腹腔积液 | |
| Ⅰc | Ⅰa 或Ⅰb 肿瘤，有腹腔积液或腹腔冲洗液阳性 | |
| Ⅱ | 一侧或双侧卵巢肿瘤，癌症扩散局限至盆腔组织（15%） | 60 |
| Ⅱa | 蔓延至子宫或输卵管 | |
| Ⅱb | 蔓延至其他盆腔组织 | |
| Ⅱc | Ⅱa 或Ⅱb 肿瘤，有腹腔积液或腹腔冲洗液阳性 | |
| Ⅲ | 一侧或双侧卵巢肿瘤，伴盆腔外的腹腔内转移和/或腹膜后或腹股沟淋巴结转移。肿瘤局限于真骨盆但组织学证实已扩散至小肠或网膜（65%） | 30<br>40 |
| Ⅲa | 肿瘤生长局限于真骨盆，无淋巴结转移，但显微镜下证实腹膜转移 | 25<br>23 |
| Ⅲb | 同Ⅲa 期，但腹膜转移直径不超过 2cm | |
| Ⅲc | 腹膜转移直径不超过 2cm 和/或腹膜后或腹股沟淋巴结转移 | |
| Ⅳ | 远处转移［包括胸膜渗出液细胞学检查阳性，肝脏实质转移或外周浅表淋巴结转移（5%）］ | 10 |

2. **预后因素** 肿瘤浸润范围、分级和疾病分期是比特异性组织学类型更重要的预后因素。病灶所能达到的外科手术切除程度同样影响着预后。

### （五）预防和早期筛查

有上皮卵巢癌家族史的女性患上皮卵巢癌的危险性是其他普通人群的两倍，而具有乳腺癌或卵巢癌家族史或有乳腺癌病史的患者患病危险性也增加两倍。DNA 修复基因 BRCA1 和 BRCA2 变异的女性到 70 岁进展至卵巢癌的危险性分别为 20%～60% 和 10%～35%。MMR 基因突变所致的林奇综合征Ⅱ型使卵巢癌患病的终生危险达 9%~12%。

所有此类患者均应进行相应的遗传咨询，针对无生育要求的患者可考虑进行预防性卵巢切除术。患者需要被告知，进行预防性卵巢切除术并非能够完全避免卵巢癌患病，原因是双侧卵巢切除术后也有并发腹膜癌转移的危险。CA-125 筛查和经阴道超声的疗效仍无确切研究数据。

**（六）卵巢上皮癌的治疗**（卵巢上皮癌的分型详见表 2.24A 部分）

**1. 手术分期评估**

（1）如果可行，卵巢肿瘤应彻底清除并立即冷冻切片送检。若肿瘤局限于骨盆，需进行根治性切除术。

（2）任何游离液体，尤其是盆腔陷凹的渗出液需送检进行细胞学检查。若无游离液体时，可考虑向腹腔内注入 50~100ml 生理盐水，自盆腔陷凹、结肠周围和单侧横膈膜下抽出腹腔冲洗液送检。

（3）腹膜表面和所有内脏系统性探查。对任何可疑区域或腹膜周围粘连物均应进行活检。

（4）横膈膜取样活检或进行刮除术以及细胞学涂片检查。

（5）自横结肠区切除网膜（横结肠下网膜切除手术）。

（6）进行腹膜后脏器探查以评估盆腔和腹主动脉旁淋巴结转移情况。任何肿大的淋巴结均需冷冻切片病理送检。若冷冻切片病理阴性时可考虑进行骨盆和腹主动脉旁淋巴结切除术。

**2. 交界瘤** 原发肿瘤可进行手术切除。没有证据显示术后辅助化疗或放射治疗可延长生存。即使在大多数多病灶疾病的患者中，辅助治疗的疗效仍不确定。化学治疗适用于侵袭性肿瘤种植的患者。

**3. Ⅰa 和Ⅰb 期，1 级**

（1）处于此类分期的绝经期患者，进行剖腹诊断肿瘤分期手术后，可考虑单侧卵巢切除术以保留生育能力。随访需涵盖常规盆腔检查和 CA-125 水平测定。总体来说，针对无生育要求的患者可进行根治性卵巢子宫切除术。

（2）绝经后患者以及无生育要求的患者需进行 TAH/BSO 手术和分期诊断。

4. Ⅰa，Ⅰb（2、3 级）和Ⅰc 期疾病可进行 TAH/BSO 手术和分期诊断，随后进行辅助化疗。卡铂联合紫杉醇化疗 3~6 周期适用于大多数的患者。针对老年患者可以考虑施与单药化疗联合卡铂化疗 4~6 个周期。

**5. Ⅱ、Ⅲ、Ⅳ期疾病**

（1）针对此期疾病建议手术探查尽可能彻底清除病灶。切除原发肿瘤，尽可能切除转移病灶指的是细胞减灭术或减瘤术。“最佳减瘤术”通常指残留肿瘤直径 <1cm。

（2）**化疗** 铂类为基础的化学治疗是晚期卵巢癌主要的化疗方案。铂类（卡铂或顺铂）联合紫杉醇是卵巢上皮癌标准治疗方案。可采用静脉输注或腹腔内注射（在选择性的患者中）。

1）静脉输注，每 3 周 1 次，连续 6~8 周期，用药剂量如下：

紫杉醇（泰素），135~175 $mg/m^2$（于卡铂或顺铂前给药）

卡铂，AUC 5～6

2）腹腔内化疗（IP）方案适用于细胞减灭术后显微镜下仍残留病灶的患者。针对此类患者的对照试验显示，腹腔内化疗较静脉化疗可以显著延长疾病无进展期和总生存期。鉴于药物副作用的增加，诸如腹痛、胃肠道反应、乏力、血液系统毒性和神经病变等，多数患者无法完全耐受6周期的IP治疗。治疗方案如下：

紫杉醇，135 mg/$m^2$ IV，超过24小时，d1

顺铂，100 mg/$m^2$ IP，d2

紫杉醇，60 mg/$m^2$ IP，d8

连续6周期，每21天1次

3）**药物相关毒性** 卡铂胃肠道反应、神经毒性和肾毒性较顺铂轻，但血液学毒性较重。紫杉醇注射超过3小时与持续注射超过24小时相比，神经系统毒性较重而血液学毒性轻。

4）每28天为1周期，连续12个月紫杉醇维持治疗可以延长无进展生存期，但总生存期影响不大。因此，对于晚期卵巢癌患者进行标准诱导化疗已达完全缓解时，不需常规进行维持化疗。

（3）化疗结束后应连续检测CA-125水平。CA-125升高至＞20～35U/ml时提示疾病持续或复发。

**6. 二线治疗**

（1）**细胞毒性药物** 一线治疗结束后超过12个月或更长时间疾病复发的患者，可以重复使用初始治疗药物。若一线治疗结束后疾病进展，或初始治疗短期内疾病复发，需考虑采用其他药物。

1）一线治疗失败后可考虑采用的化疗药物包括多柔比星脂质体、托泊替康、吉西他滨和卡铂，口服依托泊苷（100mg/d，连续14天，每21天为1周期）以及六甲蜜胺。在多数病例中，单药治疗与联合治疗同样有效。缓解率约为15%～25%。

2）针对此类患者采用他莫昔芬激素疗法有效性达10%～20%。

3）近期，抗血管内皮生长因子的单克隆抗体药物贝伐单抗（阿瓦斯汀）已单独使用或联合细胞毒性药物治疗复发性卵巢上皮癌，该药联合卡铂和紫杉醇作为初期治疗的疗效仍处于实验阶段。

（2）高剂量化学治疗联合自体干细胞支持治疗卵巢癌疗效不佳。更高剂量的强烈化疗与标准静脉治疗方案相比无明显疗效优势。

（3）**二次探查手术** 二次探查手术可以用来评价治疗反应性，适用于化疗结束后无明确疾病临床证据的患者。尽管二次探查获得的部分信息提示疾病预后较好，但第二期探查手术尚未证明可以影响患者生存期。手术只适用于临床研究的病例，如加入临床试验的二线治疗患者。

**（4）二次减瘤术**

1）对孤立性残留病灶复发的患者有效，如持续存在的骨盆肿块。手术有效性取决于残余病灶完全切除的能力。

2）针对化疗无反应的患者无明确疗效。

（5）**姑息性手术** 进展出现肠梗阻，对化学治疗耐药但体能状态较好的患者可考虑施行姑息性手术；姑息性手术通常很难达到满意效果。其目标是保证患者进食能力，以维持充足的水分或营养物质。如果手术成功，症状可获3～6个月缓解。不幸的是，姑息性手术的并发症和死亡率较高，手术成功率很低。患者及其家属在同意手术之前必须清楚了解手术的局限性。

7. 二次探查手术显示无病的患者需进行临床随访，因目前尚无可靠的术后监测手段。患者需长期随访检测CA-125水平，而CT和超声因敏感性较差而不能作为早期复发检测手段。CT可以用来随访已知病灶。

**（七）组织学类型为müllerian的腹膜肿瘤（原发腹膜癌）**

腹膜间皮组织类型等同于生殖上皮，腹膜可以转变成恶性müllerian上皮型，后者类似于晚期卵巢上皮癌，表现为全腹膜腔种植转移（包括卵巢表面）。其治疗方式同Ⅲ期卵巢上皮癌。

**（八）生殖细胞肿瘤**

**1. 生殖细胞肿瘤概要**

**（1）流行病学** 生殖细胞肿瘤占所有卵巢肿瘤的20%～25%，但只有3%为恶性。在西方国家，此类恶性肿瘤占所有卵巢癌<5%，在亚洲及非洲地区占近15%。在卵巢肿瘤的患者中，超过70%的生殖细胞肿瘤见于20岁的年轻人群，在此年龄群中，有1/3是恶性疾病。

**（2）症状和体征** 此类肿瘤生长迅速，多表现为亚急性盆腔疼痛和压痛、月经不规律。急性症状如蒂扭转或附件破裂易与急性阑尾炎相混淆。初潮前期女孩及绝经前女性附件肿块>2cm可怀疑此病；通常需要外科探查手术确诊。

**（3）诊断**

1）年轻患者需检测血清LDH、β-hCG和α-FP效价以及其他血常规检查。

2）此类肿瘤具异嗜性，多见于生殖腺发育不全性疾病，故建议核型检测。

3）胸片检查也是至关重要的，原因是生殖细胞肿瘤极易转移至肺或纵隔。

**2. 无性细胞瘤**

**（1）自然史** 无性细胞瘤是最常见的生殖细胞恶性肿瘤，在年龄低于20岁的卵巢癌患者中占近10%。3/4的无性细胞瘤见于10～30岁年龄的患者。约5%的疾病见于生殖腺发育不全。3/4的病例呈Ⅰ期，10%～15%为双侧性。不同于其他卵巢恶性肿瘤，无性细胞瘤多沿淋巴系统早期转移，其次为腹膜周围转移。无性细胞瘤可分泌LDH。

**（2）治疗** 首选手术治疗；微创手术为单侧卵巢切除术并完成外科分期。两年内另侧卵巢复发几率是5%～10%，但复发病灶对化疗敏感。对于有生育要求的患者即使是出现转移性疾病时也应尽力保留子宫和对侧卵巢。若无生育要求，可考虑进行TAH/BSO手术。若染色体组型分析显示Y染色体时，双侧卵巢均应切除，但可保留子宫。

1）化疗是转移性疾病首选的辅助治疗方案。博来霉素、依托泊苷和顺铂（BEP方案）联合用药最为常用。BEP剂量如下所示：

博来霉素，15 U/$m^2$，每周1次，连续5周；第4周期时第1天注射

依托泊苷，100 mg/$m^2$，每天1次，连续5天，每3周为1周期

顺铂，20 mg/m²，每天 1 次，连续 5 天，或 100 mg/m²，第 1 天，每 3 周为 1 周期

**2）放射治疗** 由于转移性疾病对放疗高度敏感，故若无生育要求，此类疾病可以实施放射治疗。

**（3）预后** Ⅰa 期疾病单纯进行单侧卵巢切除术 5 年生存率 >95%。复发多见于病灶直径大于 10～15cm，年龄低于 20 岁以及间变性疾病的患者。疾病晚期手术治疗联合 BEP 辅助化疗的患者 5 年生存率是 85%～90%。

**3. 未成熟性畸胎瘤**

**（1）自然史** 卵巢纯型未成熟性畸胎瘤占所有卵巢癌病例不足 1%，但却是第二大常见的生殖细胞恶性肿瘤。有近 10%～20% 的卵巢癌患者年龄小于 20 岁，此类人群中卵巢癌病死率达 30%。除混合型肿瘤外，其他未成熟畸胎瘤患者血清无肿瘤标记物出现（β-hCG，α-FP）。该病常见的转移部位为腹膜，血行播散较罕见且出现较晚。

**（2）治疗** 绝经前女性病灶局限于一侧卵巢时，可考虑进行单侧卵巢切除术。绝经后妇女建议进行 TAH/BSO 术。

1）Ia 期，肿瘤 1 级的患者无需术后辅助治疗。Ia 期，肿瘤 2、3 级的患者，或分期较高且残余肿瘤较大时，建议术后辅助 BEP 方案化疗。出现腹腔积液的疾病，无论分期，均应考虑化学治疗。

2）对于局限性疾病的患者化疗后可辅助放射治疗。

3）对于治疗失败的高危患者可以考虑进行二次探查术（如化疗初始肉眼可见病灶的患者），原因是此类疾病无可靠肿瘤标记物可以监测。

**（3）预后** 影响未成熟性畸胎瘤预后的主要因素是疾病的组织学分级。5 年生存率为 80%～100%。化疗前病灶未完全切除的病例 5 年生存率仅 50%，而完全切除的病例 5 年生存率可达 94%。

**4. 内胚窦瘤（卵黄囊癌）较罕见** 中位发病年龄为 18 岁。症状多表现为盆腔或腹部疼痛。多数病灶分泌 α-FP，血清 α-FP 值可监测治疗反应性。

**（1）治疗** 包括手术分期，单侧卵巢切除术和冷冻切片诊断。

**（2）所有患者需给予化学辅助治疗** BEP 方案疗效最显著。其他涵盖顺铂的化疗方案包括 POMB-ACE（顺铂、长春新碱、甲氨蝶呤、博来霉素、放线菌素 D、环磷酰胺、依托泊苷），适用于广泛转移性的高危病例，如肺或肝脏转移。

**5. 胚胎性癌**是极为罕见的恶性肿瘤，多见于年轻女性，中位发病年龄为 14 岁。此肿瘤可分泌雌激素，表现为性早熟或不规则阴道流血。2/3 的病例局限于单侧卵巢，肿瘤通常分泌 α-FP 和 β-hCG，有助于反应疗效。治疗采用单侧或双侧卵巢切除术，同时辅助 BEP 化学治疗。

**6. 卵巢绒毛膜癌**极为罕见，多见于年龄小于 20 岁的女性。β-hCG 是该病重要的肿瘤标记物。半数初潮前期的患者表现为同性性早熟。预后通常较差，但有报道甲氨蝶呤，放线菌素 D 和环磷酰胺（细胞毒性药）联合化疗可达完全缓解（MAC Ⅲ化疗）。

**7. 混合性生殖细胞肿瘤**通常由无性细胞瘤或内胚窦瘤组分构成。α-FP 或 β-hCG 的分泌与肿瘤组分相关。治疗可选择单侧卵巢切除术切除病灶，继行辅助 BEP 化学治疗。对于病灶组分不产生肿瘤标记物的病例，当化疗初始肉眼可见病灶时，可以考虑二次探查术，有助于评估治疗反应性。

**（九）性索间质细胞瘤（详见表2.24 分型 C 部分）**

占所有卵巢癌的5%~8%。多数肿瘤由来源于性索和卵巢间质或间充质的细胞共同组成。

1. **颗粒－基质细胞瘤**包括颗粒细胞瘤、卵泡膜细胞瘤和纤维瘤。卵泡膜细胞瘤和纤维瘤很少是恶性的，因此被称为纤维肉瘤。颗粒细胞瘤多呈低分级，可分泌雌激素，见于所有年龄女性。颗粒细胞瘤合并子宫内膜癌占所有病例的5%，另有25%~50%的病例可并发子宫内膜增生。多数颗粒细胞可分泌抑制素，是重要的肿瘤标记物。单纯手术通常可以治疗该病；放疗联合化疗适用于复发或转移性疾病的患者。颗粒细胞瘤10年生存率约为90%。DNA 倍体与生存期相关。

2. **Sertoli-Leydig 瘤**多见于30~40岁人群。此类肿瘤较罕见，呈低度恶性。多数可分泌雄激素，有70%~85%的患者出现男子第二性征。常用的治疗方法为单侧输卵管－卵巢切除术同时探查对侧卵巢。老年患者可进行 TAH/BSO 术。是否可采用放疗或化疗有待于进一步证实。

**（十）其他肿瘤（详见表2.24D 部分）**

1. **脂质细胞瘤**极为罕见，现仅报告100余例。脂质细胞瘤可能源发于肾上腺皮质靠近卵巢的区域。多数患者表现为男性第二性征，肿瘤可呈良性或低度恶性。治疗可采用手术切除术。

2. **卵巢肉瘤**也是较为罕见的肿瘤，多见于绝经后妇女。该型进展迅速且无有效治疗措施，多数患者2年内死亡。

3. **淋巴瘤可累及卵巢，**通常呈双侧性，尤其是伯基特（Burkitt）淋巴瘤。当术中见淋巴瘤时可立即请血液肿瘤学专家会诊，决定是否需进行特殊处理；此类疾病不适于减瘤手术。治疗可参考淋巴瘤的治疗方案。

**（十一）特殊临床问题**

1. **腹膜假性黏液瘤**　见于黏液性囊腺癌或“良性”黏蛋白腺瘤的病例。腹膜充满胶冻样物质，压迫肠管，引发腹部扩张性疼痛。化疗可抑制细胞分泌黏蛋白样物质但对肿瘤直接抑制作用较弱。定期外科减瘤术是缓解腹痛的唯一治疗方法。现今证实此类典型病灶可伴发于阑尾黏液腺癌。

2. **法娄皮欧（氏）管（输卵管）癌**　占所有女性生殖器肿瘤的0.3%。多见于50~60岁人群。临床可表现为阴道水样排液、盆腔疼痛和盆腔肿块，称输卵管癌“三联症”。然而，只有少于15%的患者可出现上述三联症。该病的组织学特征，评估和治疗方法同卵巢癌。

3. **妊娠期卵巢癌**　极少数妊娠期女性可并发卵巢癌。所有妊娠患者均可出现直径小于5~6cm的黄体囊肿。肿块较大或数周内进展增大的患者建议妊娠16周时进行腹腔镜检查。妊娠合并卵巢癌者与有生育要求卵巢癌患者的治疗相同。

4. **梗阻性并发症**　并发肠梗阻详见第四章第五节。直肠或尿路梗阻或性交困难的晚期盆腔癌患者可能对系统性化疗或局部放疗有反应。

## 七、妊娠性滋养层细胞瘤形成

**（一）流行病学和病因学** **妊娠性绒毛膜癌占女性恶性肿瘤 <1%**。该病病因不清，现已明确其特异性危险因素以及与葡萄胎的相关性。

1. **在北美和欧洲地区**，葡萄胎的发病率为每 1/1 500 ~ 2 000次妊娠。此发病率在亚洲，拉丁美洲和其他国家较高，通常为北美和欧洲地区的 5 ~ 10 倍以上。

2. **与葡萄胎发病相关的其他因素如下**

（1）曾有葡萄胎妊娠的患者。

（2）生育年龄过高。

（3）双胎妊娠。

**（二）病理学和自然史**

1. **分类**　依据肿瘤形态学、组织学和染色体组型可将葡萄胎妊娠分为部分或完全性。完全性葡萄胎染色体组型呈二倍体型，表现为绒毛细胞弥漫增生，间质水肿，形如葡萄样结构，可伴发副瘤综合征。部分性葡萄胎呈三倍体染色体组型，类似于水肿性流产，可见胎儿组织和局部滋养层细胞增生。

2. **恶性转化**　持续性妊娠性滋养层细胞病（GTD）通过明确的临床表现，激素测试，病理学检查和/或妊娠滋养层组织的放射性证据来诊断。约 20% 的完全性葡萄胎妊娠患者可呈持续性发病，15% 的患者病变局限于子宫，但仅有 4% 出现转移。相对而言，2%~4% 的部分性葡萄胎妊娠病例可始终不转移。绒毛膜癌由滋养层细胞恶性转化而来，特征性表现为绒毛结构消失。临床过程决定肿瘤良性或恶性生长。但也有恶性生长的绒毛膜癌直到末次妊娠数年后才出现临床症状。

3. **播散**　持续性 GTD 可局部播散至阴道和盆腔脏器。绒毛膜癌播散迅速，可经血流广泛转移。肺是最常见的转移部位，其次是阴道转移。肝脏和脑转移相对少见。

**（三）诊断**

1. 葡萄胎妊娠或恶性滋养层细胞病的症状如下：

（1）妊娠期阴道流血（近乎所有的葡萄胎妊娠或恶性滋养层细胞病均可导致出血）。

（2）妊娠剧吐。

（3）子宫自行排出葡萄样绒毛物质。

（4）大汗、心动过速、体重减轻以及由副瘤性甲状腺功能亢进症所致的神经症状。

（5）肺转移所致的肺部症状。

（6）肝脏转移所致的肝脏右上象限区疼痛或黄疸。

（7）脑转移所致的神经系统异常。

（8）妊娠早期腹痛（子宫区）。

2. **体格检查**

（1）子宫通常大于孕周数，但并不绝对。

（2）无胎心音（部分葡萄胎和活胎儿共存的情况较罕见）。

(3) 患者可进展出现妊娠毒血症（高血压，视物模糊，体重突然增加，蛋白尿或外周性水肿）。若妊娠期第3个月出现以上症状则高度怀疑葡萄胎妊娠。

**3. 初步实验室检查**

(1) CBC、血小板计数、碱性磷酸酶、LFTs。

(2) β-hCG在妊娠早期达最高值，随后降低。正常妊娠期hCG值由所采用的实验室测试法决定。所有绒毛膜癌的患者hCG均增高；血清浓度直接反映了肿瘤体积。血清hCG半衰期为18～24小时。

**4. 特殊实验室检查**

(1) 任何滋养层细胞病中，子宫超声和多普勒超声检查均无法检出胎儿和胎心。一旦此类检查无法探及胎儿存在时，建议进一步进行盆腔脏器平片检查以确诊。

(2) 葡萄胎妊娠患者应进行胸片检查。

(3) 放射性核素和CT检查可以探查脑、肝脏或其他腹部转移病灶。当确诊无胎儿存在时才可进行腹部、盆腔扫描和摄影检查。

(4) 针对有明确临床甲状腺功能亢进症状的患者行甲状腺检查（血清甲状腺浓度和三碘甲状腺原氨酸树脂摄取试验）。

**（四）分期和预后因素**

1. GTD采用FIGO分期，详见表2.26。

2. 世界卫生组织（WHO）GTD评分系统详见表2.27。总分≥7分者为高危，≤6分者为低危。另外，其他评分系统可以用来评估单药化疗耐药危险性的问题。

**（五）预防和早期筛查**

早期筛查主要依靠妊娠期和产后患者滋养细胞病的相关症状体征。

**表2.26 妊娠性滋养层细胞病FIGO疾病分期**

| 分期 | 描述 |
|---|---|
| Ⅰ | 局限于子宫 |
| Ⅱ | 扩散至附件或阴道，但仍局限于生殖系统 |
| Ⅲ | 转移至肺 |
| Ⅳ | 所有其他转移 |

FIGO，国际妇产科联合会。

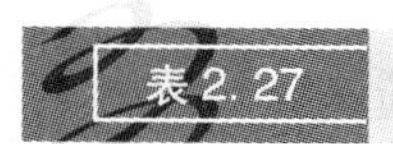

表 2.27　妊娠性滋养层细胞病 WHO 预后评分系统

| 直径 | 评分 | | | |
|---|---|---|---|---|
| | 0 | 1 | 2 | 4 |
| 年龄（岁） | | ≤39 | >39 | |
| 前次妊娠 | 葡萄胎 | 流产 | 足月产 | |
| 距前次妊娠时间（月） | <4 | 4～6 | 7～12 | >12 |
| 治疗前血 HCG | $<10^3$ | $10^3$～$10^4$ | $>10^4$～$10^5$ | $>10^5$ |
| 最大肿瘤直径（厘米） | | 3～4 | >5 | |
| 转移部位 | | 脾，肾 | 肠道 | 脑，肝 |
| 转移病灶数目 | 0 | 1～4 | 5～8 | >8 |
| 先前失败化疗 | | | 1 | ≥2 |

WHO，世界卫生组织。

**（六）治疗**

任何形式的妊娠性滋养层细胞瘤形成，无论是妊娠葡萄胎还是绒毛膜癌，如不采取治疗几乎均可致命。

1. 葡萄胎妊娠早期，病史、体格检查、LFTs、胸片或 CT 扫描均未显示远隔转移的病例治疗：

**（1）手术**　静注缩宫素后，采用子宫吸刮术抽吸葡萄胎组织，后改用刮匙轻柔刮宫。年龄大于 40 岁患者推荐子宫切除术。术后 80% 的患者 8 周内 hCG 可消失；事实上此类患者可治愈。术后应每周复查血 hCG 随访。

**（2）放射治疗**　对早期疾病无效。

**（3）化疗**　葡萄胎妊娠的患者若术后未提示转移性疾病时，可以每周复查血 hCG 效价。化疗开始的指征包括：组织学检查确诊绒毛膜癌、hCG 效价升高（连续 2 周）、hCG 效价呈平台（连续 3 周）、证实存在转移性疾病或 hCG 降至 0 效价后出现无法解释的回升。只要效价仍旧继续下降，通常不开始治疗；过去，多在预定周数过后即开始治疗。

1）甲氨蝶呤是治疗妊娠性滋养层细胞瘤形成的首选药物。其用药方案如下：①泵注甲氨蝶呤，40 $mg/m^2$ 肌注，每周 1 次；② 5 天甲氨蝶呤，0.4 $mg/m^2$ 静滴或肌注，每日 1 次，连续 5 天；药物反应后，以相同剂量施用，疗程间隔 2 周；③甲氨蝶呤，100 $mg/m^2$ 配 250 ml 生理盐水静滴超过 30 分钟，或 200 $mg/m^2$ 静滴配 500 ml 生理盐水，静注超过 12 小时；亚叶酸钙在甲氨蝶呤用药后 24 小时开始使用（15mg 口服或肌注，间隔 12 小时，以常规剂量 4 倍作为首次剂量给予）。

2）针对肾功能不全或对甲氨蝶呤耐药的患者，可以使用放线菌素 D。此药使用方法包括：12 mcg/kg 静推，每日 1 次，连续 5 次，间隔 2 周；或 1.25 $mg/m^2$ 泵注。

**2. 进展期疾病**

（1）手术切除子宫的适应证同早期疾病。

（2）放疗联合化疗适用于合并肝脏或脑转移的初治患者。

（3）化疗是转移性滋养细胞层病的主要治疗手段。所有患者需进行分期评估。

1）低危患者可使用甲氨蝶呤或放线菌D治疗，与早期疾病患者相同。对以上两种药物均不敏感的患者可考虑其他替代药物治疗。

2）高危患者可采用联合化疗方案，如EMA-CO或EMA-CE（如前所述）。若肝脏或脑转移受累时可考虑放疗。化疗剂量方案如下（若无其他有利因素不可延长间隔周期）：

①EMA-CO 14天为1个周期：

依托泊苷，100 mg/m$^2$，IV，d1～d2

甲氨蝶呤，100 mg/m$^2$，静推，后200mg/m$^2$，持续静脉注射超过12小时，d1；亚叶酸钙，15mg口服或肌注，每12小时1次，在甲氨蝶呤用药开始后的24小时以常规剂量4倍作为首次剂量给予。

放线菌素D，0.5 mg（不是每m$^2$）静推，d1～d2

环磷酰胺，600 mg/m$^2$，IV，d8

长春新碱（安可平），1.0 mg/m$^2$，静推，d8（最大剂量2mg）；

②EMA-CE 14天为1个周期：

依托泊苷，100 mg/m$^2$，d1～d2

甲氨蝶呤，100 mg/m$^2$，静推，后1 000 mg/m$^2$，持续静脉注射超过12小时，d1；亚叶酸钙，30mg PO或IM，每12小时1次，在甲氨蝶呤用药开始后32小时，以常规剂量6倍作为首次剂量给予。

放线菌素D，0.5 mg（不是每m$^2$）静推，d1～d2

顺铂，60 mg/m$^2$水化后静注，d8

依托泊苷，100 mg/m$^2$静注，d8

3）**治疗持续时间**　化疗应持续进行直到连续3周血清无hCG出现后停止。若任何两次测量之间hCG效价升高或保持平台时，需更改化疗方案。

**3．随访**

（1）hCG水平是滋养层细胞瘤唯一重要的肿瘤标记物。Ⅰ、Ⅱ、Ⅲ期疾病患者每周应进行hCG水平检查直到连续3周维持正常为止。此后，每月检测hCG水平直到连续12个月保持正常为止。Ⅳ期疾病随访持续时间应提高至24个月。在整个激素随访间隔中采取有效的避孕措施是至关重要的。

（2）其他研究证实治疗疾病初期可能需反复数月，直到疾病达到完全缓解。

**（七）特殊临床问题**

1．甲状腺毒症以及所谓的“甲状腺危象”可能由高浓度的hCG所致的促甲状腺激素样作用引发。临床出现甲状腺功能亢进表现的绒毛膜癌见于并发广泛转移的病例，多数预后较差。实验室确诊需要测定血清甲状腺素浓度和三碘甲状腺原氨酸树脂摄取试验，结果通常与甲状腺功能亢进症一致。若症状较轻，可予以丙硫氧嘧啶或甲巯咪唑。对于重症病例，患者需要给予甲巯咪唑和复方碘溶液。

2．绒毛膜癌的发病可见于末次妊娠数年后或是子宫切除术后的患者。这一病程充分证明：当转移癌的原发灶不明时，组织学诊断是至关重要的。绒毛膜癌的确诊可直接决定延长患者生命的治疗方案。

**3. 再次妊娠**　患者应被告知可以正常妊娠。然而此类患者是复发葡萄胎妊娠的高危人群。初次和两次葡萄胎妊娠后再发的危险性分别为1%和20%。

## 推荐阅读文献


Berek JS. *Berek & Novak's Gynecology*. 14th ed. Philadelphia: Lippincott Williams & Wilkins; 2007.

Berek JS, Hacker NF, eds. *Practical Gynecologic Oncology*. 4th ed. Philadelphia: Lippincott Williams & Wilkins; 2005.

### 子宫颈癌

Abu-Rustum NR, et al. Fertility-sparing radical abdominal trachelectomy for cervical carcinoma: technique and review of the literature. *Gynecol Oncol* 2006;103(3):807.

Berek JS. Simplification of the new Bethesda 2001 classification system. *Am J Obstet Gynecol* 2003;188(3 Suppl):S2.

Im SS, Monk BJ. New developments in the treatment of invasive cervical cancer. *Obstet Gynecol Clin North Am* 2002;29:659.

Morris M, et al. Pelvic radiation with concurrent chemotherapy compared with pelvic and paraaortic radiation for high-risk cervical cancer. *N Engl J Med* 1999;340:1137.

Rose PG, et al. Concurrent cisplatin-based radiotherapy and chemotherapy for locally advanced cervical cancer. *N Engl J Med* 1999;340:1144.

Saslow D, et al. 2002 American Cancer Society guideline for the early detection of cervical neoplasia and cancer. *CA Cancer J Clin* 2002;52(6):342. Review.

Sedlis A, et al. A randomized trial of pelvic radiation therapy versus no further therapy in selected patients with stage 1B carcinoma of the cervix after radical hysterectomy and pelvic lymphadenectomy: a Gynecologic Oncology Group Study. *Gynecol Oncol* 1999;73:177.

Thigpen T. The role of chemotherapy in the management of carcinoma of the cervix. *Cancer J* 2003;9(5):425. Review.

Villa LL, et al. 2005 Prophylactic quadrivalent human papillomavirus (types 6, 11, 16, and 18) L1 virus-like particle vaccine in young women: a randomised double-blind placebo-controlled multicentre phase II efficacy trial. *Lancet Oncol* 2005;6(5):271.

Wright TC Jr, et al. 2001 consensus guidelines for the management of women with cervical intraepithelial neoplasia. (American Society for Colposcopy and Cervical Pathology.) *Am J Obstet Gynecol* 2003;189:295.

### 子宫内膜癌

Ackerman I, et al. Endometrial carcinoma: relative effectiveness of adjuvant radiation vs therapy reserved for relapse. *Gynecol Oncol* 1996;60:177.

Carey MS, et al. Good outcome associated with a standardized treatment protocol using selective postoperative radiation in patients with clinical stage I adenocarcinoma of the endometrium. *Gynecol Oncol* 1995;57:138.

Chi DS, et al. The role of surgical cytoreduction in stage IV endometrial carcinoma. *Gynecol Oncol* 1997;67(1):56.

Creasman WT, et al. Carcinoma of the corpus uteri. *Int J Gynaecol Obstet* 2003;83(Suppl 1):79.

Hirsch M, Lilford RJ, Jarvis GJ. Adjuvant progestogen therapy for the treatment of endometrial cancer: review and metaanalysis of published, randomized controlled trials. *Eur J Obstet Gynecol Reprod Biol* 1996;65:201.

Levine DA, Hoskins WJ. Update in the management of endometrial cancer. *Cancer J* 2002;8(Suppl 1):S31.

Mohan DS, et al. Long-term outcomes of therapeutic pelvic lymphadenectomy for stage I endometrial carcinoma. *Gynecol Oncol* 1998;70:165.

Morrow CP, et al. Relationship between surgical-pathological risk factors and outcome in clinical stage I and II carcinoma of the endometrium: a Gynecologic Oncology Group study. *Gynecol Oncol* 1991;40(1):55.

Randall TC, Kurman RJ. Progestin treatment of atypical hyperplasia and well-differentiated carcinoma of the endometrium in women under age 40. *Obstet Gynecol* 1997;90: 434.

Schmeler KM, et al. Prophylactic surgery to reduce the risk of gynecologic cancers in the Lynch syndrome. *N Engl J Med* 2006;354(3):261.

Trimble CL, et al. Concurrent endometrial carcinoma in women with a biopsy diagnosis of atypical endometrial hyperplasia: a Gynecologic Oncology Group study. *Cancer* 2006;106(4):812.

## 阴道癌

Stock RG, Chen ASJ, Seski J. A 30-year experience in the management of primary carcinoma of the vagina: analysis of prognostic factors and treatment modalities. *Gynecol Oncol* 1995;56:45.

## 外阴癌

Berek JS, et al. Concurrent cisplatin and 5-fluorouracil chemotherapy and radiotherapy for advanced stage squamous carcinoma of the vulva. *Gynecol Oncol* 1991;42:197.

Bruchim I, Gottlieb WH, Mahmud S, et al. HPV-related vulvar intraepithelial neoplasia: outcome of different management modalities. *Int J Gynaecol Obstet* 2007;99(1):23.

Farias-Eisner R, et al. Conservative and individualized surgery for early squamous carcinoma of the vulva: the treatment of choice for stages I and II (T1–2;N0–1, M0) disease. *Gynecol Oncol* 1994;53:55.

Jones RW, Rowan DM. Vulvar intraepithelial neoplasia. III. A clinical study of the outcome of 113 cases with relation to the later development of invasive vulvar carcinoma. *Obstet Gynecol* 1994;84:741.

Markowitz LE, Dunne EF, Saraiya M, et al. Quadrivalent human papillomavirus vaccine: recommendations of the Advisory Committee on Immunization Practices (ACIP). *MMWR Recomm Rep* 2007 Mar 23;56(RR-2):1.

Rhodes CA, Cummings C, Shafi MI. The management of squamous cell vulval cancer: a population-based retrospective study of 411 cases. *BJOG* 1998;105:200.

## 卵巢癌

Armstrong DK, et al. Intraperitoneal cisplatin and paclitaxel in ovarian cancer. *N Engl J Med* 2006;354(1):34.

Berchuck A, et al. Role of BRCA1 mutation screening in the management of familial ovarian cancer. *Am J Obstet Gynecol* 1996;175:738.

Berek JS. Interval debulking of ovarian cancer: an interim measure. *N Engl J Med* 1995;332:675.

Bristow RE, Lagasse LD, Karlan BY. Secondary surgical cytoreduction for advanced epithelial ovarian cancer: patient selection and review of the literature. *Cancer* 1996;78:2049.

Cannistra SA, et al. Progress in the management of gynecologic cancer: consensus summary statement. *J Clin Oncol* 2003;21(10 Suppl):129.

Farias-Eisner R, et al. The influence of tumor grade, distribution and extent of carcinomatosis in minimal residual epithelial ovarian cancer after optimal primary cytoreductive surgery. *Gynecol Oncol* 1994;55:108.

Frank TS, et al. Sequence analysis of BRCA1 and BRCA2: correlation of mutations with family history and ovarian cancer risk. *J Clin Oncol* 1998;16:2417.

Goff BA. Development of an ovarian cancer symptom index: possibilities for earlier detection. *Cancer* 2007;109(2):221.

Hoskins WJ, et al. The influence of cytoreductive surgery on recurrence-free interval and survival in small volume state III epithelial ovarian cancer: a Gynecology Oncology Group Study. *Gynecol Oncol* 1992;47:159.

Kalil NG, McGuire WP. Chemotherapy for advanced epithelial ovarian carcinoma. *Best Pract Res Clin Obstet Gynaecol* 2002;16:553.

Markman M. New, expanded, and modified use of approved antineoplastic agents in ovarian cancer. *Oncologist* 2007;12(2):186.

Markman M, et al. Gynecologic Oncology Group Phase III randomized trial of 12 versus 3 months of maintenance paclitaxel in patients with advanced ovarian cancer after complete response to platinum and paclitaxel-based chemotherapy: a Southwest Oncology Group and Gynecologic Oncology Group trial. *J Clin Oncol* 2003;21:2460.

Memarzadeh S, Berek JS. Advances in the management of epithelial ovarian cancer. *J Reprod Med* 2001;46:621.

NIH Consensus Development Panel on Ovarian Cancer. Ovarian cancer: screening, treatment and follow-up. *JAMA* 1995;273:491.

Struewing JP, et al. The risk of cancer associated with specific mutations of BRCA1 and BRCA2 among Ashkenazi Jews. *N Engl J Med* 1997;336:1401.

Van der Burg MEL, et al. The effect of debulking surgery after induction chemotherapy on the prognosis in advanced epithelial ovarian cancer. *N Engl J Med* 1995;332:629.

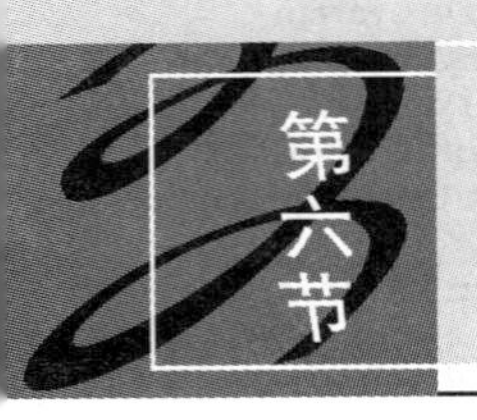


# 睾丸恶性肿瘤

*Lawrence H. Einhorn*

## 一、流行病学和病因

### （一）流行病学

**1. 发病率** 睾丸恶性肿瘤仅占男性肿瘤发病率的1%，却是20～40岁男性中最常见的恶性肿瘤。美国每年新发病例8 000人。

**2. 种族发病差异** 黑人发病率为白人的1/6。亚裔人种也较白人发病率低。

### （二）病因学

**1. 隐睾** 隐睾患者睾丸癌发病率较睾丸正常下降者高10～40倍。若一侧睾丸停留在腹股沟管，则发生睾丸恶性肿瘤的危险为1/80；若停留在腹腔，危险增加到1/20。6岁之前应用外科手段将睾丸下降至阴囊内可以降低发生睾丸恶性肿瘤的危险。然而，25%的隐睾患者的睾丸癌发生在健侧正常下降的睾丸中。

2. 睾丸女性化综合征患者残留的生殖腺发生睾丸恶性肿瘤的危险增加40倍。常双侧发病。

3. 其他危险因素，如睾丸炎、睾丸损伤、睾丸照射等，可以增加发病风险，程度不详。

## 二、病理和自然史

**（一）组织学** 生殖细胞肿瘤免疫表型见附录。

1. 几乎所有青年期发病的睾丸恶性肿瘤均源自生殖细胞（精原细胞瘤、胚胎癌、畸胎瘤及其他类型）。其他来源者如横纹肌肉瘤、淋巴瘤和恶性黑色素瘤等小于5%。支持细胞瘤、间质细胞瘤和其他中胚叶来源的肿瘤较罕见。

2. 60岁以上的男性中，75%的病例不属于生殖细胞恶性肿瘤。淋巴瘤在这个年龄组最为常见。

3. 睾丸转移癌常见于前列腺癌、小细胞肺癌、恶性黑色素瘤或者白血病。

### （二）组织发生

每种类型的生殖细胞癌都可以看做正常胚胎发育过程中的副本。精原细胞瘤是精母细胞的肿瘤副本。分裂早期最具多分化潜能的未分化组织可发育成胚胎和胎盘，其恶性副本为胚胎癌；畸胎瘤是发育中的胚胎恶性副本。绒毛膜癌是高度未分化的恶性肿瘤，其侵袭性反映了正常副本（胎盘）侵及血管的特性。生殖细胞恶性肿瘤和正常胚胎的组织学相似性由以下观察结果证明：

1. 单纯绒毛膜癌仅转移为绒毛膜癌。

2. 精原细胞瘤通常仅转移为精原细胞瘤。转移灶中出现其他类型可能缘于本身即为混合型肿瘤而在之前的病理学检查中未能发现。

3．胚胎癌的转移灶中可出现畸胎瘤或绒毛膜癌成分。

4．对于混合型肿瘤的转移灶，化疗可杀灭其中快速生长的敏感细胞，而耐药的畸胎瘤细胞在化疗后持续存在，需进行手术切除。

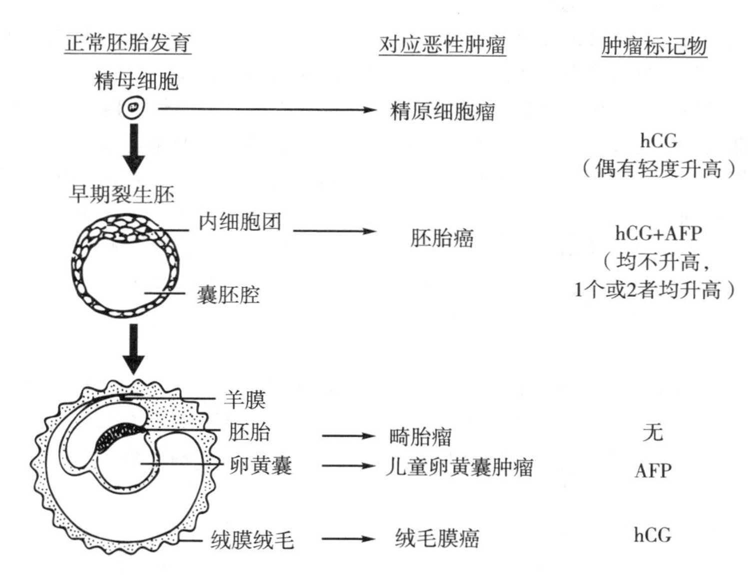


**图 2. 27**　睾丸肿瘤的组织发生。胚胎，对应肿瘤和肿瘤标记物如上示。hCG，人绒毛膜促性腺激素；AFP，甲胎蛋白。

### （三）自然史

睾丸恶性肿瘤的自然史与病理学类型相关。可发生血行转移和淋巴转移。淋巴转移常按一定次序出现。回肠、主动脉旁淋巴结以及一侧的肾周淋巴结常受累；腹股沟和股淋巴结转移少见。外科手术如阴囊睾丸切除术，改变了正常的淋巴回流途径。

**1．精原细胞瘤**　占睾丸恶性肿瘤的40%～50%，与其他生殖细胞恶性肿瘤相比发病年龄较晚，通常发生于30岁之后。隐睾患者睾丸恶性肿瘤的60%为精原细胞瘤。精原细胞瘤常表现为瘤灶比较大并伴有少量出血或坏死。其淋巴道转移依照一定的次序，沿着淋巴结进行。诊断时约25%的患者已经出现淋巴转移，1%～5%的患者已经出现内脏转移。实质脏器转移（肺和骨转移多见）发生较晚。精原细胞瘤是最易出现骨转移的生殖细胞恶性肿瘤。

精母细胞性精原细胞瘤（占精原细胞瘤的4%）多见于50岁以上患者，是70岁以上患者最常见的生殖细胞恶性肿瘤。多双侧发病（6% vs 2%）。与典型精原细胞瘤相比，其淋巴转移或内脏转移（包括引流淋巴结）的发病率较低。常常仅进行睾丸切除术即可治愈。

**2. 单纯绒毛膜癌** （<0.5%的睾丸恶性肿瘤）迅速出现血行转移至肺、肝、脑和其他脏器。患者血hCG水平很高，而AFP水平正常。

**3. 卵黄囊肿瘤** 为儿童的常见肿瘤，相对来说，侵袭性较低。成人生殖细胞恶性肿瘤中若存在卵黄囊肿瘤成分，预后不及儿童卵黄囊肿瘤患者。单纯卵黄囊肿瘤患者血AFP升高，hCG正常。

**4. 胚胎癌** 血AFP和hCG正常或升高。以胚胎癌为主的生殖细胞恶性肿瘤患者在临床分期Ⅰ期往往已经出现腹膜后或其他位置的镜下转移。

**5. 畸胎瘤** 可残存软骨、腺体、神经胶质等成分，呈惰性。畸胎瘤本身并不具转移能力，但常伴发胚胎癌、绒毛膜癌、卵黄囊肿瘤、精原细胞瘤转移并作为转移的模板。化疗多可消除非畸胎瘤成分，而畸胎瘤仍残存，为治愈需要进行手术切除。化疗后残存的畸胎瘤仍可发生局部浸润，甚至导致患者死亡。另外，畸胎瘤具有多分化潜能，可分化出内、中、外3个胚层的组织，并可出现恶性转化。中胚叶组织恶性分化为畸胎瘤相关肉瘤最为常见。畸胎瘤恶性分化后具转移能力。恶性分化后占优势的细胞类型短期内可能对化疗敏感。

**6. 罕见睾丸肿瘤**

**（1）支持细胞瘤和间质细胞瘤** 非生殖细胞来源，可不导致血AFP、hCG水平升高。其恶性度不一，但均可出现转移。瘤体大小、坏死与否、有丝分裂指数等预示播散潜能。治疗需要进行腹膜后淋巴结清扫术。间质细胞瘤化疗几乎无效；支持细胞瘤应用顺铂为基础的联合化疗方案可能有效。

**（2）横纹肌肉瘤** 多出现于20岁之前。临床行为类似胚胎癌。早期转移多见，常见转移部位为引流淋巴结和肺。通常在被发现时即转移。横纹肌肉瘤通常出现在睾丸旁。

## 三、诊断

### （一）症状和体征

睾丸切除术后，多数患者无异常表现。

**1. 症状**

**（1）包块和疼痛** 最常见的症状为无痛性睾丸肿大。常因小创伤或洗澡时被发现。睾丸肿大伴疼痛者约为30%~50%，常缘于肿瘤内出血或者梗死。隐睾患者的急性疼痛提示睾丸恶性肿瘤扭转。

**（2）急性睾丸炎** 25%的混合性畸胎瘤和胚胎癌患者的临床表现与急性睾丸炎难以区分。抗生素治疗后睾丸肿大甚至可能有一定程度的缩小。

**（3）男性女乳** 罕见，由血hCG水平升高所致。

**（4）不育** 为3%患者的原发症状。

**（5）背痛** 见于10%的患者，由腹膜后淋巴结肿大引起。

**（6）其他症状** 即便广泛肺转移时也罕见相关症状。肺实质广泛受侵后，可能会出现咯血、胸痛或呼吸困难。

**2. 体征**

**（1）阴囊** 常表现为睾丸包块。应进行双手触诊法检查睾丸，当发现睾丸形态不规则，硬化或者有结节时应进一步检查，如睾丸超声等了解有无低回声团块。

**（2）淋巴结**　必须仔细检查淋巴结，尤其是锁骨上窝区域。阴囊损伤，包括睾丸活检、输精管切除术、疝修补术，可能改变正常的淋巴回流；因此，同侧腹股沟淋巴结也可能受累。腹部触诊可发现大的腹膜后包块。

**（3）乳房**　大量分泌 hCG 的肿瘤可导致男性女乳。

**（二）鉴别诊断**

**1. 鞘膜积液**　常为良性。但有约 10% 的睾丸恶性肿瘤伴发鞘膜积液。诊断青年鞘膜积液病例时应注意睾丸恶性肿瘤可能。

（1）良性鞘膜积液沿精索发展，常导致腹股沟肿胀使得阴茎外观短小。鞘膜积液透光试验阳性。

（2）若积液妨碍睾丸触诊的正常进行，则推荐进行睾丸超声。

**2. 附睾炎**　睾丸迅速增大，伴严重疼痛、发热、排尿困难和脓尿。睾丸癌可能引起类似症状。

**（1）治疗后睾丸持续疼痛、肿胀**　可能由并发睾丸的脓肿或者睾丸恶性肿瘤引起。推荐进行睾丸超声检查。

**（2）复发性附睾炎**　偶尔可见睾丸正常的复发性附睾炎。复发期间睾丸查体完全正常且超声不提示睾丸肿瘤则不考虑进行手术探查。本质上复发性附睾炎无法提示睾丸恶性肿瘤。

**3. 精索静脉曲张**　由精索蔓状静脉丛的静脉肿胀所致。曲张静脉触诊似蚯蚓团，垂头仰卧位时消失。

**4. 精液囊肿**　为位于睾丸后上方的暂时性囊性肿块。

**5. 腹股沟疝**　一般鉴别诊断不难。

**6. 其他包块**　包括梅毒树胶肿、结核性睾丸炎、血肿以及睾丸蒂扭转所致的急性肿胀。临床鉴别困难，需进行外科手术探查。

**（三）肿瘤标志物**

为睾丸癌最重要而且敏感的诊断指标（图 2.27）。血 hCG 和 α-AFP 是重要的肿瘤标志物。二者之一或同时升高见于 90% 以上的转移性睾丸非精原细胞瘤性生殖细胞恶性肿瘤患者。肿瘤标志物阳性率与肿瘤组织类型的关系见表 2.28。

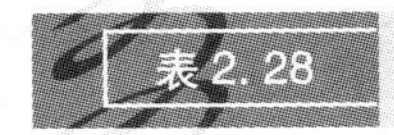

**表 2.28　睾丸癌肿瘤标记物的发生率**

| 肿　瘤 | 阳性比例（%） | |
|---|---|---|
| | hCG 正常值 <3 mIU/ml | AFP <25 ng/ml |
| 精原细胞瘤 | 10 | 0 |
| 胚胎性癌包括/未包括畸胎瘤 | 65 | >70 |
| 绒毛膜癌 | 100 | 0 |

hCG：人绒毛膜促性腺激素；AFP：α-胎儿球蛋白。

1. hCG　在单纯绒毛膜癌和胚胎癌时明显升高，单纯精原细胞瘤也可轻度升高。血浆半衰期为 18～24 小时。

(1) hCG 升高见于多种恶性肿瘤，如恶性黑色素瘤、大细胞肺癌、乳腺癌、卵巢癌和胰腺癌。

**(2) hCG 升高也见于非恶性肿瘤，**如应用大麻或者黄体生成素的交叉反应导致的睾丸功能减退。化疗后偶尔可出现类似情况。肌注 300mg 环戊丙酸睾酮 2 周后复查血 hCG 水平有助于鉴别诊断。

(3) 睾丸恶性肿瘤患者睾丸切除术后 hCG 持续存在说明体内残存肿瘤，需要进一步治疗。而检测不到 hCG 也不能排除残存肿瘤的可能，尤其是既往接受过治疗的患者。

2. AFP　由卵黄囊产生，为胚胎癌和卵黄囊肿瘤的标志物。单纯精原细胞瘤或单纯绒毛膜癌的患者体内不会有 AFP 水平升高。血浆半衰期为 5 天，但若化疗有效，可能明显延长。

(1) AFP 升高也见于肝细胞癌或其他恶性肿瘤（罕见），孕妇胎肝产物、婴儿或者非肿瘤的肝病（如肝炎、血吸虫病、坏死等）。

(2) 睾丸恶性肿瘤患者，睾丸切除术后或者细胞毒性药物治疗后 AFP 仍高于正常说明体内残存肿瘤，需要进一步治疗。

#### （四）实验室检查

**1. 术前常规检查**

(1) 全血细胞计数，肝功能检测（尤其注意 LDH 和 ALP 水平）和肾功能检测。

(2) 胸部影像学检查，包括后前位（PA）和侧位相。

(3) 血 hCG 和 AFP 水平。

2. 在明确睾丸恶性肿瘤临床诊断后应进行术后常规检查。适用于所有病理类型的检查如下：

**(1) 胸 CT 检查**　可发现后纵隔和肺实质的隐蔽转移。但胸部正侧位像已发现病变者，可不常规行 CT 检查。

**(2) 腹部和盆腔 CT 检查**　以评估后腹膜或者盆腔淋巴结的情况。

**(3) PET-CT 检查**　不推荐用于肿瘤的分期评估，在决定化疗后是否进行手术时有意义，尤其适用于单纯精原细胞瘤患者。该检查不能检出镜下癌变；若残存肿瘤为畸胎瘤时，PET-CT 结果可能为阴性。

### 四、分期系统和预后因素

#### （一）分期系统和生存

对于非精原细胞瘤性生殖细胞恶性肿瘤，因淋巴结清扫术为其标准治疗，故可应用该分期系统进行病理分期。而精原细胞瘤的治疗不常规处理淋巴结，故为临床分期。

现代治疗手段的应用彻底改变了睾丸恶性肿瘤患者的生存状况。单用放疗，A 期精原细胞瘤患者的 5 年生存率即达到 95%～99%，B 期患者达到 80%～90%；C 期的绝大部分患者接受化疗后可达治愈。C 期非精原细胞瘤患者的 5 年生存率达到 70%～80%。

| 分期 | 病灶范围 |
|---|---|
| A | 肿瘤局限于睾丸 |
| B | 转移到腹膜后淋巴结 |
| B1 | 5 枚或少于 5 枚的腹膜后肿瘤性淋巴结转移 |
| B2 | 超过 5 枚腹膜后肿瘤性淋巴结转移 |
| B3 | 腹膜后融合性淋巴结转移 |
| C | 肿瘤侵及膈上淋巴结、肺、肝，骨或脑 |

**（二）预后因素**

1．睾丸切除术后血 AFP 或 hCG 高于正常水平是患者体内残存肿瘤的初步证据。

2．血 LDH 水平与肿瘤负荷一致。

3．非精原细胞瘤性睾丸恶性肿瘤患者若有以下表现则视为进展期（高危险组），现阶段化疗治愈率仅为 50%。

**（1）肿瘤标志物的极度升高**　（血 hCG > 50 000 IU/ml，AFP > 10 000 ng/ml），或 LDH 大于正常值上限的 10 倍。

**（2）肺部以外的内脏转移**　如肝、骨或中枢神经系统。

（3）原发于纵隔的非精原细胞生殖细胞肿瘤。

## 五、预防和早期诊断

应在青春期前用外科手段治疗隐睾。考虑到早期恶变的可能，一般可在 4 岁之前手术。对于青春期后的隐睾患者，因为未下降的睾丸已经没有功能，应予以切除并用假体填充阴囊，并发症很少。通过筛查早期发现疾病的效果尚未经过测试。大多数患者有症状或阴囊肿块的迹象，少数情况下是由病史和例行身体检查被发现。

## 六、治疗

**（一）经腹股沟睾丸切除术**

手术是各分期患者确立诊断的依据，也是 A 期患者主要的治疗手段。应采用经腹股沟的径路，可以迅速控制精索的血流。不宜进行经阴囊睾丸切除术，因可能引起肿瘤播散至阴囊和腹股沟淋巴结。同样，对可疑包块进行经阴囊穿刺活检也是绝对禁忌。对于早期睾丸恶性肿瘤的序贯治疗取决于病理结果是单纯精原细胞瘤还是非精原细胞瘤。

**（二）精原细胞瘤的治疗：**A 期和 B 期

1．**手术**　睾丸切除术之外不需要进行其他外科治疗。

2．**放疗**　精原细胞瘤术后应进行腹部（也可包括胸部）CT 检查。目前多数临床分期 A 期的患者仅照射主动脉旁区域，而非从前的包括盆腔淋巴结的曲棍球棒野照射。分期为 B 期，肿大淋巴结小于 3cm 的患者应予以同侧腹膜后淋巴结照射。精原细胞瘤对放疗非常敏感。不必要进行预防性纵隔照射。总剂量在2 000 ~ 2 500cGy 为宜。若不进行放疗，也可进行密切观察或单周期卡铂化疗。

**3. 化疗** A 期患者进行单周期卡铂化疗与放疗的疗效相似。对于 B 期且病灶体积大（ >3cm）或者 C 期的患者，化疗方案与非精原细胞瘤相同。精原细胞瘤患者总体预后良好，任一分期（包括肺外内脏转移）的患者均不被归入高危险组。而且，挽救性化疗的疗效优于非精原细胞瘤患者。

**4. 随访观察** A 期精原细胞瘤仅进行睾丸切除术的治愈率是 80% ~ 85% 。因此，对于依从性好的患者，首选随访观察。

**（三）非精原细胞瘤性生殖细胞恶性肿瘤的治疗：**A 期和 B 期

**1. 手术** 对于无远处转移证据，腹部 CT 显示肿大淋巴结均小于 3cm 的患者，美国多数医疗中心都选择腹膜后淋巴结清扫术作为标准治疗。若淋巴结转移被证实，患者应接受 2 个周期的辅助化疗或者密切随访观察。二者治愈率都可接近 100% 。以前淋巴结清扫术会破坏交感神经传导，虽不致阳痿，但会引起射精失败以致不育。现代的保留神经的淋巴结清扫术会保留生育能力，可顺行射精。

**2. 化疗** 适应证如下：

（1）初始治疗后 hCG 或 AFP 持续升高或二者高于正常而腹部 CT 结果无异常。

（2）出现腹膜后肿块时需予以化疗（腹部 CT 显示最大肿块直径 >3cm）。若化疗后腹部 CT 恢复正常，可不进行腹膜后淋巴结切除术。否则，应进行手术切除腹膜后淋巴结。

（3）近年的Ⅲ期临床试验比较了单周期博来霉素 + 依托泊苷 + 顺铂方案（BEP）与腹膜后淋巴结清扫术的疗效，结果显示对于 A 期患者，化疗疗效较好。治疗后复发率仅为 1% 。

**3. 对于 A 期**（肿瘤标志物、体格检查和睾丸切除术后影像学检查结果均正常）依从性良好的患者而言，密切观察是恰当的选择，要求临床医师和患者双方都了解密切随访的重要性。复发后可进行化疗。密切观察更适用于 A 期高危险组患者（肿瘤以胚胎成分为主，血管和/或淋巴浸润，或缺乏卵黄囊肿瘤成分）。

具体方案如下：如果选择密切观察，应在睾丸切除术后第 1 年内每隔 2 个月，第 2 年内每隔 4 个月，第 3 ~5 年内每隔 6 个月，而后每年 1 次询问病史并进行体格检查、血清肿瘤标志物和胸部影像学（后前位和侧位）检查。腹部 CT 第 1 ~2 年内每隔 4 个月，第 3 ~5 年每隔 6 个月检查 1 次。如果术前血肿瘤标志物明显升高，则应在第 1 年内每个月检查 1 次。

**（四）肿瘤播散期的治疗：**C 期

**1. 联合化疗** 依托泊苷联合顺铂（EP 方案）或者 EP 方案加用博来霉素（BEP 方案）使 70%~80% 的患者达到完全缓解。各种病理类型的患者都可以达到持久的完全缓解。完全缓解后没有必要维持化疗。一线治疗后 1 年内可能出现复发。

（1）低危险组患者的标准化疗为 BEP 方案 3 个周期或者 EP 方案 4 个周期。高危险组患者应采用 BEP 方案 4 个周期化疗。

（2）BEP 方案每 3 周给药 1 次，连用 3 ~4 个周期。剂量如下所示：

博来霉素，30 U IV 每周 1 次，d1、d8、d15

依托泊苷，100 mg/m$^2$ IV 每日 1 次，连用 5 日

顺铂，20 mg/m$^2$ IV 每日 1 次，连用 5 日

2. **切除残存病灶**　化疗结束后，未达到完全缓解的患者可选择外科手术切除残存的胸部或腹膜后病灶。影像学检查不足以辨别良性或恶性病灶。PET-CT 可能有帮助。但不应该单纯因其结果正常就不考虑手术，因为残留镜下病灶或为畸胎瘤时，PET-CT 的结果也可能正常。

(1) 肿瘤标志物高于正常提示肿瘤残留，需要进行进一步化疗。肿瘤标志物阴性提示胸腔或腹膜后残留病灶为良性（纤维化、炎症）、畸胎瘤或癌。

(2) 外科切除残存病灶可以为下阶段治疗的选择提供依据，对于某些患者亦具有治疗意义。

1) 若经手术证实为纤维化或者畸胎瘤，则不需下一步治疗。

2) 若经手术证实为癌，则再进行 2 个周期的化疗：顺铂 + 依托泊苷。

3. **挽救性化疗**　经 BEP 方案化疗未达完全缓解的患者接受挽救性化疗后仍可治愈。方案为顺铂加异环磷酰胺 + 长春碱/紫杉醇，然后行造血干细胞移植；或者选用 4 个周期的顺铂 - 异环磷酰胺等 3 药联合方案。偶有病例（包括高剂量化疗后仍进展者）经非铂类的挽救性联合化疗（如紫杉醇联合吉西他滨等）方案治愈 。

## 七、特殊的临床问题

### （一）男性女乳和血 hCG 升高

偶见于睾丸正常、无恶性肿瘤证据的患者。很多其他类型的恶性肿瘤也能产生 hCG。这类患者应该进行睾丸超声和胸腹部 CT 检查，并保持随访直到证实为肿瘤或查明 hCG 升高的原因。禁止进行盲目的随机活检，因其无助于确定诊断，并且可能带来不必要的损伤。

### （二）生殖腺外生殖细胞恶性肿瘤

可以随着正常生殖细胞在胚胎内的迁移出现在体内任何部位，如松果体、前纵隔、腹膜后中部等。应进行肿瘤标志物（hCG 和 AFP）检查。BEP 方案化疗有效。总体效果不如原发于睾丸的恶性肿瘤，原发于纵隔的非精原细胞瘤的生殖细胞恶性肿瘤疗效更差。

### （三）单发于纵隔或腹膜后的未分化肿物

可能为生殖细胞恶性肿瘤。可能无法明确病理诊断。如果患者处在疾病高发年龄段（15 ~ 45 岁间），而且肿瘤组织类型难以区分，可以按照播散性非精原细胞瘤性生殖细胞恶性肿瘤治疗。

## 推荐阅读文献

Albers P, Siener R, Krege S, et al. One course of adjuvant BEP chemotherapy versus retroperitoneal lymph node dissection in patients with stage I non-seminomatous germ cell tumors; results of the German prospective multicenter trial. *Proc Am Soc Clin Oncol* 2006;15:1377.

Bhatia S, Porcu P, Cornetta, et al. High dose chemotherapy as initial salvage chemotherapy in patients with relapsed testicular cancer. *J Clin Oncol* 2000;18:3346.

Einhorn LH. Curing cancer. Testicular cancer. *Proc Nat Acad Sci U S A* 2002;99:4592.

Einhorn LH, Brames MJ, Juliar B, et al. : Phase II study of paclitaxel plus gemcitabine salvage chemotherapy for germ cell tumors after progression following high dose chemotherapy with tandem transplant. *J Clin Oncol* 2007;25:513.

Feldman DR, Bosl GJ, Sheinfeld J, et al. Medical treatment of advanced testicular cancer. *JAMA* 2008;299:672.

Fossa SD, Horwich A, Russell JM, et al. Optimal planning target volume for stage I testicular seminoma: a Medical Research Council randomized trial. *J Clin Oncol* 1999;16:1146.

International Germ Cell Collaborative Group. International germ cell consensus classification: a prognostic factor-based staging system for metastatic germ cell cancers. *J Clin Oncol* 1997;15:594.

Jones WG, Fossa SD, Mead GM, et al. Randomized trial of 30 versus 20 Gy in the adjuvant treatment of stage I testicular seminoma: a report on the Medical Research Council Trial TE 18, European Organization for the Research and Treatment of Cancer Trial 30942. *J Clin Oncol* 2005;23:1200.

Kondagunta GV, Bacik J, Bajorin D, et al. Etoposide and cisplatin chemotherapy for metastatic good-risk germ cell tumors. *J Clin Oncol* 2005;23:9290.

Kondagunta GV, Bacik J, Donadio A, et al. Combination of paclitaxel, ifosfamide and cisplatin is an effective second-line therapy for patients with relapsed testicular germ cell tumors. *J Clin Oncol* 2005;23:6549.

Loehrer PJ, Gonin R, Nichols CR, et al. Vinblastine plus ifosphamide plus cisplatin as initial salvage therapy in recurrent germ cell tumors. *J Clin Oncol* 1998;16:2500.

Oliver RTD, Mason MD, Mead GM, et al. Radiotherapy versus single-dose carboplatin in adjuvant treatment of stage I seminoma: a randomized trial. *Lancet* 2005;366:293.

Schmoll HJ, Souchon R, Krege S, et al. European consensus on diagnosis and treatment of germ cell cancer: a report of the European germ cell cancer consensus group. *Ann Oncol* 2004;15:1377.

Williams SD, Birch R, Einhorn LH, et al. Treatment of disseminated germ cell tumors with cisplatin, bleomycin, and either vinblastine or etoposide. *N Engl J Med* 1987;316:1435.

# 泌尿系统肿瘤

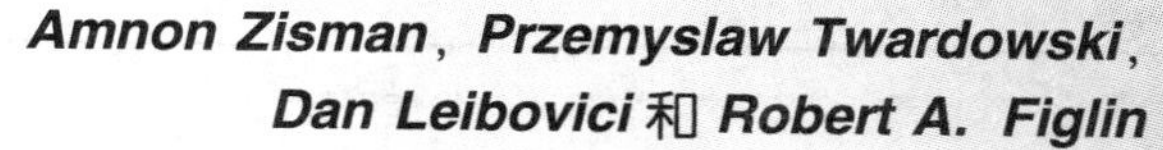


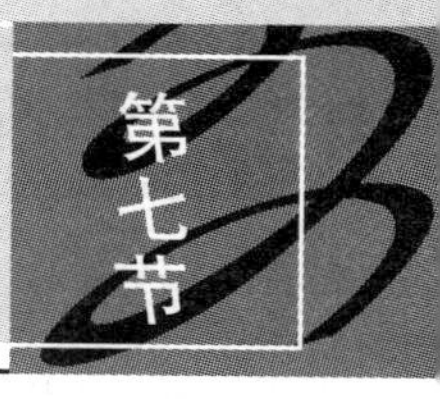


## 一、肾癌

### （一）流行病学和病因学

**1．发病率** （表2.29）肾细胞癌（RCC）占成人恶性肿瘤的3%。世界范围内发病率的年增长率为2%。在美国，每年有32 000新发病例，有12 000例患者因肾癌死亡。男性发病率比女性高2倍。肾细胞癌为成人恶性肿瘤，主要在40～70岁间发病。在美国，黑人发病率和死亡率似乎比白人增加得更快。

**2．病因** 大约70%的散发透明细胞癌（最常见的组织类型）与抑癌基因VHL双拷贝的失活突变有关。其导致缺氧诱导因子-1（hypoxia inducible factor-1，HIF-1）和血管内皮生长因子（VEGF）过表达，引起血管形成失调，在RCC病理生理学中起重要作用。

**（1）危险因素如下**

1）吸烟（重度吸烟者相对危险度是2.3）。

2）城市生活。

3）肾癌家族史。

4）氧化钍暴露史。

5）遗传综合征，包括：①VHL病（与生殖细胞VHL种系突变有关，35%～45%的患者同时患RCC，大多数为双侧多发性肾癌）；②遗传性2型乳头状肾癌：与MET原癌基因突变有关；③Birt-Hogg-Dube（BHD）综合征。

（2）尚未得到公认的危险因素包括多囊肾、糖尿病和长期透析。

### （二）病理学和自然史

**1．腺癌**（组织学命名为肾上腺样瘤或Grawitz's瘤），几乎所有的成年肾癌均为腺癌。典型瘤体为圆形，被压缩的实质和结缔组织构成假包囊。同期或不同期发生的双侧肾癌占散发病例总数的2%。

（1）最常见的组织类型为透明细胞癌（60%）、乳头状癌（10%）、嫌色细胞癌（10%）和未分类癌。所有细胞类型均可发生肉瘤样癌。

（2）肿瘤起源于近曲小管细胞，侵及局部组织，经常侵犯肾静脉。经淋巴和血行转移。最常见的远处转移部位为肺、肝、骨和脑。腺癌还可转移到不常见的部位，如指端、眼睑和鼻。原发性肾癌诊断的确立可能基于转移灶的某些组织学特征。

（3）与大多数实体瘤相比，RCC的自然史更加难以预知。原发灶的生长方式多样，且可能在数年内保持稳定。转移灶可能长期保持惰性或呈明显延滞的生长方式，并且可能在原发灶切除多年后才被发现。

表 2.29 美国 2007 年尿路肿瘤

| 原发部位 | | 发病例数[a] | 死亡例数[b] |
|---|---|---|---|
| 肾和肾盂癌 | 所有 | 51 190 | 12 890 |
| | 男性 | 31 590 | 8 080 |
| | 女性 | 19 600 | 4 810 |
| 膀胱癌 | 所有 | 67 160 | 13 750 |
| | 男性 | 50 040 | 9 630 |
| | 女性 | 17 120 | 4 120 |
| 前列腺癌 | | 218 890 | 27 050 |

a 估计病例数。

b 估计死亡数。

摘自 Jemal A，et al. Cancer statistics：2007. CA 2007；57：45 经许可。

2. **移行细胞癌**是发生于肾盂的少见的肿瘤。它可能累及多个部位的尿路黏膜，包括肾盂、输尿管和膀胱（见“膀胱癌”）。通常为低分级，但是往往被发现即是晚期。移行细胞癌偶尔表现出独特的播散形式：像薄片一样播散到腹膜后，包绕血管，引起尿路梗阻。也可以血行转移，以肺和骨转移为主。

3. **罕见肾肿瘤**

(1) **肾母细胞瘤（Wilms 瘤）** 儿童发病时表现为大的团块占位，成人发病罕见。

(2) **淋巴瘤和肉瘤**的临床过程类似腹部其他部位的相应肿瘤。

(3) **近球细胞性肿瘤**（肾素瘤）为原发性高血压的少见病因，通常为良性。

(4) **血管外皮细胞瘤**分泌肾素，引起严重的原发性高血压，有的为恶性（15%）。

(5) **嗜酸细胞瘤**（7%）良性肿瘤，起源自集合管细胞。

(6) **Bellini 瘤**（集合管癌，<1%）侵袭性癌，起源自集合管细胞。

(7) **髓样癌**（<1%）。

(8) **良性肾腺瘤**的存在具有争议。因为对于直径小于 3cm 的肿瘤来说，并不能只通过组织学特征判断肿瘤的生物学行为是良性还是恶性。

4. **转移癌** 很多恶性肿瘤常常发生肾转移，主要为肺癌、卵巢癌、结肠癌和乳腺癌。

5. **副肿瘤综合征** 多见于肾腺癌。

(1) **红细胞增多症** 3% 的肾腺癌患者有红细胞增多症，15%~20% 的患者促红细胞生成素分泌不正常。表现为左腰部肿物的 RCC 可能被误认为是真性红细胞增多症所致的脾脏增大。分泌促红细胞生成素可提示患者对 IL-2 和 IFN-α 治疗具有反应性。

**（2）高钙血症** 见于5%的患者，与分泌甲状旁腺激素样蛋白有关。也可能与广泛骨转移相关。

**（3）发热** 见于10%~20%患者。

**（4）肝功能异常（Stauffer 综合征）** 见于15%患者。表现为白细胞减少、发热和无肝转移的区域性肝坏死。血清碱性磷酸酶和转氨酶升高，经肾切除术后可下降。

**（5）高血压** 与肿瘤分泌肾素有关，见于40%的患者，切除肿瘤后可减轻。

**（6）高球蛋白血症** 可导致血沉升高。

**（7）淀粉样变性** 偶发。

**（三）诊断**

**1. 症状和体征** 血尿以外的其他症状往往提示大的进展期肿瘤。传统的三联征，腰痛、腰部包块和血尿全部出现仅见于不到10%的患者。贫血、血尿和发热同时发生少见，但提示了肾癌的可能。超声、CT 和 MRI 的广泛应用使肾癌的典型临床表现发生了显著改变。超过3/4的局限期患者通常是不经意间被发现（偶然发现），相当多的患者在确诊时无症状。因此，症状和体征（如下示）较少见，更多见于进展期肿瘤患者。

**（1）症状**

1）肉眼血尿少见。

2）部分患者表现为持续的腰部钝痛。如果血块排入输尿管可引起绞痛。

3）小于15%的患者出现体重减轻。

4）突然出现左侧或右侧精囊静脉曲张少见，常提示肿瘤分别侵及肾静脉或下腔静脉。

5）腿部水肿见于疾病进展期患者，由静脉或者淋巴回流受阻引起。

6）可能出现发热、多血症、高钙血症或者贫血等临床表现。

7）转移相关症状，包括骨痛或骨折等，偶尔成为首发症状。

**（2）体征**

1）偶可扪及腰部包块。

2）大约15%的患者发热。

3）可因贫血导致皮肤苍白。

**2. 诊断性检查**

**（1）尿液分析** 可见蛋白尿和血尿。任何程度的肉眼或镜下血尿患者均必须进行全面的泌尿系统评估。

**（2）常规检查**

1）全血细胞计数，肝、肾功能检查。

2）可有高球蛋白血症，因急性期反应蛋白升高。

3）泌尿生殖系统肿瘤的典型表现是胸片可见肺内多发大而圆（炮弹样）的转移灶。

（3）CT是评估可疑肾占位的最具性价比的手段，是此类诊断的首选。通常能正确诊断包膜外受侵病灶。但CT不能检出小的淋巴结转移。

（4）MRI的准确度与CT相当。在术前可以更好地了解肿瘤侵犯肾静脉和下腔静脉的情况。

（5）多普勒超声有助于诊断有无腔静脉癌栓及其侵犯长度。但不能反映出局部淋巴结受累的情况，故不能用于局部分期。

（6）分期检查还应包括如下检查手段：

1）骨扫描，用于有骨痛症状或者血清碱性磷酸酶升高者。

2）头MRI，用于伴发中枢神经系统受累征象者。

（7）**经皮肾活检存在争议**。据统计有大约25%的误诊率。必须严格把握其适应证，组织学诊断对不适合外科手术而且存在转移的患者是必要的诊断手段。

3．常采用CT对肾囊肿恶性可能性进行分级（Bosniak分级），原则如下：

（1）若怀疑或证实肿物为肾囊肿且影像学诊断癌的依据不足时，应进行超声检查肿物是否为囊性。如单纯为囊性或脂肪成分，则通常不需要进一步随访。若发现高密度特征囊肿，则建议随访。

（2）少数情况下，所有检查手段都不足以做出明确诊断时，建议进行外科手术探查。

（3）3级和4级Bosniak囊肿按肾癌处理。

**（四）分期系统和预后因素**

**1．分期系统** 读者可参阅第六版AJCC分期系统手册中的TNM分期系统。

**2．预后因素**

（1）病理分期具有最重要的预后价值。

1）大于10cm的肿瘤预后比小肿瘤差。

2）静脉癌栓。如果治疗得当，肾静脉或腔静脉癌栓不一定预示着预后不良。5年生存率可达25%~50%。

（2）**组织学** 肉瘤样癌和未分类癌预后不良。

1）在所有的肿瘤分期中，核分级情况均与预后相关。Fuhrman 4级分类系统参考了核的大小、形状和核仁情况，得到广泛应用。

2）核倍增数为潜在的预后指标。非二倍体肿瘤预后不良。

（3）**无病生存期** 即肾切除术后到肿瘤复发转移之间的时间，预示转移性患者的生存。

1）手术时已转移或术后1年内局部复发或远处转移的患者，若不经治疗，几乎均在2年内死亡。

2）对于术后超过2年出现转移的患者，从确认转移之日起的5年生存率达到20%。

（4）**整体预后系统** TNM分期系统整合其他一些更复杂的系统，考虑了多种预后因素，如Fuhrman's核分级系统、体能状态（PS）评分等，以评估肾细胞癌患者的危险以及生存的可能性（见表2.30）。

表 2.30

| 分期 | N1M0 | N2M0 或所有 M1 | | | | | | | |
|---|---|---|---|---|---|---|---|---|---|
| Fuhrman 分级 | ⇩ | 1 | | 2 | | 3 | | 4 | |
| ECOG PS | | 0 | ≧1 | 0 | ≧1 | 0 | ≧1 | 0 | ≧1 |
| 危险组 | 低 | | 中 | 低 | 中 | | | | 高 |

| 生存 | 肾癌切除术后年限 | 危险组 | | |
|---|---|---|---|---|
| | | 低 | 中 | 高 |
| 单纯手术后疾病特异 | 1 | 87 | 63 | 21 |
| | 2 | 65 | 41 | 11 |
| | 3 | 56 | 31 | 0 |
| | 4 | 37 | 23 | 0 |
| | 5 | 32 | 20 | 0 |
| 免疫治疗后疾病特异 | 1 | 85 | 62 | 25 |
| | 2 | 55 | 42 | 17 |
| | 3 | 47 | 32 | 0 |
| | 4 | 33 | 25 | 0 |
| | 5 | 26 | 23 | 0 |
| 免疫治疗后无病生存 | 1 | 45 | 30 | 0 |
| | 2 | 33 | 21 | 0 |
| | 3 | 25 | 19 | 0 |
| | 4 | 25 | 16 | 0 |
| | 5 | 25 | 12 | 0 |

表 2.30 肾癌 UCLA 分期系统：转移性肾癌危险分组。参照上表，按照 AJCC 的 N 和 M 分期，Fuhrman 分级和 ECOG 身体状况评分进行分组。ECOG PS：ECOG 身体状况评分（见附页）；Neph：肾癌切除术；Zisman A，Pantuck A，Wieder J 等修订。参照下表，按照危险组和临床转归预测肾癌术后患者的自然史。*Clin Oncol*2002；20∶4559. 经许可。

### （五）预防和早期诊断

若能控制吸烟，肾癌的发病率可能下降。早期诊断依赖于血尿及其他可疑症状。

（六）治疗

1. 早期肾癌

（1）手术

1）首选包括切除肾周围 Gerota 筋膜的肾切除术，肿瘤位于肾上极或病灶较大，切除同侧肾上腺，针对存在肾静脉或下腔静脉癌栓的病例，应同时切除静脉癌栓。腹腔镜肾切除术逐渐成为 T1、T2 期肿瘤的标准治疗方案。

2）保留肾单位手术（NSS，肾部分切除术）适用于局限期 RCC 以及因尿路情况或系统性疾病使得总体肾功能受损的患者。对侧肾脏正常的患者进行 NSS 手术，限于肿瘤位于周边或两极且直径小于 4cm，其效果类似肾切除术。双侧肾癌或仅一个肾脏有功能的情况下可进行 NSS。相对于开放式手术，目前更流行腹腔镜肾脏部分切除术。对正常肾组织损伤更小的治疗，包括冷冻消融术和射频消融术，效果尚在评估中。

3）有些泌尿外科学家推荐应用血管造影技术术前闭塞肾动脉，但实际上很少得到推广。肾癌丰富的血管常常导致术中出血，尤其多见于大的团块状肿瘤。闭塞肾动脉使手术变得容易，但是患者会有明显不适，如疼痛、发热和恶心。

4）合并其他严重疾病时可导致手术风险增高，通常禁忌手术。由于靶向治疗的出现，外科手术（“辅助性肾切除术”）用于远处转移患者的疗效正在重新评估中。

（2）对于早期肾癌，放疗没有应用价值。

（3）对于早期肾癌，化疗没有应用价值。

2. 进展期肾癌

（1）手术

1）肾切除术　口服靶向治疗药的出现，如索拉非尼（多吉美）和舒尼替尼（舒坦），使得免疫治疗成为进展期 RCC 治疗的二线选择。靶向治疗之前进行减瘤术的地位将接受一系列临床试验评估。应该在靶向治疗之前施行手术已得到广泛接受。

肾切除术后极少数患者（<1%）转移灶自然消退。其比例远低于手术相关并发症的发病率和死亡率。手术不是为了使肿瘤自发性消退。对有转移灶的患者进行姑息性肾切除术可减轻症状，如疼痛、副肿瘤综合征或严重出血。满足下述所有标准方可进行姑息性手术：①患者的体能状态评分（KPS 评分，见附录）至少 30 分，或者预期在控制出血后体能状态可以得到显著提高；②仅原发灶引起症状，转移灶无症状；③顺利切除肿瘤可能性大。

2）转移灶的切除　符合下列标准时方可施行：①从肾切除术到发现转移灶的时间至少 2 年；②所有的评估措施均提示为单发转移灶：体格检查、骨扫描、胸部 CT、肝功能正常（若肝功能异常，则肝脏 CT 需正常）和头 CT 扫描（伴发神经系统症状者）。

**（2）放疗**　可用于减轻中枢神经系统和骨转移引起的症状。一般来说，肾癌对放疗不敏感。

**（3）药物治疗**

**1）抗血管新生药物**　索拉非尼（多吉美）和舒尼替尼（索坦）已被证实对进

展期肾癌的治疗有效。它们主要通过抑制 VEGF 受体和 PDGF 受体发挥作用。60%~70% 患者从中获益（包括有反应者和疾病稳定者），并可加倍延长无进展生存期达到接近 20 个月。这些药物极大改变了进展期肾癌的治疗现状，成为转移性肾癌的一线用药和免疫治疗后进展的肾癌首选。

现有靶向药物最常见的副作用为疲劳和消化道毒性。特殊的副作用为手足综合征，表现为手掌和足的痛性红斑，严重者需要停药。

**2）免疫治疗** 肾癌免疫治疗的地位下降，逐渐被抗血管新生药物所取代。然而，对于部分转移性肾癌患者来说，IL-2 仍然是唯一具有潜在治愈可能的药物。①单药 IL-2 高剂量方案治疗低危险组患者的有效率达 15%~20%，10% 患者的缓解期可长达 10 年以上。但是显著的副作用和 4% 的死亡率使得该方案很难得到推广，而只能用于一小部分患者。在随机临床试验中，低剂量 IL-2 或联合 IFN 的方案的反应率低于高剂量 IL-2 方案。目前正在研究以确定哪类患者将受益于高剂量 IL-2 的治疗方案，以及明确引发高发病率的风险因素；②单药 IFN-α 具有比较弱的抗癌效果，缓解率大约 15%。有效的靶向治疗出现后，临床试验正在评估 IFN-α 联合抗血管新生药物的协同作用；③未来，RCC 治疗的进展将包括重新定义肾切除术对进展期肾癌的作用，开发新的抗血管新生药物和 m-TOR 通路抑制剂（例如 temsirolimus）。

## 二、膀胱癌

### （一）流行病学和病因学

**1．发病率（表 2.28）** 在美国，膀胱癌占所有恶性肿瘤的 4.5%。男性患病率比女性高 2.5 倍，多见于东北部的工业城市。平均发病年龄为 60~70 岁。男性 75 岁以上年龄组的发病率比 75 岁以下者高 1 倍。

**2．危险因素和致癌物**

**（1）职业暴露** 与 20% 的病例相关。历史上，苯胺染料工人的发病率比一般人群高 30 倍。芳香胺和相关化合物是目前最主要的膀胱癌致癌物。往往是苯胺的中间产物致癌，而非苯胺染料本身。皮革、印刷和橡胶业工人的膀胱癌发病风险也增高。这些行业中化学致癌物为 2-萘胺、联苯胺、4-苯基苯胺和 4-硝基联苯。

（2）膀胱血吸虫感染与膀胱癌发病有关，尤其是鳞癌，多见于非洲和中东血吸虫病流行区。

**（3）吸烟** 使膀胱癌患病风险增加 4 倍。其增加与吸烟量正相关。死于膀胱癌的男性患者中，85% 有吸烟史。

**（4）骨盆照射** 使膀胱癌患病风险增加 4 倍。

**（5）药物** 已明确环磷酰胺可增加膀胱癌的患病风险。其他药物，对乙酰氨基酚、糖精钠和环拉酸钠等的作用在动物研究中得到支持，但没有在人群中获得证实。

### （二）病理和自然史

**1．病理**

**（1）组织学** 90% 的膀胱癌为移行细胞癌，8% 为鳞癌。腺癌、肉瘤、淋巴瘤，类癌少见。

**(2) 受累部位** 常累及膀胱后壁和侧壁，累及上壁相对较少。膀胱癌患者经常并发尿路其他位置的肿瘤。

**(3) 膀胱癌的类型**

1) 单发乳头状癌最为常见（70%）。也是最不容易发生浸润的类型。

2) 多发乳头状癌，较少浸润。

3) 无蒂癌往往为高分级，具有侵袭性。

4) 原位癌（CIS；扁平上皮内癌），外观或类似正常黏膜，或似天鹅绒样的红斑。

**(4) 泌尿道上皮异常或缺损** 膀胱癌往往与尿路黏膜癌前病变有关，由以下观察结果证实：

1) 80% 以上的表浅膀胱癌患者治疗后在膀胱内其他位置复发。

2) 25% 的患者有多个原发灶。

3) 对膀胱表面上正常的部位随机活检，经常可以发现膀胱原位癌。

4) 根据文献报道，膀胱原位癌患者可能合并输尿管原位癌（10%~60%）或尿道原位癌（30%）。

5) 40% 的肾盂癌或输尿管癌患者会在尿路其他位置（主要为膀胱）出现肿瘤。

**2. 自然史**

(1) 膀胱原位癌为多中心发病，可累及整个尿路上皮。80% 以上未治疗的膀胱原位癌患者在确诊后 10 年内可发展成侵袭性膀胱癌。侵袭性膀胱癌病死率很高。

(2) 低分级表浅膀胱癌的预后好于原位癌。尽管复发率为 80%，但仍有 80% 的患者生存期达到 5 年。仅有 10% 的表浅膀胱癌患者进展到侵袭性癌，多数与原位癌有关。表浅膀胱癌合并原位癌的患者 80% 以上会进展为侵袭性癌。

(3) 85% 的高分级或侵袭性癌病例与邻近区域原位癌有关。鳞癌和腺癌通常为高分级，具有侵袭性。其他不常见且极具侵袭性的组织类型包括肉瘤样癌、小细胞癌和微乳头状癌。

**(4) 播散方式** 经淋巴管和血行播散。高分级肿瘤更易发生转移。在已发生远处转移的病例中，有 30% 的患者无区域淋巴结受累。远处转移部位包括骨、肝、肺，少见的如皮肤和其他器官。常见死因为大的盆腔包块引起输尿管受压导致的尿毒症、癌症进展引起的恶病质和肝功能衰竭。

**(5) 医源性的肿瘤种植** 膀胱镜检、冲洗、经尿道活检和切除术可能导致高分级的膀胱癌细胞剥脱，并有报道引起膀胱内其他部位的种植。炎症或者仪器操作引起的黏膜损伤似乎是引起肿瘤种植的最可能的因素。

**(6) 副肿瘤综合征**

1) 纤维蛋白溶解综合征。

2) 高钙血症。

3) 神经肌肉综合征。

4) 类白血病反应。

**(三) 诊断**

**1. 症状和体征**

**(1) 症状**

1) 血尿为代表性特征表现，见于90%的患者。

2) 膀胱刺激症状见于25%的患者。尿等待、尿急、尿频，排尿困难和排尿后盆腔不适感等症状类似前列腺炎或膀胱炎。这些症状可出现在原位癌，也可出现在瘤灶大，广泛或靠近膀胱颈的患者中。

3) 盆腔或腰部疼痛见于局部进展期肿瘤。

4) 下肢或外生殖器水肿见于静脉或淋巴回流受阻。

**(2) 体格检查** 应仔细检查有无转移。泌尿外科医师必须在每次患者全麻或做膀胱镜的时候进行经直肠双合诊检查。双合诊检查非常重要，它可以提供现代影像学检查不能提供的关于局部浸润的相关信息。

**2. 诊断相关检查**

**(1) 常规检查**

1) 全血细胞计数、肝功能和肾功能检查。

2) 尿液分析。

3) 胸部影像学检查。

**(2) 膀胱镜是诊断膀胱癌的基础** 在异常区域进行活检，并在正常区域随机活检以检查原位癌。无论男性还是女性，双合诊都可以全麻下膀胱镜检之后进行。膀胱镜检的适应证如下：

1) 任何肉眼或镜下血尿且上尿路造影结果正常（40岁以下，不吸烟的女患者单次急性细菌性膀胱炎期间的血尿除外）。

2) 不能解释的或慢性的下尿路症状。

3) 尿细胞学检查怀疑膀胱癌。

4) 有膀胱癌病史。

**(3) 尿路造影** 有不明原因的血尿或者膀胱镜/细胞学检查提示为肿瘤的所有患者均应接受静脉肾盂造影（IVP）检查，以了解肾盂或输尿管有无原发灶。建议在膀胱镜检之前进行IVP检查。因为若IVP显示上尿路显示不清或有未能确诊的充盈缺损，需要进行经膀胱镜插入输尿管导管逆行肾盂造影检查。

**(4) CT尿路造影（CTU）** 腹部和盆腔的CT扫描，包括3个时相：非强化期，早期强化期和肾盂显像期。在非强化期可以发现异常钙化（如尿路结石）。早期强化期出现在静脉注射造影剂数分钟内，可以发现肾病变；辨别正常解剖结构和异常淋巴结。在肾盂显像期，造影剂被排泄到集合系统，可以发现异常的充盈缺损。由于其具有更高的清晰度和诊断准确度，在显示上尿路病变上很大程度的取代了IVP成为首选诊断手段。

应对所有有血尿，膀胱癌病史或细胞学结果阳性的患者进行CTU检查。CTU也有助于侵袭性膀胱癌或上尿路移行细胞癌的分期。CTU图像上可以观察到异常增大的淋巴结和内脏转移，以及盆腔或者膀胱周脂肪的肿瘤浸润。然而，CT发现局部浸润的可靠性有限。

(5) 尿细胞学检查可以发现70%的膀胱癌。需进一步进行膀胱镜检查确诊。对于疑诊膀胱癌的患者来说，尿细胞学检查不适于作为主要的检查手段。其适应证如下：

1）有膀胱癌病史患者的随访。

2）暴露于环境致癌物的无症状人群的筛查。

3）有慢性膀胱刺激症状的患者膀胱镜检查前的评估。

**（6）膀胱肿瘤标志物** 膀胱肿瘤抗原（BTA）、核基质蛋白22（NMP-22）、端粒酶活性、纤维蛋白降解产物测定等被试验性的用于移行细胞癌患者的随访和对血尿的筛查和评估中，以替代或者减少膀胱镜检查。有些标记物可能有价值，但现阶段的标准诊断手段仍为膀胱镜检查。

**（7）荧光原位杂交（FISH）** 膀胱癌与染色体畸变有关，因此，检测尿中染色体畸变是非侵袭性移行细胞癌精确的检测手段。现有的商业化FISH检测实验（Urovysion）使用4个染色体探针检测染色体拷贝数（CEP17、CEP3和CEP7）异常和一个单基因座特异性指示探针（9p21）。FISH的敏感度为81%，特异度为96%，均远超细胞学检查。

**（8）骨扫描** 骨痛、血清碱性磷酸酶或转氨酶升高的患者需要进行骨扫描。

**（四）分期系统和预后因素**

**1. 分期系统** 读者可参阅第六版AJCC分期系统手册中关于TNM分期系统部分。

**2. 预后因素** 最重要的预后因素为肿瘤分期、分级和原位癌。若不经治疗，患者2年生存率小于15%，中位生存期为16个月。

**（1）组织学类型。**鳞癌和腺癌预后不如移行细胞癌。其他具有侵袭性的肿瘤同样预后不良。

**（2）侵及肌肉、淋巴管或膀胱周脂肪者预后不良。**侵袭性癌确诊后18个月内病死率为50%。侵及肌层的肿瘤（T2期）从确诊到手术的时间若超过12周，则患者的生存会受到影响。

（3）诊断原位癌后80%的患者会在10年内进展成侵袭性癌。

（4）肿瘤分级

1）肿瘤分级与分期密切相关。分级可独立影响表浅肿瘤患者的生存。低分级病变5年生存率为85%，而高分级病变为30%。若不进行进一步治疗，几乎所有高分级病变会进展为侵袭性癌。

2）染色体数与肿瘤分级相关。与二倍体细胞不同，四倍体或非整倍体细胞与侵袭性癌相关。

3）已发现数个表型特征可以作为反映肿瘤侵袭性的标记物，包括Lewis x抗原增强表达；缺陷型p53表达联合Rb基因过表达和EGFR受体异常；TGF-β1、p27，p15表达下调等。

（5）原发灶大小与肿瘤播散无关。然而，大的浅表肿瘤比小肿瘤更易复发。

（6）多中心肿瘤比单发肿瘤复发风险大。

**（五）预防和早期诊断**

**1. 预防** 对持续暴露于膀胱癌致癌物特殊行业的工人实施防护（例如防护服）可能有效。减少摄入咖啡和人工甜味剂是否有效尚待进一步明确。所有人均应戒烟。富含叶酸的食品可降低膀胱癌发病风险。

**2. 早期诊断**　依赖于对所有血尿或者慢性膀胱刺激症状患者的及时评估。

**（六）治疗**

**1. 早期肿瘤**　概述。

（1）表浅低分级肿瘤，非原位癌可进行经尿道切除术。视情况进行膀胱内灌注化疗。尽管80%的患者会复发，但整体预后良好。若小病灶数目较多，可加行电切术。

（2）原位癌通常表现为多中心、持续性、易复发。很可能进展为侵袭性癌而累及输尿管或尿道。视尿路上皮异型性不同选择不同治疗方案。然而，重度不典型增生和原位癌在病理学上经常难以区分。

1）**临界病例**　应每3～6个月进行尿细胞学检查，膀胱镜检查和活检。有些病例表现为惰性，多年后方进展为原位癌。

2）**"真正的"原位癌**　对于表浅的原位癌最佳治疗观点目前尚未取得一致。针对局限的单灶性原位癌区域可以考虑电切术。局限在膀胱，输尿管或尿道未见受累的且没有侵袭性癌病史的原位癌，初始治疗可以考虑腔内治疗。多中心原位癌（尤其为高分级，播散或有症状者）应进行膀胱全切术或者尿道切除术、输尿管切除术或二者联合应用。

（3）对于侵袭性癌或表浅肿瘤合并原位癌的患者，最佳治疗为膀胱全切术盆腔淋巴结清扫术（女性）或膀胱前列腺全切除术（男性）。膀胱部分切除术仅限于部分高度选择性的病例。部分患者可进行放化疗。

**2. 早期肿瘤**　手术。

（1）**经尿道膀胱肿瘤切除术（TURBT）**是治疗和肿瘤T分期诊断的基石。一个或多个TURBT术联合膀胱镜随访可以治疗多数浅表膀胱癌。偶尔有小的单发侵袭性膀胱癌可经TURBT治疗而不必进行膀胱全切术。这需要耐心细致地选择合适的患者，并密切随访。

（2）**节段性切除（部分切除术）**复发风险高。不到50%的患者适合该手术。适应证如下：

1）单发肿瘤。

2）肿瘤位于膀胱顶。

3）对尿路黏膜多部位活检未发现原位癌区域。

4）能够保证2cm的干净切缘。

（3）**膀胱灌注**　膀胱为一存储器官，没有吸收能力。所以细胞毒性药物可以被安全的灌注入膀胱而没有全身副作用。化疗和免疫治疗现被用于浅表性膀胱癌的治疗并防止其复发。这些灌注药物对于侵袭性膀胱癌的治疗无效。化疗药，包括噻替哌、丝裂霉素C、吡柔比星和表柔比星。免疫治疗包括卡介苗（BCG）联合或不联合IFN-α。

1）**BCG**　每周1次，连用6周，续以BCG的短周期维持治疗。持续维持治疗的效果优于单纯6周灌注。

2）**丝裂霉素C**　每周1次，每次40mg。TURBT术后立刻灌注1次丝裂霉素C，可以显著的降低肿瘤复发风险，这可能与防止肿瘤细胞种植有关。没有证据表明维持膀胱灌注可获益。

**3）BCG 灌注** 被认为可比化疗药物更有效的降低肿瘤复发进展的风险。而且 BCG 可治愈大部分原位癌，然而，没有证据说明其可以改变长期疾病特异生存期。

**4）化疗和 BCG 均可引起局部副作用** 如膀胱刺激症状。二者均罕见全身副作用。值得一提的是，5% 的患者经 BCG 治疗后会出现全身性的感染，带来严重的问题。

**（4）膀胱全切术** 为侵袭性膀胱癌的标准治疗，包括切除膀胱、膀胱周脂肪和相连的腹膜。对于男性患者还需要切除全部前列腺以及精囊；女性患者还需要切除子宫、附件和阴道内口。淋巴结清扫术存在争议。它可能无助于延长生存期，但也基本不带来明显副作用，且有助于分期。大量膀胱切除术的回顾性分析提示广泛性淋巴结清扫术（切除大于 10 个淋巴结）有助于延长生存期，欧洲进行的一项大规模辅助化疗临床试验正在对此进行前瞻性地评估。

**1）尿流改道** 输尿管被放置于作为腹壁造口流出道的回肠襻内或储尿囊中（回肠代膀胱，Bricker's 术）。一般来说，通过手术使肠失去管状结构并予以对缝缝合即可形成储尿容器。

该储尿容器可作为新膀胱植入原位连接尿道并利用尿道本身的括约肌机制引流尿液，也可与带开关的管道相连，通过导管（节制分流器）利用间歇性自我导尿定期引流尿液。其他的尿液引流操作如输尿管皮肤造口以及输尿管乙状结肠吻合术，因严重并发症的发生率比较高，已废弃不用。

**2）膀胱全切术适应证** ①侵及肌层的侵袭性肿瘤；②严重的原位癌，膀胱内治疗无效；③多发、播散性的表浅低分级肿瘤，经常复发，难以重复用 TURBT 和膀胱内治疗控制；④高分级肿瘤，保守治疗无效。

**3）膀胱全切术的并发症** ①死亡率 1%~3%；②失血；③直肠损伤，输尿管皮肤瘘，切口裂开或感染，小肠梗阻或小肠瘘。小肠瘘有一定的致死率；④血栓性静脉炎，肺栓塞和其他心血管并发症；⑤男性患者出现阳痿。若术中保护海绵体神经，部分患者可能保持勃起功能。

**4）尿流改道手术的并发症** ①尿路感染；②狭窄导致梗阻（纤维性或肿瘤性）；③偶尔出现尿路结石，多数为含钙结石；④酸碱失衡：高氯性代谢性酸中毒最为常见。由管腔内尿液中氯化铵经小肠上皮快速重吸收入血引起。所使用的分流方法（“回肠襻 对 储尿囊”），以及肠段类型决定了伴发电解质失衡的种类、范围和严重程度。目前报道的最严重的代谢异常见于乙状结肠或空肠分流。

**3. 早期肿瘤** 放疗不能有效改变原位癌的病程。

**（1）放疗的适应证**

1）放疗是手术的替代治疗之一，适于强烈要求保留膀胱和勃起功能的患者。这需要联合应用多种治疗手段，包括积极的 TURBT、放疗和化疗，仅限于专业的医疗中心应用，原因是需予以严密随访，而且超过 20% 的病例需进行二期膀胱全切术。

2）术前放疗很少应用。联合手术和放疗与单进行手术相比，虽然可以减少局部复发率，但无生存获益。

3）术后放疗无效。

（2）放疗并发症见第二章第五节，“放射性膀胱炎”部分和第四章第五节“放射性直肠炎”部分。

4．**早期肿瘤**　化疗。

（1）术后应用细胞毒性药物全身化疗可以延长无进展生存期（8～12个月），但是没有证据证实可改善总生存期。期待正在进行的大规模临床试验有助于确定膀胱癌的治疗策略。

（2）新辅助化疗是对微转移肿瘤的最早期治疗的尝试，对局部治疗也有帮助。多个单中心临床试验关于M-VAC方案报告显示：手术切除术具有很高的反应率（60%）和完全缓解率（手术时，20%～25%）。目前尚需随机临床试验的进一步证实。

5．**进展期肿瘤**

（1）**手术**　当大的瘤灶合并难以控制的出血或者引起严重的膀胱刺激症状，可以考虑电灼。患者常常因为这些症状被迫接受姑息性膀胱切除和尿流改道手术。

（2）**放疗**　可以改善大约一半患者的出血症状，对骨受累区域有确切的止痛效果。易侵透皮肤的肿瘤（尤其是会阴部皮肤）应及早放疗。如果可能，在放疗前应对细菌性膀胱炎进行有效治疗。

（3）**化疗**　以顺铂为基础的联合化疗方案完全缓解率达45%，是目前进展期膀胱癌治疗的最佳选择，但是副作用很大。吉西他滨联合顺铂（GC）或者紫杉类的疗效类似，但副作用较轻。两个方案的生存期和中位无进展时间（7～8个月）相似，但GC方案更安全，耐受性更好。动脉给药的方案正处于临床试验评估中。

1）M-VAC方案，28天为1周期，具体用药剂量如下：

甲氨蝶呤，30 $mg/m^2$，IV，d1、d15、d22

长春碱，3 $mg/m^2$，IV d2、d15、d22

表阿霉素（阿霉素），30 $mg/m^2$，IV，d2

顺铂，70 $mg/m^2$，IV，d2

2）GC方案，28天为1周期，应用6周期。剂量如下：

吉西他滨，1 000 $mg/m^2$，IV，d1、d8、d15

顺铂，70 $mg/m^2$，IV，d2

6．**随访**

（1）重度尿路上皮不典型增生患者应每2～3个月进行尿细胞学检查，每3～6个月进行膀胱镜检查并随机活检。

（2）接受膀胱内灌注化疗的表浅低分级膀胱肿瘤患者应每3个月进行膀胱镜检查。

（3）接受膀胱切除术的患者应在前2年每3个月1次，而后3年每6个月1次，此后每年1次随访观察。应每6个月进行1次尿液分析和尿细胞学检查，以了解上尿路情况。若有血尿或细胞学检查结果为阳性，则应进行静脉尿路造影（IVU）检查。

（4）对于接受回肠代膀胱手术或可控性尿流改道的患者，建议定期接受尿道刷检查瘤细胞，以了解尿道有无局部复发。同样，原位尿流改道的患者也应行膀胱镜检查。

**（七）特殊临床问题**

1. 肉眼血尿可能使局部进展期膀胱癌的病程变得复杂化。经尿道电灼或者放疗可能有所帮助。部分病例可以尝试接受导尿并加压灌注灭菌水填塞膀胱。有些医师推荐全麻下4%甲醛或者1%硝酸银膀胱灌注，保留15分钟之后用10%的乙醇冲洗干净，随后以生理盐水冲洗。另外，用稀释的明矾冲洗膀胱亦可有效控制出血。

**2. 阻塞性尿路疾病** 所有类型的尿流改道患者均可能合并尿毒症。必须排除良性梗阻，如结石或者狭窄。应检查尿液内有无恶性细胞，晶体或者血液成分。若能找到输尿管口，应进行逆行尿路造影；否则，应进行IVP或者肾核素扫描以了解梗阻位置。

内镜扩张狭窄部位有一定作用。无肿瘤临床证据者应进行探查术解除梗阻。进展期肿瘤患者可进行经皮穿刺肾造瘘术外部引流或内置输尿管导管改善症状。

**3. 阳痿** 采用保留神经的技术，阳痿仍旧是膀胱全切术的并发症。口服药物、经尿道给药、海绵体内注射及人工阴茎，通常可以使这些患者恢复勃起功能并可能恢复性高潮。

4. 尿道综合征的处理，参阅下文。

## 三、尿道癌

**（一）流行病学和病因学**

尿道癌罕见。女性发病率比男性高3倍。发病年龄通常为50岁以上。病因不清，可能与淋菌性尿道炎、狭窄或者膀胱移行细胞癌有关。

**（二）病理和自然史**

**1. 组织学** 80%的患者为鳞癌。发病部位位于尿道后部（起始部或球部，60%）或前部（远部或阴茎部，30%）的复层鳞状上皮。15%的患者为移行细胞癌。发病部位位于尿道前列腺部。腺癌可起病于尿道球腺（Cowper腺）。

**2. 临床过程** 确诊时多为肿瘤晚期。病灶一般在早期已累及腹股沟淋巴结。该病可血行转移至远隔器官。与后尿道肿瘤相比，前尿道肿瘤较少发生广泛转移。

**（三）诊断**

表现为尿等待、血尿、尿道肿物、尿道分泌物，会阴部疼痛或腹股沟淋巴结肿大。经尿道活检确立诊断。根据活检病理和影像学资料进行TNM分期。

**（四）治疗**

无论男性或者女性患者，治疗的范围均由分期、肿瘤的位置（前或后尿道）以及患者对局部缓解的要求决定。女性患者可进行尿道切除术或者更广泛的手术，包括膀胱切除术（全切或者阴道部分切除）、尿道切除术和盆腔淋巴结清扫术。患前尿道癌的男性患者，于尿道切除肿瘤术后施行广泛切除局部病变的手术通常已经足够。如果肿瘤已经侵犯海绵体，常需进行部分或者完全阴茎切除术。针对后尿道癌的病例，联合膀胱前列腺全切除术，阴茎全切术和盆腔淋巴结清扫术效果较好。放疗对于部分患者疗效较弱。针对有转移的患者应接受联合化疗。

## 四、前列腺癌

### （一）流行病学和病因学

**1. 发病率**　（表2.29）前列腺癌的发病率（CAP）持续增高超过20余年。到1987年，达到100/100 000（年龄调整率，男性人群）。1992年为发病率最高峰，达191/100 000。在1992～1995年间发病率有所下降，而后保持稳定。一般认为发病率的增高是由检测手段的提高所致，主要包括前列腺特异性抗原（PSA）和经直肠超声引导前列腺活检。

前列腺癌发病随年龄增长而迅速增加。黑人男性和白人男性分别在67岁和72岁达到1%的发病率，死亡率随发病率增高而增高。美国1991年报告了年龄调整死亡率的峰值为27/100 000。此后死亡率缓慢下降，可能与有效治疗相关。

**2. 病因未知。**相关风险因素如下：

**（1）人口学**　前列腺癌的风险最高出现在瑞典，美国和欧洲居中（包括在美国的日本移民），台湾和日本最低。黑人发病率比白人高30%。校正分期之后，黑人的生存率也往往较低。

**（2）前列腺癌家族史**　父亲或者兄弟在50岁前确诊前列腺癌者发病危险比一般人群增加7倍。如果一级亲属在70岁以上确诊，发病危险会增加4倍。

**（3）激素**　雌激素和雄激素代谢水平的改变被认为是引起前列腺癌的原因之一。

**（4）其他危险因素**　未获公认，包括维生素A摄入增加，维生素D摄入减少，镉的职业性暴露等。

### （二）病理学和自然史

**1. 组织学**　几乎所有前列腺癌为腺癌。移行细胞癌、小细胞癌，鳞癌和肉瘤均罕见。膀胱癌、结肠癌、肺癌或恶性黑色素瘤、淋巴瘤或其他恶性肿瘤可以转移到前列腺。

**2. 部位**　前列腺癌常见多中心发病，经常（70%）累及外周区（外科囊）。这两个特征使得经尿道前列腺切除术难以达到治愈的目的。

**3. 播散模式**　前列腺癌的生物学行为主要受肿瘤分级影响。低分级肿瘤长期限于局部。该病可沿神经鞘浸润，通过淋巴转移。淋巴结未受累时即可发生远处转移；若已发现淋巴结受累，则通常已经出现远处转移。

**4. 转移部位**　骨转移最常见。几乎均为高密度成骨性转移，偶尔出现不典型的溶骨性转移。肝转移同样可见，但脑、肺、其他软组织部位转移则少见。

**5. 副肿瘤综合征**

（1）纤维蛋白溶解综合征。

（2）神经肌肉异常。

### （三）诊断

**1. 症状和体征**

**（1）症状**　现阶段，绝大多数患者诊断时无症状。

1）早期前列腺癌通常无症状，可经直肠指诊（DRE）发现。主要是通过检测血清 PSA 水平检出或者因前列腺增生进行经尿道前列腺电切术（TURP）偶然发现。出现严重症状通常预示进展期肿瘤。症状包括尿等待、尿急、夜尿增多、尿流变细、流涎和终末血尿。

2）适龄男性突然出现进展迅速的尿路梗阻症状，最常见的原因为前列腺癌。

3）背、骨盆或全身骨多发部位的疼痛是远处转移的最常见症状。

4）突然出现的神经系统异常，如截瘫或者失禁，由硬膜外脊髓转移引起，是前列腺癌病程中的首发症状，也可于疾病进程中出现。

**（2）体格检查**

1）前列腺的硬结或结节提示前列腺癌。典型前列腺癌结节为石样硬，弹性差。

2）检查侧沟，注意可否触及（异常）精囊。

3）检查腹股沟淋巴结注意有无转移。

4）为评估有无远处转移，可触诊骨骼检查有无骨转移灶，进行神经定向检查以了解有无脊髓压迫。

**2．增大前列腺的鉴别诊断**

**（1）急性前列腺炎** 细菌感染引起排尿困难、疼痛、常伴随发热。前列腺增大，有弹性，但不坚硬。前列腺按摩获得的前列腺液检查和培养可能查到病原体。

**（2）慢性肉芽肿性前列腺炎** 细菌、结核菌（包括 BCG 膀胱灌注后）、真菌和原生物感染引起。从临床上与前列腺癌难以区分，确诊需要进行活检。

**（3）结节性增生** （良性前列腺增生）见于 30 岁以上男性，80 岁男性患病率 80%。尿路梗阻症状常见。结节与前列腺癌难以区分，需进行活检。

**（4）其他** 少见，结石、淀粉样变性、良性腺瘤或者增生结节梗死可能引起梗阻，或者类似前列腺癌的占位性病变。

**3．诊断相关检查**

**（1）常规检查** 包括尿液分析，全血细胞计数，肾功能、肝功能，血清碱性磷酸酶水平和胸部影像学检查。

**（2）PSA** 为丝氨酸蛋白酶，是前列腺特异性的标志物。PSA 检查增加了接受活检的人数，也增加了确诊的病例数，它显著改善了 DRE 在一般人群尤其肿瘤局限于前列腺的人群中前列腺癌的检出率。

**1）假阳性结果** 15% 的结节性前列腺增生患者 PSA 水平升高。前列腺感染、手术、或者接受内镜检查也会导致 PSA 水平升高，但是直肠指诊不会引起 PSA 升高。前列腺活检后，有报道 PSA 水平升高至少 6 ~ 8 周。PSA 升高偶见于胰腺癌，腮腺癌和乳腺癌病例中。

**2）游离 PSA** 为 PSA 片段，不与 α1-抗胰凝乳蛋白酶和 α2-巨球蛋白结合。游离 PSA 占总 PSA 的比例下降提示前列腺癌可能性增加。对于 PSA 水平升高而未扪及前列腺可疑结节的患者，若活检结果为阴性，且游离 PSA 与总 PSA 比例大于 25%，则推荐密切观察。

**3）年龄特异性 PSA** 非前列腺癌人群中 PSA 正常范围随年龄而增加，主要由前列腺增生引起。

| 年龄（岁） | 年龄特异性血 PSA（正常值上限，ng/ml） |
|---|---|
| 40～50 | 2.5 |
| 50～60 | 3.5 |
| 60～70 | 4.5 |
| 70～80 | 6.5 |

**4）PSA 密度**　是 PSA 的修正指数。移行区（TZ）位于前列腺中部，是产生 PSA 的部位之一，经常随良性前列腺增生而增大。该指数根据前列腺体积调整血 PSA 检测值。（密度值 = PSA/腺体体积）或者根据移行区体积计算（PSA TZ = PSA/移行区体积）。对于总 PSA 水平在 4～10 ng/ml 的患者，该指数可以增加阳性预测值和阴性预测值。有报道，在部分患者当中，PSA TZ 有助于确定分期，筛查和减少不必要的前列腺活检。

**5）PSA 的临床意义**　PSA 可以检测体积很小的原发性或转移性前列腺癌，并且有助于诊断和随访。尽管单用 PSA 作为筛查工具时，它的敏感性不够高，但是联合 DRE 后结果就很有意义。大约 25% 的经活检证实为前列腺癌的病例血清 PSA 小于 4 ng/ml 。联合 PSA 和 TRUS 引导下前列腺穿刺，在 PSA 值为 4～10 ng/ml 的人群和该值 >10ng/ml 的人群中前列腺癌的诊断率分别是 20% 和 60% 。

PSA 值可能在检出转移灶之前数年就进行性的升高。对于先前接受过治疗的患者，这种升高可能预示局部复发，应进行查体或 TRUS 寻找病灶。对于无症状且 PSA 值小于 10 ng/ml 的患者，不需常规寻找转移灶。

**（3）酸性磷酸酶**　曾是前列腺癌的唯一标记物，现在已经很少采用。

**（4）活检技术**

**1）经直肠超声（TRUS）**　引导下活检是诊断前列腺癌的标准，也是最常用的手段。12 针方法是指在前列腺每个侧面分别沿两条平行的侧线对前列腺基底、尖及中部腺体的每一边取样活检。

TRUS 中，大部分肿瘤表现为低回声，至多 30% 的肿瘤表现为等回声病灶。当 PSA 值大于 4 ng/ml 时进行 TRUS 引导下活检，预计的检出率为 24% ，当合并 DRE 异常，TRUS 显示低回声结节时，检出率为 45% 。

**2）TURP**　5% 的良性前列腺增生症进行 TURP 术的患者可以检出前列腺癌。

**（5）骨扫描**　当 PSA 值小于 10 ng/ml，或无相关症状时，阳性率很低。

**（6）CT 和 MRI**　可用于评估肿瘤是否播散到淋巴结和盆腔。高危患者，如 DRE 显示肿瘤与盆壁关系密切，格里森（Gleason）评分高，或者 PSA 值大于 20 ng/ml 时，宜进行该检查。

### （四）分期和预后因素

**1．分期系统** TNM 分期见表 2.31。

**2．预后因素**

（1）**肿瘤分级为影响预后的主要因素。**肿瘤分级越高越易出现淋巴结转移或者远处转移。最常用的为 Gleason 评分。该系统在低倍镜下腺样外观和结构的基础上建立。分别按 1 ~5 分对最常见与次常见的表现给予评分。因此，总体评分范围为 2 ~10 分。Gleason 评分 7 分以上的患者比评分低的患者预后差。

**表 2.31 前列腺癌 TNM 分期**

**原发肿瘤（T）[a]**

| | |
|---|---|
| Tx | 原发肿瘤无法评估 |
| T0 | 无原发肿瘤的证据 |
| T1 | 临床隐性肿瘤，不能触及，影像学也无法发现 |
| T1a | 肿瘤偶然发现，病变小于前列腺组织的 5% |
| T1b | 肿瘤偶然发现，病变大于前列腺组织的 5% |
| T1c | 肿瘤经穿刺活检证实（例如，由于 PSA 升高） |
| T2 | 肿瘤局限于前列腺 |
| T2a | 肿瘤累及一叶的一半或更少 |
| T2b | 肿瘤累及一叶的一半以上但仅累及一叶 |
| T2c | 肿瘤累及 2 叶 |
| T3 | 肿瘤突破前列腺被膜 |
| T3a | 肿瘤侵犯达被膜外（单侧或双侧） |
| T3b | 肿瘤侵犯一侧或双侧精囊 |
| T4 | 肿瘤固定或除精囊外还侵犯邻近其他器官：膀胱颈部、尿道外括约肌、直肠、肛提肌和（或）盆壁 |

**区域淋巴结（N）[a]**

| | |
|---|---|
| Nx | 区域淋巴结无法评估 |
| N0 | 无区域淋巴结转移 |
| N1 | 有区域淋巴结转移 |
| pNx | 无区域淋巴结标本 |
| pN0 | 无阳性的区域淋巴结 |
| pN1 | 有区域淋巴结转移（一个或多个） |

**远处转移（M）**

| | |
|---|---|
| Mx | 远处转移无法评估 |
| M0 | 无远处转移 |
| M1 | 有远处转移 |
| M1a | 非区域淋巴结转移 |
| M1b | 骨转移（单一或多发） |
| M1c | 单一或多发其他部位转移（如肝脏） |

**组织学分级（G）**

G1 Gleason 2 ~4（分化良好）

G2 Gleason 5 ~6（分化中等）

G3 Gleason 7 ~10（分化不良）

**分 期**

| 分 期 | TNM 分期 | 组织学分级 |
|---|---|---|
| Ⅰ | T1aN0M0 | G1 |
| Ⅱ | T1 ~2N0M0 | G2，3 ~4 |
| Ⅲ | T3N0 ~1M0 | 任何 G |
| Ⅳ | T4N0M0，任何 T，N1M0 或任何 T，任何 N，M1 | 任何 G |

a 如系活检或前列腺根治切除术确定的病理分期，则加前缀“p”，即 $pT_2$-$pT_4$ 和 pNX-pN1

摘自 the AJCC Cancer Staging Manual. 6th ed. New York：Springer-Verlag；2002，经许可。

**（2）精囊受累者**（即便表面上看为早期肿瘤）预后差。

**（3）肿瘤侵透前列腺被膜者预后不良。**

（4）PSA 值高或者 PSA 动力学结果不佳，包括 PSA 增长快（PSA 速率高）和 PSA 倍增时间短等，与预后差有关。

**（5）Kattan 线图。**运用已知的预后因素预测一系列临床过程和治疗方案的效果（可参考 http://www.nomograms.org）。

**（五）预防和早期诊断**

前列腺癌筛查仍存在争议。然而，对仅有 PSA 升高（T1c 期）患者的早期检测有助于发现更多的局限于前列腺的肿瘤，并可能降低病死率。美国癌症协会指南推荐 50 岁起进行 PSA 和 DRE 检查。阳性家族史或者特定种族（黑人）可在 40 岁起进行筛查。

**（六）治疗**

**1．概述和原理** 是否对所有分期的前列腺癌患者进行治疗仍存在争议。前列腺癌有着很长的自然史。相当多的患者（包括未经治疗者）在诊断后可生存 15 年以上。并且，前列腺癌多为老年发病，此时患者常伴发其他疾病，很多患者在出现前列腺癌症状或者因前列腺癌致命之前死于其他疾病。

（1）研究者和临床医师使用不同的手段如手术，放疗和内分泌方法治疗各期患者。多数临床医师认为，运用手术或者放疗治疗的早期患者，从生存上看，效果相近，而目前尚不清楚系统治疗对生存率能否带来相似的影响。

（2）对某一特定患者应该考虑所有的治疗手段。没有前瞻性的一对一比较的数据可供验证耻骨后前列腺根治性切除术（RRP）与放疗孰优孰劣。现代的冷冻治疗或短距放疗的长期生存结果还不足以与作为金标准的疗法相提并论。观察等待也是应该考虑的一个选择。

更新的模式**“主动观察”**正在取代“观察等待”。这个模式要求患者每年随访 2 次，每年进行前列腺活检重新评估组织学分级以检测疾病是否进展；并筛选出达到治愈效果的患者。纳入标准为 DRE 无可触及病灶（T1c）、单针活检 Gleason ≤6、无大肿瘤（活检部位受累 <10%）以及诊断时 PSA 值较低（3.5 ~ 5.0 ng/ml）。PSA 倍增时间长（如大于 12 个月）似乎同样预示着肿瘤为惰性。

应该向患者详细解释上述观点，并介绍各种治疗措施的优、缺点。根据患者的临床表现、心理预期和生活模式选择治疗方案。

**2．早期患者进行手术治疗（T1 和 T2 期）**

**（1）T1a 期** 常通过对前列腺增生症患者 TURP 术获得的标本进行组织学检查发现前列腺癌，但其治疗存在争议。常选择观察等待治疗 T1a 期患者。但是不同 T1a 期患者的病程变化很大。如不予治疗，一小部分患者的肿瘤确实有可能进展从而导致死亡。因此，应有选择的对某些 T1a 期患者进行治疗，如：

1）患者小于 60 岁。

2）生物学表现可能进展：①Gleason 评分高；②TURP 所得标本质量小于 30 克；③3 个以上的活检样本检出腺癌。

**（2）T1b ~ T2b 期肿瘤** 这类患者（没有其他严重疾病）的治疗以治愈为目

的，包括完全性 RRP 、放疗、冷冻手术或短距放疗。PSA 大于 10ng/ml，Gleason 评分 7 分或可扪及病灶的患者通常应在耻骨后前列腺根治切除术（RRP）术中或局部治疗前接受盆腔淋巴结清扫术。

**(3) T1c 期患者因血清 PSA 升高而确立诊断** 目前大多数确诊的前列腺内肿瘤为 T1c 期。多数患者的治疗以治愈为目的。最近，主动观察也成为部分 T1c 患者的治疗选择。

**(4) RRP 和淋巴结清扫术的并发症**

1）RRP 在 10%~20% 的患者中引起轻度性功能障碍，严重者不超过 1%~3%。有经验的外科医师通过保留神经的根治性前列腺切除术，可以帮助 60%~70% 的年轻患者保持勃起功能。

2）分期性淋巴结清扫术的并发症。如淋巴囊肿、肺栓塞、切口感染和淋巴水肿，见于大约 20% 的患者。

3）前列腺根治术后肿瘤持续存在或复发。若对患者是否进行手术进行严密的选择，此类并发症少见。可见于 10%~40% 的 RRP 患者，与肿瘤分期，Gleason 评分及治疗前 PSA 水平相关。疾病进展高风险的患者可能受益于多种手段的联合治疗。

(5) RRP 和淋巴结清扫术的禁忌证。一般来说，RRP 适用于治愈可能性大且预期寿命为 10 年以上的患者。其禁忌证如下：

1）生理年龄 70 ~ 75 岁以上。

2）高分级肿瘤（相对禁忌证）。

3）血清 PSA 水平高（相对禁忌证）。

4）侵及精囊（T3b 期）。

5）转移到盆腔淋巴结。

6）肿瘤播散。

**3. 早期肿瘤的放疗（T1 ~ T3 期）**

**(1) 适应证** 放疗被广泛应用于 T1 和 T2 期肿瘤。辅助性抗雄激素治疗 6 个月到 3 年有助于改善生存。与标准放疗相比，三维适形技术和调强放疗也可以改善生存，减少副作用。

T3 期患者是否进行放疗存在争议。但是大部分专家支持放疗联合内分泌治疗和放疗增敏剂。随机临床试验显示，局部进展期肿瘤（T3 或 T4 期），进行辅助性雄激素阻断疗法治疗 3 年比治疗 6 个月可以更好的延长生存。在这组患者中，增加照射剂量是明智的选择。还可以选用适形外照射、质子疗法或短距放疗。其他放疗适应证如下：

1）患者的一般状况不适合手术。

2）分期性淋巴结清扫术中发现淋巴结受累（未进行 RRP 者）。

3）术后发现盆腔残留癌灶（如外科切缘阳性，PSA 缓慢上升）。

**(2) 并发症** 7000 cGy 的剂量放疗 7 ~ 8 周。并发症发生率如下：

1）**阳痿**：50%（适形照射或者短距照射可能有所减少）。

2）**放射性直肠炎，腹泻、血便和直肠激惹**：小于 5%。

3）**排尿困难，尿急，尿频**：小于 5%。

**4）会阴瘘管：**小于1%。

**5）尿便失禁：**1%～2%。

**6）尿道狭窄：**1%～5%

**7）肿瘤持续存在或复发：**10%～40%，与分期、Gleason评分和治疗前PSA水平有关。

**（3）短距放疗和冷冻疗法**　以治愈为目的。需有足够病例数以及随访时间的临床试验对其疗效进行评价。

**（4）系统治疗**　内分泌治疗和化疗不能有效改善早期患者的生存。

**4. 进展期肿瘤**

**（1）手术**　即便在进展期，若存在膀胱流出道梗阻，也可进行TURP术。但通常仅进行睾丸切除术即有效。

**（2）放疗可用于前列腺癌患者经常遇到的下述情况：**

1）单发骨转移部位疼痛，内分泌治疗无效。

2）盆腔疼痛综合征、尿路梗阻、全程血尿。

3）腹膜后淋巴结转移引起背痛和阴囊、下肢水肿。

4）椎骨或硬膜外转移引起脊髓受压是前列腺癌常见而且快速进展的并发症。为肿瘤科急症。出现症状后应在数小时内行MRI检查，应用皮质激素，并进行局部治疗。

**（3）雄激素阻断治疗**　睾酮是前列腺癌细胞的主要生长因子，因此雄激素阻断治疗是有症状的进展期前列腺癌患者的主要治疗手段。其治疗时机存在争议，因目前缺乏明确证据证明用于无症状患者可延长生存。延长抗雄激素治疗的时间会带来很多副作用，包括潮热、体重增加、勃起功能障碍、骨质疏松症、糖尿病和心血管病的发病风险增加。因此，无症状的进展期肿瘤患者并不必须接受该种治疗。睾丸切除术、促黄体激素释放激素（LHRH）激动剂和抗雄激素药物为现有的治疗手段，三者均可使80%患者的症状得到缓解，而且症状改善常常很显著，许多因骨痛被迫跛行，卧床不起的患者可以恢复正常的功能状态。

**1）睾丸切除术**　可以快速降低睾酮水平。通常有效但并不可逆。睾丸切除术是进展期肿瘤的一线治疗，尤其适用于无法耐受雄激素阻断或者脊髓受压而需紧急阻断的患者。

**2）LHRH激动剂**　如长效药物醋酸亮丙瑞林和戈舍瑞林，疗效类似睾丸切除术，长效药物（醋酸亮丙瑞林22.5 mg或戈舍瑞林10.8mg）每3个月应用1次，其治疗费用远高于睾丸切除术。

3）一些研究者认为抗雄激素治疗联合LHRH激动剂优于单用LHRH激动剂。这种“全雄激素阻断”治疗带来的生存获益较小，但是具有统计学意义。氟他胺（250 mg口服，每日3次），比卡鲁胺（50 mg口服，每日1次）或其他抗雄激素药物可与LHRH激动剂联合应用。

4）其他药物可能有效，包括：①黄体酮，如醋酸甲地孕酮，40 mg口服，每日4次；②其他抑制雄激素合成药物，如氨鲁米特或酮康唑（200～400mg，每日3次），证实有效。然而，这些药物往往价格昂贵而且难以耐受。而且，很难区分其临床获益是否源于糖皮质激素，因其多与皮质激素联用；③糖皮质激素，如泼尼松和甲泼尼龙，常可改善症状并可能降低 PSA 水平；④唑来膦酸，4 mg 静脉注射，超过 15 分钟，每月 1 次。广泛用于治疗有骨痛，出现首次骨相关症状，或者有病理性骨折及其他骨转移并发症危险的患者；⑤锶 89 输注。激素非依赖性前列腺癌患者可选择性的应用$^{89}$Sr 的 β 粒子照射以减轻骨痛。效果可以持续 6 个月。血液学毒性在治疗开始后 2 周内出现；⑥$\alpha_5$ 还原酶抑制剂（如非那雄胺）用于治疗良性前列腺增生症。其联合抗雄激素药物治疗进展期前列腺癌的效果正在临床试验评估当中，迄今为止，没有证据显示它优于 LHRH 激动剂和抗雄激素药物。

**（4）化疗**　第 1 个对雄激素非依赖性前列腺癌具有姑息性疗效的化疗药为米托蒽醌。两个大型随机临床试验显示多西他赛 3 周方案较米托蒽醌更好的改善生存，减轻症状。多西他赛失败后的二线治疗往往无效，但是应用米托蒽醌或卡铂可能使 10% 患者获益。已有研究显示口服型顺铂合成物（沙铂）用于二线治疗有效，其应用仍处于临床评估中。

**（七）特殊的临床问题**

**1. 血细胞减少**　前列腺癌晚期的常见表现。由肿瘤浸润骨髓或对造血部位放疗所致。典型的贫血为正常细胞，正常色素型贫血；外周血涂片可见幼稚白细胞、幼稚红细胞。必须与其他病因相鉴别。

**2. 尿路梗阻性疾病和尿毒症**　为前列腺癌的致死性并发症。睾丸切除术或者放疗（接续以内分泌治疗或者化疗）可能减轻梗阻。与其他盆腔肿瘤所致尿毒症不同，某些前列腺癌合并输尿管梗阻的患者可能从外科干预获益。无盆腔疼痛综合征且肿瘤分级低的患者可考虑进行输尿管导管分流或者经皮肾造瘘术。

**3. 影像学显示骨质硬化**　处于前列腺癌高危年龄段的成年男性出现骨痛多与前列腺癌相关。前列腺癌骨转移患者的骨质致密，以至于进行骨髓活组织检查时“干抽”或折断骨穿针。影像学表现上与畸形性骨炎（Paget 病）相鉴别的是其病变处蓬松、棉绒状外观；骨皮质增厚；骨盆边缘致密硬化（边缘征）。

**4. 骨外浸润常见**　颅骨和椎骨外浸润可能损伤神经，肋骨病灶扩张可导致皮下及胸膜肺肿物。眶后和海绵窦肿物可导致眼球突出和视野缺失。治疗骨外浸润必须进行放疗。

**5. 系统性纤维蛋白溶解症**　纤溶酶激活物富集于前列腺组织。前列腺疾病，尤其是前列腺癌，是少数能引起明显纤维蛋白溶解和弥漫性血管内溶血的病因之一。

## 五、阴茎癌

**（一）流行病学与病因**

**1. 发病率**　在美国和欧洲，阴茎癌占男性恶性肿瘤的 0.5%。发病率在未进行包皮环切术的人群中显著增高。平均发病年龄大约为 60 岁，80 岁为发病最高峰。

**2. 病因**　病因不详。性传播疾病不是诱发因素。下列数据显示包皮环切术可以预防阴茎癌。

（1）犹太人出生后很早即进行包皮环切术，几乎无阴茎癌病例发生。

（2）在非洲或其他不进行包皮环切术的国家，阴茎癌占所有癌症的 20%。

（3）穆斯林男性青春期时进行包皮环切术，为发生阴茎癌的中危人群。

**（二）病理和自然史**

**1. 癌前病变**

**（1）原位癌**

1）凯拉增殖性红斑出现在龟头和未环切的包皮。表现为扁平的红斑或者绒毛样的斑块。10% 患者进展为阴茎癌。

2）Bowen's 病表现为阴茎任何部位的小的湿疹样斑块。组织学类型为鳞状细胞原位癌。阴茎的 Bowen's 病与非日光暴露部位皮肤的鳞状细胞原位癌相同，与胃肠道和肺癌高发有关。

（2）**黏膜白斑病**。非特异性龟头黏膜白斑与鳞癌有关，与其他部位白斑病不同，阴茎病变不是白色。

（3）**阴茎巨大湿疣**（Buschke-Löwenstein 肿瘤）类似菜花样鳞癌，可单中心发病。必须进行手术切除。

**2. 组织学**　几乎所有阴茎癌都为鳞状细胞癌，通常分化良好。罕见的阴茎恶性肿瘤包括恶性黑色素瘤、肉瘤和转移癌。阴茎鳞癌可能有不同程度的角化。

**3. 临床过程**　如不进行治疗，阴茎癌患者多于 2 年内死亡。

（1）阴茎鳞癌常发生于龟头或冠状沟。随着疾病进展，可能侵及海绵体。尿道受累多见于疾病晚期。

（2）该区域丰富的淋巴回流导致腹股沟淋巴结转移（组织学上仅 1/3 肿大淋巴结由肿瘤转移引起）。若肿瘤局限于龟头或者包皮，淋巴结转移不常见。

（3）有达 10% 的患者可经淋巴系统或血行转移至远隔器官。多为肺转移，少数转移到骨和其他部位。

**4. 副肿瘤综合征**　无骨转移亦出现高钙血症（20% 患者）。

**（三）诊断**

常因个人否认、忽视、羞耻、罪恶感或缺乏知识而被延误。

**1. 症状和体征**

（1）早期阴茎癌患者的主诉常为散发恶臭的不愈合的溃疡。包茎常常掩盖阴茎癌，直到肿瘤侵透包皮。某些患者病史很长。尿路症状，如疼痛和血尿，是局部进展期肿瘤的标志。

（2）**体检可发现外生性包块**。患者因出现症状就诊时多已合并感染。92% 患者的阴茎癌源自龟头和（或）包皮。

**2. 实验室检查**

（1）血常规、尿液分析和胸部影像学检查。

（2）所有患者的阴茎肿物或类似癌前病变的病灶都应进行活检或印片玻片检查。

（3）仅当体检或血液学检查提示肝或骨受累，才进行肝或骨扫描。

（4）阴茎和盆腔的超声和 MRI 对分期有意义。

**（四）分期系统和预后因素**

**1. 分期系统**　读者可参阅现行 AJCC 分期系统手册中的 TNM 分期系统。

2. **预后因素** 不良预后特征包括内生、高分级、侵及阴茎体、区域淋巴结尤其是髂或更高水平的淋巴结受累。10%的临床分期为Tis，Ta，或T1期肿瘤（Jackson分期Ⅰ或Ⅱ期）手术时检出腹股沟淋巴结转移。

**（五）预防和早期诊断**

男性儿童常规早期进行包皮环切术可预防阴茎癌。包茎合并有分泌物、炎症、硬结的患者也应接受包皮环切术。体检时常规检查包皮和龟头，并对可疑病灶进行活检，有助于阴茎癌的早期发现。

**（六）治疗**

1. 在美国，手术是治疗阴茎癌的主要手段，若无瘤切缘可以达到2cm，则阴茎部分切除术已经足够。

（1）肿瘤巨大或侵及阴茎体时应行阴茎全切术。

（2）年轻、病灶局限于龟头、能确保密切随访的患者，可考虑仅进行包皮环切术，但复发率高。

（3）一些专家推荐对低分期（已达T2），但高分级的患者进行浅表腹股沟淋巴结切除或常规取样。若发现淋巴结转移，可进行髂腹股沟淋巴结清扫术。对于T3期肿瘤，常规进行淋巴结清扫术。淋巴结清扫的范围（腹股沟深、浅层或盆腔淋巴结清扫；单侧或双侧；完全或部分）取决于局部的病情。

2. **放疗**。放疗的目的在于避免阴茎切除术，尤其适用于年轻、原发灶小（直径<3 cm）及Ⅰ期患者。单纯放疗（联合治疗失败后的抢救手术）用于一线治疗，疗效与阴茎部分离断术相似。

3. **化疗**

（1）**癌前病变** 某些病例应用氟尿嘧啶或激光局部治疗有效。

（2）**阴茎癌** 应用长春碱、博来霉素和甲氨蝶呤（VBM方案）或顺铂与氟尿嘧啶联合化疗有效。某些医疗机构采用上述方案作为T3和T4期患者的术后或放疗后辅助治疗，进展期患者的缓解率可高达50%。

## 推荐阅读文献

### 肾癌

Belldegrun A, et al. *Renal and Adrenal Tumors: Biology and Management*. Oxford, UK: Oxford University Press; 2003.

Escudier B, et al. Sorafenib in advanced clear-cell renal-cell carcinoma. *N Engl J Med* 2007;356:25.

Motzer R, et al. Sunitinib versus interferon alfa in metastatic renal cell carcinoma. *N Engl J Med* 2007;356:115.

Pantuck A, et al. Changing the natural history of renal cell carcinoma. *J Urol* 2001;166:1611.

Rassweiler J, et al. Oncological safety of laparoscopic surgery for urological malignancy: experience with more than 1,000 operations. *J Urol* 2003;169:2072.

Twardowski P, Figlin R. Emerging targeted therapies for renal cell carcinoma. *Monographs in Renal Cell Carcinoma* 2006;1(2):10.

Whang YE, et al. Renal cell carcinoma. *Curr Opin Oncol* 2003;15:213.

Zisman A, et al. Improved prognostication of RCC using an integrated staging system (UISS). *J Clin Oncol* 2001;19:1649.

Zisman A, et al. Reevaluation of the 1997 TNM classification for RCC: T1 and T2 cut-off point at 4.5 cm rather then 7 cm better correlates with clinical outcome. *J Urol* 2001;166:54.
Zisman A, et al. Risk group assessment and clinical outcome algorithm to predict the natural history of patients with surgically resected renal cell carcinoma. *J Clin Oncol* 2002;20:4559.

## 尿路上皮癌

Borden LS, et al. Bladder cancer. *Curr Opin Oncol* 2003;15:227.
Raghavan D. Molecular targeting and pharmacogenomics in the management of advanced bladder cancer. *Cancer* 2003;97:2083.
Sternberg CN, et al. Chemotherapy for bladder cancer: treatment guidelines for neoadjuvant chemotherapy, bladder preservation, adjuvant chemotherapy, and metastatic cancer. *Urology* 2007;69(1 Suppl):62.
Von der Maase H, et al. Gemcitabine and cisplatin versus methotrexate, vinblastin, doxorubicin and cisplatin in advanced or metastatic bladder cancer: results of a large randomized, multinational, multicenter, phase III study. *J Clin Oncol* 2000;17:3068.

## 前列腺癌

Akduman B, et al. The management of high risk prostate cancer. *J Urol* 2003;169:1993.
Axelson Bill, et al. Radical prostatectomy versus watchful waiting in early prostate cancer. *N Engl J Med* 2005;352(19):1977.
Graefen M, et al. International validation of a preoperative nomogram for prostate cancer recurrence after radical prostatectomy. *J Clin Oncol* 2002;20:3206.
Messing EM, et al. Immediate hormonal therapy compared with observation after radical prostatectomy and pelvic lymphadenectomy in men with node-positive prostate cancer. *N Engl J Med* 1999;341:1781.
Petrylak DP, et al. Docetaxel and estramustine compared with mitoxantrone and prednisone for advanced refractory prostate cancer. *N Engl J Med* 2004;351(15):1513.
Pisansky TM. External-beam radiotherapy for localized prostate cancer. *N Engl J Med* 2006;355(15):1583.
Tannock IF, et al. Docetaxel plus prednisone or mitoxantrone plus prednisone for advanced prostate cancer. *N Engl J Med* 2004;351(15):1502.

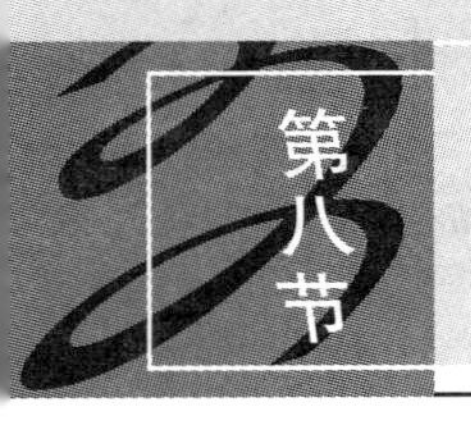

# 第八节 神经系统肿瘤

*Lisa M. DeAngelis*

## 一、流行病学与病因学

### （一）发病率

恶性原发性脑肿瘤约占恶性肿瘤的2%（17 000 病例），占美国每年癌症死亡人数的2.5%（10 000 人）（表2.32）。男女发病比例为3∶2。发病高峰年龄为5～10岁及50～55岁。脑肿瘤为儿童最常见的实体瘤；儿童脑肿瘤参阅第12节。

### （二）病因学

**1．环境因素** 如吸烟、饮酒、饮食与原发性中枢神经系统（CNS）肿瘤无关。离子射线暴露史可导致脑膜瘤、神经鞘瘤、肉瘤和星形细胞瘤。电磁射线包括电话和计算机的暴露，不会导致脑肿瘤。氯乙烯的职业性暴露可能为星形细胞瘤的危险因素；动物实验表明暴露于N-乙硝基化合物、芳香族碳氢化合物、三氮烯和肼苯哒嗪均增加星形细胞瘤发生，但人体能否因此发生肿瘤尚不清楚。

**2．遗传性神经皮肤综合征**

**（1）神经纤维瘤病Ⅰ** 为显性遗传的多发性神经纤维瘤，牛奶咖啡斑（café-au-lait 斑）、腋窝斑和虹膜Lisch结节可增加视神经胶质瘤、颅内星形细胞瘤、神经纤维肉瘤、神经嵴衍生肿瘤（血管神经肌瘤、嗜铬细胞瘤）、生殖细胞肿瘤、白血病和肾母细胞瘤（Wilms'瘤）的发生。该疾病的相关基因位于染色体17q11，其产物神经纤维瘤蛋白为肿瘤抑制物，可调节Ras信号转导通路（向细胞核传递促有丝分裂的信号）。

**（2）神经纤维瘤病Ⅱ** 为多发性神经鞘瘤，特别是前庭神经鞘瘤病，可导致室管膜瘤和脑膜瘤发生风险增加。相关基因位于染色体22q12，其产物局部蛋白（merlin），属于细胞膜和骨架连接蛋白的ERM（埃兹蛋白－根蛋白－膜突蛋白）家族，与细胞运动和黏附功能密切相关。

**（3）结节性硬化病（Bourneville 病）** 为显性遗传病，以错构瘤包括室管膜下结节和脑皮质异常结构为临床特点，可表现为智力障碍、癫痫症和行为异常如自闭症。其他器官系统的错构瘤病灶包括面部血管纤维瘤、前额纤维瘤样斑块、鲨革斑、心脏横纹肌瘤以及肾血管肌脂肪瘤和囊肿。该疾病与巨大细胞型星形细胞瘤的形成有关。目前已确认TSC-1（染色体9q34）和TSC-2（染色体16p13）为相关的抑癌基因。

**表 2.32　常见中枢神经系统肿瘤**

| 肿瘤类型 | 年龄 | 常见部位 | 临床特点 | 生存 | RT | 化疗 |
|---|---|---|---|---|---|---|
| 星形细胞瘤 | 成人 > 儿童 | 幕上 | 生长缓慢，可达数年 | MS：5 年 | 是 | 复发时 |
| 间变性星形细胞瘤 | 成人 | 幕上 | 生长迅速 | MS：2.5 年 | 是 | 是 |
| 恶性胶质瘤 | 成人，老年人 | 幕上 | 生长迅速，高度恶性 | MS：1 年 | 是 | 是 |
| 少突神经胶质瘤 | 任何年龄 | 幕上，多为额叶 | 癫痫更多见 | MS：5 年 | 是 | 是 |
| 脑干肿瘤 | 儿童 > 成人 | 脑干，尤其是脑桥 | 脑神经缺陷发病率显著升高 | MS：1 年 | 是 | 很少 |
| 毛细胞性星形细胞瘤 | 儿童 > 成人 | 小脑和下丘脑 | 完全切除可治愈 | 80%：10 年 | 是 | 是 |
| 室管膜瘤 | 儿童，成人 | 第四脑室，马尾 | 完全切除可治愈，可播散至 CSF | 70%：5 年 | 是 | 很少 |
| 成神经管细胞瘤 | 儿童 > 成人 | 小脑 | 易播散至 CSF | 70%～80%：5 年 | 是 | 是 |
| 脑膜瘤 | 成人 | 小脑凸面、岩骨斜坡或胸椎 | 女性更多见，完全切除可治愈 | 长期 | 是 | 偶尔 |
| 原发性 CNS 淋巴瘤 | 成人 | 多发灶，脑室周 | CSF/眼部播散常见 | MS：3～5 年 | 是 | 是 |
| 生殖细胞瘤 | 20～30 岁 | 松果体和蝶鞍上 | 放疗、化疗高度敏感 | 80%：5 年 | 是 | 是 |
| 非生殖细胞性生殖细胞肿瘤 | 20～30 岁 | 松果体和蝶鞍上 | 组织学为混合性，肿瘤标志物多为阳性 | 25%：5 年 | 是 | 是 |

MS：中位生存期；CSF：脑脊液；CNS：中枢神经系统；RT：放射治疗。

**（4）痣样基底细胞癌综合征**　显性遗传性综合征，表现为多发性基底细胞癌，可能与成神经管细胞瘤、脑膜瘤、颅咽管瘤和其他系统肿瘤（卵巢肿瘤、心脏纤维瘤、上颌骨纤维瘤、肾皮质腺瘤、横纹肌肉瘤和精原细胞瘤）形成相关。还可表现为颌骨囊肿、掌跖点凹和脊柱、肋骨畸形。位于 9q22 的抑癌基因缺失为致病因素。该基因产物 PTCH 为 Drosophila patched 基因的人类同源物，该基因参与构成 hedgehog 信号转导通路，对胚胎发育与细胞命运的影响至关重要。

**(5) 皮神经瘤** 为发育性异常而非遗传性疾病，表现为皮肤巨大伴色素沉着的良性毛痣，与含黑色素细胞浸润脑膜相关。虽然色素沉着处皮肤仍为良性改变，但脑膜内色素沉着细胞多可恶性转化并发生神经侵袭导致原发性 CNS 黑色素瘤。

**3. 癌遗传综合征**

**(1) von Hippel-Lindau 病** 为显性遗传病，以成血管细胞瘤为特点，多发于视网膜、小脑，偶尔见于脊髓。其他相关肿瘤包括肾癌、嗜铬细胞瘤、胰岛细胞瘤、内淋巴囊肿瘤以及肾、胰腺和附睾的良性囊肿。该病与位于染色体 3p25-26 的肿瘤抑制基因缺失相关。该缺失可导致血管内皮生长因子及促红细胞生成素过表达（缺氧时的常见表现）。

**(2) Turcot 综合征** 为罕见的常染色体显性或隐性遗传综合征，表现为结肠癌、恶性胶质瘤和成神经管细胞瘤。与位于染色体 5q21 的 APC 基因种系突变相关，部分肿瘤存在 hMLH-1 或 hPMS-2 基因（与 DNA 的错配修复相关）的体细胞突变，从而导致 DNA 复制错误。

**(3) Li-Fraumeni 综合征** 为家族性乳腺癌、肉瘤、白血病和原发性脑肿瘤的临床综合征，与 p53（染色体 17）的种系突变相关。

**4. 免疫抑制** 器官移植者及 AIDS（获得性免疫缺陷综合征）患者原发性 CNS 淋巴瘤的发病风险显著增加。

## 二、诊断

### （一）临床表现

与肿瘤位置及生长速度相关。一般来说，生长缓慢的肿瘤不易引起局部功能缺陷，因脑组织压缩缓慢，可发生相应的代偿性改变。当肿瘤达到一定大小时，代偿失衡或阻塞脑脊液（CSF）循环通路，导致颅内压（ICP）增高。生长迅速的肿瘤可引起病灶周围脑水肿；脑水肿与肿瘤均可导致局灶性功能缺陷。水肿所致功能缺陷可逆，而肿瘤所致则不可逆。与 CNS 肿瘤相关的特异性症状和体征包括：

**1. 头痛** 见于 50% 脑肿瘤患者。多发于肿瘤生长迅速的年轻患者，典型临床表现是深部钝痛，不呈剧痛或搏动性疼痛。晨起表现明显，用力或起立时加重。偶尔可通过单侧头痛定位肿瘤。

**2. 癫痫发作** 见于 20% 20 岁以上的患者。由肿瘤引起，可为全身性发作或部分性发作。单纯部分性发作常表现为单个或单侧肢体短暂性感觉或运动异常。复杂部分性发作多起源于额叶或颞叶，表现为对周围环境意识或知觉水平的改变，常伴嗅觉或味觉异常，也可发生语言障碍。全身性发作常导致意识丧失、尿便失禁以及双侧强直－阵挛性发作。脑肿瘤患者的全身性癫痫发作常起源于局部病灶，但局部症状并不明显，多于癫痫发作后体检时发现。

**3. 颅内压增高（ICP）** 可能与巨大肿块或脑水肿相关。巨大幕上肿块可导致进行性意识模糊及小脑幕疝（表现为同侧第三脑神经麻痹以及对侧轻度偏瘫）。脑积水可引起步态性共济失调、恶心、呕吐、头痛和意识减退。不予以处理则引起中心疝，此类患者无第三脑神经麻痹表现。视盘水肿为 ICP 加重的症状，因现代影像学技术的应用有助于早期诊断，故脑肿瘤患者少有出现。ICP 增加的其他症状和体征还包括视觉模糊、头晕以及假局灶性症状，最多见的是巨大的幕上肿物向下压迫所导致的第六脑神经功能障碍。

**4．小脑幕上肿瘤**　多表现为局部症状和体征，包括轻偏瘫（额叶）、失语（左额叶和后颞叶）、单侧感觉丧失（顶叶）和偏盲（枕叶）。

**5．下丘脑肿瘤**　可能表现为体温调节异常、尿崩症、贪食症以及视野缺失（视交叉受累）。

**6．脑干肿瘤**　如脑干神经胶质瘤，表现为多发脑神经功能障碍、偏瘫和共济失调。

**7．神经鞘瘤**　如听神经瘤，导致受累脑神经或脊神经功能障碍。肿瘤增大时，压迫周围神经结构，引发其他症状。

**8．小脑肿瘤**　表现为辨距障碍、共济失调、眩晕、眼球震颤、头痛和恶心。

**9．脊髓瘤**　表现为阵挛性下肢轻瘫、病灶水平下感觉缺失以及尿便失禁。

**10．脑膜受累**　缘于原发性 CNS 肿瘤者较转移性肿瘤少见，见于成神经管细胞瘤、成松果体细胞瘤、生殖细胞瘤、原发性 CNS 淋巴瘤，较少见于室管膜瘤。其标志是多发轴突水平神经功能障碍。非特异性特点包括癫痫发作及精神异常。

### （二）评价

疑诊 CNS 肿瘤者应进行影像学检查。

**1．CT 和 MRI 检查**　疑诊 CNS 肿瘤时首选 CT 或 MRI 检查。MRI 敏感性较高，应优先选择，尤其适用于脑干、后窝、中颞叶和脊髓肿瘤。常需进行增强扫描，因许多肿瘤具有强化表现。具 MRI 检查禁忌证者（如起搏器携带者）应进行 CT 检查。

**2．腰椎穿刺**　从不用于疑诊为 CNS 肿瘤患者的初始检查，且常禁忌用于此类患者。多用于轴索播散性肿瘤的分期或用于有脑膜播散临床或影像学证据的患者的评价。原发性 CNS 淋巴瘤为一个重要的例外，约 15% 患者以 CSF 检查代替活检明确诊断。

**3．血管造影术**　疑诊为 CNS 肿瘤的患者不需要进行此项检查。可用于血供丰富肿瘤的术后评价（此类肿瘤术前需要进行栓塞治疗以减少肿瘤血供）。是否需要进行血管造影术多由神经外科会诊决定。

**4．全身评价**　CT 或 MRI 确定肿块后，需要进行病因学检查。鉴别诊断包括神经系统的原发性肿瘤、转移性肿瘤、脑卒中和炎症或感染（多发性硬化、脑脓肿）。肿块的影像学检查特征有助于鉴别诊断；结合患者病史及体检，多可推断出合理的诊断。MRI 显示单发病灶者多不需要进行全身评价，因为繁琐的评价过程常延误诊断且无任何价值，此类患者应尽快进行手术切除并根据病理检查结果决定是否进行下一步检查。手术为原发性脑肿瘤或单发性脑转移的最佳治疗手段。若确定为原发性肿瘤，不需要进行全身评价。若为转移性肿瘤，则可进行 PET 扫描。若为多发病灶，则应进行全身评价；全身 PET 扫描已取代单个器官的影像学检查（如胸部 CT 扫描），广泛用于肿瘤患者的全身评价。

**5．外科手术**　手术治疗为肿瘤治疗的基石，大多数疑诊为原发性神经系统肿瘤的患者均需要进行手术治疗以明确诊断。某些肿瘤无需进行手术切除而可通过其他手段如影像学检查（如神经纤维瘤、视神经胶质瘤）或CSF检查（如原发性CNS淋巴瘤）加以确诊。另外，若疑诊为非肿瘤性疾病（脑卒中、多发性硬化），则应进行临床观察或影像学检查。

## 三、星形细胞瘤和恶性胶质瘤

### （一）病理学

星形细胞瘤具高度侵袭性，根据世界卫生组织（WHO）的规定，以肿瘤分化程度进行分级。低级肿瘤为星形细胞瘤（WHOⅡ级），具不典型增生、分化不良者为间变性星形细胞瘤（WHOⅢ级），具高度恶性特征的为恶性胶质瘤（GBM；WHOⅣ级）。具有肉瘤特征的神经胶质瘤为神经胶质肉瘤，其临床表现与GBM完全相同。极低级纤维状细胞星形细胞瘤为WHOⅠ级；几乎仅见于儿童。WHO Ⅲ级和Ⅳ级肿瘤为恶性星形细胞瘤。星形细胞瘤发生率随年龄而增加，随着年龄增加，高分级星形细胞瘤更多见。星形细胞瘤多为幕上肿瘤，也可见于小脑、脑干和脊髓。

### （二）影像学

CT或MRI扫描中，星形细胞瘤常表现为白质区的单发病灶。在T2加权影像或液体衰减反转恢复（FLAIR）序列成像中观察星形细胞瘤（Ⅱ级）较好，呈现非强化性浸润肿块。高分级星形细胞瘤（Ⅲ级和Ⅳ级）在增强扫描中多呈现增强信号伴局部水肿；间变性胶质瘤在MRI检查中偶尔可无增强表现。恶性胶质瘤中央常发生坏死，表现出环形增强病灶。囊性结构不常见于低分级或高分级星形细胞瘤。

### （三）治疗

**1. 地塞米松** 通过作用于内皮细胞降低血管通透性从而减轻脑肿瘤相关性脑水肿。脑肿瘤的神经功能障碍多源于其周围水肿而非肿瘤本身。因此，类固醇治疗通常可显著改善神经系统症状。剂量方案不尽相同，但通常的起始剂量为4 mg口服或静脉应用，每6小时1次。特定性治疗时（术后或放疗中）应减量，多数患者可停药。脑肿瘤患者常见的类固醇相关不良反应包括失眠、体重增加、高血糖、类固醇性肌病和情感障碍。

**2. 手术切除病灶** 技术上可行时即应进行外科手术。因手术既可为病理学诊断提供足够的标本，亦可通过减小肿块而改善神经系统症状。手术切除的程度与患者尤其是高分级肿瘤患者的生存密切相关。大体上完全切除（gross total resection）指尽量切除影像学可见的全部肿瘤。但是，星形细胞瘤具高浸润特性，术后多有肿瘤残留。术后3~4天应进行MRI扫描以明确手术切除的程度。无法手术切除者，应进行活检以明确组织学诊断。

**3. 放射治疗可明显提高生存** 6 000cGy以下剂量照射时，高分级肿瘤与放射剂量存在剂量-治疗反应相关性。星形细胞瘤照射剂量为5 000~5 400 cGy，间变性星形细胞瘤和恶性胶质瘤的瘤区及周围边缘组织的放射剂量为6 000 cGy。某些低分级星形细胞瘤、应用抗癫痫药控制癫痫发作而无其他神经系统症状的患者，放射治疗方法有所不同。放射增敏剂对星形细胞瘤治疗无益。辅助性放射治疗如间质短距离放射疗法，不能改善恶性胶质瘤患者的生存。上述疗法可导致类固醇依赖，半数患者需要进一步手术以控制放射性坏死。

**4. 化疗** 替莫唑胺已成为恶性胶质瘤患者的标准治疗。可与放疗同步应用，75 mg/m² · d 持续应用，也可作为术后辅助治疗，150 ~ 200 mg/m²，每4周连续应用5天，应用6周期。多耐受良好。虽然对于间变性星形细胞瘤患者的有效性尚不清楚，但已广泛用于恶性胶质瘤的治疗。

**5. 复发后治疗** 星形细胞瘤（包括恶性胶质瘤），复发时治疗可能有效，治疗方案多与原发时的治疗方案相似。复发时是否进行治疗及详细治疗方案取决于患者特征（如年龄和体能状况）以及肿瘤特征（如组织学分级和手术可行性）。可再次给予地塞米松以控制神经系统症状。若无禁忌，亦应进一步进行手术切除。术后应进行化疗。传统用药包括亚硝脲、丙卡巴肼、依托泊苷或伊立替康。某些新药如抗血管新生药贝伐单抗（阿瓦司汀），亦已显示出较好的疗效。如果可能的话，患者亦可以加入新药的临床试验。此类高浸润性肿瘤行进一步放射治疗（如立体定向放射外科治疗）无效。

**6. 患者随访** 星形细胞瘤患者需要终身随访。低分级星形细胞瘤复发时多为高分级肿瘤，可于治疗20年后发生。多为原位复发，偶尔可为多病灶或神经轴内的远隔复发。转移至全身组织者极为罕见。最好通过连续的神经系统体检和MRI扫描监测复发。监测频率应个体化，由肿瘤分级、患者体能状况及其进一步的治疗愿望决定。

### （四）生存

星形细胞瘤的中位生存期为5年，间变性星形细胞瘤为2.5年，胶质瘤为1年。约5%的恶性胶质瘤可生存5年以上。

## 四、其他神经胶质瘤

### （一）少突神经胶质瘤

**1. 病理学** 少突神经胶质瘤起源于CNS的少突神经胶质细胞或产髓磷脂细胞，可与星形细胞同时发生形成混合瘤。多数为低分级，亦可见间变性肿瘤。以染色体1p和19q的杂合子丢失为特征，化疗敏感，预后较好。

**2. 临床特征** 与星形细胞瘤相比，少突胶质细胞瘤更易引起癫痫发作及出血（约10%），多发生于额叶和颞叶，尤其是岛叶皮质。瘤内钙化为其影像学特征，适合应用CT扫描进行检查。

**3. 治疗** 与星形细胞瘤相似，包括应用地塞米松控制症状和手术切除瘤灶。低分级少突胶质细胞瘤多数不需要诊断后立即治疗，可随访观察。需要进行治疗时，化疗较敏感，可予替莫唑胺治疗，必要时可应用放疗。高分级少突胶质细胞瘤诊断时即需要治疗。联合化放疗可显著延长无进展生存期但对总生存期无影响，因此，放疗于诊断时或复发时应用均可。低分级少突胶质细胞瘤患者的中位生存期超过15年，间变性少突胶质细胞瘤患者约为5年。

### （二）青少年毛细胞性星形细胞瘤（JPA）

**1. 病理学** 毛细胞性星形细胞瘤（Ⅰ级）在组织学和临床表现上均不同于第三部分中所讨论的星形细胞瘤。其侵袭性较低，多为局限性，不易进展至间变期。

**2. 临床特点** 毛细胞性星形细胞瘤多见于儿童和青少年，常发生于小脑、下丘脑、视交叉和丘脑。影像学表现为边界清楚、密度增加且均匀的肿块，可伴囊性改变。

**3. 治疗** 青少年毛细胞性星形细胞瘤组织学上无浸润性或进展性，可通过手术切除治愈。次全切除术后可进行随访观察，极少数病例需要立即进行局部放疗。不可切除的肿瘤（如视神经胶质瘤）可予以随访观察或予以放射治疗（5 400 cGy，局部病灶），年龄很小的患者，若因症状需立即治疗时，可予以化疗。亚硝脲、丙卡巴肼、环磷酰胺、长春新碱、铂类和依托泊苷有效。

**4. 生存** 取决于肿瘤位置和切除程度。10 年和 20 年的中位总生存率分别是 80% 和 70%。

### （三）室管膜瘤

**1. 病理学** 室管膜瘤起源于室管膜细胞。病灶多局限于脑室系统和椎管，多位于第四脑室及马尾区。多见于儿童，成人亦可发病。组织学上多为良性病变，但某些类型如间变性室管膜瘤、室管膜母细胞瘤和黏液乳头状室管膜瘤，可经脑脊液播散。

**2. 治疗** 室管膜瘤尤其是尾丝黏液乳头状室管膜瘤，可通过完全切除术治愈。但其发生位置特殊，多无法完全切除，因此术后多必须进行放射治疗，局部放射野照射剂量为 5 400 cGy。室管膜瘤化疗疗效不佳，但如采用化疗，铂类化疗药效果最好。替莫唑胺亦有效。

### （四）脑干肿瘤

脑干胶质瘤为起源于脑干（多为脑桥）的星形细胞瘤，儿童较成人多见。可为任何分级的星形细胞瘤，其临床表现主要取决于肿瘤位置，因此与其他星形细胞属不同类别。患者表现为多发脑神经麻痹和共济失调。因肿瘤位置而无法进行手术切除，常通过典型的影像学特征及临床表现加以确诊。MRI 显示存在外生性肿物时方施行活检。治疗可给予局部放疗，6 000 cGy。化疗无效。播散性脑桥胶质瘤患者的中位生存期为 1 年。局部、孤立的肿瘤，尤其中脑或髓质部位的肿瘤患者，生存期可达几年。

## 五、原发性 CNS 淋巴瘤

与胶质瘤相比，原发性 CNS 淋巴瘤更易引起认知和行为异常，不易引发癫痫发作；这些临床特点表明原发性 CNS 淋巴瘤多为局限性深部病灶，常贯穿脑室结构，40% 为多发病灶。另外，25% 患者诊断时存在眼部受累，常表现为玻璃体炎的视觉症状。影像学检查中多呈均匀强化，少数病例在 FLAIR 或 T2 MRI 中无强化表现。切除肿瘤不能提高生存，多通过活检确诊。高剂量甲氨蝶呤为基础的方案为患者的一线化疗方案。

## 六、成神经管细胞瘤

### （一）病理学

成神经管细胞瘤为起源于原始生殖细胞的生殖细胞肿瘤。多位于小脑蚓部及第四脑室。儿童多见，亦见于年轻成人。成神经管细胞瘤与染色体 17q 相关，其基因表达微阵列独特，与其他 CNS 肿瘤截然不同。

**（二）临床特点**

成神经管细胞瘤多因压迫第四脑室而引起阻塞性脑积水。患者多有颅内压增高表现（如步态共济失调、头痛、恶心和呕吐），肿瘤相关局部症状并不明显。

**（三）分期和治疗**

因为成神经管细胞瘤可于脑脊液中播散，需对患者进行轴突的全面检查，即头和全脊柱的 MRI 增强扫描和脑脊液（CFS）的细胞学检查。脊柱的影像学检查可于术前进行。脑脊液检查可于术中或术后 2 周进行，以避免假阳性。

**1．外科手术**　手术切除范围与生存相关，应尽量切除全部肿瘤。持续脑积水患者可能需要进行脑室腹膜分流术。地塞米松可用于控制脑水肿，尤其用于围手术期的治疗。

**2．放射治疗**　所有患者包括临床检查阴性患者均应行颅脊椎照射治疗，标准剂量为 3 000～3 600 cGy 的全脑和脊柱照射以及 5 500～6 000 cGy 的肿瘤部位照射，发病风险一般的患者照射剂量可减少。进行辅助性化疗时，颅脊柱照射剂量可减至 2 400 cGy。

**3．化疗**　曾作为肿瘤播散患者的初始治疗。目前，越来越多的用于所有患者的治疗，因为化疗可减少颅脊柱的照射剂量，从而减少放疗后的长期后遗症。标准方案为环己亚硝脲、长春新碱和顺铂或环磷酰胺、长春新碱和顺铂的联合化疗方案。放疗期间予以长春新碱，1.5 $mg/m^2$（最大剂量为 2 mg），每周应用 1 次。放疗结束后，予以环己亚硝脲（75 $mg/m^2$，PO）或环磷酰胺（1 000 $mg/m^2$，IV）联合顺铂（75 $mg/m^2$，IV），每 6 周应用 1 次；长春新碱 15 $mg/m^2$，每 6 周为 1 周期，每周期应用 3 周。共用药 8 个周期。

**（四）预后**

进行完全切除术以及无肿瘤播散证据的患者，5 年生存率为 70%～80%。有肿瘤播散者，中位生存期约为 5 年。

## 七、生殖细胞肿瘤

**（一）病理学**

起源于神经系统的生殖细胞肿瘤常位于松果体与鞍上区。包括两个基本类型：生殖细胞瘤与非生殖细胞瘤。前者与全身性精原细胞瘤和无性细胞瘤相似，对放疗高度敏感。后者包括畸胎瘤、绒毛膜癌、内胚层窦瘤和混合组织类型的肿瘤，对放疗相对耐受。除成熟畸胎瘤外，所有生殖细胞肿瘤均为恶性。男性及亚裔患者更多见。多于 30 岁以前发病。

**（二）评价**

因可快速播散至神经轴，所有患者需要进行完全分期检查，包括头和全脊柱的 MRI 增强扫描，脑脊液的细胞学检查、血清和 CSF 的 α-胎蛋白和 β 人绒毛膜促性腺激素的检查。

**（三）治疗**

应进行外科手术尽量切除肿瘤。若无法进行手术切除，须进行活检以明确组织学诊断。成熟畸胎瘤只需要进行手术切除。无神经轴播散的生殖细胞肿瘤应进行肿瘤区及其周围脑室系统的放射治疗；血液及 CSF 检查肿瘤标志物阳性者亦可只进行放射治疗。非生殖细胞瘤和存在神经轴播散者应予以颅脊柱放疗和化疗，方案与全身生殖细胞瘤相似。生殖细胞瘤的 5 年生存率为 90%，非生殖细胞瘤对多种治疗耐受，5 年生存率不到 50%。

## 八、良性神经系统肿瘤

### （一）脑膜瘤

为起源于蛛网膜细胞的肿瘤。其发病率随年龄增加，女性更多见。可见于小脑凸面、窦镰旁、蝶骨翼、岩骨斜坡或胸椎。虽然多数为良性，部分肿瘤组织学上呈不典型增生或恶性。影像学检查中为偏轴、密度增加且均匀强化的病灶，小的、无症状脑膜瘤患者可予随访观察。手术切除多可治愈疾病。复发肿瘤可予以放射治疗或立体定向放射外科治疗。化疗不敏感。脑膜瘤中存在雌激素、雄激素尤其是孕激素受体，但激素治疗无效。

### （二）颅咽管瘤

起源于 Rathke 囊的残余上皮，为先天性蝶鞍上囊性肿瘤。表现为肿瘤压迫所致的视交叉或下丘脑－垂体轴功能障碍。肿瘤内存在钙化、油状细胞碎片，可因囊破裂进入脑脊液而导致严重的化学性脑膜炎。肿瘤组织学上为良性病变，完全切除后可达治愈。但完全切除几乎不可能，放射治疗对肿瘤控制可能有效。

### （三）垂体腺瘤

垂体腺瘤可为分泌性或非分泌性肿瘤。分泌性肿瘤可导致肢端肥大症（生长激素）、不育症和溢乳（催乳素）或库欣综合征（肾上腺皮质激素，ACTH）。此类肿瘤多为微腺瘤（$<1$ cm），但 MRI 扫描常可观察到病灶。非分泌性肿瘤为典型的大腺瘤（$>1$ cm），可因视交叉受压而导致双侧偏盲，肿瘤内出血则引起垂体卒中，亦可表现为垂体功能障碍。手术切除术为微腺瘤或大腺瘤的重要治疗手段，多经蝶骨路径进行。分泌性肿瘤亦可通过药物治疗：卡麦角林可用于催乳素瘤；生长抑素或其同源物如奥曲肽可用于生长激素分泌性肿瘤。复发性肿瘤可能需要进行放射治疗。

**（四）前庭神经鞘瘤（听神经瘤）** 起源于第八脑神经前庭支，首发症状为感觉神经性耳聋、耳鸣和眩晕。邻近神经结构受累可导致面神经无力、面瘫、吞咽困难和共济失调。增强 MRI 扫描中，肿瘤表现为密度增加的均匀强化灶，延第八脑神经进入内耳道；MRI 检查即可确诊。治疗取决于听力丧失程度以及是否存在双侧受累，可进行手术切除或局部放射外科治疗。双侧听神经瘤构成神经纤维瘤病Ⅱ。脊柱神经鞘瘤导致脊髓脊神经根病，可通过完全切除治愈。此类肿瘤偶可发生肉瘤变性。

## 九、特殊临床问题

### （一）癫痫发作

见于 25%～30% 的脑肿瘤患者。癫痫发作 1 次，即应予抗惊厥药维持治疗。通常根据药物常见副作用及药物相互作用选择抗惊厥药。某些抗惊厥药如苯妥英、卡马西平可诱导肝酶分泌从而增强化疗药的代谢水平，导致化疗药血浆浓度低于治疗剂量。虽然抗惊厥药亦常被用于无癫痫发作者以预防癫痫发作，但实际上无效，禁用于此类患者。

**1．苯妥英（狄兰汀）**

**（1）负荷剂量** 18 mg/kg（成人通常为1克）。维持剂量是5 mg/(kg·d)（成人通常为300 mg/d）。其半衰期为24小时，可每日1次或每日2次口服给药。其静脉剂型为磷苯妥英，以苯妥英等价（PE）剂量给药（负荷剂量为18mg PE/kg；维持剂量为5 mg PE/(kg·d)），用药速度限制在150 mg PE/分钟以内。通过心电图、血压和呼吸监测苯妥英的药物负荷。

**（2）治疗有效水平**　指南通常认为10～20 mcg/ml为治疗的有效浓度，但多数患者应用<10 mcg/ml即可很好的控制癫痫发作，另外一些患者应用剂量>20 mcg/ml亦无明显毒性发作。因苯妥英存在零级动力效应，小剂量增加即可导致血清浓度明显增加，药物剂量的调整应逐渐进行。

**（3）不良反应**　包括认知缺陷、多毛症、巨幼红细胞性贫血、白细胞缺乏和肝功能障碍。约20%发生过敏反应，表现为红斑，可进展为Stevens-Johnson反应。毒性表现为眼球震颤、共济失调和嗜睡。

**2．苯巴比妥**　因其镇静作用而很少予以应用。负荷剂量为20 mg/kg，给药最大速率为100 mg/分钟。维持剂量为1～5 mg/(kg·d)，成人通常为90～120 mg/d，可睡前单次给药。治疗有效水平为15～40 mcg/ml。主要的副作用为镇静。

**3．卡马西平**　常为癫痫发作的一线用药。仅口服有效，须缓慢增量至维持剂量，因快速增量患者难以耐受。用药剂量为7～15 mg/(kg·d)，每日2次或每日3次给药，成人通常为600～1 000mg/d。治疗有效血清浓度为6～12 mcg/ml。不良反应包括粒细胞缺乏症、复视、眼球震颤、疲乏、肝功能障碍和过敏性皮炎。用药时须进行红细胞监测。

**4．双丙戊酸钠**　15 mg/(kg·d)，每日3次口服给药，根据癫痫病情需要增量，增加幅度为5 mg/(kg·d)；治疗有效浓度为50～100 mcg/ml。静脉制剂亦有效，为无法口服患者的第二选择用药（第一选择为苯妥英钠）。副作用包括肝或胰毒性、血小板减少、恶心、震颤和脱发。用药时须监测肝功能。

**5．左乙拉西坦**　越来越多地被用作抗癫痫的一线治疗。口服和静脉应用均可。起始剂量为500 mg，每日2次，可增量至1 500 mg，每日2次。根据临床表现而非血清检测浓度（结果不可信）确定最佳用药剂量。

**6．新的抗癫痫药**　如加巴喷丁、拉莫三嗪、托吡酯和氨己烯酸，医师应用时需慎重。多数对肝微粒体系统无影响。

**（二）脑积水**

可缘于CSF堵塞，尤其多见于脑室内或上脑干肿瘤。多表现为头痛、恶心、呕吐、步态共济失调、尿失禁和进行性嗜睡。通过CT平扫可确诊脑室增大。进行脑肿瘤相关治疗的患者亦可发生交通性脑积水；系列影像学检查可见进行性脑室增大。两种形式的脑积水均可进行脑室腹膜分流术加以治疗。

### （三）放射性坏死

常见于高剂量或间质内放射治疗后。临床或影像学表现均与肿瘤复发难于区分。可用正电子发射断层摄影术（PET）或光谱磁共振（MRS）加以鉴别区分。可给予地塞米松治疗，但多须给予减瘤术以减小肿瘤负荷并提供确切组织学诊断。

### （四）深静脉血栓（DVT）

见于20%高分级胶质瘤，应进行抗凝治疗。虽然有专家认为抗凝治疗会增加颅内脑肿瘤出血的风险，但并无医学证据可循，因此，抗凝治疗可安全用于此类患者。应避免应用下腔静脉过滤器，因患者易发生慢性静脉阻滞、水肿或肺栓塞。但深静脉血栓患者进行颅骨切开术时，必须予以过滤器。

### （五）疝

某些肿瘤（体积大且伴水肿）患者疾病进展时易发生疝。中线肿瘤、脑积水多产生中心性疝，病灶累及大脑半球产生钩回疝，后窝肿瘤多产生扁桃体疝。疝为急症，一旦确诊，应立即采取措施减小颅内压力，如：

1. **抬高床头；**
2. **增加通气量，**使 $P_{CO2}$ 达 30mm Hg；
3. **予甘露醇**（1 g/kg，IV，成人通常予以 50 ~ 100 g）或高渗盐水，通过渗透性脱水减轻脑水肿；
4. **地塞米松，**最多予以 100mg，IV。

上述措施只能暂时降低颅内压，须同时予以明确的病因治疗措施。

## 推荐阅读文献


DeAngelis LM. Brain tumors. *N Engl J Med* 2001;344:114.

DeAngelis LM, Gutin PH, Leibel SA, et al. *Intracranial Tumors: Diagnosis and Treatment*. London: Martin Dunitz; 2001.

Forsyth PA, Weaver S, Fulton D, et al. Prophylactic anticonvulsants in patients with brain tumour. *Can J Neurol Sci* 2003;30:106.

Intergroup Radiation Therapy Oncology Group Trial 9402; Cairncross G, Berkey B, Shaw E, et al. Phase III trial of chemotherapy plus radiotherapy compared with radiotherapy alone for pure and mixed anaplastic oligodendroglioma: Intergroup Radiation Therapy Oncology Group Trial 9402. *J Clin Oncol* 2006;24(18):2707.

Packer RJ, Gajjar A, Vezina G, et al. Phase III study of craniospinal radiation therapy followed by adjuvant chemotherapy for newly diagnosed average-risk medulloblastoma. *J Clin Oncol* 2006;24(25):4202.

Padovani L, Sunyach MP, Perol D, et al. Common strategy for adult and pediatric medulloblastoma: a multicenter series of 253 adults. *Int J Radiat Oncol Biol Phys* 2007;68(2):433.

Stupp R, Mason WP, van den Bent MJ, et al. Radiotherapy plus concomitant and adjuvant temozolomide for glioblastoma. *N Engl J Med* 2005;352(10):987.

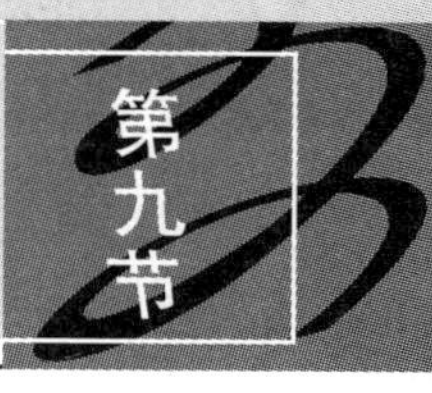


# 内分泌系统肿瘤

Harold E. Carlson

## 一、概论

在全部恶性肿瘤中，内分泌系统肿瘤发生率<1%。其中，少数几种肿瘤具有内分泌疾病相关症状及生化指标变化，多数无内分泌疾病相关的临床表现。

### （一）类固醇激素

通常情况下由肾上腺皮质及性腺分泌，上述组织癌变不影响其分泌。少数情况下，可产生人绒毛膜促性腺激素（hCG）的生殖细胞肿瘤或其他器官肿瘤（如肺癌），也可将雄激素转化为雌激素。多数类固醇激素的作用机制取决于其在靶细胞膜或细胞核上的特异性受体。

### （二）肽类激素和儿茶酚胺类

在细胞表面与特异性受体相结合，调节细胞内环核苷酸、钙和激酶的浓度。

**1．APUD（胺前体摄取和脱羧作用）细胞** 理论上由神经外胚层发育形成，包括黑色素细胞、甲状腺C细胞、肾上腺髓质、脊旁神经节、肠嗜银细胞。此类细胞可产生5-羟色胺、儿茶酚胺类、组胺和激肽等神经递质。上述组织增生导致类癌瘤、嗜铬细胞瘤和髓样甲状腺癌发生率增加，而此类肿瘤除其自然产物外，还可分泌肽类激素，如促肾上腺皮质激素（ACTH）和血管活性肠肽（VIP）。其他分泌肽类激素的内分泌组织如甲状旁腺、胰岛，虽然不是由外胚层发育形成的，但也具有APUD的某些特点。

**2．肽类激素** 如ACTH、hCG和降钙素等，可由多种肿瘤组织产生，此类组织正常情况下可分泌或不分泌可检量的激素。多数肽类以激素前体形式合成，经酶切形成存储分子激素原，再经进一步酶切形成具活性的激素，分泌入血。

**3．胃肠道激素** 如胰岛素、胰高血糖素、生长抑素、VIP和促胃液素，通常由消化道内分泌细胞和胰岛产生。此类组织癌变常产生一种以上的上述激素。胃肠道激素也可由脑或多种其他肿瘤产生。

### （三）多发性内分泌腺瘤综合征（MEN）

为显性遗传的内分泌肿瘤综合征。分为两类：

**1．MEN-1**（韦尔默综合征，脑膜肿瘤抑制基因位于染色体11q13）

（1）**垂体瘤**（肢端肥大症、无功能腺瘤、泌乳素瘤、产肾上腺皮质激素（ACTH）腺瘤）。

（2）胰岛细胞瘤，包括促胃液素瘤、血管活性肠肽肿瘤、胰高血糖素瘤和胰岛瘤。

（3）甲状旁腺增生。

**2. MEN-2** 见于所有甲状腺髓样癌患者。库欣综合征可能缘于髓样癌或嗜铬细胞瘤导致的异位 ACTH 分泌。

**(1) MEN-2A**（西普勒综合征，ret 癌基因位于染色体 10q11）

1) 甲状腺髓样癌。

2) 嗜铬细胞瘤（双侧）。

3) 甲状旁腺增生。

**(2) MEN-2B**（ret 癌基因位于染色体 10q11）

1) 甲状腺髓样癌。

2) 嗜铬细胞瘤（双侧）。

3) 多发黏膜神经节瘤（口唇、舌、眼睑）。

4) MEN-2B 的内分泌异常通常导致马凡综合征（Marfan Syndrome）体态，高腭穹、弓形足、憩室瘤和锥形颅。

## 二、类癌

### （一）流行病学与病因学

内脏恶性肿瘤中 <1% 为类癌，病因未明，可能与 MEN-1 相关。

### （二）病理学与自然史

**1. 原发性肿瘤** 类癌属于 APUD 系统肿瘤。原发肿瘤多较小，发生于小肠，亦可见于胃、结肠、肺、卵巢，其他器官少见。阑尾类癌常见但无临床意义。

**2. 转移性肿瘤** 常首发于肝脏，成骨型骨转移亦常见。类癌转移为无痛性或进展缓慢，可持续多年。类癌常导致结缔组织增生反应，从而引起肠系膜纤维变性和肠梗阻（“降落伞形肠”）。激素惰性肿瘤常取代正常肝组织引起肝功能衰竭，从而导致患者死亡。

**3. 肿瘤并发症** 激素活性肿瘤见于 30%~50% 的患者，可引起多种致命性并发症（类癌综合征）。

**(1) 小肠类癌** 无肝转移时无类癌综合征；其反应性激素介质经肝脏首次通过作用降解。

**(2) 良性和恶性肺类癌** 发生率相近；引起类癌综合征者为恶性。肺类癌无转移时即可引起激素样效应；其活性激素产物不经肝脏滤过作用而直接进入血液循环。多数具有内分泌活性肺类癌的患者亦存在肝转移。产 ACTH 或生长激素释放激素（GH-RH）的支气管类癌可为良性，库欣综合征或肢端肥大症可能为其唯一的内分泌表现。

**(3) 症状性卵巢类癌** 肝转移少见。

**(4) 体液性介质** 类癌综合征的体液性介质为 5-羟色胺、组胺、激肽、前列腺素和其他激素活性肿瘤产物。

1) 5-羟色胺的主要来源是饮食中的色氨酸，通常情况下，色氨酸多代谢形成烟酸。类癌综合征中，色氨酸直接产生 5-羟色胺（图 2.33）。多数类癌综合征患者具有烟酸缺乏的生化学证据，部分患者发生糙皮病的临床表现。

2) 某些类癌患者还产生其他激素和激素代谢产物，如降钙素、促胃液素、GH-

RH 和 ACTH。此类物质可能不引起临床综合征，因此，类癌伴发血钙异常、消化性溃疡、肢端肥大症或库欣综合征的患者应进行上述激素的相关检查。

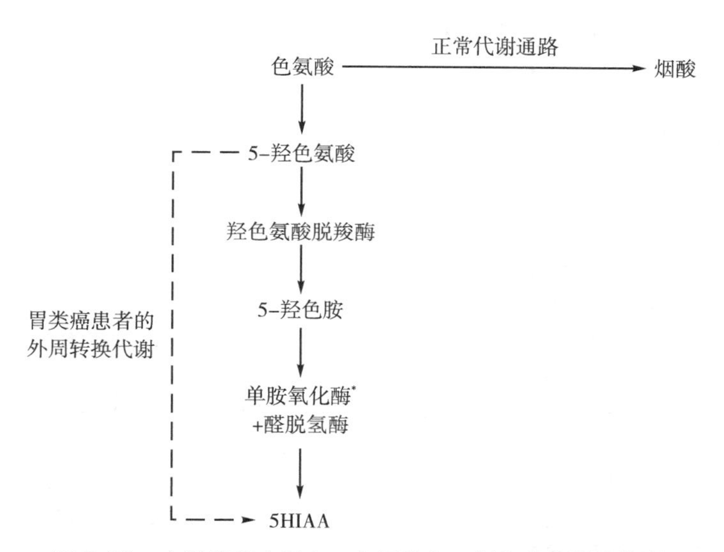


**图 2.33**　在类癌综合征中，色氨酸和 5-羟色胺的肝脏代谢

在类癌综合征中，色氨酸代谢的正常通路（窄箭头）被破坏，导致 5-羟色胺产物增多。单胺氧化酶抑制剂干扰 5-羟色胺代谢，类癌综合征患者禁用。5-HIAA：5-羟吲哚乙酸。

**（三）诊断**

**1. 症状**　内分泌惰性类癌。多数类癌为内分泌惰性。患者可能因转移并发阑尾炎，肠梗阻或痛性肝大。支气管类癌可能导致咳嗽、咯血或频发肺内感染。

**2. 症状**　内分泌活性类癌。

**(1) 体液性介质**　导致阵发性面色潮红、腹泻、低血压、头晕和支气管痉挛等。上述症状可为自发性或由情绪应激、饮酒、体力活动、进食或肝转移深部触诊诱发。

**(2) 心力衰竭**　常见于长期存在类癌综合征的患者，由瓣膜损伤引起，可能与 5-羟色胺产生增加有关。回肠类癌综合征导致三尖瓣狭窄、闭锁不全和肺瓣膜狭窄。支气管类癌伴静脉返流入左心房可导致二尖瓣疾病。

**3. 体征**

**(1) 特征性潮红**　临床表现与原发肿瘤部位相关。

**1) 回肠类癌**　上躯干及面部呈紫红色，持续时间通常 <30 分钟。

**2) 支气管类癌**　全身呈青紫色。

**3) 胃类癌**　全身性荨麻疹样风疹块伴瘙痒及疼痛，可能与组胺产生增加相关。

(2) 慢性皮肤改变 反复发作的面色潮红，尤其多见于支气管类癌患者，可导致面部皮肤增厚、毛细血管扩张、涎腺肥大和狮面。糙皮病可通过光敏感、舌黏膜萎缩及皮肤增厚确诊。

(3) 具有三尖瓣疾病临床证据的右心衰竭。

(4) 肝大。

(5) 库欣综合征，偶见肢端肥大症。

**4. 实验室检查**

(1) 常规血液学检查，尤其是肝功能检查（LFTs）。

(2) 肝脏超声或 CT 扫描。

(3) 胸部 CT 扫描以确诊支气管类癌。

(4) 上消化道钡透或内镜检查。

(5) 放射性标记生长抑素类似物进行核扫描。

(6) 治疗前须进行组织学检查，应取并发症发生率低且已由非损伤性检查明确可能受累的部位进行组织活检。

**5. 其他实验室检查** 有症状者尤其是中肠类癌患者应进行 24 小时尿 5-羟吲哚乙酸（5-HIAA）检查。5-HIAA 由 5-羟色胺代谢产生（5-羟色胺为色氨酸代谢产物，图 2.33）。空腹血浆 5-HIAA 与尿 5-HIAA 检测的敏感性与特异性相同。血小板 5-羟色胺检测亦可行，尤其适用于前肠类癌患者，因此类患者体内的 5-HIAA 产物很少。

**(1) 尿或血浆 5-HIAA 升高原因** 如下：

1) 类癌综合征。

2) 产 5-HIAA 的其他肿瘤，如胆道癌、胰岛肿瘤和甲状腺髓样癌。

3) 进食坚果类、香蕉、鳄梨或菠萝，48 小时内尿中或 8 小时内血浆中的 5-HIAA 均升高。

4) 进行 5-HIAA 检测前 1 天须停用美芬新和愈创甘油醚。

5) 吸收障碍综合征（乳糜泻、惠普尔病或热带口炎性腹泻）患者的 24 小时尿 5-HIAA 排泄很少超过 20 mg。

**(2) 假阴性 5-HIAA 排泄减少的原因** 酚噻嗪类干扰尿样检测的呈色反应，检查前 2～3 天应停用此类药物。

**(3) 确诊类癌的 5-HIAA 水平** 无吸收障碍的患者 24 小时尿中 5-HIAA ＞9 mg；有吸收障碍者 24 小时尿中 5-HIAA＞30 mg；未进食干扰食物或药物者可确诊为类癌。尿中 5-HIAA 最大排泄量与肿瘤体积大致相关，可用于监测疗效。血浆 5-HIAA 正常值与实验室检查手段及水平相关。

**(4) 嗜铬粒蛋白 A（CgA）** 为各种神经内分泌细胞分泌粒中的可溶性蛋白。几乎全部类癌患者均可见血浆 CgA 升高，但特异性差，亦可见于其他神经内分泌肿瘤如胰岛细胞瘤、小细胞肺癌、甲状腺髓样癌和嗜铬细胞瘤。应用质子泵抑制剂的患者血清 CgA 亦可升高。

**(四) 治疗**

类癌最重要的治疗原则是抑制性治疗。不进行抗肿瘤治疗的患者生存期可超过 10 年。对具有内分泌活性肿瘤的患者进行麻醉相关治疗极易引起并发症。应针对控制内分泌症状进行治疗。

**1. 手术治疗** 适用于局部原发性类癌或肿瘤转移导致肠梗阻的患者。对于偶发性阑尾类癌、直径≤2 cm（转移少见）患者进行阑尾切除术即可。肝转移者尤其单叶转移者可进行肝部分切除术，但是，肝部分切除术具有一定死亡风险，加之类癌自然史较长，很多临床医师并不推荐应用。亦可对肝转移灶应用冷冻或射频消融术进行姑息性治疗。

**2. 肝动脉栓塞** 通过外科手术或插入导管进行栓塞治疗可成功的缓解内分泌症状或疼痛。临床症状的客观缓解率可达60%，中位缓解时间为4个月。动脉闭塞的不良反应包括发热、恶心和肝功能异常。继行化疗可显著提高治疗缓解率和中位缓解时间。

**3. 放射治疗（RT）** 适用于晚期转移性疾病所导致的肝区疼痛进行其他治疗无效者。但是，类癌对放射治疗相对耐受。

**4. 化疗** 于疾病晚期用于缓解其他药物无法改善的转移相关症状或严重内分泌症状。对于恶性类癌患者是否应该进行化疗或何时进行尚无共识。单药治疗如氟尿嘧啶、链唑霉素、环磷酰胺、阿霉素、达卡巴嗪或干扰素-α的中位缓解率约为25%，可缓解内分泌症状，但其对生存期影响尚属未知。

**（1）联合化疗方案** 与单药治疗相比无明显优势。联合应用氟尿嘧啶与链唑霉素（每42天应用1次）治疗转移性类癌的经验相对较多。顺铂联合依托泊苷对神经内分泌间变性癌有效。IFN-α（3～10百万单位/周，每周3次）联合奥曲肽比任何单药治疗都有效，但长期应用IFN-α可引起自身免疫性疾病，而其感冒样综合征亦成为应用障碍。

**（2）肝动脉栓塞术后续贯化疗** 术后3周开始，用于缓解类癌或胰岛细胞瘤肝转移的症状。80%患者可达部分或完全缓解，中位缓解时间为18个月。每4～5周交替应用下述2种方案直到患者最大肿瘤缓解达到稳定（通常需要6个月）：

1）多柔比星（60 mg/m$^2$，静注，d1）联用氮烯咪胺（250 mg/m$^2$，IV，每日1次，d1～d5）。

2）链唑霉素（500 mg/m$^2$）联用氟尿嘧啶（400 mg/m$^2$），每日1次，IV，d1～d5。

**5. 其他药物治疗** 严格限制色氨酸摄入量以及单独应用高剂量抗5-羟色胺药物可能无法完全控制类癌综合征。

**（1）奥曲肽** 生长抑素类似物，可使90%患者的5-HIAA产生减少，疾病得到改善。该药物亦可能有抑制肿瘤作用。应用剂量为100～600mcg/d，皮下注射，每日2次或每日4次。长效奥曲肽亦适用：10～30 mg，肌注或皮下注射，每28天应用1次。

**（2）低血压** 最危及生命的类癌综合征，由激肽或前列腺素引起，儿茶酚胺类药可能导致症状加重。禁用β肾上腺素能药（如多巴胺、肾上腺素），因其可加重低血压，可用α肾上腺能药（如多巴胺、去甲肾上腺素）和缩血管药（血管紧张素）进行治疗。

1）**甲氧明（凡索昔）**：0.5 ml（10 mg），IM；0.25 ml（5 mg），静注1～2分钟

（使用结核菌素注射器）。必要时重复注射以维持血压。

2）**血管加压素**：与甲氧明相比，更被麻醉师推崇。

3）**皮质激素**　可预防低血压。

（3）**肤色潮红** 由激肽、组胺介导产生，下述药物可能有效：

1）丙氯拉嗪（甲哌氯丙嗪），10 mg，PO，每日 4 次。

2）酚苄明，10～20 mg，PO，每日 2 次。

3）赛庚啶，4～6 mg，PO，每日 4 次。

4）泼尼松，20～40 mg，PO，每日 1 次，支气管类癌引起的潮红有效，偶尔对其他类癌所致潮红有效。

5）联用 H1-和 H2-受体阻断剂对类癌性潮红伴组胺分泌增高患者有效。盐酸苯海拉明，50 mg，PO，每日 4 次；联用西咪替丁（泰胃美），300 mg，PO，每日 4 次。

6）甲基多巴（爱道美），某些患者有效。

7）单胺氧化酶抑制剂，禁用于类癌综合征，因其阻断 5-羟色胺分解代谢从而加重症状（图 2. 31）。

（4）**支气管痉挛**　由组胺介导，可用氨茶碱治疗。肾上腺素能药如异丙肾上腺素虽可引起低血压，但不会加重支气管痉挛，因而可以应用。

（5）**腹泻**　由 5-羟色胺介导，常难以控制。建议应用奥曲肽前予以下述治疗（按推荐力度排序）：

1）颠茄生物碱和苯巴比妥联合制剂（Donnagel-PG），15ml，必要时每 3 小时 1 次。

2）洛哌丁胺（易蒙停）或地芬诺酯和阿托品（止泻宁），必要时应用。

3）赛庚啶，4～6 mg，PO，每日 4 次。

4）马来酸二甲麦角新碱（美西麦角），起始剂量 8～12 mg/d，必要时逐渐增量到 20～22 mg/d。

5）昂丹司琼，8 mg，PO，每日 3 次。

（6）**麻醉准备**　类癌综合征患者进行外科手术极易诱发潮红及低血压发作。应尽力减少肾上腺激素释放及应用药物（吗啡、琥珀酸胆碱和箭毒）所致低血压的发生。

1）**术前**　患者前驱应用赛庚啶，4～8 mg，PO。甲氧异丁嗪，10 mg，术前 1 小时肌注，该药具健忘、镇痛和儿茶酚胺阻滞作用，可减少麻醉药用量，并避免吗啡的应用。

2）**术中**　氨茶碱可用于支气管痉挛，甲氧异丁嗪可用于潮红，甲氧明可治疗低血压。静脉应用生长抑素可显著减少术中并发症。

**（五）与类癌综合征相关的特殊临床问题**

1. **肠梗阻**　可能缘于肠系膜纤维组织增生。手术多不可缓解。经鼻管进行胃肠减压及补液治疗可改善患者生存质量。

2. **右心室衰竭**　缘于三尖瓣和肺动脉瓣损伤，多发生于预后不良的晚期类癌综合征患者。此类患者手术危险性很高，不宜进行瓣膜置换术。应用利尿剂有效。

**3. 糙皮病**　可予以每日 1 次口服维生素制剂（含 1～2 mg 烟酸）加以治疗。

## 三、甲状腺癌

### （一）流行病学与病因学

**1. 发病率**　内脏恶性肿瘤中，甲状腺癌占 2%，美国每年新发病例 33 000 人，死亡人数为 1 500。发病危险随年龄增加，女性更易患病，男女之比为 2∶3。

**2. 放射线照射**　良性疾病（如青年人粉刺和小儿扁桃体或胸腺肿大）进行颈部中剂量（小于 2 000cGy）照射增加甲状腺癌尤其是乳头状癌的发病风险。

（1）放射线照射距甲状腺癌发病的滞后时间平均为 25 年（5～50 年）。多数 20 岁以下的年轻甲状腺癌患者有颈部照射史。

（2）约 4% 患者有颈部照射史。有颈部照射史者 5%～10% 发生甲状腺癌。25% 患者颈部触诊异常。

（3）颈部照射所致甲状腺癌常为多发、无痛性，预后与自发性肿瘤相似。

（4）颈部照射也增加甲状旁腺和腮腺肿瘤的发生风险。

**3. 遗传因素**　甲状腺髓样癌可能为散发，也可能为 MEN-2 的显性遗传综合征。甲状腺肿瘤（包括乳头状和滤泡性癌）和乳腺肿瘤一样，也多见于多发性错构瘤综合征（Cowden's syndrome）和家族性腺瘤性息肉病（包括 Gardner 综合征）。其发病与多种癌基因和肿瘤抑制基因相关。

**4. 促甲状腺激素（TSH）**　慢性 TSH 升高者如先天性甲状腺激素生成障碍的患者，其甲状腺癌发病风险增加。

### （二）病理学和自然史

老年患者易患组织学上具高侵袭性的甲状腺癌亚型。

**1. 乳头状癌**　占成人甲状腺癌的 75%，年轻人多发。肿瘤细胞的组织学表现介于乳头状与滤泡状之间；基于核型而非有无滤泡进行确诊。40% 肿瘤组织切片可见砂粒体。一半患者发生甲状腺引流的局部淋巴结受累。远处转移包括肺、骨、皮肤和其他器官，多发生较晚。

**2. 滤泡性癌**　占甲状腺癌的 15%，发病高峰年龄为 40～50 岁。常侵袭血管并经血行转移至内脏或骨（更多见）。淋巴结转移较乳头状癌少见。

**3. 间变巨细胞和梭形细胞癌**　占甲状腺癌的 2%，60 岁以上老年人多发。间变性甲状腺癌多为侵袭性，快速侵袭周围组织，转移至远处器官。

**4. 髓样甲状腺癌**　占甲状腺癌的 5%～10%，分泌降钙素、ACTH、组胺和导致腹泻的某些未明物质。组织学检查可见淀粉样变性。颈部及纵隔淋巴结转移多见，且可钙化。晚期可发生广泛内脏转移。

**5. Hürthle 细胞癌**　由滤泡性癌变异产生，具有一定的侵袭性。

**6. 其他类型**　占甲状腺癌的 3%～5%，由软组织肿瘤和肾、结肠及其他原发部位的转移癌变异产生，甲状腺癌的小细胞癌少见，组织学与淋巴瘤相似，可播散至淋巴结及远处器官。

（三）诊断

1. 症状与体征

**（1）症状** 某些患者主诉颈部增大包块。喉返神经麻痹导致声嘶。偶尔见颈痛或吞咽困难。无症状者因其他原因进行甲状腺切除术或行颈部放射线检查时可发现甲状腺癌。

**（2）体征** 常表现为甲状腺或舌根正中线（甲状舌管）部位肿块，多于例行体检时被发现。甲状腺包块直径 <1 cm 多不可触及。多数患者为可触及的单发结节；其他患者的甲状腺可为正常、多发结节或弥漫性增大。颈部淋巴结多可触及。间变性癌常表现为显著的颈部皮肤和软组织的肿块浸润或呼吸窘迫。

2. 实验室检查

**（1）常规检查** 胸部放射线检查和血清碱性磷酸酶水平检测以确诊肺、肝或骨转移。血清碱性磷酸酶升高时应进行肝和骨扫描及特定部位骨放射线检查。

**（2）甲状腺扫描** 非妊娠、具甲状腺触诊异常、血清 TSH 减低的患者应进行此项检查以确定是否存在热结节。触及结节的患者中，90% 为无功能性冷结节，仅 10% 的冷结节为恶性病变。因此，除非血清 TSH 减低，否则不推荐对所有甲状腺结节进行常规放射性核素扫描。

**（3）甲状腺超声检查** 适用于明确结节部位、大小，确诊囊性损伤，检测无法触及的结节或淋巴结病以及验证可疑的恶性病变（如结节内微钙化）。有可触及结节的患者中，10% 为单纯囊性病变，其中，<1% 者为恶性病变。对囊实性或实性的结节，不能完全通过超声检查区分良恶性。

**（4）血清降钙素检测** 有髓样癌家族史或 MEN-2 其他特征表现的患者应进行血清钙检测。正常低值应予五肽促胃液素进行降钙素刺激试验。血清降钙素升高者，不管体检及超声检查结果如何，均应进行颈部探查术。

3. 甲状腺活检

**（1）针吸活检** 对于明确甲状腺结节的细胞学诊断具有价值，且可避免不必要的甲状腺切除术。很多专家推荐针吸活检作为甲状腺包块的首项检查。对于良性病变，针吸活检的准确率 >90%；假阴性率为 5%~10%。癌性病变仅占 10%。大致上，如果 100 名具甲状腺结节的患者进行针吸活检而不进行甲状腺切除术，而且对组织学明确为良性病变的患者不进行手术治疗，那么，仅有 1 名癌症患者可能被误诊，9 人可适当切除癌病变，10 名良性病变者经历了不必要的外科手术。所以，针吸活检使 80% 患者避免进行不必要的手术治疗，风险是 1% 的患者被误诊，而此类患者多因无痛性结节而再进行其他检查获得确诊。若患者进行放射线检查发现直径 >1.5 cm、不可触及结节，或超声检查疑为恶性的小结节，则应进行超声引导下针吸活检。

**（2）切除活组织检查** 针吸活检可疑恶性者应予以切除。

（四）生存及预后因素

**1. 乳头状腺癌** 患者在确诊 12 年内，按年龄区分的生存率无明显减低。仅 3%~12% 的患者死于甲状腺癌。有远处转移的患者，不进行任何治疗亦可生存很多年。10 年粗生存率：40 岁以下者为 95%，40 岁以上者为 75%。

(1) 不影响预后的因素

1) 性别。

2) 放射相关肿瘤。

3) 局部淋巴结转移（增加复发，但不影响生存）。

(2) 影响预后的不良因素 增加复发率并降低生存率。

1) 年龄 >40 岁。

2) 结节大小 >5 cm（与 <2.5 cm 相比）。

3) 肿瘤穿透甲状腺包膜。

4) 出现症状如声嘶或吞咽困难。

5) 远处转移。

6) 肿瘤残余灶不能摄取$^{131}$I。

7) 肿瘤直径 >1.5 cm 者进行甲状腺次全切除术（与全切除或近全切除术相比）。

8) 术后单纯予以甲状腺激素治疗（与联用甲状腺激素和$^{131}$I 相比）。

2. **滤泡状腺癌** 无血管浸润者按年龄区分的生存率与乳头状癌相同。明显血管浸润者，10 年生存率降低 35%。

3. **髓样癌** 无淋巴结受累者手术可治愈。淋巴结受累者 5 年生存率降低 45%。

4. **未分化癌** 几乎所有患者均于 6 ~ 8 个月内死亡。

5. **甲状腺淋巴瘤** 依分期和组织学亚型而有所不同，5 年生存率为35% ~ 80%。

**(五) 治疗**

因甲状腺癌种类各异而无统一治疗方案。

1. **外科手术** 甲状腺全切除术或次全切除术适用于所有类型的甲状腺癌。对于乳头状和滤泡性癌患者，甲状腺次全切除术与全切除术相比，使复发率增加 2 倍且降低生存率。病灶小（<1 cm）的低危患者，宜进行甲状腺次全切除术或叶切除术。髓样癌多为双侧，应立即进行甲状腺全切除术。

(1) **颈部结节** 体检或超声检查发现的颈部结节应予以切除。除髓样癌外，进行常规颈部根治术或改良根治术并不改善生存或减少复发，且增加并发症的发生。应依据疾病播散情况进行选择性颈淋巴结清扫术。

(2) **并发症** 甲状腺切除术的主要并发症是甲状旁腺功能减退和声带麻痹；死亡少见。5% ~ 10% 的甲状腺全切除术者发生上述或其他并发症；若同时进行颈淋巴结清扫术，上述并发症发生率增加 2 ~ 3 倍。

2. **甲状腺素** 甲状腺切除术后须抑制 TSH 分泌，因 TSH 可刺激乳头状和滤泡状癌的生长。甲状腺素应用剂量应以控制 TSH 于正常低值或亚正常水平为准。应用时，需监测甲状腺功能亢进相关的临床症状并据此减低甲状腺素用量以维持甲状腺功能正常。若予以$^{131}$I 治疗，应于$^{131}$I 停药后予以甲状腺素。

3. **放射性碘** 多个长期临床试验表明，应用$^{131}$I 并不增加急性白血病的发生率。术后进行$^{131}$I 治疗（30 ~ 100 mCi）以清除甲状腺残余病灶可提高乳头状和滤泡性癌患者的生存。不摄取$^{131}$I 的甲状腺癌进行放射性核素治疗无效。

(1) **$^{131}$I 应用适应证** $^{131}$I 的真正应用价值尚属未知，因多年来，放射性核素治疗一直作为甲状腺癌患者标准治疗的一部分加以应用。放射性碘并非适用于所有术后患者尤其是局部、病灶小（<1 cm）者，其应用适应证除术后可摄碘残余病灶外，还应包括：

1）甲状腺多发肿瘤。

2）肿瘤直径>2.5 cm。

3）肿瘤局部浸润。

4）远处转移。

**（2）给药** 生化检查证明患者甲状腺功能减低或进行重组人 TSH 治疗后应予以碘$^{131}$I 治疗，因 TSH 可刺激甲状腺残留组织及残余病灶摄取$^{131}$I 从而消除肿瘤。

**1）等待出现甲状腺功能减低** 也就是说允许患者进行甲状腺切除术后出现甲状腺功能减低。多数情况下，给予患者三碘甲状腺原氨酸（T3）25 mcg，每日 2 次口服，连用 3 周以避免甲状腺功能减低持续存在。停用 T3 7～10 天后监测血清 TSH 水平，若>30μU/ml，监测血清甲状腺球蛋白并予以$^{131}$I 治疗。

**2）TSH 治疗** 重组人 TSH（Thyrogen）目前批准用于诊断以及甲状腺切除术后刺激正常甲状腺残余组织摄取$^{131}$I。其治疗残余病灶或复发癌的价值仍在研究当中。

**4．患者随访** 多数乳头状或滤泡性癌患者，血清甲状腺球蛋白水平与甲状腺残余组织（正常或癌组织）相关，正常甲状腺残余组织被全部清除后，则可作为肿瘤标记物监测病情。目前证据表明接受甲状腺替代治疗的患者血清中甲状腺球蛋白水平>1～2 ng/ml 表明存在残余病灶。多数患者进行初始治疗后，每年应通过检查重组人 TSH 注射前后的血清 Tg 水平监测病情。存在 Tg 反应者，即使其基线水平<1 ng/ml，亦提示存在残余病灶。予重组人 TSH 后，也可进行$^{131}$I 扫描，但其检测残余病灶的敏感性较 Tg 反应低，应用价值不大。也可通过颈部及其他区域的超声、MRI 扫描或 PET 检查对残余病灶或复发癌进行定位；其中，细致的超声检查诊断价值最大。扫描前因予以大剂量稳定碘剂后 1～3 个月不能应用$^{131}$I，应避免进行应用碘造影剂的检查（如 CT 扫描）。若要进行放射性碘治疗，需停用甲状腺素，并予以 T3 治疗；停用 T3 后，血清 TSH 会有所升高，当血清 TSH>30μU/ml 时，检测血清 Tg 水平，并予以$^{131}$I 治疗。或者继续应用甲状腺素，并予以重组人 TSH 刺激$^{131}$I 摄取；目前 rhTSH 的应用价值正在研究当中。

**5．疾病复发** 初始治疗后无病灶者复发率为 12%。联用手术、甲状腺素及$^{131}$I 治疗无效者对照射放疗及化疗均不敏感。

**（1）外照射放疗** 可用于间变性甲状腺癌术后辅助治疗及进展期、不摄取$^{131}$I 的残余病灶的治疗。

**（2）化疗** 对有症状的、广泛转移且$^{131}$I 治疗无效的甲状腺癌无明显疗效。

**（六）与甲状腺癌相关的特殊临床问题**

**1．甲状旁腺功能减退症** 进行甲状腺全切除术后，5%～10% 患者并发此症；少见于$^{131}$I 治疗者。多数患者的甲状旁腺功能减退为一过性，血钙水平可在 1～2 周内恢复正常。

**（1）急性期治疗** 术后 1～2 天内，每天检测血钙水平及低钙血症的相关临床指标。血钙水平<8 mg/dl，予口服枸橼酸钙（1g，每日4次或每日5次）或碳酸钙（2.5 g/d）；二者均可提供每日所需钙量。手足搐搦或血钙≤6 mg/dl者，静脉予以葡萄糖酸钙或乳酸钙（1g，每4～6小时应用1次），同时密切监测血钙水平。

**（2）慢性期治疗** 甲状腺切除术后低钙血症达1周者需持续补钙；再予以补钙2周，停药后低钙血症复发者需予以维生素D治疗。骨化三醇起始剂量为0.25 μg/d，口服。同时继续应用枸橼酸钙或碳酸钙。每周检测血钙水平；<8 mg/dl者，骨化三醇用量每周增加0.25μg，直到血钙恢复正常。亦可应用麦角骨化醇；价格较骨化三醇低，但可引起维生素D体内累积及中毒。为避免高钙血症，血钙水平应维持在正常低值（8.5～9.5 mg/dl）。

**2．颈部放射线暴露史** 有颈部放射线暴露史但无触诊异常者，每年应进行体检及超声检查。放射线所致甲状腺癌多呈惰性表现，应稳妥处理。

## 四、嗜铬细胞瘤

### （一）流行病学与病因学

嗜铬细胞瘤（PCCs）较少见；属于APUD系统，临床表现与产生儿茶酚胺类物质相关。肾上腺外嗜铬细胞瘤亦称神经节细胞瘤。嗜铬细胞瘤与神经节细胞瘤的发病风险与特定遗传综合征相关。

1．显性遗传的MEN-2。

2．显性遗传的PCC。

3．1型神经纤维瘤病（冯·雷克林霍曾病）。

4．中枢神经系统的vonHippel-Lindau病与视网膜成血管细胞瘤、肾细胞癌和红细胞增多症。

5．琥珀酸脱氢酶亚单位B和D突变所致家族性神经节细胞瘤综合征。

近来研究表明30%的散发嗜铬细胞瘤患者存在上述基因的种系突变。双侧、肾上腺或恶性嗜铬细胞瘤患者，有上述任一综合征家族史者，20岁前确诊嗜铬细胞瘤者或具有其他遗传综合征表型者应进行上述突变的筛查。

### （二）病理学与自然史

**1．PCC起源** 来源于肾上腺髓质（90%）或自主神经系统的副神经节（位于主动脉分叉处的Zuckerkandl器至颈动脉分叉处之间）。双侧PCC常源于遗传综合征，10%与非遗传因素相关。

**2．转移** 10%的PCC患者（包括呈良性临床表现者）发生骨、肝和肺转移，呈惰性生长方式，但可因引起心血管并发症而导致死亡。

**3．高血糖症** PCC患者常见。常增加胆石症的发生。

**4．PCC副肿瘤综合征**

（1）红细胞增多症。

（2）高钙血症。

（3）库欣综合征。

（三）诊断

1. 症状与体征

**（1）症状** 最常见的症状包括：头痛、出汗、心动过速、心悸、面色苍白、恶心及濒死感。可因运动、情绪波动、饮酒、肿瘤区体检或排尿诱发。焦虑、恐惧、发热、呼吸困难或心绞痛的不适主诉常被误诊为心身性病或甲状腺毒症。体重减轻常见，但1/3患者超重。

**（2）高血压** 90%患者存在高血压。66%为持续性，33%为阵发性。70%患者存在直立性低血压。

**（3）儿茶酚胺心肌病** 心律不齐或焦虑不适后可发生心血管性虚脱。

**（4）小病灶患者** 遗传性PCC综合征家族史者进行筛查或肾上腺肿物患者进一步检查时可被发现，多无症状；症状缺乏亦不可排除PCC诊断。

**2. 疾病筛查** 所有肾上腺肿物者、无高血压但存在房性心律失常的青年人、不明原因的代谢亢进者或心肌病者均应进行PCC和甲状腺毒症的筛查。高血压伴发下述任一情况者亦应进行PCC筛查。

（1）<45岁（PCC作为高血压的病因之一，虽少见，但可治愈）。

（2）遗传性PCC综合征家族史。

（3）典型症状发作。

3. 实验室检查

**（1）儿茶酚胺代谢** 血清游离甲氧肾上腺素检测为PCC最敏感的诊断方法。患者空腹一夜、静息15～30分钟后进行该项检查。假阳性率为10%～15%。24小时尿中甲氧肾上腺素代谢产物检测敏感性略低（假阴性率为10%～30%），但较血清游离甲氧肾上腺素检测特异性高。亦可进行血浆儿茶酚胺分析，但标本采集及处理的技术要求更高。儿茶酚胺及其代谢水平增高表明可能存在PCC，需要进一步检查确诊。多种药物可影响儿茶酚胺及其代谢水平，采集标本前72小时应停用中效催眠药、镇静药及镇痛药。检查期间可用利尿剂、血管紧张素转换酶抑制剂或血管紧张素受体阻断剂控制高血压。

**1）尿中儿茶酚胺代谢产物假性升高** 酚噻嗪类和三环类抗抑郁药急性期用药时可提高儿茶酚胺排泄，慢性期用药时减低儿茶酚胺排泄。儿茶酚胺类药（如异丙肾上腺素）或促儿茶酚胺释放药（如麻黄碱、苯异丙胺、甲基黄嘌呤）多可引起儿茶酚胺代谢产物排泄增加。另外，其他药物如l-多巴、萘啶酸、对氨基水杨酸［影响甲氧基-4-羟基扁桃酸（VMA）水平］、甲基多巴、拉贝洛尔、酚苄明、对乙酰氨基酚、丁螺环酮和单胺氧化酶抑制剂［影响总甲氧基肾上腺素（TMN）水平］，亦引起尿中儿茶酚胺代谢产物假性升高。

**2）假性减低** 可能与尿样采集不全或下述药物有关：①α-甲基对位酪氨酸、可乐定、利血平、胍乙啶、单胺氧化酶抑制剂、氯贝丁酯、孟德拉明可影响VMA水平；②α-甲基对位酪氨酸、可乐定、利血平、胍乙啶影响TMN水平。

**（2）空腹高血糖症** PCC患者常见；缺乏常引起误诊。

**（3）药理学试验** 药理学试验（如检测酚妥拉明用药后的减压反应产物）危险且诊断价值不大，已不用于PCC的诊断。然而，不抑制血浆儿茶酚胺水平者可能有诊断价值。

4. **X 线检查** 用于 PCC 定位诊断。

(1) **胸片检查** 可用于确诊副神经瘤。

(2) **CT 扫描** 可用于 PCC 的鉴别诊断。

(3) **MRI 扫描** PCC 于 T2 加权影像中呈特征性高亮、高密度显像。

(4) **选择性静脉造影术** 从静脉系统各区域采取血样检测儿茶酚胺水平，可定位小病灶。多用于下述情况：

1) 非侵入性检查未查到瘤灶。

2) 查找多发原发性肿瘤尤其用于 MEN 综合征患者。

5. **放射性核素扫描** 碘 123-间碘苯甲胍对确诊 PCC 尤其肾上腺外 PCC 有意义。奥曲肽扫描敏感性较低。

**(四) 治疗**

1. **内科治疗** 侵入性检查或手术前必须进行内科治疗。

(1) **酚苄明，**10 ~ 20 mg，每日 2 次口服，为 α-肾上腺素能阻滞剂，可控制发作性或持续性高血压。亦可应用其他 α-肾上腺素能阻滞剂如多沙唑嗪（逐渐增量至 20 mg/d）。

(2) **普萘洛尔，**10 ~ 40 mg，每日 4 次口服，为 β 肾上腺素能阻滞剂，用于治疗出汗、代谢亢进和心律不齐。普萘洛尔应用前应予以足量 α-肾上腺素能阻滞剂以防止加重高血压。

(3) **α-甲基对位酪氨酸**（甲酪氨酸）2 ~ 4g/d 口服可阻滞儿茶酚胺合成。

(4) **拉贝洛尔**，兼具 α-β 肾上腺素能阻滞作用，200 ~ 600 mg，每日 2 次给药。

2. **外科手术**

(1) **术前**

1) 术前及术中应给予长效 α 和 β 肾上腺素能阻断剂。

2) 密切注意体液与电解质平衡。术前可予以补液。

3) 应给予中心静脉及动脉导管以密切监测血容量及血压变化。

(2) **术中**

1) 密切监测 ECG 以控制心律失常。

2) 肿瘤处理过程中可能引发高血压发作，应予以硝普盐注射或酚妥拉明（1 ~ 2mg）快速静脉推注。

3) 分离肿瘤血供后可能引起低血压发作，应予以静脉补液及去甲肾上腺素。

4) 仔细检查肿瘤病灶及脊旁神经节，确保清除所有可见瘤灶。转移性 PCC 患者，应尽量清除瘤灶以减少儿茶酚胺分泌。

(3) **术后**

1) 术中补液过量可能引起高血压，可予以静脉呋塞米并限制液体摄入直到血压得到控制。

2) 若术后高血压持续 2 ~ 3 天，须检查是否存在 PCC 残余病灶。

3) 所有患者术后 1 周应再进行血浆游离甲氧基肾上腺素或 24 小时尿检以明确是否存在 VMA 和 TMN。应手术清除所有残余或复发肿瘤。

3. **转移**

(1) **放疗** 对缓解转移局部症状有效。

(2) 虽然联用环磷酰胺、长春新碱、达卡巴嗪，多数患者具客观反应，但是化疗对未切除病灶是否有效尚不清楚。内科治疗可缓解儿茶酚胺相关症状。

(3) 治疗剂量的$^{131}$I-间碘苯甲胍对某些患者有效。

## 五、肾上腺皮质细胞癌

### （一）流行病学

肾上腺癌占癌症死亡的0.2%。平均诊断年龄为40岁，各年龄段均可发病。约60%患者为女性。

### （二）病理学和自然史

肾上腺癌为高侵袭性；诊断时多已广泛转移至肺、肝或其他器官，而且肿瘤体积庞大。半数肿瘤可产生功能性皮质激素，包括皮质醇、醛固酮、雄激素和雌激素。

### （三）诊断

1. **症状和体征**

(1) **激素不敏感肿瘤** 多因腹部肿块伴腹痛、体重减轻及转移相关表现而被发现。

(2) **激素敏感肿瘤** 具以下临床表现：

1) 女性快速出现男性性征（多毛症、阴蒂增大、月经过少或闭经）。

2) 男性女乳。

3) 性早熟。

4) 库欣综合征伴高血压和葡萄糖耐受不良。

2. **肾上腺功能实验** 有皮质醇增多症临床表现及实验室检查证据（低钾性碱中毒）的患者应进行地塞米松抑制实验，检测24小时尿17-酮类固醇或血清DHEA-硫酸盐（DHEA-S）。库欣综合征相关疾病的鉴别诊断参阅表2.33。

**表2.33 库欣综合征病因的鉴别诊断**

| 病因 | 垂体性库欣综合征 | 异位ACTH分泌 | 肾上腺癌 | 肾上腺腺瘤 |
|---|---|---|---|---|
| 血清钾 | N或↓ | ↓↓ | N或↓ | N或↓ |
| 尿17-酮类固醇 | ↑ | ↑ | ↑或↑↑ | ↑或↑↑ |
| 血清ACTH | N或↑ | ↑↑ | ↓ | ↓ |
| 肾上腺增大[a] | 双侧 | 双侧 | 单侧 | 单侧 |

ACTH：促肾上腺皮质激素；N：正常；↓：减少；↓↓：显著减少；↑：升高；↑↑：显著升高；

a 肾上腺增大由CT扫描加以评估。

**(1) 地塞米松抑制实验**　午夜1次1mg地塞米松抑制实验可作为初次筛查实验。半夜11:00予以地塞米松1mg后，次日晨9:00前检测血清皮质醇水平。无库欣综合征的正常人，血清皮质醇水平常<2 mcg/dl。应用1mg地塞米松后皮质醇未正常受抑者应于次日晨7:00~8:00再进行血清皮质醇和血浆ACTH基线检查。血清皮质醇升高伴血浆ACTH抑制表明肾上腺源性库欣综合征。

**(2) 24小时尿检查**　多数实验室中，24小时尿游离皮质醇正常高值<50 mcg，17-酮类固醇正常高值<14~26 mg（与患者年龄、性别相关）。库欣综合征患者的尿游离皮质醇升高。尿中17-酮类固醇24小时超过50 mg为可疑肾上腺癌；>100 mg则可明确诊断。血清DHEA（脱氢表雄酮）-硫酸盐检测可替代17-酮类固醇检测，在多数前列腺癌患者中均有升高。

**3. 其他检查**

**(1) 胸部CT扫描**　明确转移灶。

**(2) 腹部CT扫描或MRI**　查找无临床表现的腹部包块。CT检查偶可发现小的(<4 cm)良性肾上腺包块；实验室检查结合CT随访观察有利于鉴别诊断。

(3) 活组织检查

1) 有转移灶者，应尽量检查体表转移灶（如体表淋巴结或肝转移）。

2) 若仅有腹内病灶，则须外科手术进行活检以明确诊断。

**(四) 治疗**

不治疗者中位生存期为3个月。治疗者生存期最长可达5年，与疾病进展程度相关。

**1. 外科手术**　应尽力清除所有病灶。应检查对侧肾上腺，如有肿瘤证据亦应予以切除。

**2. 放疗**　用于缓解局部转移症状。

**3. 化疗**　对减小肿瘤体积及控制内分泌症状可能有效。米托坦可使30%患者达到客观缓解或改善内分泌症状。50%患者联用米托坦与依托泊苷、多柔比星和顺铂有效。米托坦用于局限期患者术后辅助治疗可改善预后。

## 六、胰岛细胞瘤

**(一) 概述**

内分泌胰腺的胰岛细胞瘤少见。除有各种肿瘤相关的内分泌特异性表现外，还可有异位分泌ACTH（库欣综合征）和其他激素的临床表现。多数肿瘤为恶性并转移至肝及局部淋巴结。

**1. 诊断**　因存在内分泌或生化学异常，多数胰岛细胞瘤不易明确诊断。症状与体征根据胰岛细胞瘤分类而有所不同。检测到异常激素产物时，应进行下述检查以明确肿瘤位置及进展程度：

(1) 肝功能检查和肝影像学检查。

(2) 若肝影像学检查提示存在肿瘤则应进行肝脏活检。

(3) 胰、十二指肠CT或MRI扫描可检出孤立病灶。选择性血管造影检出率<50%。内镜超声波检查法可用于检查胰头或十二指肠壁的局部肿瘤。

(4) 采用放射性碘化奥曲肽进行生长抑素受体扫描多可区分原发性与转移性胰岛细胞瘤。90% 以上的胰腺内分泌肿瘤存在生长抑素受体。此方法检测的生长抑素受体水平与奥曲肽的治疗反应相关。

(5) 选择性动脉促分泌素注射为非常有价值的诊断方法，即将胰腺激素刺激药如钙或胰泌素选择性注射入腹腔动脉分支后立即对肝静脉内特定胰腺激素（如促胃液素、胰岛素）进行检测；操作技术较难，但对定位激素高分泌病灶非常有用。

(6) 若有胰岛细胞瘤的临床或实验室证据，即使术前无法定位，亦应进行剖腹探查术。

**2. 治疗**

**(1) 外科手术** 术中进行胰腺超声检查和十二指肠镜检以明确肿瘤位置。良性病灶应予以完全切除。如果可能，所有恶性患者均应进行减瘤术。肝转移者，部分肝切除术、冷冻疗法和射频消融作为姑息治疗手段，均可改善生存及生活质量。肝动脉栓塞联合或不联合栓塞后化疗，对特定患者有效。

**(2) 化疗** 半数转移性患者有效，可减小肿瘤体积并改善难治性内分泌症状。肝或其他部位转移并非化疗指征，因此类患者仍可生存多年（比如促胃液素瘤伴肝转移且胃酸分泌得到很好控制者，中位生存期为 4 年）。只有明确肝转移持续进展或奥曲肽和其他治疗措施无法控制症状者需要进行化疗。

**1) 奥曲肽** 生长抑素类似物，抑制促胃液素瘤、胰岛素瘤、血管活性肠肽肿瘤、胰高血糖素瘤和 GH-RH 肿瘤（肿瘤产生生长激素释放激素）的激素释放，多可缓解相关临床症状，但不能缩小肿瘤体积。可予以持续释放剂型，每月 1 次肌内注射。

**2) 链佐星** 为胰岛细胞瘤的选择性用药，可达到 30% 治疗反应率。其他单药化疗的效果较之相差很多。

**3) 联合化疗** 联合链佐星和多柔比星或氟尿嘧啶平均治疗 18 个月可达 40%～60% 的治疗反应率。还可于肝动脉栓塞术后续贯应用氟尿嘧啶联合链佐星与多柔比星联合达卡巴嗪。

**4) IFN-α** 5 百万单位，每周 3 次应用可控制症状及生化学异常，但对缩小肿瘤体积疗效不佳。

**（二）促胃液素瘤（Zollinger-Ellison 综合征）**

约 60% 为恶性，90% 为多发，30% 与 MEN-2 综合征相关；多数位于十二指肠，少部分位于胰腺。40%～70% 十二指肠促胃液素瘤播散至局部淋巴结，5% 转移至肝，而胰腺促胃液素瘤更易发生肝转移。肝转移者预后较差。

**1. 诊断**

**(1) 症状** 包括严重的消化性溃疡病，多伴严重腹泻。

(2) 实验室检查

**1) 上消化道造影对比显像及内镜检查** 检出严重溃疡及胃襞肥厚。

**2) 空腹血清促胃液素水平检测** 促胃液素瘤患者的空腹血清促胃液素多 >500 pg/ml（正常值 <100 pg/ml）。若疑诊促胃液素瘤，但血清促胃液素水平未升高，则给予钙或胰泌素进行促胃液素激发实验。钙注射（葡萄糖酸钙 12 mg/kg 应用 3 小

时）可使促胃液素瘤患者血清促胃液素水平升高2倍以上；某些专家也通过应用胰泌素刺激促胃液素异常升高从而诊断促胃液素瘤。其他因素如质子泵抑制剂、萎缩性胃炎、迷走神经切断术、保留胃窦的毕罗Ⅱ式胃空肠吻合术和G细胞增生均可导致促胃液素水平增高，需予鉴别。通过胃液分析可与萎缩性胃炎相鉴别。

**3）胃分泌实验**　空腹一夜后，经鼻管每隔15分钟取1次胃液进行分析，共取4次，胃酸分泌 >10 mEq/h 或 >100 ml/h 提示促胃液素瘤。该实验可鉴别萎缩性胃炎。

**（3）肿瘤定位与进展程度**

**2．治疗**

（1）质子泵抑制剂控制症状，多数患者有效。

（2）质子泵抑制剂通常可控制消化性溃疡症状，故没有必要进行全胃切除术。无肝转移患者，手术可达治愈，局部肝转移者，减瘤术可提高其生活质量。

**（3）化疗用于转移性疾病**

**（三）胰岛素瘤**

40～60岁高发，80%～85%为良性，恶性者占5%～10%，5%～10%为多发；80%具激素分泌功能。某些情况下，胰岛素瘤与促胃液素瘤可同时发生。25%患者存在糖尿病家族史。胰腺头、体、尾的发生率相同；约3%源于胰腺外部。恶性胰岛素瘤更多见于男性。肝脏为首发转移部位。

**1．诊断**　与低血糖症的鉴别诊断参阅第四章第二节。

**（1）症状**　胰岛素瘤的特征表现为空腹低血糖症，进食后缓解。还可表现为出汗、神经质、心悸、饥饿感、焦虑、虚弱、无力、头脑混乱、癫痫发作和昏迷。很多患者还因家人发现其人格或精神异常而就诊。体重增加常见。发生肝转移者则表现为体重减轻及肝功能衰竭。

**（2）实验室检查**　检测空腹血糖及胰岛素水平为最基本的检查。

**1）空腹低血糖症**　检查前晚10:00开始空腹，次日晨起6:00、正午、晚6:00及半夜分别检测血糖及胰岛素水平。血浆胰岛素水平异常升高（>6 μU/ml）伴低血糖症常可诊断为胰岛素瘤。一旦发生低血糖症状，即应检测血糖及胰岛素水平；若血糖 <40 mg/dl，立即停止检测并予以患者进食或50%葡萄糖50ml静脉推注。

**2）其他胰岛素测定**　胰岛素制剂中无前胰岛素和C肽；应用放射免疫测定法检测二者体内水平可明确低血糖症是否缘于外源性胰岛素的应用。空腹时，前胰岛素与总体胰岛素之比 <20%，其比例升高提示胰岛素瘤。

**（3）肿瘤定位与进展程度**

**2．治疗**

**（1）外科手术**　手术切除肿瘤为治疗手段之一。

**（2）放疗**　作为术后辅助治疗未见明显疗效。

**（3）化疗**　进展期患者应用可能有效。

**（4）低血糖症的治疗**

**1）二氮嗪，**150～600 mg，每日1次口服，可有效控制低血糖症状。易导致高血糖、高渗性昏迷或酮症酸中毒；应用时需监测尿糖及酮体。针对二氮嗪的潴钠作用，可用中效利尿剂如氢氯噻嗪（50mg，每日1次）加以控制。该药还可导致血细胞减少症、胎毛、皮疹、嗜酸性粒细胞增多症及高尿酸血症。

2）二氮嗪无效者可予以皮质激素（泼尼松，40 mg/d，或氢化可的松，100 mg/d）。

3）**奥曲肽皮下注射**（或其缓释制剂每月1次肌注）可用于抑制胰岛素分泌并维持血糖正常。

4）**钙通道阻滞剂**（如维拉帕米80 mg，每日3次口服）可抑制胰岛素分泌，对预防低血糖发作有良好的疗效。

5）低血糖治疗无效及无法手术切除胰岛素瘤者可应用其他疗法，如应用 Broviac 或 Hickman 导管持续静脉输注10%葡萄糖，肝脏放射治疗或肝动脉灌注氟尿嘧啶治疗，但疗效不佳。

**（四）胰高血糖素瘤**

常为恶性，发现时多已转移。糖尿病患者伴发下述异常时常疑诊该病。

**1. 诊断**

**（1）症状与体征**

1）**皮肤病：**见于80%患者，表现为持续多年（常>6年）的特征性移行性皮疹，可呈蜡样光泽或褪色，多发生于口周或生殖器周围（亦可累及手指、股和脚）。

2）抑郁或其他人格改变。

3）腹泻、腹痛。

4）深静脉血栓（见于半数患者）。

5）口腔溃疡及舌痛多见。

6）体重减轻。

**（2）实验室检查**

1）高血糖症（多为轻中度）。

2）正常红细胞性贫血。

3）空腹血浆胰高血糖素水平升高（正常者<100 pg/ml）。

**（3）肿瘤定位及严重程度**

**2. 治疗** 围手术期须予以相应措施预防静脉血栓形成。

**（五）胰性霍乱综合征（血管活性肠肽肿瘤）**

指能分泌 VIP（血管活性肠肽）的胰岛细胞瘤；半数为恶性。

**1. 诊断**

**（1）症状** 严重水样腹泻、低血钾所致肌无力、红潮、精神异常和低血压。

**（2）实验室检查**

1）血清生化检查常显示低血钾，高血钙。

2）胃液分析显示胃酸缺乏或胃酸过少。

3）血清 VIP 水平升高（正常者<70 pmol/ml）。

**（3）肿瘤定位和严重程度**

**2. 治疗**

**(1) 外科手术** 切除单发肿瘤可控制胰性霍乱综合征及高血钙。减瘤手术可缓解腹泻。

**(2) 化疗** 对控制转移性患者的症状有效。长效生长激素释放抑制因子制剂（奥曲肽）可降低 VIP 水平并止泻。

### （六）其他胰腺内分泌肿瘤

**1. 生长抑素瘤** 生长抑素（生长激素释放抑制因子）抑制多种内分泌和外分泌腺的功能。半数生长抑素瘤患者并发其他内分泌疾病。该肿瘤少见，可引起糖尿病、腹泻、脂肪泻、胃酸缺乏、体重减轻和胆道结石。多数患者就诊时已有转移。多因某些症状进行相应检查时发现肿瘤，再进行临床分析加以确诊。尚无标准的诊断程序。对糖尿病患者，除非有严重吸收不良的临床表现，否则无须常规进行生长抑素瘤的相关检查。

**2. 胰多肽瘤** 胰多肽（PP）抑制胆囊收缩，故患者多无明显生化学异常。很多所谓无功能胰岛细胞瘤实际上即是胰多肽瘤。患者多因腹痛就诊时被发现。MEN-1 综合征亦可引起 PP 升高，故应慎重诊断。良性者应完全切除。恶性者应用奥曲肽和链佐星治疗有效。

**3. 生长激素释放激素瘤** 少见，瘤体较大，导致生长激素释放激素（GH-RH）产生异常增加。1/3 患者起源于胰腺，半数以上起源于肺。肢端肥大症、影像学检查未见垂体肿瘤或存在异常包块者应疑诊该病。血浆 GH-RH 水平升高即可确诊。可进行外科手术切除。奥曲肽对降低血浆 GH-RH 水平有效。

## 七、其他内分泌癌

### （一）甲状旁腺癌

少见。多表现为颈部包块和严重高血钙。肿瘤生长缓慢，常累积颈部及上纵隔；广泛转移不常见。很多患者存在 HRPT2（位于染色体 1q25）基因突变；该基因产物类纤维瘤蛋白对肿瘤有抑制作用。

**1. 诊断**

(1) 常有高钙血症表现，如烦渴、多尿、便秘、心理状态改变、甲状旁腺功能亢进性骨病、高尿钙、肾钙质沉着或肾结石。

(2) 血清钙显著升高（多 $>15$ mg/dl）。患者表现出对高血钙具有良好的耐受，最终可并发高钙性肾病及进展性骨病。血清甲状旁腺激素显著升高。

(3) 有甲状旁腺功能亢进的患者应进行颈部包块活检确诊。

(4) 患者应进行 DNA 检查明确是否存在 HPRT2 基因突变。

**2. 治疗**

**(1) 外科手术** 必须进行手术治疗并尽力切除肿瘤。应反复进行减瘤术以控制肿瘤局部效应及高钙血症。

**(2) 高钙血症** 除非切除肿瘤，否则难以控制。若难以使血钙恢复正常，则尽力将其控制在无症状范围内。高钙血症的处理参阅第四章第二节。应每 7～30 天应用 1 次唑来膦酸（4 mg IV）或帕米膦酸（30～90 mg IV），需予以长期治疗。可用钙受体激动药（拟钙剂，30～60mg/d，PO）抑制甲状旁腺素产生并缓解高血钙。

### （二）松果体肿瘤

极少见，多发生于男孩或青年男性。无性细胞瘤最为常见；神经胶质瘤、绒毛膜癌和黑色素瘤也较多见。多为局限性，可沿脑脊液循环播散。诊治参阅第二章第八节。

## 八、内分泌器官转移癌

### （一）肾上腺转移癌

肾上腺为常见的癌症转移部位，尤其肺癌、乳腺癌和黑色素瘤多见。双侧肾上腺转移可导致肾上腺功能不全，但不常见。

**1. 诊断**

**（1）症状和体征** 肾上腺功能不全可导致抑郁、虚弱、无力、畏食、味觉减退和嗜盐。还可引起皮肤、黏膜尤其齿龈的色素沉着及直立性低血压。

**（2）实验室检查** 可发现低血钠、高血钾和血液尿素氮升高。诊断程序如下：

1）基线血皮质醇水平减低（<5 mg/dl）。

2）给予促肾上腺皮质激素0.25 mg静注1小时后重复检测血清皮质醇水平，若皮质醇未升高至19～20 μg/dl以上，则可确诊肾上腺功能不全。

**2. 治疗** 可予氟氢可的松（0.1 mg，每日1次或每日2次）和氢化可的松（30 mg/d）或泼尼松（5～7.5 mg，每日1次）。氟氢可的松的剂量应根据直立性血压变化及血电解质水平进行调整。若体位性血压下降>10 mm Hg，氟氢可的松可每隔几天增量0.05 mg，直到纠正直立性低血压；发生高血压、高血钾或碱中毒者，则应减量。

### （二）甲状腺转移癌

少见且很少为首发转移。可见于非霍奇金淋巴瘤和乳腺癌、卵巢癌、宫颈癌、肾癌、食道癌、结肠癌和肺癌。应予以细针穿刺甲状腺包块进行活检明确诊断。治疗策略应根据局部症状、原发肿瘤及其他转移灶制定。

### （三）睾丸转移癌

多见于急性白血病、黑色素瘤、肺癌、前列腺癌及膀胱癌，偶见于肾癌。体检时可发现睾丸周围、内部包块或睾丸坚硬如石（尤其多见于白血病浸润）。须经腹肌沟进行睾丸活检以明确诊断。

### （四）卵巢转移癌

可见于黑色素瘤、乳腺癌、胃癌、结肠癌、肺癌，偶见于其他器官肿瘤。多无症状，偶有原发癌表现。骨盆检查时多可触及卵巢包块。如原发灶不明则应进行活检以明确诊断。

### （五）垂体转移癌

根据临床表现或生化学检查，难以与垂体腺瘤相鉴别。有原发灶患者，3%为蝶鞍或蝶鞍上转移，1.5%为垂体腺瘤。放射线检查亦无法鉴别。垂体转移癌患者中，半数为乳腺癌转移，20%为肺癌转移；其余为其他实体瘤、黑色素瘤、肉瘤和白血病转移。患者若出现头痛、眼外神经麻痹和尿崩症的三联征，不管是否查到原发灶，均高度提示蝶鞍转移。若无疾病快速进展并发生广泛转移，均应予以手术探查及减压治疗。

## 推荐阅读文献

### 类癌和胰岛细胞癌


Arnold R, Rinke A, Schmidt Ch, et al. Chemotherapy. *Best Pract Res Clin Gastroenterol* 2005;19:649.

Mittendorf EA, Shifrin AL, Inabnet WB, et al. Islet cell tumors. *Curr Probl Surg* 2006;43:685.

Modlin IM, Kidd M, Latich I, et al. Current status of gastrointestinal carcinoids. *Gastroenterology* 2005;128:1717.

Modlin IM, Latich I, Zikusoka M, et al. Gastrointestinal carcinoids: the evolution of diagnostic strategies. *J Clin Gastroenterol* 2006;40:572.

Plöckinger U, Wiedenmann B. Management of metastatic endocrine tumors. *Best Pract Res Clin Gastroenterol* 2005;19:553.

Raut CP, Kulke MH, Glickman JN, et al. Carcinoid tumors. *Curr Probl Surg* 2006;43:391.

Zuetenhorst JM, Taal BG. Metastatic carcinoid tumors: a clinical review. *The Oncologist* 2005;10:123.


### 甲状腺癌


Fialkowski EA, Moley JF. Current approaches to medullary thyroid carcinoma, sporadic and familial. *J Surg Oncol* 2006;94:737.

Green LD, Mack L, Pasieka JL. Anaplastic thyroid cancer and primary thyroid lymphoma: a review of these rare thyroid malignancies. *J Surg Oncol* 2006;94:725.

Robbins RJ, Schlumberger MJ. The evolving role of $^{131}$I for the treatment of differentiated thyroid carcinoma. *J Nucl Med* 2005;46:285.

Weber T, Schilling T, Büchler MW. Thyroid carcinoma. *Curr Opin Oncol* 2006;18:30.

Wein RO, Weber RS. Contemporary management of differentiated thyroid carcinoma. *Otolaryngol Clin N Am* 2005;38:161.

Woodrum DT, Gauger PG. Role of $^{131}$I in the treatment of well differentiated thyroid cancer. *J Surg Oncol* 2005;89:114.


### 嗜铬细胞瘤


Eisenhofer G, Goldstein DS, Walther MM, et al. Biochemical diagnosis of pheochromocytoma: how to distinguish true- from false-positive test results. *J Clin Endocrinol Metab* 2003;88:2656.

Forssell-Aronsson E, Bernhardt P, Wängberg B, et al. Aspects of radionuclide therapy in malignant pheochromocytomas. *Ann NY Acad Sci* 2006;1073:498.

Jiménez C, Cote G, Arnold A, et al. Should patients with apparently sporadic pheochromocytomas or paragangliomas be screened for hereditary syndromes? *J Clin Endocrinol Metab* 2006;91:2851.

Lenders JWM, Eisenhofer G, Mannelli M, et al. Pheochromocytoma. *Lancet* 2005;366:665.


### 肾上腺皮质癌


Allolio B, Hahner S, Weismann D, et al. Management of adrenocortical carcinoma. *Clin Endocrinol* 2004;60:273.

Geller JL, Mertens RB, Weiss LM. Adrenocortical carcinoma. Many questions remain unanswered. *The Endocrinologist* 2005;15:309.

Roman S. Adrenocortical carcinoma. *Curr Opin Oncol* 2006;18:36.

Terzolo M, Angeli A, Fassnacht M, et al. Adjuvant mitotane treatment for adrenocortical carcinoma. *N Engl J Med* 2007;356:2372.

Young WF Jr. The incidentally discovered adrenal mass. *N Engl J Med* 2007;356:601.

## 甲状旁腺癌

Rodgers SE, Perrier ND. Parathyroid carcinoma. *Curr Opin Oncol* 2006;18:16.

## 转移至内分泌腺体

Komninos J, Vlassopoulou V, Protopapa D, et al. Tumors metastatic to the pituitary gland: case report and literature review. *J Clin Endocrinol Metab* 2004;89:574.
Papi G, Fadda G, Corselllo SM, et al. Metastases to the thyroid gland: prevalence, clinicopathological aspects and prognosis: a 10-year experience. *Clin Endocrinol* 2007;66:565.
Sebag F, Calzolari F, Harding J, et al. Isolated adrenal metastases: the role of laparoscopic surgery. *World J Surg* 2006;30:888.
Yada-Hashimoto N, Yamamoto T, Kamiura S, et al. Metastatic ovarian tumors: a review of 64 cases. *Gynecol Oncol* 2003;89:314.

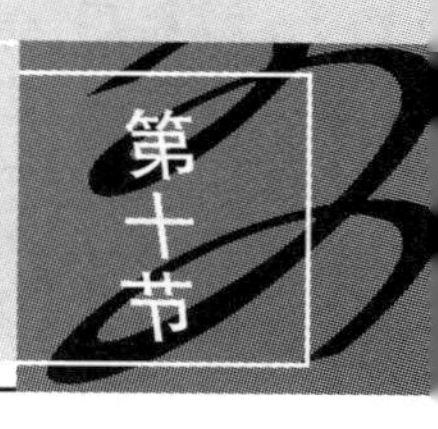


# 皮肤肿瘤

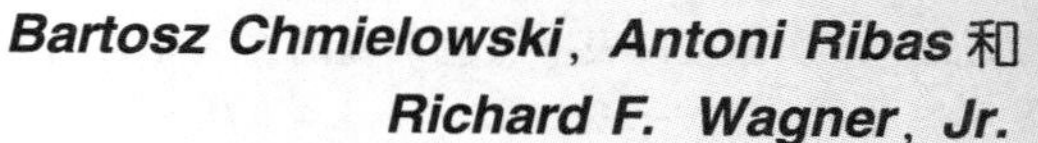
*Bartosz Chmielowski*、*Antoni Ribas* 和 *Richard F. Wagner*, *Jr.*

## 一、恶性黑色素瘤

### （一）流行病学与病因

**1. 发病率** 在美国女性和男性的常见恶性肿瘤发病中，恶性黑色素瘤分别排列第6位与第5位。皮肤癌患者中，4%为恶性黑色素瘤，80%死于该病。美国该病发病率为18.2/100 000人/年，2/3为男性，1/3为女性。中位诊断年龄为58岁，确诊时年龄小于20岁者仅占0.9%。2007年估计美国新发病例59 940人，8 110人将死于该病。在20世纪70年代，恶性黑色素瘤的发病率以每年6%的速度快速增加；到80年代，发病率的增加速度有所下降，为每年3%。过去10年间，死亡率有所下降。各种族人群均可患病，但白色人种发病风险较黑色人种高17~25倍。

**2. 危险因素** 首要危险因素是黑色素瘤家族史（多发良性或非典型痣）和黑色素瘤既往史。其他危险因素还包括免疫抑制、日光敏感和紫外线暴露史。

**（1）家族因素** 约10%黑色素瘤为家族性，与易感基因及生活环境相关。

1）高外显率易感基因　CDKN2A和CDK4两基因与高外显率易感性相关，CDKN2A基因位于染色体9p21，编码周期素依赖性蛋白激酶抑制物2A（p16INK4a），其突变在家族性黑色素瘤最为常见。CDK4编码可与p16INK4a相结合的周期素依赖激酶，其突变较CDKN2A少见。另外，也有研究表明位于染色体1p22的高外显率易感基因与发病相关，但还未完全确证。家族成员发病越多，其携带高外显率基因的可能性就越大。2人患病的家庭中，14%存在CDKN2A突变，6~7人患病的家庭中，其突变率为67%，7~10人患病的家庭100%存在该基因突变。总体来讲，20%（澳大利亚）~57%（欧洲）的家族性黑色素瘤与CDKN2A突变相关。

2）低外显率易感基因　流行病学研究表明低外显率易感基因多见于家族性黑色素瘤。目前最确定的是编码促黑激素受体的MC1R基因。

3）家族性多发性非典型痣-黑色素瘤（FAMMM）综合征　又名为家族发育不良性痣综合征，在1978年用来描述某些患病家庭成员表现为黑色素瘤和多发性（>100）大小不一、颜色各异（赤褐色到鲜红色）伴色素沉着的巨大痣。该病发病的中位年龄是33岁，9%在20岁以前发病。该综合征为常染色体显性遗传，但外显率存在性别差异。男性较女性黑色素瘤的发病率低，且发病年龄更大。

**（2）痣** 典型痣多为黑色素瘤前体，为发病风险增高的重要标志。一项研究表明，男性背部小痣超过17个，女性超过12个，其发病风险分别增高4.6倍和5.1倍。任何痣到80岁时转化为黑色素瘤的终身风险，男性和女性分别为0.03%和0.009%。

先天性痣　出生时即存在的良性新生物，由黑色素细胞组成。巨大先天性痣恶化的风险与痣类型相关。色素性巨痣恶化的风险明显增加。痣皮脂与基底细胞癌相关。疣状表皮痣及羊毛状发痣无恶化趋势。

**(3) 黑素瘤史**　二次原发性表皮黑色素瘤的发病率较首发痣高10倍，1年、5年和10年的发病率分别为1%~2%、2.1%~3.4%和3.2%~5.3%，前2年发病率最高，该风险将持续增加至少20年。老年、男性和面颈、躯干部首发痣者的再发率显著增加。二次原发性黑色素瘤后的1年和5年，第三次发病的比率分别为16%和31%。

**(4) 免疫抑制**　进行器官移植的皮肤癌患者中，5%为黑色素瘤，其比率较普通人高（2.7%），男性肾移植患者的发病风险增加6~8倍。

**(5) 日光敏感**　肤色浅及红发者常存在黑皮质素受体基因多态性，暴露于紫外线，其黑色素产生减少，黑色素瘤发病风险增加。

**(6) 暴露于日光与紫外线辐射**　众所周知，紫外线辐射可引起皮肤基因改变、表皮免疫功能损伤、局部生长因子产物增加以及可损伤角质化细胞和黑色素细胞DNA的活性氧簇的形成。流行病学研究表明频繁间断日光暴露及频繁晒伤（尤其儿童期）增加黑色素瘤的发病风险。虽然研究表明，非西班牙裔白种人的日光暴露总量越高，黑色素瘤的发病风险越大，但长期低度日光暴露却可能具防护作用。另外，晒肤沙龙中应用的紫外灯也是重要的黑色素瘤高危因素。

**(7) 职业性暴露**　暴露于煤焦油、木焦油、砷化物或镭也增加黑色素瘤发病风险。

**(二) 预防**

一级预防包括：白天避免午间日光暴露、穿皮肤防护服、戴太阳眼镜、使用日常防护因子（SPF）15以上的遮光剂、避免晒伤、使用晒肤床。有黑色素瘤家族史及个人史者应进行二级预防，由皮肤科专家进行至少每年1次的皮肤检查。可疑病灶需进行活检。

**(三) 病理学和自然史**

**1. 病理学**　黑色素瘤起源于黑色素细胞，即胚胎发育过程中移行入表皮基底层的神经嵴衍生细胞。黑色素瘤主要来源于皮肤，也可发生于其他部位，如眼脉络膜和上呼吸道的黏膜表面（鼻、鼻咽部尤其多见）、消化道（肛门多见）和泌尿生殖道（阴道多见）。根据Clark模型，黑色素瘤恶化包括如下步骤：首先，正常黑色素细胞增生形成良性痣，然后，异型痣异常生长，黑色素瘤可能源于良性痣，也可能源于正常皮肤中散在的黑色素细胞。之后，在辐射生长期，细胞获得表皮内生长能力并具有癌细胞的全部特性。最后，垂直生长期，病灶侵及真皮并播散至其他器官及其他部位皮肤（转移）。但是，并非所有黑色素瘤的生长均经历上述各个阶段。

**2. 黑色素瘤发病的分子机制**　在黑色素细胞转化和黑色素瘤进展过程中，目前已知存在细胞周期相关信号转导通路内因子的激活性突变或扩增。

**(1) 信号转导通路的改变**　多数黑色素瘤患者体细胞中存在NRAS或BRAF的激活性点突变（二者不同时发生突变），NRAS和BRAF属于促分裂原活化蛋白激酶（MAPK）家族，该家族由细胞表面受体将生存信号传入核内。良性痣中亦常存在

BRAF 突变，但其导致细胞恶化作用可能被癌基因诱导的细胞老化作用所中和。黑色素瘤患者中亦常见另一生存通路 PI3K 途径异常改变，包括 PTEN 缺失（磷酸和张力蛋白类似物）和蛋白激酶 B（PKB，亦为 Akt）过表达。

**（2）细胞周期异常** 如前所述，CDKN2A 和 CDK4 遗传性突变与黑色素瘤的高外显率易感性相关，其二者突变及其他细胞周期控制基因的体细胞突变是黑色素瘤产生发展及逃避癌基因诱导老化的必要条件。

**（3）黑色素瘤发病中的其他基因事件** 小眼畸形相关转录因子（MITF）亦与黑色素瘤发生相关，某些黑色素瘤可见该基因增生，其与黑色素瘤的发生关系复杂。黑色素瘤常见的基因突变如 Bcl-2 过表达、APAF-1 失活和 NF-κB 的活化均可降低细胞凋亡敏感性。

**3. 临床病理类型** 通过个体体细胞关键基因的染色体 DNA 的改变分析和测序，可精确地将黑色素瘤分成不同亚型，因此，黑色素瘤各亚型的发生与不同基因通路相关，而基于此分子生物学特点，黑色素瘤可能将不再被看做是一类疾病。

**（1）浅表扩散型黑色素瘤** 在所有类型黑色素瘤中占 70%。多中年发病，可发生于任何部位，常见于背部及女性股部。仅 25% 与原发痣相关。具侵袭性前先呈辐射性生长。表现为边缘不规则、形状怪异、颜色不同的斑片或斑点。疾病进展时，形状更加不规则，且可见退化区，颜色呈红色（炎症）、灰色（退化区）及黑色（新生黑色素细胞）多重改变。

**（2）结节性黑色素瘤** 约占 15%~20%。老年人（50~60 岁）较多见，男性发病率为女性的 2 倍。病灶呈深色圆顶状或多发息肉状结节，早期可发生溃疡或出血。偶见无色素瘤。发病即迅速呈垂直性生长。

**（3）恶性雀斑样黑色素瘤** 占 4%~15%，老年人（60~70 岁）最常见。多发生于皮肤晒伤处，以脸部为主（90%）。病灶呈较大的黄褐色斑点（3~6cm）。生长缓慢，辐射生长期可持续 5~50 年，疾病进展时部分退化较常见。辐射生长期称为恶性雀斑（lentigo maligna，LM）或哈欣森雀斑（Hutchinson's freckle）。

**（4）肢端黑色素瘤** 为辐射生长期黑色素瘤中最少见的类型，白色人种中仅占 2%~8%，黑色人种、西班牙裔和亚洲人中占 30%~75%。常见于手掌、足底、末端指（趾）骨。微凸者可能提示垂直性生长。

**（5）罕见类型**

**1）痣样黑色素瘤** 与良性痣相似。呈疣状或圆顶状外观，可转移。

**2）结缔组织增生性黑色素瘤** 与伤疤或纤维瘤相似，主要发生于日光暴露部位。多无黑色素。趋于局部复发或孤立性转移。

**4. 播散模式** 首先经淋巴系统播散，先形成卫星灶和移行转移，然后累及淋巴结。卫星灶为皮肤或皮下距原发肿瘤 2cm 的病灶，由淋巴管内肿瘤扩张形成。途中转移指距离原发肿瘤 >2 cm 但不超过区域淋巴结的病灶。最后，经血行远处转移至皮肤、皮下软组织、肺、肝、脑和其他器官。

**5. 原发病灶不明的转移性黑色素瘤** 约占 2%~6%，多为原发表皮黑色素瘤自行退化。临床表现为皮肤或皮下结节或淋巴结转移癌。患者生存情况与同期原发灶明确的患者相同。

6. **副肿瘤综合征** 多发生于广泛转移的黑色素瘤患者，但也可发生于诊断之前（如皮肤神经官能症、天疱疮、黑皮病）。各种副肿瘤综合征均与黑色素瘤相关，可累及多个器官系统，包括：

(1) **皮肤** 包括白癜风、天疱疮、皮肤神经官能症、黑皮病、黑棘皮症、系统性硬化病。泛发性黑变病为进行性皮肤退色综合征（呈灰蓝色），常伴发黑素尿，亦可见咳黑痰或暗棕色血。黑皮病中，恶性细胞产生和分泌的黑色素或其前体大量增加并沉积于全身的巨噬细胞中，导致黑皮病外观。

(2) **眼** 黑色素瘤相关的视网膜病综合征的特征表现是频繁突发的夜盲、光敏感、视觉丧失、视野缺失和视网膜电流图 b 波减少。

(3) **血** 包括白血病样反应、嗜酸性粒细胞增多、自身免疫性粒细胞缺乏。

(4) **内分泌系统** 包括高钙血症、库欣综合征、肥大性骨关节病。

(5) **中央和周围神经系统** 包括慢性炎症性多发脱髓鞘性神经病、眼阵挛。

**（四）诊断**

**1. 症状**

(1) **ABCDE 规则** 黑色素瘤的警告症状包括：

1) 不对称性。

2) 边界不规则。

3) 颜色改变（色素沉着颜色不一）。

4) 直径 >6 mm。

5) 病灶扩大。

陈旧痣出现上述改变或新发痣具上述特征，高度可疑为黑色素瘤。50%以上病例发生于外观正常的皮肤。溃疡或出血常提示存在深部病灶。

(2) **途中转移灶和皮肤转移** 表现为原发肿瘤部位到局部淋巴结域间的皮肤或皮下红斑结节。结节不一定具有色素沉着，可随生长而融合或出现溃疡。

(3) **转移性疾病的症状** 与受累部位相关。

2. **体格检查** 应进行全身皮肤包括头皮、腋窝、生殖器区、指（趾）间和口腔在内的全面检查。黑色素瘤可起病于任何部位的皮肤表面，但是，男性多发于躯干或头颈部，女性多见于肢体末端。原发灶多有色素沉着，而皮肤转移灶多无色素沉着或表现为红色或皮下结节。

3. **鉴别诊断** 复合痣、晕样痣、皮肤痣、基底细胞癌、脂溢性角化病、血管瘤和皮肤纤维瘤可能亦具黑色素瘤的特征性表现。可进行活检加以鉴别。采用皮肤血管镜（可使色素沉着区域放大 10 倍）可提高诊断精确度，尤其适用于无或有轻度色素增加的病灶。

4. **活检** 所有可疑病灶均应进行活检并进行病理学分析。若高度疑诊黑色素瘤，应予以足够厚度和切缘（1～3mm）的切除。较大的切缘可能会影响前哨淋巴结活检。巨大或面部、手掌和足跖表面、耳、肢体远端、外生殖器或指甲下的病灶可进行切开式活检（钻孔活检或正面切开），取部分色素沉着病灶进行病理学分析，但可因取样误差而不能确诊黑色素瘤或导致分期减低，因此，若疑诊或确诊为黑色素瘤，应再取标本进行活检或完全切除病灶，再进行病理学评价并分期。切开活检并不增加黑色素瘤的转移。

**（五）分期与预后因素**

**1．分期**　目前应用美国癌症联合委员会（AJCC）2002 年的分期方法（表 2.34）。

**2．预后因素**

**（1）原发病灶**　肿瘤厚度和有无溃疡为最重要的生存预测指标。

**1）肿瘤厚度**　作为预后因素首次由 Alexander Breslow 提出，按照 Breslow 厚度测定法以毫米计测。AJCC 分期系统以 1、2 和 4mm 作为分期界值，但肿瘤厚度实为连续性预后变量。

**2）溃疡**　即表皮完整性缺乏（通过病理学分析确定），提示黑色素瘤存在侵袭特性。

**3）Clark 分级**　为病灶厚度不足 1mm 者的重要预后因素。Clark 分级（表 2.34），对侵袭的解剖学深度规定如下：

**表 2.34　皮肤黑色素瘤的 TNM 分期**

| T 原发肿瘤 | |
|---|---|
| TX | 原发灶无法评价 |
| T0 | 无肿瘤证据 |
| Tis | 原位癌 |
| T1a | 厚度≤1.0mm，Ⅱ～Ⅲ级，不伴溃疡 |
| T1b | 厚度≤1.0mm，Ⅳ或Ⅴ级，伴溃疡 |
| T2a | 1.01～2.0mm 不伴溃疡 |
| T2b | 1.01～2.0mm 伴溃疡 |
| T3a | 2.01～4.0mm 不伴溃疡 |
| T3b | 2.01～4.0mm 伴溃疡 |
| T4a | >4.0mm 不伴溃疡 |
| T4b | >4.0mm 伴溃疡 |

| N[a] 区域淋巴结 | |
|---|---|
| NX | 区域淋巴结无法评价 |
| N0 | 无淋巴结转移 |
| N1 | 1 个淋巴结转移 |
| N1a | 隐性转移（病理检查发现转移） |
| N1b | 显性转移（影像学或临床可明确判断的转移） |
| N2 | 2～3 个区域淋巴结转移或淋巴管内局部转移不伴有淋巴结转移 |
| N2a | 隐性转移（病理检查发现转移） |
| N2b | 显性转移（影像学或临床可明确判断的转移） |
| N2c | 卫星灶或移行转移但无淋巴结转移 |
| N3 | ≥4 个区域淋巴结转移，或区域淋巴结簇样转移，或移行转移合并区域淋巴结转移，或卫星灶合并区域淋巴结转移 |

| M 远处转移 | |
|---|---|
| MX | 远处转移无法评价 |
| M0 | 无远处转移 |
| M1 | 远处转移 |
| M1a | 皮肤、皮下组织或远处淋巴结转移 |
| M1b | 肺转移 |
| M1c | 其他内脏转移或任何伴 LDH 升高的远处转移 |

续 表

| 病理学分期[a] | 临床 TNM 分期 |
| --- | --- |
| ⅠA 期 | T1aN0M0 |
| ⅠB 期 | T1bN0M0 T2aN0M0 |
| ⅡA 期 | T2bN0M0 T3aN0M0 |
| ⅡB 期 | T3bN0M0 T4aN0M0 |
| ⅡC 期 | T4bN0M0 |
| ⅢA 期 | T1-4aN1aM0 T1-4aN2aM0 |
| ⅢB 期 | T1b-4bN1aM0 T1b-4bN2aM0 T1a-4aN1bM0 T1a-4aN2bM0 T1a/b-4a/bN2cM0 |
| ⅢC 期 | T1b-4bN1bM0 T1b-4bN2bM0 任何 TN3M0 |
| Ⅳ期 | 任何 T 任何 NM1 |

a 病理学分期应包括完全或部分淋巴结清除术后的区域淋巴结情况描述；病理学分期为 0 和 IA 者则可省略。

LDH：血清乳酸脱氢酶。

摘自 AJCC 癌症分期手册第 6 版. 纽约：Springer-Verlag；2002.

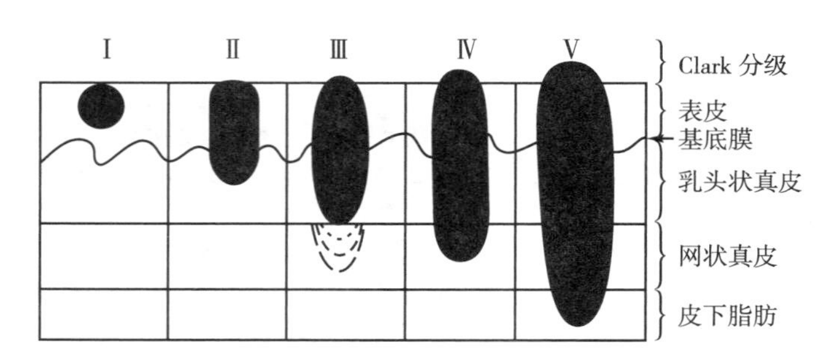


图 2.34 恶性黑色素瘤的 Clark 分级

Clark 分级Ⅰ：病灶局限于表皮。

Clark 分级Ⅱ：病灶穿透基底膜达疏松乳头状真皮。

Clark 分级Ⅲ：病灶于乳头状真皮内形成斑片。

Clark 分级Ⅳ：病灶侵及网状真皮。

Clark 分级Ⅴ：病灶侵及皮下脂肪。

**(2) 区域淋巴结状况** 淋巴结转移数目是影响预后的显著性因素。显性转移者比微转移（隐性转移）者预后差。卫星灶和移行转移虽为淋巴管内播放，但患者预后与淋巴结转移者相同。

**(3) 转移性疾病** 无内脏转移者（皮肤、皮下组织、淋巴结）预后较有内脏转移者好。LDH 升高为不良预后因素。

**(4) 分期相关性生存**

| 分期 | 1 年生存率 | 5 年生存率 |
|---|---|---|
| Ⅰ | 99%~100% | 94%~99% |
| Ⅱ | 93%~96% | 56%（ⅡC）~78%（ⅡA） |
| Ⅲ | 74%（N3）~95%（ⅢA） | 27%（N3）~68%（ⅢB） |
| Ⅳ | 42% | 18% |

**3. 分期的建立**

**(1) 病理报告应包括以下信息：** Breslow 厚度、溃疡状况、Clark 分级、切缘状况和有无卫星灶。鼓励报告病灶位置、退化情况、有丝分裂率、分化程度、淋巴细胞或淋巴管浸润、垂直生长期、神经趋向性和组织亚型。

(2) 医师应了解完整病史并为患者进行包括全身皮肤及区域淋巴结的全面体检。

(3) 0 或ⅠA 期黑色素瘤患者不需要进一步检查。Ⅱ、Ⅲ期原发性黑色素瘤者，应进行进一步检查（LFT、LDH 和全身影像学检查）。

(4) 外科手术无法治愈的局部进展期（Ⅲc 期）和转移性黑色素瘤（Ⅳ期）患者应进行全面的血液学（包括 LDH）和全身影像学检查。因 1/5 患者存在脑转移，故应常规进行特异性脑影像学检查：MRI（较好，对转移的检查敏感性高）或增强 CT（静脉造影剂）。身体其他部位的影像学检查可予以胸、腹和盆腔或全身的增强 CT 或 FDG（氟脱氧葡萄糖）PET（正电子发射断层摄影术）CT。FDG PET 扫描中，PET 示踪剂高聚集部位提示黑色素瘤。若受累部位不宜进行 CT 扫描（脊柱、软组织或骨转移），应进行特定区域 MRI 检查。

**(六) 治疗**

**1. 外科手术**

**(1) 原发灶的治疗**

**1) 表皮下黑色素瘤** 原发表皮下黑色素瘤应进行扩大切除术。某些专家建议：病灶 >2 mm 者，切缘应达 3cm。通常建议是切缘应取决于原发肿瘤的湿润深度，二者关系如下：

| 肿瘤厚度 | 外科手术切缘 |
|---|---|
| 原位癌 | 0.5 cm |
| ≤1 mm | 1 cm |
| 1.01~2 mm | 1~2 cm |
| 2.01~4 mm | 2 cm |
| >4 mm | 2 cm |

不进行皮肤移植术的头颈部黑色素瘤患者，手术切缘一般很难达到标准。虽然有研究表明窄切缘既美观又不影响总生存，但肿瘤厚度而非美观仍是决定手术切除范围的重要因素。Mohs' 的显微外科手术疗效较好，尤其适用于易发生隐性转移的头颈部黑色素瘤的手术。

**2）罕见部位的黑色素瘤** ①甲床黑色素瘤采用手指部分截断术；②跖黑色素瘤 尤其承重面病灶，应进行广泛切除并同时予以皮瓣重建术；③黏膜黑色素瘤可发病于呼吸道、消化道和泌尿生殖道上皮。发现时多已发生局部进展或转移。若病灶局限，需予外科大手术（如颅底肿瘤的颅面切除术、外阴黑色素瘤的根治性外阴切除术或肛门直肠黑色素瘤的腹会阴联合切除术）。

**（2）区域淋巴结的处理**

**1）前哨淋巴结活检（SLNB）** 20 世纪 80 年代的随机临床试验表明，无淋巴结转移证据的黑色素瘤患者进行选择性淋巴结切除术不能提高生存。但是，第一站引流淋巴结（所谓前哨淋巴结，SLN）的确定及活检足以检出淋巴结转移并降低发病率。通过淋巴闪烁成像术可确定前哨淋巴结。原发肿瘤 >1 mm 但无淋巴结受累临床表现者应进行前哨淋巴结活检。活检应于原发灶扩大切除术前进行，因手术会影响前哨淋巴结的定位。仅 1%～2% 的患者存在 SLN 外转移而无 SLN 受累。SLNB 阳性者，应进行根治性淋巴结清扫术。肿瘤厚度 <1mm 但伴随高危临床特点（溃疡、Clark Ⅳ和Ⅴ级、组织学退化或高分裂象）的患者，进行 SLNB 是否有益尚不清楚。

**2）区域淋巴结增大需手术切除** 区域淋巴结清扫术（RLND）可使 20%～40% 的淋巴结阳性患者生存 10 年以上。受累淋巴结域必须完全清除。目前建议受累者至少应分别切除 10 个腹股沟、15 个腋窝和 15 个颈部淋巴结。手术并发症包括切口延迟愈合、感染和淋巴性水肿或血肿。腹股沟淋巴结切除术较腋窝淋巴结清除术更易引起并发症。

**（3）移行转移的处理**

1）若患者无播散证据，移行转移（单发或多发）可予以根治性切除，但仅 18%～28% 患者的无瘤生存达到 5 年；

2）多数患者可进行隔离肢体灌注（ILP）或全身化疗。ILP 是指手术分离脉管系统并予以化疗药（如高浓度美法仑）灌注患肢，对身体其他部位无影响。约 50% 患者达完全缓解，其中半数无复发；

3）其他患者可进行标准或试验性免疫治疗，如白介素-2（IL-2）、干扰素（IFN）、病灶局部注射 Calmette-Guérin 杆菌（BCG）和 CTLA4 抗体。

**4）转移灶的外科治疗** 患者若具有单发、多发局限性转移灶或免疫治疗后的残余病灶，可能会从转移灶切除术获益。

**2. 放射治疗** 切缘阳性者的原发灶以及多发受累淋巴结（4 个以上）、巨大淋巴结（ >3 cm）、淋巴结外软组织受侵或复发者的区域淋巴结均应进行术后辅助性低分割放疗。转移性黑色素瘤一般不进行放疗。对致痛性肿瘤或肿瘤侵及重要器官可予以姑息性放疗。

**3. 全身治疗** 黑色素瘤患者的治疗应分两部分：第一，化疗，包括细胞毒药物以及新的小分子靶向药；第二，免疫治疗。化疗的靶点为分裂细胞或其生存环境，可延长患者生存但不能治愈疾病。免疫治疗刺激患者自身免疫系统杀伤肿瘤。缓解率多低于化疗，但可使少数患者达到治愈。联合化疗与免疫治疗称为生物化疗。目前全身治疗的疗效不理想；因此应鼓励所有黑色素瘤患者加入临床试验。

**（1）辅助性全身治疗** 区域淋巴结受累（高危人群）和局部肿瘤较厚［如厚度 >4 mm、或 2 ~4 mm 伴溃疡或 >4 mm 伴溃疡（中危人群）］的患者，可能从辅助治疗中获益。多种药物已用于辅助治疗，但仅干扰素 α 显示出可能使患者获益。

**1）ECOG 试验 1648** 大型随机试验 ECOG 1648 中，患者进行高剂量 IFN-α2b 治疗。治疗方案如下：最大耐受剂量 20 MU/$m^2$，IV，5 天/周，连用 4 周；然后 10 MU/$m^2$，PO，3 次/周，连用 48 周。中位随访 7 年，无复发生存和总生存延长约 10%。另一大型随机试验已验证此结果。中、低剂量 IFN 疗效低或无效。

**2）再次评估** 延长患者随访时间并对三个高剂量 IFN-α2b 临床试验进行联合分析，结果显示总生存无显著性统计学差异。多数患者因毒性而需调整用药剂量。

**3）IFN 治疗副作用** 包括疲劳、恶心、发热、抑郁、中性粒细胞减少症及肝酶可逆性升高。

**4）IFN-α 所致自身免疫性疾病** 可产生相应临床症状（甲状腺功能亢进、甲状腺功能减低、垂体功能减低、白癜风和抗磷脂综合征）或自身抗体（抗甲状腺微粒体、抗甲状腺球蛋白、抗核、抗 DNA、抗血小板或抗胰岛细胞抗体）。一项 200 人的前瞻性相关性分析显示高剂量应用 IFN-α 可使 25% 患者产生自身免疫性异常（症状或自身抗体）。中位随访 46 个月，发生自身免疫性异常的患者，与免疫功能正常者相比，复发率和死亡率均显著降低，分别为 73% vs 13%，和 54% vs 4%。45% 患者应用的第 1 个月内（静脉应用 IFN-α 的诱导期）发生自身免疫。但大多数患者直到起始治疗后数月才发生。这一研究有助于预测疗效，但不能用于治疗前获益人群的选择。

**5）建议** 考虑到治疗副作用，IFN-α 应用于 70 岁以下、皮肤黑色素瘤完全切除的ⅡB，ⅡC 和Ⅲ期以及无严重合并疾病的患者。用于早期患者的辅助治疗无明显获益。

**（2）转移性黑色素瘤的化疗** 转移性黑色素瘤患者的中位生存期为 6 ~9 个月。美国食品与药品管理局（FDA）仅批准化疗药氮烯咪胺（DTIC）和免疫治疗药 IL-2 两种药物用于转移性黑色素瘤的治疗。

**1）氮烯咪胺（达卡巴嗪，DTIC）** 是 FDA 批准用于转移性黑色素瘤的唯一化疗药。该药以如下方案应用时耐受较好：250 mg/$m^2$，每日 1 次静脉应用，连用 5 天或 850 ~1 000 mg/$m^2$，每 2 ~4 周应用 1 次。缓解率 <20%（最近的临床试验中 <12%），多为部分缓解，中位缓解时间为 4 ~6 个月。尚无随机试验显示 DTIC 较安慰剂更具生存获益。即使治疗缓解率低，但与其他新药相比仍为标准治疗用药。

**2）替莫唑胺** 为达卡巴嗪的同源物，属于 MTIC（DTIC 的活性代谢产物）。可透过血 - 脑脊液屏障，可用于脑转移患者。与 DTIC 相比，替莫唑胺治疗不能显著提高中位生存。用药方案如下：200 mg/$m^2$，每日 1 次口服，连用 5 天，28 天为 1 周期；或 75 mg/$m^2$·d，连用 6 周，8 周为 1 周期。增大替莫唑胺剂量可导致 CD4 淋巴细胞减少症和机会性感染。

**3）其他单药** 铂类（顺铂、卡铂）、亚硝脲类（亚硝脲氮芥、环己亚硝脲、福莫司汀)、微管毒性药（长春碱、长春地辛）和紫杉类（紫杉醇、多西紫杉醇、白蛋白结合型纳米微粒紫杉醇）可产生中度治疗反应。随机临床试验显示上述药疗效均不优于 DTIC。

**4）联合化疗** 为改善转移性黑色素瘤的治疗疗效，已尝试了几种细胞毒药物的多种联合方案。随机试验显示这些方案与 DTIC 相比，可提高缓解率、增加毒性，但不能延长生存。

**5）联合化疗与靶向治疗药** 黑色素瘤治疗的研究包括下述药物：①索拉非尼：为小分子 raf 激酶抑制剂，主要通过抑制血管生成起作用。但单用疗效有限。目前两项联合化疗与索拉非尼的Ⅲ期临床试验正在进行当中。但前期结果显示无进展生存期未提高；②甲喹酮（oblimersen)：抑制 bcl-2 表达的反义寡链核苷酸，与达卡巴嗪联用能提高缓解率和无进展生存期，但不能延长总生存；③MEDI-522 整合素：αVβ3 的人源抗体，一项开放标签的Ⅱ期试验表明其与 DTIC 联用可改善生存。

**（3）转移性黑色素瘤的免疫治疗**

**1）白介素-2（IL-2）** 大剂量应用（600 000 ~ 720 000 U/kg，每 8 小时应用 1 次，每周期最多应用 15 次）缓解率可达 16%。M1a 和 M1b 患者与其他内脏转移者相比，缓解率更高。缓解者中，44%生存时间达 6 年以上。因此，FDA 批准大剂量 IL-2 用于治疗转移性黑色素瘤。因治疗毒性较大，有经验者方可应用。

**2）α-干扰素（Interferon-α）** 治疗缓解者达 16%。

**3）过继免疫治疗** 进行氟达拉滨和环磷酰胺联合方案（无骨髓抑制不良反应）治疗后，患者回输体外扩增的肿瘤浸润淋巴细胞（TIL)，再进行大剂量 IL-2 治疗，缓解率可达 51%，包括 9% 的完全缓解。将编码黑色素瘤特异性 T 细胞肽类受体的反转录病毒体外转化的淋巴细胞回输患者体内，可达到 2/18 的治疗缓解率。

**4）CTLA-4 抗体** CTLA-4 为活化 T 淋巴细胞的表面分子，与免疫抑制相关。阻断该分子可增强抗肿瘤反应。CTLA-4 的两个单克隆抗体（CP-675，206 和 MDX-010）应用于进展期黑色素瘤正处于评估阶段，Ⅰ/Ⅱ期试验显示出 15% 的总缓解率。Ⅲ期试验正在进行当中。

**5）疫苗** 已为黑色素瘤患者试行各种疫苗的接种，包括肽负载自体树突状细胞或肿瘤源性 RNA/DNA 疗效较好。

**（4）生物化疗** 目前已有多个临床试验研究含铂方案化疗联合大剂量 IL-2 或 IL-2 联用 IFN-α 的疗效。Ⅱ期试验显示出较好的缓解率。之后的多个Ⅲ期临床试验均显示联合化疗与免疫治疗显著增加毒性，但不能提高生存（某一研究中生存降低）。目前不建议应用。

**（5）新的靶向治疗** 对黑色素瘤致癌事件的了解为治疗提供了新的靶点。目前正在针对 MAPK 和 PI3K 信号转导通路中突变或基因扩增的信号分子而设计靶向药物以阻断癌信号。另外，针对细胞周期调控、促进凋亡和干预细胞生存信号相关激酶的药物也正处于临床研发中。

**（七）与恶性黑色素瘤相关的特殊临床事件**

**1. 脑转移** 常见于恶性黑色素瘤。原发灶位于黏膜表面或躯干、头颈部皮肤，原发灶厚或伴溃疡，肢端雀斑或结节状病灶的男性患者更易发生脑转移。95% 患者因此死亡。脑转移确诊后的中位生存时间为4个月，仅14%～19%患者生存时间达1年。较好预后的相关因素包括体能状况较好、年轻、无颅外转移和单发脑转移。所有黑色素瘤脑转移患者均应评估可否进行手术切除或立体定向放射治疗。90%以上病灶的进展均可通过这两种方法得到较好控制。多发转移（>6）者，唯一可行的方法即全脑照射。联合穿透血－脑脊液屏障药物如替莫唑胺或福莫司汀（美国未上市）能否提高缓解率仍属未知。

**2. 心脏转移** 除黑色素瘤外，其他肿瘤心脏转移并不常见。半数以上的播散型黑色素瘤患者存在心脏受累。临床表现与转移部位相关，包括阻塞性肿物导致的心衰症状、晕厥、心内膜心肌或传导系统受累导致的心律不齐和心脏受累与渗出导致的心脏填塞。多数患者无明显症状。

**3. 乳腺转移癌** 乳腺转移癌最常见的原发肿瘤即为黑色素瘤。可双侧同时受累。多为播散型黑色素瘤，偶见乳腺原发黑色素瘤的报告。

**4. 胃肠道转移癌** 恶性黑色素瘤更易转移至小肠，有恶性黑色素瘤病史者发生消化道症状或慢性失血，应怀疑小肠转移。无法控制的失血、肠梗阻和肠套叠可行姑息性手术切除小肠转移灶。

### （八）随访

随访的目的是发现潜在可治愈性的复发及二次原发肿瘤。建议至少每年由皮肤科专家做1次皮肤检查。具高危因素者（包括黑色素癌家族史、皮肤类型和异型痣或非黑色素瘤皮肤癌病史）体检频率应增加。ⅠA期患者每3～12个月做1次体检，重点检查区域淋巴结。ⅠB～Ⅲ期患者，每3～6个月随访1次（包括病史采集与体检），连续3年，然后每4～12个月随访1次，连续2年，之后每年随访1次。Ⅳ期无瘤者随访与Ⅲ期患者相同。5～10年内均应规律随访，进行胸部X线检查、LDH、LFT和CBC等。有临床指征者可进行CT或PET扫描等影像学检查。具腹部或胸部结节者应进行平扫CT检查。

## 二、基底细胞和鳞状细胞癌

### （一）流行病学与病因学

**1. 发病率** 非黑色素瘤性皮肤癌（NMSC）主要为基底细胞癌（BCC）和鳞状细胞癌（SCC），在癌症相关死亡中所占比例<0.1%。BCC发病率是SCC的4～5倍。因二者不进行肿瘤报告登记，确切发病率不详；估计每年130万新发病例。

**2. 危险因素**

**（1）紫外线暴露史** 过度紫外线暴露为主要危险因素。白色人种NMSC发生率较非白色人种高50倍以上。90%肿瘤发生于日光暴露部位。蓝眼睛、金发和红发、浅肤色人群以及易发生晒伤者发病危险性增加。

**（2）电离辐射暴露史** 电离辐射暴露史者（镭矿工、辐射相关工作者、癌症患者）为NMSC高危人群。

**（3）慢性免疫抑制和长期应用皮质醇** 器官移植者较普通人群SCC发病风险高60～250倍，BCC发病风险增高10倍。

**（4）无机砷** 无机砷暴露史增加鲍恩病、多发性BCC、SCC和肠癌的发生率。

手掌和脚跖上硬的黄色角质斑提示患者有砷暴露史。

**(5)其他环境性危险因素** 包括吸烟和联合补骨脂素的光疗。

**(6)感染**

**1)疣状表皮发育不良** 人乳头瘤病毒(HPV)5和8感染为主要病因,与其他致癌因素如日光协同引起原位和侵袭性SCC。

**2)SCC** 生殖器和肛门区的SCC与HPV血清型16和18密切相关。感染通常通过性传播,增加局部SCC发病。疣状癌(布-勒二氏瘤)典型表现是生长缓慢、肛门生殖器区的HPV(通常为血清型6和11)相关性肿瘤,可侵及深部组织。

**3)甲周SCC** 与HPV血清型16相关。

**(7)慢性炎症** SCC偶可起病于慢性溃疡或瘢痕、热灼伤、慢性骨髓炎和窦道。

**(8)遗传因素**

**1)基底细胞痣综合征**(Gorlin综合征) 为罕见的、人类PTCH基因相关的常染色体显性遗传病。在青少年晚期面部、上肢和躯干出现多发性BCC病灶为其主要临床表现。患者也可表现为巨头畸形、分叉肋骨、骨囊肿、掌和跖的孔蚀、脊柱后侧凸、脊柱裂、短掌骨、甲状腺素低反应性、成神经管细胞瘤和卵巢纤维瘤。

**2)着色性干皮病** 为多基因型常染色体隐性遗传病,患者DNA修复能力损伤。纯合子患者皮肤和眼对日光高度敏感。幼儿期即发生SCC、BCC和黑色素瘤。眼部异常包括角膜炎、虹膜炎、角膜浑浊和脉络膜黑色素瘤。也可伴有神经异常(癫痫发作、精神和语言错乱)。严重者(de Sanctis-Cacchione综合征)表现为小头畸形、智力缺陷、侏儒症以及性腺发育障碍。

**3)眼皮肤白化病** 为一组以色素沉着广泛减退为特征的遗传病。

**(二)病理学和自然史**

**1. BCC** 起源于表皮的基底细胞层。远处转移很少见。包括以下亚型:

**(1)结节性BCC** 为最常见的类型(占病例的60%)。主要起病于头颈部,表现为边界(呈珍珠样或均匀改变)清楚伴毛细血管扩张的结节。有些病灶伴随色素沉着,临床上与黑色素瘤不易鉴别。可同时经表面及深部组织侵及软骨与骨。较大的肿瘤中央发生坏死及溃疡,形成所谓的侵蚀性溃疡。

**(2)浅表型BCC** 约占病例的30%。病灶常起病于躯干,呈多发、红色鳞状斑伴棕或黑色色素沉着。可通过皮肤表面播散形成结节区。

**(3)硬化性BCC** 占病例的5%~10%。病变多发于面部。病灶类似瘢痕;边界不清,可呈象牙色伴硬结。组织学上,癌细胞被致密纤维床包绕("硬斑型")。所有BCC中,此型治疗后最易复发。

**(4)囊性BCC** 不常见。肿瘤中央变性形成囊性病灶。

**(5)线性BCC** 为最近发现的一种肿瘤,形态学上为实体瘤,临床组织病理学特点为更具侵袭性,易形成隐性扩散。

**(6)微结节型BCC** 根据组织病理学上表现为小癌巢而命名,多呈隐性生长。

**2. SCC** 多表现为过度角化的丘疹、斑片或结节。角化过度为SCC的重要特征。60%病例源于光化性角化病。

**(1) 皮角**　多代表红斑伴过度角化的癌前病变，偶可为SCC。

**(2) Bowen's 病（鲍恩病）**　一种表皮内原位SCC，可发生侵袭。表现为红棕色湿疹样斑。常见于老年人晒伤区，但也可发生于黏膜。组织学上虽具侵袭性，并不增加体内癌的发生。鲍恩样丘疹病为HPV引起的生殖器表皮内肿瘤。

**(3) 角化棘皮瘤**　为过度角化结节伴中央角质栓。生长迅速可使其与其他类型SCC相鉴别。可自行退化，但因其可进一步侵及真皮及深部软组织，应予以治疗。

**(4) 基底鳞癌**　具有BCC和SCC的双重特点，但因其更具侵袭与转移性而归为SCC。

**(5) 转移**　转移性肿瘤多为低分化。光化性SCC和非光化性SCC发生转移的机率分别为<3%和35%。虽然最终可累及远处器官，但引流淋巴结为最常见转移部位。

**(三) 诊断**

疑诊者应进行全面皮肤体检。若疑为SCC，还应进行区域淋巴结检查。所有可疑病灶均应进行活检。

**(四) 疾病分期系统与预后因素**

**1. TNM系统**　由美国癌症联合协会（AJCC）确立。95%以上的BCC和SCC为局部疾病，故分期系统很少应用。本系统中采用NX、N0或N1分别代表无法评价、无或有区域淋巴结转移；以MX、M0或M1分别代表无法评价、无或有远处转移。肿瘤分期如下：

TX 原发肿瘤无法评价

T0 无原发肿瘤证据

Tis 原位癌

T1 肿瘤最长径≤2 cm

T2 肿瘤最长径2～5 cm

T3 肿瘤最长径>5 cm

**2. 预后因素**　如下（与原发肿瘤治疗不足相关）：

(1) 头颈部NMSC及直径>2 cm的肿瘤更易复发。

(2) 生殖器区、黏膜或耳SCC更易转移。

(3) 边界不清或神经受侵、复发或慢性免疫抑制患者（尤其是器官移植者）的肿瘤更易复发。

(4) 微结节型、浸润、坏死或硬斑型BCC及结缔组织增生的SCC更易复发。

(5) 基底鳞癌较BCC和SCC更易发生转移。

(6) 下述为SCC的危险因素：慢性炎症部位肿瘤、肿瘤快速生长、神经受累症状、侵袭深度以及组织学分化程度中等或差。具有任何一种高危因素者均属高危人群。

**(五) 预防**

一级预防包括：鼓励患者及相关人员减少日光暴露及其他危险因素。女性早期应用Gardacil疫苗可显著减少SCC发生。日光暴露甚至多云天气的紫外线所致的皮肤红斑表明皮肤损伤已累及多年。晒黑为人体对皮肤损伤的反应，雀斑为皮肤损伤的早期表现。SPF≥15 的防晒霜与防晒服及帽子均可有效防晒。严格防晒者应于饮食或维生素制剂补充维生素 D。随访为二级预防的关键。约 40% NMSC 患者 5 年内可再发 NMSC，此类人群亦为黑色素瘤的高危人群。

**（六）治疗**

**1. 光化性角化病** SCC 的癌前病变，可予以冷冻术或氟尿嘧啶或咪喹莫特局部治疗。多发病灶者，Solaraze 胶（双氯芬酸钠，3%）每日 2 次局部连续应用 3 个月多有效。冷冻疗法可引起瘢痕形成、感染和色素改变等。局部疗法的不良反应为局部刺激。局部应用甲基氨基酮戊酸盐光敏疗法为新开发的有效疗法。

**2. BCC 和 SCC** 可予以外科手术、放射疗法和局部疗法。须根据患者个体需要及特异性因素制定个性化治疗方案。

**(1) Mohs' 显微外科手术** 应用该手术方法，原发肿瘤的治愈率很高，BCC 和 SCC 分别达 99% 和 96%，且具很好的美观效果。其他治疗手段与之相比，技术要求不高、费用低、损伤低或省时省力。因此，建议只对高危病灶及复发肿瘤应用 Mohs' 显微外科手术，其 BCC 和 SCC 的治愈率分别为 95% 和 93%。

**(2) 术后切缘相关评估** 原发肿瘤直径 <2 cm、切缘达 4 ~ 6 mm 者治愈率达 90%。更大或复发肿瘤需予以 10 mm 切缘，可严重影响美观或功能；治愈率为 50% ~ 85%。

**(3) 刮除术与电离术** 适用于低危肿瘤。有毛发区域禁用，若皮下层受累则应进行外科切除术。

**(4) 应用液氮进行冷冻疗法** 适用于病灶小且边界清楚的原发性肿瘤。尤其适用于因医疗条件或个人体质而无法进行其他手术的患者。

**(5) 放射治疗** 适用于需要进行扩大切除术或因肿瘤部位难以施行手术的患者。因可能导致继发性恶性肿瘤，禁用于年轻患者。因可导致照射野发生更多的肿瘤，放疗亦不适用于着色性干皮病、疣状表皮发育不良或晒黑的患者。神经周受侵、肿瘤厚度 >4 mm 或侵及肌肉或骨膜的患者，因其局部复发和淋巴结转移危险性高，术后应进行辅助放疗。

**(6) 表面治疗** 低危、浅病灶及手术、放疗存在禁忌证者应予以局部应用氟尿嘧啶、咪喹莫特或光敏疗法。

**(7) 化疗** BCC 或 SCC 不进行辅助性化疗。转移性皮肤癌的治疗经验很有限。氟尿嘧啶、顺铂、甲氨蝶呤、博来霉素、类视黄醇和环磷酰胺单药或联合应用均可暂时缩小肿瘤。顺铂联合氟尿嘧啶（静脉应用 5 天，剂量与头颈部癌相似）或多西他赛，治疗进展期 SCC 和 BCC 疗效可观。

**3. 淋巴结肿大的治疗** SCC 偶可累及区域淋巴结。肿大淋巴结应予以细针穿刺（FNA）或切除活检。若淋巴结受累，则应通过放射治疗进行根治性淋巴结清除术。

## 三、MERKEL 细胞癌

**（一）流行病学**

Merkel 细胞癌（MCC）为罕见的皮肤癌，美国发病率约为 0.44/100 000，死亡率约为33%，为恶性度最高的表皮肿瘤。中位发病年龄为68～74岁。

**1. 危险因素** 日光暴露、老年、慢性免疫抑制为重要的危险因素。肿瘤主要发生于日光暴露部位，应用PUVA［补骨脂素，一种光敏剂，常与紫外线照射灯A（UVA）的受控照射联用］的患者多见。免疫缺陷病毒（HIV）阳性、器官移植或因类风湿性关节炎而呈慢性免疫抑制状态的患者更多见。器官移植者发生MCC的中位年龄为46岁。

**2. 预后因素** SLNB阳性为最重要的预后不良因素。SLNB阳性患者的3年复发率为60%，活检阴性者为20% 。与黑色素瘤相反，侵袭深度不是预后因素。其他预后因素（如肿瘤大小、生长方式、有丝分裂活性、坏死和炎症）的研究结果不一。

### （二）病理学和自然史

细胞首次由Merkel于1875年在田鼠的吻部皮肤发现，起源于神经嵴，为机械刺激感受器。肿瘤起源位于表皮基底层、是与轴突末梢相关的卵圆形神经内分泌Merkel细胞。开始经淋巴系统播散至区域淋巴结，然后播散至全身。最常见的远处转移部位为肝、脑、肺、骨和皮肤。

### （三）诊断

**1. 症状** MCC临床表现为生长迅速、无痛、红色到紫色的硬结。病灶主要位于日光暴露区域。头颈（30%～45%）和肢体末端（35%）为原发肿瘤的常见部位，也可见于躯干部、臀部或外生殖器。多数患者（75%）表现为原发肿瘤的局部皮肤症状。以区域淋巴结受累和远处转移为临床特点的患者分别占25%和2%～4%。少数患者（～2%）诊断时原发灶不明。

**2. 诊断** 须进行病灶活检。组织类型包括小梁型、中间细胞型和小细胞型。组织学分型无预后预测价值。MCC与其他的“小蓝细胞瘤”很难区分。

**3. 分期** 广泛应用三阶段分期系统。

| 分期 | 肿瘤范围 | 5年生存率（%） |
|---|---|---|
| Ⅰa | 局部疾病，肿瘤≤2cm | 81 |
| Ⅰb | 局部疾病，肿瘤>2cm | 67 |
| Ⅱ | 区域淋巴结 | 52 |
| Ⅲ | 疾病超过区域淋巴结或远处转移 | 11 |

分期检查应包括体检（尤其区域淋巴结）和胸部、腹部及盆腔的CT扫描检查。

### （四）治疗

Merkel细胞癌为罕见疾病，未进行以建立标准疗法为目的的随机试验。

**1. 外科手术** 无转移证据者应进行原发灶放疗或广泛切除术（切缘为2～3cm）。因该肿瘤放疗非常敏感，某些中心只进行放射治疗。非随机试验表明Mohs'显微手术与标准手术相比，可提高局部肿瘤控制。

**2. 区域淋巴结的评价** 通过 SLNB、选择性淋巴结切除或治疗性淋巴结分期评价为淋巴结阴性的患者与仅对淋巴结状况进行临床评价的患者相比，5 年无病生存率（DFS）明显提高，分别为 97% 和 75%。多数中心主张 SLNB 为评价淋巴结状况的最适宜的方法。SLNB 阳性以及有淋巴结受累的临床或影像学证据的患者应进行淋巴结清扫术。

**3. 放射治疗** 原发灶进行辅助性放疗可提高肿瘤控制率。与手术联合辅助性放疗相比，单独进行手术者局部复发率提高 3.7 倍，区域复发率提高 2.7 倍。两组的远处转移率相近。进行 SLNB 者或有淋巴结受累的临床或病理学证据者应进行淋巴结的辅助性放疗。确诊后应尽快予以放疗，以免延误病情。

**4. 化疗** 辅助化疗的疗效尚有争议，多数研究表明化疗虽可提高局部肿瘤控制率，但不能延长生存。一项由 Trans-Tasman 放射肿瘤学研究组所进行的研究表明，具高危因素者（原发肿瘤 >1 cm、淋巴结受累、原发肿瘤治疗后复发或切除术后残余较大病灶）应进行同步放疗与化疗（卡铂与依托泊苷），患者的 3 年总生存可达 76%。之后所进行的随访研究中纳入了更多的患者，但研究结果显示化疗不能提高总生存。目前，化疗不用于淋巴结阴性者，但可用于高危患者。肿瘤转移者应进行化疗，但无标准的化疗方案，通常与非小细胞肺癌治疗相同，如 CAV（环磷酰胺、多柔比星和长春新碱）、CEV（环磷酰胺、依托泊苷和长春新碱）联用或不联用泼尼松和 EP（依托泊苷和顺铂）方案。CAV 或 CEV 的治疗缓解率达 75%，35% 可达完全缓解；EP 方案可达 60% 缓解率和 35% 的完全缓解率。应用化疗的患者（任一方案），中位总生存期为 22 个月（1～118 个月），2 年生存率为 36%。

**5. 复发的治疗** 局部或区域性复发应予以手术联合放疗或化疗。全身复发应予以化疗。

## 推荐阅读文献

### 恶性黑色素瘤

Balch CM, Soong SJ, Gershenwald JE, et al. Prognostic factors analysis of 17,600 melanoma patients: validation of the American Joint Committee on Cancer melanoma staging system. *J Clin Oncol* 2001;19(16):3622.

Kirkwood JM, Strawderman MH, Ernstoff MS, et al. Interferon alfa-2b adjuvant therapy of high-risk resected cutaneous melanoma: the Eastern Cooperative Oncology Group Trial EST 1684. *J Clin Oncol* 1996;14(1):7.

Miller AJ, Mihm MC Jr. Melanoma. *N Engl J Med* 2006;355(1):51.

Morton DL, Thompson JF, Cochran AJ, et al. Sentinel-node biopsy or nodal observation in melanoma. *N Engl J Med* 2006;355(13):1307.

Tsao H, Atkins MB, Sober AJ. Management of cutaneous melanoma. *N Engl J Med* 2004;351(10):998.

### 基底细胞和鳞状细胞癌

Alam M, Ratner D. Cutaneous squamous-cell carcinoma. *N Engl J Med* 2001;344(13):975.

Clayman GL, Lee JJ, Holsinger FC, et al. Mortality risk from squamous cell skin cancer. *J Clin Oncol* 2005;23(4):759.

Rubin AI, Chen EH, Ratner D. Basal-cell carcinoma. *N Engl J Med* 2005;353(21):2262.

## Merkel 细胞癌

Gupta SG et al. Sentinel lymph node biopsy for evaluation and treatment of patients with Merkel cell carcinoma. The Dana-Farber experience and meta-analysis of the literature. *Arch Dermatol* 2006;142:685.

Krasagakis K, Tosca AD. Overview of Merkel cell carcinoma and recent advances in research. *Int J Dermatol* 2003;42(9):749.

Mojica P, Smith D, Ellenhorn JDI. Adjuvant radiation therapy is associated with improved survival in Merkel cell carcinoma of the skin. *J Clin Oncol* 2007;25:1043.

Swann M, Yoon J. Merkel cell carcinoma. *Semin Oncol* 2007;34(1):51.

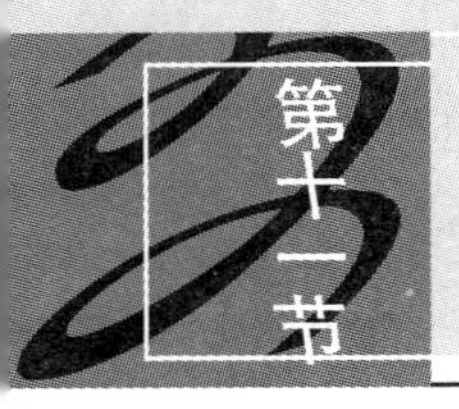

# 第十一节 肉瘤

Charles A. Forscher和 Dennis A. Casciato

## 一、流行病学和病因

通常称原发于骨骼外、实质器官或空腔脏器的间叶细胞肿瘤为软组织肉瘤（STSs）。纵隔以及心血管原发的肉瘤参阅第19节。

### （一）发病率

肉瘤约占所有恶性肿瘤的1%。美国2007年约有9 220例软组织肉瘤，2 370例骨肉瘤的新发病例，估计将分别有3 560例和1 330例死亡。

1. 软组织肉瘤与骨肉瘤发病之比为3∶1。在儿童，软组织肉瘤的病理类型以横纹肌肉瘤和头颈部未分化肉瘤为主。在成人，软组织肉瘤常出现于四肢或腹膜后，头颈部区域少见。

2. 骨组织的肉瘤多发于10～20岁之间（骨肉瘤）或者40～60岁之间（软骨肉瘤）。

3. 绝大部分肉瘤的发病没有性别差异。发病高峰年龄为儿童期和50岁。

### （二）病因学

特殊类型的肉瘤与暴露于某些化学物质或者医源性因素有关。

1. **淋巴管肉瘤：**乳癌根治术后手臂长期的淋巴水肿（Stewart-Treves综合征）。

2. **血管肉瘤和其他软组织肉瘤：**聚氯乙烯、氧化钍、二恶英、砷和雄激素。

3. **骨肉瘤：**镭（表盘上涂镭）暴露、乳癌术后照射，畸形性骨炎（Paget病）。

4. **纤维肉瘤：**照射后骨Paget病。

5. **卡波西肉瘤：**巨细胞病毒或HIV-1。

6. **平滑肌肉瘤：**儿童HIV-1感染。

7. **遗传性疾病和综合征：**

（1）**Li-Fraumeni综合征（p53基因）** 多种肉瘤（尤其是横纹肌肉瘤）和乳腺癌、肺癌、肾上腺皮质癌。

（2）**神经纤维瘤（NF1基因）** 神经鞘瘤。

（3）**家族性成视网膜细胞瘤（RB1基因）** 骨肉瘤。

8. **染色体畸变** 见于几乎所有肉瘤。染色体易位，尤其涉及DNA转录因子的易位。如滑膜肉瘤的X；18易位和尤文肉瘤的11；22易位。

## 二、病理学和自然史

### （一）组织学和命名法

肉瘤曾经被冠以多个令人困惑的名称，既无法反映肉瘤的生物学行为也无法影响治疗过程。间叶组织的多分化潜能和同一肿瘤表现出不同组织学类型的情况使得做出清晰的病理诊断非常困难。

1. 以组织来源命名如骨肉瘤、软骨肉瘤、神经鞘瘤、脂肪肉瘤，也可以联用这些名称以描述多成分肿瘤（如纤维性组织细胞瘤）。

2. 以病理学特征命名，或因组织来源不明确而以非描述性的名称命名，如腺泡状软组织肉瘤、卡波西肉瘤、尤文肉瘤。

3. 病理学家发现某些因素是肉瘤分级的决定性因素：包括细胞分化程度，有无核分裂能力，自发性坏死和血管浸润。其他的特征性描述重要性略差。病理学专家的评估对于肉瘤的分级非常关键。

4. 类骨质形成提示成骨肉瘤的诊断。一定要分辨其与反应性或化生性骨质形成的区别。

5. 免疫组织化学有助于横纹肌肉瘤和平滑肌肉瘤的诊断。各种肉瘤的免疫表型见附录 C-4. Ⅲ和 C-4. Ⅷ。

6. 细胞遗传学试验有助于诊断尤文肉瘤、滑膜肉瘤和横纹肌肉瘤。荧光原位杂交（FISH）等新技术的诊断价值逐渐提升。

**（二）自然史**

一般来说，肉瘤不是从既往存在的良性肿瘤恶变而成，而是原发的。肿瘤偶尔可表现为去分化，从良性到恶性，或从低分级到高分级。肉瘤沿组织表面播散，可累及局部神经纤维、肌束和血管。组织学检查常常较大体检查揭示出更大范围的浸润。

1. **组织学分级**　往往可以预测肉瘤的生物学行为。低分级的肿瘤表现为局部浸润，高分级的肿瘤（尤其是同时有大量坏死的肿瘤）常常早期即发生转移。大部分骨肉瘤、横纹肌肉瘤和滑膜肉瘤为高分级肿瘤。

2. **原发位置**　常提示组织类型。如下所示：

**（1）头颈部**

1）横纹肌肉瘤（儿童）。

2）血管肉瘤（老年人）。

3）骨肉瘤（颚部）。

**（2）四肢**

1）上皮样肉瘤。

2）滑膜肉瘤。

3）透明细胞肉瘤。

4）骨肉瘤（股骨）。

**（3）胫骨近端和肱骨**　骨肉瘤。

**（4）间皮层**　间皮瘤。

（5）腹部、腹膜后和肠系膜。

1）平滑肌肉瘤。

2）脂肪肉瘤。

3）胃肠间质瘤（GIST）。

4）促纤维组织增生性小圆细胞肿瘤。

**（6）泌尿生殖系统**

1）横纹肌肉瘤（儿童）。

2）平滑肌肉瘤（成人）。

**（7）皮肤**

1）血管肉瘤、淋巴血管肉瘤。

2）卡波西肉瘤。

3）上皮样肉瘤。

4）隆凸性皮肤纤维肉瘤（躯干部）。

**3. 转移** 肉瘤典型的转移途径是经血行播散。肺转移最为常见。肝转移见于原发于胃肠道和女性生殖系统的肉瘤。四肢脂肪肉瘤可发生腹膜后转移。其他部位的转移（如骨、皮下组织和脑）较为少见，或为肺转移之后继发的转移（第三级转移）。

**（1）转移到淋巴结的肉瘤**

1）横纹肌肉瘤。

2）滑膜肉瘤。

3）上皮样肉瘤。

**（2）罕见转移的肉瘤** 患者生存期较长

1）脂肪肉瘤（黏液样和分化良好的类型）。

2）纤维肉瘤（幼稚和分化良好的类型）。

3）恶性纤维组织细胞瘤（表浅型）。

4）隆凸性皮肤纤维肉瘤。

5）骨旁骨肉瘤。

6）与获得性免疫缺乏综合征（AIDS）无关的卡波西肉瘤。

**4. 肉瘤相关副肿瘤综合征**

（1）低血糖（多见于腹膜后纤维肉瘤）。

（2）肥大性骨关节病（胸膜或纵隔肉瘤）。

（3）低钙血症。

（4）瘤源性骨软化症。

**（三）软组织肉瘤的临床特征**

**1. 腺泡状软组织肉瘤**

**（1）组织来源（发病率）** 未知（罕见）。

**（2）特点** 较常见，组织类型独特，没有相应的良性成分。即便发生了肺转移，也常表现为惰性。最常见的转移部位为脑。多见于成人股部和儿童头颈部。5年生存率达60%以上。

**2. 血管源性肉瘤（血管肉瘤、淋巴血管肉瘤）**

**（1）组织来源（发病率）** 血管或淋巴管（2%～3%）。

**（2）血管肉瘤特点** 多见于老年人，侵袭性强。可发生于多个器官，如头颈部、乳腺、肝脏，尤其是皮肤和表浅软组织（大多数软组织肉瘤位置较深）。去分化罕见。5 年生存率小于 20%。

**(3) 淋巴血管肉瘤特点** 中年发病，侵袭性强。在慢性淋巴水肿的区域发病(尤其是乳房切除术后)。5 年生存率为 10%。

**3. 透明细胞肉瘤**

**(1) 组织来源（发病率）** 目前观点认为其是恶性黑色素瘤的一种类型（罕见)。

**(2) 特点** 40 岁以下发病。腱鞘和肢体腱膜的无痛性，质硬的实体球状肿物。5 年生存率约为 50%。

**4. 上皮样肉瘤**

**(1) 组织来源（发病率）** 未知（罕见）

**(2) 特点** 青年人发病，侵袭性强。多见于四肢。上皮样肉瘤和滑膜肉瘤是手和足最常见的肿瘤。与其他软组织肉瘤不同的是更易于播散到远隔皮肤、皮下组织、脂肪、区域淋巴结和骨。5 年生存率约为 30%。

**5. 纤维肉瘤**

**(1) 组织来源（发病率）** 纤维组织（5%~20%）。

**(2) 特点** 任何年龄均可发病。可见于各种间叶组织。常累及腹壁或四肢。90% 分化良好（硬纤维瘤)。发生于躯干部皮肤的隆凸性皮肤纤维肉瘤（罕见）几乎从不转移。纤维黏液肉瘤可以累及任何软组织但多见于四肢。10% 为分化不良(高分级)。生存情况与肿瘤分级直接相关。

**6. 恶性纤维组织细胞瘤（MFH)/黏液纤维肉瘤** 一些病理学家更愿意用“黏液纤维肉瘤”统称这些肿瘤。有些以前诊断为恶性纤维组织细胞瘤的肿瘤现在被归入多形性脂肪肉瘤或者多形性肉瘤，不另说明。

**(1) 组织来源（发病率）** 未知（10%~23%）。

**(2) 特点** 发病年龄大于 40 岁（20 岁以下者不到 5%）。MFH 逐渐变成一个普通的病理诊断。原发部位在四肢（尤其在腿部)、躯干部和腹膜后。表浅 MFH 靠近皮肤表面，常为低分级，5 年生存率 65%；深部 MFH 通常为高分级，5 年生存率 30%~60%。

**7. 血管外皮细胞瘤/单发性纤维瘤**

**(1) 组织来源（发病率）** 血管或纤维组织（小于 1%）。

**(2) 特点** 任何年龄均可发病。多发病于指端下（血管球瘤)、肢体末端、骨盆或腹膜后以及其他部位。良恶性均有。5 年生存率 50%。

**8. 卡波西肉瘤（KS）** 各种 KS 均与人疱疹病毒 8 型（HHV-8）有关。典型的 KS 表现为紫色斑点或结节，可伴痛或痒感。

**(1) 组织来源（发病率）** 有争议（不一致)。

**(2) 典型 KS 的特点** 地中海裔中年人常见，侵袭性低的病变多发于肢体下端(偶见于手、耳、鼻)，而且很少致死。

**(3) 流行性 KS 的特点** 流行性和侵袭性的改变见于 AIDS（见第 36 章第Ⅳ部分）患者、非洲儿童、肾移植受体、非移植相关免疫缺陷人群和因纽特人。表现为广泛播散、侵袭性强、多为致死性的病变。全身皮肤受累、淋巴结肿大、内脏或胃肠道受累为典型表现。

9. **平滑肌肉瘤、胃肠间质瘤（GIST）和转移性平滑肌瘤**

**（1）组织来源（发病率）** 平滑肌瘤和平滑肌肉瘤源自平滑肌；GIST 源自肠 Cajal 细胞（7%～11%）。

**（2）特点** 任何年龄均可发病。发病部位在胃肠道、子宫、腹膜后和其他软组织。一般对放化疗不敏感。5 年生存率 30%。

**（3）胃肠道间质瘤（GIST）** 从形态学上看与平滑肌肉瘤相似，但有着不同的免疫组织化学染色特征（见附录 C-4. Ⅲ）。GIST 肌动蛋白染色阴性（平滑肌肉瘤为阳性），而且绝大多数表达 CD117（c-kit 蛋白）。

**（4）播散性腹膜平滑肌瘤（LPD）** 一般见于育龄女性。多个无症状的良性平滑肌瘤散布在腹膜腔，大小在 1～10cm 之间。它们在雌激素的刺激下生长。偶可引起肠动力问题或者腹痛。一般不需治疗。有症状时可视情况给予雌激素或抗雌激素治疗。

**（5）平滑肌瘤** 良性转移。一般在检查肺结节时被发现，组织学为良性病变，可能为平滑肌瘤中的一种。与之相关的结节多位于盆腔子宫圆韧带，与 LPD 的播散型不同。有症状或者进展的患者可选择外科手术治疗。

10. **脂肪肉瘤**

**（1）组织来源（发病率）** 脂肪组织（15%～18%）。

**（2）特点** 发病于中老年人，大多数为男性。发病部位为股部、腹股沟、臀部、肩胛和腹膜后。不是由良性脂肪瘤恶变而成。四肢的低分级肿瘤目前被称为非典型脂肪瘤。腹部和腹膜后的脂肪肉瘤一般分化良好。低分级脂肪肉瘤的 5 年生存率为 80%，高分级者为 20%。

11. **间皮瘤**

**（1）组织来源（发病率）** 间皮。

**（2）特点** 发病年龄大于 50 岁。病因为石棉暴露。累及胸膜和腹膜，侵袭性的包绕内脏。为高致死性肿瘤。5 年生存率小于 10%。

12. **黏液瘤**

**（1）组织来源（发病率）** 间叶组织。

**（2）特点** 常见于四肢。组织学表现类似脐带。5 年生存率约为 80%。

13. **神经纤维肉瘤**（施万细胞瘤，神经鞘瘤）

**（1）组织来源（发病率）** 神经（5%～7%）。

**（2）特点** 多发病于中青年人和 1 型神经纤维瘤病的患者（von Recklinghausen 病，一生中 10% 可恶变为肉瘤）。组织学上类似纤维肉瘤。表现为受累神经增厚，无解剖部位的差异。表浅病灶为低分级，沿神经鞘进展，难以发生转移，5 年生存率大于 90%。穿透性的病灶为高分级，结节样的生长方式，浸润血管，易发生肺转移，5 年生存率小于 20%。

14. **横纹肌肉瘤**

**（1）组织来源（发病率）** 横纹肌（5%～19%）。

**（2）特点** 按照 G-TNM 分期系统，所有患者都为第 3 级。任何年龄均可发病，典型的分布特点见下节。

**（3）胚胎横纹肌肉瘤的特点**　婴幼儿发病。可见于婴儿和儿童；发病部位为头颈部（70%）和生殖器（15%~20%）。包括葡萄状肉瘤。5 年生存率约为 70%。

**（4）腺泡状横纹肌肉瘤的特点**　青少年发病，部位不限。高度侵袭性，组织学特征类似肺泡。5 年生存率约为 50%。

**（5）多形性横纹肌肉瘤的特点**　30 岁以上成人发病，罕见。发病部位见于四肢。常为高度间变性肿瘤。镜下易与 MFH 混淆。5 年生存率约为 25%。

**15．滑膜肉瘤**

**（1）组织来源（发病率）**　未知。尽管发病部位靠近关节，但其组成细胞并非由滑膜分化而成。“滑膜肉瘤”的名称实为误称。很少在关节间隙发病。

**（2）特点**　青年发病多见，也可发病于 20 ~ 40 岁之间。组织学类型分为单相型和双相型。表现为手、膝或足关节附近靠近肌腱的坚硬包块，常伴疼痛。滑膜肉瘤和上皮样肉瘤是手和足最常见的肿瘤。影像学特征为钙化病灶。多数滑膜肉瘤为高分级。约 20% 的病例存在淋巴结受累。5 年生存率 30%~50%。

**（四）骨源性肉瘤的临床特征**

**1．造釉细胞瘤**

**（1）组织来源（发病率）**　未知，骨外（小于 1%）。

**（2）特点**　溶骨性肿瘤。发病部位常为胫骨上部；类似于下颌骨。生物学惰性，5 年生存率超过 90%。

**2．软骨肉瘤**

**（1）组织来源（发病率）**　软骨（30%）。

**（2）特点**　40 ~ 60 岁发病。不到 4% 的患者在 20 岁之前发病。发病部位常为肩胛（15%），股骨近端（20%）或骨盆（30%）。软骨肉瘤是胸骨和肩胛骨最常见的恶性肿瘤。绝大部分肿瘤为 1 或 2 级。高分级的肿瘤经常发生转移。然而，肿瘤分级不影响预后。治疗中遇到的主要问题是局部复发。通常对放化疗均不敏感。去分化的软骨肉瘤可能对化疗敏感。外科完全切除是决定复发和生存期的主要因素。5 年生存率大约 50%。

1）中央型软骨肉瘤（占 75%）发生于骨，周围型软骨肉瘤（占 25%）多位于骨表面。周围型的病灶可能发展得很大但不引起疼痛；中央型的病灶常引起钝痛，但肿块罕见。疼痛提示影像学上“良性”表现的软骨肿瘤实际可能为中央型软骨肉瘤。

2）大约 25% 的软骨肉瘤是由先前存在的内生软骨瘤或者骨软骨性外生骨疣恶性转化而来。多发的良性软骨肿瘤比相应的单发病灶更易发生恶性转化。

**3．脊索瘤**

**（1）组织来源（发病率）**　原始脊索细胞（5%）。

**（2）特点**　发病部位在颅基底或骶尾区域的神经轴中线。特征性表现是含空泡的细胞。肿瘤为惰性，但易于局部复发。分级低但可能在数年后侵及神经组织引起并发症而致死。治疗采用外科手术和放疗。5 年生存率为 50%。

**4．尤文肉瘤**

**(1) 组织来源(发病率)** 未知，骨髓非间叶组织成分(15%)。

**(2) 特点** 10~15 岁儿童发病，黑人罕见。高度侵袭性，多处骨组织均可发病，以股骨骨干多见。

**5. 骨纤维肉瘤**

**(1) 组织来源(发病率)** 纤维组织(2%)。

**(2) 特点** 中年发病，多见于长骨。偶尔与潜在的疾病(骨折、良性巨细胞瘤、Paget 病、放疗后)有关。类似纤维肉瘤，但病变中可发现骨样组织。多为高分级，与转移能力和生存期相关。

**6. 骨纤维性组织细胞瘤**

**(1) 组织来源(发病率)** 纤维组织和原始间叶组织(5%)。

**(2) 特点** 中年发病。原发或者为 Paget 病的并发症。常见于长骨的干骺端，尤其为膝盖。与骨肉瘤不同，血清碱性磷酸酶水平正常。首发症状通常是病理性骨折。具有侵袭性，常播散到肺。

**7. 骨巨细胞瘤**

**(1) 组织来源(发病率)** 未知(小于 1%)。

**(2) 特点** 20 岁以上发病。常见发病部位为膝周、桡骨和骶骨。通常为良性，但可能有局部浸润。偶尔有恶性转化。

**8. 骨肉瘤**

**(1) 组织来源(发病率)** 骨(40%~50%)。

**(2) 传统骨肉瘤的特点** 任何年龄均可发病，但多发于10~20 岁之间。男性多见。大部分起源于长骨干骺端，此部位生长速度最快。85% 的股骨远端、胫骨和肱骨近端骨质肿物为此种类型骨肉瘤。几乎均是高分级。

**(3) 低分级骨肉瘤的特点** 罕见，可能发生中枢性损害。

**(4) 颌骨骨肉瘤的特点** 20~40 岁发病，男性多见。常在进行齿科检查时被发现。多含有软骨成分。高分级和低分级肿瘤予以半上颌骨切除术或半下颌骨切除术及重建术治疗。若不进行全切术，局部控制常为其主要问题。

**(5) 毛细血管扩张性骨肉瘤的特点** 青年人发病。溶骨性肿瘤，易与动脉瘤性骨囊肿混淆。高度恶性，早期发生转移。

**(6) 多病灶硬化性骨肉瘤的特点** 罕见。10 岁以下儿童发病。干骺端多个原发灶同时发病，快速转移到肺和软组织。

**(7) 骨膜骨肉瘤的特点** 罕见。15~25 岁之间发病。发病部位在骨外表面，沿着覆盖骨的软组织生长为扩大的无痛性肿块，很少累及骨髓腔。组织学特征易与软骨肉瘤相混淆。50% 以上发生转移。

**9. 骨膜外(近皮质的)肉瘤**

**(1) 组织来源(发病率)** 骨表面(小于 2%)。

**(2) 特点** 临床表现特殊。20~30 岁之间发病。表现为股骨远端或肱骨近端中段后面特征性外向生长的固定无痛性肿块。常为低分级，惰性。骨髓腔受累罕见。少有转移。5 年生存率 80%。

**10. 其他类型的骨组织肉瘤**

**（1）Paget 病**　60 岁以上发病。患者骨肉瘤的发病风险比该年龄段一般人群高 1 000倍。发生肉瘤样转化的可能性为 0.7%，占骨肉瘤发病的 5% ~14%。肉瘤转化组织学特征的文献报道各不相同，但通常归属于骨肉瘤、MFH 或纤维肉瘤；而软骨肉瘤、巨细胞瘤或其他类型相对较少。Paget 病常累及骨盆和股骨近端，易合并股骨病理性骨折，呈高度恶性。

**（2）高剂量放疗后**　10 年后照射野（骨或毗邻软组织）发生肉瘤，呈高度恶性。

**（3）家族性或双侧视网膜母细胞瘤**　某些视网膜母细胞瘤患者的 13q 染色体上可见一种抑癌基因（RB）。有该基因缺失的患者放疗后骨肉瘤的发病风险增加。10 ~20 年后，照射野外的长骨亦可发病，呈高度恶性。

## 三、诊断

### （一）症状和体征

软组织肉瘤患者常表现为肢体无痛性进展性肿胀。所有这种肿胀都应怀疑有恶性的可能。头颈部肉瘤表现为突起、包块或神经畸形。腹膜后肉瘤表现为背痛、下肢水肿和腹部包块。骨肉瘤常表现为明显的骨增大和病理性骨折。

### （二）活检

准确的活检是必需的。CT 或超声引导的活检越来越多地应用于初始诊断和可疑复发的评估。当 CT 引导下活检结果不确定时应进行切开活检。

### （三）影像学研究

1．软组织的 X 线检查可以说明是否有骨受累。点状钙化表示可疑病灶。有疼痛或骨增大的患者应进行该区域的影像学检查。对诊断骨源性肉瘤有帮助的影像学结果为：

（1）成骨表现常见于骨肉瘤。

（2）骨膜反应中，增生骨膜与骨皮质共同形成科德曼三角（Codman）。明显骨损伤伴有任何形式的骨膜增生均应进行骨活检以明确诊断。

（3）骨日光放射样改变。

（4）洋葱皮外观（常见于尤文肉瘤）。

2．CT 对评估腹膜后或头颈部病变更有效。肢体的 CT 扫描对确定肿瘤侵犯程度有效。

3．磁共振成像（MRI）在确定肿瘤与神经血管和骨的关系方面与 CT 效果相当，在预测可切除性方面优于 CT。

4．动脉造影对于拟进行外科手术的部分病例可能有意义。

5．核素扫描。骨肉瘤患者应进行骨扫描检查以明确全身病灶。PET 扫描对了解病变位置和评估治疗反应均有意义。

6．所有肉瘤患者都应进行胸部 CT 检查以明确有无肺转移。在处理原发灶后可以酌情切除肺转移灶。对年轻的肉瘤患者而言，“陈旧性钙化肉芽肿”是一类站不住脚的影像学诊断。

7．血清碱性磷酸酶升高见于 60% 的骨肉瘤患者，极少见于其他骨源性肉瘤患者。若诊断时该值升高，则可作为重要的肿瘤标志物，用以评估治疗反应。

## 四、分期系统和预后因素

### （一）分期系统

对于肉瘤，肿瘤分级是唯一且最重要的预后因素。与 TNM 系统合并而成 G-TNM 分期系统。

**1．分级（G）**。所有横纹肌肉瘤、尤文肉瘤和滑膜肉瘤均为高分级。有 3 个系统用于肉瘤的分级。它们的关系如下：

| 2 级系统 | 3 级系统 | 4 级系统 |
|---|---|---|
| 低分级 | G1：低分级 | G1：分化良好 |
| | | G2：分化中等 |
| 高分级 | G2：中分级 | G3：分化差 |
| | G3：高分级 | G4：未分化 |

2．肉瘤 TNM 分期见于表 2.35。

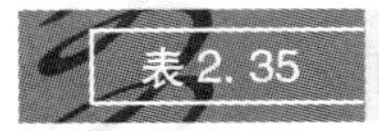

表 2.35 肉瘤 TNM 分期

| 原发肿瘤（T） | |
|---|---|
| **骨肉瘤** | |
| T1 | 肿瘤最大径≤8cm |
| T2 | 肿瘤最大径＞8cm |
| T3 | 原发部位有不连续的肿瘤 |
| **软组织肉瘤（成人）** | |
| T1 | 肿瘤最大径≤5cm |
| | T1a 浅表肿瘤 |
| | T1b 深部肿瘤 |
| T2 | 肿瘤最大径＞5cm |
| | T2a 浅表肿瘤 |
| | T2b 深部肿瘤 |
| **区域淋巴结（N）** | |
| N0 | 无区域淋巴结转移 |
| N1 | 有区域淋巴结转移 |
| **远处转移（M）** | |
| M0 | 无远处转移 |
| M1 | 有远处转移（对于骨肉瘤，M1a 为肺转移；M1b 为肺外转移） |

**（二）预后因素**

**1. 组织学分级**（分化程度，坏死程度，每高倍镜视野的有丝分裂数）是唯一最重要的预后因素，尤其适用于软组织肉瘤。其不足之处为该系统缺乏足够的重复性。

**2. 局部复发预示远处转移**　切缘不足，无论是否进行术后放疗，均会增加局部复发率但不影响生存期。局部复发后的远处转移或直接与复发相关或仅体现了肿瘤的高侵袭性生物学特性。

**3. 病灶位置**　STS 死亡病例的一半发生在 8% 的腹膜后肿瘤的患者中。

**4. 核内聚集 p53 蛋白**　是肿瘤侵袭性的标志物，位于第 17 号染色体短臂，可能是软组织肉瘤重要的预后因素。

**（三）分期组别与预后**

见表 2.36。

**表 2.36　软组织肉瘤分期和生存**

| | TNM | 分级 | 5 年生存率（%） |
|---|---|---|---|
| Ⅰ期 | T1a，1b，2a，2bN0M0 | 低 | 85 ~ 90 |
| Ⅱ期 | T1a，1b，2aN0M0 | 高 | 70 ~ 80 |
| Ⅲ期 | T2bN0M0 | 高 | 45 ~ 55 |
| Ⅳ期 | 任何 T，N1M0 | 任何 | 0 ~ 20 |
| | 任何 T，N0M1 | 任何 | 0 ~ 20 |

**（四）长期生存**

80% 的软组织肉瘤患者在 2 年后复发。骨肉瘤患者 3 年无复发征象提示治愈。

## 五、预防和早期诊断

医师必须活检所有的软组织肿块和新出现的骨畸形以及骨损伤后的骨膜隆起。

## 六、骨肉瘤的治疗

**（一）手术**

骨肉瘤的治疗可以使 65% ~ 80% 患者的无病生存期达到 10 年。无病生存 3 年后再复发者少见。

**1. 肢体保留手术**　现为四肢骨肉瘤（占骨肉瘤的 90%）的标准治疗方法。从前对于同侧肢体“跳跃转移”的担心已证明是多余的。跳跃转移的发生率小于 10%。偶尔有患者确实需要截肢。但下述进展的成功促进了保肢手术的广泛运用：

**（1）现代义肢的发展取得明显进步**　术后患者可以立刻获得义肢。例如，肢体保留术后儿童腿的长度可能差异很大，现在可以获得一个随身体生长而调节长短的义肢（可伸缩义肢）。

**(2) 术前（新辅助）化疗**

1）术前化疗可使肿瘤缩小，使患者能使用义肢，而且有足够的时间来制造义肢。

2）术前化疗相当于体内药物试验，可了解个体肿瘤对药物的敏感度，据此制订术后化疗方案。术前化疗缓解明显者（>95%的坏死）长期预后非常好。

**2. 截肢** 对不适合采用保肢术的患者是一个有效的外科治疗手段，术式包括髋关节离断术，偏侧骨盆切除术和侧前切除术。一些肢体近端包括肩胛或膝的肉瘤，曾因切除困难而不得不选择此术式，而今多可以避免截肢。

**（二）辅助放疗**

通常对于肢体骨肉瘤不必要。颌骨肿瘤、面部和中轴骨肿瘤需要进行手术联合放疗。

**（三）化疗**

**1. 联合方案术前（新辅助）化疗** 包括高剂量甲氨蝶呤（HDMTX）方案联合亚叶酸钙解救的缓解率达60%~85%。术前化疗的缓解是预测无复发生存最重要的预后因素。

**2. 辅助化疗** 为所有骨肉瘤患者术后的标准疗法。前瞻性随机对照临床试验证实，接受辅助化疗的患者无复发生存期优于单纯手术的患者（第2年，17% vs 65%~85%）。肉瘤化疗的剂量——反应曲线表明：剂量越大，缓解率越高。高剂量甲氨蝶呤、阿霉素和顺铂联合化疗方案缓解率最佳。

**（四）其他骨源性肉瘤的治疗**

冷冻手术——刮除肿瘤后使用液氮——可以减少侵袭性良性肿瘤和低分级肉瘤的复发。

**1. 软骨肉瘤** 如果有可能保留肢体，进行全切术。辅助放化疗无效，但是可以在去分化软骨肉瘤中尝试。

**2. 骨MFH** 进行全切术。因其预后不良，故辅助化疗是合理的选择，但其效果还有待于证实。

**3. 骨纤维肉瘤** 进行外科手术。

**4. 脊索瘤** 首次外科手术是达到治愈的最好时机。手术不彻底可导致局部复发并致死。治疗效果不理想可以选择辅助放疗。重粒子放疗可以改善局部控制率。

**5. 尤文肉瘤**

**6. 骨巨细胞瘤** 90%的良性肿瘤患者可通过外科手术达到治愈。而复发瘤体巨大或有恶性转化者应进行截肢手术。

## 七、软组织肉瘤的治疗

**（一）手术**

广泛，充分的，经病理证实切缘干净的外科切除术是最有效的治疗方法。80%患者可以实现仅切除软组织而无需截肢。

**1．切除的程度**　外科探查肿瘤可以发现包膜，但实际为假包膜。若单纯摘除假包膜，80%的患者会出现局部复发。外科医师必须完全切除局部肉瘤以确保切缘阴性；必要时可扩大切除范围。术中应对皮肤和皮下组织，纤维组织和邻近肌肉组织进行活检。

**2．区域淋巴结切除**　对于软组织肉瘤和骨肉瘤，除非临床上怀疑淋巴结可能受累，否则，无需常规进行淋巴结切除。

**3．痛肢截除术**　若坏死性的肿瘤侵蚀肢体，致肢体疼痛或无功能，即便肿瘤已经发生转移，也可考虑截肢。当放化疗控制疾病进展失败后，可以酌情尝试手术。

4．对于肺转移灶可切除且无其他部位转移的患者，可以选择性切除。肉瘤和精原细胞瘤患者进行上述手术与肿瘤和恶性黑色素瘤患者相比，疗效更好。

**（二）放疗**

对于高分级或者瘤体巨大的患者，术前或者术后（取决于治疗中心）可以应用放疗照射瘤床以提高局部控制率。

**1．镜下切缘阳性会增加局部控制失败的风险**　然而，镜下切缘阳性或者局部控制失败病灶复发，均不会影响患者的总生存期。放疗对于为获得清晰切缘必须截肢或带来严重肢体功能丧失的情况下非常重要。

**2．对于肘或膝远端的病变**　术后放疗使采用肢体保留手术的比例提高到95%，局部复发比例下降到10%。这样的数据已经与截肢术或者“肌群切除术”的效果相当。

**3．减轻症状**　放疗可以减轻骨痛或者难以切除的局部软组织的疼痛。

**（三）各型软组织肉瘤治疗措施**

**1．分级为1级或2级小肉瘤**　可以单用外科手术切除，复发率低于10%。不须进行辅助放疗。

**2．分级为2级**　较大或位于肢体近端的病变应进行手术及术后辅助放疗。

**3．建议对分级为3或4级的病变**　进行术前或者术后放疗。

**4．头颈部软组织肉瘤**　尚无最优的治疗选择。建议进行广泛的外科切除联合术前或术后放疗。

**5．儿童横纹肌肉瘤**　应集中进行化疗、放疗和手术。详见第12节，“横纹肌肉瘤”。

**6．腹膜后软组织肉瘤（主要是平滑肌肉瘤和脂肪肉瘤）**　必须完全切除。65%的患者可以接受全切术，是否进行全切术是重要的预后因素。接受全切术的低分级患者中位生存期是80个月，高分级患者为20个月。而未能进行全切术的患者整体中位生存期仅为24个月。生存率与肿瘤类型和大小无关。

**7．GIST伊马替尼（格列卫）**　对70%进展期GIST有效。剂量范围为400～800mg/d。格列卫疗效的持续性正在评估中。临床试验显示：全切术后患者辅助应用格列卫1年可以降低复发。对应用格列卫后进展或格列卫耐药的患者，给予苏尼替尼（索坦）50mg/d可以延长无进展时间，提高无进展生存率。

**8．卡波西肉瘤**

**（1）艾滋患者卡波西肉瘤**　高效抗反转录病毒疗法（HAART）明显降低了卡

波西肉瘤的发生率，而且对早期患者有效。

**（2）传统卡波西肉瘤** 皮肤卡波西肉瘤的经典治疗手段首选为0.1%阿利维A酸凝胶局部控制。但是，红斑和皮肤炎限制了它的应用。液氮被用来毁坏结节病灶。放疗，包括阴极线，对局部病灶有效。卡波西肉瘤对放疗高度敏感。化疗不一定有效，对长春碱类药物可能最敏感。

**（四）软组织肉瘤的化疗**

目前应用的肉瘤联合化疗方案见表2.37。

**表2.37 肉瘤联合化疗方案**

| 方案（21～28天为1周期） | 药物 | 每日剂量（$mg/m^2$） | 每周期给药天数 |
|---|---|---|---|
| 异环磷酰胺，高剂量 | 异环磷酰胺 | 大于50岁，2 000 | 7天（CIV） |
| | | 小于50岁，2 250 | 8天（CIV） |
| | 美司那 | 大于50岁，2 000 | 7天（CIV） |
| | | 小于50岁，2 250 | 8天（CIV） |
| 阿霉素＋顺铂 | 阿霉素 | 75～100 | 48～96小时（CIV） |
| | 顺铂 | 90～120 | 1（IV） |
| 吉西他滨＋多西他赛 | 吉西他滨 | 900[b] | 第1，8天 |
| | 多西他赛 | 100 | 第8[c]天（IV） |
| CyVADic | 环磷酰胺 | 500 | 第1天（IV） |
| | 长春新碱 | 1.4[a] | 第1，5天（IV） |
| | 阿霉素 | 50 | 第1天（IV） |
| | 达卡巴肼 | 250 | 第1～5天（IV） |
| MAID | 美司那 | 1 500～2 500 | 第1～3天（CIV） |
| | 阿霉素 | 15～20 | 第1～3天（CIV） |
| | 异环磷酰胺 | 1 500～2 500 | 第1～3天（CIV） |
| | 达卡巴肼 | 250 | 第1～4天（CIV） |

CIV：持续静脉滴注；IV：静脉滴注。

a 最大剂量2mg。

b 若患者之前接受过骨盆照射，吉西他滨剂量减至650 $mg/m^2$。

c 集落刺激因子支持治疗。

**1. 单药**　单药阿霉素、异环磷酰胺和达卡巴嗪的缓解率分别为30%、30%和15%。其他化疗药单药缓解率低于15%。静脉给药优于动脉给药。

**2. 辅助化疗**　为儿童横纹肌肉瘤的标准治疗。成人高分级软组织肉瘤的辅助治疗仍存在争议。

(1) 一个随机临床试验的荟萃分析表明：辅助性应用阿霉素治疗软组织肉瘤可以减少局部和远处复发率，而且具有延长总生存期的趋势。四肢肉瘤患者的生存获益最为明显。近来越来越多的临床试验采用异环磷酰胺联合一个蒽环类抗生素的方案（表柔比星或多柔比星），结果显示，接受化疗的患者无病生存期和总生存期都获益。另外，术前应用含异环磷酰胺的化疗方案联合放疗与传统的术前单用放疗，或者术前放疗联合静脉或者动脉给予阿霉素的方案相比，显示出更高的病理完全缓解率。

(2) 在我们中心，对可进行辅助性化疗者，在放疗前和放疗后均各予以2周期异环磷酰胺联合美司那以及1周期阿霉素。剂量见表2.37。

**3. 联合化疗**（例如CyVADic方案，见表2.37）与单药方案相比，联合用药未能显示出缓解率或生存方面的优势，且具有更高毒性。肺和软组织转移的治疗反应优于肝和骨转移。

(1) 长春新碱、放线菌素D和环磷酰胺的联合方案（VAC方案）治疗儿童横纹肌肉瘤的缓解率较高，病灶播散者也可达到90%。这些药物治疗其他种类肉瘤效果不佳。

(2) 进展期平滑肌肉瘤联用吉西他滨和多西他赛（剂量时间见表2.37）效果较好。

(3) 剂量密度可能与治疗缓解率相关。大剂量应用异环磷酰胺（美司那保护泌尿系统），阿霉素和达卡巴嗪（MAID方案，见表2-37）比单药方案缓解率高，可达45%，但是骨髓抑制严重。更换异环磷酰胺给药方式，几天内分次给药，总剂量达到10～14 $g/m^2$，对先前低剂量用过该药的患者仍然有效。比较阿霉素60$mg/m^2$联用低剂量（6$g/m^2$）或高剂量（12$g/m^2$）异环磷酰胺的疗效发现：高剂量组在1年无病生存期和总生存期上无明显获益。

## 推荐阅读文献


Frustaci S, et al. Adjuvant chemotherapy for adult soft tissue sarcoma of the extremities and girdles: result of the Italian randomized cooperative trial. *J Clin Oncol* 2001;19:1235.

Goorin AM, et al. Presurgical chemotherapy compared with immediate surgery and adjuvant chemotherapy for nonmetastatic osteosarcoma: Pediatric Oncology Group Study POG-8651. *J Clin Oncol* 2003;21:1574.

Hensley ML, et al. Gemcitabine and docetaxel in patients with unresectable leiomyosarcoma: results of a phase II trial. *J Clin Oncol* 2002;20:2824.

Kattan MW, Leung DH, Brennan MF. Postoperative nomogram for 12-year sarcoma-specific death. *J Clin Oncol* 2002;20:627.

Lae ME, et al. Desmoplastic small round cell tumor: a clinicopathologic, immunohistochemical, and molecular study of 32 tumors. *Am J Surg Pathol* 2002;26:823.

Maki RG, et al. Randomized Phase II Study of gemcitabine and docetaxel compared with gemcitabine alone in patients with metastatic soft tissue sarcoma. *J Clin Oncol* 2007;19:2755

Meyers PA, et al. Osteosarcoma: a randomized, prospective trial of the addition of ifosfamide and/or muramyl tripeptide to cisplatin, doxorubicin and high dose methotrexate. *J Clin Oncol* 2005;223:2004.
Sarcoma Meta-analysis Collaboration. Adjuvant chemotherapy for localised resectable soft-tissue sarcoma of adults: meta-analysis of individual data. *Lancet* 1997;350:1647.
Van Oosterom AT, et al. Update of phase I study of imatinib (STI571) in advanced soft tissue sarcomas and gastrointestinal stromal tumors: a report of the EORTC Soft Tissue and Bone Sarcoma Group. *Eur J Cancer* 2002;38(Suppl 5):S83.
Worden FP, et al. Randomized phase II evaluation of 6 $g/m^2$ of ifosfamide plus doxorubicin and granulocyte colony-stimulating factor (G-CSF) with 12 $g/m^2$ of ifosfamide plus doxorubicin and G-CSF in the treatment of poor-prognosis soft tissue sarcoma. *J Clin Oncol* 2005;23(1):105.

# 儿童肿瘤

*Theodore B. Moore*
*Carole G. H. Hurvitz*

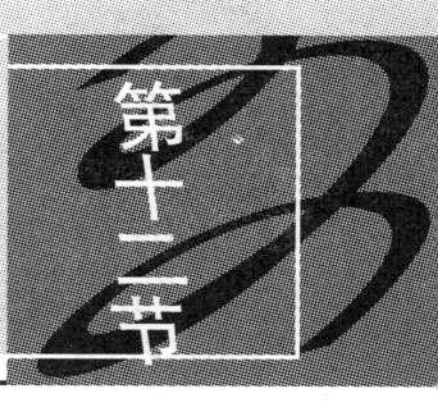


## 一、发病率，白血病和淋巴瘤

### （一）发病率和概述

尽管肿瘤是导致儿童死亡的第二大病因（12%），但儿童肿瘤仍相对少见，然而其发病率正在逐年上升。随着现代多学科治疗的发展，儿童肿瘤的5年生存率已经超过了75%。

**1. 协作组织** 儿童肿瘤的治疗专业化程度很高。年龄小于18～21岁的患者，如果条件允许应在相应的儿童合作组织专业治疗中心接受治疗，如儿童肿瘤学组。目前90%以上年龄小于10岁的儿童在此类中心接受了治疗，其死亡率成比例下降。然而，仅有30%左右的青少年在此类中心接受治疗，因此青少年癌症患者的死亡率改善不显著。

**2. 发病率** 白血病和淋巴瘤的发病率几乎占儿童恶性肿瘤的一半，其次是中枢神经系统肿瘤。目前中枢神经系统肿瘤的死亡率已经超过了急性淋巴细胞白血病。

目前美国尚没有儿童恶性肿瘤的正式报告系统。来自国家癌症中心（NCI）的SEER（监督、流行病学和终期结果）报告显示小于20岁的人群中，每1百万人中约有164人患有癌症，其发病率（1/每百万人）如下：

白血病—43　　成神经细胞瘤—8　　骨肿瘤—9
中枢神经系统肿瘤—29　　肾母细胞瘤（Wilms病）—6　　视网膜母细胞瘤—3
淋巴瘤—22　　软组织肉瘤—11

### （二）急性白血病

见第25章。

**1. 病理** 急性淋巴细胞白血病（ALL）占儿童白血病的80%～85%。急性髓系白血病（AML）占15%，慢性髓系白血病占5%。

在ALL中，15%到25%的病例是T细胞白血病，< 5%是B细胞白血病，其余是前体B细胞白血病。在前体B细胞白血病中，70%的病例携带有常见急性淋巴细胞白血病抗原（CALLA，CD10），常表达末端脱氧核苷酰酶酸转移酶。大部分病例CD19阳性。

**2. 治疗** 儿童急性白血病的治疗包括诱导缓解，中枢神经系统预防性鞘内注射，维持治疗。标准的ALL治疗能使85%以上的病例达到长期缓解。诱导治疗包括长春新碱、泼尼松和左旋门冬氨酸，根据是否存在危险因素决定是否联用柔红霉素。强化治疗包括中枢神经系统的预防性治疗。在维持治疗阶段，巯嘌呤每日口服和甲氨蝶呤每周用药，治疗2~3年。许多患者每月联合应用1次长春新碱、泼尼松或地塞米松。ALL患者经常接受一或两周期的再诱导治疗。

诊断时存在的预后因素会影响ALL患儿的治愈率及其治疗方案。具有预后不良因素的患儿需要接受强化治疗。

**（1）ALL预后有利因素** 一般危险因素包括初始白细胞（WBC）<50 000/μl，年龄1~9岁。有利因素包括前体B细胞型、L1型、多倍体、无脏器肿大，在诱导治疗的第7天骨髓母细胞含量低、第4和10号染色体为三倍体，存在4：11或Tel/AML1易位。

**（2）预后不良因素** 包括WBC >50 000/μl，年龄小于1岁或大于10岁，脏器肿大、淋巴瘤样表现，诊断时即有中枢神经系统受累、纵隔肿瘤，接受治疗14或28天仍未达缓解或特定染色体易位，尤其是婴儿先天性MLL基因重组（11q23）和费城染色体。

**（3）AML需要强化治疗** 在首次缓解后通常进行异体造血干细胞移植（HSCT），如果能有配型相合的亲缘供者，可以为患者提供最佳生存获益的机会。否则，单纯化疗与自体或配型相合的非亲缘供者移植的疗效相似。ALL和复发的AML患者常推荐进行HSCT（异体、自体或配型相合的非亲缘）。

**3. 生存** 预后相对好的ALL患儿接受标准治疗后5年生存率大于85%。存在预后不良因素的儿童接受强化治疗后至少有70%获得长期生存。复发部位包括中枢神经系统、睾丸和骨髓。治疗后2年的复发风险很低。接受最佳治疗后获得首次缓解的AML患儿，联用同胞供者HSCT的5年生存率达65%，未接受HSCT的患儿，其5年生存率为50%。

**（三）淋巴瘤**

**1. 非霍奇金淋巴瘤** 在小儿科，淋巴瘤分为淋巴母细胞和非淋巴母细胞淋巴瘤，局限性或非局限性淋巴瘤。淋巴母细胞淋巴瘤常是T细胞淋巴瘤，如果病变广泛，可视为T细胞白血病，两者治疗策略相同。非淋巴母细胞白血病常常是B细胞型和Burkitt（或Burkitt样）淋巴瘤。

不同亚型的淋巴瘤需要不同的联合化疗方案。局限型淋巴瘤即使肿块较大，化疗的缓解率仍很高，治愈率大于90%。播散型T细胞淋巴瘤的预后同T细胞ALL。播散型非淋巴母细胞或B细胞淋巴瘤的治愈率约在50%左右。

**2. 霍奇金淋巴瘤** 对于儿童霍奇金淋巴瘤，除了Ⅳ期患者主要采取化学治疗外，目前没有统一的治疗方案。化疗适用于各期患者。目前不推荐进行分期性剖腹探查术。针对年龄小的患儿禁忌进行脾切除术，原因是合并致命性感染和白血病的风险增加。常推荐COPP和ABVD交替（见附录D1）或两种方案联合治疗，不推荐单方案治疗。对于儿童，为了减少治疗带来的长期毒副作用，首选局限野而不是广泛野的放疗，长期的不良反应包括生长延迟和继发肿瘤，尤其是女性乳腺癌。接受放疗的女患儿，截至35岁时继发肿瘤的风险接近40%。当今儿童肿瘤治疗组（COG）治疗方案的评价主要根据治疗初始反应，其治疗目标在于减少不良反应的同时维持高的治愈率。

## 二、脑肿瘤

### （一）流行病学

儿童的脑部肿瘤常与某一潜在的疾病有关，包括神经纤维瘤病，结节性硬化和 von Hippel-Lindau 血管瘤病。偶尔有家族聚集性中枢神经系统肿瘤的报道。

### （二）病理学和自然史

**1. 病理学**　大部分儿童中枢神经系统肿瘤原发于脑，唯一例外的是脑膜转移癌，多见于白血病和淋巴瘤。星形细胞瘤是最常见的类型（约占中枢神经系统肿瘤的 50%）。成神经管细胞瘤占 25%，室管膜细胞瘤占 9%，恶性胶质瘤占 9%。

**2. 部位**　儿童脑肿瘤多发于中枢神经轴（如第三或第四脑室或沿脑干生长）。1 岁以内患儿的脑肿瘤大多位于幕上。2 ~ 12 岁的患儿，85% 的肿瘤发生于幕下。大于 12 岁，幕上肿瘤的发生率增加。

### （三）症状和体征

**1. 症状**　常见的症状包括头痛、易激惹、呕吐和步态异常。晨起头痛是特征性表现，困倦和行为异常也很常见。症状可表现为周期性的，尤其见于囟门开放的年幼患儿。

**2. 体格检查**　包括年幼患儿囟门增大或膨出，年长患儿小脑畸形，视盘水肿和第 6 脑神经异常。

### （四）治疗和生存

可以手术切除的低度恶性星形细胞瘤，患者的生存率较高（5 年生存率大于 90%），高度恶性患者的生存率低（5 年生存率小于 10%）。成神经管细胞瘤患者的生存率取决于是否出现局部复发（手术和放疗的复发率小于 25%）和脊柱转移（未进行预防性脊柱放疗的发生率约为 35%）；单纯手术治疗易导致疾病复发。

目前脑肿瘤的患儿常进行化疗以改善生存，对于年幼患儿尽量减少损伤性放疗的应用。小于 3 岁的儿童延缓放疗。近年儿童脑肿瘤生存率的改善远不如儿童白血病。大剂量化疗联合 HSCT 显示出一定的治疗前景。另外，分子靶向药物、新的化疗方案和放疗系统，以及树突状细胞为基础的疫苗试验正处于研究之中。

## 三、神经母细胞瘤

### （一）流行病学和病因学

成神经细胞瘤是最常见的先天性肿瘤，也是 1 岁以内最常发生的肿瘤。少见于年龄大于 14 岁的患儿。约 40% 发生于 1 岁以内，35% 发生于 1 ~ 2 岁之间，25% 发生于 2 岁以上。家族聚集性发病罕见。

### （二）病理学和自然史

成神经细胞瘤是人类所有肿瘤中自发性消退发生率最高的肿瘤。

**1. 组织学**　成神经细胞瘤类似于外胚层交感神经节。部分肿瘤分化成菊花样或假菊样成熟神经节细胞或不成熟嗜铬细胞。成神经细胞瘤在组织学上类似于神经节细胞瘤和嗜铬细胞瘤，但也有其自身的特征性改变。电镜下有典型的含有高密度小体样颗粒的树突样突起，有可能是胞质内蓄积的儿茶酚胺。成神经细胞瘤最原始的组织学类型由胞质稀少的小圆形细胞组成。神经胶质神经瘤由大的胞质丰富的相对成熟的神经节细胞组成。

均质染色区和双微体见于预后不良的成神经细胞瘤，表现为 N-myc 片段的扩增。N-myc 片段的扩增提示肿瘤预后不良，可用 FISH 和 Southern blot 方法进行检测。

**2. 部位** 最常见的原发部位是肾上腺（约占总病例的 40%），肾上腺肿瘤可表现为腹部包块。累及后交感神经节细胞可形成胸腔内和腹腔内肿块，称之为哑铃状肿瘤，可导致脊髓受压。

**3. 扩散方式** 大多数成神经细胞瘤存在广泛转移。最常见的转移部位包括骨、骨髓、肝脏、皮肤和淋巴结。

**（三）诊断**

**1. 症状** 腹痛和腹胀、骨痛、食欲减退、不适、发热和腹泻。

**2. 体格检查** 肝大、高血压、眼眶肿块和淤斑、皮下结节（尤其是婴儿期）、腹腔内包块和霍纳（Horner）综合征。

**3. 实验室检查**

（1）全血细胞计数（CBC）、血生化。

（2）尿儿茶酚胺和代谢物，包括 3-甲氧基 4-羟基扁桃酸（VMA）和高香草酸（HVA）。

（3）胸腹影像学检查。

（4）胸腹 CT（或者先进行腹部和肾脏超声检查）。

（5）骨扫描。

（6）骨髓穿刺活检查瘤细胞。

（7）对成神经细胞瘤和嗜铬细胞瘤特异的$^{131}$I-MIBG。

（8）检测 N-myc 基因的扩增。

**（四）疾病分期和预后因素**

**1. 分期系统**

| 分期 | 疾病范围 |
|---|---|
| Ⅰ | 手术完全切除的局部病变 |
| Ⅱ | 单侧局部病变 |
| Ⅲ | 肿瘤超过中线 |
| Ⅳ | 转移性疾病 |
| ⅣS | Ⅰ或Ⅱ期原发性肿瘤转移至肝脏、皮肤和或骨髓且无累及骨的影像学证据（常见于年幼婴儿） |

**2. 生存和预后因素** 成神经细胞瘤的预后与患者的年龄以及疾病分期密切相关。

**（1）年龄** 先天性肿瘤患者预后最好，无论是否存在远处转移，即使不进行治疗也有很高的自发缓解率。1～5 岁患者的预后不如小于 1 岁或大于 5 岁的患者。

**（2）分期** 除了 IVS 期外，其他晚期患者预后差。Ⅰ期和Ⅱ期成神经细胞瘤患者的 2 年生存率大于 80%，Ⅳ期小于 30%。IVS 生存率达 90%。N-myc 基因扩增的Ⅲ期和Ⅳ期患者预后差。

**（3）尿VMA/HVA比值**　是多巴胺羟化酶的间接指标。酶缺乏预后差（如VMA∶HVA比值小于1.5），并可对成神经细胞瘤进行初步诊断。

**（五）治疗**

**1．手术**　局限病变应进行手术切除。对于转移性疾病，活检或原发肿瘤的切除对于N-myc基因的评估很重要。完全切除常延迟至化疗结束后施行，但也可在诊断后立即进行手术切除。

**2．放疗**　与化疗联用，用于巨块型肿瘤。

**3．化疗**

**（1）局部残留或晚期疾病**　积极的多药化疗（阿霉素、环磷酰胺、依托泊苷和顺铂）联合手术切除及骨髓移植能改善Ⅲ期和Ⅳ期患者的生存。

**（2）先天性成神经细胞瘤**　先天性成神经细胞瘤的患者，尤其是Ⅳ期患者，除非有明显的症状否则不需要进行化疗。

**4．HSCT（通常是自体移植）**　高强度放化疗能改善晚期患者的预后，尤其是联合13-顺式维A酸时。

**5．展望**　晚期疾病预后不良可进行分子靶向治疗的研究。GD2抗体显示出一定的效果，尤其对于有骨髓浸润的患者疗效较好。

## 四、肾母细胞瘤（Wilms肿瘤）

**1．流行病学和病因学**

**（1）发病率**　Wilms肿瘤多见于1～5岁的儿童，少见于8岁以上的儿童。儿童的发病率约是百万分之七。有家族性发病的报道，尤其以双侧Wilms肿瘤居多。

**（2）伴随疾病**　Wilms肿瘤常伴随某一先天性异常，包括泌尿生殖系统异常、虹膜缺失和偏身肥大（Beckwith-Wiedemann综合征）。11号染色体短臂缺失与Wilms肿瘤综合征有关，表现为智力发育迟缓、小头畸形、双侧虹膜缺失和外生殖器畸形。

**（二）病理学和自然史**

**1．组织病理学分类是决定预后的关键因素**

**（1）Wilms肿瘤**　分化程度高、含少量间质细胞的肿瘤预后佳，属预后良好的病理组织类型。预后不良病理组织类型的Wilms肿瘤表现为局灶性和弥漫性间质细胞、杆状肉瘤细胞或透明细胞肉瘤。预后不良组织类型占Wilms肿瘤的12%，约90%的患者死亡。

**（2）先天性中胚层肾肿瘤**　是少见的良性肿瘤，常见于婴儿（是1月内婴儿最常见的肾肿瘤），组织学上容易与Wilms肿瘤混淆。该肿瘤由梭形不成熟结缔组织细胞构成，具有特征性成纤维细胞表现，细胞核异型性及有丝分裂象较少。

**2．部位**　约7%Wilms肿瘤在诊断时为双侧受累。

**3．扩散方式**　肺是最常见转移的部位，其次是肝脏和淋巴结。骨髓转移极少见，其与肉瘤性Wilms肿瘤透明细胞亚型有关。中枢神经系统转移极少见。

**4．副肿瘤综合征**　Wilms肿瘤常伴促红细胞生成素分泌增加（红细胞增多）和肾素分泌增加（高血压）。

**（三）诊断**

**1．症状**　最常见的症状包括腹部膨隆，腹痛和无痛性血尿。

2. **体格检查** 常可触及腹部包块，偶有高血压。

3. **实验室检查**

(1) 血常规、血生化、尿液分析。

(2) 胸腹平片。

(3) 腹部 CT 或磁共振（较 CT 为佳）。

**（四）分期和预后因素**

1. **分期系统**

分期 病变范围

Ⅰ期：肿瘤包膜完整局限于肾脏并能完整切除。

Ⅱ期：肿瘤局部浸润扩展超过肾外被膜，并沿肾脏血管扩散，累及主动脉旁淋巴结，手术切缘或切缘以外没有肉眼可见的残余肿瘤。

Ⅲ期：肉眼可见的残留病灶、腹膜转移、手术污染。

Ⅳ期：远处转移，常见肺转移。

Ⅴ期：在诊断时双肾受累。

2. **生存和预后** 组织病理学分类和临床手术分期是首要的预后因素。尽管年轻患者预后较其他年龄者有轻微的生存优势，但诊断时患者年龄的意义并不大。病理类型好的Ⅰ、Ⅱ和Ⅲ期患者，2 年总生存率大于 95%，Ⅳ期患者 2 年生存率约 50%。

**（五）治疗**

1. **手术** 所有患者都需接受手术治疗，并应尽可能切除肿瘤。为了明确肾蒂及未受累肾脏是否存在血管受累，必需予以经腹切除术。肿瘤床和残存肿瘤应在手术时用金属夹做好标记。

2. **放疗** 适用于Ⅲ期患者和转移至骨、肝脏或肺的Ⅳ期患者。

3. **化疗** 推荐进行多疗程联合化疗。有效的化疗药物主要包括放线菌素 D，长春新碱和阿霉素。环磷酰胺是二线药物。顺铂对 Wilms 肿瘤有效，治疗方案正于研究当中。国际 Wilms 肿瘤学会的相关试验正在进行当中。低龄患者易发生化疗严重不良反应，尤其是血液学毒性反应，对于小于 15 月的患者，应予以减量 50%。

4. **根据疾病分期选择治疗方案** 手术和化疗适用于所有患者。

(1) **Ⅰ期** 无需放疗。

(2) **Ⅱ期和Ⅲ期** 组织学类型预后好的Ⅱ期患者无需放疗，预后不良的Ⅱ期以及Ⅲ期患者需进行放疗。

(3) **Ⅳ期或复发患者** 应尽可能进行手术切除。若化疗已中断则应重新开始，如在治疗过程中进展应改用其他方案。转移性疾病应进行放疗。高强度化疗联合自体 HSCT 能使复发患者获益。

(4) **Ⅴ期** 双侧 Wilms 肿瘤应尽量保护肾组织。首先进行活检，化疗后慎重切除残余肿瘤。双侧肾切除后应进行化疗，晚期应考虑肾移植。Ⅴ期患者的 3 年存活率为 75%。

## 五、横纹肌肉瘤

### （一）流行病学和病因学

横纹肌肉瘤（RMS）是儿童最常见的软组织肉瘤；其发病率约为百万分之八。电镜下能观察到C-颗粒病毒感染肿瘤细胞的证据，但目前病毒尚未被分离出来。

### （二）病理学和自然史

**1．组织学**　横纹肌肿瘤分为四种组织类型：胚胎型（包括葡萄样肉瘤）、腺泡型、多形型和混合型。电子显微镜下能看到Z带。横纹肌肉瘤胞质嗜酸性，PAS染色阳性。有特征性的基因改变。胚胎型RMS在染色体11p15有特征性的杂合性缺失。大多数腺泡型RMS存在特征性的t（2；13），产生PAX3和FKHR融合基因；少部分存在t（1；13），产生PAX7和FKHR融合基因。

**2．部位**　35%的病例累及头颈部，35%累及躯干和四肢，30%累及泌尿生殖系统。

**3．扩散方式**　肿瘤具有局部复发的倾向，早期可通过静脉和淋巴系统发生转移。转移可见于任何器官，但肺是最常见的转移部位。

### （三）诊断

**1．症状**　常见症状表现为无痛性增大的肿块。原发于泌尿生殖道的肿物常见血尿和尿路梗阻。轻微创伤后的无痛性肿胀常常是首发症状，多提示肿块增大。

**2．体格检查**　包括肿块、尿路梗阻和突出于阴道的葡萄串样物（葡萄簇状肉瘤）。原发于头颈部的肿瘤常伴眼球突出或前垂。

**3．实验室检查**

（1）血常规、肝功能。

（2）受累部位平片、MRI或CT。

（3）骨髓穿刺和活检。

（4）镓（铊）扫描。

### （四）分期和预后因素

**1．国际横纹肌肉瘤研究组分期系统**

| 分期 | 病变范围 |
| --- | --- |
| Ⅰ | 局部病变，完全切除。 |
| Ⅱ | 局部病变，显微镜下有残存肿瘤。 |
| ⅡA | 大体切除，显微镜下有残留，淋巴结阴性。 |
| ⅡB | 区域性病变，完全切除，无显微镜下残留。 |
| ⅡC | 区域性病变，淋巴结阳性，大体切除。 |
| Ⅲ | 未完全切除或活检有肉眼残留。 |
| Ⅳ | 远处转移。 |

**2．生存和预后因素**　生存和疾病分期有关。标准VAC方案（长春新碱、放线菌素D和环磷酰胺）化疗后Ⅰ和Ⅱ期患者的5年生存率几乎达100%，Ⅲ期患者大于60%，Ⅳ期患者约为40%。总生存率为70%。

### （五）治疗

即使是局部病变仍主张积极的治疗。对任何残留病灶都应进行手术、放疗和化疗。

**1. 手术** 应尽可能完全切除，但不是必须进行根治性手术。对于四肢或泌尿生殖道的肿物应进行淋巴结切除。

**2. 放疗** 对于切口范围广泛的原发灶常给予5~6周5 000~6 000cGy的放疗，并且覆盖所有切除病灶的手术切缘。

**3. 化疗** 常采用VAC方案。尽管联合治疗能使复发或化疗耐药的患者获益，但研究表明对于晚期患者，阿霉素、依托泊苷和异环磷酰胺联合治疗与VAC方案相比并无生存优势。化疗适用于以下患者：

(1) Ⅰ期患者辅助性治疗。

(2) Ⅱ期患者联合放疗。

(3) Ⅲ期和Ⅳ期患者术前或术后化疗以缩小原发肿瘤，术后辅助治疗。

## 六、尤文（Ewing）肉瘤和原始神经外胚层肿瘤（Ewing家族肿瘤）

**（一）流行病学和病因学** Ewing家族肿瘤（EFT）、Ewing肉瘤和原始神经外胚层肿瘤（PNET）的发病率约为1.5/100万。黑人儿童罕见。70%患者小于20岁。女孩发病高峰年龄为11~12岁，男孩15~16岁。男女比例为2∶1。85%的肿瘤存在11和12染色体易位，形成ews-fli1融合基因。

**（二）病理学和自然史**

**1. 组织学** EFT是骨和软组织小细胞肿瘤，以间变的小圆蓝细胞为特征（详见附录C-4，Ⅱ部分，小圆蓝细胞免疫表型）。EFT肿瘤包括骨Ewing肉瘤、骨外E-wing肉瘤和PNET。Ewing和PNET存在相同的染色体易位。

**2. 疾病部位** 主要发生于肱骨、股骨、胫骨或腓骨的骨干中部，也见于肋骨、肩胛骨、骨盆或骨外部位。胸部PNETS称为Askin肿瘤。

**3. 播散方式** 诊断时有20%~30%的肿瘤发生了转移，多数转移至肺，也可转移至其他骨或淋巴结。中枢神经系统尤其是脑膜转移罕见报道。

**（三）诊断**

**1. 症状** 多表现为疼痛，以局部胀痛为主。

**2. 体格检查** 可触及包块，肿瘤部位触痛阳性。

**3. 初步实验室检查** 血沉增快，影像学表现为溶骨性破坏（洋葱皮样外观）。所有患者应进行胸部X线和CT检查。

**4. 特殊性检查**

(1) 骨扫描。

(2) 受累部位MRI或CT。

(3) 镓扫描。

(4) PET。

**（四）分期和预后因素**

**1. 分期** Ewing肉瘤和PNET主要分为：

(1) 局限性疾病。

（2）转移性疾病。

**2. 生存和预后因素** 肿瘤原发于中心部位的患者较其他原发部位的患者局部复发率高，预后不良。诊断时即有转移的患者预后差，骨转移预后最差。诊断时白细胞增多和发热提示预后不良。无病生存期取决于病灶对化疗的反应。

**（五）治疗**

**1. 依据分期进行治疗**

**（1）局限期疾病** 局限期的患者均应在手术完全切除后接受化疗，如无法切除或切除不彻底，应予放疗。肿瘤距切缘大于1cm者无需放疗。

**（2）转移性疾病** 给予高强度化疗，化疗后应进行手术（如果可能）或放疗。

**2. 化疗** 多周期联合化疗。其有效药物包括长春新碱、放线菌素D、高剂量环磷酰胺、阿霉素、异环磷酰胺和依托泊苷；联合用药疗效肯定。卡莫司汀、甲氨蝶呤和博来霉素也有一定疗效，常同上述药物联合应用。最佳组合尚有争议。大剂量化疗联合自体HSCT常用于晚期患者的巩固治疗，成功率不稳定。

**3. 手术** 首先进行活检，儿童首选开放性活检。控制原发性肿瘤是治疗的根本。局限期和巨块型转移灶的患者应进行手术治疗。如肿瘤切除可能导致严重残疾，则无需进行肿瘤根治性手术。手术应尽量保留四肢。

**4. 放疗** 目的是保留四肢功能的同时消灭所有病灶。骨的最佳照射剂量尚未确定。

**（1）非巨块型病灶** 与化疗联用时，全骨的照射剂量为4 000～5 000cGy，受累部位附加1 000～1 500cGy。

**（2）长短腿** 过去长短腿的发生率很高（如年幼患儿膝盖附近的病灶），患者常进行截肢术联合化疗。年幼患者可以选择可伸缩性人工假体重建术。该方案比正电压照射能更好地保留肢体的功能。保肢手术联合化疗也很常见。

**（3）骨盆原发肿瘤** 由于肠道和膀胱接受大剂量放疗后患者患病率很高，所以骨盆原发肿瘤常进行中等剂量4000cGy的放疗联合局部手术治疗。同时也可联合化疗。

## 七、视网膜母细胞瘤

**（一）流行病学和病因学**

**1. 发病率** 儿童视网膜母细胞瘤的年发病率为百万分之三。平均年龄是18个月，超过90%的患儿年龄小于5岁。亚洲儿童的发病率是白种人的4倍。患者存在其他肿瘤的发生风险，尤其是放射诱导的放射野内骨肉瘤。

**2. 家族性视网膜母细胞瘤** 约40%的病例是先天性的，这些患者表现为双侧多病灶受累，诊断时年龄较小，存在继发性肿瘤，家族史阳性。如患儿双侧受累，同胞有10%～20%的概率发生视网膜母细胞瘤，如果单侧受累，同胞发生视网膜母细胞瘤的概率为1%。双侧视网膜母细胞瘤患者后代的发病概率为50%。

**（二）病理学和自然史**

**1. 组织学** 视网膜母细胞瘤是恶性神经外胚层肿瘤。组织学类似未分化小细胞肿瘤，核深染，胞质稀少。大细胞常形成假菊样结构，尤其多发于骨髓穿刺术后。

**2. 播散方式** 其首发的典型表现是多灶性视网膜病变。大多数患者死于沿视神经播散的中枢神经系统转移或广泛的造血系统转移。

**（三）诊断**

**1. 症状** 典型的症状是“猫眼”（白瞳孔），偶见斜视，很少发生眼眶炎症或突眼。

**2. 体格检查** 常限于眼部，但患者必须进行全面的神经系统检查。对于有症状和发病风险高的婴儿和年幼儿童，有必要行麻醉下眼科检查。特殊表征如下：

（1）视网膜绒毛样钙化。

（2）玻璃体有肿瘤细胞种植。

**3. 初筛检查**

（1）血常规、肝功能。

（2）头和眼眶 MRI 或 CT 扫描（均需增强）。

**4. 特殊诊断性试验**

（1）腰椎穿刺脑脊液细胞学检查。

（2）骨髓穿刺活检。

（3）血清癌胚抗原和 AFP（常高于正常值）。

（4）尿儿茶酚胺水平（罕见高于正常值）。

**（四）分期和预后因素**

**1. 分期** 常按 Reese-Ellsworth 分期标准进行分期

| 分期 | 病变范围 |
|---|---|
| Ⅰ | 孤立病灶或多个肿瘤，大小 < 4 倍视盘直径，位于眼赤道或赤道后 |
| Ⅱ | 孤立病灶或多个肿瘤，大小 4～10 倍视盘直径，位于眼赤道或赤道后 |
| Ⅲ | 任何位于赤道前的病变，或位于赤道后的孤立性肿瘤 >10 倍视盘直径 |
| Ⅳ | 多个肿瘤，有些 >10 倍视盘直径，或任何扩展到锯齿缘的病变 |
| Ⅴ | 巨块状肿瘤累及一半以上的视网膜或玻璃体播散或视神经受累 |
| Ⅵ | 残留眶疾病，视神经受累和巩膜外播散 |

**2. 生存和预后因素** 预后与分期以及出现临床症状到初始治疗的时间间隔有关。Ⅰ到Ⅳ期患者的生存率达 100%，Ⅴ期患者的生存率在 83%～87% 之间。肿瘤侵犯眼眶后，即使给予积极的化疗其死亡率仍超过 80%。

**（五）治疗**

**1. 手术** 是首选的治疗方式。单侧病灶立即进行肿瘤摘除术，双侧病灶需进行受累眼广泛摘除术。仅有视神经受累的双侧病灶可进行眼球摘除，残留病灶给予放疗。进行摘除术时，应尽可能切除视神经。有选择性的应用化疗、光凝固法、冷冻疗法和放疗。

**2. 放疗** 大部分患者应进行肿瘤床或未切除的受累眼放疗。通常后视网膜应在 3 周内分 9 次给予 3500cGy 的照射剂量。应用大剂量照射时，为避免白内障的形成应尽量避免前房照射；眼中心部位或超过中心部位的肿瘤不适于放疗。

**（1）放射性钴** 适用于单一病灶或孤立的多个小病灶。

**（2）单纯放疗** 常用于双眼受累的晚期病变或手术后的残留病灶或肿瘤侵犯视神经。未进行手术的患者多不可接受放疗。

（3）**光凝和冷冻疗法** 适用于孤立的病灶，尤其是小的复发病灶。

3. **化疗** 适用于转移性疾病。局部病变的辅助化疗并不能提高总生存。多数化疗药物有效（包括长春新碱、放线菌素 D、环磷酰胺和阿霉素）。

## 推荐阅读文献

Arndt CA, Hawkins DS, Meyer WH, et al. Comparison of results of a pilot study of alternating vincristine/doxorubicin/cyclophosphamide and etoposide/ifosfamide with IRS-IV in intermediate risk rhabdomyosarcoma: a report from the Children's Oncology Group. *Pediatr Blood Cancer* 2008;50:33.

Bernstein M, Kovar H, Paulussen M, et al. Ewing's sarcoma family of tumors; current management. *Oncologist* 2006;11:503.

Matthay KK, Perez C, Seeger RC, et al. Successful treatment of stage III neuroblastoma based on prospective biologic staging: a Children's Cancer Group study. *J Clin Oncol* 1998;16:1256.

Nachman J, Sather HN, Cherlow JM, et al. Response of children with high-risk acute lymphoblastic leukemia treated with and without cranial irradiation: a report from the children's cancer group. *J Clin Oncol* 1998;16:920.

Pizzo PA, Poplack DG. *Pediatric Oncology, Principles and Practice*. 5th ed. Philadelphia: Lippincott Williams & Wilkins; 2006.

Pui CH, Evans WE. Treatment of acute lymphoblastic leukemia. *N Engl J Med* 2006;354:166.

Rubnitz JE, Razzouk BI, Lensing S, et al. Prognostic factors and outcome of recurrence in childhood acute myeloid leukemia. *Cancer* 2007;109:157.

Siegel MJ, Finlay JL, Zacharoulis S, et al. State of the art chemotherapeutic management of pediatric brain tumors. *Expert Rev Neurother* 2006;6:765.

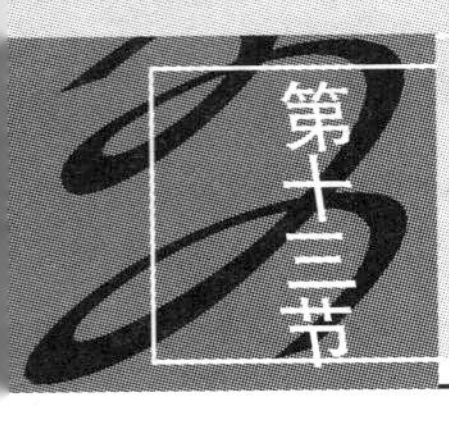


# 混合瘤

*Dennis A. Casciato*

## 一、纵隔原发肿瘤

### （一）基本特征

**1. 解剖学** 纵隔是左右纵隔胸膜之间的器官、结构和结缔组织的总称。纵隔的前界为胸骨，后界为脊柱，两侧为纵隔胸膜，上端为胸膜上口，下端为膈，其侧缘为腔壁和肺胸膜表面。解剖学中，纵隔被心脏和大血管分为前中后三段。

**2. 发病率** 纵隔肿瘤的年发病率为2/1 000 000。75%的纵隔肿瘤为良性。多数病例是胸片检查中偶然发现的。

**(1) 最常见的纵隔肿瘤** 有胸腺瘤、畸胎瘤、甲状腺肿和淋巴瘤。多数恶性纵隔肿瘤也可见于淋巴瘤或其他部位转移性疾病。

**(2) 淋巴瘤可累及前中后纵隔** 其中霍奇金淋巴瘤是最常见的引发纵隔肿瘤的淋巴瘤性病；结节硬化型多发于前纵隔。其他淋巴瘤在诊断时很少仅限于纵隔区。淋巴瘤的详细内容参阅21章。

**(3) 无颈部肿物的纵隔甲状腺肿较少见** 该病通常可累及左前上纵隔区。较少见的是，肿物可下降至气管后并延伸至中后纵隔。纵隔甲状腺肿罕见微小瘤灶。

**3. 年龄和性别** 大部分肿瘤的发病率无性别差异性。纵隔畸胎瘤多于30岁后发病。良性胸腺瘤可见于任何年龄人群。而胸腺癌更常见于老年男性。神经源性肿瘤可见于任何年龄患者但更多见于儿童。

**4. 症状和体征** 症状主要依赖于肿瘤的部位，类型和生长速度。恶性肿瘤生长速度较快。肥大性骨关节病可伴发任何原发性纵隔肿瘤存在，尤其是肉瘤。

(1) 纵隔肿瘤常表现为胸骨后疼痛，呼吸困难，上气道梗阻和胸部侧支循环建立。胸骨上叩诊呈浊音。

(2) 后纵隔肿瘤可出现气管受压（咳嗽和呼吸困难）、膈神经受压（呃逆和膈肌麻痹）、左喉返神经受累（声嘶）、食管受压（吞咽困难）、腔静脉梗阻、霍纳(Horner's)征、臂间或肋间神经分布区麻痹和疼痛。

### （二）前或中纵隔肿瘤

1. 胸腺瘤是最常见的前纵隔肿瘤，占所有病例的20%。其细胞主要来源于淋巴和上皮组织。有70%的胸腺瘤为良性，30%具有局部侵袭性。侵袭性胸腺瘤可累及心包、心肌、肺、胸骨和较大的纵隔血管。播散性转移灶较罕见。

组织学检查对疾病预后或恶性程度评估无明显意义，术中所见胸腺瘤的侵袭性是判断恶性程度的最佳指标。然而，世界卫生组织的疾病分类却可以反应胸腺上皮瘤的侵袭性和预后（详见参考文献 Okumura M，et al.）。纵隔肿瘤分类学提示：针吸细胞学检查结果可能误将纵隔类癌瘤归类为胸腺瘤。

（1）良性和恶性胸腺瘤常伴发副肿瘤综合征，但通常不影响预后，无须进行胸腺切除术。此类综合征包括如下：

1）半数以上的胸腺瘤患者可出现重症肌无力；70%进行胸腺切除术的患者症状可以改善。约有20%的重症肌无力患者并发胸腺瘤。怀疑有胸腺瘤的患者应进行血清抗乙酰胆碱受体抗体检测。

2）纯红细胞再生障碍（PRCA，占胸腺瘤患者5%以下）。约有10%的PRCA患者可同时并发胸腺瘤。此并发症的病理生理学机制不详。胸腺切除术可导致20%的患者PRCA缓解。不同的免疫抑制治疗已初步获得成功（环孢霉素A，抗胸腺细胞球蛋白），但仍可导致显著的发病率增高，尤其是合并肺部感染的病例。

3）**免疫缺陷病** B细胞减少或缺乏及CD4+T淋巴细胞减少性获得性低丙种球蛋白血症占胸腺瘤患者的10%。患者可能出现荚膜菌引起的窦肺感染，皮肤或泌尿系感染以及细菌性腹泻。静脉输注丙种球蛋白（IVIG）通常对减少感染有效。

4）伴发胸腺瘤的其他罕见副肿瘤综合征：①异位库欣综合征；②多发性肌炎，皮肌炎，肉芽肿性心肌炎；③系统性红斑狼疮；④变应性肉芽肿性血管炎、显微性小血管炎、孤立微量免疫性坏死性新月体肾小球肾炎；⑤视神经炎，边缘系脑炎；⑥肥大性骨关节病。

（2）**治疗**

1）手术切除包膜完整的非侵袭性胸腺瘤的治愈率超过95%。低于10%的包膜胸腺瘤切除后可复发，多见于术后几年。单纯手术针对侵袭性胸腺瘤的治疗无效。

2）**放射治疗** 术前针对局部侵袭性或未完全切除的胸腺瘤给予3 000～5 000 cGy射线可以使10年局部复发率自30%降低至5%。Masaoka Ⅱ期胸腺瘤（镜下见病变侵袭包膜，肉眼肿瘤组织可侵及纵隔脂肪或胸膜）的患者放疗效果不明显。单纯放射治疗局部侵袭性淋巴瘤的复发率为20%～30%。

3）局部进展期或转移性疾病联合化疗用药包括顺铂，多柔比星和环磷酰胺。类皮质甾酮疗法，包括高剂量方案也同样有效。化疗有效性的报道多来源于小型的Ⅱ期临床试验。此联合疗法的缓解率通常大于50%，低于一半的病例可获得完全缓解。普遍疾病完全缓解的平均持续时间约为12个月。此类患者5年生存率约30%。局部进展期疾病的患者（通常无标准治疗方案），首选诱导化疗方案，其后进行手术切除和放射治疗。

4）生长抑素，如兰瑞肽（每14天30mg IM）联合泼尼松治疗是针对标准化疗药耐药的胸腺肿瘤的有效治疗手段。需要注意，正常人胸腺的信使RNA（mRNA）和生长抑素受体亚型。

2. 胸腺癌是组织学呈高度恶性且较少伴发副肿瘤综合征的一类疾病。肿物边界清晰，低度恶性小叶增生性癌预后相对较好（5年生存率达90%）。高度恶性胸腺癌可呈局部侵袭性；常伴发胸膜或心包积液以及区域性淋巴结和远隔位点的转移。顺铂基础化疗联合放疗治疗高度恶性肿瘤5年生存率为15%。卡铂联合紫杉醇治疗也比较有效。

3. 胸腺类癌较罕见。约一半的胸腺类癌患者内分泌功能异常，尤其是异位产生促肾上腺皮质激素和多功能内分泌瘤综合征，但类癌综合征则很少见。多数患者可进展出现区域性淋巴结转移和骨转移。转移性胸腺类癌通常对治疗不敏感。

4. 生殖细胞瘤畸胎瘤（或皮样囊肿）占纵隔肿瘤的10%。约10%的畸胎瘤为恶性，通常以上皮样肿物为主，但也可偶发肉瘤或内胚层肿物。纵隔区恶性生殖细胞瘤通常较大，呈实性。

(1) 良性畸胎瘤占所有纵隔生殖细胞瘤的70%，多见于儿童和年轻患者。良性畸胎瘤呈圆形，实性肿物（瘤内包含钙化的囊状外壳和牙齿），肿物通常较小，多房囊性且无症状出现，也可表现为较大实性瘤体。良性畸胎瘤患者血清内无甲胎蛋白（AFP）或人绒毛膜促性腺激素（β-hCG）。以上特征可作为良性畸胎瘤和恶性生殖细胞瘤鉴别诊断的指标。其治疗通常选择手术切除。

(2) 精原细胞瘤是最常见的纵隔恶性生殖细胞瘤，多见于20～40岁的男性。病灶很少钙化。低于10%的病例血β-hCG升高而AFP不升高。对于肿瘤较小的纵隔精原细胞瘤，治疗可选择手术切除，然后进行纵隔和锁骨上淋巴结放疗。针对局部晚期疾病首选联合化疗，后行残余病灶切除术。此类患者5年生存率大于80%。

(3) 纵隔非精原细胞瘤型生殖细胞瘤为恶性、侵袭性肿瘤，多有症状出现。通常可伴随血清β-hCG，AFP或乳酸脱氢酶（LDH）水平升高。纵隔绒毛膜癌可表现为男性女乳，半数男性患者睾丸萎缩。纵隔胚胎瘤或卵黄囊瘤呈高侵袭性，肿块较大。该病在诊断之初就应立即采取手术以确定组织学诊断。先予以强力化学治疗（方案同睾丸癌），继行手术切除残余病灶。因纵隔放疗抑制骨髓从而限制了化疗剂量和推迟了化疗开始时间，故不采用。

**5. 其他纵隔肿物**

(1) 甲状腺肿和甲状腺囊肿（占纵隔肿物的10%）。

(2) 淋巴瘤。

(3) 甲状旁腺腺瘤（10%为异位性）。

(4) 其他罕见的前纵隔肿物。

1) 胸腺囊肿。

2) 胸腺脂肪瘤。

3) 淋巴管瘤（水囊状淋巴管瘤）。

4) 软组织肉瘤及其良性类似物。

5) 浆细胞瘤。

**6. 中纵隔肿物**

(1) 淋巴瘤。

(2) 甲状腺肿。

(3) 主动脉瘤（手术中占纵隔肿物手术病例的10%）。

(4) 先天性前肠囊肿（占纵隔肿物的20%）约50%的前消化道囊肿为支气管源性的，10%为肠化生（包括双食道畸形），5%为神经管与肠源性的。

(5) 心包囊肿。

**（三）后纵隔肿瘤**

**1. 神经源性肿瘤** 是最常见的后纵隔肿瘤，约占 75%；其中约 15% 为恶性，另有一半为症状性疾病。在纵隔肿物中，成人和儿童神经源性肿瘤分别占 20% 和 35%。

（1）神经纤维瘤和神经鞘瘤是最常见的神经源性肿瘤。神经鞘源性恶性肿瘤是其恶性类似物。

（2）交感神经节肿瘤来源于神经细胞而非神经鞘。通常较罕见，包括良性节细胞瘤，恶性成神经节细胞瘤和高度恶性成神经细胞瘤。部分肿瘤诱发与嗜铬细胞瘤相同的综合征。

**2. 间充质细胞瘤** 包括脂肪瘤、纤维瘤、黏液瘤、间皮瘤及其肉瘤类似物均是罕见的纵隔肿瘤；超过一半的病例为恶性。该病的治疗通常选择减瘤术。放疗、化疗或两者联合治疗多作为减瘤手术的辅助治疗手段。

**3. 其他后纵隔肿物**

（1）淋巴瘤。

（2）甲状腺肿。

（3）胸内脊膜膨出症。

## 二、腹膜后肿瘤

**（一）病因**

除了肾脏肿瘤外，85% 的原发腹膜后肿瘤为恶性。霍奇金淋巴瘤和非霍奇金淋巴瘤均占总病例的 1/6。肉瘤多见于腹膜后腔，尤其是横纹肌肉瘤（儿童多见）、平滑肌肉瘤和脂肪肉瘤。其他类型包括生殖细胞瘤、腺癌和罕见的成神经细胞瘤。乳腺癌、肺癌和胃肠道肿瘤可经血流或脊柱静脉丛转移至腹膜后区域。

**（二）评估**

**1. 症状** 由淋巴或腔静脉梗阻引发的背痛、上尿路梗阻和下肢水肿是腹膜后肿瘤最常见的临床表现；通常不会出现动脉灌注不足。某些患者可进展出现发热或低血糖等副肿瘤综合征。

**2. 实验室检查** 病史、体格检查、胸片和血常规检查、输尿管受压可引发尿毒症。静脉法肾盂造影术，结肠钡餐透视和腹部 CT 是常用的评估肿瘤范围的检查手段。

**（三）治疗** 探查术是确立诊断的必要手段，也可通过尝试切除肿瘤尤其是肉瘤获得疾病治愈的可能。放疗可用于治疗残余病灶。化疗适用于淋巴网状内皮细胞肿瘤或对放疗不敏感的病例。特异性化疗方案的选择取决于肿瘤类型。

## 三、心血管肿瘤

原发性心脏肿瘤是极为罕见的；而恶性肿瘤心脏转移相对较常见。血管肿瘤多为肉瘤。特殊类型如下。

**（一）恶性心脏肿瘤**

包括纤维肉瘤、血管肉瘤、横纹肌肉瘤和内皮肉瘤。肿瘤多起源于右心耳并向心肌实质和瓣膜扩散。其侵袭进程中可并发心衰、心绞痛、致命性心律不齐或心脏破裂。预后多不良。

**（二）良性心脏肿瘤**

**1．良性心脏肿瘤** 包括纤维瘤、黏液瘤、脂肪瘤和血管瘤，多位于心房腔内。特征性表现为间断性瓣膜梗阻所致的眩晕或偶发呼吸困难和发绀。

**2．心房黏液瘤** 可导致类似于细菌性心内膜炎性综合征的临床症状，表现为心脏杂音、发热、关节痛和全身性血栓形成。出现此类症状体征而血培养阴性的患者应进行超声心动图检查，因其诊断心房黏液瘤的准确性较高。某些情况下，在进行动脉栓塞摘除术的患者体内发现黏液瘤组织同样可以确诊。

**（三）血管外皮细胞瘤**

是毛细血管肿瘤，特征与细胞纤维肉瘤相似但很少呈恶性。组织学表现和分期并不与转移潜在性密切相关；有些良性病例同样可出现转移。此类血管瘤可于抗栓治疗后经手术切除。术后放疗可以降低局部复发率。转移性肿瘤可用多柔比星治疗。

**（四）原发性血管肉瘤**

是罕见的局部脉管梗阻性肿瘤。平滑肌肉瘤是最常见的静脉肉瘤。腔静脉肿瘤可引发布加综合征（Budd-Chiari 综合征）、肾衰或足部水肿出现；患者可表现严重的背部或腹部疼痛。CT 或静脉造影术可确诊。如技术条件允许，可进行手术切除治疗。

## 四、癌肉瘤

癌肉瘤是罕见的具有肉瘤和上皮细胞组织学表现的肿瘤。概念上来讲，癌肉瘤来源于癌组织上皮化生演变为肉瘤组织。癌肉瘤可见于子宫肌层，前列腺或肺，其他任何部位同样可出现癌肉瘤。手术切除是癌肉瘤治疗的首选。术后放疗的疗效尚不清楚。合并复发或转移时预后较差。尽管异环磷酰胺已应用于治疗中，但化疗疗效仍无对照研究结果。

## 五、圆柱瘤

腺样囊性癌（或圆柱瘤）较罕见，多来源涎腺或大气道，也可见于皮肤，乳腺或其他部位。术后局部复发较常见。肺转移时放射学改变较明显，但也可超过几年无症状出现。原发肿瘤多进行手术切除。局部复发对放疗敏感。无症状性肺转移的患者多不需特异性治疗。而有相关症状出现的患者可采用氟尿嘧啶或多柔比星治疗。

## 六、牙源性肿瘤

**（一）造釉细胞瘤**

主要来源于牙床部位（牙生成过程的胚胎遗留物）。80% 的病例见于下颌骨（70% 位于磨牙区域）。剩余 20% 的组织学结构与来源与其他骨和软组织的肿瘤相似。造釉细胞瘤具有局部侵袭性和术后局部高复发率。远隔转移较少见。治疗主要经手术切除。有些外科医师倾向选择术中烧灼或冷冻疗法控制局部病变。放疗对肿瘤治疗和控制复发无效。

**（二）牙骨质瘤**

实质为区域性钙化纤维不良而非肿瘤形成。

**（三）其他牙源性肿瘤**

牙齿胚胎前体良性肿瘤包括造釉性腺瘤样瘤、牙源性钙化上皮瘤、造釉细胞纤维瘤、牙本质瘤、造釉细胞牙瘤和混合性牙瘤。治疗首选外科手术切除。此类疾病恶性转化较少见。

## 七、成感觉神经细胞瘤

嗅神经成神经细胞瘤（ONB，或成感觉神经细胞瘤）是少见的邻近筛板区鼻腔感觉上皮恶性肿瘤。此肿瘤需与低分化、小蓝圆细胞肿瘤相鉴别。肿瘤的免疫表型为神经内分泌肿瘤。多数患者可表现 Kadish B 期（肿瘤位于鼻旁腔和鼻窦）或 C 期（肿瘤超越鼻旁腔和鼻窦区）。生物攻击行为多为神经内分泌癌而非 ONB。

**（一）特征性表现**

为单侧鼻塞、嗅觉丧失、鼻出血、鼻漏、窦痛、头痛、复视或眼球突出。可在息肉切除术或鼻中隔成形术中偶然发现。30% 的患者可出现颈部淋巴结转移。颅内扩散和眶内受累是影响预后的独立因素。

**（二）多学科治疗**

可以明显提高此类患者的生存期。10 年无瘤生存率约为 85% 。根治性手术切除是首选的治疗方法。术后或新辅助放疗可以提高局部控制率和生存率。针对复发的挽救治疗效果较好。化疗方案的选择多无对照研究，适用于高度恶性或晚期及复发的患者。

## 八、神经节细胞瘤（或化学感受器瘤）

此类肿瘤也可称受体瘤、血管神经肌瘤、颈动脉小体瘤和颈静脉球体瘤。肿瘤源发于神经嵴，由副神经节发展而来，后者为化学感受器官分布于全身并与交感神经干连接。近一半的神经节细胞瘤见于头颈部区域（尤其是颈动脉叉和颞骨部），其余病例病变区域位于纵隔、腹膜后腔、腹部和骨盆。传统概念将嗜铬细胞瘤归为肾上腺区的神经节细胞瘤中。

**（一）发病率**

较罕见，包括家族性（男性多见）和非家族性（女性多见），发病率分别是 25%～50% 和 10% 。

**（二）自然史**

神经节细胞瘤多为良性病变，特征为原发肿瘤呈慢速或快速生长。临床病程而非组织学可以显示肿瘤的生物学行为。临床表现取决于细胞学特性和肿瘤生长部位。约 5% 的肿瘤为功能性的，表现为神经肽类和儿茶酚胺类过度分泌，所产生的综合征与嗜铬细胞瘤相似。转移主要见于无副神经节组织的器官（肺、淋巴结、肝脏、脾脏和骨髓），但并不绝对。

### （三）评估

神经节细胞瘤为多发性疾病，有类似疾病家族史的患者多见，应对此类患者严密筛查其儿茶酚胺过度分泌的证据。

CT 或 MRI 对诊断肿瘤较有效。动脉造影术适用于术前判断肿瘤栓塞形成或评估对侧交换血液供应。应用$^{131}$I-间碘苄胍放射性核素显像技术对神经节细胞瘤和嗜铬细胞瘤诊断均有效。此类肿瘤血液供应充足，在活检期间应严密监测大出血的危险。针吸细胞学检查也需谨慎进行。

### （四）治疗

手术切除是神经节细胞瘤尤其是头颈部病变者的首选，需由有充分经验的血管外科医师完成。放疗对局部控制有效，也同样适用于病灶较大或骨破坏的患者，尤其是老年人。化疗对转移性疾病通常无效。由于有些病变可长期耐药，故对此类疾病推荐不予以任何干预措施。

## 九、脐尿管癌

脐尿管癌是膀胱顶端和脐部连接处的原发胚胎性肿瘤。多数肿瘤原发于膀胱顶部附近。常见的组织学类型为腺癌。腺癌进展较慢，直到病程晚期才会出现症状。脐尿管癌症状表现为无痛性血尿，耻骨弓上肿块或黏液尿。其特异性病症为腹壁下正中线斑点状钙化。治疗首选手术切除。

## 推荐阅读文献


**成感觉神经细胞瘤**

Argiris A, et al. Esthesioneuroblastoma: the Northwestern experience. *Laryngoscope* 2003;113:155.

Diaz EM, et al. Olfactory neuroblastoma: the 22-year experience at one comprehensive cancer center. *Head Neck* 2005;27:138.

Jethanamest D, et al. Esthesioneuroblastoma: a population-based analysis of survival and prognostic factors. *Arch Otolaryngol Head Neck Surg* 2007;133:276.

Loy AH, et al. Esthesioneuroblastoma: continued follow-up of a single institution's experience. *Arch Otolaryngol Head Neck Surg* 2006;132:134.

**神经节细胞瘤**

Al-Mefty O, Teixeira A. Complex tumors of the glomus jugulare: criteria, treatment, and outcome. *J Neurosurg* 2002;97:1356.

Fitoussi O, et al. Advanced paraganglioma: a role for chemotherapy? *Med Pediatr Oncol* 1999;33:129.

**胸腺瘤**

Agarwal S, Cunningham-Rundles C. Thymoma and immunodeficiency (Good syndrome): a report of 2 unusual cases and review of the literature. *Ann Allergy Asthma Immunol* 2007;98:185.

Ogawa K, et al. Postoperative radiotherapy for patients with completely resected thymoma. A multi-institutional, retrospective review of 103 patients. *Cancer* 2002;94:1405.

Okumura M, et al. The World Health Organization histologic classification system reflects the oncologic behavior of thymoma: a clinical study of 273 patients. *Cancer* 2002;94: 624.

Palmieri G, et al. Somatostatin analogs and prednisone in advanced refractory thymic tumors. *Cancer* 2002;94:1414.

Rena O, et al. Does adjuvant radiation therapy improve disease-free survival in completely resected Masaoka stage II thymoma? *Eur J Cardio Thoracic Surg* 2007;31:109.

Thompson CA, Steensma DP. Pure red cell aplasia associated with thymoma: clinical insights from a 50-year single-institution experience. *Br J Haematol* 2006;135:405.

## 其他肿瘤

DeLair D, et al. Ameloblastic carcinosarcoma of the mandible arising in ameloblastic fibroma: a case report and review of the literature. *Oral Surg Oral Med Oral Pathol Oral Radiol Endod* 2007;103:516.

Hansel D, Epstein JI. Sarcomatoid carcinoma of the prostate: a study of 42 cases. *Am J Surg Pathol* 2006;30:1316.

Macchiarini P, Ostertag H. Uncommon primary mediastinal tumours. *Lancet Oncology* 2004;5:107.

Perchinsky MJ, Lichtenstein SV, Tyers GFO. Primary cardiac tumors: forty years' experience with 71 patients. *Cancer* 1997;79:1809.

Spitz FR, et al. Hemangiopericytoma: a 20-year single-institution experience. *Ann Surg Oncol* 1998;5:350.

Strollo DC, Rosado-de-Christenson ML, Jett JR. Primary mediastinal tumors. *Chest* 1997;112:511 (Part I); 1344 (Part II).

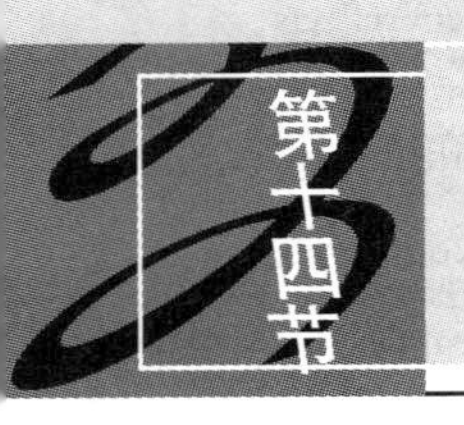
第十四节

# 原发灶未明的转移癌

Dennis A. Casciato

原发灶未明的转移癌（MUOs）MUOs是一种无法通过病史、全身体格检查、胸片、血尿常规和组织学检查评估的转移性实体瘤（造血系统恶性肿瘤和淋巴瘤除外）。

MUO的出现多提示极晚期的恶性肿瘤，无法治愈且对姑息性化疗不敏感。只有20%的MUO患者对全身治疗敏感。而对此类患者进行寻找原发病灶的诊断检查通常过度且没有价值。只有低于15%的病例可探及原发病灶，而患者的诊治和预后并未因此而发生改变。对于达到以上定义标准的患者，其治疗应严格遵循MUOs基本分类标准：①可治疗；②不可治疗。

## 一、流行病学和病因学

### （一）发病率

大约6%的肿瘤患者表现为MUO。MUO是第七大常见的恶性肿瘤，仅列于肺癌、前列腺癌、乳腺癌、宫颈癌、结肠癌和胃癌之后。

### （二）发病年龄

平均发病年龄是58岁。表现为低分化腺癌中线分布的患者（占MUO患者的10%），中位患病年龄是39岁。

### （三）临床表现

几乎所有的MUO综合征患者可出现转移性症状，30%的患者可表现为多重症状。常见的临床特征表现为：

1. 疼痛（60%）。
2. 肝区肿块或其他腹部表现（40%）。
3. 淋巴结肿大（20%）。
4. 骨痛或病理性骨折（15%）。
5. 呼吸系统症状（15%）。
6. 中枢神经系统异常（5%）。
7. 体重减轻（5%）。
8. 皮肤结节（2%）。

### （四）自然史

MUO综合征的异常自然史通常使得预测疾病原发病灶的能力受限。仅少数MUO来源于常见的癌症发病部位如乳腺、前列腺和肠。大约75%的MUO综合征的肿瘤原发灶位于横膈以下。重要的是，在MUO综合征中，肿瘤传播形式多不典型，详见表2.38。这表明这种恶性肿瘤具有独特的生物学行为，即原因不明的肿瘤转移占优势而原发灶隐蔽。

**（五）机制**

可以解释隐匿性原发病灶存在的机制如下：

1. 在转移性病灶出现前几年曾进行切除术或电烙术移除了未明确的原发病灶。
2. 原发肿瘤可能曾显露出转移性病灶，但已自发性消退。
3. 原发肿瘤病变过小，即使尸检也无法探及。
4. 原发位点可能被广泛转移病变或是不典型增生掩盖。

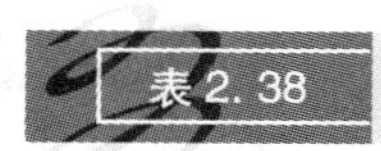

**表2.38　肿瘤播散类型**

| 癌症类型 | 转移灶位点 | 转移位点（%） | |
|---|---|---|---|
| | | 原发转移灶已知 | MUO |
| 肺 | 骨 | 30～50 | 5 |
| 胰腺 | 骨 | 5～10 | 30 |
| 前列腺 | 肝或肺 | 15 | >50 |

MUO，原发灶未明的转移癌。

## 二、诊断和组织病理学

**（一）进行组织学活检**

是诊断第一步。在进行活检前应告知病理医师原发灶未明，以便设计特异性检查项目。

**1. 单纯颈部淋巴结转移患者**　怀疑颈部结节转移的患者禁止进行切除活检，已经完成了头颈部全面诊断检查的患者除外。约有35%的此类患者具有可治愈的上消化道肿瘤。锁骨上淋巴结转移的患者不是切除活检的禁忌证，多数患者的转移灶可以通过组织学检查切除。

**2. 其他怀疑转移性癌的患者**　在特异性血液或影像学检查前应对最易取材的转移灶进行活检；组织学检查可为做出合理的诊断提供重要依据。对转移癌，只需在一处转移位点进行活检。若筛查结果显示多处组织受累，首选的活检部位应该是创伤性最小的位点（如可触及的外周淋巴结，血涂片显示幼白－幼红细胞贫血患者的骨髓，渗出液的细胞或可疑皮肤病损）。活检标本应用固定剂固定以进行免疫过氧化物酶检测。

**（二）病理医师的作用**

在MUO的病例中，临床医师和病理医师的密切沟通尤为重要。形态学线索可提示原发灶的解剖学部位并指导后续的诊断。

**1. 组织学问题**

**（1）分化较差的肿瘤，**包括腺癌、癌和小细胞肿物通过光学显微镜检查无法区分。

（2）**表面鳞状化生的腺癌**易与鳞状细胞癌混淆。

（3）**常见的**鳞状上皮细胞癌和乳腺癌的广泛纤维化变性易掩盖潜在的肿瘤。

（4）**病理学局限性**　单纯根据活检，病理医师可以辨认 20% MUO 患者的原发性。如果提供病理医师更多的临床信息（尤其是转移部位），诊断的正确率将提高，但通常很难根据来源对此类肿瘤进行分类。

2. **肿瘤来源的组织学和生化学检查**详见附录 C-1。

3. **低分化、未分化或退变的癌**还需进行进一步检查，如免疫过氧化酶染色，在特殊情况下有条件者予以电镜或分子遗传学的分析。

4. **针对低分化肿物**进行免疫过氧化酶染色有助于证实癌变，确认患者是否合并其他肿瘤（如淋巴瘤或黑色素瘤），偶尔可发现已知癌的新发位点。特异性抗原免疫组化标记的优势性肿瘤详见附录。需要注意的是，此类标记物是附着于抗体表面的染色剂，分阳性、阴性和中性，但此三类结果均是粗略估计。

**（1）免疫组化诊断法**

1）免疫组化诊断法主要基于显微镜检查结果（梭形细胞、上皮样细胞、小细胞或未分化形态细胞），其图表详见附录。

2）原发灶未明的肿瘤免疫组化诊断法图解详见附录。

3）特异性肿瘤的免疫表型见附录。

（2）**评估 MUO 患者**常用的免疫过氧化酶染色指标包括细胞角蛋白（CK）和其他诊断淋巴瘤的标记物（CD45，白细胞共同抗原）以及黑色素瘤标记物（S100 蛋白、HMB45、Melan-A/Mart-1）。CK 表型（CK7 和 CK20 相对阳性或阴性）可以用来辨认原发肿瘤部位，其准确性各不相同（详见附录）。多种不同的免疫染色可根据表型进行选择，典型例子可见附录。

（3）神经元特异性烯醇化酶、突触素、嗜铬粒蛋白，CD56 和 CD57 的免疫过氧化酶染色用于对原发性神经外胚层肿瘤（PNETs）的诊断。

（4）人绒毛膜促性腺激素（β-hCG）和甲胎蛋白（AFP）多在胚胎细胞肿瘤中高表达，但除非临床表现证实了此类肿瘤的存在，否则上述指标不能用于疾病的诊断。

（5）少数免疫组化标记物具有组织学特异性，可用于确立原发肿瘤的诊断。此类免疫组化标记物包括：

1）PSA（前列腺癌和良性前列腺上皮细胞增生）。

2）甲状腺球蛋白（甲状腺滤泡上皮和无髓鞘甲状腺癌）。

3）甲状腺转录因子-1（TTF-1；甲状腺癌和肺癌以及类癌瘤）。

4）巨囊性病流体蛋白-15（乳腺癌和大汗腺或涎腺肿瘤）。

5）RCC（肾细胞癌）和 HepPar-1（肝细胞癌）也有利于诊断。

5. 如今，分子诊断学技术发展迅速，可以在蜡块组织中应用荧光原位杂交（FISH）和基因表达扩增技术进行分裂间期细胞的遗传学分析。此类技术可在将来为解剖病理学医师预测 MUO 患者原发肿瘤部位提供重要依据。

**（三）转移灶的组织学类型**

1. **腺癌和未分化癌**　占 MUO 病例的 75% 以上。此两类组织病理学类型在自然史、预后和治疗反应等方面均十分相似。

（1）仅15%的患者在死亡前可以确定**肿瘤原发部位**，即使应用很多诊断方法，多数患者仍无法探查原发灶。肿瘤原发部位及其相对发病率如下：

1）胰腺（25%）。

2）肺（20%）。

3）胃、结直肠、肝胆系统（各占8%~12%）。

4）肾脏（5%）。

5）乳腺、卵巢、前列腺（各占2%~3%）。

（2）**未分化或低分化大细胞癌**多为癌、性腺外生殖细胞瘤、恶性黑色素瘤或大细胞淋巴瘤。淋巴瘤误诊为腺癌者很少见，但获得的癌组织小或质量差时误诊率提高。例如，胃淋巴瘤和间变性大细胞淋巴瘤常被误诊为癌。此类患者尤其应进行特异性过氧化物免疫酶标记法明确诊断。很多化疗疗效很好的MUO患者最终均被证实患有淋巴瘤。

2. **鳞状细胞癌** 占所有MUO病例的10%~15%，若去除单纯转移至颈部淋巴结的病例，该值小于5%。多数表现为MUO的鳞状细胞癌起源于头颈部或肺。其他鳞状细胞癌原发部位包括子宫颈、阴茎、肛门、直肠、食管，也可偶见于膀胱。鳞状细胞癌可见于胃肠道，尤其是胰腺和胃。慢性骨髓炎性鳞状皮肤癌的病程早期癌变并不明显，直到引流区域淋巴结受累后才会出现相应的临床症状。

3. **黑色素瘤** 占所有MUO病例的4%，并有近4%恶性黑色素瘤病例表现为MUO综合征。区分黑色素瘤和其他组织学类型是至关重要的，原因是转移灶常常单纯累及淋巴结，且此类患者可经过恰当的治疗手段治愈。

（1）无黑色素性恶性黑色素瘤易与未分化性癌混淆。恶性黑色素瘤可以通过黑色细胞谱系特异性的免疫组化反应物（HMB45、Melan-A/Mart1、PNL2）或S100蛋白（一种存在于人类黑色素瘤细胞表面的特异性神经系统组织胞质蛋白）与其他组织学类型模糊的肿瘤相鉴别。

（2）黑色素瘤易表现MUO综合征的原因：

1）原发病灶可能被破坏（如曾进行切除术或电烙术）。

2）原发病灶可能同时消退。

3）淋巴结内可能新生肿瘤。

4. **透明细胞瘤** 细胞质透明的多角形细胞可提示人为改变、良性肿物形成或恶性病变。精原细胞瘤、非精原细胞性生殖细胞肿瘤、淋巴瘤和良性肿瘤可以是具有相同透明细胞表现的透明细胞肿瘤。鉴别诊断需进行详细的临床分析，组织学以及免疫组化检查，偶尔可通过电镜的形态学检查确诊。

5. **小细胞肿物** 包括PNETs或燕麦细胞癌，可见于整个消化道、上呼吸消化道、胸腺、乳腺、前列腺、膀胱、子宫颈、子宫内膜、皮肤以及肺。约有2%的小细胞癌源于肺外区域。尽管此亚型仅占MUO综合征患者的一小部分，但多数疗效较好，主要分属下述两类。

（1）PNETs 低度恶性的PNETs可以通过光镜辨别，其特征为小岛细胞或类癌瘤，也可呈无痛性表现。间变性小细胞癌及低分化的PNETs均呈侵袭性进程，常需进行活组织的免疫组化分析检测突触素和嗜铬粒蛋白含量。

**(2) 未分化的小细胞肿物** 也可同样表现出 Molsen 提出的多组恶性肿瘤改变[骨髓瘤、成横纹肌细胞瘤、黑色素瘤（无黑色素的）、燕麦细胞癌、淋巴瘤、精原细胞瘤（间变性）、Ewing's 肉瘤、成神经细胞瘤]。

## 三、转移灶部位和预后

合并 MUO 综合征的患者预后与原发灶是否明确无关。

### (一) 生存率与转移灶部位相关

**(1) 单纯转移至淋巴结的患者** 5 年生存率与受累部位有关，包括：

1) 单发的上颈或中颈部淋巴结受累(30%~50%)。

2) 单发的女性腋窝淋巴结受累（25%)。

3) 单发的腹股沟淋巴结受累（50%左右)。

4) 中线淋巴结分布区合并低分化腺癌，尤其是年轻男性患者（30%)。

5) 黑色素瘤合并单发的外周淋巴结区域受累（30%~45%)。

**(2) 转移至其他部位且非单发的外周淋巴结受累者** 中位生存期为 1 个月以下至 5 个月之间。超过 75% 的患者在确诊后 1 年死亡。肿瘤原发病灶不位于肺时，皮下转移者预后稍好，但骨髓和硬膜外转移的病例预后最差（中位生存期小于 1 个月)。

**(3) MUO 患者预后不良** 主要因素包括：

1) 多发转移。

2) 锁骨上淋巴结受累。

3) 分化良好或中分化腺癌。

4) 血清碱性磷酸酶升高。

5) 高龄。

6) 体力状态低下。

### (二) 颈部淋巴结转移

除甲状腺结节外，80% 的成人颈部肿块是恶性的。50 岁以上者，90% 的颈部肿物为恶性。约有 35% 的 MUO 患者上中颈部淋巴结可进行切除。然而，低颈部或锁骨上淋巴结转移的 MUO 患者预后不良。

### (三) 腋窝淋巴结转移

腋窝淋巴结切除后诊断示良性病变占 75%，淋巴瘤占 15%，实体瘤占 10%（尤其是腺癌)。

**1. 实体瘤腋窝转移** 最常见原发部位为乳腺、肺、手臂和躯干。在孤立性恶性腋窝淋巴结肿大的患者中，只有半数的病例可以探及原发灶。

**2. 乳腺癌** 在 MUO 腋窝淋巴结受累的女性患者中，乳腺癌占所有可确诊原发部位病例的 70%。约有 0.5% 的乳腺癌患者可触及肿大的腋窝淋巴结，而乳腺区无肿块。

### (四) 腹股沟淋巴结转移

99% 的合并恶性腹股沟淋巴结肿大的患者可明确肿瘤的原发灶。转移可源自皮肤（尤其是下肢和躯干下半部）、生殖器、直肠、肛门或膀胱。

**（五）中线型淋巴结肿大（前纵隔或腹膜后转移，伴或不伴随外周淋巴结肿大）**

当 MUO 伴随低分化癌出现时（未分化癌、低分化癌或低分化腺癌），中线性淋巴结肿大常提示 MUO 的高度可治疗性。此类型的 MUO 细胞谱系并不确定，但某些属于性腺外生殖细胞肿瘤。大多数患者为男性，中位年龄是 39 岁，肿瘤呈迅速增长趋势。这类患者对顺铂为基础的联合化疗高度敏感。

**（六）其他转移部位**

**1．骨和骨髓转移**

**（1）骨皮质**　在 MUO 伴随骨转移而且原发病灶可以确定的患者中，可确诊的原发肿瘤多数为肺癌。胰腺癌表现为 MUO 时，常常累及骨骼（与其常规生物学行为相反）。以骨转移为主要临床表现的 MUO 患者，中位生存期是 3 个月。

**（2）15%的 MUO 患者进行骨穿或活检**　可提示**骨髓受累**，尤其多见于肺癌，乳腺癌和前列腺癌的患者。外周血涂片显示幼白－幼红细胞贫血是实体瘤患者骨髓受累的确诊指标。此类患者中位生存期小于 1 个月。

**2．胸内转移**

**（1）肺转移**　常呈孤立性，而原发性肺癌可为多发。以孤立性肺结节为表现的 MUO 很少见，多与结直肠癌或肉瘤相关。

**（2）渗出液**　在由恶性疾病引发的胸腔积液病例中，20% 与原发灶未明的恶性肿瘤相关。心包积液作为 MUO 主要临床表现者很少见。

**3．胃肠道原发肿瘤**　腹内转移病灶常累及肝脏，但只有 30% 的患者在生存期内可以确诊原发灶。

**（1）肝脏转移**　原发性肝细胞癌和原发灶未知的转移性肝癌的鉴别诊断比较困难。前列腺癌或卵巢癌表现为 MUO 的患者较病灶明确者更易发生肝转移。以肝转移为主要临床表现的 MUO 患者中位生存期低于 4 个月。

**（2）腹腔积液**　由恶性疾病引发的腹腔积液病例中，有 10% 与 MUO 相关。以恶性腹腔积液为主要临床表现的 MUO 患者的中位生存期低于 1 个月，腹膜癌扩散性疾病的女性患者除外，因后者是卵巢癌的特殊类型。约有 55% 的以恶性腹腔积液为主要表现的女性患者，其原发病灶位于卵巢。卵巢癌变的组织学特征包括乳头状突起、砂砾体和低分化癌。

**4．中枢神经系统转移**

**（1）脑转移**　最常见于支气管癌，其次是 MUO 综合征。有 40% 的病例可确诊原发灶，其中 90% 为肺癌。切除单发脑转移病灶并不能提高 MUO 患者的生存期，偶尔有长期生存的患者无复发出现。表现为 MUO 及单发脑转移并进行转移灶切除术的患者中位生存期是 3～6 个月。

**（2）MUO 综合征**　偶尔可表现为脊髓受压。针对此类病例，过去常推荐使用椎板切除术作为确立组织病理学诊断的首要步骤。然而，表现为 MUO 和硬膜外转移的患者，其中位生存期低于 2 个月，故此类侵袭性诊断技术并未获得肯定。

**5．皮肤转移**　多见于乳腺癌和肺癌。当癌症以皮肤转移为首发症状时，最常见于肾腺癌或支气管癌。原发肿瘤附近的皮肤区域最常受累。脐带瘤（Sister Joseph

瘤）表现为腹内癌变扩散。以皮肤转移为主要临床表现且原发病灶不在肺的患者中位生存期为 7 个月。

## 四、肿瘤原发灶的筛查

肿瘤原发部位明显的患者于检查前一周进行活检，与 MUO 患者相比，可显著减少所需进行的诊断试验数量。遗憾的是，多数内科医师倾向选择费用昂贵、耗时、具有潜在危险性的诊断手法来探求原发病灶。

即使所有 MUO 综合征的患者均彻底进行钡餐灌肠，上消化道系统造影，静脉注射肾盂造影（IVP），骨骼检查，肺断层摄影术，乳房造影（女性），盆腹部 CT 扫描，内镜检查和其他放射性核素检查，仅有不到 15% 的病例可以明确原发病灶（单发颈部结节性疾病除外），而这 15% 病例中，部分患者在随访过程中原发病灶被确诊。原发肿瘤病灶的筛查应遵循以下原则：

### （一）确诊原发灶对预后有无影响？无！

需重申：MUO 综合征患者的预后与原发灶是否明确无关。此结果不仅包括内脏或骨骼转移，还包括任何组织类型（癌或黑色素瘤）任何部位（包括颈部）单发的受累淋巴结转移。

### （二）临床线索有哪些？

**1．组织学检查** 当检查结果显示鳞状细胞癌时，则不必检查发生腺癌的器官。若病理医生因标本的形态或质量问题而无法确诊时，可进行特异性检查或再进行活检。

**2．临床表现** 应通过病史，体格检查和筛查手段联合寻找潜在恶性疾病自然史。还应考虑特定恶性疾病表现为 MUO 时的不典型行为模式。

### （三）哪些晚期的恶性疾病是可以治疗的？

**1．单侧淋巴结转移性疾病**

（1）单发的外周淋巴结转移性黑色素瘤。

（2）颈部上 2/3 转移性鳞状上皮细胞或未分化癌。

（3）女性腋窝淋巴结转移性腺癌。

（4）单侧腹股沟淋巴结转移性癌。

**2．对全身治疗敏感的转移癌**

（1）小细胞癌或原发性神经外胚层瘤（PNETs）。

（2）女性腹膜癌扩散。

（3）低分化腺癌腹膜后和/或纵隔转移，包括/未包括周围淋巴结受累，多见于年轻男性。

（4）可以治疗的晚期腺癌（乳腺、卵巢、前列腺和胸腺）。上述情况占 MUO 病例的 15% 以下，但仍需考虑检查结果的相互影响。

（5）任何低分化或未分化以及对化疗高度敏感的患者应考虑淋巴瘤的可能。

### （四）诊断试验的缺陷有哪些？

尽管进行了一系列的诊断试验，仍有超过 85% 的 MUO 患者在生存期内无法明确原发病灶。而且，很多诊断试验也存在一定的误诊。

**1. 病理** 80% 的 MUO 病例通过初期活检无法明确恶性组织的来源。同种标本由不同观察者检测，其诊断的肿瘤组织病理学分类差异超过 50%。

**2. 胸片** 胸片检查的任何结果，包括所显示的病灶数量均无法区分转移性病灶和原发性肺癌。

**3. 上消化道造影、BE 和 IVP** 无腹部症状，便潜血或血尿症的 MUO 患者进行以上检查，低于 5% 的患者可出现异常检查结果。此类异常检查结果通常无诊断意义（如肿瘤取代正常器官）。上消化道造影、BE 和 IVP 确诊 MUO 原发恶性病灶的正确率均在 5%~10% 之间；然而真阳性和假阳性数量与假阴性最低值几乎相等。

**4. 乳腺影像学检查** 多用于女性 MUO 患者，但对于确诊原发病灶甚至对于单发腋窝淋巴结转移的女性患者无意义。乳腺 MRI 可以提高单发腋窝淋巴结转移原发病灶的检出率。

**5. CT** 若干报道显示，有近 30% 的 MUO 患者可以通过 CT 检查探及原发灶。然而也有其他报道显示，除了颈部淋巴结转移的鳞状上皮细胞性 MUO 患者，CT 检查并不能提高隐匿性原发灶的检出率。CT 检查通常可辨认其他转移部位。然而，即使检测出其他转移部位，仍不能提高确诊率。

**6. 放射性核素扫描** 针对合并致命性疾病的患者在无症状部位进行放射性核素扫描以判定疾病分期的手段至今仍遭到质疑。

**(1)** 甲状腺扫描检查的真阳性，假阳性和假阴性率相同。因此，此类检查不能用于确诊 MUO 性疾病。

**(2) 正电子发射断层扫描术（PET）** FDG（氟脱氧葡萄糖）PET（正电子发射断层摄影术）检查对于确诊 MUO 患者原发灶的有效性仍处于研究阶段。FDG PET 检查对于评估除单发颈部淋巴结转移性鳞状上皮细胞癌和女性单发腋窝淋巴结转移性腺癌以外的患者近乎无效。

**(3) 骨扫描** 骨扫描异常可见于缺乏骨骼症状者，当该项检查所提供的诊断信息真实可靠时，骨扫描对判断疾病程度较为有效。

**(4) 镓扫描** 对确诊 MUO 性疾病无效。

**7. 超声检查** 在评估 MUO 性疾病时，超声检查的假阳性率较高，尤其多见于腹膜后区域的检查。

**8. 动脉造影术和内镜检查** 包括支气管镜检查法、上消化道内镜、乙状结肠镜检查和结肠镜检查均为有创性检查，对 MUO 综合征诊断价值不高，通常无明显临床指征。

**9. 血清肿瘤标记物** 包括 CEA、CA 125、CA 15-3、CA 19-9 和 β-hCG，特异性差，对原发灶的诊断价值不大。MUO 患者通常可见上述所有 5 类标记物均升高。PSA 测定也常伴随假阴性和假阳性结果出现。

**10. 雌激素受体的测定** 对原发灶的辨别或 MUO 性疾病治疗方案的选择无意义。

**11. 尸检** 即最后选择的诊断试验，仍然无法探及至少 25% MUO 病例的原发灶。

## 五、治疗 MUO 患者推荐治疗手段详见简图 2.38

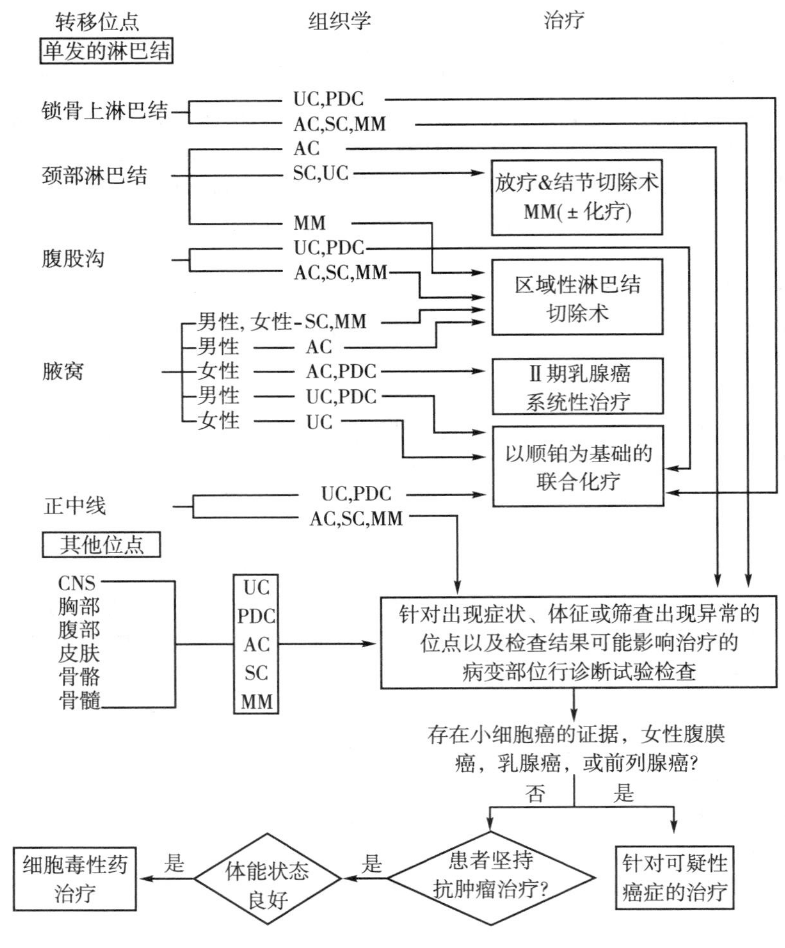


**图 2.38** 原发灶未知的转移癌患者治疗方案。AC，腺癌；PDC，低分化癌；SC，鳞状细胞癌；UC，未分化癌；MM，恶性黑色素瘤；CNS，中枢神经系统。

### （一）单纯累及外周淋巴结的恶性黑色素瘤

**1. 评估**

（1）询问是否曾进行皮肤病灶切除。

（2）仔细检查可能存在原发病灶的皮肤病损，对可疑部位进行活检。

(3) 详细询问病史并进行全身体格检查（尤其是检眼镜检查），胸片，LFTs 及肝和脑部 CT 以排除内脏疾病。

**2. 推荐治疗**　单纯淋巴结受累的恶性黑色素瘤推荐进行受累区的放射性淋巴结切除术。肿瘤复发且患者无其他明确疾病时，需重复上述治疗。黑色素瘤干扰素治疗详见 16 章“恶性黑色素瘤”节。

**3. 治疗效果**　应用放射性淋巴结切除术治疗的患者 5 年和 10 年生存率分别为 30%~45%。淋巴道转移者的预后与是否已知原发灶以及有无明确病灶史无关。如转移灶仅累及单一淋巴结而非全颈淋巴结，且手术干预治疗迅速彻底时，疾病预后最好。

**（二）单纯颈部淋巴结转移性疾病**

尤其是上颈和中颈部淋巴结转移时，无治疗禁忌时，进行放疗或结节切除的潜在治愈性很高。临床上禁止进行结节切除活检，原因是切除活检破坏外科形态，且常易影响源于头颈部隐匿病灶的原发性鳞状上皮细胞癌的预后。此类患者建议进行针吸细胞学检查。另一方面，锁骨上淋巴结肿大很少可治愈；该结节可直接切除进行组织学检查。

**（三）单侧腋窝淋巴结转移性疾病**

腋窝淋巴结转移的 MUO 中，可治疗性恶性肿瘤多数为隐匿性乳腺癌、易误诊为未分化癌的无黑色素性黑色素瘤以及易误诊为癌的淋巴瘤。无明显乳腺肿块的乳腺癌腋窝转移性疾病易向同侧乳腺外上象限播散。

**1. 评估**

(1) 在乳腺、肺和皮肤区域仔细寻找原发灶。

(2) 若无明确原发病灶，应进行切除活检。

(3) 腺癌或低分化癌的女性患者，建议进行乳房造影（检出率很低），评估激素受体活性和 HER2 状态。

(4) 乳腺 MRI 和 PET 检查可作为确诊原发肿瘤的辅助手段，常于体格检查和乳腺影像学检查之后进行。

**2. 隐匿性乳腺癌**（临床原发肿瘤未明确的腋窝转移性乳腺癌）占所有乳腺癌患者的 0.5%。最终有 30%~50% 的女性患者可确诊为原发性乳腺癌。接受乳腺放疗的患者原发肿瘤的确诊率不到 20%。

3 推荐治疗

(1) **淋巴瘤**　详见第三章第一节。

(2) **恶性黑色素瘤**　详见本章相关部分。

(3) **女性腺癌或低分化癌**　Ⅱ期乳腺癌治疗，乳房切除术是乳腺癌的传统治疗手段，但不适用于此类患者。

(4) **其他患者**　进行腋窝淋巴结清除术，目的是获得局部控制提高生存期。

(5) **腋窝处放射治疗**　较常用，但尚无证据表明其疗效与受累淋巴结切除术相比有优势。

**4. 治疗结果**　证明患乳腺癌的 MUO 患者可以获得与Ⅱ期疾病相同的生存期。进行或未进行乳房切除术以及原发病灶明确与否的病例 5 年和 10 年生存率相同。其他进行受累结节或腋窝淋巴结清除的患者20%~25%可获得长期生存（2~10年）。

**（四）单侧腹股沟淋巴结转移性疾病**

**1. 评估**

（1）于皮肤、肛门、直肠、阴道、女阴、宫颈、阴茎和阴囊部位仔细寻找原发灶。

（2）若原发灶未明确，可进行切除活检。

**2. 推荐治疗**

（1）**淋巴瘤** 详见第三章第一节。

（2）**黑色素瘤** 详见本章相关部分。

（3）**癌** 进行浅表腹股沟淋巴结切除（局部控制的患病率低于根治性切除）。单纯切除受累结节足以达到治疗目的。

（4）**放疗** 并非必需的治疗手段。

（5）**化疗** 多适用于肛门和宫颈癌的患者。尽管联合放化疗在此类相对少数的患者中尚未得到广泛应用，但经验显示联合以铂为基础的化疗可能有效。

**3. 治疗结果** 半数接受切除活检或浅表腹股沟淋巴结切除术的患者生存期超过2年。绝大部分此类患者所患的未分类癌实际为无黑色素性黑色素瘤。

**（五）合并中线淋巴结肿大的低分化癌**（尤其是年轻男性）

多见于性腺外生殖细胞肿瘤。

**1. 评估**

（1）进行胸、腹部和骨盆CT检查。

（2）**测量血清β-hCG和甲胎蛋白水平** 该值升高支持性腺外生殖细胞肿瘤的诊断，但其结果并不影响治疗反应性。

**2. 推荐治疗方案** 针对体力状态允许的睾丸癌患者推荐进行4周期的以顺铂为基础的联合化疗。

**3. 治疗结果** 病灶局限于纵隔，腹膜后或周围淋巴结的患者的治疗反应率为60%~75%，50%的患者可获得完全缓解。在某些临床试验中，获得完全缓解的患者中位生存期大于4年，病灶限于腹膜后和外周淋巴结的患者以及纵隔明显受累患者的5年生存率分别为35%和15%。组织学类型同上而转移至其他部位的患者，以顺铂为基础的化疗反应率是20%，5年生存率约5%。

**（六）女性癌变腹膜扩散**

**1. 评估**

（1）进行盆腔检查和腹腔穿刺腹腔积液细胞学和生化分析。

（2）进行腹部和骨盆CT检查。

（3）检查其他可能诱发恶性腹腔积液的病因。

**2. 推荐治疗** 若无明确的卵巢外原发灶，可进行剖腹探查术。如无卵巢外原发灶且癌变腹膜扩散明确时，可按照卵巢癌治疗，进行经腹子宫全切除术、双侧输卵管、卵巢切除术、网膜切除术和转移灶肿瘤细胞减灭术。此后，采用以铂类为基础的联合化疗，持续6~8个月。不建议进行二次剖腹探查术。

**3. 治疗结果** 患者的中位生存期为1.5~2年，其中术后存留少量残余病灶和病灶广泛存留的患者分别为2.5年和1年。约10%～25%的患者生存期可达3年。多数在接受化疗前进行减瘤术成功者可获得长期缓解。

**（七）小细胞癌（PNET）MUO**

**1．评估**

（1）测定神经内分泌标记物（如嗜铬粒蛋白、突触素、神经元特异性烯醇化酶）。

（2）进行胸腹部CT检查。

（3）如患者为白红细胞性贫血或血清碱性磷酸酶升高时，建议进行骨髓活检。

**2．推荐治疗方案**

**（1）低度恶性的PNETs**　对化疗相对耐药。不建议大剂量用药。对于单纯颈部淋巴结转移性小细胞癌的MUO患者，某些专家建议进行放疗或单纯颈淋巴结清扫术。

**（2）低分化PNETs**　通常对化疗高度敏感。可应用顺铂和依托泊苷联合化疗。若已获得完全缓解，可考虑对已知病变部位进行放射治疗。

**3．治疗结果**　低分化PNETs对化疗的反应率为35%～70%，2年生存率约40%。局限期且进行治疗后获得完全缓解的患者可以长期生存。其他涎腺或鼻窦区隐匿性原发小细胞肿瘤的患者在接受放疗或颈淋巴结清扫术后同样可以获得长期生存。

**（八）其他MUO综合征的患者**

**1．评估**　所有患者应接受详细的病史和体格检查（包括乳腺、直肠和骨盆），胸片和常规实验室检查。由于MUO患者探及原发灶的概率较低，且放射学检查结果常常造成误诊，故只有当筛查出现特异性异常或组织病理学检查显示可能存在病变时才建议进行放射学或放射性核素检查。

当初期检查不能提示原发病变部位时，进一步评估检查通常毫无意义，不推荐予以应用。此类患者通常患有不可治愈性的肿瘤，且对常规治疗无反应。对于不可治疗的恶性肿瘤，从患者（或是临床医师）心理上来讲，明确原发灶较疾病治疗更为重要。

**2．可能存在的乳腺癌或前列腺癌**　治疗应根据已明确的恶性肿瘤的治疗原则而定，尤其要考虑到激素疗法。合并骨或上躯干软组织转移的女性患者，即使乳房造影提示阴性也应考虑乳腺癌的可能。而对于单纯骨盆或腰椎转移的男性患者，尤其是PSA值升高时应怀疑前列腺癌。

**3．其他内脏腺癌转移的MUO患者**　近80%的MUO患者转移主要来源于胰腺、胃肠道、肺和其他，或是对化疗耐药的未知病灶。当排除低分化恶性肿瘤或单纯淋巴结转移者，其他患者进行细胞毒性药物治疗（单药或多药联合），部分缓解率低于20%。肿瘤治疗反应性与最小的生存率提高相关。据报道，与治疗无反应者相比，有治疗反应的患者中位生存期可提高4～6个月，但此报道数据的可靠性仍值得怀疑，因为患者的选择性因素会造成治疗结果的差异性，故临床医师应严密观测此类患者群的化疗反应性。

关于治疗反应性的最乐观报道为顺铂和紫杉醇联合用药（包括或不包括依托泊

苷或吉西他滨)。卡铂－紫杉烷联合化疗的反应率在25%~35%，中位生存期为6~9个月。与多柔比星或顺铂为基础的联合化疗相比，卡铂联合紫杉类用药Ⅱ期临床试验生存率明显占优势（2年生存率20%）。

**4．推荐治疗**　多数播散性MUO患者，尤其是低体力状态的患者并不建议进行化疗。应根据患者体力状态选择如下治疗方案：

**（1）体力状态较好的患者**

**1）单发转移病灶的腺癌**　多数单发转移病变的患者易在相对较短的时间内出现其他部位的转移灶。然而，局部治疗（手术切除或放疗）后的无病生存期通常较长。

**2）多发转移**　可考虑进行卡铂－紫杉醇联合的经验性治疗。替代治疗方案包括吉西他滨加多西紫杉醇或顺铂；顺铂或卡铂加伊立替康或依托泊苷。

**（2）体力状态差的患者**　建议进行支持治疗而非化疗。若患者要求治疗时，可给予无毒性的药物或药剂。

## 推荐阅读文献


Abbruzzese JL, et al. Analysis of a diagnostic strategy for patients with suspected tumors of unknown origin. *J Clin Oncol* 1995;13:2094.

Berry W, et al. Results of a phase II study of weekly paclitaxel plus carboplatin in advanced carcinoma of unknown primary origin: a reasonable regimen for the community-based clinic? *Cancer Invest* 2007;25:27.

Casciato DA. Metastases of unknown origin. In: Haskell CM, ed. *Cancer Treatment*. 5th ed. Philadelphia: WB Saunders; 2001:1556–1578.

Fizazi K, ed. *Carcinoma of an Unknown Primary Site*. New York: Taylor & Francis; 2006.

Giordano TJ, et al. Organ-specific molecular classification of primary lung, colon, and ovarian adenocarcinomas using gene expression profiles. *Am J Pathol* 2001;159:1231.

Greco FA, et al. Taxane-based chemotherapy for patients with carcinoma of unknown primary site. *Cancer J* 2001;7:203.

Greco FA, et al. Gemcitabine, carboplatin, and paclitaxel for patients with carcinoma of unknown primary site: a Minnie Pearl Cancer Research Network study. *J Clin Oncol* 2002;20:1651.

Kemeny MM. Mastectomy: is it necessary for occult breast cancer? *N Y State J Med* 1992;92:516.

Le Chevalier T, et al. Early metastatic cancer of unknown primary presentation: a clinical study of 302 consecutive autopsied patients. *Arch Intern Med* 1988;148:2035.

Nystrom JS, et al. Identifying the primary site in metastatic cancer of unknown origin. *JAMA* 1979;241:381.

Pavlidis N, et al. Evaluation of six tumor markers in patients with carcinoma of unknown primary. *Med Pediatr Oncol* 1994;22:162.

# 造血系统恶性肿瘤

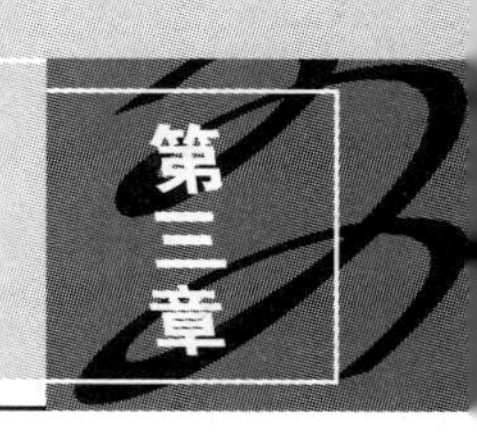

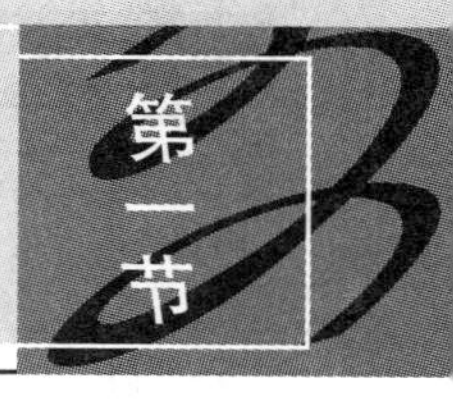


# 霍奇金淋巴瘤和非霍奇金淋巴瘤

*Lauren C. Pinter-Brown* 和 *Dennis A. Casciato*

## 一、可疑淋巴瘤的评估

### （一）症状和体征

**1. 病史**

**（1）无痛性淋巴结肿大** 可累及任何浅表淋巴结，是霍奇金（HL）和非霍奇金淋巴瘤（NHL）患者最常见的主诉。

**（2）全身症状** 发热、盗汗、体重减轻是进展期 HL 和侵袭性 NHL 的特征，但也可见于所有分期和病理类型的淋巴瘤。也有报道出现显著疲劳和全身无力，与贫血的程度并不总是相关。

**1）瘙痒** 通常很强烈，可以是 HL 的首发症状，特别是结节硬化型，可以在诊断前数月或数年出现。

**2）Pel-Ebstein 热** 是一种少见的周期性发热，是 HL 的特征。

**（3）疼痛**

1）受累区域的酒精诱发性疼痛虽不常见，但是 HL 的特征。

2）**腹痛**或腹部不适可能由于脾大，淋巴结肿大导致的肠道功能失调或肾积水所致。

**3）骨痛** 可以反映骨组织破坏或弥漫性骨髓浸润的位置。

**4）神经源性疼痛** 可由脊髓受压，神经丛病，神经根浸润，脑膜浸润和合并水痘－带状疱疹引起。

**5）背痛** 提示后腹膜淋巴结受累，通常有腰肌受侵。

**2. 体格检查** 应注意肝脾大、渗出表现、神经病变迹象、梗阻的征象（如肢端水肿、上腔静脉综合征、脊髓受压、空腔脏器功能障碍）。应详细检查淋巴结区域，包括颏下、锁骨上、锁骨下、肱骨内上髁、髂骨、股骨和腘窝的淋巴结。

**（1）淋巴结** 应检查大小、多少、密度和触痛。淋巴瘤浸润通常表现为橡皮样硬度，而不是癌的坚硬如石。

**（2）扁桃体**和咽部应彻底检查。如有咽淋巴环受累，应使用内镜全面检查鼻咽，口咽和下咽部。

### （二）鉴别诊断（表3.1）比较了 HL 和 NHL 的临床特点

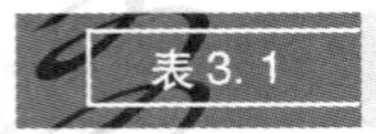

表 3.1 霍奇金和非霍奇金淋巴瘤的比较

| 特征 | 霍奇金淋巴瘤 | 非霍奇金淋巴瘤 | |
|---|---|---|---|
| | | 低度恶性 | 其他 |
| 发病部位 | 淋巴结 | 结外（~10%） | 结外（~35%） |
| 淋巴结分布 | 向心的 | 离心的 | 离心的 |
| 淋巴结播散 | 连续的 | 非连续的 | 非连续的 |
| CNS 受累 | 罕见（<1%） | 罕见（<1%） | 少见（<10%） |
| 肝受累 | 少见 | 常见（>50%） | 少见 |
| 骨髓受累 | 少见（<10%） | 常见（>50%） | 少见（<20%） |
| 骨髓受累负向影响预后 | 是 | 否 | 是 |
| 可经化疗治愈 | 是 | 否 | 是 |

**1. 淋巴结肿大**

**（1）感染** 患者有病毒或其他感染可导致明显的淋巴结肿大，尤其是幼儿。这样的患者应评价感染过程并进行观察，以做出明确的诊断。能引起明显淋巴结肿大的微生物包括 EB 病毒（EBV；传染性单核细胞增多症）、巨细胞病毒（CMV）、人类免疫缺陷病毒（HIV）、肝炎病毒、二期梅毒、分支杆菌、一些真菌和弓形虫、布氏杆菌以及罗卡利马体属感染。有时需要活检明确特定感染性疾病的诊断。

**（2）全身免疫病** 如类风湿关节炎、Sjogren 综合征、系统性红斑狼疮都可引起良性淋巴结肿大和淋巴瘤。进行性或非对称性淋巴结肿大需要活检。

**（3）有 HIV 感染风险的病人** 需要个体化治疗。持续性全身性淋巴结肿大是获得性免疫缺陷综合征（AIDS）的一种表现，但淋巴结肿大也可由获得性感染、卡波西肉瘤或淋巴瘤引起。

**（4）通常为良性的淋巴结**

1）**枕骨，**考虑颅骨感染。

2）**耳后，**通常为病毒或头皮感染。

3）**腹股沟淋巴结，**通常无明显诱因，但可提示外阴或下肢感染。

**（5）颈部淋巴结** 患者如有上或中颈部的孤立淋巴结肿大通常提示原发性头颈部肿瘤。这些病人需要的特殊方法见第二章第一节。

**2. 正中线肿块**

**（1）后腹膜肿块** 见第二章第十三节。

**（2）纵隔肿块** 可见于多种非肿瘤和肿瘤性（原发或继发）疾病。

**（3）肺门肿块** 孤立的对称的双侧肺门淋巴结肿大（没有纵隔肿块）强烈提示结节病，很多专家认为仅观察即可。单侧肺门肿块通常继发于肺癌；也应考虑转移性疾病。有特定的临床和地理环境时也要注意鉴别球孢子菌病和组织胞质菌病。

**3. 脾大** 通常可通过详细询问病史和体格检查、实验室检查、腹部 CT 扫描、骨髓活检或穿刺进行流式细胞术分析而做出诊断，有时可能需要肝活检。当上述方法不能确定诊断时，需要对患者密切随访。有巨块状或进展性孤立的脾大患者可考虑进行脾切除。

**(1) 正常** 瘦体型健康青年有时可触及脾脏。

**(2) 感染** 包括病原体、细菌性心内膜炎、疟疾和脓肿。

**(3) 继发于门脉高压（淤血性脾大）** 有慢性肝病或门脉或脾静脉血栓的患者可能没有其他发现指导确诊。门脉高压可通过腹部多普勒超声或肝脾扫描发现，后者可见放射性核素在脾和骨髓的重分布。

**(4) 代谢病** 特别是戈谢病，可以引起显著的脾大；多数病例可在骨髓中见到特征性细胞。

**(5) 肿瘤** 多数为造血系统肿瘤，包括淋巴瘤和白血病。也可见转移，特别是来源于骨髓瘤和乳腺癌，以及脾肉瘤。

**(6) 骨髓增生障碍** 如真性红细胞增多症、原因不明的骨髓化生（骨髓纤维化）、以及慢性粒细胞白血病也可导致显著的脾大。

**(7) 自身免疫疾病** 类风湿性关节炎（费尔蒂综合征）、系统性红斑狼疮和自身免疫性溶血性贫血可以引起脾大（不是孤立性自身免疫性血小板减少症），可通过病史和相关实验室检查做出诊断。

**(8) 其他** 脾囊肿、甲状腺毒症、结节病、慢性非免疫性溶血、淀粉样变性病是脾大的少见原因。

**（三）活检过程**

**1. 活检部位和诊断性活检方法** 任何怀疑受累的器官或组织均可进行切开活检以明确诊断。细针穿刺细胞学诊断主要用于分期或明确复发，但如有专家鉴定有时也可用于细胞学诊断。

**(1) 外周淋巴结活检** 当发现外周淋巴结病时可对容易获得的一个淋巴结进行活检。小淋巴结容易切除，但是可能未被累及。

**(2) 下肢慢性炎症** 常可引起腹股沟淋巴结肿大。只有当其他淋巴结无肿大或预计这些淋巴结肯定被累及时才进行腹股沟淋巴结切除。

**(3) 骨髓活检** 配合穿刺可用于分期和协助诊断，特别是有循环细胞异常或细胞减少时。

**(4) 纵隔镜或限制性胸廓切开术** 有纵隔肿块的部分患者需要进行以明确诊断。

**(5) 剖腹手术** 用于诊断局限于腹部的淋巴瘤，可包括肝、淋巴结及可疑原发灶活检。如怀疑 HL，应进行脾切除术以分期。

**(6) 腹腔镜** 可对肝脏和腹膜进行评价和活检，在一些患者可避免剖腹手术。

**(7) 内镜胃活检** 并进行幽门螺旋杆菌染色可帮助诊断胃黏膜相关淋巴瘤。反复深入活检和白细胞共同抗原和角蛋白中间丝的免疫过氧化物酶染色可能有助于区分淋巴瘤和癌。虽然在有些病例胶囊活检可提示淋巴瘤诊断，十二指肠以下的小肠受累通常需要开腹活检。

**(8) 后腹膜和肠系膜肿块** 可能需要进行影像学介导的 Trucut 活检或细针抽吸，并对标本进行免疫学分析，以避免进行剖腹手术。

**2. 活检组织的处理** 获得的活检标本直接送至病理学家，外科医师不要将其置于固定剂中，以保证组织的最佳用途。事前与病理医师沟通是有益的。最好保留冷冻切片以进行后续分析。病理组织的处理过程包括下列步骤：

**(1) 标记准备**（印记） 可提供细胞学详情和免疫表型的资料。

**(2) 使用单克隆抗体** 进行免疫表型检查对诊断非常重要。使用流式细胞术对淋巴样细胞进行免疫分析。淋巴瘤的不同免疫表型见附录 C-5、通常 NHL 应检测血、骨髓和活检组织中的 CD2 或 CD3、CD5、CD19 或 CD20 以及 CD23。典型的 Reed-Sternberg（RS）细胞通常是 CD15 和 CD30 阳性。如这些检测不能明确诊断或考虑少见疾病（如 NK 细胞或毛细胞白血病），可进行更多的表面标志检测。

**(3) 组织的特殊处理** 用于诊断有困难或细胞遗传学，分子遗传学分析和电镜等研究的应用。

**(4) 微生物培养** 当临床表现或组织提示有感染时进行。

**（四）临床评价**

分期评价的程度由每个病例的表现，组织病理诊断以及分期对治疗计划的影响决定。

**1. 血液检查的评价**

**(1) 血液学表现。**

**(2) 有诊断意义的异常循环淋巴样细胞或淋巴细胞减少** 可见于惰性或侵袭性 NHL 患者。淋巴样细胞可通过流式细胞术进行特征性免疫分型，单克隆性可由 κ∶λ 比例（B 细胞）或基因重排技术（T 和 B 细胞）确定；这些技术可以检测出血涂片检测不出来的微循环淋巴瘤细胞克隆。

**(3) 急性期反应物** 如红细胞沉降率（ESR）、纤维蛋白原、结合珠蛋白和血清铜水平，可平行反应疾病活动性，特别是在 HL。

**(4) 肝功能检测** 不能预测淋巴瘤的肝脏侵犯。碱性磷酸酶显著升高和少见的阻塞性黄疸可能由于 HL 的副肿瘤综合征引起，而非直接的肝脏侵犯。肝外胆管阻塞也可见于淋巴瘤，由肝门淋巴结肿大引起。

**(5) 肾功能检测** 血肌酐和尿素氮升高提示尿路梗阻，少数为肾脏直接受累。尿酸性肾病或高钙血症可能导致肾功能不全。Frank 肾病综合征可作为 HL 和其他淋巴瘤的副肿瘤综合征出现。

**(6) 血清尿酸** 高尿酸血症是高转换率（侵袭性）NHL 的常见表现，也可见于广泛性的低度恶性淋巴瘤。高度恶性 NHL 或敏感的巨块型低度恶性淋巴瘤的治疗可以诱发肿瘤溶解，导致尿酸进一步升高和肾性梗阻。HL 也可见低尿酸血症。

**(7) 高钙血症** 可见于一些淋巴瘤，可能继发于甲状旁腺素相关多肽的分泌，或淋巴瘤组织导致的维生素 D 活化。

**(8) 血清乳酸脱氢酶（LDH）** 水平反应肿瘤负荷和循环。特别在侵袭性 NHL，是独立的预后因素。

**(9) 血清免疫球蛋白** 多克隆高丙种球蛋白血症常见于 HL 和 NHL。低丙种球蛋白特别见于小淋巴细胞淋巴瘤及疾病晚期。NHL 患者偶见单克隆峰。

**2. 胸部评估**

**（1）胸片** 可以提示纵隔和肺门淋巴结肿大，胸腔积液和实质病变。空洞样病变更代表感染而非淋巴瘤。

**（2）CT 扫描** 有取代胸部 X 线的趋势，因为 CT 可以更详细的提供实质及纵隔的异常。

**（3）纵隔及胸膜活检** 可直接证实胸膜的淋巴瘤侵犯。纵隔淋巴－静脉引流受阻可导致细胞学阴性或乳糜样渗出。

**3. 腹部和腹膜后评价**

**（1）CT 扫描** 有助于描述腹膜后、肠系膜、肝门或其他淋巴结区的异常淋巴结肿大。CT 扫描也能发现脾大，增强扫描可分辨肝、脾和肾的占位病变。

**（2）双侧淋巴结造影** 因为替代性影像学技术的进步和可行性，以及缺乏操作和评估的专家，目前已经被废弃。

**（3）腹部超声** 敏感性较差，因而不作为评价腹部淋巴结的常规检查。但有时有助于区分肝脾病变（如囊性或实性），或明确是否存在肾后性肾功能不全或梗阻性黄疸。

**4. 胃肠道（GI）评价** HL 不常见胃肠道的直接受累，但 NHL 常见。有咽淋巴环淋巴瘤、胃肠道症状、广泛腹部淋巴结受累、无法解释的铁缺乏或胃肠道出血应进行上消化道和全小肠检查。钡灌肠可能是必需的。可进行内镜检查及可操作的异常部位的活检。一些中心对套细胞淋巴瘤患者常规进行胃肠道评价。

**5. 中枢神经系统（CNS）评价** 伯基特淋巴瘤（BL）或淋巴母细胞淋巴瘤患者常规进行脑脊液检查以排除隐藏的淋巴瘤脑膜浸润，也常在侵犯睾丸、鼻窦（B 细胞）或有广泛骨髓浸润的中－高度恶性淋巴瘤患者中进行。在这些患者，CNS 疾病的发病率为 5%。AIDS 相关性淋巴瘤需要进行脑 CT 或 MRI 扫描以及脑脊液分析。有颅内，脊髓或外周神经受累的症状时需要立即进行诊断性评价。

**6. 核素扫描**

**（1）正电子发射断层技术（PET）** 使用 $^{18}$F-氟脱氧葡萄糖扫描趋向于取代镓扫描。似乎在发现非可疑的转移或区分活性和未受累淋巴结方面更敏感，根据淋巴结组织学，精确率为 95%。同镓扫描相似，PET 在惰性淋巴瘤的应用不是很可靠。任何炎症均可导致假阳性，而肌肉、小肠和正从化疗中逐渐恢复的骨髓等的正常摄取需与受累区分开来。PET/CT 联合扫描认为可增加敏感性，最终可能成为分期和随访的金标准。

**（2）镓扫描** $^{67}$Ga 扫描最初用于检查治疗后影像学提示有残留病灶的纵隔，有时也用于检查腹膜后的异常。这些区域持续的 $^{67}$Ga 摄取强烈提示残余的肿瘤而非纤维化或坏死。推荐在治疗前进行 $^{67}$Ga 扫描以便随访。$^{67}$Ga 扫描在膈下病变不可靠，因为胃肠道、肝和脾有竞争性摄取。

## 二、霍奇金淋巴瘤

### （一）流行病学和病因学

**1. 发病率** 在美国，HL 占年新发肿瘤病例的 1%，即7 000例/年。

**（1）年龄** 在美国和一些工业化的欧洲国家。HL 的年龄发病率曲线呈双峰。第一个高峰，主要为结节硬化型，发生在 20 岁左右；第二高峰在 50 岁之后。在第三世界国家没有第一高峰，但是男性混合细胞型和淋巴细胞削减型的发病率显著增加。

**（2）性别** 大约 85% 的儿童 HL 为男孩。在成人，结节硬化型在女性中呈轻度高发，其他组织亚型男性多见。

**2. 危险因素** 在西方国家，HL 的第一高峰与社会地位高、教育好、小规模家庭有关；可能与延迟暴露于普通感染或其他环境因素有关。HL 可能与 EBV 感染有关，但是这一相关有无显著性并不是很清楚。HIV 感染的 HL 发病率轻度升高；HIV 相关 HL 常表现为躯体症状，进展期以及少见部位受累（如骨髓、皮肤、软脑膜）。

**（二）病理和自然史**

**1. 组织学** HL 的病理诊断依赖于 RS 细胞和其变异体在适当病理环境的出现。HL 累及的淋巴组织肿物不含有瘤细胞，更多见大量看起来正常的淋巴细胞、浆细胞、嗜酸性粒细胞、中性粒细胞以及不同组织亚型不同比例的组织细胞。RS 细胞的重要变异体包括 L&H（淋巴细胞和组织细胞）细胞、陷窝细胞和 RS 样细胞。

**（1）Rye 分类** 将组织病理学亚型与临床行为和预后相联系。这一古老的分类系统将 HL 分为淋巴细胞为主型（LP）、结节硬化型（NS）、混合细胞型（MC）以及少见的淋巴细胞削减型（LD）。LP 亚型被进一步分为结节性 LP 和弥漫性 LP。然而免疫组化删除了弥漫性 LP 亚型，重新定义了结节性 LP。

**（2）世界卫生组织（WHO）分类** 将 HL 分为结节性 LP HL 和典型 HL。这一新分类系统的典型 HL 包括淋巴细胞丰富型，NS，MC 和 LD 变异型。

**1）结节性 LP HL** 具有 L&H 细胞而非典型 RS 细胞，目前认为更象惰性 B 细胞 NHL 而不是真正的 HL。因为这个原因，新的 WHO 分类将结节性 LP HL 同典型 HL 区分开来。表 3.2 为这一分类系统以及有区别的组织病理特征，临床关系和免疫分型。

**2）Rye 分类中的弥漫性 LP HL 已经取消** 在新的 WHO 淋巴细胞肿瘤分类中（见附录 C-6.1），过去认为的弥漫性 LP HL 现在被分为淋巴细胞丰富的典型 HL（有真正的 RS 细胞，CD30 阳性），Laennert 淋巴瘤（淋巴表皮样外周 T 细胞淋巴瘤），T 细胞丰富的 B 细胞淋巴瘤，或其他类型独立存在。

**（3）RS 细胞和变异体**

**1）RS 细胞** 是具有多个细胞核和大的嗜酸性包涵体样细胞核的巨型细胞。单细胞聚合酶链式反应分析显示 RS 细胞是起源于淋巴结生发中心的 B 细胞。RS 细胞和伴随的单个核霍奇金细胞变异体是 HL 的肿瘤细胞，被反应性细胞浸润包围。典型的 RS 细胞通常表达 CD15 和 CD30。CD30（Ki-1）是一种抗原，也可表达于间变大细胞淋巴瘤，偶尔也见于其他 NHL 类型［如大 B 细胞淋巴瘤（LBCL）］。RS 很少表达 CD20，但是 CD45 有表达（白细胞共同抗原）。

**2）陷窝细胞** 是 RS 细胞的变异体，有相同的免疫表型。它是 NS HL 的特征，在这一亚型中通常比经典型 RS 细胞常见。

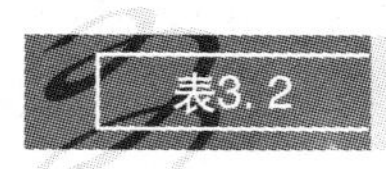

**表3.2 霍奇金淋巴瘤亚型的病理和临床特征[a]**

| 组织学亚型 | 频率 | 组织病理学 | 临床特征 | 常见分期 |
|---|---|---|---|---|
| 结节性淋巴细胞为主型[b] | 5 | L&H(爆米花细胞)与多形细胞混合浸润;结节性或结节性和弥散模式 | 男性;通常局限于外周淋巴结;预后很好 | Ⅰ~ⅡA |
| 淋巴细胞丰富型CHL[c] | 5 | RS散在分布在小淋巴细胞背景上;结节性或弥散模式;无嗜酸性粒细胞和中性粒细胞 | 老年;局限于外周淋巴结;复发少;预后很好 | Ⅰ~ⅡA |
| 结节硬化型CHL[c] | 70 | RS变异;结节生长模式,伴有胶原带和陷窝细胞;细胞异质性,有大量的嗜酸性粒细胞和中性粒细胞 | 女性;纵膈肿块和外周淋巴结 | Ⅰ~ⅢA或B |
| 混合细胞型CHL[c] | 20~25 | 混合背景上常见RS,无结节性硬化性纤维化 | 常见于腹膜后;通常有症状 | Ⅱ~ⅣA或B |
| 淋巴细胞削减型CHL[c] | <5 | RS变异明显,包括弥散性纤维化;非肿瘤淋巴细胞衰竭 | 侵袭性病程;肝和骨髓受累,少见外周淋巴结受累 | Ⅲ~ⅣB |

HL：霍奇金淋巴瘤；L&H：淋巴细胞和组织细胞；CHL：经典型HL；RS：镜影细胞；EMA：上皮膜抗原；ALK-1：间变性淋巴瘤激酶。

a 世界卫生组织分类系统。

b L&H细胞免疫表型：$CD15^-$，$CD30^-$，$CD20^+$. $CD45^+$，$EMA^\pm$，$CD79a^+$。

c 经典型HL-RS免疫表型：$CD15^+$，$CD30^+$，$CD20^\pm$，$CD45^-$，$EMA^-$，$ALK\text{-}1^-$。

**3）L&H细胞** 是RS样细胞，但具有不同的免疫表型、L&H细胞有B细胞标志（CD20、CD45、CD79a），但没有CD15和CD30。虽然认为L&H细胞是单克隆起源，周围浸润的B细胞可能是多克隆的。结节型LP HL有L&H细胞，现在被认为是一种独立的疾病，因为具有独特的免疫表型。

**4）RS-样细胞** 可见于各种感染、炎症、肿瘤，包括传染性单核细胞增多症，与苯妥英纳治疗相关性淋巴样增生，及免疫母细胞淋巴瘤。

**2．播散模式** （见表3.1）。HL通常起源于一个淋巴结。当结外病变诊断HL而无邻近淋巴结受累时，诊断应该被高度怀疑。大多数HL的自然史表现为淋巴系统有秩序的受累。而组织类型为NS以外者通常跳过纵隔，疾病出现在颈部和腹部。HL常常累及中轴淋巴系统，而远端很少受累（如肱骨内上髁和腘窝淋巴结）。血性播散发生于疾病晚期，是LD亚型的特征。

**3．受累部位**

**（1）外周淋巴结** 颈部或锁骨上淋巴结病通常见于大于70%的病例。腋窝和腹股沟淋巴结受累较少。全身性淋巴结病是 HL 的非典型特征。左锁骨上淋巴结肿大比右侧更多提示腹部受累（如脾受累）。

（2）胸廓

1）前纵隔是 NS HL 的最主要部位。纵隔比肺门淋巴结先受累。

2）HL 的肺受累可由于受累肺门的直接侵犯或继发于血性播散。HL 的肺受累可以产生不连续的结节和不规律的、间质性或肺叶浸润。

3）胸膜腔积液可继发于纵隔血管淋巴管受压，或直接胸膜受累。有时可见乳糜样渗出。

4）CT 扫描可能会发现心包受累，但明显的心脏压塞不常发生。

5）上腔静脉综合征在 NHL 中比 HL 常见。

（3）脾、肝和上腹部

1）脾、脾门淋巴结和腹腔淋巴结是膈下 HL 最早受累的腹部部位。HL 很少累及肠系膜淋巴结。

2）至少 25% 临床上没有明显脾大的 HL 在剖腹手术中发现有脾脏的受累。而有一半体检或放射学认为肿大的脾组织学上是正常的。

3）在诊断时少见肝受累，几乎总是与脾浸润有关。

**（4）腹膜后淋巴结受累** 通常在膈上 HL 的晚期发生，常发生于脾、脾门和腹腔淋巴结受累之后。主动脉周围受累而无脾受累很少见。而腹膜后淋巴结受累在 HL 的腹股沟表现早期就可发生。

**（5）骨髓** 在 HL 诊断时很少受累。进展期疾病，有全身症状，组织学为 MC 或 LD 的患者发生骨髓浸润的风险较高。应进行骨髓活检以评估骨髓受累，因为骨髓穿刺很难诊断 HL。

**（6）HL 骨骼受累** 通常表现为前列腺癌似的成骨性反应。结外肿块可导致脊髓受压。纵隔 NS HL 可导致胸骨侵蚀。

**（7）其他结外病变** 少见于 HL。肝和皮肤受累很少发生，通常是疾病晚期的表现。CNS 受累很少见，除了脊髓外部压迫之外。脑膜、脑、咽淋巴环、胃肠道、肾和其他结外部位的临床受累通常提示其他诊断。

**（三）分期系统和预后因素**

**1. 分期** 是 HL 诊断和治疗的重要决定性因素。Ann Arbor 分期系统之前被普遍应用，现已被改良，将重要预后因素特别是纵隔巨大肿块等纳入。改良的系统称为 Cotswolds 分期分类，见表 3.3。

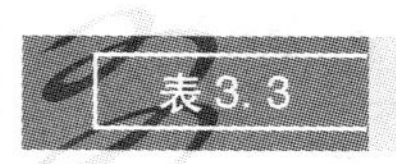

表 3.3　霍奇金淋巴瘤的 Cotswolds 分期分类

| 分期 | 描　述 |
|---|---|
| Ⅰ | 单个淋巴结区或淋巴组织受累 |
| Ⅱ | 横膈同侧 2 个或多个淋巴结区（纵隔认为是一个病变，而肺门淋巴结认为是双侧）。解剖部位数量应用标注 D 说明（如 $Ⅱ_3$） |
| Ⅲ | 横膈两侧淋巴结区或结构受累 |
|  | Ⅲ1　有脾门、腹腔或肝门淋巴结受累 |
|  | Ⅲ2　腹主动脉旁、髂或肠系膜淋巴结受累 |
| Ⅳ | 一个或多个结外部位受累，应用 E 标明 |
|  | 适用于任何病期的术语 |
| A | 无症状 |
| B | 发热（体温大于 38℃），盗汗或无法解释的 6 个月内体重下降 >10% |
| X | 巨块病变（纵隔肿块超过胸部最大横径的 1/3 或最大径 >10cm 的淋巴结肿块 |
| E | 紧挨着或邻近已知淋巴结的单个结外部位受累 |
| CS | 临床分期 |
| PS | 病理状态（由剖腹手术或活检决定） |

**2. 预后因素**

**（1）分期**　是 HL 最重要的预后因素。在每一分期，B 症状的出现提示预后差。在美国大约 60% HL 患者诊断时为Ⅰ、Ⅱ期。Ⅲ、Ⅳ病例在第三世界和社会经济水平低的国家一般较高。

**（2）组织病理学**　随着治疗的进展，组织病理亚型（除了分期）作为独立预后因素的价值已不像过去那样明确。

**（3）不良预后因素**　一个国际组织对 4 695 例患者（多数为广泛期疾病）进行了多中心回顾性分析以评价不良预后因素。无危险因素的患者 84% 疾病无进展，而每个危险因素的出现将无进展曲线的平台期下降 8%。有趣的是，巨大肿块和组织学都不是独立预后因素。7 个独立预后因素见下：

| 预后因素 | 相对复发风险 |
| --- | --- |
| 男性 | 1.35 |
| 年龄≥45岁 | 1.39 |
| Ⅳ期 | 1.26 |
| 血红蛋白<10.5g/dl | 1.35 |
| 白细胞计数（WBC）>15 000/μl | 1.41 |
| 淋巴细胞计数<600/μl或<WBC的8% | 1.38 |
| 血白蛋白<4g/dl | 1.49 |

**（4）NS HL的独立不良预后因素** 包括嗜酸性粒细胞增多、淋巴细胞削减、RS细胞非典型。

**（5）早期HL的不良预后因素** 包括ESR≥50mm/小时，4处或以上独立的淋巴结受累，巨大纵隔肿物（定义为>最大胸腔内径的33%），或任何≥10cm的肿块，或结外病变。

**（四）诊断**

**1. 临床评价** 见本章相关部分。

**2. 分期评价**

（1）经有经验的血液病理学家审查充足的外科材料。最初诊断时不应当使用细针穿刺。

（2）全面的病史和体格检查。

（3）实验室检查。有分类计数和血小板计数的CBC，血清化学检查包括LDH、ESR、尿液分析。

（4）颈部、胸部、腹部和盆腔的增强CT扫描。

（5）骨髓穿刺和活检（双侧髂嵴），临床分期为ⅠA～ⅡA期且无贫血或其他血细胞减少的患者除外。

（6）骨痛或血清碱性磷酸酶或钙升高时需要进行骨扫描。

（7）PET扫描可用于治疗后胸片或CT发现的残余病灶的随访，因为治疗后的HL经CT扫描难以发现。

（8）主要以结外病变为表现的患者应进行HIV检测。

（9）育龄期妇女在进行分期时应进行妊娠试验和生育咨询。

**3. 分期剖腹手术** 分期剖腹手术进行全身评价发现，至少25%有膈上表现而临床上无膈下表现的HL在剖腹手术时可发现隐藏病变（主要在脾、脾门淋巴结或腹腔淋巴结）。无脾广泛受累的肝受累少见。

分期剖腹手术和脾切除术的主要目的是将真正膈上或Ⅲ$_1$A期患者从烷化剂为基础的化疗（MOPP方案，见附录D1）的长期并发症中挽救出来。分期剖腹手术阴性或局限性上腹部疾病应给予单独放射治疗。随着诊断模式的改善，低毒性的治愈性化疗（ABVD方案）以及联合给药的成功应用，手术分期已经不再需要。

**（五）治疗：初始治疗**

**1．治疗原则**　HL的治疗有多种方法。具有挑战的是确定一个疗程的治疗，在保留疗效的同时，最大限度地降低长期并发症。

**2．手术**　仅限于诊断，可能为剖腹术，以及脊柱受压时的椎板切除术。

**3．单独放疗**　在美国仍用于多数ⅠA或ⅡA期非典型HL的治疗，但日益被联合治疗所取代。

**（1）放疗剂量**　几乎所有的HL可经3 000至4 400cGy的照射清除局部病变，可分割照射，约1 000cGy/周。化疗后的巩固治疗时剂量可以降低。

**（2）放射野**（图3.2）

**1）斗篷野照射**　包括颈部、锁骨上、锁骨下、腋窝、肺门和纵隔淋巴结，直至膈水平。上颈部淋巴结病应包括耳前区域。肺和心脏大部分应用铅板遮盖，但是如有肺门淋巴结肿大，很多放疗学家给予受累侧肺≤1 500cGy的照射。如心包受累可给予全心脏照射。斗篷式照射野的下缘和主动脉周围的上缘之间上面必须留有小的缝隙，以避免照射野重叠引起的严重脊髓损伤。

**2）倒Y照射**　包括脾或脾蒂、腹腔、腹主动脉周围、髂、腹股沟和股淋巴结。肾脏、大部分骨盆和睾丸应遮蔽。

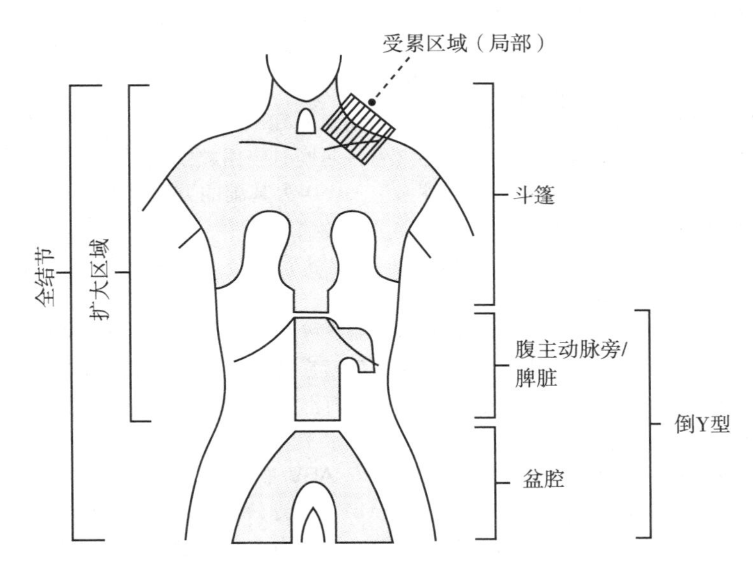


**图3.1**　霍奇金淋巴瘤的照射野。斑点区为照射野，详见文字描述。

**3）锄形野及盆腔野照射**　倒Y照射可分解为一个锄形野照射，包括脾蒂（或脾）以及主动脉旁淋巴结；一个盆腔野照射，包括髂、腹股沟和股淋巴结。

**4）次全淋巴结或次全淋巴照射**　包括斗篷野照射和锄形野照射。

**5）全淋巴结或全淋巴照射不常用**　包括斗篷式照射和倒Y照射。

6）**受累野照射**（IFRT） 仅包括疾病受累区域，仅与化疗联用从而达到治愈的目的。与上述提及的过去常规照射野一起，IFRT 已经成为 HL 最常用的放射治疗技术。与其他治疗联合的剂量为 2 000～3 600cGy。

4. **联合化疗** 是所有分期典型 HL 和进展期非典型 HL 的主要治疗措施。化疗通常与 RT 联用，也适用于早期和/或巨块型疾病的治疗。方案的选择要考虑避免治疗相关的远期毒性。非致白血病性及保留性功能的 ABVD 方案将化学治疗扩展至早期患者，消除了剖腹手术的需求；它已经取代了传统的 MOPP 方案。更强烈的方案如 BEACOPP 可以提高 ABVD 疗效，特别是在进展期患者。不推荐进行维持治疗。

（1）**HL 的可用化疗方案** 见附录 D-1。必须严格按照方案进行，因为延迟治疗或方案中不推荐的减量会明显影响结果。总剂量和剂量强度对于获得治愈非常重要。HL 的挽救治疗方案见附录 D-3。

（2）**MOPP 或 COPP 方案** 国立癌症研究所（NCI）推荐此方案中的长春新碱不应该限制最大剂量为 2mg，但是大多数临床医师坚持 2mg 的限制。每 28 天为一个治疗周期，在获得完全缓解（CR）后再进行 2 周期，最少 6 周期（6 个月）。

1）**MOPP 方案** 在Ⅲ、Ⅳ期患者的 CR 率在 70%～80% 之间。大约 60%～70% 的 CR 病例为持续性的，42 个月后有少数复发。80% 以上的Ⅲ期或ⅣA 期患者能生存 10 年而无疾病复发。组织学亚型对 MOPP 的治疗结果几乎无影响。

2）**MOPP 方案** 有高度致吐性，可发生骨髓抑制、神经病变、致白血病和不育。COPP（用环磷酰胺取代氮芥）的耐受性稍好。

（3）**ABVD 方案** 优于 MOPP 方案，致白血病和不育情况少。这一方案中阿霉素潜在的心脏毒性和博来霉素的肺毒性（特别是同时应用粒细胞生长因子）是偶尔出现的问题。联合纵隔 RT 时应格外注意。ABVD 为基础的方案已经取代 MOPP 方案，成为 HL 的标准治疗方案。

1）普遍来讲治疗原则与 MOPP 相同：通常给予 6～8 个周期，每月 1 次。最大反应后至少追加 2 周期。

2）应监测肺功能。如发生呼吸困难，肺炎或肺弥散功能减少到 <40%，应停止应用博来霉素。博来霉素性肺炎通常对皮质激素有反应，需要停用博来霉素。

3）之前有心脏疾病史或接受累积高剂量阿霉素治疗的患者应监测心功能。在开始阿霉素治疗前应检测左室射血分数的基线水平。

（4）**MOPP 和 ABVD 交替方案和 MOPP/ABV 嵌合方案** 已证实均没有单用 ABVD 方案令人满意，虽然 MOPP/ABV 与 ABVD 的疗效相当，但随机临床试验提示嵌合方案增加急性期毒性，骨髓增生异常综合征和白血病的发生。但是 MOPP/ABV 和 ABVD 均比 MOPP 方案优越，ABVD 的骨髓毒性比联合方案小。

（5）**剂量强度方案**。特别对于高危 HL 患者，有望改善生存。这些方案的价值仍不清楚。

1）**BEACOPP** 随机前瞻性研究已将这一 3 周方案与 COPP-ABVD 方案进行了比较。增加剂量配合生长因子可获得高缓解率，继发性白血病的风险也可能增加。对生育功能的影响还未进行全面评价。

2）Stanford-V　Ⅱ期研究中这一每周方案取得很好的结果，但还未经随机研究证实。

3）**大剂量化疗**　之后进行自体干细胞移植（SCT）对于初次缓解的患者可考虑进行，但未经过满意的验证。

**（6）有效性比较**

1）一个合作组进行的大型随机试验研究显示，在大多数进展期 HL 患者 ABVD 单独同 MOPP 加 ABVD 的有效率一致，比 MOPP 单独有效率高。ABVD 被认为是大多数病人的标准一线治疗，疗效和毒副反应均比 MOPP 优越。

2）一项包括三个研究组的随机临床试验将 COPP-ABVD 和标准剂量 BEACOPP 以及加量 BEACOPP 进行了比较。COPP-ABVD 的 5 年无复发率为 69%，标准 BEACOPP 为 76%，加量 BEACOPP 为 87%。COPP-ABVD 组的 5 年生存率为 83%，标准 BEACOPP 组为 88%，加量 BEACOPP 组为 91%。进展期 HL 和有不良预后因素的患者似乎从加量中获益。BEACOPP 可作为高危 HL 患者治疗的选择。

**（7）联合模式治疗**　在早期病变的治疗中逐渐普及。这一方法的优点是放疗仅限于受累区域（因而减少总剂量），减轻了放疗相关的远期并发症。

1）IFRT 可以作为临床上Ⅰ期或Ⅱ期以及非巨块型疾病患者短周期化疗的补充。

2）IFRT 可在全部化疗结束后给予，作为对化疗仅有部分反应的巨块型病变的巩固治疗。但是对于化疗后 CR 的患者对原发灶进行的 IFRT 没有帮助。

**5. 典型 HL 治疗的争议和建议（表 3.4）**

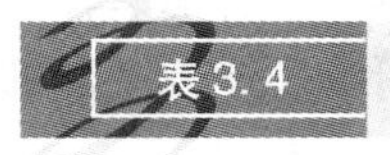

**表 3.4　霍奇金淋巴瘤：根据临床表现推荐的治疗**

| 表现 | 推荐治疗 |
| --- | --- |
| 早期 | |
| 经典型 HL ⅠA～ⅡA | ABVD ×4 周期加 IFRT 或 Stanford V 2 周期加 IFRT |
| NLP HL　ⅠA～ⅡA | 单独 IFRT；观察（如患者不能耐受 RT）；化疗之后行 IFRT 可用于 CSⅡA |
| ⅠB，ⅡB | 全周期化疗 |
| 进展期 | |
| 巨块病变Ⅰ～Ⅱ期 | ABVD ×6 周期或 Stanford V 3 周期加巨块部位 RT |
| 临床Ⅲ～Ⅳ期和/或有 B 症状 | ABVD ×6－8 周期（或 Stanford V 或 BEACOPP） |

HL：霍奇金淋巴瘤；IFRT：受累区域放疗；NLP：结节性淋巴细胞为主型；RT：放射治疗；CS：临床分期。

**（1）ⅠA和ⅡA期**

**1）膈上病变** 传统上大多数患者经剖腹手术分期后，如果是病理上Ⅰ期或Ⅱ期病变，将接受亚淋巴结照射。这一方法可获得80%的无病生存。但是总生存没有改善，因为多数患者在RT复发后可以被化疗挽救。

然而短周期（2～4周期）后进行IFRT可获得很好的无病生存期。常用ABVD方案或Stanford Ⅴ方案。在一项使用4周期ABVD的随机试验中，2 000或4 000cGy放疗组之间疗效无差异，提示放疗剂量也可以减少。

**2）膈下病变** 早期病变的治疗原则相似。多数患者可用联合治疗方式或者全周期联合化疗。

**3）目前研究计划评估** 一线方案如ABVD在不影响疗效前提下的**最小治疗周期数**。无高危因素（如贫血、ESR快、巨块病变）的患者可能仅需接受较小剂量的化疗。

**（2）ⅠB和ⅡB期治疗** 存在争议。早期B病变单纯放疗的复发率为50%。可以对这些患者进行全周期化疗，联合治疗方式也可以考虑。

**（3）巨大纵隔病变** RT对大约60%的ⅠA～ⅡB患者和巨大纵隔病变无效；复发主要见于纵隔和肺。对这些患者推荐进行全周期联合化疗和IFRT。巨大纵隔病变和进展期（ⅢA到ⅣB）患者可在化疗结束后接受RT。使用这两种治疗方式可能使治愈率接近那些无巨大纵隔肿块的患者。

**（4）ⅢA期** 单纯化疗的10年无病生存率是80%，比单纯放疗优越，疗效可能不能被联合治疗进一步提高。

**（5）ⅢB或Ⅳ期** ABVD方案适于大多数患者的治疗，虽然有预后不良特征的患者如耐受性好可能从BEACOPP方案中获益。Stanford Ⅴ方案的有效性仍需要随机试验评估。

**（6）E（结外）表现** 有邻近局限性结外病变的患者（如受累淋巴结附近的单个骨受累）有时可经单独放疗治疗，更多时候与化疗联用。多发性E病变或广泛性E病变（如大的肺部病变）最好进行化疗或联合治疗。

**（7）HIV与HL** 伴有HIV的患者通常表现为有骨髓受累的Ⅳ期病变。想要达到的治疗强度需参照患者的耐受能力。对于想要治愈的一般状态好和可控的病毒血症患者，应试行全周期化疗。

### （六）初始治疗后的治疗

**1．重新分期** 所有经放疗或化疗后CR的患者必须重新分期，需重复最初异常的全部检查。

（1）如果所有可测量和放射学可见的病变都消失，放疗结束后2～3个月以及3～4周期化疗后可开始进行重新分期。

（2）重分期时应重复活检之前受累部位和可获得的Ⅳ期病灶，如肝或骨髓。

（3）胸片或CT扫描持续稳定的异常纵隔病变并不少见（特别是在接受NS治疗的患者）。偶尔也可见持续稳定的腹部肿块或可触及的淋巴结肿块。这些异常需要密切随访。然而在多数病例中，这些表现仅是纤维化，不需要活检。PET扫描有助于区分HL和纤维化。

**2. 随访**　治疗后的复发大多数发生在前2~5年，虽然5年后也可发生复发。

（1）最初2年应每2~4个月随访1次，之后的3~5年每3~6个月1次。随访检查包括：

1）病史和体格检查。

2）CBC、化学检查、ESR、胸片。

3）前3年每3~6个月1次CT扫描。

4）如接受颈部放疗至少每年进行甲状腺素和促甲状腺激素水平测量。

（2）长期存活的HL患者应进行健康维持咨询和癌症筛选。应鼓励戒烟，避免增加癌症发生风险的其他习惯。如进行了膈上部位的放疗，女性应在治疗后5~8年每年进行乳腺X线检查，如40岁以下更应尽早进行。一些小组建议在这些高危人群进行乳腺MRI筛查。

（3）PET扫描不推荐用于监测，因为假阳性率高。任何治疗决定不能仅基于PET扫描进行，需要结合临床和病理。

**3. 挽救治疗**

**（1）RT失败**　后通常用联合化疗治疗，至少可获得与开始就应用化疗相当的疗效。

**（2）化疗失败**

**1）经有效化疗后未能获得CR提示预后差**　虽然其他联合化疗可能会获得暂时的疗效，但无法长期控制疾病。这些患者应接受自体干细胞移植（ASCT），或异体骨髓移植（BMT）。治疗决策取决于患者的年龄、是否有合适的供者，骨髓状况，以及对挽救化疗方案的反应。

**2）化疗获得CR后的复发**　如CR持续>1年可继续应用初始治疗方案（如没有心脏毒性风险）。如CR持续<1年则不能再应用同一方案。没有已知的方案可在>10%~20%化疗后复发的患者获得长期无病生存。对挽救治疗有反应的患者应考虑进行ASCT。

**3）对MOPP或ABVD抗拒的患者**　对其他化疗可能出现短期反应（虽然有时较长）。单药亚硝脲、长春碱类、依托泊苷（可能为口服）或这些药物以及与其他药物的联合可能有效。吉西他滨是一种活性药物，特别在与长春新碱或铂类联用时。二线和三线联合化疗方案见附录D-3。化疗失败后淋巴结复发患者可能从扩大野照射中获益，可在一些患者中获长期无病生存。年轻患者可考虑进行异体BMT。这些患者也应考虑参加临床试验。

**（3）ASCT支持的强烈化放疗**　已进行广泛的试验研究。高剂量化疗（可能是清髓性的）通常与全身照射合用，之后进行自体骨髓或外周血干细胞（经生长因子动员）移植可使患者从长时间的骨髓抑制中解除。这一治疗在多个中心进行，死亡率<5%；平均住院时间为3周。候选患者包括CR后复发或经适当联合化疗但从未获得CR的患者。大约60%化疗敏感和40%诱导化疗失败的患者可获得长期无病生存。

**（4）其他治疗**　免疫交联物，如抗CD30免疫毒素和放射免疫治疗已经在HL患者进行Ⅰ期试验研究，尚未获得确定结果。利妥昔单抗已用于结节性LP HL的治疗。

(七) HL 的特殊临床问题

1. 治疗后遗症和并发症

**(1) 甲状腺功能减退** 进行斗篷式照射或颈部照射的患者有 10% ~20% 发生明显的甲状腺功能减退，50% 患者有血清 TSH 升高。替代治疗可解决这一问题。

**(2) 不育** 进行盆腔照射而未进行卵巢固定术或适当的生殖腺遮挡的女性患者可发生不育。男性患者接受照射时应遮挡睾丸。MOPP 和类似治疗可使几乎所有男性患者，也包括 20 岁或以上的女性患者并发不育。ABVD 与该并发症无相关性。BEACOPP 在多数患者引起不育，但发病率不清。准备接受 MOPP、BEACOPP、ASCT 或类似治疗的患者应选择精子银行。

(3) 肺损伤

**1) 放射性肺炎** 斗篷式照射普遍会引起纵隔旁纤维化，通常无临床意义。当纵隔肺门巨大肿块需要扩大照射野时，可能会发生严重的反应。此外，之前有斗篷式照射治疗史的患者如给予 MOPP 治疗会突发肺炎，可能继发于激素的停药。因而，即使照射是多年前进行的，斗篷式照射后也应避免泼尼松治疗。

**2) 博来霉素肺毒性** 几乎所有接受过博来霉素治疗（ABVD 或类似方案）的患者均会发生肺弥散功能减低。这一减低通常无症状，在治疗后慢慢改善。当博来霉素剂量 > 50mg 时可能并发严重的非典型肺毒性，虽然在累计剂量不超过 $200mg/m^2$ 时不常发生。

当博来霉素联合纵隔 RT 时可能会出现更为严重的肺毒性（肺浸润、限制性缺陷、劳累性呼吸困难）。这些副作用部分取决于博来霉素的总剂量和照射野。已有肺功能不良的患者应格外小心。

**(4) 心脏损害**

**1) 放疗** 现代前后位加权放疗或心脏的大部分没有接受照射时，放射性心包炎的风险性相对较小。然而无论有无心包积液或心脏压塞，放射性心包炎都可以进展。RT 罕见合并缩窄性心包炎。

**2) 化疗** 阿霉素，ABVD 和相关方案的组成之一，是众所周知的心毒性药物。心毒性的发病率与累计剂量有关，也可能和血清峰浓度有关。ABVD 方案的阿霉素累计剂量是 $300mg/m^2$，当不接受放疗时低于有显著临床意义的心毒性标准。然而纵隔和/或颈部 RT 可能增加心肌病、心包炎、冠状动脉疾病或其他加速的动脉粥样硬化疾病和血管病变的发生，还可以增加延迟性心肌病的发生。

**(5) 无菌性股骨头坏死** 有该病例报告，可能继发于 MOPP 中的泼尼松治疗。

**(6) 细胞免疫下降** 进展期 HL 患者常有进行性细胞免疫丢失，伴有皮肤无反应、血小板减少，对多种有机体的敏感性增强，即使不接受治疗也可发生。化疗、激素治疗和 RT 可加速这些异常。在 HL 病程的晚期还可发生低丙种球蛋白血症。

**1) 细胞免疫低下和治疗** （特别是皮质激素）相关感染，包括李斯特菌属、弓形虫属、分枝杆菌、真菌和慢性病毒感染（如进展性多发性脑白质病变）。接受皮质激素治疗的患者卡氏肺孢子虫和 CMV 感染的风险显著增高。

**2) 带状疱疹** 见于 >25% 的患者，特别是接受过皮肤放疗和进行脾切除的患者。全身皮肤受累不少见，但内脏受累少见。

**3）脾切除相关感染**　包括有荚膜微生物感染，特别是肺炎球菌，其次是流感（嗜血）杆菌和沙门菌，特别多见于儿童。无脾脏患者的肺炎球菌感染可迅速致命。推荐在脾切除前应用多价肺炎球菌，嗜血杆菌和脑膜炎双球菌疫苗，虽然它在这一人群中的有效性并不肯定。脾切除术后发热的患者须早期给予强力抗生素治疗。

**（7）继发肿瘤**

**1）急性髓性白血病**　通常继发于骨髓增生异常综合征，见于2%～10%接受MOPP或类似含烷化剂的联合治疗的患者。在大于40岁的患者或进行脾切除的患者最常发生。白血病多在治疗后3～10年之间发生，通常伴有5号和7号染色体缺失，预后极差。急性白血病在接受单独RT的患者很少出现，在接受ABVD治疗的患者中也很罕见。

**2）NHL**　可在HL的病程中发生，多为自然史的演变而不是治疗相关并发症。多数报告的病例为高度恶性B细胞肿瘤，在结节性LP HL发生率最高。如前所述，LP HL可以是一种B细胞淋巴瘤。高度恶性外周T细胞淋巴瘤和蕈样霉菌病也可并发HL，特别是NS亚型。

**3）上皮性肿瘤和肉瘤**　作为RT或联合治疗并发症的报告逐渐增多，精确统计显示如延长随访时间，第二肿瘤的发生率超过20%。肿瘤包括乳腺癌、肉瘤、黑色素瘤、肺癌和其他实体肿瘤。年轻患者的肿瘤发生相对风险较高，且与其他易患因素有协同。这一显著风险适用于1960～1970年间治疗的患者，现代治疗措施限制了放射暴露，可能会降低这一风险。

**（8）神经系统并发症**

**1）莱尔米特征**　继发于HL患者的胸部放疗，对患者无害，但是令人烦恼。包括延背部至下肢的放射性触电感，通常由曲颈引出，逐渐消失。

**2）横贯性脊髓病**　是RT罕见但严重的并发症，通常由斗篷和腹部窗之间没有留出适当的缝隙导致。

**（9）腹膜后纤维化**　是HL治疗的并发症。

**2. 同时期癌**　HL可增加同时发生卡波西肉瘤、白血病、NHL和骨髓瘤的风险。

**3. 肾病综合征**　是恶性肿瘤的远期效应，常见于HL患者。典型的是类脂性肾病。HL的其他类癌综合征包括自身免疫性溶血、免疫性血小板减少、神经缺陷和黄疸。

**4. HL合并妊娠**　见第四章、第一节。

**5. 鱼鳞病**　75%成人发病的鱼鳞病与HL并发。

## 三、非霍奇金淋巴瘤

### （一）流行病学和病因学

**1. 发病率**　NHL发病逐年增加，在美国每年约有60 000新发病例。发病率显著增加的原因不明。

**2. 年龄和性别**　小淋巴细胞淋巴瘤见于老年患者。淋巴母细胞淋巴瘤常见男性青少年或年轻患者。滤泡性淋巴瘤主要发生于中年患者。BL 见于儿童或青年。

**3. 病因学** 病毒病因学和异常免疫调控可能与淋巴瘤的发展有关。两种机制可能相互影响。然而仅极少数病例可发现致病因素。

**(1) 病原**

**1) RNA 病毒** 人类嗜 T 淋巴细胞病毒（HTLV-1）与成人 T 细胞白血病 - 淋巴瘤（ATLL）有关。HIV 产生的 AIDS 以及继发的免疫缺陷与高度恶性 B 细胞淋巴瘤有关。慢性 C 型肝炎病毒感染与惰性 B 细胞淋巴瘤有关。

**2) DNA 病毒** EBV 在非洲 BL 细胞的基因组中被发现。EBV 也可在鼻 T 细胞和 NK 细胞淋巴瘤活检中检出。在免疫监视缺陷时，这一病毒与淋巴瘤有关，如有 X 链锁淋巴组织增生综合征。器官移植的患者，多数见于 HIV 相关淋巴瘤。

**3) 胃黏膜** 的慢性幽门螺旋杆菌感染与胃淋巴瘤有关。清除感染可使超过 2/3 的患者获得缓解。

**(2) 免疫缺陷或免疫失调** 与淋巴瘤发展有关，包括：

1) AIDS。

2) 器官移植受体。

3) 先天性免疫缺陷综合征（如无丙球蛋白血症、共济失调 - 毛细血管扩张、Wiskott-Aldrich 综合征）。

4) 自身免疫失调（如 Sjögren 综合征、类风湿病、红斑狼疮、桥本甲状腺炎）。

5) 苯妥英可导致从良性淋巴组织增生到原发性淋巴瘤的发生。

**(3) 治疗相关性** 化疗或 RT 在 HL 后的 NHL 以及骨髓增生异常综合征发生中的作用仍不清楚。

**(二) 病理和自然史**

**1. 两个互补的 NHL 分类系统** WF（工作分类法）和基于改良的欧洲北美淋巴瘤（REAL）分类的 WHO 分类。WF 用生物学行为或分级对常见淋巴瘤进行了阐述。REAL/WHO 分类基于淋巴瘤的独特临床、病理、免疫和/或遗传特征将淋巴瘤进行分类，包括了不常见的淋巴瘤。因为依赖于免疫表型和细胞谱系分析，REAL/WHO 系统更具有重复性。

**2. WF** 是过去美国最常用的 NHL 分类系统。这一方案产生于 1982 年，是之前进行独自分类的不同血液病理学家达成共识的结果。WF 试图将 NHL 的临床行为与血液病理特征结合起来。然而它没有融入公认的 B 细胞或 T 细胞源性淋巴瘤的信息，不能识别大量新发现的临床病例实质。表 3.5 列出了 WF 的发病率，一些临床联系和不同类型 NHL 接受利妥昔单抗前的化疗方案的中位生存率。

**(1) 分级** WF 将 NHL 分为低度、中度和高度恶性，可反映其生物学侵袭性。不同类型之间的分界线有时是随意的。

1) 通常来说，细胞体积小、圆的或有裂的细胞核，有丝分裂率低是低度恶性 NHL 的特征。中度/高度恶性 NHL 通常表现为细胞体积大，核仁明显，有丝分裂率高。

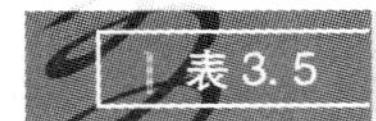

表 3.5 非霍奇金淋巴瘤的工作分类法分期[a]

| 淋巴瘤类型 | 频率（%） | 中位年龄（岁） | Ⅲ期或Ⅳ期（%） | 骨髓受累（%） | 中位生存（年） |
|---|---|---|---|---|---|
| **低度恶性** | | | | | |
| A-小淋巴细胞；类浆细胞 | 3.6 | 60 | 89 | 71 | 5.0 |
| B-滤泡性，小裂细胞 | 22.5 | 54 | 82 | 51 | 7.2 |
| C-滤泡性，混合型（小裂和大细胞） | 7.7 | 56 | 73 | 30 | 5.1 |
| **中度恶性** | | | | | |
| D-滤泡性，大细胞 | 3.8 | 55 | 73 | 34 | 3.0 |
| E-弥漫性，小裂细胞 | 6.9 | 58 | 72 | 32 | 3.4 |
| F-弥漫性，混合（小裂和大细胞） | 6.7 | 58 | 55 | 14 | 2.7 |
| G-弥漫性，大细胞 | 19.7 | 57 | 54 | 10 | 1.5 |
| **高度恶性** | | | | | |
| H-免疫母（大细胞） | 7.9 | 51 | 49 | 12 | 1.3 |
| I-淋巴母细胞 | 4.2 | 17 | 73 | 50 | 2.0 |
| J-小无裂（伯基特，非伯基特） | 5.0 | 30 | 66 | 14 | 0.7 |
| 总体[a] | 88.0 | | | | |

摘自 Rosenberg SA，Berard CW，Braun BW Jr，et al. National Cancer Institute sponsored study of classifications of non-Hodgkin's lymphomas. Summary and description of a working formulation for clinical usage. *Cancer*1982；49：2112.

a 工作分类法基于 1 014 名患者的研究。不包括皮肤 T 细胞淋巴瘤、成人 T 细胞白血病淋巴瘤、弥漫性中度分化淋巴细胞淋巴瘤和恶性组织细胞病，占病例的 12%。

2）临床上有必要认为低度恶性 NHL 为惰性或非侵袭性，而中度或高度恶性 NHL 为侵袭性疾病，不经治疗的自然史短。许多临床医师认为免疫母细胞淋巴瘤是与中度恶性 NHL 类似，而淋巴母细胞淋巴瘤和小无裂 NHL 特别是 Burkitt 变种，为高度恶性 NHL，需要特殊处理。

**（2）基于 WF 的生存曲线** 见图 3.2。

**3. WHO/REAL 分类** 在 1993 年由血液病理学家达成一致后制定。它融入了免疫表型特征以决定细胞谱系，用更科学的方法判断亚型。它可以识别 WF 中未被分类的一些少见类型。WHO 接受了 REAL 的一些补充意见，应该是目前的分类标准。WHO 分类是血液学家的通用语言。

**（1）** WHO/REAL 包括有各种临床特征的淋巴瘤，如果他们起源于同一细胞类

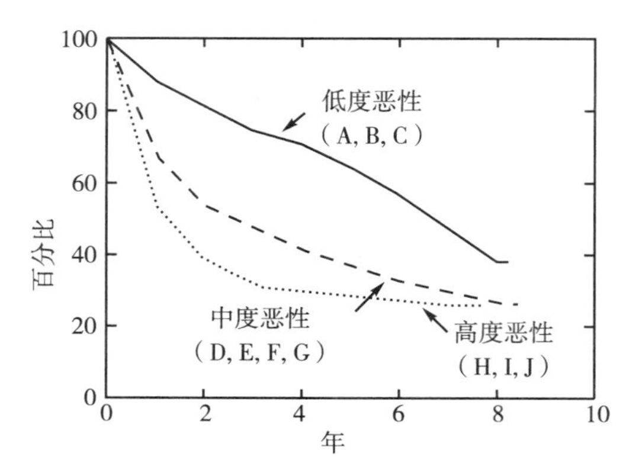


**图 3.2** 国立肿瘤研究所精确统计绘制的淋巴瘤不同亚型的生存曲线。三个主要预后分类（恶性程度）的每一个都与其他两个有显著差异（$P<0.0001$）。表 3.5 为分级定义了 A-J 组织学亚型（From Rosenberg SA，et al. National Cancer Institute sponsored study of classifications of non-Hodgkin's lymphomas. Summary and description of a working formulation for clinical usage. *Cancer*1982；49：2112.）经许可

型。白血病被认为是特定淋巴组织增生失调谱系的极限。

(2) 急性淋巴细胞白血病和淋巴母细胞淋巴瘤被分为一类。

(3) 慢性淋巴细胞白血病（CLL）与小淋巴细胞淋巴瘤归为一类，因为它们都含有小而圆的 B 淋巴细胞，CD5 和 CD23 阳性。

(4) 所有的滤泡细胞淋巴瘤组成一组，有不同的分级（1～3 级）。

(5) 套细胞淋巴瘤（MCL）因为具有独特的特征和临床侵袭性而被认为是单独的体系。之前在 WF 中 MCL 被认为是小淋巴细胞淋巴瘤、弥漫小裂细胞淋巴瘤，有时被认为是滤泡细胞淋巴瘤。

(6) 免疫母细胞淋巴瘤被分类为弥漫大细胞淋巴瘤，不被认为是一单独的体系。

(7) 这一体系试图将 T 细胞和 NK 细胞恶性病变进行细致分类。WF 不能识别这样的淋巴瘤。

(8) 因为大约 2/3 的 NHL 组织学是滤泡状或弥漫大细胞，临床决策通常依赖于 WF 原则。

**4. 病原学**

**(1) 单克隆抗体** 可识别 B 淋巴细胞和 T 淋巴细胞个体发育阶段的特征性抗原决定簇。抗体可用于细胞悬液的流式细胞术检测，或冷冻切片的间接免疫过氧化物

酶标记。常见的部分抗体见附录 C-5。B 淋巴细胞淋巴瘤的单克隆性通常可由见到显著优势的单个轻链确定。

**（2）基因重排**　B 淋巴细胞和 T 淋巴细胞必须进行 DNA 重排以获得抗原特异性受体。每一克隆以独特的方式进行基因重排，可通过 Southern 印记将其与生殖种系模式鉴别出来。免疫球蛋白和 T 淋巴细胞受体基因重排的鉴定可确定淋巴样肿瘤的细胞谱系、单克隆性，有时可确定分化的分期。聚合酶链式反应通过特异性引物扩增断裂区域，可以检测低至一百万细胞中的一个克隆细胞。

**（3）特异性染色体异位**（表 3.6），与淋巴瘤独特的组织学类型相关。每个易位染色体断裂点处或附近的遗传材料通常可提供发病线索。例如在 BL，8 号染色体的转化型 c-myc 细胞癌基因可与 14 号染色体重链基因内或附近发生异位，或与一个轻链基因异位（2 号染色体的 κ 链或 22 号染色体的 λ 链）。

**表 3.6　淋巴瘤的染色体易位**

| 淋巴瘤类型 | 易位 | 基因断裂处 |
|---|---|---|
| B 淋巴细胞淋巴瘤 | | |
| 小淋巴细胞样 | t（14；19）（q32；q13） | 重链；BCL-3 |
| 浆细胞样 | t（9；14）（p13；q32） | 重链；- |
| 套细胞 | t（11；14）（q13；q32） | BCL-1；重链 |
| 滤泡性 | t（14；18）（q32；q21） | 重链；BCL-2 |
| 小无裂（包括伯基特） | t（8；14）（q24；q32） | MYC；重链 |
| | t（2；8）（p12；q24） | Kappa；MYC |
| | t（8；22）（q24；q11） | MYC；lambda |
| 大细胞 | t（3；14）（q27；q32） | BCL-6 |
| | t（3；22）（q27；q11） | |
| | t（2；3）（p12；q27） | |
| T 淋巴细胞淋巴瘤 | | |
| 淋巴母细胞 | T 淋巴细胞受体基因变异性受累 | - |
| 间变大细胞（KI-1） | t（2；5）（p23；q35） | - |

关键：CD5：Leu-1 或 T-101；CD10：常见急性淋巴细胞性白血病抗原（CALLA）；Sig：表面免疫球蛋白；Cig：胞浆免疫球蛋白；TdT：末端脱氧核苷酰酶酸转移酶。

见附录 C-4 白细胞分化抗原和附录 A 细胞遗传学命名法词汇表。

在滤泡性淋巴瘤，易位也可累及14号染色体重链基因，它可与18号染色体的BCL-2基因融合。BCL-2基因似乎与凋亡（程序性细胞死亡）障碍显著有关。这样在滤泡性淋巴瘤中BCL-2基因易位激活可以导致淋巴瘤细胞过度存活或累积，提示这一疾病存在细胞死亡缺陷而不单纯是增生问题。在MCL，14号染色体的重链基因和11号染色体的BCL-1基因融合，BCL-1基因编码细胞周期素D1，与细胞周期有关。

这些细胞遗传学异常可用荧光原位杂交技术检测，以分析肿瘤拥有的特异性遗传学异常。

**（4）肿瘤细胞产生的淋巴因子** 可能与特异性淋巴瘤的症状或表现有关。如伦纳特淋巴瘤的T淋巴细胞产生的白细胞介素（IL）-4可以解释这一疾病的组织细胞过度增生，而在血管免疫母细胞淋巴瘤，IL-6的产生可导致浆细胞增多和高丙种球蛋白血症。

**（5）表面抗原模式**（附录C-5）。经流式细胞术或免疫组化检测淋巴细胞表面抗原有助于区分特定的淋巴瘤类型。例如仅在极少数B淋巴细胞上有表达的CD5抗原是T淋巴细胞全抗原，它在小细胞淋巴细胞淋巴瘤和MCL的肿瘤细胞上有表达，但滤泡性淋巴瘤和单核细胞样B淋巴细胞淋巴瘤不表达。

**（三）自然史**

NHL的自然史表现不一，倍增时间从数天（如BL）到数年（一些低度恶性NHL）。中－高恶性NHL的治疗疗效要明显好于低度恶性NHL。早期骨髓浸润、血行和非连续性播散是NHL的特征，特别在低度恶性亚型，与HL的分布形成鲜明对比。中轴外淋巴结，包括肱骨内上髁和肠系膜淋巴结通常受累，也与HL不同（表3.1）。中－高度恶性NHL通常表现为结外病变，包括咽淋巴环、胃肠道、皮肤、骨和CNS。

**1. B淋巴细胞淋巴瘤** 低度恶性（见附录C-5和C-6）

**（1）小淋巴细胞淋巴瘤** 是CLL的组织或淋巴结表现，通常表现为弥漫性淋巴结肿大和骨髓受累。细胞CD5、CD20和CD23阳性。CLL和慢性B淋巴细胞前淋巴细胞白血病在本章第三节，“慢性淋巴细胞白血病”中进行讨论。

**（2）淋巴浆细胞样淋巴瘤** 包括巨球蛋白血症，可表现为血清的单克隆IgM峰。浆细胞样淋巴细胞淋巴瘤的细胞组成包括淋巴细胞，浆细胞和具有两者特征的杂交细胞。细胞通常CD20阳性，与浆细胞不同。由形成不对称五聚体的IgM蛋白引起的高黏滞综合征或神经病变是巨球蛋白血症的主要临床表现，详细见本章第二节。

**（3）滤泡性淋巴瘤** 包括以小裂细胞为主的淋巴细胞浸润，分级越高大细胞数量越多。细胞CD10和CD20阳性，CD5阴性。

**1）细胞遗传学** 滤泡性淋巴瘤有t（14；18）易位，导致BCL-2表达上调。BCL-2基因产物是一种凋亡抑制因子。

**2）滤泡性淋巴瘤的亚型** 根据WHO分类，由每高倍视野下（hpf）的大细胞平均数确定：

1级，<5个大细胞/hpf。

2 级，5 ~ 15 个大细胞/hpf。

3 级，>15 个细胞/hpf。

**3）侵袭性**　1、2 级滤泡性淋巴瘤通常认为是低度恶性的。少数的滤泡性大细胞类型，或 3 级多认为是中度恶性的，虽然不清楚为什么自然史显著不同。细胞学转化成中度或高度恶性 NHL 可在疾病的任何时期发生，通常伴有 p53 突变。其他低度恶性 NHL 也可发生类似转化。

**4）行为**　滤泡性淋巴瘤倾向于表现为淋巴结肿大。大约 85% 病例发病时为Ⅲ期或Ⅳ期，常有骨髓受累（>50% 的病例）。肝、脾和肠系膜淋巴结常常受累。滤泡性淋巴瘤通常进展缓慢，不需要立即治疗。大于 30% 的病例可出现一过性自行缓解。滤泡性淋巴瘤对治疗高度敏感，但所有治疗的生存期一般，少数患者可以治愈。过去的平均生存时间是 6 ~ 10 年，在“利妥昔单抗时代”可能有所增加。

**（4）边缘区淋巴瘤**　通常认为是起源于滤泡旁或环绕外套层的边缘区细胞。细胞 CD10、CD5 阴性，CD20 阳性。

**1）MALT 淋巴瘤**　（MALT：黏膜相关淋巴组织）是一组结外淋巴瘤病变，通常表现为胃、肺、乳腺、甲状腺和其他结外部位的局限性肿瘤。①一些病例之前存在器官相关性免疫疾病（如 Sjogren 综合征或桥本甲状腺炎）。其中许多过去被诊断为假性淋巴瘤；②自然史表现为长期生存而无广泛播散，提示 RT 或手术治疗的作用；③胃 MALT 淋巴瘤与幽门螺杆菌感染明确相关，在清除幽门螺杆菌后有 2/3 的患者疾病消失。

**2）脾淋巴瘤**　是边缘区淋巴瘤的少见类型。特征为显著性脾大，通常无全身疾病，有血和/或骨髓受累。细胞通常有绒毛（有绒毛淋巴细胞的脾淋巴瘤）。

**3）淋巴结边缘区淋巴瘤**　也可称为**单核细胞样淋巴瘤**，因为有单核样细胞出现。

**（5）毛细胞白血病**　特征为惰性病程，脾功能亢进、中性粒细胞减少。通过酒石酸抗拒的酸性磷酸酶染色（TRAP）可见到特征性淋巴细胞。细胞特征为 CD103、CD22、CD11c 阳性，通常 CD25 阳性。

**2. B 淋巴细胞淋巴瘤**　中度和高度恶性（见附录 C-5 和附录 C-6）。

**（1）套细胞淋巴瘤（MCL）**　是预后差的一类独特的 B 淋巴细胞淋巴瘤。起源于包绕生发中心的 CD25 阳性、CD20 阳性、CD23 阴性的淋巴细胞。伴有 t（11；14）易位，导致细胞周期促进剂细胞周期素 D1 上调。

1）MCL 可表现为多种组织学变异，从假滤泡型到母细胞型。最常见表现是弥散性、小细胞、轻度不规则浸润。

2）MCL 通常表现为有 B 症状的进展期疾病，有胃肠道和骨髓受累。传统化疗通常缓解时间短，中位生存大约 2.5 年。

**3）套区淋巴瘤**　具有外套层模式，是 MCL 的少见惰性变异，受累淋巴结滤泡中心无受累。

**（2）弥漫性大 B 淋巴细胞淋巴瘤（DLBCL）**　约 30% 病例原发于结外，如胃肠道和咽淋巴环、窦、骨、或 CNS。与大多数低度恶性 NHL 不同，局部病变（Ⅰ期和Ⅱ期病变）常见，骨髓受累少见（<25%）。局部病变（Ⅰ期和Ⅱ期病变）中

80%为可治愈的，而弥漫性病变（Ⅲ～Ⅳ期）50%可治愈。

**1）AIDS 相关 NHL** 几乎均是中度或高度恶性 B 淋巴细胞淋巴瘤。多数患者表现为结外病变，通常包括胃肠道、骨、窦和 CNS（实质受累），但几乎所有器官均可受累。其特点是播散至骨髓和脑膜。

**2）移植后淋巴细胞增生异常** 是器官移植受体接受强烈（通常为医源性）免疫抑制后发生的一组寡克隆淋巴组织增生，也可见于其他免疫缺陷患者。多克隆或寡克隆 B 淋巴细胞增生由逃避免疫监视的 EBV 病毒感染引发。持续的增生可导致真正的恶性转化和单克隆侵袭性 NHL 的发生。

典型疾病表现为潮热、不适和细胞减少。发病时可有或无淋巴结受累。这些淋巴瘤有相似的组织学表现，AIDS 淋巴瘤有结外受累的倾向。早期病变停用免疫抑制剂可能有效，但可能需要全身化疗和/或单克隆抗体治疗。预后主要取决于伴随情况以及从移植到诊断为淋巴瘤的时间。

**3）原发性渗出性淋巴瘤** 是一种起源于浆膜的以渗出为表现的淋巴瘤。其规律是播散性疾病。与人单纯疱疹病毒 8（HHV-8）和 HIV 感染高度相关。

**（3）高度恶性 B 淋巴细胞淋巴瘤** 是快速增生的病变，有丝分裂率极高，倍增时间短至 24 小时。许多与 AIDS 或器官移植有关的淋巴瘤都是这一类型。

**1）伯基特淋巴瘤** 有独特的形态学、自然史和生物行为，分为非洲（地方性）、散发和免疫抑制型。细胞大小接近，含有显著的小细胞核和胞质脂质空泡。在小无裂细胞淋巴瘤的非伯基特型，细胞的大小和成分的同质性低。BL 稍后讨论。

**2）B 细胞淋巴母细胞淋巴瘤** 分类到 B 系急性淋巴细胞白血病，治疗见本章第五节，急性白血病。

**3. T 细胞 NHL** 占西方社会 NHL 的 20%。T 淋巴细胞淋巴瘤在 REAL/WHO 中被详细分析（见附录 C-6），尽管有些罕见类型的分型有一定困难。

**（1）前体 T 细胞淋巴母细胞白血病/淋巴瘤** （包括 T 细胞 ALL）是非成熟 T 淋巴细胞的恶性疾病，主要见于男性青少年。细胞核通常卷曲，有丝分裂率高。

**1）患者特征为末端脱氧核苷酸转移酶**（TdT）活性阳性。TdT 阳性通常仅限于淋巴母细胞淋巴瘤、ALL（前 B，T 和裸核亚型）和慢性粒细胞白血病的淋巴性急变；并不见于其他 NHL。

**2）临床表现** 患者通常有前纵膈肿块，常有胸腔积液、心包积液或上腔静脉综合征。骨髓和外周血受累常见，之后变为 T 淋巴细胞 ALL。除非进行 CNS 预防，否则脑膜受累常见。与 ALL 类似的治疗可治愈半数的淋巴母细胞淋巴瘤。

**（2）外周 T 细胞和 NK 细胞肿瘤** 指所有 T 淋巴细胞或 NK 细胞源性的 NHL，但不包括前体 T 细胞淋巴母细胞白血病/淋巴瘤。病例包括低度恶性疾病，如蕈样霉菌病（MF），最常见的皮肤型 T 细胞淋巴瘤，以及其他更具侵袭性的临床病理综合征。除 MF 和大颗粒淋巴细胞白血病之外，T 细胞淋巴瘤临床上具有侵袭性，虽然形态学提示为低度恶性行为。非皮肤型外周 T 细胞淋巴瘤（PTCL）的预后比同分期的中度/高度 B 细胞 NHL 差。有时可出现噬血综合征。

**1）PTCL 的病理表现** 通常包括 T 细胞淋巴结区域的浸润（副皮质区），以及不典型上皮样小静脉增多。多形性肿瘤细胞通常有透明的胞质，有时可见 RS 细胞。

这些肿瘤常含有指突状细胞、上皮样细胞、嗜酸性粒细胞、浆细胞的混合物。许多外周T细胞淋巴瘤在WF中被列入弥散混合类型。

**2）PTCL的临床表现** PTCL通常见于中年和老年患者，有持续的B症状。多数患者有基于淋巴结的Ⅲ、Ⅳ期病变，常伴有肝脾大。肺和皮肤受累并不少见。有些病例可有嗜酸细胞增多和多克隆高丙种球蛋白血症。

**4．外周T细胞和NK细胞疾病** 见附录C-5和附录C-6。

**（1）成人T淋巴细胞白血病－淋巴瘤（ATLL）** 最先发现于日本的西南部，随后在全世界发生，包括美国。HTLV-1病毒是该病明确的致病因素。其特征表现为皮肤受累、淋巴结肿大、器官肿大、白血病样血象、高钙血症伴有溶骨性病变以及肺浸润。细胞常有显著的多节状细胞核。免疫学上，细胞是CD4阳性。对治疗的反应差；叠氮胸苷和干扰素（IFN）联合治疗可能有效。ATLL也可见低侵袭慢性和焖燃型的前驱期，临床上难以同MF区分，但是血清学上致病因子HTLV-1阳性。

**（2）侵袭性NK细胞白血病－淋巴瘤** 是一种少见而快速致命的NK细胞恶性疾病。亚洲人种比白色人种多见。免疫表型同结外鼻型NK/T细胞淋巴瘤一致。

**（3）T细胞前淋巴细胞白血病** 见本章第三节。

**（4）T细胞或NK细胞大颗粒淋巴细胞白血病** 是一种惰性疾病，伴有血或骨髓中淋巴细胞增多和副瘤性中性粒细胞减少。通常不需要治疗。有报告环孢霉素A治疗有效。

**（5）间变性大细胞淋巴瘤（ALCL）** 通常是T淋巴细胞源性。有些病例是未分类型（无标记细胞）。大间变细胞Ki-1（CD30）阳性，这一抗原首先在HL中发现，之后在多种侵袭性NHL中发现。通常伴有t（2；5），形成核磷蛋白基因NPM与酪氨酸激酶ALK（间变性淋巴瘤激酶）融合。认为有t（2；5）者预后较好。

病理上常与上皮肿瘤（癌）或黑色素瘤混淆。混淆有时是由于上皮膜抗原的阳性染色和窦状分布产生，后者是癌或黑色素瘤的特征。病理上容易与HL、淋巴瘤样丘疹病（一种相对良性的皮肤病变，有相似的组织学，能自发消退）或皮肤间变性淋巴瘤混淆，后者局部治疗的预后极好，尽管ALK几乎总是阴性的。ALCL的治疗与大B细胞淋巴瘤相似，但预后稍好。

**（6）血管免疫母细胞性T细胞淋巴瘤** 免疫母细胞淋巴结病和血管免疫母细胞性淋巴结病伴异常蛋白血症（AILD）最初被认为是一种异常免疫反应，临床特征为发热、皮疹、自身免疫性溶血性贫血、多克隆高丙种球蛋白血症以及全身性淋巴结肿大。病理可见淋巴结结构弥漫性消失，被淋巴母细胞和浆细胞浸润，通常有异常血管网。免疫组化和基因重排研究发现很多患者发病时有潜在的T淋巴细胞淋巴瘤。病程随侵袭性不同差异较大，偶见自发缓解。对皮质激素或环孢霉素A的反应较好，持续时间长。更多时候患者需要与侵袭性NHL类似的治疗。

**（7）鼻型NK细胞和T细胞淋巴瘤** 包括之前的血管中心淋巴瘤和致命性中线肉芽肿（中线恶性网状细胞增多症）。这些疾病的肿瘤细胞累及血管，导致血管破坏性坏死。鼻NK/T细胞淋巴瘤累及腭和窦，但也可发生转移。病程可以是惰性的，但通常是侵袭性的，特别是播散性疾病。此疾病在美国少见，亚洲多见。同鼻腔的侵袭性弥漫性大B细胞淋巴瘤相反，鼻NK/T细胞淋巴瘤通常不累及CNS。细胞的

T 淋巴细胞标志物和 CD56 通常是阳性。化疗和 RT 可治愈局限性病变。

**(8) 肝脾 T 淋巴细胞淋巴瘤** 特征为肝的细胞毒性 T 淋巴细胞的窦状浸润，表达 γ-δ 链而非常见的 α-β 链 T 淋巴细胞受体复合物。骨髓几乎总是受累，淋巴结很少受累。这一少见的 NHL 通常伴有噬血细胞综合征。虽然细胞的表现较温和，但临床过程通常很强烈。

**(9) 肠病型 T 细胞淋巴瘤** 在谷蛋白敏感患者表现为溃疡性肠病或其他肠病。患者表现为腹痛，通常合并穿孔。在美国少见。

**(10) 皮下脂膜炎样 T 细胞淋巴瘤** 少见，特征为表达 α-β 链 T 细胞受体复合物的细胞毒性 T 细胞的皮下浸润。患者有多发皮下结节，通常没有其他部位病变。噬血细胞综合征是可能的并发症，通常是疾病进展的前驱表现。

**(11) 蕈样霉菌病和 Sézary 综合征** 将单独进行讨论。

**5. 组织细胞和树突细胞肿瘤** 指一类非常少见的分类较模糊的疾病。此类细胞的起源细胞、组织细胞和附属细胞在 T 细胞和 B 细胞抗原加工和递呈过程中起重要作用。

**(1) 恶性组织细胞增多－噬血细胞综合征**（发热、黄疸、肝脾大、凝血障碍和吞噬血细胞作用） 已讲述，通常是 T 细胞淋巴瘤的并发症。有报告指出依托泊苷可以控制这一综合征，有时环孢霉素 A 也可以起效。

**(2) 朗汉斯巨细胞组织细胞增生症** 是朗汉斯巨细胞克隆性增生的疾病。多数病例发生于儿童期。朗汉斯巨细胞组织细胞增多可伴随 HL 和 NHL 发生。可以是局限性或全身性，侵袭性不定。大多数病例为单病灶（嗜酸性粒细胞肉芽肿），有时累及骨。多病灶单系统疾病（Hand-Schuller-Christian 病）累及一个器官系统的多个部位（通常是骨）。多系统受累可能需要联合化疗。

**6. 免疫异常**

**(1) 低丙种球蛋白血症** 常见于小淋巴细胞淋巴瘤，但也可见于其他淋巴瘤，特别是在治疗后。

**(2) 异常蛋白峰** 通常是 IgM，特别见于淋巴浆细胞样淋巴瘤，也可见于其他 B 淋巴细胞恶性疾病和 AILD。

**(3) 温抗体和冷抗体免疫性溶血** 可见于各种 B 淋巴细胞恶性疾病，特别是小淋巴细胞型。

**(4) 其他自身免疫现象** 如循环抗凝物（如获得性血管性血友病）或血管性水肿（与 C'1 酯酶缺陷有关）均可发生，特别在小淋巴细胞淋巴瘤。

**(5) 多克隆高丙种球蛋白血症** 常见于 AIDS 或 PTCL 患者。

**(6) T 淋巴细胞功能缺陷** 在 ATLL 很显著，即使在治疗前也可发生，但其他淋巴瘤多在治疗后出现。

## (四) 分期系统和预后因素

**1. Ann Arbor 分期系统** 过去用于 HL 的分期，现在用于 NHL，但组织病理亚型是 NHL 生存的主要决定因素。MF 有不同的分期系统。

**2. 生存（见图 3.2 和表 3.5）**

**(1) 低度恶性淋巴瘤** 很少能治愈，年死亡百分比趋于稳定。少数早期的低度恶性 NHL（Ⅰ期或Ⅱ期）可能治愈，但是并不确定。在利妥昔单抗应用前，滤泡性淋巴瘤的生存时间平均 6～10 年。

**（2）中度恶性和高度恶性淋巴瘤**　生存曲线通常表现为两部分：在第 1～2 年快速降低，之后是平台期，提示一些人群可以治愈。大约 80%～90% Ⅰ期或早期Ⅱ期病变和大约 50% Ⅲ期或Ⅳ期中度/高度恶性淋巴瘤是可治愈的。

**（3）MCL 生存曲线**　表现为快速平稳下降，无生存平台，传统化疗的中位生存时间为 2～2.5 年。

**3. 预后因素**　发病时的病变范围和生存率见表 3.5。

**（1）低度恶性淋巴瘤**

**1）对治疗的敏感性**　是一个预后指标，那些获得持续时间超过 1 年的 CR 或很好的部分缓解（PR）患者预后好。

**2）早期病变**　Ⅰ期和Ⅱ期病变在所有低度恶性淋巴瘤中不足 15%。在一个小型系列研究中，80% 年龄小于 40 岁的Ⅰ期和Ⅱ期患者接受 RT 后可获得 10 年无病生存。

**3）滤泡性混合（2 级）淋巴瘤**　不同分级的远期转归是否不同尚不清楚。

**4）FLIPI 等级**（滤泡性淋巴瘤国际预后指数）　可以帮助判断滤泡性淋巴瘤患者的预后。这一分级中的变量包括（每一变量 1 分）（记忆法：NOLASH）：

大于 4 个淋巴结区域受累（No）

异常 LDH（L）

年龄大于 60 岁（A）

Ⅲ或Ⅳ期（S）

血红蛋白 <12g/dl（H）

在利妥昔单抗时代以前，低 FLIPI 评分（0～1 分）的 5 年生存率为 90%，高评分（3 分或以上）的 5 年生存率为 53%。

**5）国际预后指数（IPI）**　见下，也可用于惰性淋巴瘤的分层。

**（2）中度/高度恶性淋巴瘤**　Ⅰ期或Ⅱ期病变占这些淋巴瘤的 30%～40%，是高度可治愈的（大约 80%），但巨块肿瘤（直径大于 10cm）对预后有负面影响。

**1）IPI 包括 5 项独立的重要预后指标**　在利妥昔单抗时代前，没有或仅有一项不良风险因素的患者 5 年生存率为 73%，有 4 项或 5 项危险因素的为 26%。在利妥昔单抗时代，那些有3～5 项的患者 4 年无进展生存为 55%。这些重要的不良风险因素为（记忆：APLES）

（1）年龄大于 60 岁（A）

（2）行为状态评分（ECOG >1）（P）

（3）LDH 异常（L）

（4）大于一个结外病变（E）

（5）Ⅲ期或Ⅳ期（S）

**2）基因型**　回顾性基因表达微点阵分析鉴别了有独特基因簇表达模式的 DLBCL 亚型。有些亚群可能与滤泡中心细胞的表达型相似，预后较好，有些与活化淋巴细胞表达型相似，在前利妥昔单抗时代预后较差。这一关联独立于 IPI，可解释为什么有些 IPI 评分好的患者治疗失败。除了预后信息外，基因模式的演变还有望提供疾病的重要病理生理学知识，以及鉴别潜在的治疗靶点。

**（五）分期评估**

**1. 临床评估** 见本章相关部分。

**2. 初始分期评估**

**（1）霍奇金淋巴瘤分期评估普遍应用于 NHL** 如果诊断为高度恶性 B 细胞恶性病变，实验室检查还应包括尿酸、血清蛋白电泳、B 型肝炎和 HIV 检测。$\beta_2$ 微球蛋白可代替 ESR。

**（2）低度恶性淋巴瘤的外周血和骨髓的流式细胞术分析** 可发现某种克隆过剩，提示造血受累，甚至在不能见到循环淋巴瘤细胞时。

**（3）诊断性腰椎穿刺术** 在淋巴母细胞淋巴瘤，AIDS 并发的淋巴瘤，BL，或者有明显骨髓浸润、窦或睾丸受累，或有任何脑膜旁病灶的中/高度恶性淋巴瘤患者需要进行。

**（4）上消化道和小肠系列检查** 需在有消化道症状，原因不明的缺铁，和/或咽淋巴环受累时进行。如需要可进行内镜检查，特别是 MCL。

**3. 重新分期** 在证实 CR 时进行（所有曾经≥1.5cm 的淋巴结）。所有异常的检查都应重复，包括之前受累部位的活检，特别是潜在可治愈的组织学类型。

中度或高度恶性淋巴瘤患者如有经 CT 扫描或放射学发现的残留肿块，需要通过系列检测而密切随访；稳定的残留肿块通常不含有淋巴瘤。PET 常用于确定推测为无活性的残留肿块是否为阴性。残留肿块的频繁出现引出了“未经证实 CR”的定义（CRu），指除了一个可能 >1.5cm 的残余淋巴结外，所有 CR 的条件均符合，而且病灶的二维测量值乘积已经缩小超过 75%。PET 扫描分期已使得这一定义很少应用。

**（六）惰性淋巴瘤的治疗**

**1. 真正的Ⅰ，Ⅱ期疾病**（15% 的病例） 可采用2 400 ~ 3 600cGy 的 RT，适用于所有的已知病变部位（包括 E 中的引流淋巴结）。扩大照射野 RT 并不能提高治愈率，可能会减弱之后接受化疗的耐受性。有些患者可获得长期无病生存。

**2. Ⅲ，Ⅳ期疾病**

**（1）不治疗** 多数进展期惰性淋巴瘤患者可能仅需要观察而不需治疗，对生存无负面影响。不治疗期间可能发生自发缓解。当有任何全身症状，淋巴结迅速增大，或有紧急并发症如严重血细胞减少，梗阻现象或渗出时应考虑进行治疗。从发病至需要治疗的中位时间不等，从滤泡混合组的 16 个月，到滤泡小裂组的 48 个月，到小淋巴细胞组的 72 个月。

**（2）单药化疗** 苯丁酸氮芥或环磷酰胺可在惰性 NHL 获得良好疗效。环磷酰胺的副作用为致脱发和出血性膀胱炎。嘌呤类似物氟达拉滨和克拉屈滨显示出与烷化剂相似的活性；将近 50% 之前接受过治疗的低度恶性淋巴瘤对这些嘌呤类似物有反应。剂量为：

1）苯丁酸氮芥，2 ~6 mg/$m^2$ 每日口服。

2）氟达拉滨，25 mg/$m^2$ Ⅳ 每日 1 次，共 5 日，每 4 周 1 次。

3）**克拉屈滨**　0.14 mg/kg Ⅳ 大于 2 小时，每日 1 次，共 5 日，每 4 周 1 次，或 0.1 mg/（kg·d）持续静脉滴注，连续 7 天，每 4 周 1 次。

（3）**联合化疗**　如需快速缓解可试用多药治疗。克拉屈滨或环磷酰胺加皮质激素冲击剂量，以及氟达拉滨加甲氨蝶呤的组合是常用方案（见附录 D-2，Ⅰ节，方案和剂量中 Chl&P，CVP，FMD）。

单药或联合化疗可在 60% ~80% 患者取得 CRs 或显著 PRs。含阿霉素的方案对于低度恶性 NHL 没有确切优势，通常保留至疾病晚期或有不良表现时。治疗通常持续到获得最大反应。维持化疗不能延长生存，可以降低后续治疗疗效，且有潜在的致白血病性。

（4）**利妥昔单抗**（美罗华）　是人源化的嵌合抗 CD20 单克隆抗体，被批准治疗复发难治的惰性 B 细胞淋巴瘤，是滤泡性淋巴瘤合并 CVP 时的一线治疗。它可通过激活抗体依赖的细胞毒 T 淋巴细胞，激活补体和介导直接细胞内信号传导产生细胞毒性。

1）利妥昔单抗单药治疗惰性 B 细胞淋巴瘤的缓解率为 50%，中位持续时间为 1 年。小淋巴细胞淋巴瘤比滤泡性 NHL 的缓解率低，因为 CD20 抗原表达量低。有报道复发或难治性大细胞淋巴瘤，以及初治的年龄大于 60 岁患者的缓解率约为 30%。利妥昔单抗可与各种化疗方案灵活组合，具有协同性，增加无病生存。利妥昔单抗与化疗联合注射很灵活，没有更具优势性的特定方案存在。

2）已经确定的利妥昔单抗剂量为 375mg/$m^2$，Ⅳ每周 1 次，连用 4 ~8 周。最大耐受剂量还未确定，但是大剂量不见得能改善预后。对于选择 4 周或 8 周剂量没有标准。

利妥昔单抗可用于进展疾病的再次治疗，预期缓解率为 40%。因为没有细胞毒性，已经进行维持治疗的研究，通常可延缓进展；然而进展疾病再治疗常常可获得成功，利妥昔单抗的维持治疗是否真的可以延迟对此药的耐药时间目前并不清楚。

3）轻度输液相关性发热常见，特别是首次输注过程中。偶见血细胞减少。也可见致死性反应（过敏反应、肿瘤溶解综合征、急性呼吸窘迫综合征），主要见于有循环淋巴瘤细胞或老年患者；这类患者推荐逐渐增量至耐受剂量。有报道可导致潜伏性病毒的再活化，以及免疫现象如血清病和狼疮样综合征。药物导致的 6 个月或更久的 B 细胞清除似乎可以很好耐受，但可能引起进行性低丙种球蛋白血症。淋巴浆细胞样淋巴瘤可发生高黏性沉淀。

（5）**放射活性单克隆抗体**　提供了放射免疫治疗的靶向性优势。在之前接受过治疗的患者中可获得 50% ~80% 的缓解率。包括 $^{131}$I 标记的抗 CD20（托西莫单抗）和 $^{90}$Y 标记的 CD20 抗体（替伊莫单抗）。

1）一项比较托西莫单抗和利妥昔单抗的随机研究显示放射性免疫交联物有更高的缓解率（80% vs. 55%）和更高的 CR 率（30% vs. 15%）。

2）治疗仅给予一次，除血细胞减少外，耐受性好。Ⅳ度血细胞减少可见于 1/3 患者。最低点发生在治疗后的第 6 ~7 周。骨髓浸润超过 25% 或骨髓细胞减少，血小板 <100 000/μl，中性粒细胞 <1 500/μl 的患者应被排除在外。

3）托西莫单抗的放射性危害可以忽略，而替伊莫单抗需要铅板遮挡和严格的排放措施。

**(6) IFN-α** 已在几个随机研究中用于初治患者的诱导或维持治疗 没有明确的剂量时间更具有优越性，低至2~3百万单位的剂量，每周3次也可获得40%~60%的缓解率。

IFN-α在滤泡性淋巴瘤的常规治疗中的地位并不清楚。一些研究的结果提示对缓解率有增强效应，可延长缓解持续时间，可能是IFN-α对生存的影响之一。

**(7) 姑息性RT** 用于巨块型病变或解除梗阻或疼痛。单纯RT可以用于当大多数病灶都不需要治疗而仅1、2个病灶有问题时。然而多周期RT消耗骨髓，当化疗是一种有效治疗方法时不主张进行多周期RT。

**3. 组织学转变** 惰性淋巴瘤转化为侵袭性细胞类型通常预后差。然而局限的，相对无症状者可能对于中度/高度恶性NHL的治疗方案反应好。转化型NHL可累及CNS（特别是脑膜），在低度恶性NHL中很少受累。转化的化疗敏感的低度恶性NHL应考虑进行大剂量化疗和干细胞支持。

**4. 原发性皮肤型B淋巴细胞淋巴瘤（CBCL）** 定义为发病时或发病后6个月无皮肤外播散。见附录C-6，Ⅱ节，皮肤淋巴瘤的分期。多数为滤泡性和惰性，预后好。局限型CBCL即使是多病灶疾病也可用RT治疗。联合化疗或单克隆抗体治疗适用于不能接触的解剖部位或皮肤外播散。原发性皮肤LBCL的诊断和腿型的预后较差，需要不同的治疗方法。

**5. 实验性治疗**

**(1) 单克隆抗体** 除利妥昔单抗外，有几种类型的单克隆抗体已用于低度恶性（和一些侵袭性）NHL的治疗。靶点包括B细胞抗原（如CD23、CD19、CD20、CD22）或更普遍的共同抗原（CD5、CD25、D80、CD40）。

**1) 阿仑单抗（Campath-1H）** 是人源化的抗CD52抗体（在B细胞、T细胞和单核细胞有表达），对CLL、前淋巴细胞性白血病、特定T细胞淋巴瘤有很好的效果，但对惰性NHL的效果一般。

**2) 免疫毒素** 正在进行研究，但能否获益尚不清楚。

**(2) 独特型疫苗** 用于刺激抗淋巴瘤细胞独特型抗原的细胞和体液免疫反应。独特型疫苗的制造需要很大的人力。为了同样的目的，用独特型抗原负载自体树突细胞也已进行。虽然在有微小病变的多数患者身上产生了免疫反应，但是临床获益程度尚不清楚。

**(3) 反义寡核苷酸** 针对BCL-2或其他靶点的治疗目前正在研究当中。

**(4) 选择性抑制剂** 一些针对特殊过程如血管生成、蛋白酶体、信号转导、细胞周期素、组蛋白去乙酰化酶的抑制剂正在研究中。

**(5) 大剂量化疗后自体骨髓移植或外周血干细胞支持治疗** 正在复发或初治的低度恶性NHL患者中进行实验研究。虽然没有可信的数据支持大剂量化疗作为低度恶性NHL的常规治疗，但尚可用于相对年轻预后不良的患者，以延长缓解持续时间。

**(6) 异体BMT或SCT** 在有些中心用于有相关供体的难治性年轻患者，应该保留为最后的治疗手段。非清髓性，减低毒性的预处理方案对早期获得无病生存的惰性淋巴瘤患者是很好的异体移植的治疗措施。

**（七）侵袭性 NHL 的治疗**

特殊淋巴瘤亚型的治疗见本节相关部分。AIDS 相关淋巴瘤的治疗见第四章第十一节。这些恶性疾病的有效联合化疗方案见附录 D-2 和附录 D-3。

**1. 中/高度恶性淋巴瘤的局部病变**　非巨块型（<10cm）的ⅠA 和ⅡA 病变，包括结外（E）病变，可经 3 个周期含阿霉素的方案（如 CHOP）序贯 IFRT（相当于 3 000cGy，分 10 次）成功治疗。事实上所有患者可获 CR，且无复发生存率超过 80%。另一方案为全周期化疗，加或不加序贯 RT。

**2. Ⅰ~Ⅱ期（巨块型）和Ⅲ，Ⅳ期病变**　使用全周期 CHOP 化疗（见附录 D-2，Ⅱ节）。对于巨块病变区域，IFRT 可使患者受益，条件是化疗前存在的所有巨块病变都可被放射窗安全覆盖。

根据随机 Groupe d'Etude des Lymphomes de l'Adulte（GELA）研究结果，老年侵袭性 NHL 患者每个周期 CHOP 加用利妥昔单抗可获得生存优势。与单用 CHOP 比较，CHOP 加用利妥昔单抗可将 3 年总生存从 49% 增加到 62%。R-CHOP 和类似方案可在 50% 进展期中/高度恶性 NHL 患者获得长期疾病控制（治愈）。标准 R-CHOP 和每 2 周 1 次配合生长因子的剂量强度 R-CHOP 比较的随机试验结果还在等待中。

虽然有不同的主张，目前没有证据显示其他更复杂毒性更大的方案比 CHOP 优越。一些替代方案（m-BACOD、M-BACOD、MACOP-B、ProMACE/CytaBOM）见附录 D-2，Ⅱ节。一个比较 CHOP 和其他三个可能更有效的联合方案的组间试验的结果提示，CHOP 与这些方案的活性相当，但毒性更小。单个研究机构所进行的使用其他方案的试验疗效更好，有可能是随访不完全和选择偏倚的结果。

**（1）重分期**　通过重分期来评价治疗反应。通常在 3~4 周期 CHOP 后进行重新分期，在 6 周期后再进行 1 次。在获得 CR 后患者至少再接受 2 个周期化疗（通常总计 6~8 个周期）。理想上患者应在第 4 周期后获得 CR。

**（2）CNS 预防**　使用鞘内注射，有时补充以颅脑照射，当有脑膜复发高危因素时应考虑给予。这一治疗措施尤其建议在有鼻窦受累（因容易播散到 CNS）以及小无裂淋巴瘤（特别是伯基特型）时应用。其他适应证包括淋巴母细胞淋巴瘤、有转移的原发性睾丸淋巴瘤以及骨髓广泛受侵的中/高度恶性淋巴瘤，尽管这一适应证较具争议。

**（3）自体 SCT**　建议在高危患者第 1 次缓解时作为巩固治疗措施，但没有多中心随机试验证实其疗效。

**（4）维持治疗**　不能改善生存，因此不建议进行。

**3. 复发或难治中/高度恶性淋巴瘤**

**（1）不能获得 CR 的难治患者**　如受累区域不广泛可经巩固 RT 挽救。如可行，挽救化疗之后的自体 SCT 是可推荐方法。获得 PR 的患者有 20%~40% 的治愈机会，但是真正耐药患者的长期生存率在 10% 左右，所以通常不推荐大剂量化疗。这些患者可考虑进行异体 BMT 治疗。

**（2）挽救化疗方案**　通常含高剂量胞嘧啶阿糖胞苷，皮质激素以及顺铂，加或不加依托泊苷（见附录 D-3，ESHAP）。含异环磷酰胺（ICE、MINE）的方案和其他可能有效的方案（CEPP-B、EVA、mini-BEAM、VAPEC-B 和注射 EPOCH）也见附录 D-3。这些方案都可以与利妥昔单抗联用，但是这样的尝试结果尚不清楚。这些方案通常在40% ~50%患者获得显著缓解，但是持续时间短。可能不到10%的一小部分患者有长期反应。

**(3) 大剂量化疗加 RT 以及自体骨髓或干细胞支持** 与 HL 类似的措施也用于标准 CHOP 方案化疗后复发的中度恶性 NHL 的患者。大剂量化疗为基础的预处理方案有时与全身照射联合，之后输注冷藏保存的经生长因子动员的外周血前体细胞（干细胞）。这一治疗策略对化疗敏感的复发患者效果最好，其中约40%的患者可获得长期无病生存。化疗抗拒患者或从未获得缓解的患者疗效很不理想。挽救化疗后进行自体 BMT 的相对优势已在一项多中心随机的欧洲研究中得到证实（PARMA 研究）。

**(4) 异体 BMT** 与自体 BMT 或 SCT 不同，潜在的移植物抗宿主免疫反应可增加疗效。这一效果在淋巴瘤中的有效程度有争议，可能随淋巴瘤的类型而变化。异体 BMT 更适用于有合适供者且不能从自体移植中获益的年轻患者。

**(5) 试验性治疗** 同低度恶性 NHL 一样，单克隆抗体治疗仍处于研究当中。

**4. MCL 的治疗**

标准化疗方案通常不能获得长期缓解。高剂量 - CVAD 方案（见附录 D2，Ⅲ节）与大剂量甲氨蝶呤加大剂量阿糖胞苷交替方案已被 M. D. Anderson 肿瘤中心提出用于 MCL 的治疗。这一方案可加用利妥昔单抗。2 或 4 周期化疗后进行自体或异体移植可考虑在年龄小于65岁的患者中进行。像这样的强烈方案可使 MCL 的生存曲线右移，但仍不清楚是否可获得长期缓解。复发患者可接受姑息治疗，如利妥昔单抗，硼替佐米，和/或放射免疫治疗。

**5. 淋巴母细胞淋巴瘤的治疗** 治疗模式与类似的 ALL 相同。总的治疗结果显示40%患者可获得长期无病生存，其中骨髓浸润少或无浸润，无 CNS 受累，血清 LDH 正常的患者预后最好。预后不良的淋巴母细胞淋巴瘤患者可考虑早期进行异体 BMT 或更强烈的初始化疗方案。

斯坦福大学研究者报道了94%的5年无复发生存率，这些患者之前没有不良预后因素，采用1个月的诱导治疗，1个月的 CNS 预防，3个月的巩固治疗，最后7个月的维持治疗方案。方案如下：

环磷酰胺，400 mg/m$^2$ 口服3天，第1、4、9、12、15、18周

阿霉素，50 mg/m$^2$ Ⅳ，第1、4、9、12、15、18周

长春新碱，2 mg Ⅳ，第1、2、3、4、5、6、9、12、15、18周

泼尼松，40 mg/m$^2$ 每日1次，共6周（逐渐减量）；之后连用5天，第9、12、15、18周

CNS 预防，包括全脑 RT（2 400 cGy 分12次），鞘内注射甲氨蝶呤（12 mg 每次，共6次），4 ~9周之间给予

左旋门冬酰胺酶，6 000 U/m$^2$ IM（最大10 000 U）分5次，在 CNS 预防开始时给予

维持治疗包括甲氨蝶呤（30 mg/m$^2$ 每周口服），巯嘌呤（75 mg/m$^2$ 每日口服），

第23～52周。

**6. ATLL的治疗** 多药化疗通常无效。叠氮胸苷（AZT）和IFN-α的联合有一定疗效。患者偶尔可从中/高度恶性NHL的联合化疗方案或嘌呤类似物2-脱氧柯福霉素中获益。推荐参加临床试验。

**7. 外周T细胞淋巴瘤的治疗** 非B细胞侵袭性淋巴瘤患者强烈化疗后通常会复发，比B细胞NHL预后差很多。缓解通常仅维持数周（动力学失败）。强烈方案后进行自体或异体SCT疗效不确定。这些患者强烈推荐进行临床试验。

**(1) 血管免疫母细胞淋巴瘤（AILD）** 传统化疗或激素治疗的疗效差，偶尔可见长期缓解或自发缓解。最近有小样本研究和个案报道IFN-α、环孢霉素A或干细胞支持的高剂量化疗可能有效。

**(2) 血管中心性淋巴瘤** 有腭和窦局部受累（致命性中线肉芽肿）的患者可能从RT序贯化疗中获益。

**(3) 原发性皮肤型CD30（Ki-1）阳性T淋巴细胞异常** 包括一系列密切相关的皮肤病变，虽然镜下所见相同，但是可通过患者皮肤的体检鉴别开来。

**1）淋巴瘤样丘疹病** 预后最好，通常是自限性疾病。呈分批出现的<2cm的结节，中心有溃疡留下结痂，但是在6～8周可自行吸收。

**2）皮肤间变性大细胞淋巴瘤**（C-ALCL） 表现为>2cm的皮损，通常有中心溃疡，可经局部照射或手术治疗，如为多发病灶，可进行单药化疗（环磷酰胺或每周低剂量甲氨蝶呤）加或不加激素或RT。有30%患者在6～8周内可自发缓解。常与ALCL混淆，后者为常见的侵袭性淋巴瘤。

**（八）淋巴瘤的特殊综合征**

**1. 全身卡斯特尔曼代病** 最初卡斯特尔曼代病指局限性巨大淋巴结增生，通常包括纵隔或腹部。疾病与HHV-8感染有关，可由病毒产生的IL-6引起。具有卡斯特尔曼代病的浆细胞型组织病理学特征，但有全身表现的疾病被称为全身卡斯特尔曼代病。

**(1) 临床特征**

1）发热、乏力、虚弱。

2）淋巴结肿大、通常为全身性。

3）器官肿大。

4）浮肿、全身水肿、渗出。

5）肺和CNS受累。

6）贫血、血小板减少、多克隆高球蛋白血症、ESR增快。

**(2) 组织病理学** 表现为淋巴结结构保留，但有明显的生发中心，增生或透明样化，以及弥漫显著的浆细胞浸润。

**(3) 临床经过** 为持续性疾病或缓解与恶化交替，偶可发展为淋巴瘤或卡波西肉瘤。中位生存时间为30个月。

**(4) 治疗** 使用治疗NHL的激素和抗肿瘤药物偶尔可获得缓解。IL-6可能是这一疾病的致病因素，有报告使用抗IL-6抗体可能有效。

**2. 蕈样霉菌病（MF）和Sézary综合征（SS）** 属于CTCLs（见附录C-6，

Ⅱ节 CTCL 的分类)。二者都是辅助性 T 淋巴细胞(CD4 阳性)的恶性皮肤淋巴组织增生异常。仅 15% ~20% 转化为 CD30 阳性或 CD30 阴性的大细胞淋巴瘤。

**(1) 皮肤表现** MF 为局限性斑疹或斑块,演变为肿瘤结节;SS 为弥漫的表皮脱落性红皮病伴异常循环细胞。

**(2) 组织病理学** 表现为不典型的 T 淋巴细胞,有不规则的脑回状胞核(MF 细胞)浸润表皮或真皮上部,形成特征性 Pautrier's 微脓肿。肿大淋巴结不总表现为明显的淋巴瘤样浸润,但是 T 细胞受体基因重排实验可能为阳性。

**(3) 自然史** 通常在诊断之前有未诊断的长期皮肤疾病史。

**1) MF 的皮肤期:**①斑片期;②斑块期;③肿瘤期。

**2) 淋巴结受累** 随着皮肤受累加重而出现。组织学证实的淋巴结受累,镜下淋巴结结构完全消失者预后差。

**3) 内脏受累** 疾病晚期时几乎任何器官都可以受累,特别是肝、脾、肺和胃肠道,但骨髓受累相对少见。可见特殊的趋上皮性播散。

**(4) 分期系统** 已提出多个系统,包括 TNM 系统,举例如下:

Ⅰ期

ⅠA 期 局限性碎片/斑片(<体表面积的 10%)

ⅠB 期 全身性碎片/斑片(>体表面积的 10%)

Ⅱ期

ⅡA 期 局限或全身性碎片/斑片伴有可触及的淋巴结肿大,病理未受累

ⅡB 期 皮肤肿瘤

Ⅲ期 全身红皮病,伴或不伴淋巴结肿大,但无淋巴结或内脏的组织学受累

Ⅳ期 任何有淋巴结,血液或内脏的组织学受累

**(5) 预后** 大约 90% ⅠA 期患者治疗后生存大于 15 年。中位生存与同年龄对照组无不同。从肿瘤期或淋巴结受累开始的中位生存时间为 2 ~4 年,从内脏受累开始则小于 2 年。

**(6) 局部治疗**

**1) 局部激素治疗** 通常能获得很好的缓解。

**2) 局部氮芥治疗** 对斑片期有效。可用于受累皮肤,也可全身应用。易发生皮肤过敏反应。

**3) 补骨脂素和紫外线 A(PUVA)或窄谱 UVB** 每周重复 2 ~3 次对斑片期有效。长期获益和副作用不确定。

**4) 贝沙罗汀**(Targretin) 凝胶是维 A 酸类药物,选择性与维 A 酸受体的维 A 酸 X 受体(RXR)家族结合。局部斑片病变的缓解率大于 60%。贝沙罗汀是这一疾病被批准的唯一有效的维 A 酸类药物。

**5) 电子束 RT** 全身皮肤 RT 技术上有难度,但是可获得持续缓解,特别是在疾病早期。局部电子束 RT 可用于肿瘤的治疗,特别是数量少时。

**(7) 全身化疗和试验性治疗** 可获得短期缓解,但对生存没有影响。

**1) 全身化疗** 仅推荐用于进展期疾病患者。很多单药(如甲氨蝶呤、皮质激素、烷化剂、吉西他滨、依托泊苷、阿霉素、脂质体阿霉素)可在 30% 患者获一过性缓解。嘌呤类似物 2-脱氧柯福霉素(喷司他丁)、克拉屈滨和氟达拉滨也可获得

30% 的缓解率。联合化疗可用于转化为大细胞淋巴瘤的患者。

**2）贝沙罗汀** 是口服的维 A 酸类药物，批准用于 CTCL 的治疗。常见副作用为高甘油三酯血症、甲状腺功能减退和骨髓抑制。

**3）IFN-α** 在 MF/SS 的缓解率为 15% ~50% 。

**4）地尼白介素－毒素连接物**（$DAB_{389}$-IL-2） 是 IL-2 和白喉毒素的融合蛋白，被批准用于其他治疗失败的 CTCLs 的治疗。常见副作用包括血管毛细血管渗漏综合征、肝功异常和输液反应。

**5）抗体治疗** 在 CTCL，单克隆 T 细胞抗体如阿仑单抗可获得一过性缓解。

**6）体外光泳疗法（ECP）** 是一种全身性 PUVA 治疗方法，是 CTCL 的有效免疫佐剂治疗。过程包括将白细胞分离术获得的单核细胞于体外暴露于补骨脂素光敏制剂和 UVA，之后将处理过的细胞回输给患者。ECP 诱导一种抗循环肿瘤细胞的抗独特型细胞毒 T 淋巴细胞反应，在 CTCL 的红皮病期（SS）最有效。

**7）Vorinostat（Zolinza）** 是一种口服的组蛋白去乙酰化抑制剂，已被批准治疗 CTCL 的皮肤症状。最常见的副作用是胃肠道、血小板减少和便秘。

**3. 原发性 CNS 淋巴瘤（PCNSL）** 组织学常常是高度恶性（大细胞、免疫母细胞）和 B 淋巴细胞起源。病变常位于脑实质，累及深部脑室周围结构。20% ~40% 病例为多发病变。30% 病例在诊断时有软脑膜受累，尸检可见大部分病例都有受累。

**（1）病因学和流行病学**

1）PCNSL 大约占脑肿瘤的 1% 以及结外淋巴瘤的 1% 。疾病与高龄（大于 60 岁），AIDS，药物诱发的免疫抑制（如移植）和先天性免疫缺陷综合征有关。

2）PCNSL 占移植受体发生淋巴瘤的 50% ，在 AIDS 中发生率较低。AIDS 病例中，PCNSL 表现为严重 CD4 表达减少，通常 <50/μl。

3）来自移植受体和 AIDS 的 PCNSL 病例中发现了 EBV 基因组，提示与 EBV 感染有关。

**（2）临床表现** 包括头痛、人格改变和偏瘫。脑膜浸润和脊髓受压的症状少见。很少并发全身淋巴瘤。眼眶淋巴瘤（表现为眼葡萄膜炎）可能在 CNS 淋巴瘤诊断之前或之后发生。PCNSL 合并 AIDS 的中位生存时间小于 3 个月。

**（3）评估** 诊断通常可经活检获得，不需要进行正规外科手术。

**1）脑 CT 扫描** 深部脑室周围病变通常累及胼胝体、基底核或丘脑，无增强剂时常表现为高密度灶。增强后常进一步普遍强化，同胶质瘤和转移不同。AIDS 患者增强前扫描可能是低密度。

**2）脑 MRI** 可发现 CT 看不见的病灶。

**3）腰椎穿刺** 常见脑脊液（CSF）蛋白的非特异性升高。25% ~30% 患者诊断时腰穿可发现异常细胞。使用单克隆抗体进行免疫荧光检查可帮助鉴别恶性细胞。

**4）眼科学检查** 包括裂隙灯检查。

**5）HIV 抗体** 如果阳性进行 HIV 效价检查。

6）CD4 计数。

7）腹部 CT 扫描，胸片。

8）骨髓活检。

（4）治疗

1）**激素** 对 PCNSL 非常有效。单独激素治疗可使病变消失，在给予激素治疗后可影响组织学诊断。

2）**全脑 RT（WBRT）** 曾被用于 PCNSL 的治疗。需要4 000～5 000 cGy 的剂量，肿瘤床需要 1 000～1 500 cGy。然而 WBRT 可发生严重的延迟性神经毒性。年龄大于 60 岁的患者如能存活，大约 90% 的患者在治疗后一年内发生痴呆，共济失调和排尿异常。WBRT 后 7～10 年内在年轻患者可发生延迟性治疗相关性脑血管疾病，单独或合并进展性脑白质病变。

3）**化疗** 大剂量甲氨蝶呤（$>3g/m^2$）是首选治疗，因为其可以显著改善无病生存，且没有联合化疗引起的神经毒性。大剂量甲氨蝶呤的缓解率是 70%～95%，预期 2 年生存率 60%，中位生存时间 32 个月。复发可用 WBRT 和/或挽救化疗治疗。除非 CSF 细胞学阳性，否则不进行鞘内化疗。

**4．原发性胃肠道淋巴瘤（PGL）** 是最常见的孤立性结外病变，可发生于胃、小肠和大肠。

**（1）相关疾病** 肠病型 T 细胞淋巴瘤的发病率在溃疡性结肠炎、局限性回肠炎或腹部疾病患者中有所升高。一些地中海型 PGL 患者有 α-重链病。胃 MALT 淋巴瘤与幽门螺杆菌感染有关。

**（2）组织病理学** PGL 可源于 T 淋巴细胞或 B 淋巴细胞。MALT 淋巴瘤、滤泡性淋巴瘤、MCL 或其他侵袭性淋巴瘤可见于胃肠道的任何部位。B 细胞 PGL 常表现为低度恶性，并发症少，预后比 T 细胞 PGL 好。

**（3）症状和体检所见** 食欲减退、恶心、呕吐、体重下降、胃肠道出血或腹痛见于多数患者。可见腹部肿块，但周围淋巴结肿大少见。

**（4）并发症** PGL 可并发梗阻，穿孔或出血既可以是 PGL 的临床表现也可能是治疗的并发症。治疗可引起受累器官淋巴瘤累及的增厚管壁的溶解，从而导致穿孔。

**（5）诊断** 内镜或钡灌肠通常表现黏膜壁增大、溃疡、肿块、腔内狭窄或环形狭窄。胃淋巴瘤难以经放射学和内镜与消化性溃疡区分开来。即使通过专业的组织学评估，未分化癌或胃肠道腺癌也可能会与中高度恶性淋巴瘤混淆；需要进行免疫组化以证实诊断，并通过钡灌肠或内镜以排除多病灶受累。

**（6）PGL 的治疗**

1）**手术治疗** 剖腹术可用于确定诊断或治疗并发症。孤立病灶，顽固性出血或有穿孔风险的病变可考虑进行肠切除。胃淋巴瘤很少进行胃次全切除术。

2）**内科治疗** 应依据组织学亚型和疾病程度。中度/高度恶性病变首选联合化疗，如 CHOP。CHOP 治疗后的 2 年生存在 B 细胞 PGL 大于 90%，在 T 细胞 PGL 为 25%～35%。

**（7）胃 MALT 淋巴瘤** 胃幽门螺杆菌相关的 MALT 淋巴瘤组织学通常为低度恶性。偶尔可转化为大细胞淋巴瘤。播散至区域或远端淋巴结前常有黏膜显著增厚。内镜活检常可发现幽门螺杆菌。

**1）幽门螺杆菌治疗。**MALT 淋巴瘤通常在清除幽门螺杆菌后消退。至少 70% 可 CR，但需要观察到治疗后的 6 个月。t（11；18）易位是抗生素治疗无效的预测指标。下列 2 周方案可用于幽门螺杆菌的治疗（不耐受时可用阿莫西林取代甲硝唑）：

克拉霉素（Biaxin），500 mg 每日 2 次
甲硝唑（Flagyl），500 mg 每日 2 次
奥美拉唑（Prilosec），20 mg 每日 2 次

**2）抗肿瘤治疗**　有大细胞成分，深度浸润或转移病变的患者抗微生物治疗不能奏效。IFRT 可用于胃部疾病的控制（3 000 ~ 3 300 cGy）。胃切除控制局部病变不比 RT 优越，已经被淘汰。如 RT 有禁忌可使用利妥昔单抗。有症状或巨块型进展性疾病可进行全身化疗。

**5. 伯基特淋巴瘤（BL）**　是小无裂细胞，高度恶性 NHL 的特殊亚型。BL 的细胞有高度同质性，有圆的或卵圆形胞核，2 ~ 5 个显著的核仁，胞质富含 RNA。细胞是 B 淋巴细胞系，表达单克隆表面 IgM，有 c-myc 过表达。一系列细胞遗传学转位（表 3.6）和快速生长是 BL 的特征。

**（1）流行病学和病因学**

1）BL 是赤道附近非洲和其他热带地区的地方性疾病。散发性 BL 可见于美国和世界各地。疾病多见于儿童，但也可见于青年，特别是散发病例。

2）EBV 可见于地方性 BL 的基因组，但很少见于散发病例。地方病例的 EBV 抗体效价很高。

**（2）临床特征**　见表 3.7。

**表 3.7　伯基特淋巴瘤的临床特征**

| 特征 | 地方性（非洲） | 散发性 |
|---|---|---|
| 与 EB 病毒相关 | 是 | 很少 |
| 染色体易位 | t（8；14），常见 | t（8；14），常见 |
| 受累部位 | 颚，眼眶 | 腹部，胃肠道，骨髓 |
| 淋巴结受累 | 很少 | 不少见 |
| 治疗 | 环磷酰胺可增加生存率至 50% | 需要多药治疗 |
| 复发 | 可能生存 | 预后不佳 |

**（3）分期系统**　有多个系统，NCI 系统如下：

| 分期 | 疾病分布 |
|---|---|
| A | 单个孤立腹部外病变 |
| AR | 腹腔内：>90% 肿瘤为可切除的 |
| B | 腹腔外多发病灶 |

C　　腹腔内肿瘤

D　　腹腔内加上一个或多个腹腔外病灶

**(4) 预后**　在有效治疗前，仅30%的散发病例可生存。联合化疗和CNS预防的应用，使生存率至少达到60%。患有局限期（A、AR、B）疾病的儿童或青年预后很好，生存率90%。骨髓和CNS受累者预后差。成人BL，特别是进展期，比儿童预后差很多。

**(5) 治疗**

1）环磷酰胺单药治疗可治愈多数非洲的局限性病变BL。

2）散发病例和伯基特样NHL需给予多药强力方案。如高剂量-CVAD方案，加或不加利妥昔单抗。另一合适的治疗选择是2周期CODOX-M和2周期IVAC（见附录D-2，Ⅲ节）交替，在伯基特样NHL中获得很好的疗效。低危患者（LDH正常，腹部肿瘤完全切除或单发腹部外肿块）可以CODOX-M治疗，并联合鞘内注射预防。CHOP方案不足以治疗此类患者。

3）因为生长速度过快，初始治疗导致的急性肿瘤破坏常引起肿瘤溶解综合征，在开始治疗时应注意预防（见第四章，第二节）。

## 推荐阅读文献

### 霍奇金淋巴瘤


Aleman BMP, et al. Involved-field radiotherapy for advanced Hodgkin's lymphoma. *N Engl J Med* 2003;348:2396.

Bonnadonna G, et al. ABVD plus subtotal nodal versus involved–field radiotherapy in early-stage Hodgkins disease: long-term results. *J Clin Oncol* 2004;22:2285.

Canellos GP, et al. Chemotherapy of advanced Hodgkin's disease with MOPP, ABVD, or MOPP alternating with ABVD. *N Engl J Med* 1992;327:1478.

Diehl V, et al. HD10: Investigating reduction of combined modality treatment intensity in early stage Hodgkin's lymphoma. Interim analysis of a randomized trial of the German Hodgkin Study Group. *J Clin Oncol* 2005;23:561S.

Diehl V, et al. Standard and increased-dose BEACOPP chemotherapy compared with COPP–ABVD for advanced Hodgkin's disease. *N Engl J Med* 2003;348:2386.

Dores GM, et al. Second malignant neoplasms among long-term survivors of Hodgkin's disease: a population-based evaluation over 25 years. *J Clin Oncol* 2002;20:3484.

Hasenclever D, et al. A prognostic score for advanced Hodgkin's disease. *N Engl J Med* 1998;339:1506.

Loeffler M, et al. Dose response relationship of complementary radiotherapy following 4 cycles of combination chemotherapy in intermediate stage Hodgkin's disease. *J Clin Oncol* 1997;15:2275.

Meyer RM, et al. Randomized comparison of ABVD chemotherapy with a strategy that includes radiation therapy in patients with limited-stage Hodgkin's lymphoma: National Cancer Institute of Canada Clinical Trials Group and the Eastern Cooperative Oncology Group. *J Clin Oncol* 2005;23:4634.


### 非霍奇金淋巴瘤


Armitage JO, et al. New approaches to classifying non-Hodgkin lymphomas: clinical features of the major histologic subtypes. *J Clin Oncol* 1998;16:2780.

Browne WB, et al. The management of unicentric and multicentric Castleman's disease: a report of 16 cases and a review of the literature. *Cancer* 1999;85:706.

Coiffier B, et al. CHOP chemotherapy plus rituximab compared with CHOP alone in elderly patients with diffuse large-B-cell lymphoma. *N Engl J Med* 2002;346:235.
Daum S, et al. Intestinal non-Hodgkin's lymphoma: a multicenter prospective clinical study from the German Study Group on intestinal non-Hodgkin's lymphoma. *J Clin Oncol* 2003;21:2740.
DeAngelis LM. Primary central nervous system lymphoma: a curable brain tumor. *J Clin Oncol* 2003;21:4471.
DeAngelis LM, Iwamoto FM. An update on therapy of primary central nervous system lymphoma. *Hematology (Am Soc Hematol Educ Program)* 2006;311.
Feugier P, et al. BCL2 expression is a prognostic factor for the activated B-cell like type of diffuse large B-cell lymphoma: a study by the Groupe d'Etude des Lymphomes de l'Adulte. *J Clin Oncol* 2005;23:4117.
Fisher RI, et al. New treatment options have changed the survival of patients with follicular lymphoma. *J Clin Oncol* 2005;23:8447.
Habermann TM, et al. Rituximab-CHOP with or without maintenance rituximab in patients 60 years of age or older with diffuse large B-cell lymphoma (DLBCL). An update. *J Clin Oncol* 2006;24:3121.
Iqbel J, et al. BCL2 expression is a prognostic factor for the activated B-cell-like type of diffuse large B-cell lymphoma. *J Clin Oncol* 2006;24:961.
Jaffe ES, Harris NL, Stein H, et al. World Health Organization Classification of Tumors. Pathology and genetics of tumors of hematopoietic and lymphoid tissue. Lyon, France: IARC; 2001.
Khouri IF, et al. Hyper-CVAD and high-dose methotrexate/cytarabine followed by stem-cell transplantation: an active regimen for aggressive mantle-cell lymphoma. *J Clin Oncol* 1998;16:3803.
Liu Q, et al. Improvement of overall and failure-free survival in stage IV follicular lymphoma: 25 years of treatment experience at the University of Texas M.D. Anderson Cancer Center. *J Clin Oncol* 2006;24:1582.
Marcus R, et al. CVP chemotherapy plus rituximab compared with CVP as first-line treatment for advanced follicular lymphoma. *Blood* 2005;105:1417.
McClain KL, Natkunam Y, Swerdlow SH. Atypical cellular disorders. *Hematology (Am Soc Hematol Educ Program)* 2004;283.
Montoto S, et al. Risk and clinical implications of transformation of follicular lymphoma to diffuse large B-cell lymphoma. *J Clin Oncol* 2007;25:2426.
Rosenwald A, et al. The use of molecular profiling to predict survival after chemotherapy for diffuse large-B-cell lymphoma. *N Engl J Med* 2002;346:1937.
Sehn LH, et al. The revised International Prognostic Index (R-IPI) is a better predictor of outcome than the standard IPI for patients with diffuse large B-cell lymphoma treated with R-CHOP. *Blood* 2007;109:1857.
Solal-Celigny P, et al. Follicular lymphoma international prognostic index. *Blood* 2004;104:1258.
Van Oers MHJ, et al. Chimeric antii-CD20 monoclonal antibody (rituximab; mabthera) in remission induction and maintenance treatment of relapsed/resistant follicular non-Hodgkin's lymphoma. Final analysis of a Phase III randomized Intergroup clinical trial. *Blood* 2005;106:107a.
Willemze R, et al. WHO-EORTC classification for cutaneous lymphomas. *Blood* 2005; 105:3768.
Wilson WH, et al. The role of rituximab and chemotherapy in aggressive B-cell lymphoma: a preliminary report of dose-adjusted EPOCH-R. *Semin Oncol* 2002;1(Suppl 2):41.
Winter JN, et al. Prognostic significance of Bcl-6 protein expression in DLBCL treated with CHOP or R-CHOP: a prospective correlative study. *Blood* 2006;107:4207.
Witzig TE, et al. Randomized controlled trial of Yttrium-90-labeled ibritumomab tiuxetan radioimmunotherapy versus rituximab immunotherapy for patients with relapsed or refractory low-grade, follicular, or transformed B-cell non-Hodgkin's lymphoma. *J Clin Oncol* 2002;20:2453.

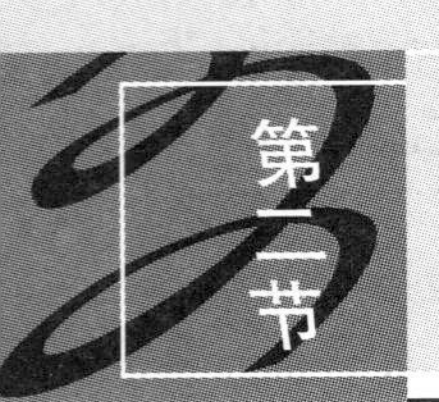


# 浆细胞恶性增生与 Waldenstrom's 巨球蛋白血症

*James R. Berenson*
*Dennis A. Casciato*

免疫球蛋白由 B 淋巴细胞和浆细胞产生。正常血清免疫球蛋白的特征见表 3.8。产生免疫球蛋白的一个细胞克隆可以增生，在血清蛋白电泳中可检测到单克隆蛋白（M-蛋白）峰。M-蛋白中的 M 可以代表单克隆（monoclonal）、骨髓瘤（myeloma）、巨球蛋白血症（macroglobulinemia）或血清蛋白电泳图中的 M 样表现。这些异常被世界卫生组织（WHO）归入淋巴组织恶性疾病中（附录 C-6）。其免疫组化表型见附录 C-5。

**表 3.8　正常人血清免疫球蛋白**

| Ig（重链） | MW（×1 000） | $t_{1/2}$（天） | Ig 比例（%） | IV（%） |
|---|---|---|---|---|
| IgG[a]（γ） | 150 | 20 | 75 | 52 |
| IgA（α） | 160 | 6 | 15 | 55 |
| IgM（μ） | 900 | 5 | 10 | 75 |
| IgD（δ） | 180 | 3 | 0.2 | 75 |
| IgE（ε） | 190 | 3 | 0.005 | 40 |

Ig：免疫球蛋白；IV：血管内 Ig 分布比例；MW：分子量；$t_{1/2}$：半衰期。

[a] IgG 包含 4 个亚型。约 70% IgG 是 IgG1，17% 是 IgG2，8% 是 IgG3，5% 是 IgG4。显示的数据应用于除 IgG3 外的所有亚型。IgG3 与其他亚型不同，65% 分布于血管内，血清半衰期是 7 天，不受高血清浓度的影响，多数与补体紧密结合（其他亚型的结合很弱），最容易引起高黏性。

## 一、流行病学和病因学

### （一）伴有单克隆病变球蛋白血症的疾病分类

#### 1. 浆细胞肿瘤

（1）多发性骨髓瘤（MM）。

（2）淀粉样变性病。

（3）重链病。

（4）丘疹性黏蛋白病。

**2. 其他肿瘤性疾病**

（1）巨球蛋白血症（WM）。

（2）恶性 B 细胞非霍奇金淋巴瘤，慢性淋巴细胞白血病（CLL）。

（3）合成免疫球蛋白的不明细胞类型肿瘤（实体瘤、单核细胞白血病、骨髓增生异常综合征）。

**3. 非肿瘤性疾病**

（1）意义不明的单克隆丙种球蛋白病（MGUS）。

（2）自身免疫性疾病（如系统性红斑狼疮）。

（3）肝胆管疾病。

（4）慢性炎症性疾病。

（5）免疫缺陷综合征。

（6）杂病（如戈谢病）。

（7）假性病变蛋白血症。

**（二）发病率**

MGUS，MM 和 WM 是最常见的伴有 M 蛋白的疾病。平均诊断年龄为 60 岁，且发病率随年龄增长。

**1. MGUS（过去称为良性单克隆丙种球蛋白病）** MGUS 在 25 ~ 49 岁的发病率大致为 0.2%，50 ~ 79 岁为 2%，80 ~ 90 岁为 10%。

**2. MM** MM 发病率为 3/100 000，占美国新发肿瘤的 1%。平均年龄 62 岁，其中 >75% 的患者年龄大于 70 岁。男性和女性发病率相近。MM 是黑人中最常见的造血淋巴系统恶性疾病。

**3. WM** WM 的发病率占 MM 的 5% ~ 10%。2/3 的病例见于男性。

**4. 淋巴瘤** 除了 MGUS、MM 和 WM，大约一半伴有单克隆丙种球蛋白病的患者患有淋巴瘤或 CLL。M 球蛋白几乎都是 IgM 或 IgG，通常不引起任何症状。其他类型淋巴瘤患者单克隆蛋白的发病率并未增加。

**（三）病因学**

浆细胞恶性增生无特异性病原体。人类的易感因素包括：

**1. 射线暴露** 轻度增高 MM 的发病风险。

**2. 慢性抗原刺激** 许多 M 蛋白是抗特异性抗原的抗体，如微生物抗原、红细胞抗原、神经抗原、脂蛋白、类风湿因子和凝血因子。慢性抗原刺激（如慢性骨髓炎或胆囊炎）可能诱发 MM 或 MGUS。患有自身免疫疾病的患者 MM 的发病率高。一项最近的病例对照研究提示带有硅胶乳腺移植物的女性患者 MM 的发病风险高。

**3. 环境接触** 工作环境中接触苯或使用染发剂与 MM 发病率升高有关。几个流行病学研究显示农场工人 MM 的发病率升高。但目前尚不肯定农药是否是可能的致病原。

**4. 人疱疹病毒 8（HHV-8）** 已经在骨髓瘤患者的非恶性骨髓树突细胞中发现。目前尚不肯定 HHV-8 对这些患者恶性浆细胞的生长是否有促进作用。

**（四）细胞遗传学**

**1. MM** 大多数患者的恶性浆细胞具有多重复杂的染色体核型改变。荧光原位杂交（FISH）分析显示大多数 MM 患者的恶性细胞具有 14 号染色体免疫球蛋白重链基因位点的异位，少数患者具有非免疫球蛋白配对染色体。同其他 B 细胞恶性疾病的连接区 JH 异位不同，骨髓瘤的断裂点通常发生在与从 Cμ 向其他类型重链转换有关的转换区。

（1）最常见的非免疫球蛋白断裂位点包括 11 号染色体的 cyclinD 区，16 号染色体的 c-MAF 原癌基因区，以及 4 号染色体的成纤维生长因子受体 3 区。近 20% 患者发生 13 号染色体长臂丢失。特异性染色体异常的出现对 MM 有很好的预后价值。

（2）20% 骨髓瘤患者有 ras 基因突变，与预后不良相关。15%～20% 患者有 p53 基因突变，与快速进展和侵袭性疾病相关。c-MYC 原癌基因的异常更为常见。

（3）基因表型可鉴别 MM 患者的不同亚型。这些研究提示不同基因的表达预后相差很大，还可以预测对特定治疗的反应性。

（4）端粒酶活性和端粒长度是细胞寿命的预测指标，与骨髓瘤的类型及预后直接相关。端粒酶活性高，端粒短的患者预后差。

2. MGUS　研究表明 MGUS 患者与 MM 患者具有相似的染色体核型异常。

3. WM　复杂染色体核型也常见于 WM 患者。少数患者具有 14 号染色体重链区免疫球蛋白区的易位，以及 8 号染色体 c-MYC 或 18 号染色体 BCL-2 的异位。

## 二、病理和自然史

### （一）骨髓病理学

MM 和 WM 患者通常具有特征性骨髓病理学。MM 的特征为浆细胞占有核骨髓细胞（不包括成红细胞）的 20% 以上，但不作为诊断依据。

1. MGUS　骨髓中正常浆细胞很少超过 10%。

2. MM　浆细胞通常占骨髓细胞的 20%～95%；具有丰富的嗜碱性细胞质，以及具有核旁透明带的偏心性细胞核。幼稚浆细胞的特点是具有显著的核仁（“骨髓瘤细胞”）。骨髓活检见到均致的浆细胞浸润是唯一被多数权威机构接受的 MM 的诊断标准。大量的均质性浸润或浆细胞瘤高度提示 MM。然而早期的骨髓浸润是斑片样的，有可能取到正常的骨髓颗粒。

3. WM　与 CLL 非常类似 WM 患者的骨髓含有 10%～90% 的浆细胞样淋巴细胞或小的成熟淋巴细胞；肥大细胞常见。

**4. 反应性浆细胞增多症**　外周血浆细胞增生见于多种病毒性疾病［包括人类免疫缺陷病毒（HIV）感染］，血清病和浆细胞白血病（较少见）。非骨髓瘤引起的骨髓浆细胞增多的特征为成熟浆细胞的弥漫性分布（非浸润性），沿血管或靠近骨髓网状细胞排列。反应性浆细胞增生常见于多种疾病，包括：

（1）病毒感染。

（2）血清病。

（3）胶原血管病。

（4）肉芽肿病。

（5）肝硬化。

（6）肿瘤性疾病。

（7）骨髓发育不全。

### （二）MGUS 的自然史

MGUS 在 70 岁以上人群的发病率为 5%。虽然这些患者大多数在诊断时没有症状，大约 25% 的病例（通常为 MM）在 8 ~ 10 年内进展为恶性疾病。重要的是，恶变的几率与时间保持同步（1%/年）。MGUS 发展为 MM 的风险与单克隆峰的大小直接相关。循环单克隆浆细胞数也可作为发展为 MM 的预测指标。一些研究提示 MGUS 患者发生加速性骨丢失和骨折的风险很高，特别见于椎体。

1. 染色体核型异常，与 MM 所见相似。

2. 正常免疫球蛋白水平降低，见于多数 MGUS 患者，但与感染风险无关，不能预测恶变风险。

3. 周围神经病变并不少见，可能与产生了抗髓鞘相关糖蛋白的单克隆抗体有关。

### （三）WM 的自然史

WM 的自然史与淋巴细胞性淋巴瘤更为类似。事实上，将 WM 从 MGUS、CLL 或有 IgM 峰的淋巴细胞性淋巴瘤分离出来有些武断。WM 起源于合成 μ 链的淋巴细胞或浆细胞克隆。

淋巴结肿大、脾大和高黏滞综合征是 WM 的重要临床表现。骨病变和肾功能不全不常见。同时伴有巨球蛋白血症和溶骨性病变通常提示恶性淋巴瘤或实体瘤，而非 WM。肾小球病变常见于 WM，但是肾衰竭并不常见。25% 患者尿中出现低水平的轻链。

### （四）MM 的自然史

MM 有临床症状之前可能已有 3 ~ 20 年的克隆性生长。疾病可以是局限性（7%）、惰性（3%）或侵袭播散性（90%）。疾病进展的表现为骨髓和骨骼受累，血浆蛋白异常以及肾脏疾病的进展。

**1. 造血功能通常受损**　60% 的患者诊断时有贫血；15% 有白细胞减少，15% 有血小板减少。外周血可见有核红细胞和非成熟粒细胞（幼白 - 幼红细胞反应）。

**2. 浆细胞瘤（浆细胞肿瘤）**　可见于任何骨骼，偶尔见骨骼外病变，如鼻咽或鼻窦。仅半数的局限性浆细胞瘤可在血清或尿蛋白电泳中产生单克隆峰。平均生存时间大于 8 年。大多数孤立性浆细胞瘤在 3 年内变为全身性，特别是有骨骼受累的患者。骨骼外浆细胞瘤的预后比源于骨骼的稍好，很少进展为 MM。

3. MM 的骨骼病变

**（1）溶骨性病变**　70% 患者有多发性溶骨性病变，15% 为单发溶骨性病变或弥散性骨质疏松，放射学提示骨骼正常者占 15%。病灶常见于颅骨、椎骨、肋骨、骨盆和近端长骨。MRI 的使用提示几乎所有骨髓瘤患者都有骨骼异常。

从前认为脱矿质和溶骨性病变是恶性浆细胞分泌的破骨活化因子和成骨抑制因子造成，并被炎症因子激活。然而目前认为这些患者的骨丢失是肿瘤细胞、骨髓基质细胞、成骨细胞和破骨细胞相互作用的复杂结果。可能原因还包括其他重要分子，如巨噬细胞集落刺激因子、血管内皮生长因子、特定的基质金属蛋白酶和激活 NF-κB 的受体。这个受体被称为“RANK”，与 RANK 配体（RANKL）结合后形成

RANKL-RANK 信号通路。

1）RANK-RANKL 蛋白在骨髓瘤骨病变的发展中起重要作用。骨髓瘤的骨髓里已见到 RANKL 水平升高，并与骨丢失增加有关。

2）骨保护素（OPG）是 RANKL-RANK 信号的天然可溶性抑制剂。在骨髓瘤患者的骨髓和外用血中表达降低。阻断 RANKL 可防止 MM 动物模型骨病变的发生。

3）趋化因子巨噬细胞炎症蛋白（MIP1-α），与骨丢失增加有关，还可能刺激骨髓瘤细胞生长，从而在骨髓瘤骨病变中起重要作用。骨髓瘤骨髓中 MIP1-α 升高。

4）Dickkopf1（DKK1），成骨细胞发育和功能的抑制因子，在骨髓瘤骨病变中也起重要作用。同正常对照相比，骨髓瘤患者的骨髓和血液里 DKK1 水平升高。成骨细胞功能受抑最终导致骨生成受损，并加重骨丢失。

**（2）成骨性病变** 见于 $<2\%$ 的患者，通常合并神经病变和 POEMS 综合征。因为少见，当出现成骨性病变时，骨髓瘤的诊断应当受到质疑。

**（3）POEMS 综合征** 是一种多系统病变，通常见于骨硬化性骨髓瘤。其特征为合并有多发性神经病变（慢性炎症性脱髓鞘性神经病）、脏器肿大、内分泌紊乱和 M 蛋白（主要是 IgG-λ 或 IgAλ）以及皮肤改变（色素沉着、增厚、多毛症）。也可出现多种其他表现，如恶病质、发热、水肿、杵状指和毛细血管扩张。不伴有抗外周神经元成分的抗体。该综合征可能是前炎症因子显著活化的结果。已发现 POEMS 综合征患者，特别是伴有卡斯特尔曼代病（Castleman's disease）的患者常合并 HHV-8 感染。

**（4）高钙血症** 大约 10% 的 MM 患者以高钙血症为首发症状，10% 在疾病进展中出现高钙血症。这一并发症源于骨吸收增强，导致钙释放到循环中。高钙血症是 MM 患者肾衰竭的主要原因，血清钙的正常通常可逆转肾功能不全。避免卧床和活动非常重要，因为可能导致高钙血症的发展和恶化。血清碱性磷酸酶水平通常正常，但是可随骨骼的再钙化升高。

**4．蛋白异常**

**（1）发病率** MM 和 MGUS 患者单克隆免疫球蛋白的发病率比较见表 3.9。

**（2）尿中 κ 或 λ 轻链分泌增加** 取决于过量轻链不平衡合成的速度，血浆容量，降解率，肾脏代谢和尿量。2/3 的 MM 患者尿中出现单克隆轻链，25% 患者血清中无 M 蛋白。

**（3）血清游离轻链** 多见于非分泌型患者。

**（4）正常免疫球蛋白** MM 患者血清正常免疫球蛋白通常减低，MGUS 患者少见。它们合成受抑的机制不明。老年患者被有荚膜的有机体感染的概率增加，可能与患者正常血清免疫球蛋白降低有关。然而，感染多发生于化疗导致的白细胞减少或疾病末期。

**（5）其他血浆改变** 高黏性在 MM 少见（小于 5%）。

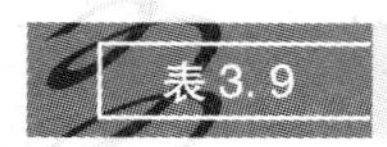

表 3.9　MM 和 MGUS 常见的单克隆免疫球蛋白

| M 蛋白 | MM | MGUS |
|---|---|---|
| IgG | 52% | 65% |
| IgA | 22% | 25% |
| IgM | 很少 | 10% |
| 仅轻链 | 25% | Nil |
| 非分泌型 | <1% | – |

MM，多发性骨髓瘤；MGUS，意义不明的单克隆丙种球蛋白病。

5. **肾功能不全**　可能为急性或慢性，见于 15%~20% 初诊断 MM 患者，并在大多数患者的病程中进展。仅分泌轻链的 MM 患者通常伴有肾衰。这些患者发生肾衰的最重要病因是高钙血症或骨髓瘤肾。

(1) **骨髓瘤肾**　通常由 κ 链和 λ 链在远端小管和集合管沉积引起，在那里轻链被分解代谢。小管膨胀，被多核巨细胞环绕的管型堵塞，进而细胞萎缩。大多数骨髓瘤肾患者也可发生肾小球基底膜病变。多数时候蛋白尿内仅含有单克隆轻链。这些异常在产生 λ 链的 MM 患者更为多见。

恶性骨髓瘤是成人 Fanconi 综合征（氨基酸尿、糖尿、磷酸盐尿、尿中电解质丢失）的最常见原因。Fanconi 综合征可在骨髓瘤诊断多年之前出现。

(2) **淀粉样变性病**　常见于 MM 患者，它可影响肾小球导致非选择性蛋白尿。

(3) **可使肾功能恶化的其他可能原因**　包括肾盂肾炎、高钙血症以外的代谢异常（肾钙质沉着和高尿酸血症）、肾小球硬化症和局限性骨髓瘤细胞浸润。偶见肾小管酸中毒。MM 少见肾病综合征，除非并发淀粉样变性病。然而最近的研究提示长期注射帕米膦酸二钠可能与肾病综合征有关（见下）。

(4) **静脉注射增强剂**　要慎重，因为 MM 患者容易发生肾衰，特别是伴有脱水的患者。

6. **神经病变**　MM 患者常见神经病变，是若干发病机制综合作用的结果。

(1) **中枢神经系统（CNS）**　15% 患者出现脊髓和神经根受压，通常由硬膜外浆细胞瘤引起。淀粉样变性病是硬膜外肿块的少见原因。椎体塌陷也可引起脊髓受压，但更多时候引起神经根受压后的神经根症状。肿瘤阻塞颅孔可导致脑神经麻痹。颅内及脑膜浆细胞瘤少见。随着骨髓瘤患者生存期的延长，脑膜骨髓瘤的发生较前有所增加。

(2) **周围神经病变**　腕管综合征是 MM 患者常见的周围神经病变，通常是手腕屈肌支持带（累及正中神经）发生淀粉样浸润的结果。神经纤维和神经滋养血管的淀粉样变性也可导致周围神经病变。此外，周围神经病变还与抗髓鞘相关糖蛋白的单克隆免疫球蛋白有关。同时有 MM 和 POEMS 综合征的患者很少发生典型的周围神经病变。MM 患者周围神经病变的最常见原因是接受了沙利度胺、硼替佐米或三氧化二砷等药物的治疗。

**(3) 神经病性副肿瘤综合征** 见第四章第七节。

## 三、诊断

**(一) 症状** 乏力、虚弱、体重下降是 MM 和 WM 的共同症状。

**1. 骨痛** 诊断时 70% MM 患者有骨痛，但 WM 患者少见。

**2. 高钙血症的症状** 诊断时有 10% 的 MM 患者发生，另有 10% 患者在病程中会出现。

**3. 高黏滞综合征的症状（出血、神经功能障碍、视力障碍或充血性心衰）** 见于 50% 的 WM 患者，MM 患者发生率小于 5%。

**4. 寒冷敏感性** 可见于伴有冷球蛋白症的患者，特别是 WM 患者。

**(二) 体征**

**1. 肝脾大** 诊断时见于 40% WM 患者，MM 除非伴有 POEMS，否则少见。

**2. 淋巴结肿大** 发生于 30% 的 WM 患者，但 MM 患者少见，除非在疾病晚期。

**3. 骨触痛** MM 患者通常提示近期骨折或恶性细胞骨膜下浸润。

**4. 神经系统异常** MM 多见；WM 患者的神经系统异常多由高黏性或脱髓鞘所致。

**5. 紫癜** MM 患者提示血小板减少，WM 提示高黏性综合征。有时 MM 患者可发生伴有紫癜的凝血障碍。

**(三) 实验室检查**

怀疑浆细胞肿瘤的患者应进行下列检查：

**1. 常规检查** CBC、血尿素氮、肌酐、电解质、钙、白蛋白和总蛋白。

**2. 血清蛋白检查** 包括 PEP、免疫电泳（IEP）和定量免疫球蛋白（QIG）检测。因为检验结果的固有变异性，在诊断以及评价疗效时应同时进行这些检查。下列检查也有用：

**(1) 血清 β2 微球蛋白（β2m）** 反映肿瘤负荷，是 MM 肿瘤负荷的标准检验方法。

**(2) C 反应蛋白（CRP）** 是白细胞介素-6（IL-6）的替代指标，后者是骨髓瘤细胞生长最重要的刺激因素。

**(3) 乳酸脱氢酶（LDH）** 是淋巴瘤样或成浆细胞骨髓瘤患者肿瘤负荷的测量指标。

**(4) 血清黏度** 如怀疑有高黏性。

**(5) 游离轻链** 可在血清中检测到，特别是在非分泌型病变患者，或仅在尿中出现异常蛋白且有肾功能改变的患者中。

**3. 尿轻链** 检测浓缩 100～200 倍的标本中 24 小时分泌蛋白，PEP 和 IEP（常规尿检通常不够敏感，不能检出轻链，且本-周蛋白检测并不可靠）。大约 20% MM 患者仅有尿 M 蛋白，20%～30% 患者同时有血清和尿的 M 蛋白。同时检测血清和尿的 M 蛋白对判断患者对治疗的反应非常重要。

大约1%~2%的骨髓瘤患者没有血清或尿的M蛋白。这可能与恶性浆细胞中产生正常抗体的免疫球蛋白基因的异常重排有关。

**4. 骨髓穿刺和活检** 对诊断非常必要。骨髓所见如前所述。流式细胞术可以帮助确定诊断。细胞遗传学研究可发现异常。孤立性溶骨性病变、肿块、皮肤结节或肿大淋巴结的活检在有些疾病是必要的。

因为骨髓瘤在骨髓中可以是斑片状分布的，骨髓中的不同部位异质性很大，与肿瘤浸润的百分比有关。应该认识到用骨髓穿刺和活检来评价MM患者疾病的严重性或进展是很局限的。

**5. 骨骼评价**

**(1) 全骨放射学检查** 所有怀疑MM的患者都应进行包括颅骨和长骨的放射学检查。

**(2) MRI** 有脊柱旁肿块、脊髓或神经根受压症状或骨孤立性浆细胞瘤的患者应进行脊柱MRI检查。可以明确是否有脊髓受累，帮助判断脊柱被侵犯的程度。随着外科技术的发展，精确评价脊髓情况更为重要，对于控制MM患者骨丢失所致骨折引起的背部疼痛有很大的帮助。

**(3) CT检查（避免使用增强剂）** 可用于评价可疑性硬膜外骨外浆细胞瘤。

**(4) 正电子发射断层摄影（PET）扫描** 有时可用于评价疾病程度。不推荐常规用于MM患者的随访。

**(5) 骨扫描** 在MM中应用有限，因为大多数病灶为溶骨性，而骨扫描需要病灶周围有成骨性改变才为阳性。MM的阳性骨扫描通常提示有骨折或关节炎，除非是少见的成骨性骨髓瘤。

**(6) 骨密度测定** 可能有助于MM患者的随访。这一检查可以帮助预测这类患者发生骨骼并发症的风险，以及对双磷酸盐的反应。

**(7) 骨形成和吸收指标** 有助于预测骨骼并发症，但是不应常规进行。

**6. 特殊检查** 需要时可进行血清黏度，冷球蛋白，肾活检或关节渗出液淀粉样物质分析的检测。

**（四）蛋白研究**

表3.8列出了一些具有临床意义的血清免疫球蛋白的特点。在动物及人类进行的蛋白合成动力学研究显示，肿瘤负荷与血中M蛋白的含量密切相关（1g/dl相当于100g肿瘤或$1\times10^{11}$个浆细胞）。

**1. 蛋白电泳** 对于分辨单克隆丙种球蛋白病和随访峰的定量变化非常有价值。然而PEP只是一个假定的筛选试验；要建立单克隆丙种球蛋白病的诊断必须进行IEP。血清和尿PEP模式样例见图3.3。

**(1) M蛋白** 表现为一个高而窄的锐利峰，可反映结构的均匀性。通常位于γ或γ-β区。α或α-β区的单克隆峰通常由反应蛋白引起，而非M蛋白。

**(2) IgG峰** 通常高而窄，位于β区。IgA峰通常较宽，因为分子易形成具有不同大小的多聚体；它们位于β区。IgM峰通常靠近原点。IgD峰通常仅引起轻微的偏移，因为蛋白浓度相对较低。

**(3) 轻链** 通常不见于血清中，因为轻链很快被肾代谢，或经尿排出。肾功能

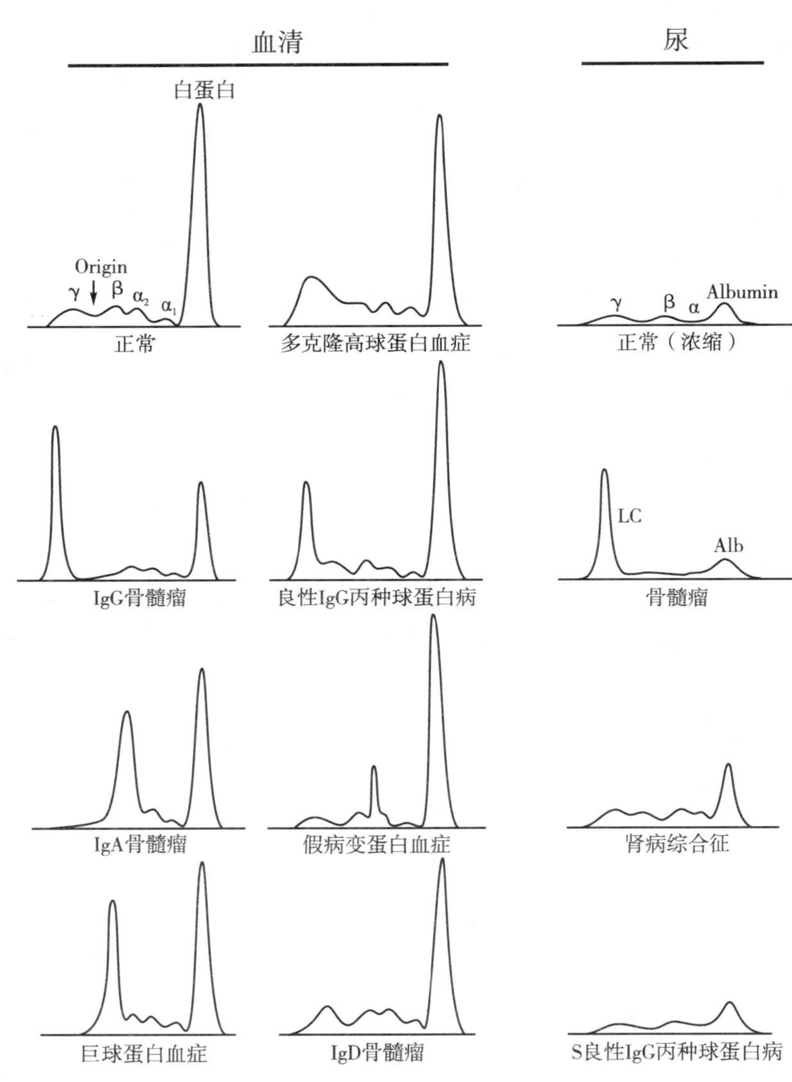


**图 3.3** 血清蛋白电泳模式。Abl，白蛋白

血清。正常：见标注。多克隆高丙种球蛋白血症：见于多种情况。良性免疫球蛋白 G（IgG）丙种球蛋白病：白蛋白和 γ 球蛋白水平正常，伴有 γ 区峰。假病变蛋白血症：β 或 α 区的小峰。

尿。骨髓瘤：典型 γ 区的同质轻链峰。肾病综合征：全蛋白尿。良性 IgG 丙种球蛋白病：尿中模式正常。

不全的患者，或者轻链发生多聚化时血清中可能会出现轻链峰。

1）正常人κ与γ的比值是2∶1。当轻链因肾脏疾病被排出时这一比值可以维持正常，但恶性λ球蛋白血症时这一比值显著异常。

2）50%~60%的MM患者和10%~20%的WM患者尿中可排出单克隆轻链。MGUS患者尿中也可有轻链，但通常小于1g/24小时。

3）free lite assay是最近开发的一种分析方法，可用来检测骨髓瘤患者血清中的游离轻链。这种方法对肾功能恶化（比24小时尿蛋白水平更为精确，后者在肾功能不全或少尿患者不可信）以及非分泌型骨髓瘤的患者非常重要（可以检测血清轻链并随访）。然而这一方法在患者长期随访中的价值尚不清楚。

**2. IEP**　可确定M蛋白的重链（γ、α、μ、δ、ε）和轻链类型（κ、λ），并能区分γ球蛋白的多克隆和单克隆增多。对于低浓度或异质性球蛋白混合物，IEP比PEP敏感。

**3. QIG估测**　可极好的检测正常或降低的免疫球蛋白水平，有助于将MGUS从MM中区分开来。但当水平显著上升或出现蛋白聚集时，QIG就不可信。同一实验室多次QIG估测结果的多变性，要求同时进行QIG和血清PEP检查，来评价患者对治疗的反应。

**4. 血清黏性**　比较37℃时血清与蒸馏水通过标有刻度的毛细管的沉降速度。不能应用血浆代替，因为升高的纤维蛋白原可显著影响结果。正常的血清黏度比值为1.4~1.9，在血清黏度不大于4时通常不会有症状。

### （五）浆细胞病的区分

对于没有活检证据的恶性疾病，在最初诊察时很难将MGUS从早期恶性疾病中区分出来。为建立诊断，一些检查和M蛋白水平必须要监测数月甚至数年。表3.10列出了需要重复的重要数据。这些数据可预测良性或恶性单克隆丙种球蛋白病，但是均不能单独作为诊断标准。MGUS患者可以缓慢进展为MM。大约25%的MGUS患者进展为MM或相关性B细胞恶性疾病（WM、淋巴瘤、或淀粉样变性病）。提示恶性疾病的重要发现是血清M蛋白或尿轻链浓度的显著进行性升高。

**1. IgM单克隆丙种球蛋白病**　可以为良性或WM，淋巴组织增生性疾病，或上皮肿瘤，可在发现肿瘤数年前出现血清异常。因此，将IgM单克隆丙种球蛋白病归入MGUS，原发或继发性巨球蛋白血症目前有些不当。很小一部分骨髓瘤患者伴有IgM单克隆丙种球蛋白病；这些患者有典型的骨髓瘤症状，如溶骨性病变、肾功能不全，或二者兼有。

**2. IgG、IgA和IgD单克隆丙种球蛋白病：MM的诊断标准**　为建立MM的诊断，必须经活检证实正常组织被无法控制的浆细胞生长侵袭或破坏。高浓度的单克隆血清免疫球蛋白（IgG>3.5g/dl，IgA>2mg/dl）或尿轻链（>1g/d）几乎可以诊断MM。然而，骨髓瘤经常多年为亚临床病变或惰性病变（称为非分泌型骨髓瘤）。如果MM的诊断不能被证实，则可诊断为MGUS，患者可定期复查，监测临床及实验室变化。

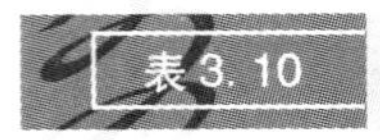

表 3.10 预测良性和恶性单克隆丙种球蛋白病的蛋白变量

| 变量 | 意义未明的单克隆丙种球蛋白病（MGUS） | 恶性单克隆丙种球蛋白病（MM、WM、B 细胞淋巴瘤） |
|---|---|---|
| 血清 M 蛋白浓度 | | |
| IgG | <2.0g/dl | >2.0g/dl |
| IgM | <2.0g/dl | >2.0g/dl |
| IgA | <1.0g/dl | >1.0g/dl |
| 其他血清免疫球蛋白 | 正常或下降 | 下降 |
| M 蛋白浓度随时间的改变 | 稳定或瞬时 | 升高 |
| 血白蛋白 | 正常 | 下降 |
| 尿轻链 | 不见或正常 κ∶λ 比率（2∶1）且 <300mg/d | 异常 κ∶λ 比率和/或 >30mg/dl，或 >300mg/d |

MM，多发性骨髓瘤；WM，Waldenstrom 巨球蛋白血症。

## 四、分期系统和预后因素

### （一）MM 的分期系统

在开始治疗前将患者分为低，中和高肿瘤负荷对判断预后很有意义：$1\times10^{12}$个细胞相当于 1kg 肿瘤，$(3\sim5)\times10^{12}$个细胞通常不能与中等身材的患者共存。

**1. MM 的经典 Salmon-Drurie 分期系统** 见表 3.11。

**2. 国际分期系统（ISS）** 已取代 Salmon-Drurie 系统，ISS 包括测量血清 β2m 和白蛋白。ISS 按照预后渐差的顺序分为如下几期：

Ⅰ期：血清 β2m <3.5mg/L，白蛋白≥3.5g/L

Ⅱ 期：非Ⅰ或Ⅲ期

Ⅲ 期：血清 β2m≥5.5mg/L

**3. 血清 β2m** 是经典人类白细胞抗原（HLA）轻链的一半，在大多数有核细胞膜表面分布。MM 患者初始血清 β2m 升高提示预后差。虽然血清 β2m 水平与肾功能高度相关，但仍可作为重要的独立预后因素。

**（1）血清 β2m 升高** 也见于某些急性或慢性髓性白血病、淋巴组织增生性疾病、骨髓增生病、骨髓增生异常综合征、良性或恶性肝脏疾病以及自身免疫性疾病。

（2）血白蛋白降低提示预后不良，还可反映营养状态和前-MM 细胞因子活性。

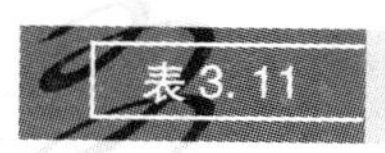
表 3.11　多发性骨髓瘤的 Salmon-Drurie 分期系统

| 分期 | 病变范围 |
|---|---|
| Ⅰ | 低肿瘤负荷（ $<0.6\times10^{12}$ 浆细胞/$m^2$）。患者必须有所有如下特征： |
| | 血红蛋白 >10g/dl |
| | 血清钙：正常或≤12mg/dl |
| | M 成分产生率低 |
| | IgG <5 g/dl |
| | IgA <3 g/dl |
| | UPEP M 成分轻链 <4 g/24 小时 |
| | 骨骼 X 线：正常或孤立性浆细胞瘤 |
| Ⅱ | 中度肿瘤负荷[（0.6 ~ 1.2）$\times10^{12}$ 浆细胞/$m^2$]。不符合Ⅰ期或Ⅲ期的患者 |
| Ⅲ | 高肿瘤负荷（ $>1.2\times10^{12}$ 浆细胞/$m^2$）。患者需具备下列任何一条： |
| | 血红蛋白 <8.5g/dl |
| | 血清钙 >12mg/dl |
| | M 成分产生率高 |
| | IgG >7 g/dl |
| | IgA >5 g/dl |
| | UPEP M 成分轻链 >12g/24 小时 |
| | 广泛的溶骨性病变 |
| 亚 A 期 | 血清肌酐 <2 mg/dl |
| 亚 B 期 | 血清肌酐≥2 mg/dl |

UPEP，尿蛋白电泳。

### （二）预后因素

1. **MGUS**　如 MGUS 的患者疾病稳定保持 2 年，发展为恶性疾病的概率为 20%。

2. **WM**　对治疗无反应的患者中位生存时间为 3 ~ 4 年，有反应的患者为 5 ~ 7 年。然而 10 ~ 20 年的生存也不少见。并发症的发生，如高黏性、出血或感染均可导致死亡。年龄大于 60 岁，男性，血红蛋白 <10g/dl 与生存时间缩短有关。

3. **MM**　MM 患者的总体中位生存时间为 4 ~ 5 年。新药的广泛开发已经显著改善了 MM 的预后。

**（1）肿瘤负荷**　肿块较小患者的中位生存时间是 3.5 ~ 10 年。肿块大者中位生存时间是0.5~3年。

**(2) C-反应蛋白（CRP）和IL-6** 高IL-6水平提示预后差。CRP水平似乎可反映IL-6血清水平，但是大多数MM患者CRP水平不高。

**(3) 标记指数（LI）** LI是进行有丝分裂的细胞百分比的指标。高LI（>3%）的MM患者预后不良。

**(4) 细胞遗传学异常**

**1) 提示预后不良** ①传统细胞遗传学而非FISH检测到的13号染色体缺失提示预后不良；②4号或16号染色体异常提示预后不良，比单纯13号染色体缺失能更好地预测预后；③14号染色体异常；④1号染色体长臂区域获得性异常。

**2) 提示预后好** 11号染色体异位提示预后较好。

**(5) 肾功能** 之前认为肾功能是重要的预后指标，氮质血症程度的加重与生存时间缩短相关。血浆置换，透析以及支持疗法的使用使得它对预后变得不那么重要。根据肾功能调整治疗的患者与肾功能正常患者的预后没有差异。

**(6) 对治疗的反应** 对治疗的反应与预后相关。然而仅仅是那些在初始治疗时疾病进展的患者预后差。只要疾病不再进展，初始治疗的反应程度并不是很好的预后指标。矛盾的是，对美法仑和泼尼松治疗反应过快的患者预后差（3个月内缩小>50%）。

**(7) 免疫球蛋白分类** 虽然早年的研究提示IgD或λ轻链疾病预后差，但是大型MM试验中并未显示M蛋白种类是预后因素。

**(8) 其他预后因素** p53缺失，成浆细胞形态学，循环单克隆浆细胞数目升高，或者血清LDH，可溶性IL-6受体，或多配体蛋白-1水平升高也提示预后不良。在早期疾病，MRI发现的异常病变表现和数量可预测进展为有症状疾病和总生存期。基因表达模式也可作为预后指标。

## 五、预防和早期发现

PEP的应用和监测化学指标可以早期发现单克隆丙种球蛋白血症。如果用IEP来进行人群筛查，MGUS的发病率可能加倍，但生存不受影响。

## 六、WM的处理

### （一）诊断

#### 1. WM的诊断标准

(1) 任何浓度的IgM单克隆丙种球蛋白。

(2) 骨髓被小淋巴细胞、浆细胞样淋巴细胞或浆细胞浸润，可为弥散型、间质型或结节型。

(3) 免疫表型中表面免疫球蛋白、CD19、CD20阳性，CD5、CD10、CD23阴性。

#### 2. 初诊时应完善检查

(1) 胸部X线，胸部、腹部和盆腔CT扫描。

(2) 血清黏性、冷凝集素、冷沉淀比容。

(3) 肝炎血清学。

### （二）治疗

对于无症状，无贫血、高黏性、肾功能不全或神经系统异常的患者应监测临床状态，并进行 PEP 检查，直至确定疾病进展。

**1．治疗指征**

（1）贫血、全血细胞减少。

（2）有症状的高黏性、冷球蛋白血症或神经病变。

（3）巨大淋巴结或有症状的脏器肿大。

（4）淀粉样变性病。

（5）冷球蛋白血症。

（6）冷凝集素病。

（7）转化为另一种侵袭性 B 细胞恶性疾病。

**2．治疗选择** 患者的治疗同低度恶性淋巴瘤相似。高黏性可通过血浆置换治疗，因 70% 以上的蛋白在血浆内而不是组织内，但仅少数 IgM 高的患者需要进行此项治疗。也可考虑用其他治疗方法。

（1）通常首选烷化剂（苯丁酸氮芥）、核苷类似物（氟达拉滨或克拉屈滨）或利妥昔单抗的单药或联合治疗。WM 患者应该只进行几个周期的上述治疗，因为 M 蛋白在停药后数月还会持续下降。此外，利妥昔单抗治疗初始会伴有 IgM 升高，称为“火焰”反应，之后血清 IgM 水平降低，肿瘤缩小。抗 CD20 治疗的最初 2 个月如 IgM 显著升高应考虑血浆置换。

（2）如果疾病在治疗后 >6 个月进展，可考虑用同方案治疗。如果疾病进展出现在 6 个月内，应改用不同类型的药物治疗。

（3）在上述药物治疗失败疾病进展后，可考虑用 IMID（沙利度胺或来那度胺）加或不加地塞米松治疗，或进行包括造血干细胞移植在内的临床试验。硼替佐米联合类固醇也是这类患者的一个选择。要注意患者在对一个含硼替佐米或 IMID 的方案失败后可能对另一个有反应。

## 七、MGUS 和孤立、非分泌型或Ⅰ期 MM 的处理

### （一）MGUS

患者在第 1 年内应每 3 个月进行 PEP 检查，第 2 年每 6 个月 1 次，之后每年 1 次。MGUS 患者不应给予细胞毒药物治疗。仅在有 M 蛋白显著升高的患者进行其他诊断性检查（骨髓穿刺和活检，骨骼检查）。对这些患者进行周期性骨密度测量可能会有帮助，因为他们发生骨丢失或骨折的风险较高。间断静脉注射唑来磷酸可改善骨密度，但它对发生骨折风险的影响目前尚不清楚。

### （二）孤立性骨浆细胞瘤

是可治愈的，可给予病变区至少 4 500cGy 的放疗。需要注意的是很多按照孤立性骨浆细胞瘤治疗的患者实际上有全身性疾病。事实上，这些患者的 MRI 如显示有其他病灶提示他们有很高的风险发展成 MM。在进行治愈性局部放疗之前一定要充分考虑到这一点。如有必要可每 3 ~ 6 个月测量 M 蛋白。放疗无效（M 蛋白下降 < 50%）或进展性疾病按照Ⅱ、Ⅲ期 MM 治疗。

**（三）孤立性骨外浆细胞瘤**

也是可治愈的，可进行手术治疗，至少4 500cGy的放疗，或二者联合。第1年内每3个月检测1次M蛋白，之后每年1次。第1年每6个月进行一次CT扫描，之后根据临床需要进行。放疗无效（M蛋白下降<50%）或进展性疾病按照Ⅱ、Ⅲ期MM治疗。

**（四）全身性非分泌型或Ⅰ期骨髓瘤**

**1．非分泌型MM的定义**

（1）M蛋白成分

IgG >3.5g/dl，且<5.0g/dl

IgA >2.0g/dl，且<3.0g/dl

尿轻链<1.0g/24小时

（2）骨髓浆细胞浸润>10%，但<20%。

（3）无贫血、肾衰或高钙血症。

（4）骨骼检查无骨病变。

**2．临床经过** 大多数患者疾病进展，但进展发生前患者可数月或数年状况良好。前5年的风险最高（5%/年）。快速进展为有症状疾病的重要风险指标包括病变蛋白>3g/dl，IgA亚型，骨髓浆细胞>10%。

**3．治疗** 患者可观察而不需治疗，直至进展为有症状或活动性疾病（贫血、高钙血症、肾功能不全、骨病变），或伴有淀粉样变性病。然而一些临床试验在尝试使用单药沙利度胺来延缓疾病进展。此外，临床试验也在研究使用环氧化酶2（COX-2）抑制剂和IL-1阻断剂治疗这一小部分MM患者。这些患者是否应常规应用双膦酸盐仍不清楚。然而骨密度测定显示有严重骨丢失的患者应该考虑此项治疗。

## 八、Ⅱ期或Ⅲ期MM的处理

尽量运动、输注化疗药物、糖皮质激素、双膦酸盐、干细胞移植（SCT）和放疗是主要的治疗方式。新药如硼替佐米、沙利度胺、来那度胺在一线和复发难治性患者中均取得良好的疗效。特别是这些新药与糖皮质激素或细胞毒性药物联合应用时，可获得更高的缓解率。

**（一）MM的早期化疗方案**

一些烷化剂（美法仑、环磷酰胺、苯丁酸氮芥和亚硝脲）的缓解率相当。对一种烷化剂的耐药性通常与对另一种烷化剂的反应性相关。然而对可能接受干细胞移植的患者应避免应用骨髓毒性药物（特别是烷化剂），以避免在收集干细胞前影响干细胞储备。

在达到最大缓解以后应继续治疗2个周期；序贯治疗并不能延长平台期持续时间。MM的传统治疗方案如下：

**1．地塞米松单药治疗** 40 mg每日1次PO，共4天，每隔1周1次。

**2．** M&P（4～6周为1周期）

美法仑：10 mg/m$^2$，PO，d1～d4。

泼尼松：60 mg/m²，PO，d1～d4。

3．VAD（4 周为 1 周期）

长春新碱：0.4 mg/d，共 4 天，持续静脉滴注。

阿霉素（多柔比星）：9 mg/(m²·d)，共 4 天，持续静脉滴注。

地塞米松：40 mg，PO，d1～d4，d9～d13，d17～d21。

4．EC（4 周 1 周期）

依托泊苷：100 mg/m²，IV，d1～d3。

环磷酰胺：1 000 mg/m²，IV，d1。

5．DVD（4 周 1 周期）

多柔比星脂质体：30～40 mg/m²，IV，d1。

长春新碱：2 mg，IV，d1。

地塞米松：40 mg，PO，d1～d4。

**6．其他方案**

（1）M-2 方案（5～6 周 1 周期）

美法仑：0.25 mg/kg，PO，d1～d4。

泼尼松：1 mg/kg，PO，d1～d7。

长春新碱：0.03 mg/kg，IV，d1。

BCNU（卡氮芥）：1 mg/kg IV，d1。

环磷酰胺：10 mg/kg，IV，d1。

（2）VBAP（3 周 1 周期）

长春新碱：1 mg，IV，d1。

BCNU（卡氮芥）：30 mg/m²，IV，d1。

阿霉素：30 mg/m²，IV，d1。

泼尼松：100 mg，PO，d1～d4。

**7．早期方案的缓解率**

**（1）每日低剂量**　单药烷化剂治疗的缓解率大约为 30%，与每 4～6 周的冲击疗法疗效相当。在烷化剂方案（如 M&P）中加入泼尼松可将缓解率提高到 50%～60%。

（2）VAD 方案比 M&P 方案反应较迅速，且缓解率高。从开始 VAD 治疗的反应持续时间接近 15～18 个月，与其他方案相似。

（3）皮质激素单药治疗（地塞米松）的缓解率和生存时间与 VAD 或 M&P 方案类似。

（4）同 M&P 方案相比，其他联合化疗方案并不能改善生存。这些方案的持续性完全缓解很少见。

**（二）MM 治疗的新方案**

**1．IMID 方案**　IMID（沙利度胺和来那度胺）的作用机制仍未完全阐明，但认为与免疫调节和抑制血管生成有关。这两个药物在 MM 均有很好的活性，但他们的毒性不同。沙利度胺的剂量限制性副作用是神经系统病变（嗜睡、周围神经病变），来那度胺的剂量限制性副反应是造血功能受抑（主要是血小板减少症）。这两种药物均可以致畸和导致血栓形成。

(1) 沙利度胺（加或不加地塞米松或其他类固醇）；100mg 每日 1 次睡前口服有效，同高剂量比神经系统副作用发生率低。

(2) MPT（4 周 1 周期）

美法仑：4 mg/$m^2$，每日 1 次，d1 ~ d7。

泼尼松：40 mg/$m^2$，每日 1 次，d1 ~ d7。

沙利度胺：100 mg，每日 1 次睡前。

(3) Rev/Dex（4 周 1 周期）

来那度胺：25 mg，每日 1 次 PO，共 21 天，之后休息 1 周。

地塞米松：40 mg，PO，每周 1 次。

(4) BLT-D（每日）

克拉霉素：500 mg，PO，每日 2 次。

沙利度胺：100 ~ 200 mg，睡前口服。

地塞米松：40 mg，PO，每周 1 次。

(5) 缓解率

1) **沙利度胺** 在 1/3 复发患者可获得持续缓解。沙利度胺加地塞米松的缓解率是 60%，其中完全缓解 15%。沙利度胺单药在自体 SCT 后进展的患者中可获得 30% 的缓解率。虽然沙利度胺与地塞米松联用比单药地塞米松的缓解率和无病生存好，但总生存时间没有改善，提示单纯激素治疗失败的患者在疾病进展时可接受沙利度胺治疗。

2) **来那度胺** 与地塞米松联用也可获得 60% 的缓解率和 20% 的完全缓解。

2. **硼替佐米方案** 硼替佐米的剂量限制性毒性是周围神经病变（主要是感觉神经）和造血受抑（特别是血小板减少）。乏力、发热、胃肠道反应也较常见。

(1) **硼替佐米** 1 或 1.3mg/$m^2$，静脉推注（IVB），d1、d4、d8、d11；3 周为 1 周期。

(2) Velcade/Dex（3 周 1 周期）

硼替佐米：1.3 mg/$m^2$，IVB，d1、d4、d8、d11。

地塞米松：40 mg，PO，每周 1 次。

(3) BAM（4 周 1 周期）

硼替佐米：1 mg/$m^2$ IVB，d1、d4、d8、d11。

维生素 C：1 g，PO，每日 1 次，d1 ~ d4。

美法仑：0.1 mg/kg，每日 1 次，d1 ~ d4。

(4) VMP（6 周 1 周期）

硼替佐米：1.3 mg/$m^2$ IVB，d1、d4、d8、d11、d22、d25、d29、d32。

美法仑：9 mg/$m^2$，每日 1 次，d1 ~ d4。

泼尼松：60 mg/$m^2$，每日 1 次，d1 ~ d4。

(5) Doxil/Velcade（3 周 1 周期）

盐酸多柔比星脂质体：30 mg/$m^2$，IV，d4。

硼替佐米：1.3 mg/$m^2$，IVB，d1、d4、d8、d11。

**（6）缓解率** 虽然硼替佐米单药缓解率为30%，加入类固醇后缓解率提高到>50%。加用美法仑可将缓解率提高到近70%。

**（三）治疗持续时间**

患者应该接受治疗直至平台期（M蛋白水平稳定数月）。平台期后的持续化疗并不能延长生存期，但可增加第二肿瘤的发生，特别是急性白血病。在获得最大缓解之后新药如硼替佐米和IMID治疗应持续多长时间，目前尚无数据支持。但大多数患者仍然用这些方案治疗，减量或减低给药频率，直至发生疾病进展。

1. 对于治疗后有反应或稳定的患者，可以观察不进行治疗，直到疾病进展；或维持治疗；或大剂量方案加SCT。观察期间无合适治疗方案。

2. 维持治疗尚存在争议。一些研究报告泼尼松50mg隔日1次口服或IFN-α维持治疗可延长那些接近完全缓解、IgA或轻链型骨髓瘤患者对传统化疗的反应。研究显示对VAD仅有轻度反应的患者予泼尼松（50mg隔日1次口服）维持治疗可显著延长无进展生存期和总生存期，且不伴有显著毒性。

虽然泼尼松后予以IFN维持治疗可延长缓解时间，但传统治疗后给予这一细胞因子维持治疗并未带来生存优势。IFN单药维持治疗的结果不一。最近的一项研究显示进行移植治疗后联合应用沙利度胺和帕米膦酸可改善总生存期，但没有其他研究指导沙利度胺或硼替佐米在维持治疗方面的应用。

**（四）大剂量方案**

通常含有清髓剂量的烷化剂，加或不加全身照射（TBI）。之前接受过局部照射的患者通常不进行TBI，因为可增加治疗相关的发病率和死亡率。多数机构目前应用大剂量美法仑IV作为MM患者进行清髓性治疗的唯一方案。大剂量方案的缓解率高，相当一部分患者M蛋白消失。所有的参加强化治疗的患者必须具有足够的心脏、肺、肝和肾功能。

**1. 高剂量治疗加自体外周血SCT** 一些研究显示同传统化疗相比可提高完全缓解率，改善无事件生存，提高总生存期，特别是在年龄小于60岁的患者。然而其他研究显示高剂量化疗虽然可提高缓解率，但总生存期无差异。

在患者对传统化疗产生最大缓解时收集外周血干细胞。自体外周血SCT不是治愈性的，但是支持治疗的改善在大多数患者中将治疗相关死亡率降低到1%～2%。

法国的一项研究提示同单次移植相比，二次移植（tandem transplant）即两次连续自体SCT可改善预后。然而这一研究的化疗强度并不适度，所以二次SCT是否比单次优越还有疑问。其他研究尚未证实二次移植对此类患者的疗效。

**2. 异体SCT** 异体SCT的治疗相关死亡率高，将近40%。所以仅限于有合适供体的年轻患者的临床试验研究。供者白细胞输注可以使M蛋白有所减轻，但也会产生严重的移植物抗宿主疾病。一些中心目前正在进行二（双）次移植（自体SCT后行异体SCT），一项研究显示这一治疗可获得较高的完全缓解率，但是否能获长期存活尚不清楚，且慢性移植物抗宿主疾病发生率较高，显著增加治疗相关的死亡率。

**3. 自体骨髓移植** 因为自体移植物中存在很多肿瘤细胞，所以尝试使用干细胞分选法对自体移植物进行纯化。虽然这一方法成功清除了自体移植物中的肿瘤细胞，但并不改善总生存期，可能因为即使经过了清髓性化疗，患者的肿瘤负荷仍相对较高。

**（五）MM 患者治疗的选择**

**1. 初始治疗的选择** 近年来随着硼替佐米、沙利度胺和来那度胺等一线药物的出现，MM 的初始治疗获得很大的改善。这些药物之间没有进行过相互比较，不同药物的缓解率和无进展生存很相似，在选择初始治疗方案时应考虑骨髓瘤的严重程度和患者的工作、生活方式以及伴随状况。

（1）虽然长期使用烷化剂可能导致永久性的干细胞毒性，但短疗程低剂量的新方案对干细胞功能似乎没有影响。

（2）含沙利度胺的方案，包括沙利度胺加地塞米松或 MPT，是口服方案，很方便，但可能与不可逆的神经病变和血栓事件风险升高有关，很多患者需要长期的抗凝预防治疗。与此类似，Rev/Dex 也与血栓事件明显升高有关，并可引起骨髓抑制。

（3）含硼替佐米方案，包括硼替佐米/地塞米松，BAM 和 VMP 也可导致神经毒性，但副作用通常是可逆的。

**2. SCT** 对于考虑接受大剂量化疗和造血干细胞支持治疗的患者可以先进行数月的初始治疗，之后收集干细胞，给予高剂量化疗以及干细胞输注。

**3. 复发患者** 可以考虑接受含同一新药（硼替佐米、沙利度胺或来那度胺）但不同化疗药物的治疗方案，或换用另一种新药，加或不加类固醇药物或化疗。此外，虽然三氧化二砷单药有效率不是很高，但与美法仑和静注维生素 C 联用活性明显增加。EC 联合方案以及单药拓扑替康或长春瑞滨对复发患者中度有效，但这些联合治疗的缓解持续时间却很短。

**4. 治疗后疾病进展的患者** 可接受 ESHAP（见附录 D-3）、环磷酰胺加 VAD、沙利度胺、来那度胺、硼替佐米或三氧化二砷治疗。这类患者硼替佐米的单药有效率为 35%，其中大约 5% 为完全缓解。小剂量美法仑、环磷酰胺或蒽环类药物加上硼替佐米或三氧化二砷可在之前对这些化疗药物耐药的患者身上获得疗效。沙利度胺和硼替佐米联合可获得高缓解率。在为化疗后复发的患者制定化疗方案时应考虑以上结果。

**（六）支持治疗对 MM 非常重要**

因为骨痛或骨折，患者通常需卧床。但是卧床可能进一步促进骨丢失矿质，导致高钙血症。

1. 双膦酸盐（帕米膦酸，90mg 静脉输注大于 2 小时；或唑来膦酸，4mg 静脉输注大于 15 分钟）每月 1 次治疗适用于所有Ⅱ、Ⅲ期 MM 患者（有时Ⅰ期也需要）。这些药物显著减少这一疾病骨相关事件的发生。同安慰剂相比，双膦酸盐可缓解疼痛，减少止痛药用量，防止生活质量下降。

值得注意的是这些药物有时可导致肾功能不全。这两种双膦酸盐导致的肾脏疾病不同。帕米膦酸多导致肾小球病变，产生肾病水平的蛋白尿。相反，唑来膦酸多导致小管功能障碍，因而蛋白尿不常见。

最近的报告显示双膦酸盐可增加下颌骨坏死（ONJ）的风险。这一并发症多见于近期进行齿科手术或外伤，口腔卫生差，或滥用酒精或烟草的患者。在开始双膦酸盐治疗前，患者需进行全面的牙科检查，应在用药前数月进行拔牙或下颌骨移除治疗，以减低 ONJ 的发生。ONJ 的病程多变，大多数患者不会进一步恶化。目前尚无研究评价发生这一并发症的患者停止药物治疗对 ONJ 的病程是否有影响。已经明确处理这一问题尽量不进行手术干预，除非是由对此有经验的牙科专家施行。

2. **骨并发症**

(1) **MM 的手术治疗仅限于畸形矫正术** 长骨骨折通常需要骨髓钉植入固定，之后进行放疗。发生于股骨头的大的溶骨性病变容易导致骨折，有时可采用预防性内固定术。如果潜在疾病的诊断有疑义，急性脊髓压迫或椎骨骨折有必要进行椎板切除术。有症状的椎骨压迫性骨折可考虑进行椎骨成形术或椎体后突成形术。椎体后突成形术可缓解压缩性骨折，可迅速并持续性缓解患者因症状性椎体压缩性骨折引起的疼痛，特别是发生在胸椎或腰椎的病变。同椎体成形术相比，这一术式的骨水泥泄漏的风险很低，但这一治疗尚未经随机对照研究评价。

(2) **低剂量放疗**可用来缓解局限性病变，或引起脊髓或神经根压迫的病变。皮下小肿瘤或小的痛性骨病变可用单次 800cGy 治疗。长骨的大的溶骨性病变应在骨折发生之前进行放射治疗。大的溶骨性病变或棘突旁肿块很少需要 >2 000cGy 的治疗。然而很多患者在接受有效的针对骨髓瘤的治疗后疼痛可获得明显缓解。对于一些患者，在开始为缓解疼痛而进行的 RT 前先等待是明智的。

(3) **RT 可缓解后背痛，**除非疼痛是由压缩性骨折引起。因为脊髓受压是 MM 患者常见的并发症，医师应不要犹豫对有新发生或改变的后背痛患者进行 CT 或 MRI 检查。一旦发生应紧急处理。脊柱的 RT 需慎重进行。脊椎是产生正常骨髓的大型储备器，因而对于将要接受骨髓毒性药物治疗的患者必须考虑到 RT 对骨髓的损伤。

(4) **局部 RT 可缓解疼痛**。应给予止痛药以最大限度并持续缓解疼痛。应避免使用非甾体类抗炎药（NSAID）以降低肾功能不全的发生。

(5) 在骨折或疼痛发生时尽快且最大程度的进行**制动**。胸衣和支架通常可稳定脊柱，在化疗和 RT 起效前是有效的缓解背痛方法。

(6) **钙和维生素 D 缺乏**。多数骨髓瘤患者有钙或维生素 D 缺乏，应用双膦酸盐治疗后血清钙可能进一步降低。推荐口服钙剂（1000mg/d）和维生素 D（800IU/d）。有必要进行血钙监测，因为有时患者会发生高钙血症。

(7) **氟化物对于增加 MM 患者骨的再矿化无效**。氟化物治疗因发生氟中毒仅能增加骨密度。

3. **水化治疗** 需反复叮嘱患者每日应饮用 2～3L 液体，以促进轻链、钙和尿酸在尿液中的排出。一些研究显示这些简单的提醒可以显著改善生存。

4. **感染是 MM 患者最常见的死因** 应注意观察有无感染发生并及时治疗。这些患者同其他接受化疗的肿瘤患者发生的感染类似。事实上，感染最容易在化疗所致白细胞减少期间和疾病晚期发生。虽然可对反复感染的患者预防性应用抗生素和静脉注射免疫球蛋白（IVIG），大多数患者不需要这种治疗。再发的致命性感染患者考虑使用 IVIG 治疗。可考虑注射肺炎球菌和流感疫苗。

5. **肾衰** 水化治疗，治疗高尿酸血症和高钙血症，避免静脉使用增强剂和

NSAID 均可有效预防肾衰竭。最近的随机研究并未显示血浆置换的优越性。当肾衰竭加重时一些患者可考虑进行血液透析治疗，特别是那些预后较好，初始治疗没有失败的患者。这些患者的氮质血症可缓慢改善，但透析治疗需要维持数月。

## 九、浆细胞疾病患者的特殊临床问题

### （一）有 M 蛋白患者的血浆改变

**1. 高黏滞综合征** 正常情况下全血黏度主要取决于血细胞而非血浆蛋白。M 蛋白引起的高黏性的进展取决于蛋白的浓度以及它们发生聚集或聚合的能力。WM 容易引起高黏性。血清 M 蛋白不超过 3～4g/dl，血清黏度指数不超过 4 时很少有症状发生。

（1）高黏性的并发症包括

1）出血体质。表现为自发性淤斑、紫癜、视网膜出血、鼻出血或黏膜出血。出血体质常伴有血小板减少。高黏滞综合征导致的出血是下列原因所致：①凝血受扰，特别是凝血的第三期（纤维蛋白单体聚合），导致凝血时间延长；②血小板功能异常。导致出血时间、血块凝缩及其他血小板功能异常。

2）视网膜病，表现为静脉扩张和断裂、视网膜出血和视盘水肿。

3）神经症状，见于 25% 患者，包括抑郁、局限性神经功能缺失、脑卒中和昏迷。

4）血容量增多随着 M 蛋白浓度升高而发展，导致外周血管膨胀，血管阻力增加。血浆容量扩张可降低黏度，但同时可发生充血性心衰（见于 10% 的高黏滞综合征患者）。

**（2）处理** 高黏滞综合征可通过减少血清中 M 蛋白含量治疗。使用细胞毒性药物减低 M 蛋白浓度需要数周或数月的时间。有症状的患者应进行血浆置换治疗，每日 4～6 单位，直至黏度指数小于 3。单克隆 IgM 引起的高黏性对血浆置换的反应比 IgG 或 IgA 丙种球蛋白病迅速，因为 IgM 主要分布在血管内（表 3.8）。此外，血清黏度与 IgM 水平间呈指数关系，所以，IgM 浓度下降 20%，将导致血清黏度下降 100%。改善情况应通过注意临床症状，凝固试验和血清黏度的变化来监测。

**2. 寒冷敏感性** 会影响有 M 蛋白（特别是 IgM）的患者，这些患者具有的理化特性允许冷沉淀发生。浆细胞恶性增生和淋巴增生异常的冷球蛋白是单克隆的。其他疾病的冷球蛋白（如胶原血管病和病毒感染）为循环的可溶性免疫复合物（IgM-IgG、IgA-IgG、IgG-IgG）。表现包括寒冷性荨麻疹、雷诺现象、无严重血小板减少的血管性紫癜。

**3. 冷凝集素** 是 37℃以下针对特异性红细胞抗原（通常为 Ia）的 IgM。这些蛋白可能引起轻微的血管外补体依赖性溶血和手足发绀，除非有冷球蛋白存在，一般不引起冷敏感性的其他症状。

**4. 假性低钠血症** 可见于高 M 蛋白水平患者（血浆水分被 M 蛋白取代）。

**5. 阴离子间隙** 可通过检测血清电解质（血清氯化钠和碳酸氢盐浓度）得出，在有阳离子单克隆蛋白的患者可降低。间隙降低由氯化物和碳酸氢盐阴离子升高引起。

**（二）周围神经病（PN）**

**1. γ球蛋白血病相关性PN**　多见于IgM单克隆γ球蛋白病患者。大约5%的感觉运动神经病变与单克隆γ球蛋白病有关。将近10%有IgM病变蛋白的WM或MGUS患者发展为脱髓鞘性周围神经病变。腓肠神经活检显示IgM在髓鞘外层沉积。有一半病例有髓鞘相关糖蛋白（MAG）抗体。这些患者多数有感觉或共济失调性多发神经病变，而具有非-MAG反应性抗体的患者通常同时伴有一个感觉和运动元件的神经病变。血浆置换对一些患者有效。其他治疗包括高剂量糖皮质激素，IVIG和利妥昔单抗。

**2. 治疗相关性PN**　PN多数由浆细胞疾病采用沙利度胺或硼替佐米治疗导致。大多数接受沙利度胺治疗的患者在治疗后6个月发展为不可逆性神经病变。大约1/3接受硼替佐米治疗的患者发展为治疗相关性神经病变，有疼痛，但多数可逆。这两种药物的神经病变发生风险与剂量直接相关。加巴喷丁（Neurontin）、普加巴林（Lyrica）、度洛西汀（Cymbalta）、多塞平和OTCα硫辛酸可能有助于减轻这一并发症。

**（三）假性病变蛋白血症**

血清蛋白浓度>200mg/dl时可用PEP检测。某些情况下非免疫球蛋白同源基因蛋白浓度可能超过300mg/dl，PEP显示为单独峰。这些峰通常位于α和β区，但也可能位于β-γ区。鉴别诊断包括回顾临床经过，PEP峰的位置，以及IEP检查。可能导致假性病变蛋白血症的情况包括：

1. 高α1球蛋白血症（许多炎症和肿瘤性疾病的急性期反应物）。
2. 高α2球蛋白血症（肾病综合征或溶血）。
3. 血红蛋白－结合珠蛋白复合物（血管内溶血）。
4. 高脂血症。
5. 高转铁蛋白血症（铁缺乏）。
6. 细菌产物。
7. 血清浓缩。
8. 纤维蛋白原（如果用血浆测量）。

**（四）假性骨髓瘤**

一些恶性疾病，包括淋巴瘤和乳腺、肠道或胆道肿瘤可能会产生M蛋白。这些疾病也可发生骨骼的溶骨性病变和骨髓浆细胞增多。假性骨髓瘤必须与真正的骨髓瘤区分开来。

**（五）治疗相关性急性白血病**

在本章第五节中讨论。

**（六）重链病（HCD）**

是少见的浆细胞淋巴细胞肿瘤，特点为分泌异常的重链（γ、α或μ）而非轻链（κ、λ）。α-HCD最为常见，μ-HCD最罕见。重链也可经尿液排出，由尿PEP检测出来。正常免疫球蛋白水平通常受抑。这些异常的诊断需要进行详尽的免疫化学检查。IEP是非常重要的检测，应检测出重链而不是轻链的抗血清反应。

（1）α-HCD　通常仅有α1亚型重链，与胃肠道淋巴瘤有关。

（2）γ-HCD　常见于老年患者，全身性淋巴结肿大、肝脾大、咽淋巴环受累、发热、全血细胞减少，嗜酸细胞增多是这一疾病的常见特征。疾病最初与肉芽肿或霍奇金病类似。淋巴结和骨髓活检对诊断几乎无法鉴别。疾病的病程不一，从数月到数年不等。目前尚无满意的治疗方案。

（3）μ-HCD　几乎都见于 CLL 患者，两种疾病的治疗方法相同。同其他 HCD 相比，μ-HCD 少见淋巴结肿大，尿中可分泌大量 κ 轻链。CLL 患者骨髓中见到罕见的空泡性浆细胞（μ-HCD 的特征）应怀疑这一少见疾病的可能。

**（七）淀粉样变性病**

可以为原发（伴或不伴有浆细胞或淋巴样肿瘤），或继发于多种慢性炎症性疾病或遗传性疾病（家族性地中海热），或随年龄增长而发生。疾病的特征为不同种类的纤维样物质在器官的沉积。原发性淀粉样变性病和骨髓瘤的原纤维多数或单纯由免疫球蛋白轻链（特别是 λ 链）组成，继发性淀粉样变性病的原纤维由轻链以外的多种成分构成。

**1. 淀粉样物质的器官分布**　不同类型的淀粉样变性之间有很大的重叠。继发性淀粉样变性累及肾、脾、肝、肾上腺，很少累及心脏、胃肠道或骨骼肌系统。原发性淀粉样变性或 MM 相关淀粉样变性通常影响心脏、胃肠道、骨骼肌、韧带（腕管综合征）、关节周围、滑膜组织（关节表现）以及舌（巨舌症）和皮肤。皮肤受累多位于眼眶周围以及皮肤皱褶处，表现为自发性紫癜和淤斑，凝血因子 X 缺乏可使其加重，后者偶见伴发于淀粉样变性；镜检后眼睑淤斑是其特征。也可见呼吸道、内分泌腺、周围及自主神经系统受累。

**2. 诊断**

（1）诊断淀粉样变性病必须进行受累器官的活检（特别是腕管韧带、腓肠神经、直肠或牙龈）。肝或肾活检可能引起出血。光镜下淀粉样沉积呈同质的嗜酸性表现。将标本进行刚果红染色后，偏光显微镜下见到特异性双折射可确定诊断。

（2）单克隆轻链。原发或 MM 相关性淀粉样变性病尿中均有单克隆轻链。原发性淀粉样变性患者如能长期存活，许多可发展为浆细胞病。

**3. 预后**　淀粉样变性病患者中位存活 2 年，预后与淀粉样变性类型及受累位置，器官受累程度有关。原发性淀粉样变性病患者通常预后较差。心脏受累患者预后最差，肾受累患者预后较好。

**4. 治疗**　淀粉样变性病的治疗需同时针对受累器官和导致淀粉样沉积的病变。这一疾病目前尚无最佳治疗。治疗可考虑 MP、VAD、中剂量美法仑和大剂量美法仑加自体 SCT。一项最近的随机研究结果显示：同传统治疗相比，大剂量治疗虽然延长无进展生存时间，但是总生存期没有改善。研究还提示沙利度胺和来那度胺加或不加糖皮质激素和硼替佐米可能对淀粉样变性患者有效，可以获得长期的缓解。对于有神经病变的淀粉样变性病患者，应考虑到沙利度胺和硼替佐米的显著神经毒性。

**（八）丘疹性黏蛋白病**（黏液水肿性苔藓）

是一种皮肤病变，特点为皮肤丘疹和红斑，由黏蛋白样物质沉积引起。这一疾病通常继发脓皮病。表现为 M 蛋白，通常为 IgG-λ，具有可移动性特点（比其他 γ 球蛋白成分慢），与正常真皮有高度亲和性。MM 的其他表现（浆细胞增多、骨质溶解、分泌轻链）少见。美法仑治疗常可获益。

# 推荐阅读文献

## 多发性骨髓瘤


Attal M, et al. Single versus double autologous stem-cell transplantation for multiple myeloma. *N Engl J Med* 2003;349:2495.

Barlogie B, et al. Treatment of multiple myeloma. *Blood* 2004;103:20.

Berenson JR, Crowley JJ, Grogan TM. Maintenance therapy with alternate-day prednisone improves survival in multiple myeloma patients. *Blood* 2002;99:3163.

Bergsagel PL, Kuehl WM. Molecular pathogenesis and a consequent classification of multiple myeloma. *J Clin Oncol* 2005;23:6333.

Child JA, et al. Medical *Research* Council Adult Leukaemia Working Party. High-dose chemotherapy with hematopoietic stem-cell rescue for multiple myeloma. *N Engl J Med* 2003;348:1875.

Fonseca R, et al. Clinical and biologic implications of recurrent genomic aberrations in myeloma. *Blood* 2003;101:4569.

Greipp PR, et al. International staging system for multiple myeloma. *J Clin Oncol* 2005;23:3412.

Kyle RA, et al. Review of 1027 patients with newly diagnosed multiple myeloma. *Mayo Clin Proc* 2003;78:21.

Kyle RA, et al. Clinical course and prognosis of smoldering (asymptomatic) multiple myeloma. *N Engl J Med* 2007;356:2582.

Lauta VM. A review of the cytokine network in multiple myeloma. *Cancer* 2003;97:2440.

Magrangeas F, et al. Gene expression profiling of multiple myeloma reveals molecular portraits in relation to the pathogenesis of the disease. *Blood* 2003;101:4998.

Maloney DG, et al. Allografting with nonmyeloablative conditioning following cytoreductive autografts for the treatment of patients with multiple myeloma. *Blood* 2003;102:3447.

Rajkumar SV, et al. Thalidomide as initial therapy for early-stage myeloma. *Leukemia* 2003;17:775.

Richardson PG, et al. A phase 2 study of bortezomib in relapsed, refractory myeloma. *N Engl J Med* 2003;348:2609.

Sezer O, et al. RANK ligand and osteoprotegerin in myeloma bone disease. *Blood* 2003;101:2094.

Terpos E, et al. Clinical implications of chromosomal abnormalities in multiple myeloma. *Leuk Lymph* 2006;47:803.

Weber D, et al. Thalidomide alone or with dexamethasone for previously untreated multiple myeloma. *J Clin Oncol* 2003;21:16.

Wu K-D, et al. Telomerase and telomere length in multiple myeloma: correlations with disease heterogeneity, cytogenetic status, and overall survival. *Blood* 2003;101:4982.

Yeh HS, Berenson JR. Treatment of myeloma bone disease. *Clin Cancer Res* 2006;12:6279s.


## 其他


Berenson JR, et al. Zoledronic acid is superior to pamidronate in the treatment of hypercalcemia of malignancy: a pooled analysis of two randomized, controlled clinical trials. *J Clin Oncol* 2001;91:1191.

Dimopoulos MA, et al. Treatment of plasma cell dyscrasias with thalidomide and its derivatives. *J Clin Oncol* 2003;21:4444.

Merlini G, Stone MJ. Dangerous small B-cell clones. *Blood* 2006;108:2520.

Rajkumar SV, et al. Monoclonal gammopathy of undetermined significance, Waldenstrom macroglobulinemia, AL amyloidosis, and related plasma cell disorders: diagnosis and treatment. *Mayo Clin Proc* 2006;81:693.

Seldin DC, et al. Tolerability and efficacy of thalidomide for the treatment of patients with light chain-associated (AL) amyloidosis. *Clin Lymphoma* 2003;3:241.

Treon SP, et al. CD20-directed antibody-mediated immunotherapy induces responses and facilitates hematologic recovery in patients with Waldenstrom's macroglobulinemia. *J Immunother* 2001;24:272.

Vijay A, Gertz MA. Waldenstrom macroglobulinemia. *Blood* 2007;109:5096.

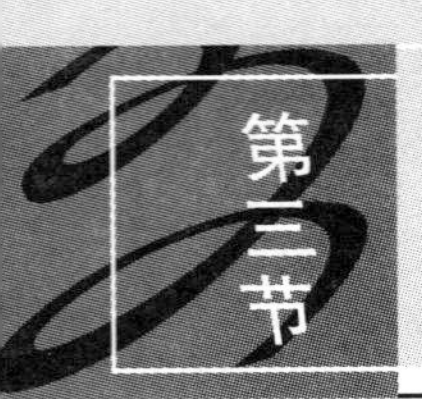

# 第三节 慢性白血病

*Gary Schiller*, *Dennis A. Casciato* 和 *Ronald L. Paquette*

## 一、慢性淋巴细胞白血病

### （一）流行病学和病因学

**1. 发病率** 慢性淋巴细胞白血病（CLL）是西方国家最常见的白血病类型，占总体的1/3。在美国的发病率是3.5/100 100。亚洲少见。90%以上患者年龄大于50岁，中位诊断年龄大约为65岁。男女患病比例为2∶1。

**2. 病因学**

**（1）遗传因素** CLL大多数呈散发，但也有家族聚集性。患者亲属患病概率比正常人群高2～3倍。大多数患者的病因尚不清楚。

**（2）免疫学因素** 遗传性和获得性免疫缺陷通常与CLL和其他淋巴细胞增生性肿瘤相关。这一现象支持近年来的观点即免疫监测缺陷可能导致恶性细胞克隆性增生，增加对白血病的潜在致病因素如病毒的易感性。

**（3）分子和细胞遗传学变异** 抗原暴露后二级淋巴滤泡的生发中心可发生免疫球蛋白基因的体细胞性突变。将近半数的CLL患者均可检测到$IgV_H$超突变，提示细胞来源于生发中心后或记忆B淋巴细胞，且不表达ZAP-70。ZAP-70是T淋巴细胞的选择性活化分子，在某些B淋巴细胞CLL患者有异常表达。一些CLL表现出原始B淋巴细胞的特征，具有非成熟的抗原受体，ZAP-70阳性。

荧光原位杂交（FISH）方法可在80% CLL患者检出染色体异常。CLL以染色体增多或缺失而非易位为特征性临床表现。传统的细胞遗传学检查方法常无法检出上述异常。发病率、受累基因和常见染色体异常的临床特征见表3.12。

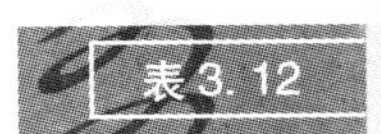

**表3.12 慢性淋巴细胞白血病的染色体异常**

| 染色体 | 频率（%） | 受累基因 | 临床特点 |
|---|---|---|---|
| 13q14.3缺失 | >50 | 端粒至RB1 | 预后好，CD38低，$V_H$基因突变 |
| 11q22～q23缺失 | 19 | ATM | 预后差，多个淋巴结肿大 |
| 12三体 | 15 | MDM-2 | 中等预后，CD38高，$V_H$基因无突变，形态学不典型 |
| 17p13.3缺失 | 15 | P53（缺失） | 预后差，>10%幼稚淋巴细胞，Richter转化 |

**（4）放射线和细胞毒药物**　离子射线或细胞毒药物化疗的暴露史不增加 CLL 的发病率。

**（二）病理和自然史**

**1. 病理**　CLL 的特点为成熟 B 细胞程序性细胞死亡（凋亡）受抑。CLL 患者的细胞中有 BCL-2 蛋白水平的升高。另外两个 BCL-2 家族基因产物可防止 CLL 凋亡。在 CLL 中有高表达的 BCL-xL，可增强 BCL-2 的作用，而在 CLL 中低表达的 BCL-xS，是 BCL-2 的阻断剂。此外，非克隆性 CD4 + T 淋巴细胞和骨髓基质细胞可以支持并维持恶性 B 淋巴细胞克隆的生存。

（1）白血病细胞表面免疫球蛋白水平减低，且为单个的重链，典型的是 μ 链；一些细胞同时有 μ 和 δ 链。γ 链、α 链或非重链决定簇相对少见。白血病细胞可表达 κ 或 λ 轻链，但二者从不同时表达。

**（2）表面膜抗原**　包括 B 淋巴细胞抗原 CD19、CD20 和 CD23；CD22 和 CD79b 为弱阳性或阴性，CD11c 和 CD25 抗原在半数患者可以检测到。CLL 细胞总是表达 CD5，CD38 表达与预后不良相关。

（3）CLL 存在 B 淋巴细胞受体（BCR）缺陷，表达非常弱。

**2. 自然史**

（1）免疫学异常。

1）进展期疾病伴有低丙种球蛋白血症，被有荚膜细菌微生物感染的风险增加。

2）几种体外检测试验显示淋巴细胞功能异常。包括辅助性 T 淋巴细胞功能下降，患者可有正常辅助性 T 淋巴细胞与抑制性 T 淋巴细胞比例倒置。

3）单克隆性异常蛋白不常见；然而使用更敏感的技术发现大多数 CLL 患者分泌少量病变球蛋白（通常是 IgM）。这些病变蛋白很少导致高黏性症状。

4）Coombs 阳性温抗体溶血性贫血见于 10% 左右的患者，免疫性血小板减少占 5%。免疫性白细胞减少和单纯红细胞再生障碍则很少见。

5）同一般人群相比，CLL 患者皮肤癌的发病率增加 8 倍，内脏上皮肿瘤的发病率增加 2 倍。

**（2）临床过程**　CLL 的自然史多变。生存预后与疾病诊断时的分期密切相关。因为大多数患者为高龄，大于 30% 的患者死于白血病以外的其他疾病。

1）表现。25% 的 CLL 患者在进行常规体检或 CBC 检查时被发现。临床表现随着白血病细胞在淋巴结、脾、肝、骨髓的聚集而逐渐出现。①肺浸润和胸膜腔积液，疾病晚期常见；②肾受累，CLL 常见，但如没有阻塞性尿路疾病、肾盂肾炎或治疗所致的肿瘤溶解导致的高尿酸血症，很少有肾功能障碍；③小于 5% 的患者转化为弥漫性大细胞淋巴瘤（Richter 综合征）或前淋巴细胞性白血病；④皮肤受累，罕见；⑤溶骨性病变和孤立的纵隔受累，不常见，提示 CLL 以外的其他疾病。

2）进展期疾病，常伴发体液和细胞免疫功能恶化。随着疾病的进展，患者出现进行性全血细胞减少、持续发热、精神萎靡。在疾病晚期细胞毒药物通常无效，剂量常因为全血细胞减少而受限制。死亡多因感染，出血或其他并发疾病所致。①带状疱疹，占 CLL 患者感染的 10%；②细菌性病原体，与低 γ 球蛋白血症有关，包括肺炎链球菌、流感（嗜血）杆菌、军团杆菌属；③金罗维肺孢子虫可能是肺浸润患者的感染性致病原。

**（三）诊断**

**1. 症状和体征**　偶然发现的CLL患者通常没有症状。长期乏力和运动耐受力减低可能是首发症状。进展和侵袭性疾病表现为与贫血不成比例的严重乏力、发热、淤斑和体重减轻。

应详细评估淋巴结肿大，脾大和肝大。水肿和血栓性静脉炎可能由肿大淋巴结压迫淋巴管或静脉引起。

**2. 实验室检查**

**（1）血常规**

1）**红细胞**　贫血可能由于骨髓淋巴细胞浸润、脾功能亢进、自身免疫性溶血和其他原因引起。没有显著溶血时，红细胞通常为正常红细胞、正常核型。

2）**淋巴细胞**　典型表现是绝对淋巴细胞计数在10 000到200 000/μl之间，但也有可能超过500 000/μl。淋巴细胞通常为成熟细胞，缺少胞质，核染色质聚集。制作血涂片时细胞容易破碎，产生“篮状”或“破碎”细胞。

3）**粒细胞**　晚期疾病之前的绝对粒细胞计数正常。

4）**血小板**　血小板减少可能与骨髓浸润、脾功能亢进和免疫性血小板减少有关。

**（2）其他有用的检查**　CLL患者还需进行下列检查：

1）疾病的生物学指标：包括FISH、ZAP-70表达、$IgV_H$基因重排。

2）外周血淋巴细胞流式细胞术。

3）肾及肝功能检测。

4）直接抗球蛋白试验（直接Coombs试验）。

5）血清蛋白电泳。

6）胸片。

7）CT扫描，可以评价纵隔、腹膜后、腹腔和盆腔淋巴结。

**（3）骨髓检查**　长期淋巴细胞增多患者的诊断无需进行骨髓检查。所有CLL患者的骨髓至少含有30%的淋巴细胞。骨髓浸润模式是重要的预后指标。骨髓穿刺和活检的指征包括：

1）临界性淋巴细胞增多，诊断有疑问。

2）血小板减少，用以区分严重骨髓浸润所致的免疫性血小板减少。

3）Coombs阴性且无法解释的贫血。

**（4）淋巴结活检**　CLL患者的淋巴结活检表现为小淋巴细胞性淋巴瘤。CLL患者只有在淋巴结受累原因未明，特别是疑有Richter综合征转化时方进行此项检查。

**3. CLL诊断的建立**　国立肿瘤研究所（NCI）CLL工作组建立了这一疾病的最低诊断标准，如下：

（1）持续性绝对性成熟淋巴细胞增多（大于5 000/μl）。

（2）特征性单克隆B淋巴细胞免疫表型。

1）表达全B淋巴细胞抗原（CD19、CD20、CD23）。

2）白血病B淋巴细胞同时表达CD5。

3）表面免疫球蛋白（通常是 IgM）低表达。

**4. 鉴别诊断**

（1）成人淋巴细胞良性增多。

1）病毒感染，特别是肝炎病毒、巨细胞病毒、EB 病毒（EBV）。感染性单核细胞增多症的老年患者不伴有淋巴结肿大和肝脾大。伴发热，肝炎相关肝功能检测以及血清 EBV 阳性可将单核细胞增多症和 CLL 区分开来。

2）布氏杆菌病、伤寒热、副伤寒、慢性感染。

3）自身免疫性疾病；药物和过敏反应。

4）甲状腺毒症和肾上腺功能不全。

5）脾切除术后。

（2）毛细胞白血病需要与 CLL 鉴别开来，因为这两种疾病的处理不同。诊断依赖于免疫表型检查确认存在特异病理性毛细胞。

（3）皮肤 T 淋巴细胞淋巴瘤。如有皮肤广泛受累可能怀疑为皮肤 T 淋巴细胞淋巴瘤。鉴别诊断通过免疫组化和流式细胞术见到疾病典型的卷曲的细胞核和辅助性 T 淋巴细胞。

（4）非霍奇金淋巴瘤（NHL）白血病期。NHL 通常可从形态学和免疫学上与 CLL 区分开。NHL 细胞多为裂细胞型，而 CLL 无此类细胞。此外，NHL 细胞表面免疫球蛋白表达强，但没有 CD5 和 CD23 表达。CLL 则相反。

（5）前淋巴细胞性白血病。淋巴细胞大，核仁突出。淋巴结肿大轻微，脾大明显。

（6）大颗粒淋巴细胞白血病/淋巴瘤（LGLL）。有典型的形态学表现，细胞边界清楚，富含大量苍白甚至无色的胞质，以及大小不一的显著的嗜苯胺蓝颗粒。细胞为 T 淋巴细胞或 NK 细胞，多数为 NK 细胞。免疫表型为 CD3、CD8、CD16、CD57 阳性。LGLL 为惰性病变，通常伴有粒细胞减少。1/3 的患者有类风湿性关节炎。

**（四）分期系统和预后因素**

**1. 预后因素**　常规 CBC 检查可发现无症状的 CLL，但对总生存期无影响。CLL 患者总生存期的改善主要缘于感染合并症的有效治疗，而非细胞毒药物的应用。

**（1）临床分期**　有助于判断预后及决定开始治疗时间。预后与白血病弥漫性骨髓浸润引起的贫血和血小板减少呈负相关，而与红细胞或血小板的自身免疫性损伤无关。

**（2）骨髓浸润模式**　也可影响预后。结节型或间质性骨髓浸润者的生存时间比弥漫性浸润者长。

**（3）V 基因**　CLL 的两种亚型取决于 $IgV_H$ 突变状态。V 基因体细胞突变者通常比无突变者预后好。

**（4）表达**　CD38 者的 CLL 预后比无或低水平表达 CD38 者预后差。

**（5）染色体异常**　见表 3.12，可预测预后。

**（6）其他不良预后指标**　包括淋巴细胞倍增时间 $<12$ 个月，血清 $\beta_2$ 微球蛋白升高。

2. **分期系统** CLL 的改良 Rai 分期及中位生存见表 3.13。

**表 3.13 慢性淋巴细胞白血病改良 Rai 分期**

| 分期 | 病变范围 | 风险 | 中位生存（年） |
|---|---|---|---|
| 0 | 骨髓（≥40%淋巴细胞）和血（>5 000/μl）淋巴细胞增多 | 低 | 10 |
| Ⅰ | 0 期伴有淋巴结肿大 | 中度 | 7 |
| Ⅱ | 0 或Ⅰ期伴脾大和/或肝大 | 中度 | 7 |
| Ⅲ | 0，Ⅰ或Ⅱ期伴贫血（血红蛋白<11.0g/dl）[a] | 高 | 2 |
| Ⅳ | 0，Ⅰ或Ⅱ期伴血小板减少（血小板<100 000/μl）[a] | 高 | 2 |

[a] 排除细胞免疫破坏引起的贫血或血小板减少。

### （五）治疗

1. **治疗指征** CLL 通常为惰性的。无症状的稳定期不需治疗。血淋巴细胞计数值不是治疗开始的指征。治疗的开始应与疾病的临床评价同步。完全缓解不是治疗的必须目标。CLL 治疗指征如下：

（1）持续或进行性全身症状（发热、盗汗、体重减轻）。

（2）导致机械性阻塞或影响外观的淋巴结肿大。

（3）进行性淋巴结、肝或脾大。

（4）骨髓被淋巴细胞浸润引起的Ⅲ或Ⅳ（高危）期疾病。

（5）应用单药泼尼松治疗的免疫性溶血或免疫性血小板减少。

（6）淋巴细胞倍增时间加快。

2. **化学治疗** 氟达拉滨治疗的完全缓解率和缓解持续时间优于烷化剂，但总生存期没有优势。CLL 的药物用法用量如下。

（1）**核苷类** 氟达拉滨可作为初始治疗选择用于能从迅速或持续缓解中获益的患者，例如需要进一步治疗的患者。氟达拉滨或其他核苷类似物，如克拉屈滨或喷司他丁的治疗时间延长也会引起显著的免疫抑制，增加条件致病菌感染和自身免疫性溶血的风险。

1）氟达拉滨，25～30 $mg/m^2$ IV，每日 1 次，d1～d5，每 4 周为 1 周期。

2）克拉屈滨（2-CdA），0.10 mg/kg 每日 1 次持续静脉输注，d1～d7，或 0.14 mg/kg 每日 1 次静注大于 2 小时，d1～d5，每 4～5 周为 1 周期。

3）喷司他丁，4$g/m^2$ IV，每 2 周 1 次。本药与前面提到的药物通常与烷化剂和/或利妥昔单抗联用。

（2）烷化剂仍然是有效的姑息性治疗方法。

1）苯丁酸氮芥 0.1 mg/kg 每日 1 次口服，如耐受连用 3～6 周；剂量逐渐减为每日 2mg，直至达到预期疗效。或者 15～30 $mg/m^2$ 口服，d1（或分 4 天），每 14～

21天1次，调整剂量至可耐受。

2）环磷酰胺，2～4 mg/kg，每日1次口服，共10天，然后调整剂量维持治疗，直至达到预期疗效。

**（3）单克隆抗体**　可用于CLL诊断有疑问者的治疗。

1）利妥昔单抗，为抗CD20的嵌合单克隆抗体。用于非霍奇金淋巴瘤时的治疗剂量为375 mg/m$^2$，每周1次，连用4周，此剂量对既往有治疗史的CLL患者活性很低，但是作为联合治疗的一部分用于初治患者非常有效。每周1次或每周3次给药，并按比例提升剂量，临床疗效显著，毒性很小。同阿仑单抗类似，完全缓解率很低。但是利妥昔单抗的骨髓抑制发生率更低，是与化疗联合的更好选择。利妥昔单抗的主要毒性是注射相关性细胞因子释放综合征，尤其多见于首次注射。

2）阿仑单抗，是一种人源化的抗CD52单克隆抗体，CD52在95%以上成熟B淋巴细胞和T淋巴细胞有表达，可用于氟达拉滨耐药的CLL的治疗。阿仑单抗可清除血、骨髓和脾中的CLL细胞，但对结节内病灶疗效差。大约1/3的患者可获得部分缓解，完全缓解罕见。

阿仑单抗的副作用包括细胞因子释放综合征、免疫抑制、粒细胞减少。皮下注射可显著减轻静脉输液所致的急性输液反应。免疫抑制可导致条件性致病菌感染；推荐用甲氧苄氨嘧啶/磺胺甲基异恶唑和阿昔洛韦进行预防性治疗。

**（4）现代联合治疗**　用于既往有治疗史的患者，缓解率（70%～95%）和完全缓解率（20%～65%）均很高。下列方案正处于临床试验阶段。应用氟康唑，阿昔洛韦和复方新诺明的预防性治疗推荐用于下述所有方案的治疗当中。

1）氟达拉滨和环磷酰胺。氟达拉滨（25 mg/m$^2$ IV d1～d3），环磷酰胺（250 mg/m$^2$ IV，d1～d3），每4周1次，共6周期（30%～50%获完全缓解，CR）。

2）氟达拉滨和利妥昔单抗。氟达拉滨（25 mg/m$^2$ IV d1～d5），每4周1次，共6周。利妥昔单抗（375 mg/m$^2$），第1周期时d1，d4，第2～6周期d1（50% CR）。

3）氟达拉滨、环磷酰胺和利妥昔单抗。氟达拉滨（25 mg/m$^2$ IV d1～d3），环磷酰胺（250 mg/m$^2$ IV，d1～d3），每4周1次，共6周期。利妥昔单抗第1周期给予375 mg/m$^2$，d1，第2～6周期增加至500mg/m$^2$，d1（65% CR）。

4）喷司他丁和环磷酰胺。喷司他丁（4mg/m$^2$ IV），环磷酰胺（600～900mg/m$^2$），每3周1次，共6周期（接受过治疗的患者17% CR）。一种新的联合利妥昔单抗方案中应用较低剂量的喷司他丁（4mg/m$^2$）和环磷酰胺（600mg/m$^2$）。

**（5）耐药疾病的治疗**　尚存在争议。初始治疗使用烷化剂者，应首选氟达拉滨或含氟达拉滨的联合方案（见上）。对氟达拉滨耐药者，可考虑单药烷化剂，阿仑单抗或喷司他丁联合环磷酰胺。对既往应用氟达拉滨有效者，应考虑使用含氟达拉滨的联合方案。因CLL患者多年龄较大或不适合进行移植治疗，因此自体和异体干细胞移植的作用有限。但是可考虑选择性的用于某些患者。

**3. 放射治疗（RT）**　局部放疗仅用于减小化疗不敏感且影响重要器官功能的淋巴结肿块。脾照射可改善其他部位的症状，暂时缓解脾功能亢进的体征。然而脾照射的临床疗效还不确定。全身照射仍需探讨，有潜在的危险性。

**4．手术** CLL患者如有激素治疗无效的免疫性溶血性贫血或免疫性血小板减少，或必须长期进行激素治疗则可进行脾切除术。疑有脾功能亢进者进行脾切除也有益处。

**（六）CLL患者的特殊临床问题**

**1．Richter综合征** 大约5%的CLL患者可发展为大细胞淋巴瘤，病情迅速恶化，并在1~6个月内死亡。临床特征包括发热、体重减轻、局部或全身淋巴结肿大日益加重、淋巴细胞减少（或其他细胞减少）以及血丙种球蛋白异常。可试用CHOP联合方案化疗，但很少有效。

**2．前淋巴细胞性白血病** 是CLL的少见类型，主要临床特征是脾大，没有淋巴结肿大。白细胞通常超过100 000/μl，特点为具有单个显著核仁的大淋巴样细胞。组织切片显示白血病细胞虽有不成熟表现，但几乎没有分裂象。

（1）80%病例的B淋巴细胞表面标记物与典型CLL不同（前淋巴细胞性白血病B淋巴细胞的表面免疫球蛋白，CD19以及CD20 B细胞抗原表达强阳性，但无CD5抗原）。20%病例为T淋巴细胞，通常具有辅助性T淋巴细胞表型（CD3和CD4阳性）。

（2）一小部分CLL患者发生前淋巴细胞样转化，30%以上的外周血细胞为前淋巴细胞。其与原发性前淋巴细胞性白血病的不同之处在于细胞具有CLL的免疫学特征，虽为疾病晚期，但其病程类似于典型的CLL。

（3）氟达拉滨、克拉屈滨或阿仑单抗单药或与CHOP联用可能有效。

## 二、毛细胞白血病

**（一）流行病学和病因学**

毛细胞白血病（HCL，白血病网状内皮组织增生，淋巴样骨髓纤维化）占全部白血病的2%。男性比女性多见，比例为5∶1。患者的中位年龄55岁；30岁以下患者少见。病因不明。

**（二）病理学和自然史**

**1．病理学** 受累患者的外周血、骨髓、肝脏和脾中可见具有不规则胞质突起的特异病理性细胞。所有病例的毛细胞都是B淋巴细胞（亦有T淋巴细胞变异的报道，但罕见）。

**2．自然史** 特征为中性粒细胞减少。病程长短不一，有爆发型，亦有病情加重与自行缓解相交替型，还有患者的生存可达数十年。大多数患者在大部分病程中功能正常。

HCL患者通常隐匿发病，表现为非特异性症状，脾大、粒细胞减少，有时为全血细胞减少。疾病进展表现为血小板减少引起的出血，需要输血治疗的贫血和反复感染。

**（三）诊断**

**1．症状和体征** 40%患者以虚弱和乏力为首发症状。20%患者首发症状为出血，近期感染或腹部不适。

95%的患者可出现脾大，肝大见于40%患者。外周淋巴结肿大罕见；但腹部

CT 扫描可发现腹后壁淋巴结肿大。

**2．基本实验室检查**

**（1）CBC**　贫血和血小板减少见于85%的患者。大约60%患者有粒细胞减少，20%有伴发白细胞增多和绝对粒细胞减少的毛细胞增多。

**（2）血生化**　仅有10%~20%的患者有肝功或肾功能异常。多克隆高球蛋白血症和正常免疫球蛋白浓度降低见于20%的患者。

**3．特殊诊断检查**　HCL 的诊断依赖于外周血或骨髓中特异病理性单核细胞的鉴定，还需明确细胞的免疫分型特征。细胞具有不规则和锯齿样边缘，伴有细长的毛样胞质突起，以及具有海绵状染色质的圆形偏心性细胞核。胞质为天蓝色，没有颗粒。

**（1）免疫流式细胞术**　CD19、CD20、CD22、CD11c、CD25、CD103 表达呈特征性阳性。变异毛细胞的 CD25 或 CD103 表达可能为阴性，预后差。

**（2）相差显微镜**　新鲜标本体外活体染色后进行相差显微镜检有助于显示细胞特征，因为瑞士染色的固定切片难以保留胞质。

**（3）抗酒石酸酸性磷酸酶（TRAP）**　HCL 细胞有很强的酸性磷酸酶活性，对0.05M 酒石酸的抑制作用耐受（因为存在酸性磷酸酶同工酶5）；而淋巴瘤或 CLL 患者粒细胞的酸性磷酸酶对酒石酸敏感。虽然大多数 HCL 患者的 TRAP 实验呈强阳性，但因其也可见于其他淋巴样肿瘤，故此项检查不是诊断所必需的。通常不予以 TRAP 的细胞化学染色检查。

**（4）骨髓穿刺术**　常常会失败（“干抽”），骨髓活检显示细胞呈特征性松散海绵状排列，伴毛细胞浸润。HCL 浸润区域的骨髓常纤维化形成网状纤维从而导致干抽。

**（5）脾形态学**　脾是 HCL 浸润最多的器官。红髓可出现独特的血管病变：即毛细胞排列形成假窦。

**4．鉴别诊断**　HCL 与其他疾病的鉴别诊断非常重要，因为治疗存在本质差别。HCL 常常与 CLL、恶性淋巴瘤、组织细胞性髓性网状细胞增多症、骨髓纤维化或单核细胞白血病相混淆。其鉴别依赖于特异病征性细胞的鉴定，特征性免疫表型、TRAP 实验以及骨髓活检的病理学所见。

**（四）分期系统和预后因素**

HCL 自然病程的中位生存为5~10年，但现代治疗使之发生大幅度变化。

**（五）治疗**

**1．治疗的时机**　许多病例为惰性病程，患者不经治疗即可良好生存。无症状者可不予处理，直到出现有症状的贫血或粒细胞、血小板减少再进行治疗。

**2．克拉屈滨**　是 HCL 的首选治疗。剂量为0.1mg/(kg·d)，持续静脉滴注，共用7天。亦有其他方案的报道，如该药5天静脉推注。几乎所有患者均对治疗有反应，95%获得完全缓解。35%患者常于3年以后复发，但再次应用克拉屈滨大多数仍有效。毒性主要为暂时性发热，通常与粒细胞减少有关。95%进行克拉屈滨治疗者的生存期超过9年。

**3．喷司他丁**　对于 HCL 也非常有效。多数患者不仅 CBC 正常，而且骨髓毛细胞也可消失达到完全缓解。IFN-α 治疗很少达到完全缓解。副作用包括皮疹和神经毒性。剂量为 4mg/m$^2$ IV，每 2 周 1 次，共用 3～6 个月。

**4. IFN-α** 对于逆转 HCL 的全血细胞减少和脾大非常有效。IFN 剂量为 2～4 百万单位每日 1 次或每周 3 次，共 1 年，90% 患者可缓解。但是骨髓毛细胞消失的完全缓解不常见。

**5. 脾切除** 75% 的患者进行脾切除至少可获得部分缓解，既往为标准治疗，但目前同 IFN 一样，已经不作为治疗首选。

**6. 其他治疗** 有报告利妥昔单抗对 HCL 有效。免疫毒素治疗，如抗 CD22 的免疫交联物在未来可能有助于治疗。

## 三、慢性髓细胞性白血病

### （一）流行病学和病因学

慢性髓细胞性白血病（CML）是一种髓细胞异常增生的疾病，有特征性细胞遗传学异常，易于从慢性期进展为急变期（临床表现类似急性白血病）。

**1. 发病率** CML 的发病率大约 1/100 000，占西方国家成人白血病的 20%。中位发病年龄为 50 岁，有时儿童也可发病。

**2. 病因学** 大多数 CML 的病因未明，已知危险因素为射线暴露。

### （二）病因和自然史

**1. 克隆形成能力** CML 是异常干细胞的克隆性疾病。恶性克隆可累及髓系，红系和巨核细胞系以及 B 淋巴样细胞。

**2. 费城染色体（Ph$^1$）** 是 9 号和 22 号染色体非平衡易位产生的小染色体。这一命名为 t（9；22）的异位使 9 号染色体长臂 c-ABL 基因（q34）的 3’端与 22 号染色体长臂的 BCR 基因（q11）的 5’端融合。融合基因产生一个 210KD 的嵌合蛋白（p210），具有持续性酪氨酸激酶活性。BCR-ABL 蛋白对 CML 造血祖细胞具有刺激增生和增强存活的作用。

**（1）不典型 CML（Ph$^1$ 阴性）** 临床通过为 CML 的患者进行骨髓细胞遗传学、FISH 和 BCR-ABL 融合基因的聚合酶链反应（PCR），大约 1%～2% 病例显示 Ph$^1$ 阴性。某些病例存在染色体 5q31～35 转位，编码 PDGFRB 基因。其病程无明显特征性变化，在可进行 FISH 和 PCR 检测前，已有很多病例报道，而大部分病例存在隐型 BCR-ABL 易位。其临床表现包括贫血、血小板减少和脾大。

伊马替尼可使具有 PDGFRB 基因重排的患者获益。无此变异时，可选用羟基脲治疗白细胞增多或脾大。

**（2）急性白血病的 Ph$^1$ 染色体** 原发性急性白血病可见 Ph$^1$ 染色体。将近 30% 的成人急性淋巴细胞白血病（ALL）和 2% 的成人急性髓性白血病（AML）存在 Ph$^1$ 染色体。其中，某些发生慢粒急变的病例，在慢性期时从未确诊。治疗有效时可使某些病例的病程逆转，恢复至慢性期。

**3. 临床经过** CML 的三个病程分期为：慢性期（CP）、加速期（AP）和急变期（BP）。将近 85% 患者在慢性期被诊断。各期患者均可有乏力、低热、夜间盗汗、脾大导致的早饱感或腹痛。疾病进展时症状加重。从慢性期到加速期或急变期的演变可表现为进行性贫血、血小板减少、白细胞增多伴有不成熟的髓性细胞或嗜碱性粒细胞，脾大加剧，或治疗过程中症状反复出现。这种情况下需对疾病予以重新分期。急变期通常会出现 $Ph^1$ 染色体异常以外的细胞遗传学变化。约 70% 急变是髓性的，急变细胞表型类似急性髓性白血病。其他急变为淋巴性，急变细胞为 B 淋巴母细胞，与急性淋巴细胞白血病很相似。

### （三）临床表现

#### 1. 症状和体征

（1）20% 的 CML 患者没有症状，于常规血细胞检查时发现。

（2）有代谢活性的髓样细胞过多可导致发热和盗汗，乏力和不适也很常见。

（3）骨髓中白血病病灶扩增可引起骨痛及压痛。

（4）大多数患者有脾大，可以是巨脾。表现为早饱感、腹部胀满或疼痛。肝大不常见，通常没有症状。

（5）白细胞显著增多可引起有症状的白细胞淤滞［特别是白细胞超过 100 000/μl 时］。表现为视力改变、癫痫发作、脑梗死或心肌梗死。严重血小板增多可引起相似的并发症。

（6）进展为加速期或急变期表现为治疗期间再次出现全身症状，如发热、盗汗、食欲减退、骨痛。脾大再次出现或加重也提示疾病进展。急变可并发由中性粒细胞减少和血小板减少引起的感染或出血。淋巴样急变时可能出现淋巴结肿大。

#### 2. 实验室检查

（1）**白细胞** 诊断时 WBC 常超过 30 000/μl，通常波动于 100 000～300 000/μl。慢性期外周血涂片因存在各期髓样细胞而类似骨髓涂片。慢性期外周血的原始粒细胞 <15%，早幼粒细胞加原始细胞 <30%。慢性期外周血嗜酸性粒细胞和嗜碱性粒细胞均增高，但嗜碱性粒细胞不超过 20%。

（2）**血小板** 血小板增多常见，发病时血小板可超过1 000 000/μl。慢性期不常见血小板减少，血小板聚集试验通常异常。

（3）**红细胞** 红细胞水平通常正常，可发生轻度正细胞正色素性贫血。外周血涂片可见少许有核红细胞。

（4）**骨髓穿刺和活检** 对于疾病分期非常重要，所有患者诊断时均需进行此项检查。所有病例均有髓细胞大量增生导致的骨髓细胞增多，粒红比明显增加。巨核细胞数量持续增加。可伴有不同程度的纤维化，但广泛纤维化罕见。

（5）**细胞遗传学异常** 所有患者在骨髓检查时需要进行细胞遗传学检查。绝大多数患者具有特征性的 t（9；22）。然而，少见的复杂易位可掩盖 BCR-ABL 易位。这时可进行 FISH 或 PCR 检查，能鉴别出特异性变异。细胞遗传学对于确定是否存在与疾病进展相关的其他染色体异常非常重要。

（6）**荧光原位杂交（FISH）** 可用外周血或骨髓进行 BCR-ABL 基因重排的检测。这项检查不需要分裂期细胞，对于检测治疗后的微小残留病灶较细胞遗传学检查略敏感。尤其适用于存在复杂染色体易位的患者。

（7）**聚合酶链反应（PCR）** 是采用外周血检测 BCR-ABL 易位的分子诊断学方法。定量 PCR（Q-PCR）分析是 CML 治疗过程中监测微小残留病的最敏感方法。所有患者均应进行基线 Q-PCR 测量，治疗中的后续测量则可准确评估临床疗效。与 FISH 相同，PCR 分析也可用于有复杂染色体易位时 BCR-ABL 重排的检测。

（8）**白细胞碱性磷酸酶** 活性在 CML 患者的循环粒细胞中可以下降或呈阴性。该检查过去用于疾病诊断，但现在已被 BCR-ABL 的 FISH 和 PCR 检测所取代。

（9）**尿酸** 高尿酸血症和高尿酸尿常见。

**（四）诊断标准和预后评价**

1．CML 慢性期（CP）的世界卫生组织（WHO）诊断标准：

（1）成熟和非成熟中性粒细胞增多引起的外周血白细胞增多。

（2）显著的粒细胞生成障碍。

（3）WBC 中早幼粒细胞，中幼粒细胞和晚幼粒细胞 >10%。

（4）WBC 中嗜碱粒细胞 <2%。

（5）WBC 中单核细胞 <10%。

（6）骨髓细胞增多，存在粒细胞增生和发育异常，伴或不伴有红系或巨核系发育异常。

（7）血或骨髓中原始细胞 <20%。

2．CML 加速期（AP）的 WHO 诊断标准，需要满足下列一项或多项：

（1）外周血或骨髓原始细胞 10%~19%，

（2）嗜碱性粒细胞占外周血白细胞≥20%，

（3）血小板≥1 000 000/μl，对治疗无反应，或与治疗无关的血小板≤100 000/μl，或

（4）脾增大和/或 WBC 增多，对治疗无反应，或

（5）克隆演变的细胞遗传学证据（$Ph^1$ 之外的细胞遗传学异常）。

**3．CML 急变期（BP）的 WHO 标准：**

（1）骨髓或外周血原始细胞≥20%，或

（2）髓外原始细胞浸润（如溶骨性病变，淋巴结肿大），或

（3）骨髓中出现灶状或簇状聚集的的原始细胞。

**4．鉴别诊断**

（1）**类白血病反应** 外周血很少见到各阶段粒细胞（特别是中幼粒细胞、早幼粒细胞或原始粒细胞），无 BCR-ABL 易位。

（2）**其他骨髓增生障碍** 可表现为白细胞和血小板增多，但无 BCR-ABL 易位。

（3）**慢性中性粒细胞白血病** 非常少见，如发现原因不明的持续性成熟粒细胞增多，可考虑此病。细胞遗传学正常。

**5．预后指标** 很多指标虽然可以预测干扰素治疗 CML 的疗效，但是伊马替尼对于初治 CML 的显著疗效已使其没有意义。治疗中的疗效评价成为无进展生存的重要预测指标。然而疾病分期仍是决定预后的重要因素。慢性期被定义为无加速或急变期发生。

**（五）治疗**

**1．伊马替尼（格列卫）** 是 BCR-ABL 酪氨酸激酶抑制剂，对 CML 具有惊人的疗效。接受伊马替尼治疗的 CML 患者的长期无进展生存与治疗反应程度相关。

**（1）伊马替尼**　伊马替尼的标准剂量是400mg/d，细胞遗传学反应不理想时可增加剂量至600mg/d或800mg/d，分两次给药。潜在的副作用包括体液潴留、恶心、腹泻、痛性肌肉痉挛、皮疹、乏力和骨髓抑制。出现中度毒性时需予减量，一旦副作用减轻应尝试恢复原始剂量。需要注意，能诱发细胞遗传学缓解的最小剂量是300mg/d。若患者不能耐受这一剂量则应使用其他治疗。

**（2）获得性伊马替尼耐药**　定义为失去之前的血液学或细胞学治疗反应。耐药最容易理解的机制是出现了BCR-ABL的点突变，使蛋白对于伊马替尼的抑制作用敏感性下降。BCR-ABL突变检测已有商业化服务，因此，出现获得性耐药即应送检。第二代激酶抑制剂如达沙替尼（dasatinib）或尼罗替尼（nilotinib）对具有多数常见BCR-ABL突变的CML均有效，可作为二线治疗予以应用，但对存在T315I突变的BCR-ABL无效。有这种突变的患者应被转入针对这种突变的药物研究中心进行治疗。另一个已知的耐药机制为BCR-ABL拷贝数扩增（FISH检测）。

**2. 密切监测疗效对改善患者预后**　非常重要。在一定的时间段内未获得缓解的患者应考虑加大伊马替尼的剂量，或改用其他酪氨酸激酶抑制剂，或进行异体骨髓移植。

**（1）血液学完全缓解（CHR）**　定义为外周血细胞计数正常，可见于95%以上的慢性期患者。治疗3个月内没达到CHR则需要重新制定治疗方案。

**（2）细胞遗传学显著缓解（MCR）**　定义为骨髓分裂中期$Ph^1$染色体$<35\%$。细胞遗传学完全缓解（CCR）定义为骨髓细胞遗传学正常。理想中的MCR应该在6个月时观察到，CCR应在1年时观察到。6个月时没有任何细胞遗传学反应，12个月时没达到MCR或18个月没达到CCR应立即考虑更改治疗。

**（3）分子显著缓解（MMR）**　定义为Q-PCR检测结果与基线水平相比减少至少1000倍。患者如在1年达到这一终点指标，5年进展为AP或BP的风险为0。

**（4）疗效监测**　应该每6个月进行骨髓穿刺和活检，直到达到细胞遗传学缓解。应每3个月进行一次Q-PCR检查。如有无法解释的外周血异常或Q-PCR检测进行性升高，应进行骨髓活检。Q-PCR升高10倍有显著临床意义。

**3. 第二代BCR-ABL激酶抑制剂**　可用于治疗伊马替尼耐药或不能耐受的CML患者。达沙替尼（Sprycel）是一种新型SRC和ABL激酶抑制剂，已被FDA批准。尼罗替尼（Tasigna）是伊马替尼的类似物，也被FDA批准。这两种药物对导致伊马替尼耐药的BCR-ABL点突变均有效（T315I除外），不能耐受伊马替尼副作用的患者对它们的耐受性很好。这两种药物都是比伊马替尼更为有效的BCR-ABL激酶抑制剂，但是尚没有临床试验比较它们之间以及它们与伊马替尼的疗效。

**（1）达沙替尼**　用于伊马替尼耐药或不能耐受伊马替尼的慢性期患者，90%可达CHR，约50%达到MCR。虽然研究的随访时间相对较短，但疗效看来应为持续存在。FDA批准的剂量是70mg每日2次口服，后续的临床试验显示100mg每日1次口服同样有效，耐受性更好。副作用包括外周血细胞减少和胸腔积液。

**（2）尼罗替尼**　400mg每日2次口服，可使80%对伊马替尼获得性耐药或不能耐受伊马替尼的CP患者达到CHR。约有50%患者出现MCR。主要副作用包括外周血细胞减少，皮疹和肝功能异常。

**4. 骨髓移植（BMT）** 是唯一已知的 CML 治愈性措施，但因为伊马替尼和第二代激酶抑制剂的显著疗效，使得 BMT 在疾病治疗中的作用难以评价。目前认为酪氨酸激酶抑制剂不能治愈 CML。移植的缺点是年轻患者的 1 年死亡率为 15%~20%，这一风险随着年龄而增加。相比之下，年龄大于 50 岁的患者接受酪氨酸激酶治疗第一年的死亡风险为 2%，移植前应用伊马替尼对预后无不良影响。因此 BMT 可作为有高危因素（诊断时已加速或急变）或药物治疗反应差的患者的挽救治疗。

使用细胞遗传学和 Q-PCR 监测伊马替尼的反应可以预测药物治疗的长期获益，对其中疗效不好的患者应予以移植。对内科治疗和移植的风险和获益应予以个体化评估，并与患者进行详细讨论。BP 者不常规进行 BMT，因术后复发风险很高。AP 也与复发风险增加有关，所以当内科治疗不能控制病情时，应考虑对慢性期患者进行移植。

CML 进行 BMT 的预期疗效为：

(1) $Ph^1$ 染色体消失。

(2) 进行有血缘关系供体 BMT 治疗的慢性期 CML 患者有 60%~80% 获得长期（5~10 年）无病生存。接受非血缘关系 10/10 配型相合供体异体移植患者比接受有血缘关系配型相合供体的患者生存低 5%。BMT 后 3~7 年生存率处于平台期。

(3) 进行 BMT 的年轻患者的一年移植相关死亡率为 15%~20%。10%~60% 患者发生严重的移植物抗宿主疾病（GVHD），导致 5%~15% 患者死亡。严重 GVHD 的风险和死亡率随年龄和供者与受者的 HLA 差异程度而增加。

(4) 加速期进行 BMT 的存活率减低一半，急变期则再降低一半。

(5) CP 复发则可予以供者淋巴细胞（DLI）输注，不需加用化疗。接受 DLI 治疗的慢性期 CML 患者有 60% 可获得 CCR。这一治疗的风险是加重 GVHD。最好是在进行 DLI 治疗之前，AP 或 BP 患者已回到慢性期。

**5. 考虑进行异体移植的年轻患者** 应转入移植中心讨论这一治疗措施。应检测患者和同胞的 HLA 分型，以确定是否可用有血缘关系供者。因为 CML 的治疗仍有改善前景，应坦率交代移植和酪氨酸激酶抑制率的风险和获益。密切检测伊马替尼的治疗反应非常重要。3 个月未达到 CHR，6 个月未获得细胞遗传学反应，12 个月未获得 MCR，或 18 个月未获得 CCR 应立即换用第二代酪氨酸激酶抑制剂或考虑移植治疗。任何时间出现的血液学、细胞遗传学或分子反应丧失，提示发生伊马替尼获得性耐药，也应考虑上述治疗。

**6. 加速期（AP）和急变期（BP）的治疗** AP 或 BP 患者的开始治疗剂量应为 600mg/d。目前缺乏伊马替尼治疗初治 AP 和 BP 患者的长期生存数据。然而 AP 患者若获得疾病负荷的显著降低，如 MMR，则疾病进展的风险很低。同 CP 患者一样，低反应率表明疾病复发或进展为 BP 的风险增高。

(1) 对于任何一个正在进行伊马替尼治疗的患者，在选择是否予以移植治疗时均应考虑治疗疗效以及移植治疗的个体风险。

(2) BP 患者，无论治疗疗效如何，最终都会复发，通常在数月内发生。因此，如果 BP 患者经伊马替尼治疗回到 AP 或 CP 应进行 BMT 治疗。

(3) 伊马替尼的所有副作用在进展期疾病患者都较重。接受伊马替尼治疗发生严重血细胞减少的患者（中性粒细胞小于500/μl，或血小板小于20 000μl）应进行骨髓活检以确定其缘于药物还是疾病。如果骨髓细胞减少，但无原始细胞增多，则应暂停伊马替尼治疗，直到中性粒细胞≥1 000/μl，血小板≥50 000/μl。如果骨髓中原始细胞增多持续存在，应继续予以伊马替尼，如血细胞减少仍然存在，则2～4周后需要重复骨髓活检。

**（六）其他治疗方式**

（1）**别嘌醇**，300mg/d口服，用于所有确诊患者，直到WBC正常。

（2）白细胞单采可以短期内迅速减少粒细胞数，但费时且昂贵。可用于下列情况：

1）患者有白细胞淤滞导致的中枢神经系统症状或肺部症状，通常见于WBC计数大于100 000/μl，且以原始细胞为主时。应在伊马替尼治疗同时紧急进行白细胞去除术。

2）有阴茎异常勃起的患者。

3）妊娠患者禁用伊马替尼和细胞毒性药物。

（3）**α干扰素（IFN-α）**可使CML患者获得血液学和细胞遗传学缓解，曾作为标准治疗多年。然而一项具有里程碑意义的随机临床试验将伊马替尼与IFN-α联用阿糖胞苷进行了对比，结果显示：同IFN-α相比，伊马替尼显著提高细胞遗传学缓解率，并且耐受性更好。目前不再使用IFN-α治疗CML，因对伊马替尼反应差的患者应用IFN-α的疗效明显低于第二代酪氨酸激酶抑制剂，且毒性更大。

（4）**羟基脲（1～3g/d口服）**已经应用多年，用于迅速降低CML患者的血细胞计数。耐受性好，但不能获得细胞遗传学反应。酪氨酸激酶的快速有效使得羟基脲的应用价值明显减小。必要时可用于不同激酶抑制剂间的过渡治疗，以控制血细胞数。

（5）**化疗**在CML治疗中无确定作用。历史上有20%～40%的急淋变应用ALL的化疗方案可获得缓解，然而AML的化疗方案仅对不足20%的急淋变有效。急淋变时，因为是$Ph^1$阳性的ALL，联用化疗与伊马替尼可能有效。多数CML患者在应用伊马替尼治疗时发生急变，而正在进行的第二代激酶抑制剂联用化疗的临床试验结果可能为这部分人群的治疗提供指导。

（6）**脾放疗**不推荐用于脾大的CML患者。

（7）**脾切除**不推荐用于脾大的CML患者。

**（七）CML的特殊临床问题**

**1. 假性血小板计数增加** AP或BP的CML患者可发生严重的、反复发作的血小板减少。假性血小板计数增加可见于有显著白细胞增高和进展期疾病的患者，可错误地提示病情改善。血小板计数错误的原因可能是粒细胞在检验管内破碎，自动血小板计数仪将大的白细胞碎片计数为血小板。这一问题可通过重检外周血涂片以及血小板数目加以解决。

**2. 其他假性实验室检查结果** 假性高钾血症、假性低血糖和假低氧血症参阅第三章第四节。

## 四、慢性粒－单核细胞性白血病

### （一）命名

慢性粒－单核细胞性白血病（CMML）在WHO体系里被归入“骨髓增生异常/骨髓增生综合征”（表3.16）。根据骨髓中幼稚细胞的百分比分为两种亚型（CMML-1，CMML-2）。

### （二）诊断

**1. 临床特点** CMML通常见于老年患者。脾大多见，并可能随疾病进展而进一步增大。肝大少见，罕见淋巴结肿大。

**2. 诊断** 依据WHO分类，需要满足下面所有条件：

（1）必须有持续的无法解释的单核细胞增多（>1 000/μl）。

（2）无 $Ph^1$ 染色体或BCR-ABL融合基因。

（3）骨髓幼稚细胞小于20%，一个或多个髓系发育不良。

（4）如无发育不良，必须有克隆性细胞遗传学异常，单核细胞增多必须持续至少3个月，必须除外其他可能引起单核细胞增多的原因。

**3. 其他实验室异常，常见。**

（1）多数患者有白细胞增多，范围在11 000～50 000/μl之间（因为粒细胞和单核细胞同时增多）。偶见白细胞减少、白细胞形态异常。多核仁细胞在外周血中少见。

（2）轻度贫血，通常是大细胞性。

（3）血小板减少，大多数患者较轻，15%的患者较严重。某些患者血小板数正常。罕见血小板增多。

（4）血清溶菌酶水平轻度升高。

（5）白细胞碱性磷酸酶值不确定，但很少低至CML水平。

**4. 骨髓穿刺** CMML患者的骨髓细胞数很多，粒系过度增生，早幼及原始粒细胞增多明显。骨髓中髓系具有单核细胞样特点，但是单纯的单核细胞增生少见。CMML-1的幼稚细胞<有核细胞的10%，CMML-2幼稚细胞占10%～19%。存在一系或多系的发育不良。

**5. 细胞遗传学异常** 见于近40%患者。但没有 $Ph^1$ 染色体。用FISH或PCR检测5q33染色体是否存在PDGFRB基因重排非常重要，PDGFRS基因可与染色体12p13的ETV6，染色体7q11的HIP1，染色体17p13的RAB5以及其他基因融合。这些易位产生的融合基因编码的蛋白质内PDGFRB的酪氨酸激酶被持续激活。使用伊马替尼治疗PDGFRB基因重排的患者可获得血液学和细胞遗传学缓解，因药物可以抑制PDGFRB的激酶活性。

**6. 分子学异常** 包括KRAS基因点突变，多见于无细胞遗传学异常的患者。这些突变可增强编码蛋白的内在活性。

### （三）临床过程

将CMML与急性粒－单核细胞性白血病相鉴别非常重要。CMML-1通常表现为惰性发病和惰性病程。大多数患者存活≥2年，很多>5年。CMML-2患者演变为AML的风险较高。

### （四）治疗

**1. 伊马替尼** 可用于有染色体5q33 PDGFRB基因重排患者的治疗。400mg/d

的伊马替尼可获得完全缓解。

**2．低甲基化药物**　包括氮胞苷或地西他滨，有报道可诱导绝大多数 CMML 患者达到缓解。这些药物与支持治疗相比较用于 MDS 患者的随机临床试验中纳入了少量 CMML 患者。研究结果显示低甲基化药物比支持治疗有更好的缓解率和无进展生存。用药剂量同 MDS，如果没有疾病进展，至少应用 3～4 周期再进行疗效评价。

**3．羟基脲**　可用于减轻 CMML 的白细胞增多和脾大，但不能诱导缓解。

**4．诱导化疗**　与急性髓细胞白血病一样，应在发生急性白血病或出现威胁生命的细胞减少时再予以应用。

**5．红细胞生成刺激因子**　可考虑用于低度风险（骨髓幼稚细胞＜5%）疾病患者和有症状贫血的治疗。

**6．成分输血**　是 CMML 患者伴发有症状贫血和/或血小板减少时的标准支持治疗。

## 推荐阅读文献

### 慢性淋巴细胞白血病

Chiorazzi N, Rai KR, Ferranini M. Chronic lymphocytic leukemia. *N Engl J Med* 2005;352:804.

Damle RN, et al. B-cell chronic lymphocytic leukemia cells express a surface membrane phenotype of activated, antigen-experienced B lymphocytes. *Blood* 2002;99:4087.

Dighiero G, et al. Chlorambucil in indolent chronic lymphocytic leukemia. French Cooperative Group on Chronic Lymphocytic Leukemia. *N Engl J Med* 1998;338:1506.

Dohner H, et al. Genomic observations and survival in chronic lymphocytic leukemia. *N Engl J Med* 2000;343:1910.

Hamblin TJ, et al. Unmutated Ig V(H) genes are associated with a more aggressive form of chronic lymphocytic leukemia. *Blood* 1999;94:1848.

Mavromatis B, Cheson BD. Monoclonal antibody therapy of chronic lymphocytic leukemia. *J Clin Oncol* 2003;21:1874.

O'Brien SM, et al. Rituximab dose-escalation trial in chronic lymphocytic leukemia. *J Clin Oncol* 2001;19:2165.

Rai KR, et al. Fludarabine compared with chlorambucil as primary therapy to chronic lymphocytic leukemia. *N Engl J Med* 2000;343:1750.

Shanafelt TD, et al. Pentostatin, cyclophosphamide, and rituximab regimen in older patients with chronic lymphocytic leukemia. *Cancer* 2007;109:2291.

Van Den Neste E, et al. Chromosomal translocations independently predict treatment failure, treatment-free survival and overall survival in B-cell chronic lymphocytic leukemia patients treated with cladribine. *Leukemia* 2007;21:1715.

Weiss MA, et al. Pentostatin and cyclophosphamide: an effective new regimen in previously treated patients with chronic lymphocytic leukemia. *J Clin Oncol* 2003;21:1278.

### 毛细胞白血病

Chadha P, et al. Treatment of hairy cell leukemia with 2-chlorodeoxyadenosine (2-CdA): long-term follow-up of the Northwestern University experience. *Blood* 2005;106:241.

Cheson BD, et al. Treatment of hairy cell leukemia with 2-chlorodeoxyadenosine via the group C protocol mechanism of the National Cancer Institute: a report of 979 patients. *J Clin Oncol* 1998;16:3007.

Goodman GR, et al. Extended follow-up of patients with hairy cell leukemia after treatment with cladribine. *J Clin Oncol* 2003;21:891.

Kreitman RJ, et al. Efficacy of the anti-CD22 recombinant immunotoxin BL22 in chemotherapy-resistant hairy-cell leukemia. *N Engl J Med* 2001;345:241.

## 慢性粒细胞白血病


Druker BJ, et al. Efficacy and safety of a specific inhibitor of the Bcr-Abl tyrosine kinase in chronic myeloid leukemia. *N Engl J Med* 2001;344:1031.

Goldman JM, Druker BJ. Chronic myeloid leukemia: current treatment options. *Blood* 2001;98:2039.

Hehlmann R, Hochhaus A, Baccarani M. European Leukemia Net. Chronic myeloid leukaemia. *Lancet* 2007;370(9584):342.

Kantarjian H, et al. Hematologic and cytogenetic responses to imatinib mesylate in chronic myelogenous leukemia. *N Engl J Med* 2002;346:645.

Kantarjian HM, et al. Nilotinib (formerly AMN107), a highly selective Bcr-Abl tyrosine kinase inhibitor, is effective in patients with Philadelphia chromosome-positive chronic myelogenous leukemia in chronic phase following imatinib resistance and intolerance. *Blood* 2007;110(10):3540.

Weisdorf DJ, et al. Allogeneic bone marrow transplantation for chronic myelogenous leukemia: comparative analysis of unrelated versus matched sibling donors. *Blood* 2002;99:1971.


## 慢性粒单核细胞白血病


Aribi A, et al. Activity of decitabine, a hypomethylating agent, in chronic myelomonocytic leukemia. *Cancer* 2007;109:713.

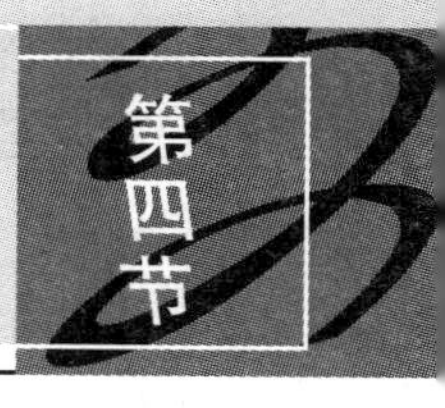


# 骨髓增生性疾病

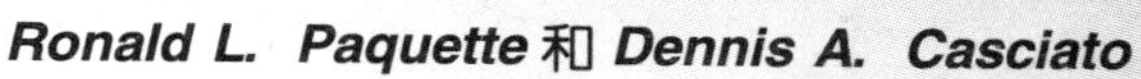
Ronald L. Paquette和 Dennis A. Casciato

## 一、共同特征

慢性骨髓增生性疾病（MPDs）的世界卫生组织（WHO）分类包括真性红细胞增多症（PV）、特发性骨髓纤维化（MF）、特发性血小板增多症（ET）、慢性嗜酸性粒细胞性白血病（CEL）/嗜酸性粒细胞增多综合征（HES）、慢性髓性白血病（CML）、慢性中性粒细胞性白血病和未分类慢性 MPD。慢性粒单核细胞性白血病（CMML）同时具有 MPD 和骨髓增生异常综合征（MDS）特征。CML 和 CMML 的细节见本章第三节。本章重点介绍 PV、ET、MF、CEL/HES 和系统性肥大细胞增生病（SM）。

每一种 MPDs 均由一种多能造血祖细胞的遗传变异引起，从而导致一种或多种细胞系的过度增生。每种疾病因过度增生的优势谱系不同而区别于其他疾病。表 3. 14 比较了 MPDs 的重要临床特点。几种 MPDs 之间可能会有重叠。需要长期观察以明确诊断。未分类 MPDs 是对那些血涂片具有幼白 - 幼红细胞，红细胞群正常，骨髓细胞增多而呈轻度纤维化的患者的最佳命名。

红细胞增多、粒细胞增多、嗜酸性粒细胞增多、嗜碱性粒细胞增多和血小板增多可能由 MPDs 外的其他疾病引起，见“血细胞计数增多”。同样，骨髓纤维化可继发于多种其他疾病，见“细胞减少症”。

### （一）发病学

MPDs 是起源于单个多能造血干细胞的克隆性肿瘤性疾病。多种 MPDs 的分子异常逐渐被阐明。

**1. 分子和细胞遗传学异常** PV、ET 和 MF 具有 JAK2 突变。JAK2 蛋白是一种酪氨酸激酶，可被红细胞生成素（EPO）、血小板生成素、粒细胞集落刺激因子、粒 - 巨噬细胞集落刺激因子和白细胞介素-3 受体磷酸化。在这些生长因子的刺激下，JAK2 被活化，启动促进细胞增殖的信号传导。

（1）JAK2 最常见的突变是第 617 位缬氨酸被苯丙氨酸取代（V617F）。突变的蛋白可使造血干细胞在缺乏生长因子的环境下存活，并在暴露于低浓度生长因子时具有较强的增殖能力。JAK2 的 V617F 突变见于 95% 的 PV、50% 的 EF 或 MF、20% 的未分类 MPD 以及 2% 的 HES。由于有丝分裂重组，40% 的 PV 出现纯合型突变。JAK2 的 12 号外显子突变可见于部分无 V617F 的 PV 患者。此外，编码血小板生成素受体（MPL）的基因点突变见于一小部分 MF 或 ET 患者。突变的 MPL 受体在无血小板生成素的情况下可活化 JAK 信号通路。

**表 3.14 骨髓增生异常综合征和慢性粒细胞白血病的临床特征**

| 特征 | PV | ET | MF | U-MPD | CML |
|---|---|---|---|---|---|
| 细胞增生程度[a] | | | | | |
| 红细胞增多 | 2 + | N | N 或 D | N | N |
| 血小板增多 | 1 +→2 + | 4 + | 2 +→4 + | 1 + | 1 +→2 + |
| 粒细胞增多 | 1 +→2 + | N→2 + | D→2 + | 1 +→2 + | 4 + |
| 骨髓纤维化 | 1 + | N→1 + | 3 +→4 + | N→1 + | N→1 + |
| 髓外造血 | 晚 | A→1 + | 2 +→4 + | A→1 + | N→1 + |
| 患者比例 | | | | | |
| 脾大 | 75% | 30% | 95% | 不一定 | 95% |
| 肝大 | 40% | A | 75% | A | 50% |
| 细胞遗传学 | | | | | |
| $Ph^1$ 染色体 | A | A | A | A | 80% |
| 核型异常 | 10%～20% | A | 35% | 未知 | $Ph^1$，bcr/abl |
| 显著的临床特征 | 高黏性，血栓形成 | 血栓形成，出血 | 异形红细胞病，脾大 | 幼白幼红细胞增多症 | 白血病细胞浸润 |
| 转化为急性白血病 | 不常见 | 很少 | 10 年时有 5%～10% | 未知 | 5 年时有 6% |

PV，真性红细胞增多症；ET，特发性血小板增多症；MF，骨髓纤维化伴骨髓化生；U-MPD，未分类的骨髓增生障碍；CML，慢性髓细胞白血病；N，正常；D，下降；A，缺乏

a 1 +→4 + 指相对突出程度。

（2）染色体分析显示克隆性细胞遗传学异常可见于幼红细胞、中性粒细胞、嗜碱性粒细胞、巨噬细胞、巨核细胞和 B 淋巴细胞亚型，但不见于成纤维细胞。20% PV 病例诊断时有核型异常，以 20q 或 13q 缺失或 8、9 号染色体三体型最为常见。

（3）在 MF，35% 的患者存在核型异常；20q 或 13q 缺失和 1q 部分三体型占异常核型的 70%。染色体异常的发生频率随时间推移而增加，特别是在接受化疗的患者。在一些 CEL 病例，染色体 4q12 很小的中间缺失使得 FIP1L1 与血小板源性生长因子受体（PDGFR）-A 基因融合，产生一种新的转化融合基因。另外一些 CEL 发生 t（5；12）（q33；p13），将 PDGFR-B 基因融合到 ETV6 基因。

**2. MPDs 的造血细胞生成** 特点为在缺乏生长因子的环境下前体细胞的自发性生长，并对生长因子的促增殖效应高度敏感。

**（1）红细胞生成** 红细胞在体外半固体培养基的生成需要外源性 EPO。PV 患

者的骨髓前体细胞于体外可在无外源性 EPO 的情况下形成克隆，并且非常低浓度的 EPO 即可刺激其增殖。PV 患者血清 EPO 水平通常降低，而大多数继发性红细胞增多患者多为正常或上升。

**（2）粒细胞生成** 所有 MPDs 患者均有不同程度的粒细胞生成增多，表现为中性粒细胞增多，以及骨髓髓系增生。

**（3）巨核细胞生成** ET 患者的巨核细胞前体可以在体外自发生长而不需要加入血小板生成素。

**（4）MF 患者的髓外造血** 见于肝和脾，导致器官肿大。但器官肿大的程度与髓外造血水平并无良好相关性。

**3. MPDs 的骨髓表现** 为细胞增多，通常为三系，但仅在 MF 是特征性病变。ET 和 MF 的各期疾病都有巨核细胞数目和大小的显著增加，但在 PV 较少见。所有 MPDs 都有网硬蛋白的增加，但胶原纤维化仅见于 MF 和转化为 MF 的 PV。

**（1）骨髓纤维化** 见于所有 MF 患者，随时间延长可见于部分 PV 或 ET 患者。纤维化由克隆性巨核细胞或单核细胞释放的细胞因子引起，包括转化生长因子-β 和成纤维生长因子。生长因子起到非克隆成纤维细胞和基质细胞的作用，导致各种间质和基底膜糖蛋白沉积增多，包括Ⅰ、Ⅲ、Ⅳ和Ⅴ型胶原。Ⅲ型胶原增多显著，呈均质性。银染所见细的网硬蛋白纤维主要是Ⅲ型胶原，三色染色拒染。

**（2）MF 可见显著的骨髓纤维化** 巨核细胞数量增加，呈非典型，增大，非成熟型。中性粒细胞生成过度。即使在疾病的增生早期，也可见明显新生血管形成。

**（3）PV** 骨髓三系增生是 PV 的标志。红系增生显著。巨核细胞增大，聚集成簇，成熟，呈有多个核仁的多形性。多数未治疗的患者铁储备消失或降低。继发性红细胞增多症也可能存在红细胞增生，但巨核细胞仍小而正常，没有成簇倾向。

**（4）ET** 骨髓中巨核细胞数量增多，体积增大，具有成熟的胞质、多核、容易成簇，而骨髓细胞组分正常或轻度增加，是 ET 的标志。在反应性血小板增多症，可能存在巨核细胞数量增多，但是大小及形态正常，不易成簇。

**（二）MPDs 并发症**

**1. 血栓形成** 可见于静脉和动脉，使未经治疗的 PV 和 ET 病情及治疗变得复杂。心肌和脑血管缺血是最严重的事件，但血栓可发生在静脉或动脉系统的任何地方。例如，PV 是肝静脉血栓的最常见原因（Budd-Chiari 综合征）。PV 患者有 2/3 的血栓事件在发病时或诊断前发生，1/3 发生在随访期。

**（1）危险因素** PV 和 ET 发生血栓的危险因素包括年龄大于 60 岁，有血栓病史，发病时白细胞升高。

**（2）** PV 患者的血栓风险随红细胞比容增加而增加，所以可进行放血术，使红细胞比容在男性维持在 45% 以下，女性维持在 42% 以下。小剂量阿司匹林可降低 PV 患者血栓并发症的风险，而不增加大出血的风险。

**（3）** ET 的血小板计数与血栓风险不相关。然而将血小板和 WBC 降低到正常水平可降低血栓事件的风险。在血栓形成的高危患者中，使用羟基脲使血小板正常比氯咪喹酮更有效预防动脉血栓形成。有血栓形成高风险的 ET 可应用小剂量阿司匹林，但是能否获益还未经过随机对照试验证实。

**2. 微血管动脉血栓** 小剂量阿司匹林或将血小板降至正常便可有效控制其发生。

**(1) 红斑性肢痛病** 是 MPDs 血管闭塞的最典型特征，常见于 PV 或 ET。由小动脉上血小板花生四烯酸的毒性作用导致。局限性痛性红斑和变热见于四肢末端，可发展为发绀或趾指坏死。

**(2) 微血管动脉血栓** 在 PV 或 ET 通常为暂时性，不进一步发展。表现包括视觉紊乱、一过性黑矇、复视、头痛、眩晕、感觉减退、感觉异常、发音困难、失语症和晕厥。如果发生在有病变的血管系统，可导致卒中、心肌梗死或肢体坏疽。

**3. 出血** 见于 PV、ET、晚期 MF，但发生率远低于血栓形成。常表现为容易挫伤和紫癜。出血可经降低血小板数量，输注血小板或注射去氨基精加压素（DDAVP）纠正。

(1) 出血可以是自发性的，与血小板计数无关，但在未控制的骨髓增生时，数量超过 1 000 000/μl 时更容易发生出血。

**(2) 获得性血管性血友病** 在 MPDs 少见。这一凝血障碍的特点为血小板计数很高，出血时间正常或延长，Ⅷ因子正常，vWF 抗原水平正常，但是 vWF-瑞斯托菌素辅因子活性减低，胶原结合活性减低，大 vWF 多聚体减少或缺失。这种情况可刺激Ⅱ型 vWF 缺陷。血小板数目增多可直接导致血浆中大 vWF 多聚体减少，在血小板计数特别高时引起自发性出血倾向。

**4. 高代谢** 高尿酸血症和高尿酸尿几乎见于所有活动性 MPD 患者。别嘌醇治疗可以预防痛风性关节炎、尿酸性肾病和肾石症。但是其必要性有待证实。瘙痒症是常见问题，特别在 PV 患者。发热、热耐受性降低、体重下降会随着疾病的快速进展而出现。

**5. MPDs 的相互转化** 不常发生，仅见 PV 向 MF 的转化（占 PV 的 5%）。

**6. 转化为急性髓性白血病（AML）** 诊断 10 年之内发展为 AML 的风险为：ET 2%、PV 5%、MF 10%。MF 患者如进行脾切除则转化成 AML 的风险增加。烷化剂治疗或 $P^{32}$ 治疗也增加风险。

**7. 误导性实验室检查**

(1) PV 患者红细胞比容正常。见于出血、铁缺陷、血浆容量增加或血容量增加导致的脾大，掩盖红细胞增多。

**(2) 假凝血障碍** 有红细胞明显增多的患者出现凝血时间延长，通常是由于试管内血浆容量小，抗凝剂相对过剩导致。将抗凝剂按照红细胞比容进行调整可得到准确的结果。

**(3) 假性高钾血症** 显著的血小板增多会导致血清钾浓度升高，因为血小板在凝集时可释放钾。应测量血浆中的钾浓度以获得真正的钾水平。

**(4) 假性高酸性磷酸盐血症** 血小板富含酸性磷酸盐。显著的血小板增多可导致血清和血浆中酶水平的假性升高。

**(5) 假性低血糖** 在试管内白细胞可分解血清中的葡萄糖。血糖浓度的显著降低可由显著的白细胞增多所致。抽取标本后立即检测可得到精确的葡萄糖水平。

**(6) 假性低氧血症** 单核细胞和非成熟的白细胞使用氧化呼吸的程度比成熟白

细胞和血小板强，而成熟红细胞不进行氧化呼吸。严重血小板或粒细胞增多的患者可见低氧血症，因为试管内氧消耗过多。可将标本置于含氟化物的试管内，并迅速置于冰中。

## 二、真性红细胞增多症

病原学、骨髓所见、并发症、误导的实验室检查见本节开始。PV 偶见家族性病例。

**（一）诊断**

PV 是一种克隆性 MPD，95% 患者具有 JAK2 突变（V617F 常见）。因而 JAK2 基因突变分析有助于将 PV 和继发性红细胞增多鉴别开来。WHO 还未将这一特异性分析纳入诊断标准。虽然红系是 PV 的主要增生细胞系，但是全骨髓增生也常见。

**1. PV 的 WHO 诊断标准**

**（1）A 类标准**

A1 升高的红细胞大于正常平均预测值的 25%，或男性血红蛋白 >18.5g/dl，女性 >16.5g/dl，或大于特定年龄、性别和居住地区海拔高度的方法特异性参考值范围的第 99 个百分点。

A2 无继发性红细胞增多的原因，包括：

a 无家族性红细胞增多。

b 无下类情况引起的血清 EPO 水平升高：低氧血症（$PO_2 \geqslant 92\%$）、血红蛋白氧合能力增强、EPO 受体截短、或肿瘤非正常产生 EPO。

A3 脾大。

A4 骨髓细胞有除费城染色体或 BCR-ABL 融合基因之外的克隆性遗传学异常。

A5 体外内源性红细胞集落形成。

**（2）B 类标准**

B1 血小板 >400 000/μl。

B2 粒细胞 >12 000/μl。

B3 骨髓活检显示全骨髓增生，伴红系和巨核系增生显著。

B4 低血清 EPO 水平。

（3）PV 的诊断建立在下列表现之上：

A1 和 A2 加任何一个 A 类证据，

或 A1 和 A2 加任何两个 B 类证据。

**2. 实验室检查**

**（1）红细胞团（RBCM）** 用$^{51}$Cr 标记自体红细胞，经静脉注射，抽取血标本，测定标记细胞稀释倍数，计算循环 RBCM。遗憾的是，$^{51}$Cr 标记的放射性核素分析 RBCM 如今已经很少应用。

**（2）克隆遗传学异常** 血或骨髓细胞出现 JAK2 的 V617F 突变足以证实红细胞增多的克隆性病因学。这种突变见于 95% 的 PV 患者。JAK2 突变缺失提示继发性红细胞增多。

**（3）红系克隆形成试验** PV 的骨髓在培养中为非 EPO 依赖性。然而这项检测很繁琐，不能被临床实验室常规采用，已被 JAK2 突变检测取代。

**（4）支持的检查**

1）**CBC** 红细胞通常为正细胞正色素，除非存在铁缺乏。异形红细胞病和红细胞大小不等在疾病晚期向 MF 转化时出现。2/3 的患者发病时有粒细胞增多，范围在12 000～25 000/μl。可见到早期细胞，但不经常。2/3 患者有嗜碱性粒细胞增多。血小板计数通常在 450 000～800 000/μl，偶见形态异常。

2）**血清 EPO 水平** PV 患者 EPO 可正常或减低。虽然 RBCM 自发性扩增可以抑制 EPO 产生，这一方法难以区分 PV 和 EPO 源性红细胞增多。任何原因导致的 RBCM 扩增均可引起 EPO 产生下降以及循环 EPO 分解增多。而且血清 EPO 水平在低氧性红细胞增多时多为正常，除非血氧非常低。

3）腹部超声或 CT 扫描，可以排除肾脏和肝脏引起的红细胞增多，同时可测量脾的大小。

4）骨髓检查，可用来证实 PV 的全髓性增生和异常巨核细胞形态。如怀疑向 MF 转化，可测定网硬蛋白纤维化的程度，向 AML 转化时可评价幼稚细胞百分比。

**3．鉴别诊断** 包括其他类型的 MPDs，以及相对性或继发性红细胞增多。血容量下降、低氧、肾囊肿或肿瘤、肝脏肿瘤或子宫肌瘤能导致继发性红细胞增多。

**（二）临床过程**

治疗得当的 PV 患者的生存接近正常人群。平均生存超过12 年。

**1．主要症状和体征** 在疾病早期继发于增加的红细胞导致的多血症和高黏性。75% 患者有中度脾大，40% 患者有中度肝大。脾大是由于脾红细胞池增加而非髓外造血，后者在疾病早期不会出现。15%～50% 患者发生瘙痒症，15% 发生荨麻疹，5%～10% 发生痛风。

**（1）高黏性** 导致血流减慢以及继发的组织缺氧，表现为头痛、头晕、眩晕、耳鸣、视力障碍、脑卒中、心绞痛、跛行和心肌梗死。

（2）血栓形成可继发于增加的 RBCM 导致的高黏性。

1）**事件类型** 动静脉血栓均可发生。女性较男性常见。大约 2/3 的血栓为严重事件，可威胁生命。包括脑血管意外、心肌梗死、肺梗死以及腋静脉、肝静脉、门静脉、脾或肠系膜静脉血栓。其余 1/3 为不复杂的深静脉或其他血栓。

2）**血栓相关高危因素** 年龄大于 65 岁或之前有血栓史者易发生血栓。WBC > 15 000/μl 时血栓发生率增加，特别是心肌梗死。既往有吸烟史、高血压、高胆固醇血症，充血性心力衰竭或糖尿病轻度增加血栓风险，血小板增多并不增加血栓形成风险。

**（3）出血表现** 10%～20% 可发生，包括鼻出血、淤斑、胃肠道（GI）出血。小的黏膜出血最为常见。血小板显著增多时可出现 vWF 的获得性异常。

**2．疾病分期**

**（1）红细胞增多期** 持续存在的红细胞增多期需要常规放血治疗，可持续 5～25 年。红细胞增多的表现和并发症的严重程度取决于伴随疾病的情况和放血治疗是否充分。

**（2）耗竭期** 患者最终进入耗竭期。所需要放血的次数明显减少，或进入长期缓解期。常并发贫血，但血小板增多和白细胞增多持续存在。脾增大，但没有骨髓纤维化。

**(3) 骨髓纤维化期** 5%~10%的PV患者进展为骨髓纤维化。特别是曾经接受过化疗或放疗的患者。但骨髓网硬蛋白增加或骨样硬化并不意味着进入耗竭期。骨髓纤维化发生并不意味着疾病进展或恶化，不影响生存，且可能是可逆性的。当发生细胞减少或脾进行性肿大时，临床症状和病程与MF类似。

**(4) 终末期** PV患者多死于血栓或出血并发症。<10%的患者死于骨髓纤维化。既往接受过放射性磷（$^{32}P$）酸钠或烷化剂治疗的患者发展为急性髓性白血病的风险高于接受放血术或HU治疗的患者。

**4. 妊娠与PV** 怀孕的PV患者容易发生早产、死胎、子痫及产后出血。怀孕不影响PV病程。

## （三）治疗

PV的治疗应权衡控制症状和发生血栓，出血及向白血病转化风险之间的平衡。

### 1. 治疗原则

(1) 通过放血减少红细胞比容。

(2) 给予低剂量阿司匹林以降低血栓风险。

(3) 避免过度治疗或选择性外科手术。

(4) 具有下列特征的患者给予HU控制全骨髓增生。

1) 有血栓发生的高危因素（年龄大于60岁，既往有血栓史）或需要放血过于频繁（至少每2个月1次）。

2) 有症状的脾大。

3) 不可控制的全身症状（如顽固性瘙痒、体重下降）或静脉条件差。

4) 血小板增多伴有病理性出血。

5) 进行性粒细胞增多（通常是髓外造血或疾病加速的预兆）或进行性血小板增多。

(5) 避免在年轻患者应用致白血病性骨髓抑制剂。

### 2. 内科治疗

**(1) 放血治疗** 单纯放血可以预防血栓形成，适用于数年。男性红细胞比容控制在<45%，女性<42%，怀孕时<36%。处于稳定期且血栓发生率低的患者不需要其他治疗（年龄<60岁，无血栓病史）。

1) 开始时可隔日放血500ml，严重血管病变患者只可放血250ml。

2) 每放血500ml将丢失200mg铁（正常人体总体含量为5g）。造成铁缺乏是慢性放血治疗的目标。出现铁缺乏症状时（舌炎、唇损害、咽下困难、无力、瘙痒）需立即给予铁剂治疗。

**(2) 骨髓抑制剂治疗** 可控制血细胞数，减少循环成分增加的并发症，减轻症状性器官肿大，改善瘙痒，可能推迟骨髓纤维化发生。

1) HU，10~30mg/kg每日1次口服，是治疗全骨髓增生的有效药物。多数患者在12周内有效，可降低50%的血栓事件的发病率。HU致白血病风险低。HU偶见的副作用包括发热、皮疹、胃炎、小腿溃疡、胃不适、可能导致肾功能不全。

2）α 干扰素。IFN-α 可抑制造血祖细胞增生，抑制骨髓成纤维祖细胞，拮抗血小板源性生长因子的功能（PDGF）。每周 3 次 500 000 ~ 3 000 000 单位 IFN-α 皮下注射可控制骨髓增生，减轻脾大，改善瘙痒，还可能推迟骨髓纤维化。然而 IFN-α 可引起明显的副作用，包括流感样症状、乏力、体重下降、精神状态改变、抑郁、加重或促进自身免疫性疾病。周围神经病变是慢性 IFN-α 治疗的常见副作用，可能很严重，停药并不能改善症状。IFN-α 无致白血病性，不损伤骨髓。但是其潜在的严重毒性使其仅作为二线治疗。

3）放射性磷酸盐（$^{32}P$），2 ~ 5mCi，可于 2 个月内控制 80% 患者的全骨髓增生，疗效可持续 2 年或更长。但可增加急性白血病（近 5 倍）、淋巴瘤、皮肤和胃肠道癌变的发病率。因而很少应用。

4）烷化剂（苯丁酸氮芥，白消安，美法仑）可成功控制全骨髓增生，降低血栓发病率，但极易增加急性髓性白血病的发病率（13 倍）。

（3）小剂量阿司匹林（81 ~ 100mg/d）可降低大部分 PV 患者的血栓事件，包括心肌梗死、脑卒中、肺栓塞和大静脉血栓。阿司匹林还可以缓解红斑性肢痛病或其他微血管病。有胃肠道出血史的患者禁用阿司匹林。

（4）支持治疗

1）高尿酸血症，如果是并发症可给予别嘌醇 100 ~ 600mg/d 口服治疗。

2）输血小板。严重出血可输注血小板，即使血小板数正常或升高，因为可能存在血小板功能异常。

3）抗凝治疗。PV 患者急性血栓并发症的抗凝治疗与常规治疗相同。

4）瘙痒症由多种因素引起，可能治疗无效。下列治疗可能有所帮助：①可试用组胺阻断剂，安他乐 25mg 每日 4 次口服，赛庚啶 4mg 每日 3 次口服，或西咪替丁 300mg 每日 3 次口服；②选择性 5 羟色胺再吸收抑制剂，包括帕罗西丁 20mg/d 或氟西汀 10mg/d，在一些患者有效；③铁缺乏引起的瘙痒可考虑补充低剂量硫酸亚铁治疗。补充铁剂时必须密切检测红细胞比容，必要时增加放血治疗；④考来烯胺或制斑素活化的紫外线治疗可能对某些患者有效；⑤如上述治疗失败，可以使用 HU 或 IFN-α 治疗。

5）症状性脾大，可以使用 HU 或 IFN-α 治疗。

3. 手术

**（1）PV 患者应避免选择性外科手术** 大约 75% 进行外科手术的不可控制的 PV 患者有出血或血栓并发症，约 1/3 患者因此死亡。疾病控制时间越长，并发症发生越少。推荐使用下列方法：

**1）放血** 血容量应控制在 45% 以下。如有临床显著的动脉疾病，血容量控制在 35% ~ 40%。放出的血液可保留起来，用于自体输注。

**2）预防围手术期血栓栓塞** 弹力袜或弹力靴可用来加速小腿血流。如无禁忌证可给予小剂量阿司匹林或低分子量肝素，直至患者恢复正常活动。

**（2）急诊手术** 如有可能术前应进行大量放血。可以考虑回输患者的血浆以预防凝血因子耗竭。

**（3）脾切除** 骨髓纤维化期 PV 患者有巨脾者有时需要进行脾切除。不幸的是，术后可能发生髓外造血导致的肝大或向 AML 转化。老年或虚弱患者围手术期死亡率较高。

## 三、特发性血小板增多症（essential thrombocythemia，ET）

病原学、骨髓所见、并发症和误导性实验室结果见本章 MPDs 部分。

### （一）诊断

巨核细胞是全骨髓增生 ET 患者的主要增生细胞系。

#### 1. ET 诊断标准

**（1）JAK2 突变** 见于 50% 的 ET，如出现可排除继发性血小板增多。

**（2）血小板计数** WHO 标准需要血小板计数持续超过600 000/μl，虽然有些患者计数可能偏低于此标准。

（3）无其他血小板增多的原因

1）无脾切除。

2）血清铁或骨髓含铁血黄素检查提示无铁缺乏。

3）无恶性肿瘤、感染、炎症、胃肠道（GI）出血或其他导致反应性血小板增多的证据。

**（4）骨髓检查** 可见细胞增多，巨核细胞增多显著，可见血小板和巨核细胞簇。细胞遗传学检查显示无费城染色体或 BCR/ABL 基因重排（常见于 CML），无 5q－或 3q 异常（见于 MDS）。

#### 2. 实验室检查

**（1）红细胞** 小细胞低色素性贫血可见于大于 60% 的患者。20% 的患者可见豪－乔小体，提示反复栓塞引起脾萎缩。

（2）粒细胞增多见于半数病例，范围通常在 15 000 ～30 000/μl之间。罕见中幼粒细胞或更早期细胞，嗜碱性粒细胞少见。

（3）血小板计数通常超过 600 000/μl，常见巨核细胞簇或碎片。计数可达 15 000 000/μl。

**3. 鉴别诊断** 包括反应性血小板增多，血小板生成素增多引起的家族性血小板增多，以及其他 MPDs、CML 和 MDS。一些 MDS 亚型常伴有血小板增多，包括有 5q-异常的难治性贫血或有环形铁粒幼红细胞的难治性贫血。反应性血小板增多见第四章第九节。

### （二）临床过程

**1. 主要症状和体征** 2/3 的 ET 患者发现时无症状。脾可以增大（1/3 患者）、正常或萎缩。无肝大。髓外造血不是 ET 的主要特征。瘙痒见于 10%～15% 患者。

**2. 不同程度的血栓形成、栓塞或出血事件是 ET 的最常见自发表现** 血小板计数或血小板功能与血栓风险无关，只有当血小板超过 1 5000 000/μl 可增加出血风险。JAK2 的纯合突变比杂合突变或无突变的并发症发生率高。

**（1）血栓事件** 多见于静脉，深静脉血栓和肺栓塞是最常见表现。脾、肝、肝门及脑静脉也经常受累。动脉血栓形成常见于小动脉和中动脉，常常引起末端缺血或梗死。

（2）**出血事件** 常发生于黏膜表面或皮肤。除非有创伤或手术，或应用抗凝药物治疗，本病很少发生致命性出血。

（3）**妊娠** 因为胎盘血管血栓形成导致自发性流产发生率增加，特别是有JAK2突变的患者。妊娠不增加ET患者心血管事件的发生。

3. **生存期** 与正常对照人群相近。中位生存超过10年，5年生存率大于80%。如未应用致白血病性类药物，很少发生向白血病转化。

**（三）治疗**

1. **原则** 低危ET患者可观察，无需治疗。高危患者可给予小剂量阿司匹林或骨髓抑制剂。有出血或血管阻塞并发症的患者应及时处理以降低血小板数量。

2. **内科治疗**

（1）低危疾病见于年龄小于60岁，无血栓史的患者。单纯血小板计数不能提示是否需要治疗。经排除法选出的低危PV患者可给予小剂量阿司匹林（81～100mg/d）。

（2）高危疾病除小剂量阿司匹林外，需要减少血细胞治疗，其特点如下：

1）年龄>60岁。

2）有血栓形成病史。

3）心血管危险因素（如使用烟草、高血压、肥胖、糖尿病）。

（3）**骨髓抑制剂治疗** 应用药物将血小板计数降至450 000/μl以下。如果仍发生血栓事件，可调整剂量使血小板维持在正常范围内。

1）HU是ET患者最常用的骨髓抑制治疗。可有效控制血小板增多、粒细胞增多，减轻高危患者的血栓形成并发症。HU比氯咪喹酮更有效预防高危患者的动脉血栓形成，且耐受性更好。

2）氯咪喹酮，可控制大于80%患者的血小板增多，通常需要1～2周。它是血小板生成的选择性抑制剂。维持剂量是2～2.5mg/d，分2～4次服用。主要副作用是头痛、心悸、体液潴留以及其他神经病变，胃肠道和心脏表现。有心脏病的患者应小心应用。长期服用可导致进行性贫血。比HU更容易引起进行性骨髓纤维化。

3）IFN-α，可有效控制血小板增多和瘙痒。控制血栓形成的能力尚不清楚。副作用比HU或氯咪喹酮多，且严重。但如果妊娠的患者治疗需要则可以采用。

4）放射性磷酸盐，可长时间降低血小板计数，但是能导致白血病发生。除了老年高危，无法耐受口服药物治疗的患者之外应避免应用。

5）烷化剂（美法仑、白消安、苯丁酸氮芥）可有效减少血小板数量，但是可致白血病及致癌。避免在ET患者应用烷化剂，尤其是年轻的患者。

（4）**抗血小板药物** ET的微血管动脉血栓形成（红斑性肢痛病、短暂脑缺血发作、视觉障碍）可通过将血小板降至正常而消除。有血栓形成表现的患者应给予小剂量阿司匹林，但是其对于预防血栓形成的有效性还未被证实。使用阿司匹林和其他抗血小板药物可增加出血风险，特别是血小板计数超过1 000 000/μl时。有溃疡性疾病的患者应禁用阿司匹林。

（5）**血小板分离** 用于严重血栓形成引起致命性并发症的紧急治疗，可改善出血和血栓形成症状。

（6）**心血管危险因素**　可能的话应给予干预。

3. **脾切除**　可明显加重血小板增多，可能是致命性的，ET 患者禁用。

4. **妊娠 ET**　55% ET 患者可成功妊娠，在前 3 个月里常伴发自发性流产（占妊娠的 35%）。5% 妊娠患者有并发症。虽然在一些妊娠成功患者可见到血小板的下降病史，但病史，治疗或血小板计数仍无法预期流产的发生。妊娠期间的 ET 治疗包括血小板分离对临床转归无影响。妊娠 ET 患者的理想治疗尚不确定，但需要降低血小板的患者常规推荐 IFN-α，原因是其没有致畸性。

## 四、慢性特发性骨髓纤维化

病原学、骨髓所见、并发症和误导性实验室结果见本章开始部分。慢性特发性骨髓纤维化也称为骨髓纤维化伴髓样化生或原因不明性髓样化生。有时可见家族性病例。放射线可能增加 MF 的发病率，但仅占很小部分病例。其他病因尚不清楚。

### （一）诊断

单克隆巨核细胞和多克隆成纤维细胞是 MF 全骨髓增生的最显著增生细胞系。

**1. MF 的诊断标准（根据 PV 工作组）包括如下：**

（1）脾大。

（2）幼白－幼红细胞血涂片（有核红细胞和粒细胞增多），有显著的红细胞大小不等和异形红细胞。

（3）$^{51}$Cr 红细胞团正常（如可能当红细胞比容大于 40% 应进行此项检查）。

（4）骨髓检查见纤维化累及 1/3 以上的横断面，且纤维化不是继发于其他疾病的。

（5）无 $Ph^1$ 染色体。

（6）骨样硬化，半数 MF 患者影像学检查可见盆腔，脊柱或长骨的补丁样硬化灶。这些病灶也可能由肿瘤转移所致。

**2. 实验室检查**

（1）**JAK2 突变在近 50%MF 患者为阳性**　突变可排除继发性纤维化，但是不能除外其他 MPDs。

（2）**红细胞**　2/3 患者发病时有中度贫血。泪滴红细胞、卵形红细胞，红细胞大小明显不等、多染色性以及有核红细胞是 MF 血涂片的特异病征性表现。贫血通常由无效红细胞生成导致。

（3）**粒细胞**　通常在 10 000～30 000μl，幼稚和早幼粒细胞小于粒细胞的 10%。粒细胞减少见于 15% 的患者。嗜碱性粒细胞仅轻度增加。

（4）1/3 患者血小板升高、1/3 正常、1/3 降低，取决于疾病分期。通常有血小板形态异常。

（5）**骨髓检查**　显示细胞过多，粒细胞过度增生，不典型巨核细胞数量显著增加。纤维化为补丁形，呈多样分布。网硬蛋白通常升高，半数患者非常明显。纤维化的程度与患病时间，脾体积或脾髓样化生的程度无关。

（6）**免疫异常**　超过半数 MF 患者可见单克隆抗体（10%），直接 Coombs 试验阳性（20%），多克隆高球蛋白血症、类风湿因子、抗核抗体、抗磷脂抗体或循环免疫复合物。

**3. MF的鉴别诊断** 包括其他MPDs、CML、MDS、AML中的M7、毛细胞白血病、霍奇金淋巴瘤、肿瘤转移引起的骨髓纤维化（成纤维性反应）、自身免疫性疾病（特别是系统性红斑狼疮）以及播散性细菌感染。其他与继发性骨髓纤维化有关的疾病在第四章第八节。

**（二）临床过程**

**1. 症状** 与贫血和脾大的严重程度有关。事实上所有患者都有脾大，可以是巨块型，3/4的患者有肝大。1/4的患者在诊断时无症状。进展为AML时表现为发热、体重下降和骨痛。

**2. 慢性MF** MF的临床经过差别很大。一些患者不治疗可长期无症状。出血性疾病少见，直到患病晚期伴有血小板减少时方可出现。死亡原因可以是心衰、感染、出血、脾切除术后或向AML转化。MF患者约有10%发展为AML。

MF患者的中位生存时间是4～5年，但从小于2年到大于10年不等，有报道可超过20年。生存时间取决于危险因素。脾大小和骨髓所见不是重要的预后指标。预计生存期与危险因素的数量呈负相关。

（1）肯定的危险因素：

血红蛋白<10g/dl

WBC<4 000/μl或>30 000/μl

循环血中有>10%的前体细胞（幼稚细胞、早幼粒细胞、中幼粒细胞）

（2）可能的危险因素：

核型异常

年龄>65岁

有全身症状

**3. 伴随症状**

**（1）门脉高压和血管扩张** 由脾门血管流速增加，肝血管顺应性下降引起。顺应性下降是由于髓外造血和继发性胶原沉积所致。

**（2）髓外造血肿块** 可发生于任何部位。浆膜表面病灶可产生含不成熟造血细胞的渗出液。

**（3）嗜中性皮肤病** 有明显的多形核粒细胞浸润。痛性红斑可发展为大疱或脓皮病性坏疽。

**（三）治疗**

**1. 内科治疗** 现有治疗措施对MF的生存时间没有影响。可对症治疗。

（1）浓缩红细胞输注可改善贫血症状。

（2）雄激素，如氟氢甲睾酮（10mg每日2次口服），或达那唑（200～400mg每日2次口服）可改善近1/3患者的贫血。治疗需持续数月方可见效。联合应用雄激素和糖皮质激素可提高缓解率。

**（3）糖皮质激素** 如泼尼松（20～30mg/d）可缓解一小部分MF患者的全身症状和贫血。

**（4）红细胞生成素** 10 000～20 000单位，每周3次治疗可改善一些患者的贫血。治疗前血清EPO水平低者（<125U/L）可能会有反应。

**（5）小剂量沙利度胺**（50～100mg/d）与泼尼松联用可以改善MF相关性贫血和血小板较少。大剂量沙利度胺增加毒性，但不增加疗效。镇静、体液潴留、周围神经病以及静脉血栓栓塞使得这一药物的应用变得复杂。

**（6）来那度胺**是沙利度胺的类似物，骨髓抑制是其主要毒性。10mg/d口服可改善部分MF患者的贫血、血小板减少和脾大。

**（7）小剂量HU（15～20mg/(kg·d)）化疗** 可降低白细胞和血小板，缓解有症状性脾大或高代谢症状（发热，盗汗或体重减轻）。无法预计治疗的反应，需仔细监测以防止骨髓抑制。2-氯脱氧腺苷（2-CdA）也可用于降低MF患者的白细胞和血小板。还可以减低骨髓纤维化，逆转脾切除后的肝大。烷化剂如白消安、环磷酰胺和美法仑也是有效的细胞减少药物，但应避免应用，因为有潜在的致白血病效应。

**（8）IFN-α** 可使一些MF患者的细胞减少。但因其副作用不可耐受，且引起外周血细胞减少，应用起来比较复杂。

**（9）氯咪喹酮** 可降低血小板，但对MF的其他表现无效。

**2．骨髓或外周血干细胞移植** 是MF患者可能的标准治愈性措施，但相关发病率和死亡率高。因而仅在有高危因素的年轻患者考虑进行异基因移植。采用非清髓性预处理方案可降低治疗风险，将移植扩大到老年患者。

**3．脾切除** 需小心进行，可使有疼痛性脾大，严重血细胞减少或高代谢综合征的患者获益。如果由有经验的外科医生实施，治疗死亡率<10%，但手术后死亡率超过30%。如脾切除术前脾脏有明显的髓外造血，外周血细胞减少可能会持续存在或恶化。尚无可信的术前检测方法来预测脾脏造血的程度。脾切除后进行性肝大和白血病转化也很让人担心。下列情况时可考虑对可耐受的患者进行脾切除：

（1）对低毒性治疗无效的显著性脾大或梗死产生持续性不适。

（2）需要频繁输血的难治性贫血。

（3）无弥散性血管内凝血迹象的难治性、严重性血小板减少。

（4）骨髓抑制治疗无效的高代谢综合征。

（5）门脉高压导致出血性血管扩张。基于手术时进行的循环动力学研究，需要遵循以下程序：

1）继发于从肝向脾的血流量显著增加导致的门脉高压，单纯进行脾切除。

2）继发于肝内阻塞的门脉高压可进行门体分流术。

**4．放疗（RT）**

（1）小剂量（每疗程20～300cGy，分割成每日20cGy）的脾放疗可缓解继发于脾大的疼痛和早饱感，通常可维持数月。当脾切除有禁忌时可考虑进行RT。脾RT期间需密切监测血细胞计数，因为可迅速发生严重的血细胞减少。

（2）RT也可以缓解骨髓炎、髓外造血肿块以及继发于腹膜髓样化生的腹腔积液。

## 五、慢性嗜酸细胞白血病（CEL）和嗜酸细胞增多症（HES）

### （一）定义和表现

**1. CEL 和 HES** 表现为血和骨髓嗜酸细胞增多，组织被成熟嗜酸细胞浸润，导致多系统功能衰竭。WHO 将 CEL 从 HES 区分开来，因为前者有克隆形成能力，如细胞遗传学异常或血、骨髓中幼稚细胞数量增多。HES 是自发性但不是克隆性病变。CEL 和 HES 主要发生于 20 至 50 岁的男性。

**2. 病因学和病原学** CEL 常见 4q12 染色体的小片段缺失，形成血小板源性生长因子 A（PDGFRA）基因与 FIP1L1 基因的融合基因。这种缺失非常小，常规细胞遗传学方法无法检出，但 FISH 或 PCR 可将检出 FIP1L1-PDGFRA 融合。少数情况下，CEL 可发生位于染色体 5q31 ~ 33 的 PDGFRB 基因和染色体 12p12 ~ 13 上的 ETV6 基因易位，最终形成一个新的融合基因。

HES 的病因学被定义为特发性。有时会有细胞因子过度产生刺激嗜酸细胞生成，如粒－巨噬细胞集落刺激因子、IL-3 或 IL-5。有的 CEL 为隐匿性 PDGFRA 或 PDGFRB 异位，因而被误诊为 HES。

**3. 器官系统受累**

**（1）造血系统受累** 嗜酸细胞绝对计数必须大于 1 500/μl，时间大于 6 个月，无其他引起嗜酸细胞增多的原因支持诊断。细胞数通常在 3 000 ~ 25 000/μl 之间。嗜酸细胞通常是成熟的，但是通常颗粒减少，体积小。一半的患者有正细胞正色素贫血。骨髓细胞学显示 25%~75% 的髓系增生来自嗜酸细胞，并有核左移。不伴有原始粒细胞增加和细胞遗传学异常。

**（2）心脏受累（占 55%~75% 的病例）** 心肌坏死与心内膜活检所见嗜酸细胞数目增加有关。心室内或主动脉内栓子可发生栓塞。心内膜纤维化导致的二尖瓣或三尖瓣反流和限制性心肌病可以在嗜酸细胞增多后 2 年发生。

**（3）神经系统受累（占 40%~70% 的病例）** 临床症状包括源于心脏的脑血栓、脑病、多发性外周感觉神经元病。活检结果不一致。

**（4）肺受累（占 40%~50% 的病例）** 通常表现为慢性咳嗽。胸片通常正常。如无充血性心衰或源于右心室的肺栓塞，则少见肺功能异常。20% 的患者为弥漫性或局限性浸润。支气管哮喘很少见于 CEL 或 HES。

**（5）皮肤受累** 皮疹见于 >50% 的病例。可发生荨麻疹或血管性水肿、红斑性丘疹和结节，或黏膜溃疡。

**（6）其他器官受累** 脾大见于 40% 的病例。风湿病样表现包括关节痛、渗出、雷诺现象。嗜酸性胃炎、小肠结肠炎、慢性活动性肝炎、Budd-Chiari 综合征可见于 CEL 和 HES 患者。微血栓引起的视力障碍或镜下血尿也可发生。

### （二）鉴别诊断

**1. 其他慢性 MPDs** CEL 或 HES 患者嗜酸性粒细胞以外的其他细胞系的扩增很少达到其他慢性 MPDs 的程度，所以很少发展为严重的骨髓纤维化。

**2. 其他造血系统恶性肿瘤** 特别是有 inv（16）异常的急性髓性白血病、T 细胞淋巴瘤和霍奇金淋巴瘤。

**3. 局限于器官的嗜酸细胞综合征**　缺少 CEL 或 HES 的多器官受累。

**4. 斯特劳斯综合征（Churg-Strauss）**　是嗜酸细胞增多引起的大血管炎。特点为哮喘、肺浸润、嗜酸性粒细胞增多、鼻窦畸形、神经病变和血管外嗜酸性粒细胞。HES 通常无哮喘，可能是唯一能与斯特劳斯综合征鉴别的特点。

**（三）诊断**

**1. HES 诊断标准**

（1）持续的绝对性嗜酸性粒细胞计数 >1 500/μl，大于 6 个月。

（2）无寄生虫，过敏或其他导致嗜酸性粒细胞增多的原因。

（3）器官系统受累的证据。

（4）无染色体异常可排除 CEL 的诊断。

**2. 有帮助的检查**

（1）全面的病史及体格检查、CBC、肝肾功能检查、尿液检查。

（2）胶原血管病的免疫球蛋白 E 水平和血清学试验。

（3）胸片。

（4）心电图、超声心动图、血清肌钙蛋白 T 检测可用来评价心脏受累。

（5）骨髓穿刺和活检并进行染色体分析。

（6）FISH 和 PCR 检测 PDGFRA 与 PDGFRB 基因重排。

（7）T 淋巴细胞受体基因重排以除外克隆性 T 细胞异常。

（8）皮肤病变活检。

（9）血清纤维蛋白溶酶水平和 c-KIT 突变检测，除外系统性肥大细胞增多症。

（10）便检查虫卵和寄生虫。

（11）十二指肠液和血清学检测，除外类圆线虫属感染。

**（四）预后**

大于 75% 的患者自然史至少为 5 年，40% 生存时间至少为 10 年，预后好坏取决于终末器官对损伤的耐受性。发病时有充血性心衰或 WBC 大于 90 000/μl 预后较差。伊马替尼治疗对生存的影响尚不清楚。

**（五）治疗**

所有 CEL 或 HES 患者应使用伊马替尼 400mg/d 试验治疗，因为有报道即使没有 PDGFRA 或 PDGFRB 基因重排的患者对伊马替尼治疗仍然有反应。100mg/d 的低剂量对一些患者也有效。当存在 PDGFRA 或 PDGFRB 易位时，应该在治疗中每 3 个月进行 FISH 或 PCR 检查，以监测疾病状态。对于基线心功能异常的患者在开始伊马替尼治疗后应连续监测肌钙蛋白 T 水平，以监测心功能不全是否加重。这一潜在的治疗并发症可通过在高危患者预先给予糖皮质激素得到减轻。

伊马替尼治疗无反应的患者可能从激素治疗中获益，虽然治疗仅用于有症状的患者。使用 HU 或 IFN-α 进行减少细胞的治疗可使部分有症状的患者获益。如器官功能改善，嗜酸性粒细胞减少或接近正常应停止这些药物的治疗。

## 六、肥大细胞增生病

### （一）病原学

肥大细胞增生病包括一组异质性疾病，特征为肥大细胞（MCs）在一个或多个器官系统的异常生长和聚集。虽然没有被列入骨髓增生综合征，MCs 是髓系细胞，且起源于 CD34 阳性的前体细胞；因而肥大细胞增生病被纳入本章。

MCs 表达干细胞因子受体、CD2、CD25。c-KIT 是编码干细胞生长所需的酪氨酸激酶受体的原癌基因。皮肤肥大细胞增生病的典型表现为色素性荨麻疹或弥漫性皮肤肥大细胞增多，占病例的 85% 以上，过程通常是良性的。恶性肥大细胞增多症是少见疾病；常见于以色列和白人。c-KIT 原癌基因在大多数血细胞生成中起重要作用，特别是在 MC 的生长，以及所有其他类型的 MC 疾病。MC 疾病的突变见于 c-KIT 受体的酪氨酸激酶结构域。突变引起受体的自发性磷酸化激活。超过 80% 的全身性肥大细胞增多症（SM）患者 PCR 或其他技术发现有 c-KIT 第 816 位编码子的点突变（多数为 D816V）。组织病理学诊断可能很困难，应用嗜碱染料和纤维蛋白溶酶免疫染色有助于诊断。

### （二）MC 疾病的 WHO 分类见下（注意所有类型均含有 D816V 的突变）

皮肤肥大细胞增生病（CM）。

惰性系统性肥大细胞增多症（ISM）。

侵袭性系统性肥大细胞增多症（ASM）。

系统性肥大细胞增多症伴有克隆性造血系统非 MC 系疾病（SM-AHNMD）；如 AML、CML、MDSs、MPDa 和 CEL/HES。

MC 白血病。

MC 肉瘤和真皮外肥大细胞瘤（非常罕见的局部现象）。

MCs 可浸润任何含有间质的器官（特别是淋巴结、肝、脾、骨髓），产生局部破坏或纤维变性改变。器官浸润通常提示疾病加速。

### （三）临床特点

CM 主要见于儿童，特点为色素性荨麻疹或弥漫性皮肤肥大细胞增多，占病例的 85% 以上。通常是良性的，在青春期前消退。SM 少见，主要见于成人，常见于以色列和白人。

1. **皮肤改变** 色素性荨麻疹是最常见的全身性疾病的早期表现。弥漫性 MCs 浸润的褐色皮肤结节可以是局限性或弥散性、扁平或突起、大疱或红斑。轻微皮肤挫伤可引起荨麻疹或皮肤划痕。

2. **器官浸润** 可在皮肤病灶出现后数年发生，表现为肝大、淋巴结肿大、骨痛（影像学表现为骨硬化病变）、骨髓纤维化以及少见的 MC 白血病。MCs 可浸润任何含有间质的器官（特别是淋巴结、肝、脾、骨髓），产生局部破坏或纤维变性改变。放射学常见到骨硬化改变。皮肤外的器官浸润通常提示疾病加速。偶见胃酸过多，可导致溃疡和吸收不良。

3. **高组胺酸血症** 可于暴露于寒冷、酒精、麻醉药、发热或热水浴后发生，包括：

（1）红斑性潮红、荨麻疹、水肿、瘙痒。

（2）腹痛、恶心、呕吐（偶见腹泻）、胃肠胀气、脂肪泻。

（3）突发性低血压。

**（四）诊断**

SM 的组织病理学诊断可能很困难，应用嗜碱染料和纤维蛋白溶酶免疫染色有助于诊断。c-KIT D816V 突变的检测应使用骨髓细胞进行，因为用外周血可导致 80% 的假阳性。

**1. CM 由皮肤活检确定** 无需进行骨髓活检。血清纤维蛋白溶酶水平正常。

**2. SM 经皮肤和骨髓活检诊断** 必须检测 c-KIT 突变，因为与治疗有关。SM 的诊断需要一个主要标准加一个次要标准，或三个次要标准。

（1）**主要标准：**骨髓或其他皮肤外器官的多灶性 MC 密集浸润（≥15 MCs/浸润）。

（2）**次要标准**

1）浸润或骨髓涂片中小于 25% 的 MCs 为梭形或不典型。

2）骨髓 MC 表达 CD2 和/或 CD25。

3）骨髓或皮肤外器官有 c-KIT 第 816 位编码子的点突变，通常为 D816V。

4）血清纤维蛋白溶酶水平 >20ng/ml（SM-AHNMD 时除外，不适用这一标准）。

**（五）治疗**

大多数 ISM 患者疾病可稳定多年。各种治疗的结果不甚满意。

**1. 组胺阻断剂** H1 和 H2 受体阻断剂可以帮助缓解潮红、瘙痒和胃部不适。环氧化酶抑制剂可预防前列腺素 D2 产生的低血压。色甘酸钠（200mg 口服每日 2 次）可以预防胃肠道症状和骨痛。

**2. 细胞去除** 当患者有器官功能障碍时可考虑使用，如贫血（血红蛋白 <10g/dl），中性粒细胞减少（<1000/μl），血小板减少（<100 000/μl），肝功能异常、腹腔积液，脾功能亢进、吸收不良伴体重下降，或大的溶骨性病变和/或严重骨质疏松。

（1）**克拉屈滨（2-CdA）** 最大缓解率大约 50%。给药方案为 0.1～0.15mg/(kg·d)，静脉滴注 2～3 小时，连续 5 天，每 2～6 个月 1 次，共 1～6 周期。

（2）**IFN-α2b** 最大缓解率为 20%，药物相关并发症也很高。剂量从 9～42 百万单位/周不等，通常与糖皮质激素一同给予。烷化剂、环胞菌素、INF、皮质激素有时有效。

（3）**伊马替尼（格列卫），SM 可检测到其靶点** 但是大多数患者存在的 D816V 突变使其对伊马替尼耐药。

伊马替尼是 SM 和嗜酸性粒细胞增多症的有效药物，因为这两种疾病有 FIP1L1-PDGFR1 融合，但没有 D816V 突变。有反应的患者血清纤维蛋白溶酶水平高（>150ng/ml），多为有皮肤病变的女性患者。有 D816V 突变的 SM 和嗜酸性粒细胞增多症患者对伊马替尼无效。达沙替尼在体外对 D816V KIT 突变有效，用达沙替尼治疗 SM 的临床试验正在进行。

1）ASM 伴有嗜酸性粒细胞增多，伊马替尼的起始剂量为 100mg/d。

2）无 D816 KIT 突变或 c-KIT 突变状态不明的 ASM，起始剂量为 400mg/d。

**3．治疗方法**

**（1）CM 和 ISM** 除了有严重骨量减少或反复的抽搐样癫痫的患者之外，其他患者仅接受抗组胺治疗。无症状性 SM 仅需观察。疾病进展可考虑使用细胞去除治疗。

**（2）缓慢进展的 ASM** 可用 2-CdA 或 INF-α 治疗。无 D816V 突变考虑伊马替尼。

**（3）快速进展的 ASM 或 MC 白血病**应给予综合化疗，加或不加 2-CdA 或 INF。无 D816V 突变考虑伊马替尼。可考虑行干细胞移植。

（4）SM-AHNMD 应分别处理。

## 推荐阅读文献

### 骨髓增生性疾病

Campbell PJ, Green AR. The myeloproliferative disorders. *N Engl J Med* 2006;355:2452.
Jones AV, et al. Widespread occurrence of the JAK2 V617F mutation in chronic myeloproliferative disorders. *Blood* 2005;106:2162.
Kralovics RK, et al. A gain-of-function mutation of JAK2 in myeloproliferative disorders. *N Engl J Med* 2005;352:1779.
Pardanani AD, et al. MPL515 mutations in myeloproliferative and other myeloid disorders: a study of 1182 patients. *Blood* 2006;108:3472.
Thiele J, Kvasnicka HM. A critical reappraisal of the WHO classification of the chronic myeloproliferative disorders. *Leuk Lymphoma* 2006;47:381.
Vardiman JW, Harris NL, Brunning RD. The World Health Organization (WHO) classification of the myeloid neoplasms. *Blood* 2002;100:2292.
Wadleigh M, et al. After chronic myelogenous leukemia: tyrosine kinase inhibitors in other hematologic malignancies. *Blood* 2005;105:22.

### 真性红细胞增多症

Fruchtman SM, et al. A PVSG report on hydroxyurea in patients with polycythemia vera. *Semin Hematol* 1997;34:17.
Landolfi R, et al. Efficacy and safety of low-dose aspirin in polycythemia vera. *N Engl J Med* 2004;350:114.
Landolfi R, et al. Leukocytosis as a major thrombotic risk factor in patients with polycythemia vera. *Blood* 2007;109:2446.
Schafer AI. Molecular basis of the diagnosis and treatment of polycythemia vera and essential thrombocythemia. *Blood* 2006;107:4214.
Scott LM, et al. JAK2 exon 12 mutations in polycythemia vera and idiopathic erythrocytosis. *N Engl J Med* 2007;356:459.
Spivak JL. Polycythemia vera: myths, mechanisms, and management. *Blood* 2002;100:4272.
Vannucchi AM, et al. Clinical profile of homozygous *JAK2 617V>F* mutation in patients with polychythemia vera or essential thrombocythemia. *Blood* 2007;110:840.

### 原发性血小板增多症

Carobbio A, et al. Leukocytosis is a risk factor for thrombosis in essential thrombocythemia: interaction with treatment, standard risk factors, and Jak2 mutation status. *Blood* 2007;109:2310.
Griesshammer M, Heimpel H, Pearson TC. Essential thrombocythemia and pregnancy. *Leuk Lymphoma* 1996;22(suppl 1):57.
Harrison CN, et al. Hydroxyurea compared to anagrelide in high-risk essential thrombocytopenia. *N Engl J Med* 2005;353:33.
Murphy S, et al. Experience of the Polycythemia Vera Study Group with essential throm-

bocythemia: a final report of diagnostic criteria, survival and leukemic transition by treatment. *Semin Hematol* 1997;34:29.

Passamonti F, et al. Increased risk of pregnancy complications in patients with essential thrombocythemia carrying the *JAK2 (617V>F)* mutation. *Blood* 2007;110:485.

## 骨髓纤维化

Barosi G. Myelofibrosis with myeloid metaplasia: diagnostic definition and prognostic classification for clinical studies and treatment guidelines. *J Clin Oncol* 1999;17:2954.

Cervantes F, et al. Identification of "short-lived" and "long-lived" patients at presentation of idiopathic myelofibrosis. *Br J Haematol* 1997;97:635.

Mesa RA, et al. A phase 2 trial of combination low-dose thalidomide and prednisone for the treatment of myelofibrosis with myeloid metaplasia. *Blood* 2003;101:2534.

Pullarkat V, et al. Primary autoimmune myelofibrosis: definition of a distinct clinicopathologic syndrome. *Am J Hematol* 2003;72:8.

Tefferi A. Myelofibrosis with myeloid metaplasia. *N Engl J Med* 2000;342:1255.

Tefferi A, et al. Lenalidomide therapy in myelofibrosis with myeloid metaplasia. *Blood* 2006;108:1158.

## 嗜酸性细胞增多综合征

Cools J, et al. A tyrosine kinase created by fusion of the PDGFRA and FIP1L1 genes as a therapeutic target of imatinib in idiopathic hypereosinophilic syndrome. *N Engl J Med* 2003;348:13.

Fletcher S, Bain B. Diagnosis and treatment of hypereosinophilic syndromes. *Curr Opin Hematol* 2007;14:37.

Gotlib J, et al. The FIP1L1-PDGFRα fusion tyrosine kinase in hypereosinophilic syndrome and chronic eosinophilic leukemia: implications for diagnosis, classification, and management. *Blood* 2004;103:2879.

Klion AD, et al. Elevated serum tryptase levels identify a subset of patients with a myeloproliferative variant of idiopathic hypereosinophilic syndrome associated with tissue fibrosis, poor prognosis and imatinib responsiveness. *Blood* 2003;101:4660.

## 肥大细胞增多症

Garcia-Montero AC, et al. KIT mutation in mast cells and other bone marrow hematopoietic cell lineages in systemic mast cell disorders: a prospective study of the Spanish Network on mastocytosis (REMA) in a series of 113 patients. *Blood* 2006;108:2366.

Kluin-Nelemans HC, et al. Cladribine therapy for systemic mastocytosis. *Blood* 2003;102:4270.

Orfao A, et al. Recent advances in the understanding of mastocytosis: the role of KIT mutations. *Br J Haematol* 2007;138:12.

Pardanani A, et al. Imatinib for systemic mast-cell disease. *Lancet* 2003;362:535.

Pauls JD, et al. Mastocytosis: diverse presentations and outcomes. *Arch Intern Med* 1999;159:401.

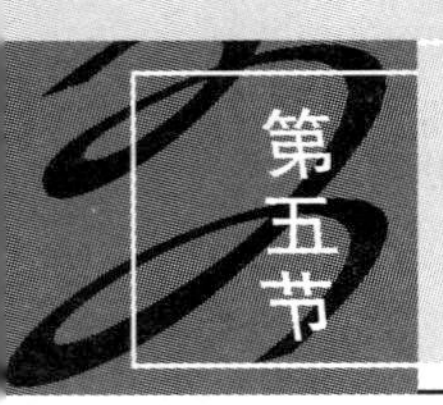

# 第五节 急性白血病和骨髓增生异常综合征

*Gary Schiller*, *Mary C. Territo* 和
*Dennis A. Casciato*

## 一、急性白血病

### （一）流行病学和病因学

**1. 发病率** 美国每年有 3/100 000～4/100 000 的人罹患急性白血病（每年新增病例 11 000 例）。儿童占全部病例的 25%。急性白血病是儿童最常见的恶性疾病。

**（1）细胞类型** 80% 的急性淋巴细胞性白血病（ALL）发生在儿童，90% 的急性髓性白血病（AML）发生在成人。

**（2）年龄** AML 在成人 50 岁后呈指数增长，50 岁的年龄特异性发病率为 3.5/100 000，而在 70 岁则增长到 15/100 000，90 岁为 35/100 000。在美国 AML 的平均年龄是 63 岁。ALL 的高峰年龄是 3～4 岁，9 岁以后发病率逐渐下降，40 岁以后再上升。尽管 ALL 被认为是一种儿童肿瘤，大多数恶性肿瘤发病率的年龄相关性增长也见于 ALL。

**（3）性别** 急性白血病仅在非常年轻和高龄人群中存在男性偏多。

### （二）病因

**（1）遗传学**

**1）遗传综合征** 是一种染色体异常的高危急性白血病，化疗高度敏感，包括：①Bloom 综合征（布卢姆综合征）是一种主要在犹太人发病的隐性遗传病。细胞遗传学研究容易发现染色体断裂，临床特征是身形矮小、颧部皮肤毛细血管扩张、光过敏和许多其他皮肤异常（黑棘皮症、多毛症、鱼鳞病和 café-au-lait 斑）。这些患者容易发生 AML。②Fanconi's 先天贫血（范康尼氏贫血）是一种与多种染色体异常相关的常染色体隐性遗传疾病。临床特征包括骨骼异常（桡骨缺如，拇指发育不全）、斜视、小头畸形、身形矮小、性腺功能减退。AML 和皮肤肿瘤常会并发这一综合征。③唐氏综合征（Down's 综合征，21 三体先天愚型）患者 AML 和 ALL 的发病危险增加。④共济失调性毛细血管扩张症淋巴系统恶性疾病的发病率增高，包括 ALL。

2）患急性白血病的年轻患者，同胞患病风险增加 5 倍。如果单卵双生的成员之一患急性白血病，则另外一人患病风险为1∶4，尤其患者 <8 岁且在 1 年内首次诊断为白血病。

**（2）放射线是明确的人类致白血病因素** 发病率的增长与累积放射剂量成比例，这已在暴露于原子弹的人群、强直性脊柱炎放疗患者和放射线医师（没有预防性保护措施的）得到证明。剂量 <100cGy 认为与白血病的发生无关。放射辐射引起的白血病有 ALL、AML 和慢性髓细胞性白血病（CML），但不包括慢性淋巴细胞白

血病。

**(3) 病毒**　尽管发现 EB 病毒与 ALL-L3（Burkitt 白血病）有关，但还没有证明病毒是人类急性白血病的病因。HTLV-1 在本章第一节讨论。

**(4) 化学物质**　化学物质导致白血病和全血细胞减少症的能力可能与它们使骨髓干细胞突变和减少有关。

**1）苯和甲苯**　它们一个世纪前就被认为是急性白血病的致癌物质。接触这些化学物质 1～5 年可以导致急性白血病，骨髓增生低下、发育不良和全血细胞减少常出现于白血病之前。

**2）药物**　药物诱发的急性白血病通常发生在骨髓增生异常之后。与年龄匹配人群相比，长期接触接触烷化剂和拓扑异构酶Ⅱ抑制剂可显著增加 AML 的发病危险。接触砷制剂也被认为可增加白血病的发病风险。继发性 AML 目前占全部 AML 病例的10%～20%。

**(5) 血液疾病**　大于 80% 的 CML 病例可转变为急性白血病（“急变”），是自然病史的一部分。骨髓增生异常综合征的患者发展为 AML 的风险增加。骨髓增生障碍（MPD）、骨髓瘤和一些实体瘤，因使用化疗 AML 的发病率增加。

**(6) 吸烟**　吸烟增加了大约 50% 的白血病患病风险。吸烟对 AML 的生存有负面影响，可以缩短完全缓解持续时间，进而影响生存时间。吸烟还与骨髓抑制时期的严重感染有关。吸烟可与致白血病物质协同作用导致复杂核型异常。

**（二）病理学，分类和急性白血病的自然史**

**1. 分类**

**(1) 急性白血病的形态学特点**

1）法国－美国－英国（FAB）组织病理学分类最早于 1976 年提出，后被以下的世界卫生组织（WHO）分类代替。FAB 定义的急性白血病 M1-M7 和 L1-L3 亚型如下：

| FAB 亚型 | 急性白血病分型 |
|---|---|
| M0： | 粒细胞未分化型 |
| M1 | 粒细胞微分化型 |
| M2 | 粒细胞分化型 |
| M3 | 早幼粒细胞型；M3v：早幼粒细胞（“微粒”） |
| M4 | 粒单核细胞型；M4 Eos：伴有异常嗜酸性粒细胞的粒细胞型（Eos） |
| M5 | 单核细胞型：分化差的（M5a）或分化好的（M5b） |
| M6 | 红白血病 |
| M7 | 巨核细胞型 |
| L1 | ALL，儿童型 |
| L2 | ALL，成人型 |
| L3 | ALL，Burkitt 型 |

**2）棒状小体（Auer 小体）**　是细胞质颗粒异常浓缩产生。它们的存在可以区分未成熟细胞是 AML 还是 ALL；其缺失无诊断意义。

**3）细胞学特征**　急性白血病亚型的细胞学特征，尤其是核构象、细胞质颗粒、Auer 小体的多少在附录中有阐述。

4）**细胞化学** 鉴别未分化细胞类型可能会有困难，但是运用传统的组织化学方法则方便易行，尤其对于髓过氧化酶和非特异性酯酶。髓过氧化酶活性可以通过细胞化学和流式细胞术评估。

5）**流式细胞术检测免疫标记物** 通常用来区分 ALL 和 AML 以及鉴定它们的亚型。这些标记物在附录 C-7，Ⅱ部分中有概述。血小板糖蛋白抗体（CD41 或 CD61）对鉴别巨核细胞（M7）白血病有益。在大多数中心，流式细胞技术已经大大的代替了细胞化学方法对急性白血病进行分类。在运用针对全骨髓抗原（CD13 和 CD33）、单核细胞抗原（尤其 CD11b 和 CD14）和造血祖细胞抗原（CD34 和 HLA-DR）的抗体时，流式细胞技术最为有效。

（2）**WHO 分类** 已经代替了 FAB 分类。FAB 分类方法提供了一致的形态学和细胞化学框架，但是没有反映出疾病的细胞遗传学和临床多样性。WHO 分类系统纳入了 AML 的生物学进展知识，根据疾病生物学增生特点和分化成熟紊乱的特征，详细区分了亚型。AML 的 WHO 分类如下（在括号中列出了相对应的 FAB 系统分类和 AML 的大致比例）：

1）伴有反复细胞遗传学异常的 AML（表 3.15）

AML 伴骨髓嗜酸性粒细胞异常和 inv（16）（p13；q22）或 t（16；16）（p13；q22）[M4 Eo，10%~12%]

急性早幼粒细胞性白血病及其变异型；t（15；17）（q21；q11）及其变异型[M3，M3v；5%~8%]

AML 伴 t（8；21）（q22；q22）；（AML1/ETO）[M2. 5%~12%]

AML 伴 11q23（MLL）异常 [M5 或 M1，5%~6%]

2）AML 伴多系发育异常 [M2 或 M6]

继发于 MDS 或 MDS/MPD

之前无 MDS

3）治疗相关的 AML 和 MDS（烷化剂、拓扑异构酶抑制剂、其他类型）

4）未分类 AML

AML 微分化 [M0，5%]

AML 未分化 [M1，10%]

AML 分化型 [M2，30%~45%]

急性粒单核细胞白血病 [M4，15%~25%]

急性单核细胞白血病 [M5a，M5b；5%~8%]

急性红白血病 [M6，5%~6%]

急性巨核细胞白血病 [M7，3%~5%]

伴随骨髓纤维化（症）的急性全骨髓增生症 [M7，罕见；“急性骨髓纤维化症”]

急性嗜碱性粒细胞性白血病（非常罕见）

5）髓样肉瘤（“绿色瘤”，“粒细胞肉瘤”；原始单核细胞或粒细胞的髓外肿块）

6）急性淋巴细胞性白血病 现被归入 WHO 分类中的淋巴组织“前体 B 细胞淋

巴母细胞白血病/淋巴瘤”和“前体 T 细胞淋巴母细胞白血病/淋巴瘤”（见附录 C-6，Ⅰ部分）。这些在 FAB 系统中为 ALL-L1，L2 或 L3。

**表 3.15 成人急性髓性白血病的细胞遗传学异常与预后**

| 细胞遗传学异常 | 融合基因 | 成人发生率（%） | | FLT3ITD[a] 频率（%） |
|---|---|---|---|---|
| | | <45 岁 全部 | >45 岁 | |
| **预后好** | | | | |
| t（8；21）（q22；q22） | AML1/ETO | 5~8（<55 yrs） | 少见 | 9 |
| inv（16）（p13；q22） | CBFβ/MYH11 | 10 | 少见 | 7 |
| t（16；16）（p13；q22） | | | | |
| t（15；17）（q21；q11） | APL-RARα | 15 | 少见 | 37 |
| **变异：** | | | | |
| t（11；17）（q23；q11） | PLZF-RARα | | | |
| t（5；17）（q32；q11） | NPM-RAR-α | | | |
| t（11；17）（q13；q11） | NuMA-RARα | | | |
| **预后中等** | | | | |
| 正常核型 | | 5~20 | | 34 |
| +8 | | 10 | | 28 |
| 其他：-Y，+6 | | | | |
| 无法评估预后的所有其他核型 | | - | | 20~30 |
| **预后不好** | | | | |
| 11q23*b* 异常[b] | MLL | 5~7 | | 0 |
| 常见变异： | | | | |
| t（4；11）（q21；q23） | MLL/AF4 | | | |
| t（9；11）（p22；q23） | MLL/AF9 | | | |
| t（11；19）（q23；p13.1） | MLL/ELL | | | |
| t（11；19）（q23；p13.3） | MLL/ENL | | | |
| t（6；9）（p23；q34） | DEK/CAN | <10 | | - |
| t（3；3）（q21；q26） | Ribophorin/EV1 | 3~5 | | 17 |
| ~5/del（5q） | | <10 | >10 | 0 |
| ~7/del（7q） | | <10 | >10 | 7 |

a FLT（一种酪氨酸生长因子受体）介导造血干细胞增生和分化。FTL3 突变（11 号和 12 号外显子内在串联重复序列称为 FLT3ITD）常见于 AML，是重要的预后指标。

b >50% AML 见于婴儿。

（3）FAB 和 WHO 分类系统的两个最显著差异是

1）诊断 AML 的幼稚细胞阈值较低：WHO 定义骨髓中幼稚细胞百分比达到 20% 时诊断 AML（而 FAB 定义为 30%）。

2）反复发生如下克隆性细胞遗传学异常的患者，无论幼稚细胞的百分比为多少，都应被认为患 AML：t(8;21)(q22;q22)，t(16;16)(p13;q22)，inv(16)(p13;q22)或 t(15;17)(q22;q12)。

（4）以下两个亚型可能是一个更贴近临床的 AML 分类

**1）继发于 MDS 的 AML** 通常存在多系发育异常，及高危细胞遗传学异常，并且对治疗的反应较差。这种类型的发病率随年龄而增长，并且与造血干细胞分子结构受到多重刺激引发 MDS 和 MDS 相关白血病的假说相符。

**2）原发性 AML** 通常缺乏显著的多系发育异常。通常具有低危的细胞遗传学异常，并且治疗反应较好，更有可能获得治疗成功和长期生存。这种类型白血病发病率相对恒定，是最常见于儿童和年轻人的类型。某些类型 AML 很有可能与分化紊乱有关，例如核结合因子异常，t（8；21）或 inv16 或 t（15；17）为特点的 AML。其他是以增生缺陷为特征，如细胞遗传学正常的 AML（常伴有 FLT3 突变）。

**2. 病理** 急性白血病骨髓检查呈大量的单一的幼稚细胞浸润。正常骨髓成分显著减少。在各类 AML 中，幼红细胞常常分化为巨幼红细胞，尤其在 M6 亚型。AML 的细胞学特征见附录 C-7，Ⅰ部分。

诊断时，临床上发现有约 25% 的病例累及肾脏，5% 的病例累及肺、关节和胃肠道；2% 累及心脏。尸检发现几乎所有器官都有白血病细胞浸润。

**3. 自然史** 白血病细胞一般比正常细胞复制慢。造血功能受损甚至早于骨髓中幼稚细胞显著增加。不成熟和功能不良的白血病细胞逐渐代替了正常骨髓，并浸润其他组织。对大多数患者而言，如果不能经诱导和巩固治疗后达完全缓解并至少持续 4 年，则必然会复发。复发与进行性的对治疗反应低下有关，而且如果达到第二次或再次缓解，缓解时间也是越来越短。治疗不成功的往往 2 个月内死亡。急性白血病的死亡通常由于感染或者出血。

**4. 急性早幼粒细胞白血病（APL）的生物学表现**

**（1）形态学** APL 在 FAB 分类系统中为 M3 型，形态学上以具有大量嗜苯胺蓝的颗粒，成束的 Auer 小体（“成束细胞”），二叶或肾形核的幼稚细胞为特征。尽管大多数急性 APL 病例符合多颗粒幼稚细胞的特征，但也检测出细胞微粒的变异型（M3v）。M3v 幼稚细胞具有二叶、多叶或肾形核，常规染色无颗粒或仅含有少许细微嗜苯胺蓝颗粒。颗粒明显缺乏主要由于它们的体积太小因而显微镜观察不到。M3v 通常伴有白细胞增多，占 APL 病例的 15%~20%。

**（2）免疫表型** APL 幼稚细胞呈 CD33 和 CD13 阳性，但 HLA-DR 阴性，通常有低水平的 CD34 表达。M3v 幼稚细胞倾向于 CD34、CD2 和 CD19 阳性。

**（3）细胞遗传学** 经典型和 M3v 型 APL 都有特定的细胞遗传学异常 t（15；17）（q22；q21）。这个易位使 15 号染色体的 APL 基因和 17 号染色体的维 A 酸受体 α（RARA）形成融合基因（APL/RARA）。APL/RARA 的蛋白产物具有维 A 酸（RA）的配体结合域的正常结构，在白血病发生中起关键作用，调节对类视黄醇的反应。微阵列分析在未来有可能成为细胞遗传学的辅助手段，甚至代替细胞遗传学。

1）APL 的 3 个其他基因易位描述如下：

t（11；17）（q23；q21）累及 11 号染色体的 PLZF 基因

t（5；17）（q35；q21）累及 5 号染色体的 NPM 基因

t（11；17）（q13；q21）累及 11 号染色体的 NuMA 基因

2）APL/RARA 介导的 APL 是 NPM/RARA 和 NuMA/RARA 所介导的 APL 变异型，对维 A 酸类敏感。相反，PLZF/RARA 相关的 APL 对维 A 酸类和三氧化二砷耐药。

**（三）诊断**

**1．症状**

（1）非特异性乏力和虚弱是最常见症状。淤斑、发热和体重下降也很常见。

（2）中枢神经系统（CNS）受累，可表现为头痛、恶心、呕吐、视物模糊或脑神经功能异常。

（3）腹胀，通常反映肝脾大，ALL 或 AML 的单核细胞亚型更为多见。

（4）少尿，可能由于脱水、尿酸性肾病或弥散性血管内凝血（DIC）引起。

（5）顽固性便秘，提示低钙血症或低钾血症。钾丢失可见于单核细胞白血病。

**2．体格检查**

**（1）一般检查**

1）苍白、淤点、紫癜最常见于急性白血病。

2）胸骨触痛或压痛、淋巴结肿大、肝脾大在 ALL 较 AML 常见。

3）假性脑膜炎提示 CNS 受累。CNS 白血病常见于 ALL。如见于 AML，常为 M4（伴有骨髓嗜酸细胞异常浸润）和 M5 亚型。其他亚型 AML 很少见，疾病复发时可以出现。

4）眼底白血病细胞浸润出现类似罗特斑表现，伴有火焰状出血。

（2）幼稚细胞的髓外浸润或肿块，常累及皮肤、眼眶、乳腺、牙龈或睾丸，最常见于急性单核细胞白血病（M5）和 ALL。

（3）出血如与血小板减少不成比例，提示 DIC 的出现，在 M3 白血病特别常见。

（4）感染征象，注意检出。

**3．实验室检查** 白血病的鉴别诊断应进行外周血涂片检查。找到循环白血病幼稚细胞可建立诊断，但需经骨髓细胞遗传学检查确认。FISH 可鉴别出传统细胞遗传学检查不易发现独特的克隆异常。

**（1）血常规**

1）**白细胞** WBC 计数升高见于 60% 患者，15% 正常，25% 下降。事实上所有急性白血病患者都有循环幼稚细胞，但是有些患者的比例很低。

2）**红细胞** 90% 患者有正细胞正色素贫血，通常很严重。网织红细胞通常下降。巨红细胞血症通常反映巨幼红细胞成熟，提示有 MDS 病史。循环血中出现有核红细胞需马上进行骨髓检查。

3）**血小板** 90% 患者中减少，40% 患者小于 $<50\ 000/\mu l$。

（2）生化检查，应包括以下方面：

1）血清尿酸、钙离子、磷、镁、乳酸脱氢酶（LDH）水平。

2）血清肝肾功能检查。

3）DIC 的凝集试验。

（3）骨髓所见，本节前文中已经讨论过。幼稚细胞超过 20% 可诊断急性白血病。

（4）流式细胞术，AML 的流式细胞术结果见附录 C-7，ALL 见附录 C-5。

（5）细胞遗传学检查，每个初治的患者都必须进行，因为有显著预后意义。细胞遗传学异常区分 AML 的独特型，也是治疗反应、反应持续时间和复发的唯一预测指标。细胞遗传学异常可分为“良好”，“标准或一般”，“不良”（表 3.15）。

（6）放射学检查，需进行如下检查：

1）胸片，看有无白血病或感染性浸润。

2）疼痛或压痛部位的骨 X 线片，看有无髓外肿块导致的骨膜隆起或骨质破坏。

（7）脑脊液检查（CSF），ALL 患者都应检查，是诱导治疗的一部分。急性单核细胞白血病和有假性脑膜炎或 CNS 异常的 AML 也应进行 CSF 检查。检查后可用阿糖胞苷或甲氨蝶呤注入 CSF，因为很可能被血液中的白血病细胞污染。

脑脊液应进行抗酸杆菌、真菌和细菌检查。白血病累及脑膜可伴有糖减少，蛋白浓度升高，细胞增多，细胞学检查可检出白血病细胞。

（8）鼻、咽、腋窝、肛周部位的细菌培养，检测患者体内的病原菌。但该项监测不能确定引发粒细胞减少患者严重感染的致病菌。有发热的白血病患者应进行血、尿、痰和任何有症状区域的培养。

**（四）预后因素和生存**

完全缓解（CR）是所有急性白血病的首要预后指标，CR 被定义为：

- 骨髓幼稚细胞 <2%
- 粒细胞和血小板计数恢复正常
- 肿大器官的消退需要有临床试验验证

**1. AML 预后因素** 最重要的预后不良的因素有：

（1）年龄大（指年龄 >60）。

（2）之前有骨髓异常增生。

（3）治疗相关性 AML。

（4）发病时 WBC 升高。

（5）细胞遗传学不良。

**2. ALL 预后因素** ALL 不是一种均质性疾病，它包含了具有不同生物学，临床和预后特征的亚型。最重要的预后指标为年龄、初始 WBC 计数、免疫表型以及细胞遗传学特征。

（1）成人 ALL 较好的预后指标。癌症和白血病小组 B（CALGB）制定了如下远期结果较好的临床和生物学特征：

1）年轻

2）WBC 数（≤30 000/μl）

3）缺乏费城染色体（Ph[1]）

（2）ALL 不良预后指标

1）**临床特征**：①老年；②WBC 数 >30 000/μl；③获得 CR 较晚（3～4 周以后出现）。

2）**免疫表型**：①前 B 淋巴细胞 ALL；②原 T 淋巴细胞，前 T 淋巴细胞；③成熟 T 淋巴细胞 ALL。

3）**细胞遗传学和分子遗传学**：①t（9；22）（p34；q11）[Ph[1]]；BCR/ABL 融合基因：见于 25% 的成人 ALL；②t（1；19）（q23；p13）；PBX/E2A：见于 25% 的儿童 ALL；③异常 11q23；MLL 重排：小于 1 岁的婴儿和成人提示预后不良；④t（4：11）/ALL1-AF4；这一亚型的常见临床特征包括：（a）高 WBC 计数（中位 180 000/μl）。（b）B 淋巴细胞系有 $L_1$ 或 $L_2$ 形态特点。（c）免疫分型差（CD10 -，CD19 +，HLA-DR +），常有髓系标志物的过表达（CD15 +，CDw65 +）；⑤多发性耐药表现。

**（3）缓解率和生存期**

1）**AML** 大约 2/3 患者可经标准诱导化疗获得 CR。获得 CR 患者的中位生存为 12～24 个月。首次缓解中位持续时间10～12 个月。大约 20% 获 CR 的患者（总患者的 5%～15%）生存超过 5 年，这些患者多数可以治愈。复发多在 3 年之内。

细胞遗传学良好的患者有 50% 可获 CR。获 CR 的患者如年龄大于 60 岁或是原发或继发性 MDS 发展而来的 AML，仅10%～15% 可获长期生存。

2）**ALL**（也可见急性白血病，儿童肿瘤） ①标准危险度儿童（1～9 岁，WBC 数 <50 000/μl，前 B 淋巴细胞亚型，无不良预后因素）。如适当治疗复发 < 20%，5 年无病生存 >80%。4 年持续 CR 后复发或死亡很少见。②高危儿童（有不良预后因素）的缓解持续时间和生存与成人相似，但一些报告 70% 患者获 4 年无病生存。婴儿的生存时间 <2 年。③青少年和成人，首次 CR 持续时间 12～24 个月，中位生存时间 24～30 个月。青春期末（17～21 岁）如给予儿童强化治疗可获得好的生存时间。大于 60 岁，发病时 WBC 升高的患者中位生存时间不到 18 个月。

### （五）有可能进行异基因造血干细胞移植（HSCT）患者的治疗

在所有能进行异基因 HSCT 的患者（通常 <65 岁）应警惕下列情况：

- 对所有注射的血制品去白细胞或照射。
- 入院后在进行一切可以抑制血细胞计数的治疗前，开始对包括Ⅰ、Ⅱ级抗原进行 HLA 分型。
- 检测巨细胞病毒（CMV）抗体效价。所有血制品应进行检测，不能含有 CMV，直至获得 CMV 效价。如考虑进行移植，CMV 血清阴性患者应接受 CMV 阴性血制品，CMV 阳性患者可接受 CMV 安全的血制品（阳性但是过滤白细胞）。

### （六）AML 的治疗

**1．诱导缓解** AML 患者要获得 CR 需强化治疗，易导致严重骨髓抑制（通常开始于治疗后 7～12 天）。多采用阿糖胞苷和一种蒽环类抗生素。阿糖胞苷剂量范围为 100mg～6000mg/m²，但不清楚是否剂量越高疗效越好。柔红霉素、去甲氧基柔红霉素和米托蒽醌在等效剂量下疗效相似。然而，去甲氧基柔红霉素在 WBC 升高患者的缓解率似乎更高。经典的方案为：

阿糖胞苷 200mg/($m^2$·d)，持续静脉输注，共 7 天，去甲氧柔红霉素 12mg/$m^2$（或柔红霉素，45mg/$m^2$，或甲氨蝶呤，12mg/$m^2$）静脉推注，d1～d3。

如果第一周期治疗后幼稚细胞没有从外周血或骨髓中清除掉，且患者可以耐受另一个同等强度的治疗，可重复联合化疗。支持治疗较好的患者 CR 率为 60%～70%，通常在首次治疗 1 个月后。经过 1～2 个周期的诱导化疗后可获得 95% 以上的 CR。

**（1）诱导治疗的毒性**

**1）肿瘤溶解综合征** 可以表现为高尿酸血症、高磷血症、低钙血症、高钾血症。急性白血病患者应给予别嘌醇（300mg～600mg 每日），如可能，在开始化疗前 12～48 小时开始服用。

**2）心脏异常** 蒽环类抗生素可引起心电图改变，心律不齐或充血性心衰。所有患者在开始蒽环类药物治疗前必须有心脏核素扫描或超声心动图以评价左室射血分数。

**3）组织坏死** 蒽环类药物是起疱剂，药物外渗可引起严重的组织坏死。使用中心静脉插管是一种安全的方法（如 Hickman 导管），在输注前应检查血管位置和回血是否良好。

**4）全血细胞减少** 继发于骨髓抑制，可由疾病本身或治疗导致。全血细胞减少可导致感染和出血。患者可能需要输血直到获得缓解和恢复正常的造血功能。

**5）恶心和呕吐** 有效的止吐治疗可将其降到最低。阿糖胞苷的潜在致吐性低，但使用蒽环类药物患者需接受止吐治疗。典型方案包括 5-羟色胺拮抗剂（昂丹司琼、多拉司琼或格拉司琼）和地塞米松（10mg 每天口服），在使用蒽环类药物的三天使用。

6）脱发常见，为可逆性。

7）大剂量阿糖胞苷的毒性。大剂量（2～3g/$m^2$，1～3 小时）阿糖胞苷可导致小脑、眼部和胃肠道毒性，特别在年龄大于 60 岁的患者。低剂量（1.5g/$m^2$）或更小剂量长时间输注（100～400mg/$m^2$ 持续静脉输注）的毒性发生频率明显减低。

**（2）老年患者** 年龄大于 65 岁患者的治疗存在争议。老年患者通常不能耐受年轻患者强化诱导治疗方案的毒副反应；强化方案的治疗相关死亡率为 10%～30%。此外，老年 AML 患者通常有不良疾病特征，经常继发于 MDS，或有高危细胞遗传学特征。

1）减量治疗，口服治疗（羟基脲或依托泊苷），或小剂量阿糖胞苷（10mg/$m^2$，每日持续静脉滴注）比标准强化诱导治疗的骨髓抑制轻，早期死亡率低，院外生存时间长。一些老年患者特别是那些一般状态不好，仅能生存数周或数月的患者，也可单纯支持治疗。

2）其他适用于一般状况较好的老年人的减量治疗方案仍处于研究中，包括：①阿糖胞苷 100mg/($m^2$·d)，持续静脉输注，共 5 天，去甲氧柔红霉素，12mg/$m^2$，静脉输注，仅 1 次；②吉妥珠单抗单药诱导方案；③治疗骨髓发育不良的各种剂量和给药方法，如地西他滨和氮胞苷；④试验用药（tipifarnib，法呢酰基转移酶抑制剂）。

**2．缓解后治疗**　一旦获得 CR，最重要的目标是预防复发。临床上看不出来的白血病细胞通常在骨髓里还存在。需要进一步治疗以清除微小残留病灶，否则复发不可避免。然而最佳的缓解后治疗方案还存在争议。小于 60 岁的患者通常有 3 种缓解后治疗选择。

**（1）强化治疗**　当患者获得 CR，造血功能已恢复正常，并已从之前治疗的并发症中恢复过来后应尽快给予相对高剂量药物治疗。通常采用单药阿糖胞苷，或联合一种蒽环类药物。

一项随机研究中，对于小于 60 岁的患者给予 4 周期三种剂量的阿糖胞苷巩固治疗（$100mg/m^2$，$400mg/m^2$，$3g/m^2$）。阿糖胞苷每 12 小时 1 次，注射 3 小时，第 1、3、5 天，总计 6 次。大剂量阿糖胞苷可在 45% 患者获得 4 年无病生存，剂量越低，生存越差（$100mg/m^2$组为 25%）。然而老年患者并不能从任何剂量的治疗中获益，4 年生存率 15%。

**（2）自体 HSCT**　与强化治疗相比，自体 HSCT 复发的危险性较低，但仍高于同种异体基因移植。疾病复发仍旧是导致患者死亡的主要因素。

三组前瞻性随机对照试验对比了强化治疗和自体 HSCT 疗效，结果显示自体移植的复发率稍低（40% vs 57%），但无明确生存优势差异（56% vs 46%）。此项随机试验中高移植相关性死亡率（12%）抵消了接受自体移植物的抗白血病优势。由于目前移植死亡率已降低至 5% 以下，从而使得自体移植患者的总生存期得到提高。

**（3）异基因 HSCT**　大多数前瞻性研究未能显示出首次缓解后接受异基因 HSCT 在低危患者（有好的细胞遗传学）中的生存优势。另一方面，在标危患者中可减少复发，改善无病生存。存在不良细胞遗传学的高危患者似乎从异基因 HSCT 中获益最大。

**3．复发后治疗**　AML 的复发通常为全身性的（骨髓或其他地方）。偶见髓外复发（皮肤或淋巴结的绿色瘤）先于全身复发出现。将近一半的 AML 复发患者用诱导首次缓解的同样药物或研究用药可再次 CR。很多试验用药已经取代大剂量阿糖胞苷治疗复发疾病。有合适组织相容性干细胞供体的患者应强烈推荐进行异基因 HSCT。

**4．吉妥珠单抗（Mylotarg）**　超过 80% 的 AML 患者的髓系幼稚细胞表达 CD33 表面抗原。卡奇霉素是一种高效的抗肿瘤抗生素，可以在特定位置裂解双链 DNA，与人源化 CD33 单抗结合形成 Mylotarg（麦罗塔）。用于治疗首次复发，既往无造血异常的 AML，中位年龄 61 岁。在接受 Mylotarg 治疗的患者中，30% 获得缓解。常见毒性为骨髓抑制和输液相关症状。获得上市后，在既往接受强化治疗的患者发现肝静脉闭塞性疾病（高胆红素血症，转氨酶升高），特别是在曾经有过干细胞移植的患者中。

### （七）急性早幼粒细胞白血病的治疗（APL）

**1．诱导治疗**　全反式维 A 酸（ATRA，$45mg/(m^2 \cdot d)$，分 2 次给入）每日给药治疗持续于整个诱导期间。给予传统剂量的去甲氧柔红霉素（$12mg/m^2$），但增加给药次数（第 2、4、6、8 天），或柔红霉素高于常规 $45mg/m^2$ 的剂量连用 3 天。阿糖胞苷对于 APL 的疗效不清楚。CR 率在意大利协作组（GIMEMA）和西班牙协作组（PETHEMA）研究报告 70%~90% 之间。ATRA 和三氧化二砷均作为 APL 的诱导分化药物。

**2. 巩固治疗** CR 后，APL 必须接受巩固治疗以避免复发。虽然最佳方案还不清楚，大多数使用一种蒽环类药物加或不加阿糖胞苷。

**3. 维持治疗** 北美 APL 工作组的研究中，将接受 2 周期巩固治疗后获得 CR 的患者随机分成两组，一组接受每日 ATRA 维持治疗，一组观察。ATRA 诱导缓解并维持治疗组 5 年无病生存 75%，对照组 55%。其他方案还有 ATRA 每 3 个月口服 2 周，共 2 年，同时口服化疗药（巯嘌呤和甲氨蝶呤）每季度 1 次。

**4. APL 分化综合征（APLDS）** 是一种心脏呼吸道综合征，表现为发热、体重增加、呼吸窘迫、间质性肺浸润、胸膜腔或腹腔积液、低血压、急性肾衰竭。这些异常是由于原始细胞向中性粒细胞迅速分化引起的血管并发症，可被 ATRA 或三氧化二砷诱导出现。ATRA 单药治疗发病率为 25%。ATRA 联合化疗可以使发病率降到 10% 以下，但仍不是标准治疗。激素可有效预防和治疗 APL 分化综合征。早期发现和早期激素治疗已使 APLDS 的死亡率从 30% 降到 5%。APLDS 无法预测。

**5. DIC** 化疗加重的凝血障碍见于超过 90% 的 APL 患者，可导致比预期的血小板减少程度更为严重的出血。DIC 的严重程度和发生率随着分化治疗而下降。实验室仅见 DIC 相关异常（纤维蛋白原下降、纤维蛋白单体和纤维蛋白原降解产物增加），但也有纤溶亢进的证据（继发性纤溶抑制剂 $\alpha_2$ 抗胰蛋白酶缺乏）。

应密切观察患者是否发生 DIC，在刚有迹象时即开始治疗。主要治疗为输注血小板和冷沉淀以维持纤维蛋白原水平。目前很少应用肝素。抗纤溶药物如 6-氨基己酸在有纤溶亢进时可能有帮助。

**（八）急性淋巴细胞白血病的治疗（ALL）**

**1. 诱导缓解**

**（1）儿童**（第二章第十二节） 长春新碱和泼尼松（V + P）可使 85%~90% 的儿童 ALL 获得 CR。一般加左旋门冬酰胺酶。除特殊情况，如发生运动失调性毛细血管扩张症外，大多数儿童经 4 周治疗可获得 CR，如 6 周仍未达到 CR，继续应用这一药物治疗没有意义。儿童通常获得 CR 而骨髓抑制时间并没有延长。

1）标危患者，给予 V + P 加左旋门冬酰胺酶 4 ~6 周治疗

长春新碱，1.5 mg/m$^2$（最大 2 mg）每周 1 次

泼尼松 40 mg/m$^2$ 每日口服

左旋门冬酰胺酶 6 000 U/m$^2$（最大 10 000 U）肌内注射，每周 3 次，总计 9 次。

2）高危患者，给予 V + P + 左旋门冬酰胺酶，加柔红霉素 25mg/m$^2$ 每周 1 次，共 2 次

**（2）成人** 成人 ALL 予 V + P 方案可获得 45%~65% 的 CR。加用蒽环类药物（加或不加左旋门冬酰胺酶）可将 CR 率增加到 75%。5 药方案可进一步提高 CR 率到 85%。方案举例如下：

环磷酰胺，1 200 mg/m$^2$ IV d1

柔红霉素 45 mg/m$^2$ IV d1 ~ d3

长春新碱，2 mg IV，d1，d8，d15，d22

泼尼松 80/$m^2$ IV 或 PO d1 ~ d21

左旋门冬酰胺酶 6 000 U/$m^2$ SC d5，d8，d11，d15，d18，d22

**（3）诱导治疗的毒性**

1）**V + P**　①肠绞痛、便秘（容积性泻药可以预防）；②周围神经病（通常可逆）；③骨髓抑制；④脱发（不常见）。

2）**V + P + 蒽环类**　同上。有恶心呕吐、胃炎、脱发、骨髓抑制，可能有心脏毒性。

3）**V + P + 左旋门冬酰胺酶**　同上。还有凝血异常、纤维蛋白原降低、过敏反应、脑病、高胆红素血症、转氨酶升高、静脉炎或栓塞等并发症。

**2. CNS 预防**　诱导化疗后进行 CNS 预防治疗可预防 ALL 的早期复发。如不给予预防治疗，CNS 是超过半数儿童最早复发的部位，也是成人常见的复发位点。

**（1）方案**　CNS 预防治疗方式存在争议。推荐鞘内注射甲氨蝶呤（6 ~ 12mg/$m^2$ 无防腐剂的甲氨蝶呤，最大剂量每次 15mg，每周 2 次，总计 5 ~ 8 次）。1 岁以上患者鞘内注射甲氨蝶呤常与脑脊髓照射联合（2 400cGy，分 12 次，2.5 周以上）。低危患者可单用甲氨蝶呤鞘注（2 ~ 9 岁，WBC < 10 000/μl，CD10 +）。成人预防性鞘内注射化疗就足够了。

**（2）CNS 预防治疗的毒性**

1）短暂性脑病，可以致命，发生在 70% 的儿童，在颅脑照射后 4 ~ 8 周出现。特别是在甲氨蝶呤维持治疗的患者。脑病的症状包括嗜睡、头痛、呕吐、低热。脑脊液检查可见细胞增多，以中性粒细胞和单核细胞为主。鉴别诊断包括 CNS 感染、脑血管意外、白血病性脑膜炎。可用 MRI 扫描、脑脊液培养和细胞学检查区分开来。

2）颅脑照射后脱发。

3）鞘内注射药物后头痛。

4）化学性蛛网膜炎，有脑膜刺激征和背痛，与甲氨蝶呤渗出到硬膜外有关。

5）脑白质病。脑照射后给予大剂量静脉甲氨蝶呤治疗可发生。

6）**神经精神反应**　常见，特别在小于 6 岁的儿童。记忆、数学、运动技能受限。CNS 预防和在 CNS 内活性很高的全身治疗药物（甲氨蝶呤、泼尼松、长春新碱、左旋门冬酰胺酶）是引起这些问题的原因。然而疾病本身也有一定作用。

**3. 缓解后的强化治疗**

**（1）巩固治疗**　使用多药强化治疗可以改善儿童患者的生存，是标准的治疗。一项成人的回顾性分析研究显示多药强化巩固治疗预后好。但无随机试验。大剂量阿糖胞苷可能适合 T 淋巴细胞 ALL 和某些高危亚群。大剂量甲氨蝶呤对 B 淋巴细胞系 ALL 可能有效。

**（2）异基因 HSCT**　在首次 CR 后进行可改善所有年龄段 ALL 患者的生存。不推荐标危儿童患者首次 CR 后进行。但是 HSCT 对特定亚型（有费城染色体）或初次缓解后复发的患者很重要。

**4. 维持治疗**　儿童 ALL 患者必须治疗 2 ~ 3 年，成人也是如此。

（1）**有效药物** 甲氨蝶呤（20mg/m$^2$ 口服，最大35mg每周1次）联合巯嘌呤（50～70mg/m$^2$，每日口服）是最基础的ALL维持治疗。给予能引起骨髓抑制的足量药物对改善无病生存非常重要。每月的V+P治疗也可应用。鞘内化疗通常每90天1次。

（2）**维持治疗的毒性**

1）如下列任何事件发生都应停止治疗：①严重骨髓抑制；②左室射血分数（LEF）异常；③胃炎，腹泻；④甲氨蝶呤导致的肾小管坏死（密切监测肾功）。

2）免疫抑制（感染易感性增加，尤其是水痘和金罗维氏肺孢子虫）。

3）生长受抑。

4）皮肤异常。

5）长期甲氨蝶呤治疗导致骨质疏松。

（3）何时停止维持治疗。

1）**儿童** 延长治疗对儿童的影响很大，因为会发生晚期副作用。大多数缓解的儿童接受30～36个月的治疗。20%停药后复发，多在1年之内。停止治疗前进行选择性睾丸活检无临床价值。

2）**成人** 多数ALL成人患者即使接受维持治疗仍会复发。成人ALL应该接受多长时间的维持治疗仍不清楚，但是延长治疗和增加剂量强度的治疗转归较好。基于儿童治疗的经验，我们推荐在成人ALL进行至少2年的维持治疗。

5. **复发的治疗** ALL会全身复发或在特定部位复发（睾丸或中枢神经系统）。

（1）**髓外复发** 没有中枢神经系统的预防措施，单纯神经系统的复发是很常见的。睾丸复发较少见。髓外孤立复发而骨髓正常的患者，可以接受单纯局部治疗（例如中枢神经系统放疗加鞘内化疗治疗中枢神经复发，或者睾丸放疗治疗睾丸复发）。多数情况下，这些部位的复发预示着全身复发。

（2）**全身复发** 约半数病例可以用首次治疗缓解的药物再次成功治疗，但是任何复发应该立即考虑同种异体移植。

（3）**再缓解** 每次再缓解时间将变得越来越短，能够维持治疗效果的药物也越来越有限。中止维持治疗后复发的患者比在治疗中复发的患者有相对好的预后。

**（九）急性白血病的处理**

其他问题。

1. **支持治疗**

（1）**中央静脉置管** 应用于治疗诱导期，以方便静脉给药及取血做实验室检验。

（2）**成分输血治疗**

1）**血小板输注** 患者合并严重血小板减少症，当出现活动性出血、发热或感染，是输血小板的明确指征。如果没有淤点或出血，当血小板计数为10 000/μl～20 000/μl之间时，如果患者不发热，不应预防性输注血小板。对于发热患者，由于血小板消耗增多，此时血小板计数应维持在20 000/μl以上。

2）**浓缩红细胞输注** 用来治疗症状性贫血和活动性出血。鉴于患者合并骨髓再生障碍，故血红蛋白浓度一般维持在≥8g/dl。如果患者有活动性出血或者其他病史，血红蛋白应维持在较高的水平。

**3）粒细胞输注**　一般不推荐。然而在特殊情况下可以应用，如顽固真菌感染，患者已度过诱导期并且骨髓评估没有白血病证据，预期短时间内可以康复。若缓解的可能性很小时，粒细胞输注不予采用。

**4）生长因子**　［G-CSF 和粒细胞巨噬细胞-CSF（GM-CSF）］当诱导化疗结束后 10～14 天，通过反复骨髓活检证实无白血病细胞成分时，可以应用上述因子。生长因子可以使中性粒细胞减少时间降至 2～4 天，并降低死亡率。研究表明这些因子对化疗疗效无影响。

**（3）感染**　在患者发热时早期根据经验应用静脉抗生素很重要。抗生素的选择在不同医院可能不同，但是应该充分覆盖 $G^-$ 菌，对于怀疑合并置管感染的患者，应同时覆盖葡萄球菌。对持续性发热患者，已证实经验性给予抗真菌药可以改善生存期。

1）中性粒细胞减少症的发热处理在第四章第十节中详细讲述。

2）感染的预防　参见第四章第十节。

（4）肿瘤溶解综合征　参见第四章第二节。

**2. 脑膜白血病的治疗**

**（1）临床表现**　当有颅神经病变，其他神经症状或精神状态改变时应考虑脑膜白血病。脑脊液细胞学检查找到原始细胞有诊断价值，但脑脊液的评估不敏感。

**（2）治疗**　最恰当的治疗尚未确定。大多数患者被给予脑部或脑脊髓 3 周的放疗加鞘内化疗。单独鞘内化疗不充分。

**1）药物**　鞘内化疗用不含防腐剂的甲氨蝶呤（6～12mg/$m^2$ 最大剂量达 15mg）或阿糖胞苷（50～100mg）。甲氨蝶呤应避免用于肾功能衰竭患者。甲氨蝶呤的外周毒副反应可通过静脉给药和口服四氢叶酸预防。

**2）稀释剂**　在一些治疗中心选择人造脑脊液（Elliott's B 溶液）来稀释细胞毒制剂。

**3）方法**　鞘内化疗操作是通过装有化疗药物的注射器，持续的逐渐等容抽出和注入脑脊液。药物可通过腰穿，脑池穿刺或奥马耶（Ommaya）储器给药。

**4）给药时间**　鞘内化疗 2～7 天给药 1 次，直到清除脑脊液中异常细胞和过多的蛋白。此后治疗通常在间隔 1～2 个月后继续一段时间。

**3. 特殊临床问题**

**（1）白细胞淤滞**　与 ALL 相比，AML 更常见，通常见于 WBC 计数 >100 000/μl 的患者。白细胞淤滞阻碍血液循环，导致器官功能障碍。循环血中白血病细胞数可通过白细胞单采术迅速减少，进而减少白细胞淤滞的危险，DIC 和肿瘤溶解相关的代谢异常。进行白细胞单采术时应同时应用羟基脲（3g/d）或另一种化疗。

**（2）眼部及齿龈累及**　对有白血病细胞浸润的眼部放疗可阻止失明。单核细胞白血病患者齿龈增厚不需特殊治疗，可以随着诱导化疗而缓解。

**（3）水痘带状疱疹感染**　应给予阿昔洛韦和带状疱疹免疫球蛋白。

**（4）妊娠期间急性白血病**　参见第四章第一节。

## 二、骨髓增生异常综合征

MDS 患者有高度风险转化为 AML。理论上，干细胞缺陷导致了无效造血以及多种异常。仅仅在继发性增生异常的情况（如暴露于射线和细胞毒治疗）不存在时，才能诊断原发性 MDS。叶酸和维生素 $B_{12}$ 缺陷可产生类似增生异常的可逆性改变。

**（一）临床特点**

MDS 通常见于 65 岁以上患者，特别是男性。症状是非特异性的，通常反映贫血的程度。体格检查通常正常。各种细胞减少，通常包括大细胞贫血，可以存在数月至数年。骨髓检查通常异常。

**（二）病态造血**

病态造血表现为伴有骨髓细胞正常或增多的细胞减少症。病态造血成分和特点不同，可以为各种不同的组合，如：

**1. 异常红系造血**

**（1）外周血** 因无效造血，外周血涂片通常表现为贫血和网织红细胞减少，红细胞大小两种不均，异形红细胞，嗜碱性点彩，巨大红细胞（当存在巨幼红细胞成熟时）以及两种红细胞形态（正常细胞正色素红细胞和小成熟细胞低色素性红细胞）。

**（2）骨髓** 骨髓象可见红系异常增生或减少，环形铁粒幼红细胞，巨幼红细胞成熟（多核形成，核碎裂或胞质空泡形成）。

**（3）其他检查** 粒细胞或红细胞表面 CD55、CD59 表达降低，夜间阵发性血红蛋白尿。某些 MDS 病例也可以表现为细胞学检查 PAS 反应阳性，以及胎儿血红蛋白水平升高。

**2. 异常粒细胞系造血**

**（1）外周血** 中性粒细胞减少；嗜中性颗粒减少或异常；中性粒细胞分叶减少（假 Pelger-Huët 异常），分叶过多或奇异细胞核。

**（2）骨髓** 粒细胞增生，中幼粒细胞颗粒异常或减少；幼稚细胞增多。

**（3）其他检查** 中性粒细胞碱性磷酸酶和髓过氧化物酶活性减低。

**3. 巨核系异常造血**

**（1）外周血** 血小板减少；颗粒异常或减少的大血小板。

**（2）骨髓** 巨核细胞数量减少；小巨核细胞；巨核细胞可有单个大核或多个分离的小核。

**（3）其他检查**。血小板功能试验异常。

**（三）分类**

**1. MDS 的法－美－英分类** 最初通过形态学和至少两系的造血细胞病态改变将患者分为 6 种亚型：

**（1）难治性贫血（RA）**“骨髓幼稚细胞小于 5%。

**（2）RA 伴环形铁粒幼红细胞（RARS）** 幼稚细胞小于 5%，且环形铁粒幼红细胞≥15%。

**（3）RA 伴幼稚细胞增多（RAEB）** 幼稚细胞在 5%～20% 之间。

（4）转化型 RAEB（RAEB-T）骨髓幼稚细胞占21%～30%。

（5）慢性粒单核细胞白血病 骨髓幼稚细胞≤20%，且外周血单核细胞 > 1 000/μl。

**（6）AML**：骨髓幼稚细胞 > 30%。

**2. WHO 修改了传统 AML、MDS 和 MPD 的 FAB 分类** 将是否有费城染色体（Ph[1]）［t（9；22）（q34；q11）］和 BCR/ABL 融合基因考虑在内（表 3.16）。

**（1）MDS 的 WHO 分类** 将 AML 的幼稚细胞比例由 30% 降至 20%。取消 RAEB-T 这一类型。MDS 的 WHO 分类见表 3.16。

**表 3.16 骨髓增生异常综合征和髓性白血病的 WHO 分类**

| 疾病 | 外周血 | 骨髓[a] |
|---|---|---|
| **骨髓增生异常综合征** | | |
| MDS，未分类（MDS-U） | 细胞减少：≥1 | 仅粒细胞或巨核细胞发育不良 |
| | 幼稚细胞：无或很少 | 幼稚细胞：<5% |
| | Auer 小体：无 | Auer 小体：无 |
| 难治性贫血（RA） | 细胞减少：贫血 | 仅红系不良 |
| | 幼稚细胞：无或很少 | 幼稚细胞：<5% RS：<15% |
| RA 有 RS（RARS） | 同 RA | 同 RA，除了 RS：≥15% |
| 难治性细胞减少伴多系障碍（RCMD） | 细胞减少：≥2 | ≥2MCL 有≥10% 的细胞发育不良 |
| | 幼稚细胞：无或很少 | 幼稚细胞：<5% |
| | Auer 小体：无 | Auer 小体：无 |
| | 单核细胞 <1 000/μl | RS：<15% |
| RCMD 伴 RS（RCMD-RS） | 同 RCMD | 同 RCMD，除了 RS：≥15% |
| 难治性细胞减少伴幼稚细胞增多-1（RAEB-1） | 细胞减少 | ≥1MCL 发育不良 |
| | 幼稚细胞：<5% | 幼稚细胞：5%~9% |
| | Auer 小体：无 | Auer 小体：无 |
| | 单核细胞 <1 000/μl | |
| RAEB-2 | 细胞减少 | ≥1MCL 发育不良 |
| | 幼稚细胞：5%~19% | 幼稚细胞：10%~19% |
| | Auer 小体：± | Auer 小体：± |
| | 单核细胞 <1 000/μl | |
| **髓性白血病** | | |
| 慢性粒单核细胞白血病（CMML）[b] | 持续性单核细胞增多≥1 000/μl | ≥1MCL 发育不良和/或细胞遗传学异常；无 Ph[1] |
| CMML-1 | 幼稚细胞：<5% | 幼稚细胞：<10% |

续 表

| 疾病 | 外周血 | 骨髓[a] |
|---|---|---|
| CMML-2 | 幼稚细胞：5%~19% | 幼稚细胞：10%~19% |
| 慢性粒细胞白血病（CML）[b] | | 适当环境中有 $Ph^1$，见23章。CML |
| 急性髓性白血病（AML） | | 幼稚细胞：≥20%或特异的反复发生的细胞遗传学异常；见附录C-7 |

MCL：髓细胞系；MDS：骨髓增生异常综合征；$Ph^1$：费城染色体或BCR/ABL融合基因；RS：环形铁粒幼红细胞。

a 见Ⅱ节各种发育不良的定义见本节。

b CML在WHO分类中定义为骨髓增生性疾病（MPD），虽然这一观点存在争议。骨髓增生异常/骨髓组织增生性疾病（MDS/MPD）在WHO体系中是同一分类，包括发病时同时有发育不良和增生特点的骨髓异常，难以归类为MDS或MPD。MDS/MPD包括CMM，详见本节。

**（2）MPD的WHO分类如下：**

真性红细胞增多症

慢性特发性骨髓纤维化（有髓外造血）

特发性血小板增多症

慢性粒细胞白血病（CML）

慢性中性粒细胞白血病

慢性嗜酸性粒细胞白血病

慢性MPD，未分类

**（3）骨髓增生异常/骨髓增生性疾病（MDS/MPD）的WHO分类** 体现了MDS和MPD的重叠。这一分类包括了发病初期同时具有骨髓增生异常和骨髓增生性特点的骨髓疾病。MDS/MPD疾病为：

慢性粒－单核细胞性白血病（CMML、CMML-1、CMML-2）

不典型慢性粒细胞白血病

幼稚粒单核细胞白血病

MDS/MPD，未分类

1）CMML的诊断标准及其亚型见表3.16。

2）不典型CML，是一种侵袭性很强的疾病。特点为显著的粒细胞减少和多系病态造血（不见于CML慢性期），费城染色体和BCR-ABL融合基因阴性。

3）幼稚粒单核细胞白血病，累及婴儿和幼儿，表现为中性粒细胞和单核细胞增生，缺乏费城染色体和BCR-ABL融合基因。

**（四）基因异常**

**1．细胞遗传学异常** 为非随机的，见于40%~60%MDS患者。MDS常见的细胞遗传学异常为继发性遗传事件（累及3q、5q、7q、12p和20q11~12以及8三体）。1号和7号染色体的不平衡易位（［t（1；7）（p11；p11）］导致1号染色体长臂三体和7号染色体长臂单体，可能与治疗相关性MDS有关。

**2. 分子突变和基因甲基化** 成人 MDS 患者的疾病进展与基因突变有关，如 p53 和 FLT3（见表 3.15 AML 中 FLT 的突变率）。目前认为 FLT3 突变是 AML 最常见的突变之一（在老年患者占 35%），是预后不良的重要因素。

疾病进展通常与过度甲基化和重要细胞周期调控基因的转录失活有关，如抑制 G1 期细胞周期素依赖性激酶活性的 p15 INK4b。MDS 患者也发生信号转导通路活化缺陷，特别是 EPO 激活的 STAT5，可能与红细胞缺陷和持续性贫血有关。

**3. 5q-综合征** 是一种独特的临床特征，常见于女性，预后较好，向 AML 转化的风险低。可通过 5 号染色体或 5q 缺失与 AML 区分开来。患者有巨细胞贫血、中度白细胞减少、正常或高血小板计数、骨髓红细胞增生低下、低分叶核巨核细胞、骨髓幼稚细胞 <20%。

断点常发生在 5q12～14（近端断点）和 5q31～33（远端断点）。许多造血生长因子和生长因子受体基因，包括白介素（IL）和集落刺激因子（CSF）位于 5q。位于 5Q13～33 的基因包括 IL-3、IL-4、IL-5、IL-9、CSF-1R、rasp21 活化蛋白、白介素调节因子-1（IRF-1）。这些基因的缺失与 5q 综合征的临床发展有关。

**（五）预后**

MDS 的预期寿命从数月到 10 年不等，取决于首发表现、细胞减少、细胞遗传学和年龄。年龄 >45～50 岁是主要的预后不良因素。IPSS 是一组判断预后的指标，包括细胞减少、细胞遗传学、骨髓中幼稚细胞百分比。根据发病时骨髓幼稚细胞，细胞遗传学和细胞减少谱系，IPSS 将患者分为低、中和高危组。IPSS 与相关中位生存见表 3.17。

**表 3.17 骨髓增生异常综合征的国际预后评分系统（IPSS）**

| 参数 | IPSS 评分 | | | | |
|---|---|---|---|---|---|
| | 0 | 0.5 | 1.0 | 1.5 | 2.0 |
| 骨髓幼稚细胞 | <5% | 5%～10% | – | 11%～20% | 21%～30% |
| 细胞遗传学 | 正常-Y<br>del（5q）<br>del（20） | 其他 | ～7del（7q）<br>≥3 个异常 | – | – |
| 细胞减少<br>Hg <10g/dl<br>中性粒细胞计数 <1 500/μl<br>血小板计数 <100 000/μl | 0 或 1<br>细胞减少 | 2 或 3<br>细胞减少 | – | – | – |

续 表

| 总分 | | 危险组 | 中位生存（年） | |
|---|---|---|---|---|
| | | | 年龄≤70 岁 | ≥70 岁 |
| 0 | = | IPSS 低 | >9.4 | >5.8 |
| 0.5～1.0 | = | IPSS 中等 1 | 5.5 | 2.2 |
| 1.5～2.0 | = | IPSS 中等 2 | 1.0 | 1.4 |
| 2.5 | = | IPSS 高 | 0.2 | 0.4 |

**（六）MDS 的治疗**

由于多数 MDS 患者治疗不成功，患者应被纳入临床试验。治疗选择应基于年龄，一般状态和 IPSS 亚组分类。下面是一些通过临床试验得到的治疗选择：

**1．支持治疗** 治疗贫血。红细胞生成素（EPO）可使 15% 的患者血红蛋白水平提高；5%～10% 的患者需要输注红细胞的次数减少。如有效通常在 2～3 个月内出现。治疗前血清 EPO 水平与反应呈负相关。

**（1）高剂量 EPO（40000～60000U/周）可能有效** 如药物有效可调整剂量。有环形铁粒幼红细胞或血清 EPO＜500mU/ml 的患者容易缓解。

**（2）EPO 和 G-CSF（1μg/(kg·d)）联合治疗** 可在 EPO 单独治疗失败的患者增加贫血的缓解率，产生协同性红系造血活性。

**2．缓解治疗**

**（1）免疫调节剂** 一些试验显示低剂量沙利度胺可改善贫血，减少红细胞输注需要。来那度胺（10mg/($m^2$·d)，d1～21，每月 1 次）可改善一些 MDS 患者的血红蛋白和输血依赖。来那度胺对大多数 5q 缺失患者有效，80% 可有红细胞反应；也可见一过性细胞遗传学反应。细胞遗传学正常或有其他异常的 MDS 患者很少缓解（约 40%）。

**（2）DNA 去甲基化制剂** 一项阿扎胞苷（75mg/($m^2$·d)，SC，连用 7 天，每 28 天 1 次）与支持治疗的随机 Ⅲ 期临床试验证实了阿扎胞苷可提高血细胞数，减少或去除输血需要，改善生存和生活质量。地西他滨的 Ⅲ 期随机临床试验取得相似疗效，得到了 FDA 的批准。

**（3）免疫抑制治疗** 骨髓细胞构成低下和无幼稚细胞可增加 MDS 对免疫抑制剂的反应，如泼尼松、抗甲状腺球蛋白和环孢菌素 A。

**3．高危 MDS 的治愈性治疗** 诱导化疗之后进行异基因 HSCT 可使骨髓增生异常完全消退。虽然普遍认为 HSCT 是 MDS 唯一的治愈选择，小于 60 岁患者的预期 3 年无病生存取决于疾病的风险分级。异基因 HSCT 应仅在过渡期或进展期患者中进行。

MDS 或 MDS 相关 AML 的标准治疗比原发性 AML 的缓解率低。这种差异是由于 MDS 患者年龄大，细胞遗传学差，以及多药耐药表现增加引起。

**4．CMML 的治疗** 见第三章第三节。

## 推荐阅读文献

### 急性白血病

Bullinger L, Dohner K, Bair, E, et al. Use of gene-expression profiling to identify prognostic subclasses in adult acute myeloid leukemia. *N Engl J Med* 2004;350:1605.

Fielding AK, et al. Medical Research Council of the United Kingdom Adult ALL Working Party; Eastern Cooperative Oncology Group. Outcome of 609 adults after relapse of acute lymphoblastic leukemia (ALL); an MRC UKALL12/ECOG 2993 study. *Blood* 2007;109:944.

Gandhi V, Plunkett W. Clofarabine and nelarabine: two new purine nucleoside analogs. *Curr Opin Oncol* 2006;18:584.

Kottaridis PD, et al. The presence of a FLT3 internal tandem duplication in patients with acute myeloid leukemia (AML) adds important prognostic information to cytogenetic risk group and response to the first cycle of chemotherapy: analysis of 854 patients from the United Kingdom Medical Research Council AML 10 and 12 trials. *Blood* 2001;98:1752.

Larson RA, et al. A five-drug remission induction regimen with intensive consolidation for adults with acute lymphoblastic leukemia: cancer and leukemia group B study 8811. *Blood* 1995;85:2025.

Marks DI, Aversa F, Lazarus HM. Alternative donor transplants for adult acute lymphoblastic leukaemia: a comparison of the three major options. *Bone Marrow Transplant* 2006;38:467.

Oliansky DM, et al. The role of cytotoxic therapy with hematopoietic stem cell transplantation in the therapy of acute myeloid leukemia in children: an evidence-based review. *Biol Blood Marrow Transplant* 2007;13:1.

Rowe JM, et al. ECOG; MRC/NCRI Adult Leukemia Working Party. Induction therapy for adults with acute lymphoblastic leukemia: results of more than 1500 patients from the international ALL trial: MRC UKALL XII/ECOG E2993. *Blood* 2005;106:3760.

Sievers SL, et al. Efficacy and safety of gemtuzumab ozogamicin in patients with CD33-positive acute myeloid leukemia in first relapse. *J Clin Oncol* 2001;19:3244.

Stone RM. Induction and postremisson therapy: new agents. *Leukemia* 2003;17:496.

Stone RM. Novel therapeutic agents in acute myeloid leukemia [Review]. *Exp Hematol* 2007;35(4 Suppl 1):163.

Tallman MS, et al. Acute promyelocytic leukemia: evolving therapeutic strategies [review]. *Blood* 2002;99:759.

Tallman MS, et al. Clinical description of 44 patients with acute promyelocytic leukemia who developed the retinoic acid syndrome. *Blood* 2000;95:90.

Vardiman JW, et al. The World Health Organization (WHO) classification of the myeloid neoplasms. *Blood* 2002;100:2292.

### 骨髓增生异常综合征

Borthakur G, Estey AE. Therapy-related acute myelogenous leukemia and myelodysplastic syndrome. *Curr Oncol Rep* 2007;9:373.

Catenacci D V-T, Schiller GJ. Myelodysplasic syndromes: a comprehensive review. *Blood Rev* 2005;6:301.

Estey EH. Current challenges in therapy of myelodysplastic syndromes. *Curr Opin Hematol* 2003;10:60.

Greenberg P, et al. International scoring system for evaluating prognosis in myelodysplastic syndromes. *Blood* 1997;89:2079.

Kornblith AB, et al. Impact of azacytidine on the quality of life of patients with myelodysplastic syndrome treated in a randomized phase III trial: a CALGB study. *J Clin Oncol* 2002;20:2441.

Kurzrock R, et al. Pilot study of low-dose interleukin-11 in patients with bone marrow failure. *J Clin Oncol* 2001;19:4165.

Melchert M, Kale V, List A. The role of lenalidomide in the treatment of patients with

chromosome 5q deletion and other myelodysplastic syndromes. *Curr Opinion Hematol* 2007;14:123.
Sanz G, Sanz M, Greenberg P. Prognostic factors and scoring systems in myelodysplastic syndromes. *Haematologica* 1998;83:358.

**网站**

MDS Foundation Web site: www.mds-foundation.org
Aplastic Anemia–MDS Web site: www.aamds.org

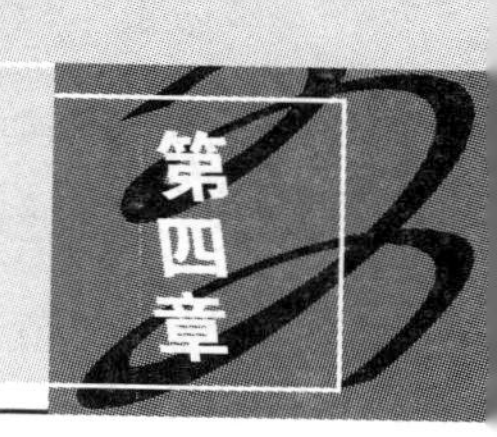


# 并　发　症

# 性功能和妊娠

Eric E. Prommer

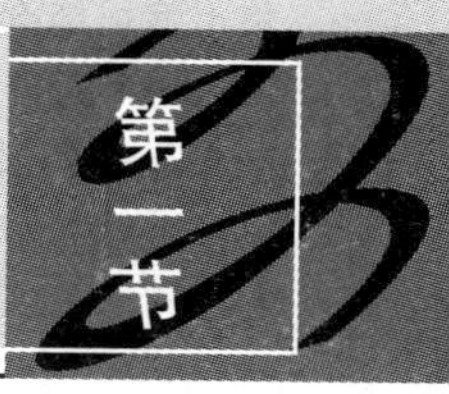


## 一、肿瘤患者的性功能

### （一）背景

性欲是一个复杂和主观的概念，它可以随着年龄增长和经验的获得而发生改变。性欲的概念包括自身形象（某人从身体上如何看待自己，感知整体的健康和性欲）、性反应（兴趣、功能和满意度）、性别角色及关系。性欲是一种自我及与他人关系的表达方式。

肿瘤治疗对性欲的影响通常不包括在对患者的护理计划和评估内，通常也不对患者进行相关教育。疾病本身及对疾病的治疗方式可能会使患者对自己的人性及对生活的热爱产生怀疑，同时他们的自身形象及性欲的表现能力也都会随之发生改变。因此，亲热、分享以及其他方面的性表现可能在一段时间内被避免或忽略，而这些方式都是非常有益的。影响肿瘤患者性欲的因素包括以下几个方面：

**1．心理因素** 在肿瘤诊断及治疗的早期，患者精神上会承受着抑郁，对死亡及治疗结果的恐惧，对机体功能丧失的担心，对自尊心的打击，以及对与配偶长期的情感及性和谐关系遭到破坏的担心。患者及配偶都可能会遇到在讨论性关系方面的困难，感到在面对肿瘤时涉及这个方面不合时宜。从肿瘤诊断及治疗计划的一开始性欲就受到其不好的影响，此时如果有性幻想和性渴望会使患者具有一种负罪感，因而进一步的抑制了性欲。患者会担心（通常为不切实际的）性生活会对他们自己或配偶带来潜在危害，特别是在肿瘤治疗过程中。医师应对患者的抑郁症进行评价并给予相应的治疗。

**2．体像的改变** 男性和女性体像的改变与感知的损失和“吸引力”有关。“吸引力”与在肿瘤诊断前双方关系如何以及诊断期间患者掌握的信息量有关。对于女性来说，损失包括身体部位的损失，如乳房切除术、闭经、性欲丧失以及最终失去女性气质。对于男性来说，由于治疗引发的射精功能的丧失，失禁、阴茎畸形及皮肤的改变等都会导致体像的变化。

**3．临床症状** 无法控制的一些临床症状会损害性功能的各个方面，包括性趣及性渴望。疲劳、胃肠道症状（恶心、腹泻）、泌尿系统症状、睡眠障碍和疼痛都会导致性功能的改变。手术治疗、化疗、放疗、综合治疗、生物及激素治疗都可能加重临床症状。

**4．药物作用** 已有证据表明肿瘤患者长期使用阿片类药物控制疼痛，会诱发男性性腺功能减退，进一步加剧抑郁、疲劳及性障碍。在男性，性腺功能减退与雄激素抑制治疗、双侧睾丸切除有关。应用精神治疗药物来治疗肿瘤患者的抑郁症和焦虑症可能会进一步损害性欲、勃起射精功能和性高潮。有报道表明选择性 5-羟色胺再摄取抑制剂（SSRIs）能降低 40% 患者的性欲。SSRIs 和三环抗抑郁药（TCAs）同样显示会损害性高潮，实际上，在临床中它们主要用于治疗早泄。

**5. 性反应的损害** 甚至在肿瘤诊断之前，女性可能就有性功能障碍。据报道超过 40% 的健康女性有一个或多个性方面问题，例如阴道干燥、缺乏性趣、性交困难（性交时疼痛），无法达到性高潮或者性生活缺乏乐趣。肿瘤及其治疗可以加重这些问题。

**6. 性的作用及关系** 针对存活的肿瘤患者的研究表明：在肿瘤治疗前有和谐性关系的患者在乳腺癌手术之后仍能达到满意的性关系。能够从配偶那里得到理解和支持对肿瘤患者获得并维持健康的性生活来说至关重要。配偶的总体性健康和性功能也可能会影响患者的性功能。

**7. 文化的差异** 对于乳腺癌患者的研究表明：文化也能影响体像。没有数据显示文化对男性肿瘤患者性欲的影响。

**（二）女性特有的性问题**

**1. 生殖细胞** 生殖细胞缺失方面在本节相关部分讨论。绝经的间接表现是闭经、卵泡刺激素（FSH）及黄体生成素（LH）水平的增加及雌激素缺乏的一些症状。这些症状包括热潮红、丧失阴道润滑作用、生殖器萎缩以及性交不适。

**2. 乳腺癌的激素治疗** 他莫昔芬是乳腺癌治疗的常用药物，对阴道黏膜有正性雌激素效应，但也可能导致阴道萎缩及性交困难。应用他莫昔芬的患者经常会出现热潮红或者阴道分泌液增加。他莫昔芬的雌激素样效应对患者的血脂和骨密度方面有一定影响。与他莫昔芬相比，芳香化酶抑制剂较少发生由于雌激素缺乏导致的一些症状，而其对性功能的影响仍不是很清楚。

**3. 化疗** 化疗可能会引起卵巢功能障碍。情绪和身体的变化也可以影响性功能。化疗对卵巢产生雄激素的影响还不清楚，但雄激素的减少会影响性欲。

**4. 放疗（RT）** 电离辐射对性功能的影响取决于年龄，放疗范围及剂量。宫颈癌的放疗会导致阴道纤维化，性交困难及卵巢功能障碍。这些症状可能在治疗 1 年后才会显现出来。

**5. 盆腔手术**

（1）宫颈锥切术不会损害性渴望、性唤醒及性高潮。

（2）无论是部分切除或者全切除，根治性子宫切除术对性生活满意度不会产生负面影响。但对于那些在术前性关系不和谐的患者，则会在术后对性关系产生不利影响。女性可能需要尝试不同体位来得到满意的性生活。

（3）根治性膀胱切除术可导致阴道润滑度降低及性交困难。生活质量（QoL）评分显示：与传统的技术相比，新技术可以保留性功能。这些改良的膀胱切除术包括：保留双侧神经（NS）的外科手术；保留阴道前壁（增强润滑作用）和阴道前穹隆（保持阴道深度）的手术；避免常规子宫切除术。

（4）经腹会阴切除术（APR）

对于低位直肠癌患者常规下前方切除术及 APR 联合广泛淋巴结清扫（LND）会使患者性功能及膀胱功能丧失，其原因是损伤了骨盆丛。APR 常会引起性交困难，但性高潮的功能得以保留。

目前普遍认为医源性生殖泌尿道的损伤主要是由于括约肌或者神经的损伤。用于治疗直肠癌的全直肠系膜切除术（TME）大大改善了盆腔自主神经的保留，降低了性功能减退的发生率。

（5）全盆腔脏器去除术及阴道再造术会使阴道丧失润滑作用，敏感区域缺失，导致性交困难，高潮强度下降，甚至是需要重新学习如何达到性高潮。

**6．乳房切除术**　乳房局部肿物切除术比全乳房切除术对于保留女性自身形象及获得性快感更有益。女性最初所选择的手术方式对其体像和吸引力满意度方面起着重要的作用，因为无论有无乳房的重建，那些接受乳房肿块切除的患者较全乳切除者可以获得更积极的疗效。全乳切除术后女性经常会觉得自己缺少女人味了，身材也变得不再吸引人了。大约 1/3 的患者明显抑郁或焦虑，无法享受或承受做爱。据报道，有相似比例的患者配偶也报告全乳切除术后性活动减少，出现对性交过程中的疼痛的恐惧。男性对于配偶手术后切口及胸壁的反应可影响患者的预后：如果一开始的反应就是积极的而不是消极的，则有利于患者性心理调整。乳房局部切除术联合乳房放疗与全乳切除相比更能提高女性的体像。进行乳房重建的患者较那些未接受者体像更佳。

**（三）男性特有的性问题**

接受治疗的男性睾丸癌、前列腺癌、霍奇金淋巴瘤（HL）的患者，其发生性功能障碍的风险增加。据报道 20% 的睾丸癌患者性生活不活跃，性高潮感降低、焦虑，婚姻不美满。

**1．生殖细胞缺失**　生殖细胞缺失的临床指标包括睾丸变小、精液减少、或者精子缺乏、血浆 LH 和 FSH 水平增加及睾酮水平下降导致的不育症。

**2．阳痿**　据报道普通人群阳痿的发病率大约是 10%，50 岁、60 岁、80 岁的发病率分别是 8%、20%、80%。接受肿瘤治疗的患者阳痿的发病率增加，特别是那些患有盆腔或生殖道肿瘤的患者。通常，阳痿患者情感上会表现为男性气质丧失的恐惧，抑郁和自我价值降低的焦虑。

暂时或永久性的阳痿是肿瘤患者最常见的性功能障碍。小于 60 岁的患者恢复勃起功能的可能性大，这需要几个月到几年的时间。如果患者有糖尿病、心血管疾病以及抗高血压药物治疗的病史，发生勃起功能障碍的可能性更大。射精功能障碍出现较少，可能与逆行射精或者干性射精有关。夜间勃起的存在有助于鉴别器质性和非器质性阳痿。

**3．系统治疗**　疲劳、恶心、脱发，焦虑及其他化疗的一般副作用也会降低性欲。

（1）化疗能抑制睾丸间质细胞的功能，导致血清的睾酮水平降低，LH 水平增加，使性欲和勃起功能丧失。与神经病变相关的化疗药物如长春碱类可以引起干性射精，但性交快感保留。有关化疗药物对精子产生的影响将在本节相关部分讨论。

（2）前列腺癌的激素疗法可损害性反应周期的所有阶段。促性腺激素释放激素（GnRH）激动药例如醋酸亮丙瑞林，戈舍瑞林可以使血清睾酮降低到青春期前的水平，导致性欲丧失、性唤醒困难、性高潮的快感减少，可能会出现热潮红症状。此外，氟他米特和与他相似的药剂均能使男性乳房女性化。

4. **放疗**

（1）**前列腺癌** 应用放疗的前列腺癌患者20%~80%会发生勃起功能障碍。在放疗前有正常性功能的年轻患者更容易重新获得足够的勃起功能。放疗同样可以导致精液减少，甚至是没有精液。

（2）**睾丸癌** 接受盆腔及腹膜后放疗的患者勃起功能障碍发病率上升。

（3）如果睾丸与放疗视野的距离小于30cm应该使用隔离板保护睾丸。如果应用这个方法，睾丸放疗的剂量可降至总量的10%。

5. **手术** 在盆腔手术后的恢复阶段，性欲各时期基本保持完整，性高潮能力可能正常或下降。

（1）尽管勃起功能可能部分恢复，根治性的前列腺切除术仍会引起大部分患者阳痿或者勃起功能受损。刺激副交感神经能引起勃起，刺激交感神经可抑制勃起。根治性前列腺切除术易造成一个或两个自主神经束损伤。

（2）在根治性前列腺切除术中保留神经的技术可以使大部分的男性患者恢复勃起功能（达到85%）。但是进一步的分析显示许多男性不具备插入阴道的勃起硬度。

（3）根治性膀胱切除术可以导致勃起障碍及干性射精，保留神经术可以使67%患者恢复勃起功能。

（4）由于神经损伤，APR会导致患者勃起障碍（55%）及干性射精。

（5）全盆腔脏器切除术会导致永久性的阳痿和干性射精。

（6）腹膜后淋巴结清扫术（RPLND）会导致逆行射精。针对非精原细胞瘤型睾丸生殖细胞瘤的临床Ⅰ期患者应用改良的RPLND可以使90%患者保留射精功能。

**（四）性问题的治疗指南**

1. 原始病史应该包括患者诊断前的性功能状况。易发生性功能障碍的患者包括人际关系相处不融洽且情绪调整能力差，比较年轻，想生更多孩子，以及有被强奸或乱伦史的患者。

2. 简短的咨询可以缓解很多问题。医师应该要求性伴侣与患者共同面对存在的性问题，讨论并解决心理的恐惧。此外，临床医师应该明确告诉患者重新开始性生活是完全正确的，肿瘤是不会传染的。

3. 如果需要可以咨询专家，患者偶尔需要接受性治疗师或婚姻顾问帮助，也可以咨询泌尿系的专家。建议患者阅读一本很有价值的手册《性与肿瘤》（女性与男性的手册版本是分开的），也可以从美国肿瘤协会的网站下载（www. caner. org）。

4. 控制疼痛并治疗抑郁。

5. 男性的勃起障碍。

（1）口服西地那非（伟哥），伐地那非<血管扩张药>及他达纳非（西力士）对一半甚至更多的患者有效，无论有无潜在的疾病。服用硝酸酯类药物的患者禁忌。当保留了神经血管束时疗效会提高。通常选择口服药作为一线治疗。

（2）二线治疗包括尿道内或海绵窦内注入血管活性药物如前列腺素E1（MUSE）。

（3）真空勃起装置（VED）对那些前列腺切除术后患有勃起障碍的患者来说提

供了一种容易耐受、性价比好、无创的治疗手段，可以替代海绵体注射治疗。适当的指导和强化 VED 的使用对其整体疗效有着非常重要作用。与阴茎假体相比，患者对 VED 的疗效更满意。阴茎假体包括半硬棒状假体和可膨胀性假体（阴囊泵），通常经冠状切口置入。

（4）小型研究表明上述方法联合应用效果更好。

6. 针对患睾丸癌的男性患者

（1）对睾酮水平低（检测血清睾酮水平）的患者，每 3 周肌内注射睾酮 200 ~ 300mg。

（2）丙咪嗪 20 ~ 50mg 每日口服可以诱导 RPLND 患者顺行射精。

7. 针对性交困难及阴道纤维化的女性患者

（1）有刻度的阴道扩张器可以帮助患者学会逐渐放松随意肌直到阴茎可以插入并不产生疼痛。

（2）可以使用阴道水基润滑剂和阴道增湿剂。

8. 针对性交困难及阴道干涩的女性。阴道干涩是性健康最重要的指标之一。患者可以定期使用阴道增湿剂以减少阴道干涩，之后再给予相应的刺激。聚卡波非类的阴道增湿剂，如雷波仑等都可以使用。对于那些非激素药物无法控制症状的患者可以使用小剂量的雌激素膏剂或使用阴道内的片剂。这些制剂全身的吸收量很小。结合型雌激素如膏剂倍美力，可以使用极小剂量日 0.3mg（常用剂量的 1/8），共 3 周，然后相同剂量维持治疗 2 周，这个剂量可以减少子宫内膜增生的发病率。雌二醇阴道用片剂（Vagifem，Novo Nordisk，Princeton，NJ）也可以使用，与阴道内使用的雌激素膏剂相比全身的吸收量更少。

9. 传统用抗抑郁药来治疗血管舒缩的症状。对绝经前女性患者，这种治疗增加了单胺氧化酶的活性，降低了血清 5-羟色胺水平。雌激素通过降低单胺氧化酶水平，增加大脑游离的色氨酸活性及增强 5-羟色胺转运来加强 5-羟色胺类物质的传输。推荐使用 SSRIs 如文拉法辛（抗抑郁药）75mg/d。当使用 SSRIs 治疗乳腺癌患者热潮红症状时，要注意它与药物他莫昔芬之间的相互作用。对于他莫昔芬联合 SSRIs 治疗乳腺癌方案，尚无关于存活率和复发率的长期数据调查。

合并热潮红和阴道干涩仍然是激素替代疗法（HRT）的适应证，必须按个体化进行并附有知情同意书。妇女健康倡议协会研究显示使用 HRT 增加了脑卒中、肺栓塞及乳腺癌的发生率。

10. 针对乳腺癌患者

（1）激素替代治疗禁忌这种说法现在受到了质疑。替代疗法必须个体化。

（2）早期乳腺癌重建方案的讨论可能减轻患者的焦虑心理和体像的损毁程度。假体应该与衣服正常的轮廓相符合。美国肿瘤协会的康复中心报道了那些已经成功进行乳房再造的乳腺癌病例。

## 二、男性肿瘤患者的生殖功能

### （一）肿瘤患者性腺功能减退的预处理

**1. 睾丸癌** 患弥漫性生殖细胞肿瘤的患者中超过 80% 的患者在治疗前有少精

或精子无力，可能与疾病本身及睾丸具有恶变倾向性有关。

2. **霍奇金淋巴瘤（HL）** 一半以上的霍奇金淋巴瘤患者在治疗前有精子数量减少及精子活力差的现象。

3. 2/3 的男性转移癌患者睾酮水平较低。目前认为营养不良在其中起着重要作用。

**（二）放疗对男性的影响**

睾丸对放射线极度敏感。剂量低至 15cGy 也会导致暂时性精子发生受抑制。精子缺乏持续的时间与放疗的剂量成正相关。200～300cGy 剂量恢复需要 3 年时间，400～500cGy 剂量精子缺乏可以持续 5 年。剂量大于 600cGy 会导致永久性的不育。

**（三）化疗对男性的影响**

精子发生对化疗药物的毒性作用高度敏感，与年龄及每平方米总剂量有关，特别是联合用药时。

1. 烷化剂引起生殖细胞缺失与剂量相关。明确报道与精子缺乏有关的药物包括苯丁酸氮芥（当剂量小于 400mg 时可逆）、环磷酰胺（剂量小于 6～10g 可逆）、氮芥、白消安、甲基苄肼和亚硝基脲。

2. 其他可能与生殖细胞缺失有关的药物包括阿霉素、长春花碱、阿糖胞苷及顺铂。甲氨蝶呤、氟尿嘧啶、巯嘌呤、长春新碱，博来霉素还不能确定是否能引起损伤。

3. **联合疗法** 用 MOPP（氮芥、长春新碱、甲基苄肼和泼尼松）治疗霍奇金淋巴瘤可以导致 80% 患者睾丸萎缩及 100% 不育。ABVD（阿霉素、博来霉素、长春碱、氮烯唑胺）是 MOPP 的另一备选方案，在应用其治疗过程中 35% 会出现精子缺乏，但是最终 100% 精子产生都可以恢复。用盐酸米托蒽醌疗法也有相似的结果。应用顺铂、长春碱、博来霉素治疗的患者大约一半在 2～3 年内都可以重新恢复精子的产生。

**（四）保护男性生殖功能的措施**

1. 精子库可以给那些长期或永久不育的患者提供精子。50%～80% 的霍奇金淋巴瘤或睾丸癌的患者在治疗前都有精子数量减少（＜20 百万/ml）。精子库可以为所有不育患者提供精子。监测放疗或化疗可能会使睾丸癌患者有较好的预后，并尽可能保护生育能力。

2. 人工受精可用于那些配偶经过治疗后精子数量虽少，但质量较好的女性。

3. 试管内受精（IVF）技术可使那些精子数量相对较少的男性患者成功培育出胚胎。此外，IVF 可以在肿瘤治疗前通过超低温冷冻保存胚胎的方法来完成。胞浆内精子注射技术可以使精子缺乏的男性患者获得生育能力。只需要一个有活力的精子就可以通过微量加液器注射到卵子内。由于这一领域的知识和手段不断更新，应考虑咨询生殖专家。

4. 保留神经的前列腺切除术及改良的腹膜后淋巴结清扫术可以减少逆行射精，在放疗过程中应保护睾丸。

## 三、女性肿瘤患者的生育功能

### （一）放疗对女性的影响

放疗对生育的影响主要受年龄，放疗照射野和总剂量影响。在剂量 >150cGy 时会出现停经。500～600cGy 剂量会造成卵巢功能永久丧失。全淋巴结照射后，70% 年龄小于 20 岁的患者可以重新恢复正常月经，然而 80% 大于 30 岁的患者却不能恢复正常月经。

卵巢固定术或者卵巢悬吊术，可以使接受倒 Y 型照射的患者发生不孕的风险减少一半。年龄小于 40 岁的患者可以通过保护一侧卵巢避免过早绝经。

### （二）化疗对女性的影响

随着年龄的增加，化疗后卵巢丧失功能的可能性增大。35～40 岁以后月经很少能恢复。在化疗前及治疗过程中应用 GnRH 激动药可能会阻止卵巢功能早衰。

1. **烷化剂** 环磷酰胺、氮芥（烷化剂抗肿瘤药）、美法仑、白消安、甲基苄肼明确与卵巢功能丧失明显相关。

2. **其他药物** 甲氨蝶呤、氟尿嘧啶及巯嘌呤不会使卵巢丧失功能。阿霉素、博来霉素、长春碱类、顺铂、亚硝基脲、阿糖胞苷、鬼臼乙叉甙、紫杉醇及干扰素对卵巢的影响还不清楚。

3. **联合治疗** MOPP 会导致 40%～50% 正在进行淋巴瘤治疗的女性患者卵巢功能缺陷。几乎所有小于 25 岁患者都可以恢复正常的月经，但是这些患者可能很早就会绝经（30 岁前）。与 MOPP 相比，ABVD 不孕的发病率要低得多。

卵巢生殖细胞恶性肿瘤接受药物联合（阿霉素、博来霉素、长春碱类、顺铂、阿糖胞苷、鬼臼乙叉甙、放线菌素 D、甲氨蝶呤、环磷酰胺）治疗 10 年后，2/3 年龄在 14～40 岁的患者能够恢复正常月经，然而 10% 会发生闭经或者卵巢功能早衰。

## 四、妊娠与肿瘤

### （一）背景

1. **发病率** 宫颈癌是妊娠期最常见的恶性肿瘤，1000 名妊娠患者会有 1 例同时合并宫颈癌，其次是乳腺癌（1∶3000），黑色素瘤和卵巢癌（1∶10 000）、结肠癌、白血病、淋巴瘤（1∶50 000～1∶100 000）。

2. **自然史** 妊娠不会增加恶性肿瘤的发病率。妊娠既不会改变肿瘤的生物学行为或者预后，也不会减轻肿瘤的再生能力。胎盘或胎儿转移很罕见但是在恶性黑色素瘤中会发生。

3. **畸形的发生** 畸形的定义不仅仅包括出生时形态学异常也包括其他类型的畸形、生长发育迟缓、死胎和残疾。一般人群中大部分畸形出现在出生时，发病率大约是 3%～4%。妊娠前三个月由化疗引起的形态学畸形及自然流产的可能性最大。妊娠中后期化疗容易引起胎儿宫内发育迟缓、头小畸形、生长停滞伴精神发育停滞及智商问题。

### （二）妊娠期肿瘤诊断

1. 在局麻下进行活检基本上对胎儿没有危险，在全麻下活检给胎儿带来很小的危险。

2. 应尽量避免以下检查：放射性核素扫描；胃肠道及泌尿道的对比成像；腹部及胸部 CT 扫描；盆腔及腰骶骨 X 线片。只有检查结果对治疗的决策有非常重要的作用时才应该做这些检查。

3. 妊娠期乳房的 X 线片检查缺乏敏感性，因为妊娠期乳房充血肿胀，组织学发生改变。有一半的患有乳房肿块的妊娠妇女乳房 X 线检查结果是阴性。

4. 只要有适当的腹部保护，胸片检查是安全的。对胎儿的电离辐射量大约是 0.008cGy。

5. 妊娠期骨扫描相对禁忌，每次成像胎儿将接受大约 0.1cGy 辐射剂量。由于阳性率低，无症状的Ⅰ期和Ⅱ期乳腺癌不适合做骨扫描，可以推迟到产后。此时首选 MRI 代替骨扫描。

6. 超声无放射线所以很安全。

7. 其他可以采用的放射学检查。如果腹部及子宫都被适当保护好，脑 CT 扫描和颈椎或长骨的放射线成像对胎儿的辐射剂量都小于 0.5cGy。

8. MRI　尽管已经证实 MRI 对胎儿没有危险，但如果条件允许，妊娠前 3 个月仍应该避免做 MRI。已经证实妊娠期进行 MRI 成像检查较可靠，多数情况下可作为影像学检查的备选方案，包括脑、肝、骨骼及宫颈癌分期的检查。

9. 由于扫描时 $^{99m}$Tc 剂量对胎儿的辐射可以忽略，故前哨淋巴结成像可用于妊娠妇女。

**（三）妊娠期肿瘤治疗的原则**

1. 所有育龄期的肿瘤患者都应该避免妊娠，也同时需要兼顾患者意愿。应讨论所有方案，包括终止妊娠。

2. 在开始诊断或者治疗前应该精确测定胎龄。

3. 当母体疾病可以治愈，而延期治疗将会影响疗效的情况下，需立即建立治疗方案。若化疗可以延期，应该推迟到妊娠到中期或晚期，或者分娩之后。

4. 应该在妊娠的前 24 周进行人工流产。如果在妊娠早期患者腹内胎儿已经接受了辐射剂量超过 10cGy，应该对患者进行人工流产（TAB）。

5. 通常化疗患者是禁忌母乳喂养的，因为乳汁内含有化疗药物，可以引起婴儿中性粒细胞减少症。

**（四）妊娠期手术**

与放疗或化疗相比，手术对妊娠的影响要小的多。一般的麻醉药都不会引起胎儿畸形。胎儿对缺氧极度敏感。麻醉医师和外科医师必须特别注意确保胎儿有足够的供氧。

**（五）妊娠期放疗**

1. 在妊娠早期如果胎儿接受了 10cGy 的放射线就会对胎儿造成极大的损伤。在妊娠期当剂量 <5cGy 时不会增加自发流产、生长迟缓、先天畸形的发病率。

2. 放疗造成的缺陷常见的是头小畸形、生长迟缓、视力异常。妊娠早期放疗的远期并发症包括甲状腺癌及白血病的发病率增加。

**（六）妊娠期化疗**

1. **药代动力学**　化疗药物的吸收、分布、代谢会因为妊娠期间生理上的复杂变化而发生改变。由于妊娠期间药代动力学的影响尚不清楚，所以要使用标准的药物剂量，同时要假设所有的抗肿瘤药物都能通过胎盘。

**2. 妊娠早期接触的药物**　除叶酸拮抗药物和同时进行的放疗外，若妊娠前3个月内暴露于单个化疗药物，则有6%可能出现先天畸形。

**(1) 抗代谢药**　叶酸拮抗药是常见的致畸药，妊娠早期应禁用。甲氨蝶呤是一类堕胎药，也可致畸，并能引起颜面、骨和肢体畸形及多种类型的智力障碍（甲氨蝶呤综合征）。其他可致畸的抗代谢药包括阿糖胞苷和氟尿嘧啶，巯嘌呤不会致畸。

(2) 与抗代谢药相比，烷化剂的致畸作用较小。一组试验报道的总发病率是14%；3/7接触环磷酰胺的婴儿会发生畸形。

**(3) 长春花生物碱**　长春碱能导致14例胎儿中1例畸形。而长春新碱的致畸率仍没有可靠的数据。

**(4) 其他**　丙卡巴肼也与胎儿畸形有关。己烯雌酚（DES）可能会导致后代发生阴道透明细胞癌。

(5) 联合化疗可能导致25%胎儿畸形。MOPP可导致7例胎儿中4例发生先天畸形。

3. 在妊娠中期或晚期，40%暴露于各种各样抗肿瘤药物的胎儿会发生低体重，发育迟缓。其他潜在的副作用包括早产，自然流产，重要脏器毒性。

**（七）有关人工流产（TAB）的建议**

1. 不适合人工流产的情况：

(1) 所接受的治疗不影响妊娠，例如乳腺癌手术。

(2) 治疗已经没有明显效果的顽固恶性肿瘤。

2. 以下情况可以考虑TAB，但不强烈建议：

(1) 确保安全情况下，治疗可以推迟到胎儿成熟娩出。

(2) 治疗可以延迟到中期或晚期，此时胎儿可以相对耐受化疗（如急性白血病）或放疗。

**3. 强烈建议TAB**

(1) 妊娠期肿瘤的根治性治疗不能推迟，或者妊娠期间不能进行根治手术的情况下（如大部分妇科恶性肿瘤）。

(2) 在妊娠早期肿瘤的治疗会引起流产或畸形时建议TAB（如MOPP、甲氨蝶呤、盆腔放疗）。

## 五、一些特殊的肿瘤与妊娠的处理

**(1) 宫颈癌**

**1. 普查**　所有产前的患者都应进行阴道涂片。

**2. 宫颈非典型增生的评估**　可以进行阴道镜检查，但禁忌宫颈刮除活检。在无侵袭性疾病时，无需在妊娠期紧急处理宫颈非典型增生。此期应避免宫颈锥切术，但是需要排除侵袭性疾病。在妊娠期，宫颈锥切易导致宫颈出血，且不完全切除率高。

**3. 肿瘤的分期与治疗**　由于物理检查及诊断过程的局限性，经常低估侵袭性疾病的严重程度。手术或放疗治疗侵袭性宫颈癌对胎儿的存活是不利的。针对早期子宫颈癌的患者（分期 IA 病灶 <3mm）可以考虑在分娩后开始治疗。宫颈癌早期进行根治性子宫颈切除术有望保留生育功能。

**（二）乳腺癌**

**1. 筛查** 妊娠的乳腺癌患者的诊断可能会延迟五个月或更长时间，这导致其淋巴结阳性率在 74%，而非妊娠的患者阳性率为 37%。妊娠期乳腺的生理变化不利于乳腺的物理检查，乳腺的物理检查应贯穿整个妊娠期，肿块也需迅速探查。临床医师观察妊娠患者乳腺肿物情况的时间要比非妊娠患者延迟 2 个月。

**2. 诊断** 妊娠期做乳房 X 线片意义不大。细针穿刺可能不准确，此时首选切除活检。雌激素和孕激素受体检查可能出现假阴性，因此结果很难解释。

**3. 治疗** 首选改良根治术。局部肿物切除术联合放疗不可避免地会使胎儿暴露于放射线。妊娠期禁忌他莫昔芬，辅助性化疗应延期至妊娠中期或晚期实行，如果可能最好延期到分娩后进行。

**（三）霍奇金淋巴瘤**

1. 进行肿瘤分期诊断的过程中可能导致胎儿暴露于射线下。

2. 如果在妊娠早期诊断霍奇金淋巴瘤，可进行 TAB 后常规治疗，或者把化疗或放疗推迟到妊娠后期。

3. 如果在妊娠中期或晚期诊断该疾病：

（1）如果患者预后不会受到疾病的不利影响应将治疗延迟到分娩后。

（2）如果必须治疗，要考虑到胎儿的生长发育会受到影响，可能致畸。

（3）累及野放疗技术在临床上已经取得巨大成功。标准斗篷照射的内部散射量可使胎儿暴露于 50~250cGy 的射线。

**（四）非霍奇金淋巴瘤**

是较恶性的疾病，与霍奇金淋巴瘤相比对母体产生较大的威胁，同时累及胎儿。治疗意见与霍奇金淋巴瘤相似，只有缓慢进展的淋巴瘤才可以延期治疗。

**（五）遗传咨询**

回顾性研究和病例报告显示童年或青年时因恶性肿瘤接受治疗的患者 4% 后代会出现畸形。这个比率与普通人群承受的风险相似。对于妊娠期的患者，其婴儿的远期并发症现在尚不清楚。存活的女性肿瘤患者，尤其是那些曾有过腹部放疗的，再次怀孕发生早产和低体重儿的可能性增加。

## 推荐阅读文献

Boice JD, Miller RW. Childhood and adult cancer after intrauterine exposure to ionizing radiation. *Teratology* 1999;59:227.

Incrocci L, Slob AK, Levendag PC. Sexual dysfunction after radiotherapy for prostate cancer: a review. *Int J Radiat Oncol* 2002;52:681.

Kendirci M, Bejma J, Hellstrom WJ. Update on erectile dysfunction in prostate cancer patients. *Curr Opin Urol* 2006;16(3):186.

Kuczyk M, et al. Sexual function and fertility after treatment of testicular cancer. *Curr Opin Urol* 2000;10:473.

Nguyen C, Montz FJ, Bristow RE. Management of stage I cervical cancer in pregnancy. *Obstet Gynecol Surv* 2000;56:633.

Nicklas AH, Baker ME. Imaging strategies in the pregnant cancer patient. *Semin Oncol* 2000;27:623.
Partridge AH, Garber JE. Long-term outcomes of children exposed to antineoplastic agents in utero. *Semin Oncol* 2000;27:712.
Pelusi J. Sexuality and body image. *Cancer Nurs* 2006;29(2 Suppl):32.
Salonia A, Briganti A, Deho F, et al. Women's sexual dysfunction: a review of the "surgical landscape." *Eur Urol* 2006;50(1):44.
Schover LR. Counseling cancer patients about changes in sexual function. *Oncology* 1999;13:1585.
Tal R, Mulhall JP. Sexual health issues in men with cancer. *Oncology (Williston Park)* 2006;20(3):294.
Thaler-DeMers D. Intimacy issues: sexuality, fertility, and relationships. *Semin Oncol Nurs* 2001;17(4):255.
Zippe CD, et al. Management of erectile dysfunction following radical prostatectomy. *Curr Urol Rep* 2001;2:495.

## 网址：

Fertile Hope：Fertility resources for cancer patients. www. fertilehope. org
Lance Armstrong Foundation. www. laf. org

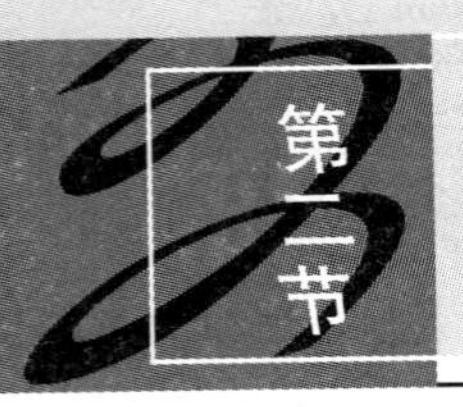

# 第二节 代谢并发症

**Harold E. Carlson**

## 一、高钙血症

### （一）机制

在住院患者中，肿瘤是引起高钙血症最常见的原因。高钙血症通常是由于骨质形成过程中额外的骨吸收所致。

1. **骨转移** 多数造成骨转移的肿瘤都能引起高钙血症。肿瘤细胞的多种局部产物可刺激破骨细胞重吸收。

2. 异位甲状旁腺激素（PTH）甲状旁腺激素异位分泌现象较少见。

3. 恶性肿瘤的体液性高钙血症多由不同种类的恶性肿瘤（许多器官的鳞状细胞肿瘤、肾上腺样瘤、腮腺肿瘤）产生的一种甲状旁腺激素类似物——PTH - related peptide，PTH-RP 引发。PTH-RP 具有骨吸收活性，与肾脏 PTH 受体相互作用从而刺激肾脏钙的吸收。PTH-RP 不能通过测定血清 PTH 来测量。

4. **维生素 D 代谢产物** 某些淋巴瘤可产生维生素代谢产物（如 1, 25-二羟维生素 D)；此类代谢产物会加速肠内钙的吸收。

5. **前列腺素与白介素-1** 许多肿瘤产生前列腺素与白介素-1，可能通过加速骨的吸收导致高钙血症。

6. **肿瘤** 尽管如下肿瘤骨转移的发病率很高，但其很少或从不引发高钙血症。

（1）小细胞性肺癌

（2）前列腺癌

（3）结直肠癌

### （二）诊断

1. **高钙血症的症状** 高钙血症的表现取决于血清钙离子水平和钙离子升高速度。即使血清钙水平仅轻度增高（例如：13mg/dl)，但若上升速度过快也可导致意识模糊和昏迷。而即便血清钙水平超过 15mg/dl，但若上升速度缓慢，通常引起的症状也较轻微。

（1）早期症状

1）多尿、夜尿、多饮。

2）食欲减退。

3）易疲劳。

4）乏力。

（2）晚期症状

1）淡漠、易怒、抑郁、注意力不集中、反应迟钝、昏迷。

2）肌无力。

3）恶心、呕吐、无法定位的腹痛、便秘、顽固性便秘。

4）瘙痒症。

5）视觉异常。

**2. 高钙血症的鉴别诊断**　特发性高钙血症对于一个成人患者来说并不是一个明确诊断，更多情况下高钙血症的良性原因需要与肿瘤患者的高钙血症相鉴别。可能发生高钙血症的原因如下：

（1）恶性肿瘤

1）骨转移。

2）PTH 类似物的分泌或其他内分泌因素。

3）维生素 D 代谢产物的产生。

（2）原发性甲状旁腺功能亢进。

（3）应用噻嗪类利尿剂。

（4）维生素 D 或维生素 A 中毒。

（5）乳－碱综合征（Milk-Aldali 综合征）。

（6）家族性良性低尿钙高血钙症。

（7）其他。

1）骨代谢速度增加的制动患者（如 Paget 病或骨髓瘤）。

2）伯克氏结节病，结核和其他肉芽肿疾病。

3）甲状腺功能亢进症。

4）锂的使用。

5）肾上腺功能减退。

6）急性肾衰期使用利尿剂。

7）重症肝脏疾病。

8）茶碱中毒。

**3. 实验室检查**　所有患肿瘤，伴随多尿，精神状态改变或具有胃肠道症状的患者需要进行高钙血症的评估。

（1）常规检查

1）血清钙、磷酸盐、白蛋白水平：①离子钙约占血清钙的 47%，血清钙的水平与钙结合蛋白特别是白蛋白保持平衡。大约为 0.8mg 的钙应与 1g 的血白蛋白相结合。体内碱性环境（如源自高钙血症所致的反复呕吐）降低了钙离子水平。当血清白蛋白水平低的时候，可以运用下列公式对测量的血清钙水平进行修正（达到正常白蛋白浓度即 4g/dl）：血清钙修正值（mg/dl）= 钙测量值 + 0.8（4.0 - 白蛋白测量值）；②长期伴有低血磷的高钙血症多提示原发性甲状旁腺功能亢进。

2）血清碱性磷酸酶：血清碱性磷酸酶的增高可能与甲状旁腺功能亢进、骨或肝脏转移性疾病有关。骨髓瘤所致的高钙血症，其血清碱性磷酸酶通常正常。

3）电解质：原发性甲状旁腺功能亢进时血氯浓度通常升高。肾小管酸中毒可并发慢性高钙血症。

4）血尿素氮（BUN）与血清肌酸酐：高钙血症对肾脏的直接作用可导致氮质

血症、肾小管储水功能不佳（如多尿症状），造成脱水。

5）心电图（ECG）：高钙血症导致 Q-T 间期缩短和 P-R 间期延长。在血钙水平 >16mg/dl 时，出现 T 波增宽，相反 Q-T 间期延长。

6）腹部与骨 X 线片：①肾结石：在由恶性肿瘤所致的高钙血症中相对罕见，临床出现肾结石多提示甲状旁腺功能亢进；②肾钙质沉积；肾钙质沉积以及其他异位钙化在长期高钙血症的患者中常见；③骨膜下重吸收：为甲状旁腺功能亢进的特异性病征，但多数 X 线表现为骨量减少。

**（2）进一步研究** 初步评估结果显示需要进一步测量血清 PTH 水平或进行其他检测方法。

1）伴发原发性甲状旁腺功能亢进症的证据：①证实长期存在高钙血症或肾结石；②甲状旁腺功能亢进相关骨病的影像学证据（骨膜下重吸收，囊性纤维性骨炎，颅骨椒盐症）；③高氯血症性酸中毒，特别是伴有血清氯/磷酸盐比率≥34；④高钙血症存在伴 PTH 水平升高；⑤无低尿钙表现；如 24 小时尿样本中钙清除率/肌酐清除率 <0.01，则该患者可能患有家族性低尿钙高血钙症，除此之外，该病类似于原发性甲状腺功能亢进。

2）恶性肿瘤体液性高钙血症的依据：①在高钙血症存在下，血清 PTH 水平低或略低于正常；②PTH-RP 水平升高；③代谢性碱中毒；④血清 1,25-二羟维生素 D 水平低。

4．进行颈部手术治疗原发性甲状旁腺功能亢进症的时机。

原发性甲状旁腺功能亢进症与恶性肿瘤的体液性高钙血症均特征性表现为高血钙，合并肿瘤的病例，其尿中环磷酸腺苷分泌水平升高。如满足以下条件，应该考虑行甲状旁腺手术治疗：

（1）临床和实验室结果（早期）提示为甲状旁腺功能亢进。

（2）恶性肿瘤得到控制并且患者的预计生存期较长。

（3）患者的体能状态可以承受外科手术风险。

（4）重度高钙血症需进行干预治疗。原发性甲状旁腺功能亢进所致的轻度高钙血症（如≤11.5mg/dl）可维持稳定，持续数年无症状，并且可能在患者剩余生存期中从未表现出临床症状。

（5）应用锝-99 甲氧异腈进行甲状旁腺扫描或颈部超声检查可证实甲状旁腺腺瘤。对于放射学检查阴性而生化学检查证实原发性甲状旁腺功能亢进的患者，可以进行颈部探查，但是对于这类患者必须仔细衡量外科手术的益处与手术可能造成的死亡率，以及长期低钙血症的弊端。

**（三）治疗**

**1．急性有症状的高钙血症应该紧急治疗**

**（1）水化和利尿** 维持血管内容积恒定和水化疗法是促进钙排泄的基础。通常每日静脉给予 2～3L 含有氯化钾（KCL：10mEq/L）的生理盐水。经静脉输注 40～80mg 呋塞米，每日 2 次，尿钙水平可能会增加，但必须在纠正液体容积后进行。

1）出入液体量和体重：仔细监测出入液体量和体重。患者每日进行 2～3 次关于充血性心力衰竭的评估。具有充血性心力衰竭或肾功能不全病史的患者应该监测中心静脉压（CVP）。

2）血清钙、钾、镁：每 8～12 小时测量血清钙、钾、镁水平，调整静脉溶液中的阳离子浓度。

3）治疗持续到血钙水平降至 12mg/dl 以下。对于老年或昏迷的患者，中枢神经系统症状可能要到血钙水平持续正常数天后方可以改善。

4）**大量补液治疗**：在保证良好的心脏和肾脏功能基础上，给予大量补液（如 24 小时以上 12～14L）和利尿（每 1～2 小时）治疗，同时需要在重症监护室进行严密监测。对于恶性肿瘤的患者很少进行上述强度治疗。

（2）**双膦酸盐** 双膦酸盐是有效的破骨细胞活性抑制剂，在恶性肿瘤相关的高钙血症治疗中疗效显著。这些药物没有显著的不良反应。唑来膦酸（Zometa）为最有效的治疗药物，其给药方式为 4mg 药物溶于 100ml 生理盐水中，单药静滴超过 15 分钟。帕米膦酸（Aredia）的疗效稍弱，其给药方式为 60～90mg 药物溶于 250～500ml 生理盐水中，单药静滴超过 2～4 小时。任何一种药物，用药 1～2 天内血钙将显著降低，并持续数周。两种药物常见的副作用包括发热、恶心和便秘，均可引起低钙血症、低磷血症及血清肌酐的增加。在滴注双膦酸盐前后需要对患者进行良好的水化处理。再次给药通常需要间隔 7～30 天。

最近研究显示双膦酸盐的不良反应是下颌关节坏死。患者通常表现为受累区域的剧烈疼痛、骨坏死，通常位于下颌骨中线处。多数发生在恶性肿瘤患者频繁静脉给予双膦酸盐后，口腔外科手术可加速病情进展，也可能与口腔卫生不良有关。虽然缺乏前瞻性数据，但一些专家已经推荐对静脉给予双膦酸盐的患者在治疗前和治疗后每半年常规牙科护理。对已经接受药物治疗超过 3 个月的患者，劝告其尽可能避免或延缓根治性口腔外科手术。下颌关节坏死的常规治疗包括抗生素滴注及口服灌洗液。中止给予双膦酸盐是否有益目前尚不清楚。

（3）硝酸镓（Ganite）是一种有效的骨吸收抑制剂，每日以 $200mg/m^2$ 剂量静脉给药，连续 5 天。血清钙离子水平在几天内下降，并且保持正常水平一星期左右。肾功能可能在进行硝酸镓治疗过程中恶化。如果患者血清肌酐水平超过 2.5mg/dl 则需中止硝酸镓治疗。

（4）金霉素（普卡霉素） 对于充血性心力衰竭、液体过多或盐利尿过程中钙水平无反应的患者，可给予金霉素处理。这种药物通过可逆性抑制破骨细胞吸收骨质，降低血钙水平。金霉素以 25mcg/kg 剂量通过良好的静脉通路快速给药。血清钙水平在 24～48 小时内下降。每 3～4 天重复给药。每 1～2 天测定血清钙水平，注意观察精神状态变化和手足抽搐，防止低血钙的发生。金霉素尚有其他毒性。当出现重度血小板减少或严重的肝细胞损伤时，严禁使用本药。肾衰竭的患者，金霉素需以低剂量施用（10mcg/kg），此时降钙素为首选药物。

（5）降钙素 能够快速降低血清钙水平。在双磷酸盐、金霉素或盐类利尿法禁忌使用或无效时可选择降钙素（如在重度血小板减少、肾衰竭、充血性心力衰竭情况下）。本药物抑制骨重吸收，增加肾钙清除率。血清钙水平在给药后 2～3 小时下降。该药作用时间短暂，但联合应用泼尼松（10～20mg，每日 3 次）时药效可增加到4天或更长时间。本药物唯一重要的副作用就是过敏反应。合成鲑鱼降钙素给药方法为3U/kg（医学研究委员会单位）24小时持续输注（CIV），或每8～12小时100～400单位，皮下注射（IH）。

（6）透析　腹膜透析和血液透析可以快速降低血清钙水平，但是很少应用。

（7）以下方法临床疗效较少，并不推荐使用。

1）静注磷酸盐（骨外钙化）。

2）静注硫酸钠（高钠血症，心力衰竭）。

3）钙螯合剂（严重肾损伤）。

**2．长期高钙血症**　鼓励患者活动患肢以尽可能减少制动引起的骨钙重吸收。建议摄入大量液体（2～3L/d）。禁止服用含有大量钙剂的食物，如牛奶制品等。噻嗪类利尿剂会加重高钙血症，故禁用。

（1）糖皮质激素　泼尼松（20～40mg，每日一次PO）或氢化可的松（100～150mg，每12小时IV）适用于对糖皮质激素敏感的肿瘤患者（如淋巴瘤，多发性骨髓瘤）。

（2）双磷酸盐　唑来膦酸（4mgIV）或帕米磷酸（60～90mgIV）每7～30天按需给药，可以控制高钙血症。

（3）磷酸盐　口服磷酸盐通过黏附肠道中的钙来降低血清钙水平。由于本药可能影响肾脏功能，因而使用本药时应严密监测肾功。用药过程中常伴随腹泻，可以每剂量磷酸盐给予地芬诺酯（止泻宁）2～5mg PO。也可以通过稀释液体或粉剂形式服用减少腹泻。每日磷酸盐服药剂量为1～6g。1g无机磷酸盐按如下方法配置：

1）磷酸钠盐口服溶液　液体，6.7ml

2）磷酸钾（Neutra-Phos）　4胶囊或1茶匙粉末（不含钠）

3）磷酸氢钾片　6片（不含钠）

（4）前列腺素抑制剂　如阿司匹林，吲哚美辛等前列腺素抑制剂可降低钙离子水平，但幅度多不确定，可试用于难治性高钙血症患者。

## 二、低钙血症

### （一）机制

**1．副肿瘤综合征**　低钙血症是极为罕见的副肿瘤综合征。

（1）钙的快速吸收　成骨性骨转移患者由于骨病灶处骨钙吸收可出现低钙血症。另外，接受激素治疗的前列腺或乳腺癌的骨转移患者，由于快速骨愈合也可进展出现低钙血症。软骨肉瘤钙化是一种与低钙血症相关的罕见肿瘤。

（2）降钙素　甲状腺髓样癌产生降钙素很少引发低钙血症。

**2．镁缺乏**　镁是影响PTH释放和外周作用的必要元素。低镁血症所致的低钙对钙置换疗法通常无效。以下情况可引起镁缺乏：

（1）长时间鼻胃管引流的患者。

（2）没有补充镁的肠外营养患者。

（3）顺铂化疗所致的肾小管功能障碍引发尿镁流失。

(4) 长期利尿治疗或高尿糖患者的多尿。

(5) 慢性酒精中毒(乙醇干扰肾储留镁)。

(6) 长期腹泻。

**3. 低钙血症的其他因素**

(1) 高钙血症治疗，特别是应用金霉素或静脉给予双磷酸盐。

(2) 低蛋白血症。

(3) 高磷血症。

(4) 胰腺炎。

(5) 肾脏疾病。

(6) 甲状旁腺功能减退。

(7) 假性甲状旁腺功能减退。

(8) 维生素 D 缺乏症、骨软化症。

(9) 败血症。

**(二) 诊断**

**1. 症状和体征** 随过度换气或其他原因所致的碱中毒而加重。

(1) 手足抽搐为低钙血症最突出症状，表现为感觉异常(尤其是麻木感及脸、手、脚的刺痛)、肌肉痛性痉挛、喉痉挛或癫痫发作。其他表现包括腹泻、头痛、嗜睡、过敏、近期记忆力丧失。长期低钙血症容易耐受，症状出现较少。

(2) 皮肤干燥，指甲异常、白内障、视乳头水肿可发生于此类长期低钙血症患者中。

(3) 面部叩击征(Chvostek's sign)：刺激面神经后出现口、鼻子或眼部周围肌肉抽搐。

(4) 束臂征(Trousseau's sign)：将血压计套袖充气到收缩压与舒张压之间，阻断手臂血流三到四分钟，手部可出现痉挛。

**2. 常规实验室检查** 应检测血清钙、磷酸盐、镁、电解质、BUN、肌酐和白蛋白水平。心电图可出现 Q-T 间期延长，低钙血症患者在治疗期间应监测心电图。

**3. 低钙血症的鉴别诊断**

(1) 长期鼻胃管引流、呕吐或换气过度均可引起严重的碱中毒。

(2) 长春新碱或丙卡巴肼治疗可引起严重的肌肉痛性痉挛。

**(三) 治疗**

1. 急性、有症状的重度低钙血症(血钙≤6mg/dl)患者通常需要在重症监护室接受治疗。

(1) **葡萄糖酸钙或氯化钙** 一旦出现持续性手足抽搐时，应缓慢静脉注射 1g 葡萄糖酸钙或氯化钙。

(2) **硫酸镁** 如果血清镁水平未知或 $<1.5$mg/dl 时，则每 8~12 小时Ⅳ或 IM1g 硫酸镁，直至血清钙及镁离子水平正常。

(3) **过度通气** 过度通气患者应该罩纸袋呼吸，从而减少呼吸性碱中毒。

(4) **血清钙水平** 每 1~2 小时测定血清钙水平，直到血清钙超过 7mg/dl。

2. 中度低钙血症(血清钙水平在 7~8mg/dl)

**(1) 钙** 可以口服给予钙剂，如果患者症状严重也可以静脉给药。

1）碳酸钙2.5 g/d，枸橼酸钙4～5g/d PO。以上药物每日可以提供大约1 000mg的钙元素。

2）2g葡萄糖酸钙加入5%葡萄糖溶液500ml中每8小时IV。

**(2) 低镁血症（<1.5 mg/dl）** 1g硫酸镁IM或IV每日1～2次，直到血清镁恢复正常。

**(3) 高钙血症患者的恢复）** 接受静注双磷酸盐或金霉素治疗的高钙血症患者，在治疗停止4天后可能出现危及生命的低钙血症。

(4) 甲状腺切除术后甲状旁腺功能减退患者的治疗方法在第二章第九节。

## 三、高磷血症

### （一）机制

高磷血症（≥4.5 mg/dl）是肿瘤治疗中少见的并发症，可见于白血病和淋巴瘤（特别是Burkitt淋巴瘤）。肿瘤快速溶解释放产生大量的钾、磷酸盐及核苷酸（尿素代谢产物）。血磷水平升高可能在肿瘤治疗2天后才出现，并可持续4～5天，最高可以超过20mg/dl。

### （二）诊断

血清磷水平高本身并不会出现症状。但肾脏的磷酸钙沉积可导致肾脏损伤或急性肾衰竭。手足抽搐和癫痫发作可因钙离子浓度持续减少而出现（如碳酸氢盐或呕吐引起的碱中毒）。

**1. 实验室检查** 高危患者抗肿瘤治疗初期应经常检测血清磷酸盐、钙和其他离子水平。

**2. 鉴别诊断**

(1) 甲状旁腺功能减退。

(2) 肾衰竭。

(3) 肌肉创伤或烧伤后的组织快速损伤。

(4) 肿瘤溶解综合征。

(5) 经口或经直肠大剂量应用磷酸盐。

### （三）治疗

应该快速降低高血清磷水平以防止或逆转肾脏损伤。应该每4～6小时监测血生化水平。同时采用以下方法直到磷酸盐浓度达到5 mg/dl。

1. 在20%葡萄糖溶液中加入10U/L普通胰岛素以50～100ml/h速度静滴，直到血清磷水平降至7mg/dl以下。以100～200 ml/h速度静滴半张的生理盐水扩充细胞外容积。如果血钾浓度<4 mEq/L，则将溶液中加入钾。

2. 氢氧化铝凝胶制剂（如氢氧化铝凝胶）30～60ml PO，每2～6小时1次，可中和肠内磷酸盐。

**3. 经口补充液体** 每24小时经口补充2～4L液体。

**4. 透析** 肾衰竭患者可考虑透析治疗。

## 四、低磷血症

### （一）机制

低磷血症（<3mg/dl）可见于生长快速的肿瘤（如急性白血病），原因可能是肿瘤细胞消耗磷酸盐。重度低磷血症（<1mg/dl）可能导致横纹肌溶解症或溶血。低磷可能伴随机制不明的低血钾出现。肿瘤患者中，营养显著消耗或恶病质的患者较容易出现低磷血症。

### （二）诊断

**1．实验室检查**　营养不良患者进行常规血离子检查时通常可见低磷血症。

**2．低磷血症的鉴别诊断**

（1）副肿瘤综合征导致的肾脏磷酸盐排泄可见于多种恶性肿瘤，包括骨髓瘤（Fanconi 综合征），多发性内分泌腺瘤病（甲状旁腺功能亢进），瘤源性骨软化（见后面的讨论）。

（2）应用磷酸盐结合抗酸剂或其他磷酸盐结合剂治疗。

（3）饥饿或吸收不良（磷酸盐摄入减少）。

（4）恶病质。

（5）酒精中毒。

（6）营养恢复（如高营养疗法中）而没有补充足够磷酸盐。

（7）肿瘤较大，生长迅速。

（8）碱中毒。

（9）糖尿病酮症酸中毒治疗。

（10）静注双磷酸盐。

（11）应用甲磺酸伊马替尼。

（12）**肿瘤源性骨软化症**　肿瘤生成物干扰 1,25-二羟维生素 D3 合成，促进尿磷酸盐增多，引起肿瘤源性骨软化症。此疾病可伴随间充质肿瘤（多为良性）和前列腺癌出现。肿瘤源性骨软化症的特征表现为低磷血症，血钙通常正常，碱性磷酸酶升高，1,25-二羟维生素 D3 减少。

### （三）治疗

1．磷水平<1mg/dl 的患者，以 50～150ml/h 的速度静脉给予 30～40mmol/L 的中性磷酸钠或磷酸氢二钾钠。剂量和注意事项与静注钾制剂基本相同。

2．血磷水平在 1～2mg/dl 的患者应该经口补充无机磷酸盐。将一瓶磷酸钾溶液（含有 64g 磷）溶解于 4L 水中，以 56.7～85g 剂量每日 4 次口服。

3．如果患者同时合并低血钾，应该给予 20 mEq 的 10% 氯化钾，每日 3 次，或配置含有钾的磷酸盐制剂。磷酸钾制剂和磷酸盐片剂中，每克磷酸盐都含有 50～57 mEq 钾。

4．肿瘤源性骨软化症的治疗为完全切除相应肿瘤。如果无法切除，可联合补充 1,25-二羟维生素 D3（骨化三醇）1.5～3.0 mcg/d 和磷 2～4 g/d。

## 五、高钠血症

### （一）机制

高钠血症多由于机体液体量不足引起。任何低渗性液体的丧失（如出汗、过度换气、发热、呕吐、胃肠减压），若未行处理均会导致轻度的高钠血症。重度的血钠浓度的升高（≥160 mEq/L）通常只见于以下三种临床状态：

**1．液体摄入量不足或减少** 高钠血症最常见原因为液体摄入量不足或减少，尤其见于正常摄入液体功能破坏的患者。

**2．尿崩症（抗利尿激素 ADH 产生不足）** 多见于头部损伤（事故或神经外科手术）、脑垂体或下丘脑肿瘤（原发或转移）的患者。乳腺癌和肺癌具有下丘脑转移的特殊趋势。尽管尿崩症也有其他少见诱因，但近半数的病因为原发性。尿崩症为极为罕见的副肿瘤综合征。肾性尿崩症可见于肾脏不能应答正常水平的 ADH 时，也可由高钙血症，低钾血症或药物诱发。

**3．渗透性利尿** 渗透性利尿和渗透性腹泻可见于经鼻胃管给予高蛋白致尿素负荷过重的昏迷患者。强力脱水和渗透性利尿维持表面上正常的尿排出量。每日监测体重和每周两次监测血清离子和尿素氮可以检测和预防本病。

### （二）诊断

**1．症状和体征** 大多数重度高钠血症患者的症状较重。高渗性分布的特点使其与一些较隐匿疾病难以鉴别。大多数患者可出现多尿。然而如果溶质摄入较低，尿排出量不会超过 2～3 L/d。

**2．实验室检查** 尿崩症的诊断依靠禁水实验。测量基线体重、血清钠、血浆渗透压、尿比重和尿渗透压。水的摄入量需要严格限制，然而禁忌在无持续监护的情况下对患者禁水。自清晨始，每小时测量尿量并与基线比较。如果患者体重减少 >3% 或血浆渗透压超过 310 mOsm/kg，实验应该终止。在准确结果没有确定前，血浆渗透压可通过血清钠浓度，尿素氮和葡萄糖迅速且准确的估算，计算公式如下。

血浆渗透压 = 2（钠）+ BUN/2. 8 + 葡萄糖/18

（1）尿崩症的诊断标准

1）除非严重脱水，否则尿渗透压始终低于 200mOsm/kg。

2）初始血浆渗透压超过 280mOsm/kg。

3）血浆渗透压上升超过初始测定值。

4）尿流率始终超过 1ml/min。

**（2）垂体性尿崩症的鉴别** 在尿糖阴性或近期未注射造影剂的前提下，禁水后的尿渗透压 >600mOsm/kg 时可排除尿崩症的诊断。尿渗透压在 200～600mOsm/kg 时提示部分性尿崩症。临床诊断时有必要鉴别垂体（中枢性）尿崩症和肾性尿崩症。可以通过评估肾脏对 ADH 的反应来完成。禁水实验结束后皮下注射去氨加压素 0. 5μg，另外收集每小时尿样共 3 次。在给予去氨加压素后，ADH 缺乏的患者尿渗透压超过 400mOsm/kg，正常人为 800mOsm/kg；肾性尿崩症患者其数值更低。

### （三）治疗

**1．重度高钠血症** 重度高钠血症可危及生命，需要细心治疗。快速纠正脱水可能促发致死性脑水肿，因而治疗后血清钠离子水平下降不应超过 2 ~ 4mEq/h。休克患者的抢救治疗包括：补充生理盐水，扩充血容量（快速静脉推注 200 ~ 250ml 10 分钟以上，直到收缩压超过 90mmHg）；扩充血容量本身可增加钠盐排泄，减少血清钠水平。当患者血流动力学平稳时，补充 5% 葡萄糖溶液，总量（以升剂量）按如下公式计算：

（血清钠浓度 - 140）×[0.6 × 体重(kg)]/140

2. 慢性 ADH 缺乏的治疗

（1）去氨加压素［二氨基 - 二 - 精氨酸 - 加压素（DDAVP）］，以 5 ~ 10μg 鼻内给药或 0.5 ~ 1.0μg 皮下注射，抗利尿作用可维持 6 ~ 18 小时。为避免水中毒，应在重复出现干渴和恢复多尿时再次给药。口服去氨加压素常用于长期治疗，剂量为 0.05 ~ 1.2mg/d。

**（2）氯磺丙脲** 清晨口服 250 ~ 500mg 氯磺丙脲只对于不完全垂体性尿崩症的患者有效。该药尚未获得美国食物和药物管理局批准用于该病的治疗。用药后长期、严重的低血糖或低钠血症可使治疗复杂化。

## 六、低钠血症：抗利尿激素分泌异常综合征（SIADH）

**（一）机制**

**1. ADH** ADH 是由脑神经垂体释放的可以反射性的降低血浆渗透压或升高血浆容量的激素类物质。血浆渗透压减少或血浆容量增加可以抑制 ADH 的分泌。其作用机制主要是增加肾集合管对水的重吸收作用。

**2. SIADH** ADH 产物生成异常可导致肾脏的液体潴留，全身水量增加，并稳定扩充血容量。低渗性并不能抑制 ADH 的分泌。SIADH 的后果是引发低钠血症，血浆渗透性减低以及尿渗透压增加。

**3. 相关肿瘤** 异位 ADH 的分泌可能与任何类型的恶性肿瘤有关，但更多见于支气管肿瘤，特别是小细胞肺癌和间皮瘤。

（1）大约半数的小细胞肺癌患者无法正常排出所摄入的水分，然而只有其中一小部分可出现重度的低钠血症（<120mEq/L）。

（2）除了低钠血症和（偶尔）少尿外，SIADH 通常不会出现电解质的异常。然而某些肿瘤可以产生多种异位激素。伴发的低钾血症可提示合并异位促肾上腺皮质激素（ACTH）综合征，高钙血症提示副肿瘤综合征引发的钙代谢异常。

**4. 中枢神经系统疾病** 中枢神经系统疾病（如肿瘤病灶，出血、感染）和肺部感染（如肺炎、结核、溃疡）可导致神经垂体释放大量的 ADH。

**5. 药源性低钠血症**

**（1）利尿剂** 通常会导致低钠血症，尤其是不限制液体摄入的患者。

**（2）长春新碱和长春碱** 长春新碱和长春碱可能引起 SIADH 及其所致的低钠血症。通常在接受用药后 1 ~ 2 周出现。

**（3）环磷酰胺** 静脉注射环磷酰胺可能产生 SIADH，轻度的低钠血症可能在给药后 4 ~ 12 小时发生并持续 20 小时，通常无症状出现。

**（4）顺铂、大剂量美法仑和塞替派** 与 SIADH 相关。

(5) **氯胺丙脲** 通常会导致SIADH，但其他口服降糖药很少发生。

(6) **卡马西平** 可诱发ADH的分泌。

(7) **静脉麻醉剂** 与SIADH相关。

(8) **抗抑郁药和抗精神病药物** 可能与SIADH相关。

**(二) 诊断**

1. **症状和体征** 嗜睡、恶心、食欲减退和全身乏力都是低钠血症患者的常见的临床表现。然而此症状的出现可能主要由并存疾病引起，而不是低钠血症所致。如果低钠血症发展迅速或较严重时，焦虑、昏迷甚至死亡将接踵而至。

2. **实验室检查**

低钠血症的实验室检查结果见表4.1。低钠血症的测量指标见下：

(1) 针对所有低钠血症患者

1) 血离子、肌酐、尿素氮、钙、磷、血糖、总蛋白和甘油三酯。

2) 尿钠。

**表4.1 低钠血症：鉴别诊断和实验室检查**

| 状态 | BUN | 渗透压 | | 尿钠浓度 |
|---|---|---|---|---|
| | | S | U | |
| SIADH | D，(N) | D | I | N，I |
| 水肿状态 | D，N，I | D | I | D |
| 黏液性水肿 | N | D | N，I | (D)，N，I |
| 盐丢失状态 | | | | |
| 盐皮质激素缺乏 | I | D | I | I |
| 糖皮质激素缺乏 | N | D | (N)，I | N，I |
| 利尿剂 | N，I | D | I | (D)，N，I |
| 慢性肾衰竭 | I | D | D，N，I | D，N，I |
| GI液体丢失，低张性液体替代 | N，I | D | D | D |
| 强迫补液 | N，D | D | D | N |
| 下丘脑渗透调节功能缺陷 | N | D | N | D，N，I |
| 假低钠血（症） | | | | |
| 高血糖症 | N，I | I | D，N，I | N |
| 甘露醇 | N，I | N | D，N | D，N |
| 高脂血症或病变蛋白血（症） | N | N | N | N |

BUN：血尿素氮；S：血清；U：尿；SIADH：抗利尿激素分泌异常综合征；D：下降；N：正常；I：增加；GI：胃肠道。

括号代表变化较轻微或偶尔出现改变。

（2）针对 BUN 没有升高的低钠血症患者

1）血及尿渗透压。

2）胸部 X 线检查寻找肺癌病灶。

3）符合 SIADH 诊断标准，但尚无明确病因的患者建议进行骨髓活检，以寻找有无小细胞肺癌引起的转移灶（一些患者胸部 X 线表现正常）。

（3）针对具有内分泌功能障碍的患者

1）甲状腺功能测试。

2）肾上腺功能测试。

3）必要时脑垂体功能测试。

**3．SIADH 的诊断标准**　包括如下五个方面：

**（1）低钠血症**　与低 BUN 水平不成比例（通常为 $<10mg/dl$）。

（2）血容量增加

1）血容量减低强有力地刺激 ADH 的分泌，且不受低渗的反馈抑制。

2）尿钠的持续排泄是血容量增加的间接表现（尿钠浓度 $>30mEq/L$，钠排泄分数 $>1$）。

（3）无异常液体潴留　如外周性水肿或腹腔积液。

（4）肾脏、甲状腺、肾上腺功能正常。

（5）血浆低渗，尿液高渗　正常成人在血浆渗透压降低时，尿渗透压可降至 50～75mOsm/kg。该值增高可反应肾小管 ADH 的活动性。尿液必须小于最大稀释度，但低于血浆渗透压。尿渗透压 $>75\sim100mOsm/kg$（或尿比重 $>1.003$），血浆渗透压 $<260mOsm/kg$ 时通常可诊断 SIADH。

**（三）治疗**

控制相关的肿瘤通常可以纠正异位 SIADH 的有关问题。

**1．重度低钠血症（血清钠 <110mEq/L）**　重度低钠血症伴昏迷或癫痫的患者需要积极治疗。当重度低钠血症患者出现精神状态改变或癫痫是小脑疝的早期表现。此时需要立即静推 10～20mg 地塞米松，50g 甘露醇。有必要降低血容量以促进近端肾小管对钠的重吸收。对没有多尿的 SIADH 患者给予盐水不能解决问题，因为盐水增加血浆容积，使尿钠丧失更多。

（1）首先，以 1L/6～8h 的速度静滴 3% 氯化钠。

（2）同时，每 6～8 小时静滴 40～80mg 呋塞米。

（3）每隔 15～30 分钟监测中心静脉压。每小时测定血清钠和钾浓度。另外静滴 20～40mg 呋塞米。如果中心静脉压超过 $18cmH_2O$ 或物理检查发现明显充血性心力衰竭时，降低盐水静滴速率。

（4）当钠离子浓度超过 110mEq/L 时，需中止施用呋塞米和盐水。更快速的给药会增加渗透性髓鞘溶解的风险。此时，应该缓慢纠正低钠血症；在补液后第一个 24 小时，血清钠上升不应超过 12mEq/L，以避免髓鞘破坏。纠正后的血清钠离子浓度应维持在 125～130mEq/L 范围内。

**2．中重度低钠血症（血清钠 >110mEq/L）**

**（1）严格控制液体量**　对所有 SIADH 患者治疗的关键为严格控制液体量，可于 3～5 天内纠正低钠血症。血清钠水平 <125mEq/L 时，液体量应该严格控制在 500～700ml/d。如果患者血钠浓度较高，可控制液体量在 1 000ml/d。

（2）**去甲金霉素（地美环素）** 以 150～300mg 每日 4 次口服，诱发肾脏的抗 ADH 作用，促进水排泄。对长期液体控制不耐受的患者或液体控制下低钠血症改善不佳的患者颇为有效。药物唯一的重要毒性为氮质血症，多见于输注高剂量药物或同时应用肾毒性药物的患者。

（3）**锂盐** 应用锂盐疗效不如去甲金霉素可靠。

## 七、高钾血症

### （一）机制

1．患有或不患有肿瘤的高钾血症患者通常最终出现肾衰竭。

2．治疗后出现的肿瘤快速溶解可能导致高钾血症，尤其见于 Burkitt 淋巴瘤或急性白血病的患者。

3．肾上腺转移在很多类型的肿瘤患者均较常见。但是临床上由转移所致的肾上腺功能减退较罕见。

4．假性高钾血症可见于长期白细胞增多或血小板增多症的患者，尤其是骨髓增生异常综合征。

### （二）诊断

1．**症状** 大多表现为乏力和其他神经肌肉不适。

2．**实验室检查**

（1）血清钾测定

（2）心电图异常变化的程度可以反映出高钾血症严重度。如果高钾血症严重，心电图表现为 T 波高尖，R 波低平，S 波加深，P-R 间期延长，QRS 增宽，成正弦波，最终发展为心脏停搏或室性快速心律失常。

3．**鉴别诊断**

（1）肾功能不全。

（2）钾摄取过多，多见于肾功能不全。

（3）保钾利尿剂应用。

（4）肾上腺功能不全。

（5）酸中毒。

（6）细胞破坏（如肿瘤溶解、横纹肌溶解）。

（7）血管紧张素转化酶抑制剂。

（8）血管紧张素受体阻断剂。

### （三）治疗

1．心电图明显异常的患者，静脉给予葡萄糖酸钙（10ml，浓度为 10%），可以拮抗高钾血症对心脏细胞膜作用。

2．50～100ml 的 50% 葡萄糖溶液加入 10 单位普通胰岛素，通过静脉给药可以快速降低血钾。若患者出现酸中毒，可静脉给予 150～300mEq（1～2 安瓿）碳酸氢钠。注意不能通过与钙剂相同的静脉通路同时静注碳酸氢钠，避免出现碳酸钙的聚合沉积。

3. 可以通过阳离子交换树脂如聚苯乙烯磺酸钠去除机体内钾，用法为每6小时15～30g，每日4次口服20ml的70%山梨醇溶液或100g加入水保留灌肠，可排除肠内的树脂。

4. 对于长期或顽固性高钾血症患者有必要选择血液透析治疗。

5. 因肾上腺功能减退引发的高钾血症可选择合成性盐皮质激素－氟氢可的松治疗，用药剂量为0.05～0.20mg/d。

## 八、低钾血症：异位ACTH分泌综合征

### （一）机制

许多肿瘤可异位分泌ACTH引起库欣综合征。有生物学活性的ACTH是由无活性的激素原和前激素原转化而来，且三者比例不同。所有此类物质持有ACTH抗原活性，因此，基于ACTH的抗原活性测定并不能证明库欣综合征的出现。

**1. 常伴发异位ACTH综合征的肿瘤**

（1）小细胞肺癌。

（2）恶性胸腺瘤。

（3）胰腺癌，尤其是胰岛细胞瘤。

（4）支气管类癌瘤。

2. 不常见或罕见伴发异位ACTH综合征的肿瘤

（1）卵巢癌。

（2）甲状腺癌（除外髓状癌）。

（3）结肠癌。

（4）前列腺癌。

（5）直肠癌。

（6）肉瘤。

（7）血液系统肿瘤。

### （二）诊断

**1. 症状和体征**　常见恶性肿瘤引发的异位ACTH综合征可迅速致死。源于肾上腺或脑垂体的库欣综合征的典型特征多不存在。体征通常表现为恶病质、乏力和高血压。生长缓慢的肿瘤和良性肿瘤所致的异位ACTH综合征特征性表现为满月脸、向心性肥胖、皮肤紫纹和显性糖尿病。

**2. 实验室检查**

（1）主诉乏力的肿瘤患者应行血电解质检测。异位ACTH综合征患者可出现重度低钾血症和代谢性碱中毒（血清钾低至1mEq/L，碳酸氢盐＞30mEq/L）。

（2）多数异位ACTH综合征的诊断可以通过地塞米松抑制试验阴性来确定。

**3. 鉴别诊断**

（1）胃肠功能降低伴随碱中毒［呕吐、长期鼻胃管引流、结肠肿物（绒毛状腺瘤），长期滥用缓泻剂］。

（2）胃肠功能降低伴随酸中毒［慢性腹泻、输尿管乙状结肠吻合术、卓－艾综

合征（Zollinger-Ellison 综合征）]。

(3) 钾丢失药物（如利尿剂、顺铂、皮质激素）。

(4) 醛固酮增多症。

(5) 皮质醇增多症。

(6) 甘草摄入。

(7) 肾小管性酸中毒。

(8) 高钙血症，低镁血症。

(9) 代谢性低磷酸盐血症（如快速生长的肿瘤）。

(10) 进行通气治疗的慢性二氧化碳潴留患者。

(11) 营养性贫血的纠正。

**(三) 治疗**

控制原发恶性肿瘤是最有效的治疗手段。通常低钾血症很难纠正。可口服钾制剂或静滴替代治疗，剂量为 80～150mEq/d。有时严重症状可通过应用不同种类的抑制肾上腺功能的药物改善，如米托坦、美替拉酮、酮康唑和氨鲁米特。此类药物毒性可能比疾病的症状更严重。采用螺内酯，每日 100～400mg 也可能有效。少数惰性、癌肿无法切除的异位 ACTH 综合征患者可以考虑肾上腺切除术。

## 九、高尿酸血症

**(一) 机制**

高尿酸血症和高尿酸尿主要见于骨髓增生异常综合征、淋巴瘤、骨髓瘤或白血病患者，但实体瘤患者少见。

1. **高尿酸尿** 尿中尿酸排泄增高多见于未经治疗的骨髓增生异常综合征，急性或慢性粒细胞性白血病或淋巴细胞性白血病患者。淋巴瘤患者的尿酸分泌可正常或轻度增高。在应用细胞毒性药物或放疗过程中，肿瘤大量溶解释放的核酸可导致尿酸产物增加，尤其多见于淋巴瘤或白血病患者。

2. **尿酸性肾病** 由肾髓质、远端小管和集合管浓缩的酸性尿中，尿酸结晶浓缩沉淀所致。其合成沉积物可导致梗阻性肾病和异型间质性肾炎改变。尿酸肾病分以下四种类型：

(1) **急性尿酸肾病** 多见于经治疗的血液系统恶性肿瘤患者。特征表现为伴有血清肌酐迅速增高的急性肾衰。急性肾功能损伤或肾衰时血尿酸水平持续 >20mg/dl。若患者处于脱水或酸中毒状态时，低水平的血尿酸也可迅速导致肾衰。

(2) **痛风性肾病** 多呈轻至中度，特征为髓质或椎体部尿酸结石（痛风石）沉积，伴周围巨细胞反应。

(3) **尿酸性肾石病** 可见于伴有或不伴有高尿酸血症的痛风和非痛风患者。尿酸结石的症状通常表现为肾绞痛。急性或慢性肾衰可继发于梗阻性尿路病。

(4) **间质性肾炎** 合并高尿酸血症的间质性肾炎可于 20～30 年后进展出现慢性肾衰。此疾病多伴随高血压，并常被怀疑是诱发肾衰的独立因素。

3. **黄嘌呤结石** 多见于嘌呤代谢亢进时，由别嘌呤醇抑制黄嘌呤氧化酶活性所致，恶性肿瘤罕发。

**4．羟嘌呤醇结石**　罕见继发于大剂量的别嘌呤醇治疗。

**（二）诊断**

可以通过测量血清和尿中尿酸浓度确定。正常尿酸排泄率是300～500mg/d。

**（三）治疗**

**1．预防**　预防是治疗的基础。

**（1）大量水化**　是提高尿酸清除率和稀释肾小管尿酸浓度的必须手段。尿量至少应达到100ml/h。

**（2）碱化尿液**　通常，尿pH应维持在7.0～7.5之间（由试纸测得）。患者清醒时，给予碳酸氢钠（每4小时1～3片口服）。睡前口服250～500mg乙酰唑胺（丹木斯）以碱化尿液。也可使用其他含钠或枸橼酸钾的制剂。最近，常规碱化尿液方法受到质疑，原因是其增加了肾小管磷酸钙结晶和黄嘌呤结晶形成的危险性，这两种结晶在碱性环境中均不易溶解。

**（3）别嘌呤**　骨髓增生异常综合征的患者应该持续应用别嘌呤，患有其他血液系统肿瘤的患者应在抗肿瘤治疗前至少12小时应用。常规剂量是300～600mg/d口服，个别患者可考虑加大剂量。静注别嘌呤醇也比较有效，但费用较高。当肿瘤负荷显著降低时可以考虑停药。

**2．治疗**　通过静滴拉布立酶（尿酸氧化酶重组体）可以迅速降低已确诊的高尿酸血症。拉布立酶目前仅批准于儿科用药，且费用较高；剂量是0.15～0.2mg/kg每日静滴，连续数日。

**3．肾衰竭**　由尿酸性肾病引发的肾衰竭。

（1）输尿管灌洗，外科肾脏取石术　通过肾造口术行输尿管灌洗和外科肾脏取石术可以缓解急性肾盂和输尿管梗阻。

**（2）血液透析**　尿酸性肾病是抗肿瘤治疗有效带来的并发症，当上述方法无法改善肾功能时可考虑血液透析。血液透析清除尿酸疗效优于腹膜透析。

## 十、低尿酸血症

**（一）机制**

低尿酸血症通常由近端肾小管尿酸重吸收作用缺陷引发。有报道称低尿酸血症与多种肿瘤相关，尤其是霍奇金淋巴瘤和骨髓瘤。

**（二）诊断**

**1．症状**　患者多无症状出现。

**2．实验室检查**　血尿酸水平异常。

**3．鉴别诊断**

（1）近端肾小管疾病

1）Fanconi综合征（成人患者骨髓瘤是常见诱因）。

2）威尔逊病。

3）无其他疾病的患者。

（2）促尿酸排泄药

1）阿司匹林。

2）X 线造影剂。

3）愈创甘油醚。

（3）应用黄嘌呤氧化酶抑制剂（别嘌呤醇）或尿酸氧化酶（拉布立酶）。

（4）遗传性黄嘌呤尿。

（5）肿瘤性疾病，尤其是霍奇金淋巴瘤。

（6）肝脏疾病。

（7）SIADH。

**（三）治疗**

低尿酸血症多不需治疗。

## 十一、高血糖症

**（一）机制**

**1．糖尿病的糖耐量曲线** 许多肿瘤患者的葡萄糖耐量曲线表现为胰岛素相对缺乏。多数患者脑垂体异常分泌大量生长激素。补充营养可以改善异常葡萄糖耐量，高胰岛素血症和异常生长激素分泌状态。

**2．高血糖** 高血糖可见于胰高血糖素瘤、生长抑素瘤、嗜铬细胞瘤和皮质醇增多症患者。应用地塞米松或其他糖皮质激素作为止吐或部分化疗用药可引发高血糖的出现。肿瘤侵袭导致的胰腺功能破坏也可引发糖尿病。

**3．非酮症高渗性昏迷** 即使是轻度糖尿病患者，应用环磷酰胺、长春新碱、门冬酰胺酶或泼尼松治疗也可以引发非酮症高渗性昏迷。高渗性昏迷同样可见于高营养疗法患者。

**（二）诊断**

多数患者随机或餐后 2 小时血糖测定提示异常。

**（三）治疗**

**1．营养状况** 如果可行，应改善糖耐量减低的肿瘤患者的营养状态。肿瘤相关性高血糖患者的治疗主要取决于原发肿瘤的控制程度和胰岛素输注或口服降糖药物的应用。

**2．高渗性昏迷** 高渗性昏迷患者必须积极补液，即静脉给予大量生理盐水扩充血容量，直至血压恢复稳定。胰岛素输注（1～4U/h）有助于控制高血糖症。

**3．避免糖皮质激素的应用** 可以预防激素诱发的高血糖出现。

## 十二、低血糖

**（一）机制**

某些肿瘤可产生胰岛素样物质（胰岛素样生长因子-2），尤其是腹膜后肉瘤，也可见于其他肿瘤。肝细胞癌和多部位原发灶的广泛肝转移可降低糖原储备量，损伤糖原异生作用。胰岛瘤已在第二章第九节讨论。

**1．低血糖的病因**

（1）恶性肿瘤

1）胰岛瘤

2）腹膜后肿瘤

3）肝细胞癌

4）广泛肝转移

（2）药物

1）隐匿性或治疗性胰岛素输注

2）口服降糖药

3）乙醇

4）水杨酸盐

5）加替沙星

6）喷他脒

7）牙买加呕吐病（荔枝果）

8）奎宁（抗疟药）

（3）代谢性疾病

1）饥饿

2）慢性肝脏疾病

3）肾上腺功能衰退

4）垂体功能减退症

5）黏液性水肿

6）糖原沉积病

7）反应性低血糖（如糖尿病前期，胃切除术后）

**2. 假性低血糖症**　可见于粒细胞显著增多的患者，尤其是骨髓增生异常的患者，原因是体外葡萄糖消耗增加。

**（二）诊断**

**1. 症状和体征**　肿瘤相关性低血糖症可出现精神状态改变，疲乏、癫痫或昏迷。某些患者可出现空腹低血糖特征，如清晨性格改变，早餐后可改善。震颤、大汗、心动过速和饥饿痛是血糖急剧下降的特征性表现。

**2. 实验室检查**　血糖浓度 <40mg/dl 可诊断为低血糖。空腹低血糖的进一步评估已在第二章第九节讲述。应监测 C 肽和血清胰岛素水平。胰岛素水平升高而 C 肽缺失可提示外源性胰岛素的应用。

**（三）治疗**

**1. 静注葡萄糖**　任何出现可疑性症状、体征或无法解释的昏迷患者均应收集血样进行葡萄糖和胰岛素检测，随后立即快速静滴 50ml50% 的葡萄糖溶液。即使是当高浓度葡萄糖溶液输注的过程中，血清葡萄糖仍可维持较低水平。所有葡萄糖水平 <40mg/dl 和葡萄糖水平 <60mg/dl 的有症状的患者应持续静滴 20% 的葡萄糖50～150ml/h；调整速度以维持葡萄糖水平高于 60mg/dl。每 3～4 小时监测血糖水平直至血糖平稳。

**2. 胰高血糖素**　肌注 1mg 胰高血糖素可以通过加速糖原分解和糖异生作用升高血糖。

**3. 奥曲肽**　一种生长激素抑制剂，可以减少胰岛素过度分泌。

4. **其他措施** 若输注葡萄糖血糖无法升至正常水平时，可静注泼尼松或二氮嗪治疗。

## 十三、肿瘤溶解综合征

### （一）机制

多数恶性肿瘤的有效化疗可导致大量的钾、磷酸盐、尿酸和其他坏死肿瘤细胞的分解产物释放入血。低钙血症可伴发重度高磷血症出现。肿瘤溶解综合征通常在原发肿瘤治疗后的几小时至几天内出现。

1. **相关肿瘤** 常见的相关肿瘤包括急性白血病，Burkitt 淋巴瘤和其他淋巴网状内皮细胞性恶性肿瘤。此综合征很少在实体瘤治疗后出现。肿瘤高负荷和血清乳酸脱氢酶水平升高常增加肿瘤溶解综合征的危险。

2. **威胁生命的并发症** 包括尿酸或磷酸钙结晶沉积引发的肾衰竭，低钙血症诱发的癫痫以及高钾血症或低钙血症促使的心律失常。

### （二）诊断

1. **体格检查** 出现少尿应高度怀疑代谢性疾病。手足抽搐可以是特征性改变。若疾病进展无法控制时可出现心律失常或心跳呼吸骤停。

2. **实验室检查** 急性白血病或 Burkitt 淋巴瘤患者的治疗应严密监测血清钾、钙、磷酸盐、尿酸和肌酐值，通常为每日检测并持续 1 周，若症状进展可几小时检测 1 次。

### （三）治疗

最初给予半张的生理盐水进行大量水化治疗。重度代谢性疾病治疗措施见本节相应部分，具体包括：

1. 低钙血症
2. 高磷血症
3. 高钾血症
4. 高尿酸血症
5. 以上治疗无反应或进展为肾功能不全的患者应紧急血液透析治疗。

## 推荐阅读文献


Cairo MS, Bishop M. Tumour lysis syndrome: new therapeutic strategies and classification. *Br J Haematol* 2004;127:3.

Crowley RK, Thompson CJ. Syndrome of inappropriate antidiuresis. *Expert Rev Endocrinol Metab* 2006;1:537.

Gaasbeck A, Meinders AE. Hypophosphatemia: an update on its etiology and treatment. *Am J Med* 2005;118:1094.

Schaefer TJ, Wolford RW. Disorders of potassium. *Emerg Med Clin North Am* 2005;23:723.

Spinazze S, Schrijvers D. Metabolic emergencies. *Crit Rev Oncol Hematol* 2006;58:79.

Stewart AF. Hypercalcemia associated with cancer. *N Engl J Med* 2005;352:373.

Tanvetyanon T, Stiff PJ. Management of the adverse effects associated with intravenous bisphosphonates. *Ann Oncol* 2006;17:897.

Tisdall M, Crocker M, Watkiss J, et al. Disturbances of sodium in critically ill adult neurologic patients. *J Neurosurg Anesthesiol* 2006;18:57.

Woo S-B, Hellstein JW, Kalmar JR. Systematic review: bisphosphonates and osteonecrosis of the jaws. *Ann Intern Med* 2006;144:753.

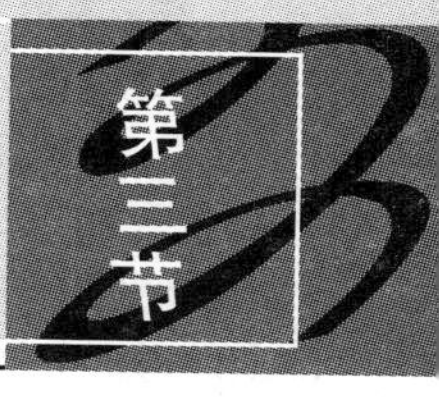


# 皮肤并发症

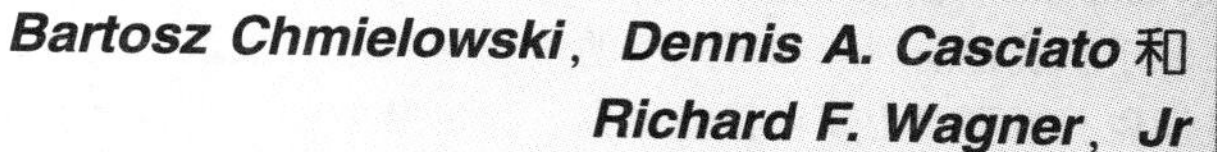
Bartosz Chmielowski，Dennis A. Casciato 和
Richard F. Wagner，Jr

## 一、皮肤转移

### （一）发病率和病理学

皮肤并不是实体瘤的罕见转移部位。在转移癌的患者中 2%~10% 为皮肤转移。男性中最常见的伴发皮肤转移的内脏恶性肿瘤是肺癌（24%）、结肠癌（19%）、黑色素瘤（13%）、口腔鳞状细胞癌（12%）和肾细胞癌（6%）。女性中则是乳腺癌（69%）、结肠癌（9%）、黑色素瘤（5%）、肺癌（4%）和卵巢癌（4%）。皮肤的受累既可以是转移所致，也可以是肿瘤向皮肤的直接浸润引起。

### （二）自然史

在原发的黑色素瘤、乳腺癌和肾癌中，皮肤转移可于首次手术后 10 到 15 年出现，并且可能是内脏肿瘤的最初征象。

**1. 乳腺癌** 接近女性皮肤转移癌患者的 75%，皮肤受累有八种病理类型。

**（1）炎性乳癌**（类似丹毒的红斑或进展迅速的斑块，多见于乳房，其他部位皮肤同样可受累）。

**（2）铠甲状癌**（一种类似于局限性硬皮病的弥漫性硬化）。

**（3）毛细血管扩张性癌**（由血管网中的血液汇聚形成的紫罗兰色的丘疹）。

**（4）结节状癌**（通常是多发的丘疹结节，有时形成溃疡）。

**（5）肿瘤性毛囊缺失**（可引起乳腺癌血行播散，表现为无痛的，界限清楚的粉红色椭圆形斑），可以与其他赘生物同时出现。

**（6）佩吉特病（Paget 病）**（乳头或乳晕上的边界清楚的、鱼鳞状的斑点，提示癌组织的皮肤浸润）。

**（7）乳房下褶皱处乳癌**（类似于基底细胞癌的皮肤结节）。

**（8）眼睑的组织细胞样小结节**（表现为无痛性带有硬结的眼睑肿胀）。

**2. 肺癌** 由肺癌引起的皮肤转移可以出现在任何部位，其中最常见的是胸壁和后腹部；小细胞肺癌转移最常见为背部皮肤。1.5%~16% 的肺癌患者可出现皮肤转移，而其中半数肺癌患者首发表现即为皮肤转移。肺癌也具有一种罕见但特有的趋势，即向臀部、指尖或脚趾皮肤转移。

**3. 胃肠道肿瘤** 结直肠癌的皮肤转移通常发生在恶性肿瘤被确诊之后。腹壁和会阴区域是最常见的部位。它们可能表现为无蒂的或具柄的结节、血管瘤、头皮囊肿、炎性癌或阑尾切除术后持续不愈的瘘管。胃癌的皮肤转移很少见，大多数皮肤转移的典型表现是单发的结节，坚硬且呈红色或色素沉着过度，但可以表现为皮炎。肛门癌的皮肤转移可累及一些罕见的部位，如头皮、眼睑、鼻子或双腿。

**4. 黑色素瘤** 表皮和真皮外的黑色素瘤均可以出现皮肤转移。它们通常表现为夹杂其他颜色的结节，但也可以表现为红斑或单发的色素结节。

**5. 泌尿系统恶性肿瘤** 在所有泌尿系统恶性肿瘤中，肾细胞癌的皮肤转移是最常见的，来源于膀胱，前列腺和睾丸癌的皮肤转移也有报道。这些转移有时是肾细胞癌的首发征象，也可以出现得很晚，如直至诊断后十年出现。在临床和组织学上，通常类似于常见的皮肤病，因此往往导致误诊。

**6. 指（趾）甲下的转移** 指甲处的恶性病损可以分为3类：远隔原发癌的转移病灶、造血细胞或淋巴细胞恶性增生的皮肤受累以及该部位的原发癌。肺癌是最常见的转移至甲床的恶性肿瘤，其次是泌尿生殖系统、乳腺、头颈部癌和肉瘤。指（趾）甲下转移的典型表现是进行性增大的红斑，指尖肿胀或紫罗兰色的结节，通常是无痛的，也可以有出血或灼热感、跳动和波动感。这些表现可能被误诊为感染或创伤。几乎半数的受累人群中，这些表现由恶性肿瘤引起。

**7. 脐部转移（Sister Mary Joseph 结节）** 1%～3%的腹部恶性肿瘤患者有脐部转移。“Sister Mary Joseph 结节”这个词源自梅奥兄弟医院的一位外科护士的名字，她认识到接受腹部手术的患者如出现脐部转移提示疾病不可治愈。最常见的原发灶是胃肠道（52%）、妇科（28%）、胃部（23%）和卵巢（16%）的肿瘤。这些患者的生存期主要与肿瘤类型和治疗方式有关，一般为2～18个月。

**（三）预后**

皮肤转移通常提示进展期肿瘤，预后不良。出现皮肤转移后的平均生存期为3个月，但如果是淋巴瘤，黑色素瘤和乳腺癌则可达数年。

**（四）诊断**

主要依赖于活检结果，尤其是那些之前还没有确诊的恶性肿瘤患者。

**（五）治疗**

大多皮肤转移的治疗是对症治疗，并且当原有肿瘤对全身治疗有反应时皮肤转移趋向于退化。有时，这些损伤也需要采用局部放疗，外科手术，冷冻疗法或者是光动力治疗。塞替派（30mg）、博来霉素或顺铂的病灶内注射，电化学疗法（电穿孔可以增强病灶内的化疗作用）也被应用于治疗。

## 二、皮肤副肿瘤综合征

皮肤副肿瘤综合征是一组异源性皮肤综合征，皮肤病变处不含恶性细胞，但具有恶性肿瘤表现。

**（一）黑棘皮病**

特点是高色素沉着，患者在颈部、腋下、腹股沟及尺骨上窝出现天鹅绒样斑块，多数情况下是肥胖、代谢综合征以及糖尿病患者代谢紊乱的表现。如果病变突然出现并且进展迅速，或者合并牛肚掌及黏膜层受累，则预示可能存在恶性肿瘤，主要为消化道腺癌（>50%为胃癌）。

黑棘皮病良性病因包括：

1. 肢端肥大症，巨人症
2. 肾上腺功能不全

3. 甲状腺功能亢进，甲状腺功能减退
4. 脂肪代谢障碍
5. 糖尿病
6. 多毛、肥胖、闭经
7. 人类先天畸形

**（二）淀粉样变**

继发于非恶性疾病，很少累及皮肤。多发性骨髓瘤和少数瓦尔登斯特伦巨球蛋白血症可进展出现“挤捏性紫癜”（自发或在较小创伤后出现淤斑或者紫癜斑）。病灶主要见于可弯曲部位、鼻旁皮肤、肛门与生殖器区、颈部及眼周。

**（三）Bazex 综合征（肢端角化症）**

表现为肢体末端区域（耳朵、鼻子、指甲、手、脚、肘、膝）银屑病样病灶。18% 的患者病变部位瘙痒。此综合征普遍伴有恶性肿瘤，主要是上消化道肿瘤，其次是前列腺癌、肝癌、淋巴瘤和膀胱癌。近 2/3 的病例皮肤损害出现在恶性肿瘤诊断之前。

**（四）皮肌炎和多发性肌炎**

属于一组特发性炎性肌病。15%～23% 之间的皮肌炎和 10% 的多发性肌炎与恶性肿瘤相关。几乎所有类型的恶性肿瘤都有伴发皮肌炎的报道，其中卵巢癌、肺癌和乳腺癌是最为常见的。皮肌炎可以先于肿瘤出现前 5 年发病。对恶性肿瘤的治疗可以改善皮肌炎的症状，而其症状的恶化可能预示着肿瘤的复发。

此类肌病的典型表现就是近端肌肉的无力，伴或不伴随触痛。患者通常主诉他们无法梳头。附着于足趾关节的扁平紫红色斑丘疹（Gottron 丘疹）和眼周围紫红色水肿型红斑（Heliotrope 征）是皮肌炎的特征性表现。其他症状包括甲周毛细血管扩张、皮肤片状变色，红色、鳞片状头皮皮疹和光过敏。实验室检查常显示肌酸激酶水平升高，尽管也有肌酸激酶水平正常的病例报告，这种类型通常与恶性肿瘤更具相关性。

**（五）异位库欣综合征**

是由促肾上腺皮质激素（ACTH）原或 ACTH 的分泌增多引起的，多见于小细胞肺癌和支气管类癌，偶尔见于胸腺癌、胰岛细胞癌、非小细胞肺癌和嗜铬细胞瘤。症状表现为近端肌肉萎缩，高血压，低血钾，通常体重降低（体重不增加），由于促肾上腺皮质激素含有黑色素原，所以常常合并色素沉着。

**（六）匐形性回状红斑**

特征是大面积暴发的红斑状鳞片，进展迅速，形成环状体，木纹样病变可见于全身大部分区域，手、脚和脸部少见。往往伴随严重的瘙痒，几乎总是潜在恶性肿瘤的表现，可于恶性肿瘤发病前的 1～24 个月出现。最常见于肺癌，其次是食管癌和乳腺癌。治疗包括手术切除原发肿瘤，但有时疗效只有在全身性类固醇治疗、放疗和硫唑嘌呤治疗结束后显现。

**（七）脱落性红皮病**

是一种伴随不同程度脱屑的泛发性皮肤红斑。它常常伴有严重的瘙痒和全身淋巴结肿大。恶性肿瘤占所有病例数的 5%～12%，最常见于皮肤 T 细胞淋巴瘤，偶见于实体瘤或急性髓性白血病。

### （八）获得性胎毛增多症

指的是多位于头部和颈部，发育程度较好但无色素的毛发性疾病。其与肺癌和结肠癌相关，但也常常出现在休克、甲状腺毒症、卟啉病以及环孢霉素 A、米诺地尔、苯妥英钠和青霉素治疗的患者。治疗方法为直接切除恶性肿瘤。

### （九）鱼鳞病

获得性鱼鳞病的特征是均匀对称的皮肤病损，病变的严重程度各不相同，从小的粗糙、干燥到明显的黑白相间的鳞屑和剥脱。鳞屑的直径范围从小于 1mm 到大于 1cm 不等。首先发生于躯干和四肢。病灶病变更多见于伸肌的表面。需与迟发型普通鳞屑、干燥病和 Refsum's 病相鉴别。霍奇金淋巴瘤是最常见的与获得性鱼鳞病相关的恶性肿瘤，但也可见于表皮 T 细胞淋巴瘤、乳腺癌、肺癌或者膀胱癌的患者。同样它也可能源于非恶性肿瘤疾病（自身免疫综合征、内分泌紊乱、营养不良、感染性疾病或者某些药物反应）。

### （十）多中心网状组织细胞增多症

表现为粉色、棕色、灰色丘疹，起初出现在双手，后蔓延到面部。病变也可出现于膝部、肘部、踝部、肩部、双足或髋部，并有珊瑚珠样特征性表现。近 20%~25% 的多中心网状组织细胞增多症的病例与恶性肿瘤有关，包括血液、乳腺、卵巢、胃和宫颈的肿瘤。

### （十一）（表皮）松解坏死型游走性红斑（NME）

是一种不常见的炎症性皮肤病，常伴随胰高血糖素瘤的发生，很少见于非肿瘤的情况，如肝病、炎性肠病、胰腺炎、吸收不良综合征。关于 NME 机制的假说与锌、氨基酸、脂肪酸共同缺乏有关。NME 的临床特征为短期暴发的不规则红斑样病变，中心有大疱，接着为病变侵蚀，愈合后有色素沉着。病变分布于口周或易于加压和摩擦的部位（如会阴部、臀部、腹股沟、下腹、下肢）。

### （十二）坏死性白细胞碎裂性血管炎

是恶性肿瘤的一种罕见的并发症。表现为可触知的紫癜，尤以下垂部位明显。这种血管炎更易发生于血液系统恶性肿瘤，而不是实体瘤。偶尔也会成为抗肿瘤治疗的并发症。

### （十三）厚皮性骨膜病

表现为皮肤增厚，生成新的皮肤褶皱（狮面）。头皮、前额、眼睑、耳部、口唇是表现最明显的部位。舌部、大小鱼际、肘部、膝部可能增粗。手指成杵状。活检表现为角质层增厚和汗腺皮脂腺的肥大。

家族型厚皮性骨膜病通常与恶性肿瘤无关。而后天的变化几乎仅见于未分化肺癌患者。杵状指和肥大性骨关节病与各型非恶性病变相关。

### （十四）Paget's 病

乳房外的 Paget's 病是一种预后不佳的肿瘤，发生于顶浆分泌腺的支承面，多见于腋窝和会阴部。该病可能与邻近的或远处的肿瘤相关。外科切除术是该皮肤病的首选治疗方法。也可局部使用氟尿嘧啶或咪喹莫特。

### （十五）掌跖角化病

以掌和跖的黄色均匀增厚为特征。有遗传性和非遗传性的形式。获得性掌跖角化病常与霍奇金淋巴瘤、白血病、乳腺癌和胃癌相关。家族性掌跖角化病与食管鳞状上皮癌、乳腺癌和卵巢癌密切相关。在家族型中，恶性肿瘤可能在皮肤过度角化症发病 30 多年后出现。砷暴露可诱发手掌的过度角化，增加癌变风险。

**（十六）乳头状瘤病**

菜花状皮肤乳头瘤病表现为突然出现的多发性尖形角化型丘疹，形态学上类似于病毒性疣。它们起初发生于手部和腕部，接着扩散至全身及面部。此综合征提示存在潜在的恶性肿瘤，多为胃腺癌。

**（十七）天疱疮**

副肿瘤性天疱疮是一种罕见的自身免疫性黏膜皮肤的大疱样病变，典型表现为疼痛性的黏膜糜烂病变和瘙痒性的丘疹鳞屑型突起，常可进展并出现水泡。免疫荧光试验表明在表皮层的细胞间有 IgG 自身抗体和 C3 的积聚，呈线性分布于表皮和真皮的连接处。最常见的潜在肿瘤包括非霍奇金淋巴瘤、慢性淋巴细胞性白血病、巨大淋巴结增生症（Castleman's 病）。

**（十八）连圈状糠疹**

表现为躯干、臀部、股的圆形鳞状色素过度沉着的病变。很少见于白色人种。6% 的病例由恶性肿瘤引起，主要是肝细胞癌和胃癌。

**（十九）瘙痒症**

非肝脏疾病所致的顽固性瘙痒症与铁缺乏、甲状腺疾病、肾功能不全等相关，也可见于恶性肿瘤，最常见的为淋巴瘤、骨髓增生障碍、多发性骨髓瘤、白血病、类癌。

**（二十）坏疽性脓皮症**

是一种特发性嗜中性的皮肤病。其典型表现为触痛，波动性脓疱或结节，并向周围扩散，成为边缘清晰隆起的溃疡。50%～70% 的患者存在潜在的全身性疾病，包括溃疡性结肠炎、Crohn 病、憩室炎、血液和风湿性疾病、肝病、内脏肿瘤和免疫缺陷状态。相关的血液系统疾病包括急性淋巴细胞性白血病、髓细胞性白血病、骨髓增生性疾病，骨髓瘤，Waldenström's 巨球蛋白血症、霍奇金淋巴瘤和非霍奇金淋巴瘤。也曾有过结肠、膀胱、前列腺、乳腺、支气管、卵巢、肾上腺皮质癌的相关报道。

**（二十一）急性发热性嗜中性皮肤病（Sweet's 综合征）**

表现为皮肤突然出现疼痛性红斑结节或斑块，表面不规则。病灶可发生于身体的各个部位，但多见于面部和躯干。组织学检查表现为大量的中性粒细胞浸润。皮疹通常伴发热、周围血中性粒细胞增多、关节炎、结膜炎。近 10% 的患者有恶性肿瘤，常报道的有骨髓增生性白血病。泼尼松治疗效果最佳。

**（二十二）Leser-Trélat 征**

是内脏恶性肿瘤的预兆，表现为突发的多发性瘙痒的脂溢性角化病。此类病灶多具有炎症基础。该征需与良性脂溢性皮炎相鉴别。相关的恶性肿瘤主要为消化道肿瘤、淋巴增生性肿瘤、肺癌、乳腺癌。

**（二十三）色素性荨麻疹**

55%～100% 的全身性肥大细胞增多症的患者可合并色素性荨麻疹。原发病变为色素斑或丘疹，接受放射线照射后可转变为风团（Darier's 征）。在某些病例，病变可为色素减退、毛细血管扩张、结节。

**（二十四）白癜风**

是一种由于黑色素细胞减少造成的皮肤色素减退，多见于恶性黑色素瘤的患者。通常认为白癜风是机体对正常黑色素细胞和黑色素瘤细胞共有的抗原产生免疫调节反应的结果，表现为白癜风的黑色素瘤患者的预后更好。

**（二十五）混杂型皮肤副肿瘤综合征**

**1. 黏蛋白性脱发** 多见于淋巴网状内皮细胞肿瘤发生的过程中，是毛囊和皮脂腺周围胶原的黏液样变性的结果。这种脱发与治疗无关。

**2. 环形红斑** 持久性图案状红斑是一种位于皮肤的环状突起，可稳定存在数周至数月。离心性环形红斑发病初期的红斑区域很小，而后逐渐扩大，皮肤特点为外观正常而中心呈环形。病灶处可出现瘙痒。环形红斑的出现通常与非恶性疾病相关（尤其是胶原血管综合征、脉管炎和感染）。许多病例是特发性的。少数环形红斑可伴发肿瘤出现，如淋巴瘤，偶尔有内脏肿瘤。

**3. 红斑性肢痛病** 表现为疼痛、四肢潮热（手指、足趾尤为显著）并出现红斑。骨髓增生性疾病是最常伴发的恶性疾病。应用阿司匹林可缓解。

**4. 皮肤色素沉着**

**（1）灰色变** 黑皮症性皮肤灰色变多见于广泛恶性黑色素瘤的患者。

（2）眼眶周围紫色变可发生于由于渗出和紫癜造成眼睑淀粉沉着的患者。比如镜检后的眼睑紫癜综合征。

**5. 迟发性皮肤卟啉症（PCT）** 是一种大疱性疾病，多见于经常暴露于阳光下的皮肤。肝细胞癌和肝转移癌偶尔可与副肿瘤性 PCT 相关。

**6. 牛肚掌** 类似于牛的前肠，表现为手掌皮肤增厚、皮纹突出。90% 以上该病患者合并恶性肿瘤，多见于肺、胃、泌尿生殖道。

## 三、遗传性恶性肿瘤相关综合征

一些累及皮肤的遗传综合征可诱发内脏恶性肿瘤，而并非相关的副肿瘤综合征。

**（一）运动失调性毛细血管扩张症**

是一种由 ATM 基因突变引起的常染色体隐性遗传病，在 DNA 损伤的细胞应答中具有决定性的作用。该综合征以递增的神经退行性变、眼睛和皮肤的毛细血管扩张、免疫缺陷和过早老化为特征。此类患者是血液系统恶性肿瘤发展的高危人群，包含霍奇金和非霍奇金淋巴瘤以及白血病。

**（二）基底细胞痣综合征（Gorlin's 综合征）**

**（三）Cowden 综合征（多发性错构瘤综合征）**

是以多发毛膜瘤（附件肿瘤）、黏膜与皮肤的丘疹、恶性肿瘤的高危性为特征的具有不完全外显性的常染色体显性遗传性皮肤病。该病由一种双磷酸酶抑癌基因 PTEN 失活突变引起。等位基因上失去野生型 PTEN 表达的患者患乳腺癌、甲状腺癌、子宫内膜癌和脑恶性肿瘤的风险增加。

### （四）克－卡二氏综合征

是罕见的后天非家族遗传性的胃肠道息肉综合征，与蛋白丢失性胃肠病、脱发、甲营养不良和色素沉着有关。此类患者出现胃、结直肠恶性肿瘤的风险极高。

### （五）遗传性肠息肉综合征（Gardner's 综合征）

是家族性腺瘤性息肉病（FAP）的变型，具有结肠外症状；由腺瘤性结肠息肉病（APC）抑癌基因的突变引起。是以结肠息肉病、骨瘤和皮肤以及软组织的间充质细胞肿瘤为特征的常染色体显性疾病。对于大多数患者，在息肉病之前皮肤和骨异常已经发展近 10 年。最常见的皮肤表现是表皮或皮脂囊肿（66%），多见于面部、头皮和四肢。其他皮肤表现是纤维瘤、神经纤维瘤、脂肪瘤、平滑肌瘤和色素性皮损。患者合并结肠癌和硬纤维瘤的风险较高。

### （六）豪［威尔］－埃［文斯］二氏综合征

是罕见的家族性综合征，表现为局部非表皮松解的掌跖角化病，以及食管鳞状细胞癌的早期病变。基因座位于 17q25 上（TOC 基因）。

### （七）米尔－多里（氏）综合征

是罕见的遗传性皮肤病，与错配修复蛋白，hMSH-2 和 hML H-1 的突变有关。常因同期或者不同期出现至少 1 个皮脂腺瘤和至少 1 个内脏肿瘤而得到诊断。该综合征以具有不同的外显率和表达率的常染色体显性遗传模式为特征。相关的内脏恶性肿瘤包括结肠直肠或泌尿生殖系统的肿瘤。

### （八）杰格斯（氏）综合征

由种系突变或丝氨酸－苏氨酸激酶 LKB1（有的也认为是 STK11）表观沉默引起的常染色体显性疾病。以皮肤和黏膜的色素沉着（蓝黑相间的雀斑）以及可进展为胃肠腺癌的多发肠内息肉为特征。

### （九）雷克林霍曾（氏）病（多发性神经纤维瘤 1 型）

是一种常染色体显性遗传病，由抑癌基因 NF1 的突变引起。大约一半的受累者从患病亲代那里获得致病基因，而其余病例多由自发突变引起。在幼童时期可见色素过度沉着，边界光滑的椭圆形斑点（caf′e au lait 斑点）。其他皮肤损伤包括非日光暴露区域的斑点、虹膜错构瘤和表皮的神经纤维瘤。与普通人群相比，患有雷克林霍曾（氏）病的人群有出现恶性肿瘤的高危性。对于恶性周围神经鞘瘤有 10% 的终生危险。其他恶性肿瘤（嗜铬细胞瘤、泌尿生殖系的横纹肌肉瘤、星形细胞瘤、脑干神经胶质瘤和幼年型慢性粒细胞白血病）比较少见。

### （十）Werner's 综合征

是常染色体隐性遗传病，由 WRN 基因突变引起，与端粒修复异常的过程有关。以过早老化，早发的年龄相关的病状（脱发、缺血性心脏病、骨质疏松、糖尿病、白内障、性腺功能减退）和肿瘤（尤其是肉瘤）为特征。

### （十一）维－奥二氏综合征

是 X 染色体免疫缺乏性疾病，由 WAS 基因突变引起，此基因在肌动蛋白聚合中起重要作用。临床表现包括血小板减少症伴血小板缩小，表现和分布典型的湿疹，由免疫缺陷引起的复发感染以及自身免疫病和恶性肿瘤的发病增加。据报道，最常见的恶性肿瘤是 B 淋巴细胞淋巴瘤，并且经常是 EB 病毒阳性。

## 四、放疗（RT）对皮肤不利的影响

尽管放疗技术在不断地提高，仍有超过90%的患者出现不同程度的皮肤反应。皮肤反应的严重程度受治疗方法和患者因素双方面影响。治疗相关的因素包括更大的单位面积照射剂量、更大的总照射剂量、更大的分割剂量、更长的疗程及射线能量的差异。患者患病危险因素包括皮肤放疗区域湿度和摩擦力（腋区、胸部、会阴）的增加、皮肤卫生情况较差、同时应用化疗、年龄较大、并存疾病、低营养状态、吸烟及长期的日光照射。

**（一）早期效应**

是指从治疗开始的90天内发生的副作用。2～4周内可见皮肤红斑、干燥、脱发、色素沉着。干性的皮肤脱屑发生在治疗的3～6周之间，随后转变为湿性的皮肤脱屑，多见于治疗后第5周。最后皮肤的损害进一步发展为坏死和继发的溃疡。

**（二）远期效应**

是指伴随的真皮损害。包括真皮的萎缩、毛细血管扩张以及侵袭性的纤维化。也可能导致永久性的指甲及皮肤附属器的缺失、脱发，少汗或无汗。接受放射治疗的患者最大的风险在于可能导致继发的皮肤恶性肿瘤的出现，特别是易发生鳞状细胞癌。

**（三）预防皮肤损害**

为了降低发生皮肤损害的危险性，患者应该用温水和柔和的香皂轻轻地清洗皮肤，以保持被照射部位的皮肤清洁，降低继发的细菌感染。并且患者应减少皮肤摩擦，避免使用有皮肤刺激性或含金属的物品（含氧化锌的膏剂，含铝的除臭剂），应该穿松软的棉质衣服，避免皮肤表面温度过高。

**（四）对皮肤反应的处理**

对于有红斑和干性皮肤脱屑的患者使用无气味、亲水性或者增湿的霜剂有益。这些霜剂不适合用于皮肤破损处。小剂量的类固醇（1%氢化可的松、莫米松）可以降低皮肤的炎症和瘙痒程度。其他的产品（如芦荟油凝胶、比亚芬、透明质酸酶）均无明确疗效。

对于湿性皮肤脱屑的治疗没有标准的建议，但是一般的原则是伤口在湿性的环境下恢复的更快。以片状或无定形形式存在的水胶体敷料和水凝胶已广泛应用，但是尚无可靠的证据表明其比甲紫（一种消毒防腐药，通常不用于美容）或者干性辅料效果好。

萎缩的皮肤更容易溃疡和破损，主要选择软膏剂治疗并避免外伤。慢性皮肤溃疡治疗的目标是控制皮肤的渗出量，预防继发的细菌感染。这些患者可能要求外科手术干预治疗。慢性纤维化是较难处理的并发症，但是应用己酮可可碱和酯化的超氧化物歧化酶治疗可以获得一定疗效。

## 五、化疗对皮肤的不利影响

**（一）脱毛症**

由化疗引起的脱发通常在治疗开始的1～2周出现，在1～2个月变得更加明显。

通常脱发是可逆的，头发的再生会伴随着颜色和组织构造的改变。使用假发和头巾可以很好的掩盖这一缺陷。与脱发相关的化疗药物详见附录。

**（二）超敏反应**

已有资料显示几乎所有的化疗药物均会发生过敏反应。过敏反应的类型包括荨麻疹、瘙痒、血管性水肿、多形性红斑、严重的可导致中毒性表皮坏死溶解。皮肤脉管炎、接触性皮炎、药疹也很常见。

门冬酰胺酶（一种抗肿瘤药物）可以引起25%患者发生荨麻疹甚至过敏性休克，推荐在开始注入药物之前先用2单位药物进行真皮内皮肤实验。紫杉烷类（抗肿瘤药紫杉醇和多西紫杉醇）常规与类固醇，H1和H2阻滞剂一起使用。在紫杉醇类抗肿瘤药物的使用中，引起过敏反应的主要是用于溶解药物的聚氧乙烯类的蓖麻油。重组的和人工合成的单克隆抗体的抗肿瘤药例如利妥昔单抗、西妥昔单抗、阿仑单抗、吉姆单抗、曲妥珠单抗与苯海拉明和对乙酰氨基酚联合使用可以减低相关的输液反应。已有报道一种完全人源化单克隆抗体-帕尼单抗可以引起1%患者发生过敏反应。

**（三）色素沉着**

可局限在注射部位，也可以融合扩散至整片皮肤，同样可以影响指甲和黏膜。白消安（抗肿瘤药）可以引起“白消安褐色变，”一种与艾迪生（Addison）病相似的微暗的扩散性色素沉着。博来霉素可以引起躯干和四肢近端损伤部位的鞭状色素沉着及带状条纹状褪色。反复的给予氟尿嘧啶类药物可以导致皮肤浅静脉的色素沉着。给予甲氨蝶呤一周后可以引起“旗帜征”，患者正常颜色的毛发与有色素沉着区域交替。其他可以导致色素沉着的药物包括顺铂、环磷酰胺、放线菌素D、柔红霉素、苄基柔红霉素、鬼臼乙叉甙、羟基脲、异环磷酰胺、亚硝基脲，紫杉醇、普卡霉素、甲基苄肼、塞替派、长春碱类。

**（四）手足综合征（肢端的红斑、掌跖的感觉迟钝）**

由最初的掌和足底麻刺感和灼热感逐渐发展为严重的疼痛、触痛、水肿及界限清楚的对称红斑。损伤可以扩散到手和脚的背面。苍白的区域逐渐形成脱屑的小囊泡和大水泡。普遍认为此综合征与大剂量使用阿糖胞苷、氟尿嘧啶、酯化的羟基柔红霉素有关。当前新的药剂如卡培他滨可以引起超过50%患者发生不同程度的手足综合征，多激酶抑制剂，如索拉菲尼和舒尼替尼是导致手足综合征的主要原因。

手足综合征处理可以通过停药或者降低药物剂量来治疗。建议患者穿棉质袜子或嵌入胶垫，避免足部受压，经常在微热的混有硫酸镁的水里浸泡受累的皮肤，用含尿素的乳膏除去愈合组织（预防性的除去愈合组织可以降低手足综合征的发生），涂抹增湿的乳膏可以防止皮肤硬化。

维生素$B_6$每日剂量>200mg/d可以缓解症状。化疗过程中通过降温可以防止肢端的红斑出现。塞来昔布每日2次200mg口服可以降低卡培他滨相关性手足综合征的发病率和严重程度。

**（五）化疗药物的外渗**

即漏出或化疗药物直接浸润到组织，根据各种药物所引起的局部组织损伤的潜在性，分为3类：糜烂性的药物（引起大水疱和溃疡形成，导致组织破坏）；刺激性药物（在外渗部位引起疼痛或沿着血管，伴有或不伴有炎症反应；如果外渗量较大，也可以引起溃疡）；非糜烂性的药物（很少产生反应）。糜烂性毒剂组包含高度的糜烂潜在性药物（放线菌素 D、安沙可林、柔红霉素、阿霉素、表柔比星、伊达比星、氮芥、丝裂霉素 C、长春碱、长春新碱、去乙酰长春酰胺，长春瑞滨）和低度的糜烂潜在性药物（顺铂、氮烯咪胺、多西他塞、依托泊苷、氟尿嘧啶、多柔比星脂质体、盐酸米托蒽醌、奥沙利铂、紫杉醇）。刺激药包括博来霉素、卡铂、环磷酰胺、卡莫司汀、吉西他滨、异环磷酰胺、伊立替康、美法仑、喷司他丁、普卡霉素、链脲霉素、托泊替康。

**1. 预防** 如果可以做到，在任何时候所有的腐蚀性药物都应该通过中心静脉给药。中心静脉给药显著减少药物外渗的机会，但是不能完全避免。如果必须应用外周血管时，只能采用有护士直接监视下的短时注入。应避免接触手背和关节周围的区域，原因是外渗能够导致显著的功能损害。当开放了静脉通路后，该静脉只能用于单一的入口，同时穿刺点不应覆盖。可以通过轻柔的抽吸回血，并且在细胞毒性药给药前给予静脉液体来判断通路的通畅性。同时应该告知患者及时报告任何不适感。

**2. 临床表现** 药物外渗通常表现为早发的疼痛，之后几个小时内是红斑和水肿以及数日内的持续性硬化。皮肤溃疡和坏死可在之后 1～3 周内发生。坏死可发生在肌腱、筋膜和骨膜。有时药物外渗是无痛的，发现较迟，常导致严重的组织损伤。

**3. 治疗** 当发现药物外渗时，应立即停止输注药物，抬高患肢。静脉导管不应立即撤出，而应于注射部位吸净液体并注入有效的解毒剂。如果没有解毒剂，静脉导管可以撤出。

不要静脉冲路，避免加压。当外渗时，应用冰或冷敷包24～48 小时间断地降温适用于所有药物外渗的病例，长春碱和足叶乙甙（依托泊苷）时除外。对于这两组药物，应用温暖的敷料。大多数临床医师用冷敷来治疗紫杉醇和多西紫杉醇外渗，但另外一些治疗方法推荐热敷。针对难以愈合的溃疡和组织坏死的患者可以用外科手术来解决。目前只有有限的特异性解毒药适用。

**(1) 硫代硫酸钠** 是氮芥、顺铂、达卡巴嗪的解毒剂，用法是：4ml 10% 硫代硫酸钠溶液混合 6ml 蒸馏水，按每毫克氮芥或 100mg 顺铂对应 2ml 解毒剂沿现有的静脉通路注射，随后于外渗区域皮下注射 1ml。

**(2) 玻璃酸酶** 150～900U 通过静脉或直接滴注在病损周围，用于治疗长春碱、紫杉醇、异环磷酰胺、足叶乙甙的药物外渗。

**(3) 二甲基亚砜（DMSO）** 1～2ml 50% 的 DMSO 局部用药，有助于伤口风干，适用于蒽环类抗生素或丝裂霉素 C 的药物外渗。

**(4) 右丙亚胺** 有报道该药用于治疗蒽环类抗生素外渗已获得部分疗效。

**(5) 皮质激素** 皮质激素虽已普遍使用，但多数可能无效。阿霉素导致的静脉潮红反应比外渗更常见，推荐使用氢化可的松治疗，该药治疗奥沙利铂的外渗也可能有效。

**(六) 痤疮**

有近 90% 的应用针对表皮生长因子受体（EGFR）的小分子药物（厄洛替尼）

与单克隆抗体（西妥昔单抗，帕尼单托）的患者可并发特发性痤疮疹。其典型表现为可发展为脓疱的瘙痒斑丘疹。皮疹多见于皮脂腺丰富的区域（上肢、面部、头皮、脖颈）。

药物相关性痤疮疹尚无标准治疗方案。建议避免暴露于日光及使用增湿或胶状燕麦乳液。局部涂擦氯林可霉素或红霉素可能有效，不鼓励使用皮质激素。使用伊马替尼也可能会有相同症状出现。

**（七）放疗反应**

**1. 过敏反应** 见于接受达卡巴嗪、放线菌素 D、氟尿嘧啶、羟基脲、甲氨蝶呤、丝裂霉素、丙卡巴肼、长春碱治疗的患者。

**2. 放疗引起的皮肤毒性增强** 与使用博来霉素、放线菌素 D、多柔比星、氟尿嘧啶、吉西他滨、羟基脲、甲氨蝶呤、紫杉醇相关。

**3. 放射回忆性皮炎（例如放疗过的区域暴露于化疗药物后的炎性反应）** 可见于接受博来霉素、卡培他滨、环磷酰胺、阿糖胞苷、放线菌素 D、柔红霉素、多西他赛、多柔比星、依托泊苷、氟尿嘧啶、吉西他滨、羟基脲、洛莫司汀、甲氨蝶呤、美法仑、紫杉醇、他莫昔芬、长春花碱治疗的患者。

**4. 紫外光导致的红斑再发** 与使用甲氨蝶呤、吉西他滨、紫杉类相关。

**（八）指甲营养不良**

指甲常受化疗影响。接受博来霉素、环磷酰胺、多柔比星治疗的患者常可出现博氏线，可向远侧移动，于治疗间歇期消失。米斯线，即大量白线，其数量与化疗周期有关，与使用柔红霉素相关。甲剥离可由多西他赛、多柔比星、氟尿嘧啶、米托蒽醌的治疗引起。

**（九）嗜中性小汗腺炎**

表现为小汗腺分泌部中性粒细胞浸润，并有腺上皮的坏死。其症状为出血结节、脓疱以及局限于头部、颈部、躯干或四肢的典型红斑。皮疹多于化疗后二三周出现，通常与使用阿糖胞苷以及博来霉素、苯丁酸氮芥、柔红霉素、多柔比星、米托蒽醌有关。皮疹可自然消除，不会结痂。

**（十）小汗腺鳞状导管化生**

是较少见的化疗相关性皮疹，其特征为小汗腺管鳞状化生，表现为边界清楚的红斑疹或丘疹，并可融合，常见于易受摩擦的区域。

## 推荐阅读文献

Hymes SR, Strom EA, Fife C. Radiation dermatitis: clinical presentation, pathophysiology, and treatment 2006. *J Am Acad Dermatol* 2006;54:28.

Sabir S, James WD, Schuchter LM. Cutaneous manifestations of cancer. *Curr Opin Oncol* 1999;11:139.

Schwartz RA. Cutaneous metastatic disease. *J Am Acad Dermatol* 1995;33:161.

Susser WS, Whitaker-Worth DL, Grant-Kels JM. Mucocutaneous reactions to chemotherapy. *J Am Acad Dermatol* 1999;40:367.

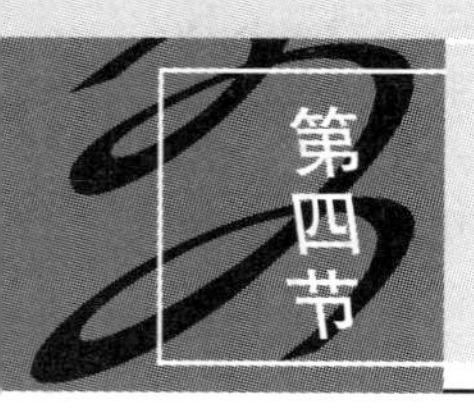

# 第四节 胸部并发症

Eric E. Prommer
Dennis A. Casciato

## 一、上腔静脉（SVC）梗阻

### （一）流行病学与病因学

**1. 恶性病因（占病例的85%~95%）**

**（1）肺癌（组织类型主要为小细胞肺癌）** 占SVC梗阻病例的80%。5%的肺癌患者可并发SVC综合征。

**（2）恶性淋巴瘤** 占SVC梗阻的15%。几乎全部病例的组织学类型均为高分级。霍奇金淋巴瘤或低分级结节状淋巴瘤很少并发SVC梗阻。

**（3）其他病因** 转移性疾病（多为乳腺癌或睾丸精原细胞瘤导致）、肉瘤及其他恶性肿瘤，如胃肠道肿瘤、移行细胞癌和黑色素瘤，占剩余病例中的一小部分。

**2. 良性病因（<15%病例）**

（1）纵隔纤维化

1）特发性纤维性纵隔炎。

2）组织胞浆菌病（在地方病区）、放线菌病。

3）肺结核与化脓性感染。

4）与慢性纤维性甲状腺炎、腹膜后纤维化、硬化性胆管炎以及派罗尼病（Peyronie disease）有关。

5）纵隔放射治疗后

（2）腔静脉栓塞症

1）长期中心静脉置管，经静脉起搏器，肺动脉球囊导管，腹膜静脉分流术。

2）真性红细胞增多，阵发性夜间血红蛋白尿。

3）贝赫切特综合征（Behcet syndrome）。

4）特发性。

（3）良性纵隔肿瘤

1）主动脉或右侧锁骨下动脉瘤。

2）皮样瘤、畸胎瘤、胸腺瘤。

3）甲状腺肿，结节病。

### （二）发病机制

**1. 梗阻与血栓形成** 纵隔内生长的肿瘤压迫薄壁腔静脉，导致其塌陷。因血液淤滞或肿瘤侵袭血管形成的静脉血栓，通常能导致急性SVC综合征。

**2. 侧支循环** 恶性肿瘤所致的SVC梗阻通常发展迅速，无法建立充足的侧支循环，病情可能得不到缓解。如果梗阻病灶位于奇静脉之上，梗阻的SVC则排放血液至奇静脉系统。然而奇静脉常被其下的恶性肿瘤所阻塞。

3．颈内静脉瓣膜功能不全较罕见，可因静脉充盈受阻引发紧急情况。约有10%的患者会因脑水肿猝死。

**（三）诊断**

诊断通常基于临床检查以及纵隔肿物病史。CT扫描结果显示包块引起的侧支血流也可证明SVC梗阻。在组织学诊断确立之前，疑诊SVC综合征很少予以处置。

1．20%的SVC综合征在确诊前症状持续<2周，另有20%的患者症状可持续8周以上。

（1）最常见的症状表现为呼吸急促（见于50%患者）、颈部与面部肿胀（40%）、肢体与上肢肿胀（40%）。窒息感、头胀、头痛也较常见。胸痛、咳嗽、流泪、吞咽困难、精神状态改变、抽搐等症状相对较少。

（2）SVC梗阻偶可伴发脊髓受压，通常累及颈下部以及胸上部椎骨。上述病例中SVC综合征在脊髓受压出现之前可持续存在。背部上方疼痛的患者如同时存在上述两种症状，需高度怀疑此诊断。

2．**体格检查**　体格检查常见特征为胸壁静脉曲张（65%）、颈静脉怒张与面部水肿（55%）、呼吸急促（40%）、面部充血与发绀（15%）、上肢水肿（10%）、声带麻痹与霍纳综合征（3%）。肘窝静脉充盈，超出心脏水平时可不回缩。眼底镜检查可见视网膜静脉扩张。叩诊胸部浊音。喉喘鸣与昏迷为病危征兆。

**3．X线**

**（1）90%以上的胸片可见肿块影**　75%的病例肿块位于右上纵隔，另有50%的病例可合并肺组织病灶和肺门部浸润影。胸腔积液占25%，且通常见于右侧。

**（2）胸部CT扫描**　增强CT可以明确梗阻部位，梗阻程度以及判定是否存在侧支静脉。胸部CT扫描可见梗阻部位充盈缺损，侧支循环显像。在胸部CT的引导下可进行针吸活检。

**（3）腔静脉血管造影术**　数字减影血管造影术可以精确的显示梗阻部位，同时可以进行支架置入的操作，但放射治疗靶区的定位很少使用这一技术。

（4）出现SVC综合征和背部疼痛的患者，尤其是合并霍纳综合征或平片显示脊柱破坏的患者，推荐进行颈椎和上胸椎的MRI检查。

4．组织学诊断对于必须应用细胞毒性药物以延长生存期的恶性肿瘤患者的确诊（如淋巴瘤、小细胞肺癌）尤为重要。在放疗开始后，由放疗引发的非特异性组织坏死使得组织学诊断变得比较困难。同样，若待进行诊断的疾病是淋巴瘤时，类固醇的使用同样可以影响组织学检查。

（1）67%患者痰查细胞学检查阳性，几乎所有SVC综合征患者胸腔积液细胞学检查为阳性。

（2）支气管镜检查与支气管刷检的阳性率为60%。如果是经验丰富的内镜师，支气管镜检查法与支气管刷检很少会导致严重的并发症。

（3）淋巴结活检可能有帮助，适于可触及的淋巴结。对SVC综合征患者可触及的斜角肌淋巴结进行活检，85%的病例可检测出肿瘤；而不可触及的斜角肌淋巴结活检中，仅有30%~40%的患者可查出肿瘤。

(4) 胸部细针穿刺术可用于诊断支气管镜检查法不易检测或无诊断结果的外周病灶的患者。此法引起气胸的风险不大，但确实存在。

(5) 小切口肺切开术或电视辅助胸腔镜手术（VATS）几乎可以确定诊断。出血点通常可见并可控制。

(6) 纵隔镜检查联合活检可并发出血和其他并发症。然而，针对高度选择的患者施行该检查时，其中 80% 的病例可获得阳性结果。

(7) 骨髓活检对怀疑小细胞肺癌或淋巴瘤，尤其是血细胞减少或血涂片显示幼白 - 幼红细胞贫血的患者比较有益。该诊断技术更适用于较年轻的纵隔肿物患者。

**(四) 治疗**

尚无临床或实验数据证实持续不缓解的 SVC 综合征可以威胁生命。只有当出现脑功能障碍，心排出量降低或上呼吸道梗阻时才需要紧急治疗。

1. **支持疗法** 应立即纠正气道梗阻，并通过吸氧来缓解缺氧症状。皮质激素可以降低大脑水肿并通过降低因肿瘤或早期放疗出现的炎症反应来改善梗阻症状。应用利尿剂也可能有效。

2. **支架置入** 经皮置入可扩张的金属支架可以使 90%~100% 的患者症状迅速缓解。若有条件，支架是首选的治疗方法，尤其是放疗后复发 SVC 梗阻的患者。虽然其并发症罕见，但目前临床上普遍缺少有经验的介入科医师。

3. **RT** 放疗的剂量范围是 3 000 和 5 000 cGy 不等，主要依据患者身体条件，症状的严重性，解剖部位和恶性肿瘤的组织学类型而定。通常情况下症状可显著缓解，甚至是在 SVCS 未确诊时症状就已经消失了。

(1) **缓解** 大部分患者在治疗 3 ~7 天内症状可以改善。75% 的淋巴瘤患者和 25% 的肺癌患者可完全缓解。事实上，所有淋巴瘤患者至少可达到部分缓解，而大约 15% 的肺癌患者对治疗无反应。

(2) 小细胞肺癌患者中位生存期大约是 10 个月，其他类型的肺癌患者该值在 3 ~5 个月之间。

(3) SVC 综合征局部复发和再发占 15%~20%，但淋巴瘤放疗后复发和再发很少见。

4. 恶性淋巴瘤和小细胞肺癌患者常采用化学治疗，可联合放疗。

5. 若 SVC 血栓的潜在病因是留置引流管引发时，抗凝和抗纤溶药物治疗则相对有效。此类药物很少可以使腔静脉血栓消失，但可与支架置入联用。

6. 急性 SVC 梗阻和锁骨下动脉瓣膜功能不全的外科减压手术包括 SVC 重建或旁路移植术，通常是采用大隐静脉移植或左腋前静脉的旁路手术。此操作多适用于非肿瘤性病因所致的 SVC 梗阻的患者。

## 二、肺转移

**(一) 流行病学和病因学**

1. **发病率** 除胃肠道的原发肿瘤外，几乎所有类型恶性肿瘤的常见远隔转移部位均为肺。

2. **播散** 恶性黑色素瘤、骨和软组织肉瘤、滋养细胞瘤、肾细胞癌、结肠癌和甲状腺癌多通过血管途径播散，形成肺内多发转移灶。乳腺、胰腺、胃肠道和肝脏的恶性肿瘤可以直接经淋巴通路转移，累及纵隔淋巴结并引起间质或淋巴弥漫性浸润，局部或节段性肺不张以及胸膜转移或渗出。生殖细胞瘤和肉瘤同样可以累及纵隔。

**3. 转移部位**

（1）支气管内转移见于霍奇金淋巴瘤、肾上腺样瘤和乳腺癌。

（2）单发性肺转移相对少见，但可见于恶性黑色素瘤、乳腺癌、子宫内膜癌、睾丸癌、肾癌或膀胱癌患者。

**（3）孤立性肺转移**　骨肉瘤、软组织肉瘤和睾丸癌最常伴发孤立性肺转移而无其他脏器受累。肾脏和子宫癌也可同样伴发孤立性肺转移出现。结肠腺癌和恶性黑色素瘤很少在不合并其他脏器受累时出现肺转移。

**（二）自然史和预后因素**

1. 结节性肺转移病灶表现多种多样，可如囊腺癌样缓慢生长，也可如畸胎瘤和成骨内瘤样变快速生长。

**（1）症状**　多数实体瘤或多发性肺转移的患者无临床症状出现；一旦出现症状提示预后不良。

**（2）组织学**　分化良好的肿瘤预后较未分化肿瘤要好。黑色素瘤的预后较乳腺癌，结肠癌或肾细胞癌要差。

（3）肺门淋巴结转移常提示预后较差。

**（4）肿瘤倍增时间（TDT）**　是以肿瘤体积和生长时间成半对数坐标图计算的。TDT $<40$ 天的肺转移性恶性肿瘤预后较 TDT $>60$ 天者差。

（5）无病间期（DFI）是指原发肿瘤切除后至出现转移的间隔时间。长 DFI 的患者预后较短 DFI 要好。

**（6）多发转移**　普遍来讲，多发或双侧的肺结节转移与单发单侧结节转移相比预后要差，但并不是绝对的。

**（7）化疗反应性**　对化疗敏感的肿瘤（如滋养细胞癌和睾丸肿瘤）预后明显要好。

**2. 肺转移性淋巴管炎常可迅速致死**　在没有有效治疗措施时的中位生存 $<2\sim3$ 个月。

**3. 中心性肺转移**　恶性肿瘤侵袭肺门或纵隔可引起 SVC 梗阻、大气道梗阻、阻塞性肺炎和心包、心肌或食管的受累。导致此类型的肺转移较结节性肺转移预后要差。

**（三）诊断**

**1. 症状和体征**　多数单发肺转移的患者无症状出现。多发性、中心性、肺门转移，纵隔受累、以及淋巴转移易伴发咳嗽、胸痛、咯血或进行性呼吸困难等症状出现。当呼吸困难症状与影像学表现不符，胸片检查未发现病灶时，应高度怀疑淋巴道播散。副肿瘤综合征如肥大性肺性骨关节病可见于肉瘤或胃癌患者。体格检查也可能为阴性。

**2. 放射学检查**　目前尚无某种成像技术可以分辨良性和恶性肿瘤或原发及转

移性病灶。平片通常无法检出直径小于 1cm 的肿瘤。而 CT 成像可以检测直径小至 0.5mm 的病灶。大约半数肺转移性淋巴管炎的患者胸片表现正常，其余存在间质性改变的患者无法与放射性纤维化，化疗引起的肺部改变或一些感染疾病相鉴别。

**3. 痰细胞学检查** 通常只有 5%~20% 的结节性转移的患者痰细胞学检查阳性。

**4. 肺功能检查** 肺转移性淋巴管炎特征性表现为限制性通气功能障碍合并低碳酸血症，但很少并发低氧血症。限制性通气功能障碍可以通过肺一氧化碳弥散功能受限和残气量及肺总量降低诊断。

**5. 支气管镜检查** 针对有恶性肿瘤病史（尤其是不常出现肺转移的肿瘤），在原发病灶切除后 4~5 年出现肺部病灶的，或是病灶特征有可能是新的原发性肺癌，可以在胸部影像学检查显示异常病灶部位进行支气管镜活检或刷取活检来确定诊断。

**（四）治疗**

**1. 结节性肺转移**

**（1）手术** 如果遵循下述的适应证标准，那么组织学类型、病灶数量以及病灶是否双侧则不是手术切除的禁忌，也不会给生存带来不利影响。成功切除的患者 5 年生存期高达 30%。长期无病生存（>36 个月）和单发病灶的患者预后最好。

满足以下标准的患者推荐采用手术切除（多采用楔形切除术）：

1）患者的一般状态和肺功能状态能耐受手术治疗。

2）原发肿瘤已获控制（无局部复发）或能够被控制。

3）转移仅限于肺（无肺外肿瘤存在）。

4）在原发病灶确定治疗 1 年后出现转移的。

5）TDT 延长（>41~60 天）。

6）CT 显示可完全切除的。

7）无更适合的治疗方法。

**（2）某些原发肿瘤转移灶的手术切除** 单发转移的切除主要适用于结肠、肾和头颈部癌的患者，尤其是满足以上手术适应证时。

**1）头颈部癌** 有头颈部癌病史（尤其是喉癌）以及出现肺结节影的患者，其处理方式与原发性肺癌相同。在此类患者中没有办法区别单发的转移癌和第二原发癌。

**2）睾丸癌** 在接受治疗的患者中，孤立性肺结节可能是有活性的病灶或者可能进展为恶性畸胎瘤。此类患者应考虑进行切除术。

**3）肉瘤** 骨肉瘤的患者如肿瘤多发分布，其最好的治疗是进行术前化疗。肉瘤患者应常规接受胸部 CT 检查，以监测可以切除的肺部转移病灶，其原因是肺通常是肉瘤的唯一转移部位。

**4）乳腺癌** 乳腺癌孤立性肺转移的患者应手术切除，因为 50% 的此类患者病灶可能为良性，或是患有新的原发肺癌。

**5）黑色素瘤** 恶性黑色素瘤的患者进行肺转移切除术多无效。

（3）放疗可以缓解转移肿瘤的局部并发症，如支气管梗阻，腔静脉梗阻，咯血或肿瘤侵袭胸壁引发的疼痛。

**(4) 化疗或激素疗法**　适用于敏感肿瘤。即便出现了肺转移，生殖细胞肿瘤和滋养细胞瘤也可以治愈。

**2. 肺转移性淋巴管炎**　在肿瘤诊断和治疗过程中均表现为急性突发性疾病。呼吸困难症状可以通过泼尼松迅速缓解，用法是60mg每日口服。化疗对敏感性肿瘤有效。激素疗法通常无效或疗效甚微。对于肺转移性淋巴管炎的顽固性症状可以通过低剂量的肺部放疗得到缓解。

3. 肺癌患者致死性问题如咯血和氧气缺乏已在第一章第五节讨论。

## 三、恶性胸腔积液

### (一) 发病机制

**1. 病因**　可以引起胸腔积液的恶性肿瘤包括（按发病率的高低排序）：肺癌（多见于腺癌）、乳腺癌、淋巴瘤、原发部位不明的肿瘤、胃癌、卵巢癌、黑色素瘤和肉瘤。

**2. 恶性渗出液的类型**　胸腔积液主要由肿瘤直接侵袭胸膜或肿瘤所致的淋巴管和静脉梗阻引起。中心性渗出液，尤其是由淋巴瘤或神经组织肿瘤引发的渗出液多呈乳糜性，且三酰甘油浓度高而胆固醇浓度低。恶性肿瘤并发肺不张，肺炎和重度低白蛋白血症也同样会导致胸腔积液出现。

### (二) 自然史

恶性胸腔积液是进展期肿瘤的特征性表现。胸膜腔可因纤维化或浆膜肿瘤浸润逐渐闭塞。出现癌性胸腔积液的患者自诊断后的平均生存期为3个月，但随肿瘤类型而各有不同。

### (三) 鉴别诊断

胸腔积液与胸膜纤维化或肺组织实变很难通过体格检查或胸片鉴别。由于积液分隔，故穿刺抽液很难实现。超声有助于诊断和取样。

**1. 症状和体征**　胸腔积液最常见的表现是咳嗽和呼吸困难。体征通常为胸部叩诊浊音，呼吸音减弱，触觉语颤减低伴羊鸣音出现。气管可向积液对侧移位。纤维化和肿瘤浸润性胸膜增厚同样可以伴发胸部叩诊浊音和语颤减弱出现。

**2. 胸腔穿刺术**　任何怀疑有恶性肿瘤、感染或脓胸等胸腔积液出现时可进行胸腔穿刺术检查，同时检测胸腔积液的蛋白、乳酸脱氢酶（LDH）、比重、pH、葡萄糖、细胞数、细菌染色和菌培养查细菌（尤其是分枝杆菌属）和真菌。若胸腔积液呈乳糜性，应同时检测三酰甘油和胆固醇水平。恶性胸腔积液通常是渗出液，但也可为漏出液。胸腔积液检查结果多是非特异性的。

(1) 漏出液和渗出液可以通过计算胸腔液和血清液比值来鉴别。漏出液中，蛋白 $<0.5$，LDH $<0.6$，白蛋白 $>1.2$。渗出液中，蛋白 $>0.5$，LDH $>0.6$，和/或白蛋白 $<1.2$。

(2) 半数恶性胸腔积液的细胞学检查呈阳性。若首次胸穿阴性，可反复进行胸腔积液细胞学检查以提高检出率。

**(3) 白细胞计数**　恶性胸腔积液中白细胞计数可降低或升高，以中性粒细胞或淋巴细胞为主。嗜酸性粒细胞多为非特异性的，且与肿瘤、感染、创伤、肺栓塞相关，甚至在胸腔穿刺术前即可出现。

(4) **pH 值** 支气管肺炎患者在首次胸穿显示 pH < 7.2 常提示脓胸的出现，需要立即引流管引流。然而此检查结果不具备特异性，恶性肿瘤或胶原血管病患者胸腔积液 pH 也可低于 7.2。

(5) 检测单项肿瘤标记物或多项联合并不是恶性肿瘤的确诊依据。

**3. 胸膜活检**

(1) 胸膜穿刺活检的操作过程通常是盲穿，没有细胞学敏感。在恶性胸腔积液细胞学阴性的患者中，这一操作仅有 7% 的阳性率。

(2) VATS（电视辅助胸腔镜手术）广泛应用于美国，多由胸外科医师操作完成。全部肋胸膜和大部分膈胸膜和纵隔胸膜可显影，这样可直接对胸膜病灶进行活检。尽管患者对 VATS 的耐受性较好，但其还是有一些危险性，且因其需要全麻下操作和高价的治疗器械，故费用很高。有时如果粘连明显或插入胸腔镜时危险性过高时，需转换成开胸手术。

**（四）治疗**

恶性胸腔积液引起的呼吸功能不全可用胸穿针抽吸 1 500ml 液体的方法来缓解。如果情况允许，胸腔积液应逐渐抽净。胸腔积液抽吸过多可引起反应性肺水肿。有少部分患者，一次排空胸腔积液后不再复发。而大多数患者胸腔积液会复发，还需要更明确的方法进行治疗。

**1. 化学治疗**

继发于对化疗敏感的转移癌的恶性胸腔积液（淋巴瘤、乳腺癌、卵巢癌、睾丸癌），应适当联合用药。如果胸腔积液在病程早期化疗耐药前出现时，治疗效果十分显著。在病程晚期或终末期出现胸腔积液通常对化疗耐药。

**2. 放射治疗** 纵隔淋巴结转移引起的胸腔积液最好应用放射治疗。

**3. 胸膜固定术（脏层壁层胸膜融合）** 可以在引流管内完成。

(1) **患者的选择** 胸膜固定术适用于以下情况的患者：

1) 患者的症状（气短）是由胸腔积液而不是淋巴管炎或肺内转移引起的（例如症状在抽吸液体后改善）。

2) 反复针吸（2 次）后胸腔积液不缓解或迅速重新产生（几天之内）。

3) 患者预期寿命超过 1 个月。

(2) 引流

1) 胸腔引流管应插在最低垂的部位，以腋前线为宜。胸腔积液首选闭式引流。接下来可用负压引流来确保引流完全。

2) 当 24 小时引流 < 100ml 时，需查胸片来获知残留液体量及肺部重新复张的程度。

3) 胸腔积液的排空需 1 ~ 3 天。将肺复张后可以使脏壁层胸膜贴近，为闭合做准备。注射硬化剂而不予胸膜表面贴合无效，而且可能造成残腔形成。

(3) 注射硬化剂

1) 胸腔引流管首先应钳闭，用抗菌溶液清洗。应用麻醉剂防止疼痛。

2) 硬化剂加入 30ml 生理盐水中，注入胸腔引流管，接着用 50ml 生理盐水冲洗。通常不需要为使药剂遍布胸腔而更换患者体位。

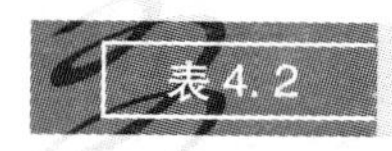

**表4.2　用于胸腔或心包灌注的药物**

| 药物 | 剂　量 |
| --- | --- |
| 博来霉素 | 1U/kg（老年人最大剂量40U） |
| 顺铂 | $100mg/m^2$（胸膜） |
| 阿糖胞苷 | 1 200mg（胸膜） |
| 阿霉素 | 30mg |
| 多西环素 | 500mg（可重复） |
| 氟尿嘧啶 | 750～1 000mg |
| 塞替派 | 30～45mg |
| 滑石粉、干粉剂或50～ml悬液 | 1～2g（心包），2～6g（胸膜） |

3）胸腔引流管需为其他药物留置钳夹6小时。接着可引流胸腔积液，最好负压吸引，直到24小时引流<100ml。

4）药物滴注后，由于药物刺激引起的胸膜渗出可产生大量引流液。无功能或堵塞的胸腔引流管可引起并发症（疼痛、肺不张、感染），应将其拔除。

**（4）硬化剂的选择**　用于治疗恶性渗出液的药物和剂量见表4.2。这些药物对70%～85%的病例有效。

1）**滑石粉**　去除石棉，灭菌的滑石粉可在开胸术（喷撒）或胸腔镜检查术（吹入）中用作粉剂，或用于通过胸腔引流管的粘结剂。最新的报道显示：滑石粉治疗恶性胸腔积液的有效率达90%～100%。

2）**多西环素**　建议多西环素替代四环素（已淘汰）用于胸膜固定术。研究表明反复施用多西环素缓解率可以达到60%～85%，且费用相对较低。

3）**抗肿瘤药**　博来霉素是控制恶性胸腔积液的最常见的抗肿瘤药。有近60%～85%的缓解率。这种药物50%被全身吸收，但很少引起全身反应。抗肿瘤药要比其他供选方案更昂贵。

**（5）胸膜硬化并发症**

1）**气胸**　如果胸腔引流管没有堵塞，可放置胸腔引流瓶吸引使肺部再次膨胀。若引流管闭塞（无液体引出），应插入新的胸腔引流管。

2）去除胸腔积液压迫后不张肺的复张可能引起咳嗽，该症状为自限性，因其可以进一步消除肺不张而对患者有益。

3）胸痛可能继发于胸腔引流管的插入或药物的灌注。疼痛通常在5天内消退，但可能需要应用阿片类药物缓解。

4）发热可由肺不张，肺炎或硬化剂引起。

5）液体残腔的形成可由引流不彻底或在肺未完全复张前滴注了硬化剂引起的。向胸腔内注入造影剂（泛影钠）后拍摄正位和侧位胸片可证实这一问题。不推荐尝试用引流管去破坏形成的残腔。

6）肿瘤在胸腔引流管处种植时可出现脓胸和胸膜皮肤窦道。脓胸可能是由于污染或支气管胸膜相通引起。

4. 胸膜切除术的发病率和死亡率很高，手术只适用于那些保守治疗无效而其他方面健康的患者。

## 四、其他肺部并发症

### （一）化疗导致的肺毒性

**1. 病因**

**（1）相关药物** 博来霉素、卡莫司汀（BCNU）、白消安、阿糖胞苷、丝裂霉素C、甲氨蝶呤相关的肺部毒性的发病率较高（表4.3），在逐渐增加的致病药物列表中，多数药物很少引起肺部毒性（见表4.3）。大多数烷化剂在极少数情况下可以引起肺纤维化。其发病机制尚不清楚。

**（2）与放疗相关** 细胞毒性药物和胸部放射治疗在给药同时或后续会引起肺部毒性。放射治疗联合博来霉素的相互作用在睾丸癌的患者身上得到很好的证实。严重的肺部放疗反应与同时应用阿霉素或吉西他滨，曾用白消安治疗，及同时或曾用放线菌D治疗有关；在未进行放射治疗的患者中，阿霉素和放线菌素D与化疗肺部改变无相关性。

**2. 鉴别诊断** 化疗肺的X线无特征性表现，胸部影像学检查可显示正常或弥漫性浸润表现。肺门或纵隔淋巴结病或单纯肺段肺叶形式改变应怀疑其他可能的诊断。药物肺毒性的确诊通常很难，原因是肿瘤患者也可能由以下原因引起肺部异常：

（1）慢性肺部疾病

（2）机会性肺部感染

（3）肺转移性淋巴管炎

（4）胸部放疗

（5）肺出血，胶原蛋白病、血管炎、或肉芽肿性脉管炎

（6）氧疗所致的肺毒性

（7）血液成分治疗的肺毒性

（8）移植物抗宿主病

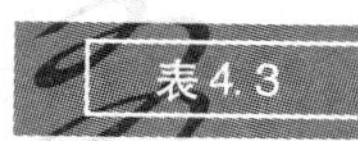

**表4.3　化疗导致的肺毒性**

| 药物[a] (%) | 发病率 | 剂量依赖 | 治疗起始 | 反应类型[b] (类固醇) | 可逆性 | 危险因素[c] |
|---|---|---|---|---|---|---|
| 博来霉素 | 1~10 | 有，>450U[d] | 即刻到数月 | A,B,F,H | 可能 | 年龄>70,RT,CT,$O_2$,肾功能不全 |
| 白消安 | 1~10 | 有 | 至少1年（通常4年） | F | 偶有 | RT,CT |
| 卡莫司汀（BCNU） | 2~30 | 有，>1500mg[d] | 2月~17年 | A,F | 少有 | 肺疾病病史,年龄小,RT,CT |
| 阿糖胞苷 | 20 | 有 | 2~21天（通常<6天） | E | 不确定 | 总剂量 |
| 丝裂霉素C[e] | 3~10 | 可能 | 2~6周 | A,F | 50%痊愈 | RT,CT,FA,$O_2$ |
| 甲氨蝶呤 | 8 | 无 | 10天~5年 | E,F,H,P | 通常 | CT,FA,类固醇减量,曾行肾上腺切除 |
| 苯丁酸氮芥 | 少见 | 有 | 6~9月 | A,F | 偶有 | CT |
| 环磷酰胺 | 少见 | 可能 | 3周~3年 | E,F,H | 通常 | CT,可能RT |
| 丙卡巴肼 | 少见 | 无 | 2~6月 | H | 可能 | |

a　化疗肺的病例很少与如下药物相关：硫唑嘌呤（A）、硼替佐米（A）、西妥昔单抗（A）、盐酸厄洛替尼（A）、氟达拉滨（A）、吉非替尼（A）、吉西他滨（A）、羟基脲（E）、洛莫司汀（A，F）、美法仑（F）、巯嘌呤（A）、米托蒽醌（A）、氮芥（F）、替尼泊苷、维A酸（H）、长春碱（A）和长春地辛（A）。

b　A：急性肺炎；B：梗阻性细支气管炎；E：肺水肿；F：肺纤维化；H：过敏性肺炎；P：胸膜炎。

c　CT：联合化疗；RT：放射治疗；FA：给药频率；$O_2$，氧气吸入。

d　肺毒性与总体累积剂量相关。

e　当长春碱或长春地辛联合丝裂霉素C化疗时此并发症更易出现。

**3. 诊断**　药物引起的肺毒性可为隐匿或急性发病，在停用药物后很少进展。各类药物引起的临床表现均相似。

**（1）症状**　突出表现为干咳和呼吸困难。

**（2）体征**　发热，呼吸急促和啰音较常见。早期表现可为不完全或不对称的胸廓扩张（呼吸滞后）。皮肤斑疹多见于甲氨蝶呤所致的肺毒性。

（3）嗜酸细胞增多为伴随表现，尤其是应用了甲氨蝶呤、丙卡巴肼、维A酸。

**（4）胸部X线可正常**　典型的异常表现为双侧增强线。也可见结节，间质，肺泡及混合型表现。胸腔积液较罕见。

（5）肺功能检查通常表现低氧血症，一氧化碳弥散量下降及限制性通气障碍（肺活量和肺总量下降）。

**（6）必要时可进行肺活检** 组织学检查常提示急性间质机化性肺炎，合并透明膜、不典型上皮细胞脱落及结节性炎症或纤维化。白消安所致的肺毒性患者，痰细胞学可出现不典型恶性细胞。

**4. 治疗** 包括在应用有潜在肺毒性或作为放疗增强剂的药物之前，仔细对患者进行筛选。当患者出现毒性症状或体征，或肺功能试验明显改变时，应停止用药，如博来霉素。提倡应用激素来减小存在症状且停药后无改善患者的肺损伤。

**（二）放射性肺炎**

**1. 急性放射性肺炎** 急性肺泡内浸润可发生于放射治疗完成后的3～10周。肺部接受照射时或照射后立即停用皮质激素会加速病灶进程。辐射剂量越高，照射野越大，肺炎的发生率就越高。

**（1）表现** 患者通常没有症状，偶尔可出现干咳、呼吸困难、发热和白细胞增多。症状通常在2周内消退。X线片上可见照射野形状的边缘锐利的浸润灶。肺炎可进展为间质纤维化。

**（2）治疗** 激素对缓解由药物和放疗引起的肺炎症状有效。通常剂量为泼尼松每天30～60mg（1mg/kg），持续2～3周，并缓慢减量3～4周或更长时间。病程长的患者需加大剂量。如果患者没有感染则抗生素治疗无效。阿片类是治疗呼吸困难和咳嗽的可靠药物。

2. 肺间质纤维化可以早在放疗后4个月时出现。患者可进展为限制性肺疾病，肺泡毛细血管闭塞或肺心病。激素对防止肺纤维化进展的作用不确切。

**（三）肺肿瘤血栓形成性微血管病伴肺动脉高压的特点为肺小动脉及微动脉纤维细胞内膜增生**

见于转移癌的患者，尤其是腺癌。其机制为微小肿瘤细胞栓塞导致局部高凝状态，内膜纤维细胞增生，但很少引起受累血管闭塞。肺血管阻力的增加可导致肺动脉高压。此并发症应与恶性肿瘤合并急性或亚急性肺心病的患者相鉴别。

**（四）肺部感染**

见本章第10节。

## 五、心包或心肌转移

**（一）流行病学和病因学**

**1. 恶性心包积液是临终前的表现** 约10%～20%死于肿瘤的患者在尸检中发现有心脏或心包转移。75%的转移灶有心外膜受累，35%的心外膜转移合并心包积液。

**2. 恶性心包积液的病例中75%是肺癌和乳腺癌** 黑色素瘤、白血病和淋巴瘤也常累及心脏。20%的非霍奇金淋巴瘤患者在出现临床症状时可出现心包积液，通常不明显。

**（二）自然史**

1. 大多数心肌或心包转移灶的临床表现隐匿，约2/3的病例在死前还未诊断。其预后与肿瘤类型有关。

2. 心包转移灶引起的心包积液可产生心脏压塞，缩窄性心包炎，心律失常等症状。

3. 心包转移灶引起传导阻滞和心律失常时可出现症状。转移灶很少导致心肌破裂，瓣膜疾病或其他器官的栓子形成。

**（三）心包积液的诊断**

临床表现源于心脏输出减少及静脉充血。

1. **症状** 通常心脏压塞进展较慢，症状与充血性心力衰竭相似。

2. **心脏压塞的体征**

（1）颈静脉怒张，吸气时明显（Kussmaul 征）。

（2）吸气末收缩压下降 >10mmHg（奇脉）。

（3）心音遥远伴心搏动降低；可有心包摩擦音。

（4）肺部啰音，肝脾大，腹腔积液可见。

3. **鉴别诊断** 恶性心包积液的鉴别诊断包括 SVC 综合征、放射性心包炎以及各种非恶性病因所致的心包炎，包括心肌梗死、结缔组织病、急慢性感染、尿毒症、黏液水肿、创伤、药物（肼屈嗪、普鲁卡因胺）。

4. **诊断方法**

（1）胸片显示心影增大或烧瓶心。

（2）心电图（ECG）的异常通常无特异性。心脏压塞时 ECG 特异性表现为包括 P 波和 QRS 波群的交替性改变，仅 QRS 波群的交替性改变也可提示心脏压塞，但特异性不高。

（3）**超声心动图** 超声心动图可发现少至 15ml 的液体，舒张期右心房和心室舒张功能受限则强烈提示心脏压塞。

（4）心导管检查是诊断和监测的金标准。心腔间压力均衡可定为填塞。

（5）**心包穿刺放液术** 将一根带芯的导管穿入心包内并留置，闭式引流心包积液，反复多次操作防止积液复发，直至最后做出诊断。

（6）**液体分析** 恶性心包积液通常是血性渗出液。液体分析及解释与胸腔积液相同。对于接受过放射治疗的患者细胞学结果可能难以解释。其阴性结果不能排除恶性积液的可能。

**（四）处理**

1. **心包穿刺术及导管引流** 有些患者可以考虑采用心包穿刺或酌情短期留置引流管保守治疗恶性心包积液（用或不用化疗药心包内输注）。经胸骨左缘或剑突下心包抽液的严重并发症很少见，但可能出现心脏或冠状动脉及其他如肝、胃血管的破裂，以及少见的休克样反应。气胸及心律失常很少发生。据报道，局麻下紧急剑突下心包穿刺减压无手术死亡率。如果需要，引流管可以在不增加感染风险的前提下留置数日。当引流 <75 ~100cc/24h，可将引流管拔除。如果情况允许均应考虑进行全身治疗。

2. **放射治疗** 可应用于对放疗敏感的肿瘤。据报道，剂量 3 500cGy，连续 3 ~ 4 周的总体缓解率为 60%。

3. **硬化剂** 可向心包内注入化疗药物或多西环素，使心包硬化，封闭心包腔。

心包硬化可降低50%~75%患者心包积液的再度积聚。心包内药物的剂量和给药方式与恶性胸腔积液的治疗相似（表4.2）。药物滴注须在心电图监测下进行，并开放静脉通路，以防止心律失常的发生。目前灌注化疗药有并发缩窄性心包炎和难治性心力衰竭的报道，但尚无心包灌注化疗对比心包开窗引流术的临床试验。

4．**心包切除术**　术后患者的住院时间很大程度上体现了其预期寿命。针对以下患者应考虑手术干预：保守治疗无法控制的快速积聚的心包积液；放疗诱发的缩窄性心包炎；预期寿命6个月或更长。

（1）心包次全切除术（切除整个膈神经前面的心包）是对于预期寿命相对长的患者的手术选择，疗效要优于心包胸膜开窗术，后者可在术后短期内发生粘连。心包次全切除术的术式包括开胸手术或经胸腔镜下的切除术，手术成功率为90%~95%。

（2）心脏压塞的手术干预

1）经皮球囊心包扩开术已获得缓解心脏压塞的成功，超过 >90% 的病例近乎无并发症。

2）85%的剑突下心包切开术患者6个月内是安全有效的。

3）VATS是治疗心包积液创伤性最小的方式之一，但仍需要全身麻醉及耐受单肺通气的能力。与剑突下心包开窗术相比，VATS并未提供显著的优势，且只有在剑突下径路失败的情况下方可以采用VATS治疗。

5．**心肌转移**　对于有播散性恶性肿瘤，有新发的难以解释的心律失常且难治性的患者，应考虑心脏照射，尤其是累及纵隔和心包的患者。

## 六、其他心脏并发症

### （一）非细菌性血栓性心内膜炎

多见于有肺、胃、卵巢黏液腺癌的患者，但其他全身肿瘤均可见。心脏瓣膜可见纤维蛋白赘生物，提示异常。心脏杂音及细菌性心内膜炎的其他病灶通常不会出现。心内膜炎可以表现为周围血管梗阻或脑血管梗阻，其临床症状与急性周围动脉灌注不足，进行性脑病，提示卒中的急性局灶性神经功能缺损或急性多灶性神经病类似。针对某些病例应用抗凝剂或抗血小板药治疗较为合理，但其疗效并不令人满意。

### （二）细菌性心内膜炎

肿瘤患者细菌性心内膜炎的发生率并不高于普通人群。

### （三）放射性心包炎及全心炎

1．**急性全心炎或心包炎**　取决于心脏受辐射的体积和放射剂量。经内乳链照射治疗乳腺癌或斗篷照射治疗霍奇金淋巴瘤的患者中，有近3%在接受超过4 000cGy射线后可出现并发症。全心炎或心包炎可于治疗后数周或数年出现。

（1）**表现**　症状和体征类似于其他病因引起的急性或慢性心包炎，主要包括：胸膜炎性胸痛、心包摩擦音、心电图异常及X线显示心影增大。然而大多数患者没有症状。照射后的间皮细胞学检查可提示恶性肿瘤，常导致渗出液的来源不清。

（2）**治疗**　急性期治疗包括给予激素和退热药，以及施行心包穿刺放液术。此病通常为自限性疾病，但可能转为慢性。在慢性期，对有症状的渗出进行心包开窗术，或对缩窄性心包炎进行心包切除术都是必要的。

**2. 心肌病** 是大剂量心脏照射后少见的后遗症，尤见于同时或先前应用过阿霉素的患者，并可导致难治性心力衰竭。

**（四）蒽环类抗生素引起的心肌病**

蒽环类抗生素（阿霉素、多柔比星脂质体、柔红霉素、表柔比星、及伊达比星）的剂量限制毒性主要为心肌病。米托蒽醌的心脏毒性较小，下文中予以讨论。已提出的心脏毒性机制为自由基的产生，自由基通过细胞膜脂质的过氧化作用破坏细胞膜，药物结合到细胞膜的多个部位，可以引起膜结构的改变及离子的转运，还可选择性的抑制心肌基因的表达。

**1. 心脏毒性的种类**

（1）急性心肌病与总剂量无关。症状包括：

1）心律失常，尤其是窦性心动过速，这与后续出现的慢性心肌病无关。

2）非特异性 ST-T 改变。

3）心包积液及胸腔积液（1～2 天后）。

4）左室射血分数下降的临床症状不明显。首剂后可出现可逆性充血性心力衰竭。

5）心肌炎－心包炎综合征：患者可出现持续的心功能下降。

6）少见有猝死或心肌梗死。

（2）慢性心肌病与总剂量和服药方法有关。与服用阿霉素有关的充血性心力衰竭的总发病率为 3%～4%。总剂量达到 $300mg/m^2$、$400mg/m^2$、$450mg/m^2$、$500mg/m^2$ 时的发病率分别为 1%～2%、3%～5%、5%～8%、6%～20%。心腔扩张，出现室壁血栓。显微镜检查结果无特异性，显示间质性水肿、胞质空泡形成、肌纤维变性及线粒体畸形。表现包括：

1）亚临床左室功能紊乱。

2）明显充血性心力衰竭 通常在末次用药后 2 个月内出现，但也可见于 6 个月到数年之后。

**2. 心脏损伤的评估** 症状、体格检查及心电图异常（QRS 电压降低 30%）因出现过晚多无意义。

（1）心内膜心肌活检是确定蒽环类抗生素心脏毒性（不需等到明显的心力衰竭）最具特异性的方法。半定量评分系统显示异常程度与累积剂量呈线性相关。这一技术对门诊患者可安全执行。但是只有受过专门训练的人员才能施行活检操作，并对结果进行解释。

（2）超声心动图及多门控放射性核素血管显像是无创性的测定左室射血分数（LVEF）的检查手段，尤其是对于有危险因素的患者，应该取得基线数据。建议复查超声心动图的时间点在药物累积量达到 $300mg/m^2$、$450mg/m^2$，此后是每增加 $100mg/m^2$ 的时间点。

**3. 预防**

**（1）灌注速度** 心脏毒性的出现与血清中阿霉素的峰值相关。每周 1 次给药

（20mg/m²）与每月1次给药（60mg/m²）相比发病率低。通过中心静脉导管持续24～96小时给药比静脉推注的心脏毒性低；此方式给药累积剂量远远超过500mg/m²，且不会出现明显的心脏毒性。

（2）脂质体蒽环类抗生素对很多类型恶性肿瘤均有效（如卵巢癌、乳腺癌以及卡波西肉瘤），可用于降低心脏毒性。一项实验表明：用脂质体蒽环类抗生素比用游离蒽环类抗生素的心内膜心肌活检的评分低。

（3）右丙亚胺（右雷佐生）是一种保心药，当阿霉素剂量>300mg/m²时，该药可降低阿霉素相关性心肌病的发病率与严重程度。该药适用于曾接受>300mg/m²阿霉素治疗的女性转移性乳腺癌患者，并确信其将进一步受益于阿霉素的治疗。

4. **建议**

（1）确认可并发心脏毒性高危险因素的患者；危险因素如下：

1）年龄>70岁。

2）曾有心脏病或原发性高血压史。

3）曾进行胸部或纵隔放射治疗（尤其是>4 000cGy）。

4）联合环磷酰胺或丝裂霉素C治疗。

（2）限制阿霉素总体累积剂量至450～500mg/m²。

（3）考虑给药方案的变化（每周1次或输注）。

（4）如果有一个或多个危险因素，则在开始治疗时以及每次给予100mg阿霉素后测量LVEF值。如果LVEF<45%预测值或后续测量值降低到原来的10%时应立即停药。

（5）如果有可进行心内膜心肌活检且对结果进行解释的专家，则可以根据活检结果解释异常的LVEFs。

（6）首次出现不能解释的心动过速，咳嗽，呼吸困难，或第三心音奔马律时需要立即停药。通常经过治疗后充血性心力衰竭的症状可缓解，但仍有很多患者症状顽固。

**（五）其他化学治疗引发的心脏中毒**

1. 心律失常的出现与应用阿那格雷、西妥昔单抗（引起心脏骤停，尤其是在首次输注时）、顺铂、白细胞介素2、丙卡巴肼、利妥昔单抗等药物相关。

2. **局部缺血型心脏毒性**

（1）氟尿嘧啶可引起心肌缺血并伴发心绞痛、高血压、或充血性心衰。这种毒性的发病率不确定，但曾有报道显示近2%～8%的患者出现此类并发症，尤其见于有心脏病史的患者药物持续静滴后。此类表现在停药后可逆转，患者通常对传统的强心治疗反应良好。

（2）**卡培他滨** 卡培他滨治疗的相关并发症与氟尿嘧啶相似。

（3）其他少见的伴有缺血性心脏毒性的药物有索拉菲尼、紫杉醇及长春碱。

3. 烷化剂

（1）环磷酰胺可加强阿霉素所致的心脏毒性。当大剂量给予环磷酰胺时，可引起心肌梗死和出血性心肌炎。

（2）顺铂偶尔会引起心动过缓、束支传导阻滞及充血性心力衰竭。

（3）白消安可引起心内膜纤维化。

4．盐酸米托蒽醌可使3%~6%的患者射血分数下降，1%~3%的患者出现明显的充血性心力衰竭。毒性与累积剂量相关，可见于超过10%的累积剂量>120mg/$m^2$的患者，以及先前接受过阿霉素治疗的患者。

5．**紫杉烷类**

（1）紫杉醇（泰素）通常引起无症状心动过缓，也可偶尔引起传导异常，心肌缺血，室性心动过速。

（2）多西他赛（泰索帝）偶尔引起心包积液，而其他心脏毒性很少见。

6．曲妥珠单抗（赫赛汀）是Her2/neu受体的单克隆抗体，可引起左室射血分数下降，尤其是与蒽环类抗生素联用时。

7．维A酸（ATRA）可引起心包积液、心肌炎、心包炎，心肌缺血少见。

8．**其他因素**

（1）阿糖胞苷可引起心肌炎，心脏扩大少见。

（2）干扰素-α可引起可逆性心功能异常。

## 推荐阅读文献

Abelhoff MD, Armitage JO, Lichter AS, et al., eds. *Clinical Oncology*. 2nd ed. New York: Churchill Livingstone; 2004.
Keefe DL. Cardiovascular emergencies in the cancer patient. *Semin Oncol* 2000;27:244.
Light RW, et al. Pleural effusions: the diagnostic separation of transudates and exudates. *Ann Intern Med* 1972;77:507.
Movas B, et al. Pulmonary radiation injury. *Chest* 1997;111:1061.
Pass HI. Surgical management of pulmonary metastases. *Curr Opin Oncol* 1998;10:146.
Rashmi A, Milite F, Vander Els NJ. Respiratory emergencies. *Semin Oncol* 2000;27:256.
Shan K, Lincoff AM, Young JB. Anthracycline-induced cardiotoxicity. *Ann Intern Med* 1996;125:47.

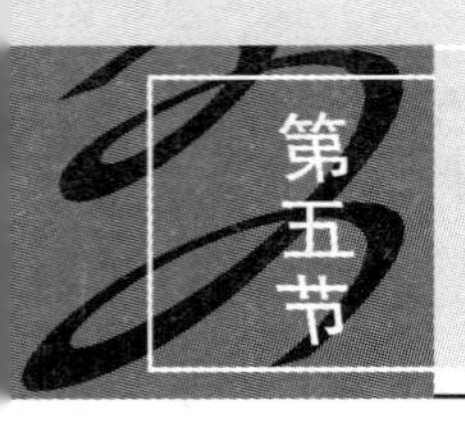

# 第五节 腹部并发症

Eric E. Prommer和 Dennis A. Casciato

## 一、胃肠道（GI）出血

### （一）病因学

1. **良性病因** 在带瘤的患者中，胃肠道出血多由糜烂性胃炎、消化道溃疡、食管或胃静脉曲张或其他良性疾病引发；只有10%~15%是由肿瘤直接出血所致。出血常与阿司匹林或糖皮质激素的应用有关。

2. **恶性病因** 大多数原发性胃肠道肿瘤可引起慢性失血；大量失血不常见。然而，累及胃肠道的黑色素瘤和平滑肌肉瘤更易引发出血。造瘘瘘口、黏膜瘘出血或血凝块通常预示肿瘤复发。

### （二）治疗

1. 进展期肿瘤患者良性情况导致消化道出血的处理应与非肿瘤患者的处理方式一致，但下列情况除外：

（1）即使出血可以纠正，预期寿命<2个月的患者不应进行外科手术。

（2）对于进展期肿瘤且预后>2个月的患者，即使具备手术指征也通常首选非手术疗法控制良性原因引发的出血。而手术一般适用于较大胃溃疡或再发性溃疡出血。

2. 肿瘤不可切除的患者若伴有持续性胃肠道出血，可进行放疗。若患者体能状态允许，可考虑切除局部复发的肿瘤。

## 二、肠梗阻

### （一）病因学

合并肠梗阻的肿瘤患者中，60%~70%梗阻病因归因于原发肿瘤或其转移灶。约20%~30%的患者归于良性原因引起的梗阻，10%~20%的患者有新发的，通常是可切除的原发肿瘤。恶性肿瘤所致的肠梗阻多见于卵巢癌或胃肠肿瘤。

1. 恶性肿瘤性肠梗阻的机制

（1）肠道受到外力压迫。

（2）肠管内的阻塞物。

（3）小肠神经丛受累，引起局限或弥漫性肠梗阻，临床上与机械性肠梗阻难以区分。

（4）与某一肿瘤发生套叠，多见于黑色素瘤。

（5）副肿瘤综合征所致的假性梗阻。

2. **鉴别诊断** 肿瘤患者的诊断包括以下内容：

（1）长春碱的神经毒性可导致便秘。尤其是老年患者，麻痹性肠梗阻伴肠鸣音减弱会导致大便嵌塞伴肠道梗阻。对便秘的预防要比对其治疗更为重要。

（2）小肠的放射性损伤可见于 X 线片或 CT 扫描，表现为黏膜的损伤、溃疡、僵硬、狭窄、粘连、管壁增厚和肠管扩张。

（3）憩室炎可造成远端肠管区域性紧缩狭窄，影像学常不能将其与缩窄性肿瘤相鉴别。无肿瘤转移的情况下，无论有无共存的肿瘤，肠憩室均应被切除。

（4）其他非恶性肿瘤引起的肠梗阻、包括粘连、疝、炎症性肠病、肠扭转、自发性肠套叠、急性胰腺炎及肠坏死。

**（二）肿瘤所致肠梗阻的治疗**

**1. 减压**　有肠梗阻迹象的患者应予以减压，安置鼻胃管并间断抽吸。长期使用鼻胃管的并发症包括鼻黏膜糜烂和鼻窦炎。目的是减压同时联合下述的其他方式以求缩短鼻胃管使用时间。对一些难治病例，在其他方法失败时，胃造口术或经皮内镜下胃造口管减压通常是唯一的缓解方式。

**2. 支架**　可扩张性金属支架现已用于治疗胃肠道几乎所有部位的梗阻，包括食管、胃出口、十二指肠、近端空肠、回肠末端、结肠和直肠。安放支架需要一名经过训练的内镜师或介入医生操作，这一过程可缓解 >80% 患者的梗阻，并可避免针对疾病无法治愈的患者施行外科手术的需要。该术并发症发生率很低，包括出血、支架移动以及肿瘤支架内种植。当患者等待对梗阻最终的治疗时，支架可像“桥梁”一样缓解症状。

**3. 手术干预**

（1）有肿瘤病史甚至肿瘤生物行为活跃的患者并不是手术的绝对禁忌证。大约 75% 的肠梗阻患者在术后可恢复肠道功能。其中 45% 的患者肠道功能得以维持直至死亡。约 25% 的患者术后症状仍无法缓解。

（2）如果减压治疗 4 ~ 5 天后梗阻无缓解，或满足以下情况时，应考虑手术干预：

1）患者一般状态良好，手术风险低。

2）患者无恶性腹腔积液。

3）患者的肠梗阻解除后，预期寿命将 >2 个月。

4）患者在过去一年内接受不超过一次梗阻的手术干预，且术后症状明显缓解 >4 个月。

5）最近的手术治疗没有发现可以引起梗阻的多发或广泛播散的瘤灶。

4. 其他治疗方式

（1）肿瘤扩散引起的梗阻可尝试化学治疗。确切的化疗方案由原发肿瘤类型决定。

（2）针对卵巢癌有腹膜转移，或对化疗耐药的广泛腹部淋巴瘤患者进行放射治疗缓解肠梗阻较为有效。因腹部放疗会产生严重的副作用，其他类型恶性肿瘤引起的梗阻不推荐放疗。

（3）对由肿瘤所致顽固性梗阻的临终前患者的治疗

1）鼻胃管吸引可用来缓解腹痛。静脉输液可维持液体量。

2）静注（Ⅳ）或皮下注射（IH）阿片可控制疼痛。

3）抗胆碱药，如丁溴东莨菪碱60～380mg/d，可止痛，缓解恶心和呕吐。同时可联合其他药物治疗。

4）甲氧氯普胺由于有促进动力作用，需谨慎使用，合并完全性肠梗阻者禁用。

5）氟哌啶醇，1～5mgIH，每日3次，可作用于催吐化学感受区，对治疗有效。

6）地塞米松，8mg/d，有助于减轻水肿，缓解梗阻症状。

7）奥曲肽，0.2～0.9mg/d，IH，是降低胃肠道分泌，减轻扩张的有效药物，一些病例可因此摘除鼻胃管。

## 三、肝脏和胆管转移癌

### （一）发病率和病理学

**1．肝脏** 肝脏是转移癌的常见部位。超过半数的肝脏转移癌患者死于确诊的恶性肿瘤，如结直肠癌。

（1）进展期肿瘤转移至肝脏的相对危险因素有以下几点：

1）常见肝脏受累：胃肠道肿瘤（包括类癌、胰腺癌以及胰岛细胞瘤）、肺癌（尤其是小细胞肺癌）、乳腺癌、绒毛膜癌、黑色素瘤、淋巴瘤及白血病。

2）偶见肝脏受累：远端食管癌、肾癌、前列腺癌、子宫内膜癌、肾上腺癌、甲状腺癌、以及睾丸癌、胸腺瘤、血管肉瘤。

3）罕见肝脏受累：近端食管癌、卵巢癌、皮肤癌、浆细胞性骨髓瘤、大多数肉瘤。

（2）转移类型

1）结节性转移是最常见的类型，见于所有可以转移至肝脏的肿瘤，包括淋巴瘤。

2）弥漫性转移多见于淋巴瘤。乳腺癌、小细胞肺癌、低分化的胃肠道肿瘤。其他恶性肿瘤偶见弥漫性转移。

**2．肝外胆管梗阻** 可见于肝门淋巴结转移癌，尤其是来自胃肠道肿瘤和肺癌（小细胞性肺癌多见）。

### （二）自然史

肝转移癌的临床过程取决于肿瘤的生物学行为以及对化疗药的反应。实体瘤患者中，伴结节性转移癌者多于6个月内死亡，合并弥漫性转移者死亡更迅速。8周内肝脏明显增大者典型见于小细胞性肺癌和高分级的淋巴瘤患者；此两种肿瘤治疗效果好。其他肿瘤引起的肝脏迅速增大较为少见。

### （三）诊断

**1．症状和体征** 任何合并症状如右上腹疼痛或不适、体重减轻、乏力、食欲减退、黄疸或发热提示患肝转移癌的可能性增加，尤其见于有肿瘤病史的患者。当发现肝转移癌时，65%的患者出现症状，50%的患者合并肝大。

2．实验室检查

（1）怀疑有肝转移癌的患者应做肝功能试验（LFTs）。碱性磷酸酶升高水平与转氨酶不成比例时可提示肿块或胆道梗阻。

（2）病史、体格检查或实验室检查怀疑肝转移癌的患者应进行肝影像学检查。肝脏 CT 或 MRI 扫描是最敏感的诊断技术。超声和$^{99m}$Tc 胶体肝脏扫描诊断准确性较低。超声有助于辨别病灶为实性或液性。。

3. 选择性肝血管造影是最具有预测性的诊断检查，可用于评估肝转移癌的存在，数量和分布，但如果不计划施行栓塞治疗，则通常是不必要行此检查。

4. 肝活检通常在以下情况用于确诊肿瘤及其类型：

（1）无原发肿瘤病史，且肝脏是唯一可评估的病灶。

（2）在原发肿瘤清除后，无病间隔期较长（>2 年）。

（3）肝脏异常表现与原发性肝癌的典型自然史不符。对于高度怀疑肝转移癌，而原发肿瘤类型罕见转移至肝脏的患者，如果检查结果可影响治疗决策，建议进行肝脏活检。

（4）肝活检的相对禁忌证包括以下几点：

1）凝血蛋白或血小板异常。

2）有血管肿瘤的迹象（如血管肉瘤）。

5. **肝外胆道梗阻** 这些患者必须通过检查来排除良性疾病所致的梗阻，如胆结石或胆道狭窄。

（1）肝脏 CT 扫描或 DISIDA（二异丙基亚氨二醋酸）扫描可以探查肝脏实质或肝门的肿块以及胆道系统的梗阻。

（2）施行经皮肝胆管造影或逆行胆道造影术，其诊断价值取决于有无经验丰富的放射线和胃肠病专家。

（3）在其他诊断试验提示肝外梗阻，且其他部位肿瘤能被有效控制或不明显的情况下，剖腹手术可明确诊断和治疗。

**（四）治疗**

**1. 手术**

（1）某些患者尤其是结肠癌且仅有肝转移者可进行肝转移灶切除术。现代解剖学技术将手术死亡率降低至<6%。总体来讲，在恰当选择的患者中（有 4 个或少于 4 个转移癌，没有肝外疾病，一般状态良好），有 20%~40% 的患者存活 5 年。手术成功率在肿瘤缓慢生长或无病间隔期>1 年的患者更高。结肠癌肝转移的患者多选择肝转移切除术。

（2）如果瘙痒明显，可选择手术减压解除肝外胆道梗阻。黄疸本身不是外科手术指征，除非必须进行剖腹探查以明确诊断。胆汁性肝硬化多于完全梗阻后 6~8 个月出现，这一时间超过了大多数有恶性梗阻性黄疸患者的期望寿命。

1）经皮穿刺引流术通过内置或外置导管可以有效缓解梗阻。引流成功的病例占 60%~85%。这一过程有 25%~40% 的并发症发生和 2.5%~5% 的死亡率。最常见的并发症是胆管炎，其出现是由多处梗阻或引流不畅所致。20%~75% 的患者需要进一步干预，如导管处理，导管置换或外科手术。缓解率约 80%，与胆囊空肠吻合术所获疗效相似。

2）另一种治疗方法是内镜下放置支架，80% 的患者可获成功。因引流不足引发胆管炎可导致 2%~5% 的死亡率。发病率与经皮穿刺相同。内置引流可以更加方便患者。

(3) 单独应用肝动脉结扎、去肝动脉术或联合灌洗不会带来明显获益。

**2. 小剂量放疗**（<2 400cGy）对减轻肝转移癌所致的顽固性疼痛有效。肝门肿物的放疗可缓解胆道梗阻。外放射治疗对一般状态良好，胆红素<1.5mg/dl，无肝外转移的患者最适用。

**3. 化学治疗**

(1) 口服和静脉化疗对治疗一些敏感的肿瘤有帮助，如淋巴瘤、乳腺癌、小细胞性肺癌。根据原发肿瘤可决定选用哪种治疗药物。地塞米松（4mg PO、Ⅳ或 IH 每日 2 次）减轻由于肝被膜牵拉和炎症造成的疼痛。

(2) 一些医生采用经肝动脉的套管插入直接灌注化疗药，用以治疗无其他器官受累的孤立肝转移癌。应用最广泛的药物有氟尿嘧啶，氟尿苷及阿霉素（多柔比星）。与全身化疗（包括经外周血管持续输注）相比，肝动脉灌注药物反应性更好，全身药物不良反应较轻，但肝外转移进展显著，二者生存期无差别。肝动脉灌注的并发症包括：住院治疗接受导管的置换和灌注（如果没有便携泵）、出血、灌注血管血栓、栓塞形成、导管移位或断裂、导管脓毒症、胃肠道出血、化学性肝炎、非结石性胆囊炎和胆管纤维化。

**4. 其他治疗选择** 正处于评估中，包括：选择性化疗栓塞、酒精灌注法、冷冻消融术和射频消融。关于这些方法是否影响生存的大型随机试验尚待开展。

## 四、恶性腹腔积液

### (一) 发病机制

1. 最常引起腹膜转移并伴有恶性腹腔积液的疾病包括卵巢癌、原发灶未明的肿瘤、结肠癌、胃癌及胆管癌。最常见的引起腹膜转移的腹外恶性肿瘤包括乳腺癌和肺癌。间皮瘤很少引发腹膜转移。

2. 肝细胞癌引起的肝静脉阻塞和其他肿瘤所致的广泛肝脏转移都会造成腹腔积液。高黏状态，尤其是真性红细胞增多症可引发布－加综合征。肝静脉梗阻患者的肝脏大而韧，可迅速进展出现腹腔积液。

3. 乳糜性腹腔积液可能源于腹部大淋巴管的阻塞和断裂。超过 80% 的成人病例是由腹部肿物引起，多见于淋巴瘤。

4. 牛链球菌引发的腹膜炎是右侧结肠癌的特征性表现。任何原因引起的腹腔积液均可并发感染。

### (二) 诊断

**1. 腹腔积液的鉴别诊断** 造成腹腔积液的肿瘤包括肝转移癌，腹膜转移癌，腹膜假性黏液瘤，原发性间皮瘤。腹腔积液的病因可用血浆－腹腔积液白蛋白梯度分类，其是指血浆和腹腔积液中白蛋白浓度的差别（表 4.4）。这一梯度提示是否有门静脉高压，同时反映出用利尿剂治疗的反应性。

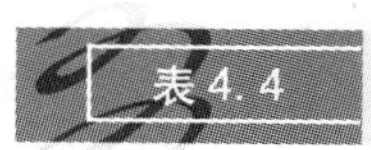

**表 4.4 血浆-腹腔积液蛋白梯度**

| 高白蛋白梯度<br>（≥1.1g/dl 门脉高压可能性大） | 低白蛋白梯度<br>（≤1.1g/dl 门脉高压可能性小） |
|---|---|
| 巨大肝转移癌 | 腹膜癌 |
| 慢性肝病 | 腹膜炎（真菌、结核、血管炎） |
| 肝静脉梗阻（布-加综合征） | 渗透性腹腔积液（低白蛋白血症）：肾病综合征、蛋白丢失性肠病、慢性疾病 |
| 肝静脉梗阻症 | |
| 心力衰竭 | 空腔脏器瘘：胰腺性、胆囊性、输尿管性、乳糜性 |
| 透析液体过量 | |
| 黏液性水肿（可疑） | 特发性 |

2. 针对所有疑诊恶性腹腔积液的患者可实行腹腔穿刺检查，以明确诊断并了解是否并发感染。癌扩散引起的腹腔积液多是渗出液，通常为血性。腹腔积液应进行以下检验：

（1）细菌培养（包括抗酸杆菌测验）及真菌培养。

（2）测量白蛋白值可计算血浆-腹腔积液白蛋白梯度。

（3）渗出液中总蛋白 >2.5g/dl，白细胞计数 >250/μl（淋巴细胞增多提示结核性腹膜炎），乳酸脱氢酶水平 > 血清值的 50%。

（4）腹腔积液中淀粉酶或甘油三酯值明显高于血清值，分别提示胰源性或乳糜性。

（5）癌性腹腔积液中葡萄糖含量常 <60mg/dl。

（6）在非感染或胰腺疾病的情况下，纤维蛋白水平 >75mcg/ml 或癌胚抗原水平 >12ng/ml 的腹腔积液很少由良性疾病引起。

（7）超过半数的腹膜转移癌病例中细胞学检查回报阳性。

**（三）治疗**

除卵巢癌相关性恶性腹腔积液治疗采用减瘤术和化学治疗外，对于恶性腹腔积液的治疗主要着重于缓解症状。

**1. 利尿剂** 如呋塞米和螺内酯，可尝试治疗，但对于腹膜转移癌所致的腹腔积液几乎无效。利尿剂可使高白蛋白梯度的患者受益。

**2. 大量腹腔积液穿刺引流** 适用于合并气短、食欲减退、早饱感、恶心、呕吐或疼痛的症状的患者。可采用 14-到 16-号导管或腹膜透析管；对于大量腹腔积液的引流治疗首选后者。可使用单根缝线维持导管位置。

（1）针对疑诊肝源性腹腔积液的患者，如肝硬化或布-加综合征，禁忌大量引流腹腔积液。

（2）如果怀疑肿瘤，应尽量除去腹腔积液，此后不可触及的腹部肿物可能变得明显。去除大量由腹膜转移癌造成的腹腔积液通常不会引起危险性的液体丢失。

3. 全身化疗适用于敏感肿瘤。

**4. 腹膜腔内化疗** 直接向腹部灌注化疗药可控制一些恶性渗出。腹部要尽量引流干净，最好应用腹膜透析管。将合适的药物溶解在100ml生理盐水中，再注入管中，接着用100ml生理盐水冲洗。患者在1小时内每隔几分钟变换1次体位来分散药物。如果治疗有效，可间隔重复给药。化疗结束后会出现发热、腹痛和压痛，可持续达1周，可进行腹穿来确定是否为无菌性腹膜炎。

(1) 有效的药物包括博来霉素（15单位）、氟尿嘧啶(1 000mg)、塞替派(45mg)、阿霉素（30mg)、顺铂（不同剂量）及米托蒽醌（10mg)。

(2) 可尝试使用放射性磷，但经针道泄露放射性同位素是主要问题。放射性金和发疱剂如氮芥是极度危险的，可造成肠坏死，尤其是在液体被分为小腔时。

**5. 腹腔静脉分流术（LeVeenand Denver）** 可用来治疗顽固性病例，前提是患者的期望寿命>1个月，且无明显心脏或肾脏疾病，或弥散性血管内凝血(DIC)。腹腔积液不能为血性的，感染的或带有分隔的，其中不能含有大量的恶性细胞。该手术的并发症包括原发性纤维蛋白溶解或隐匿性DIC（实际上为100%)、败血症（20%)、肺水肿（15%)、肺栓塞（10%)、上消化道出血、无败血症性发热、上腔静脉血栓形成、肺炎、旁路移位、导管旁血肿（10%)，肿瘤种植到上腔静脉至邻近的皮下组织。DIC和血液稀释可致血小板减少。尚无证据证明该法可提高生活质量。

**6. 腹膜假性黏液瘤** 黏液腺癌、黏蛋白产生的良性肿物、阑尾黏液囊肿可产生大量的腹穿无法去除的胶状物质。再发性肠梗阻和进行性腹腔积液可出现。可选择开腹手术尽可能多的去除胶冻样物质。如有复发需重复操作，取决于黏着物的解剖和结构改变。

## 五、胰腺炎和转移性胰腺癌

### （一）病因学

胰腺炎很少并发原发性或转移性胰腺癌。在排除腹部肿瘤扩散继发胰腺受累的情况后，由其他病因所致的转移性胰腺癌则较少见。相对来说，转移至胰腺的肿瘤多见于小细胞性肺癌，也可见于淋巴瘤、乳腺癌、结肠癌和肾癌。

### （二）诊断

胰腺炎的诊断取决于体征和实验室检查。腹部CT扫描是探查胰腺肿物的最佳技术。鉴别诊断包括以下几点：

1. 胰腺炎合并高钙血症。

2. 以下药物可引起胰腺炎：

(1) 乙醇。

(2) 糖皮质激素、吲哚美辛、水杨酸。

(3) 门冬酰胺酶、巯嘌呤、硫唑嘌呤。

(4) 异烟肼、噻嗪类、口服避孕药、特定抗生素。

### （三）治疗

胰腺炎并发转移癌应予以镇痛药治疗。给予静脉输液来补足液体丢失。

## 六、肝脏和消化道放疗的不良反应

### （一）放射性肝炎

给予剂量 <2500cGy 时的放射性肝炎并不常见。除肾母细胞瘤外，通常治疗达不到这一剂量。照射引起的急性肝炎可从轻到重，并可导致肝硬化。

**1．临床表现** 照射后 2～6 周症状和体征变得明显。可出现肝大和腹腔积液。酶学异常无法与病毒性肝炎相鉴别。肝脏扫描显示肝门对 $^{99m}Tc$ 的摄取降低。肝活检显示静脉内膜炎伴中心静脉的增厚和阻塞，细胞轻度坏死或萎缩，与化疗引起的静脉闭塞性疾病（VOD）相似。

**2．对症治疗** 皮质激素有帮助。

### （二）放射性食管炎

**1．急性食管炎** 在纵隔放疗末期可出现暂时性的食管咽下困难和吞咽痛。镇痛药或利多卡因胶浆溶液有效。某些情况下需要通过胃造口置管补充营养。

2．食管狭窄是罕见的晚期并发症，多见于同步化疗患者，尤其是应用阿霉素和甲氨蝶呤时。内镜检查可鉴别狭窄和肿瘤复发。对于有症状的患者需要进行扩张。

### （三）放射性肠炎

1．急性放射性肠炎

（1）表现通常与受照射的小肠的体积和每日剂量有关。大多数损伤都累及回肠末端。

1）恶心、呕吐、食欲减退在放疗结束后通常不会持续 >3 天。

2）腹泻在有剖腹手术史和有肠粘连的患者更为严重。症状可于放疗后的第 2 周出现，且通常放疗结束后 2 周内消失。

（2）治疗

1）持续呕吐的患者应常规全天给予镇吐药。如果症状严重，有必要给予肠内营养及减小每日放疗剂量。5-HT 阻断剂是治疗放疗引起恶心呕吐的最佳药物。

2）减少酒精饮料、粗粮及乳制品的摄入，有助于腹泻的治疗。止痛药（阿片酊）、考来烯胺或地芬诺酯－阿托品（止泻宁）可能有效。

**2．慢性放射性肠炎** 腹痛症状、吸收不良、肠狭窄、出血、穿孔、肠瘘通常出现在腹部放射剂量 >4 500cGy 的患者，多见于有术后肠粘连的患者。症状可在治疗完成后数月到数年出现。肠道异常的治疗过程中需要肠外营养。

（1）腹痛症状可用镇痛药，溶剂型泻药及饮食调整的方法来治疗。

（2）与狭窄和出血相比，肠穿孔和肠瘘的预后更差；这些患者 70% 可复发恶性肿瘤。

（3）**肠梗阻** 肠管减压可消除梗阻。如果可以应避免剖腹。若梗阻进展，在无坏疽性肠炎（死亡率 75%）的情况下，应进行小肠改道术（死亡率 10%），而不是小肠切除。

（4）慢性腹泻伴吸收不良很罕见，治疗上采取对症治疗。症状表现为食欲减退、恶心、呕吐。中链三酯甘油对减少粪便脂肪丢失以及缓解放射引起的小肠淋巴扩张性蛋白丢失有效。脂肪泻源于细菌的过度生长；四环素，250mg，每日 4 次，经验治疗 10～14 天。也可用泼尼松和柳氮磺胺吡啶。

**（四）放射性直肠炎**

**1. 急性直肠炎**

**（1）表现** 里急后重、腹泻，偶尔出现少量出血。症状通常于放疗后缓解。

**（2）该病尚无明确的治疗方案。**如果症状持续延长或加重，类固醇灌肠及栓剂、软便剂、液体石蜡、少渣饮食，止痛药或地芬诺酯－阿托品可能有效。

2. 晚期放射性直肠炎可发生于放疗后 6 个月～2 年。

**（1）表现** 症状包括里急后重，腹泻及便血。直肠镜检查可见黏膜出血水肿伴柔软性降低，偶尔可见溃疡。

（2）治疗

1）对于重度炎症，治疗同急性直肠炎。

2）直肠溃疡采取保守治疗仍顽固不愈者，可考虑手术。

3）对于晚期直肠狭窄，给予扩张或软便剂治疗。

## 七、肝静脉闭塞综合征（VOD）

肝 VOD 是中心静脉或小叶下肝静脉非血栓性闭塞性疾病，表现为快速进展的高胆固醇血症，腹腔积液，疼痛性肝大以及各种临床表现。

**（一）病因**

1. 植物中天然存在的肝毒性吡咯里西啶类生物碱（其他掺杂在饮食中的污染物包括黄曲霉毒素及亚硝胺）是该病世界范围内流行最常见的病因。在西方国家，化疗及放射治疗，尤其是针对有骨髓或肾脏移植及移植物抗宿主病病史的患者进行放化疗是该病的重要病因。

2. 实际上任何高剂量化疗方案都可引起肝脏 VOD。硫唑嘌呤，巯嘌呤（硫唑嘌呤的代谢产物），6-硫鸟嘌呤（一种与巯嘌呤相关的化合物）以及达卡巴嗪与肝血管损伤相关的情况都曾有报道。

3. 其他病因包括坏死后肝硬化、转移或原发性肝肿瘤、骨髓增生性疾病（尤其是真性红细胞增多症）以及其他各种血液高凝状态。

**（二）诊断**

多普勒超声显示门静脉血液反流可提示肝脏 VOD 的诊断。确定诊断依赖肝活检，应在出现肝功能不全的早期施行，原因是更换治疗方案可能有助于改善预后。

**（三）治疗**

1. 支持治疗可使大多数患者（70%）康复。液体平衡及利尿剂治疗也有帮助，对于重症 VOD 患者，透析和机械通气方法对治疗结果几乎没有影响，是否继续这些治疗应通过关于患者总体预后的讨论决定。

2. 组织纤维蛋白溶酶原激活剂（tPA）的溶栓治疗有效，即使对于重症 VOD 患者。应用 tPA/肝素时要权衡出血的危险。tPA 的剂量为 20mg，连用 4 天，与肝素 150U/(kg・d) 联合应用。

3. 对于进行减瘤术后有较大治愈可能性的重度 VOD 患者，可以尝试肝脏移植。

4. 其他手术操作，如腔静脉或肝内分流，对于 VOD 患者有不同的疗效。

## 八、化疗剂量调整对肝功能异常的影响

详见附录。

## 九、胃肠道副肿瘤综合征

胃肠道副肿瘤综合征的病因尚不清楚。

**（一）食管失弛缓可伴随胃癌而发生，肿瘤切除后症状可消失。**

患者表现为进食各种食物及液体时吞咽困难。

**1．诊断** 食管钡餐成像呈现大的，无蠕动性的食管。食管测压术显示食管括约肌收缩不良伴张力减低。

**2．治疗** 对于失弛缓症且肿瘤无法切除的患者必须进行胃造口术，食管导管（如 Celestin 管）或强制性气囊扩张。

**（二）假性肠梗阻**

可见于腹膜癌但无机械性肠梗阻的患者。梗阻的体征有腹部痉挛性疼痛、无粪便、恶心、呕吐、肠鸣音亢进，腹平片可见位置不定的液气平面。

**1．诊断** 假性梗阻及机械型肠梗阻在临床上无法鉴别。然而假性梗阻通常可自行缓解。应寻找低钾血症、低镁血症、粪便嵌塞及长春新碱使用史。

2．治疗方案参照可疑性肠梗阻。

## 十、消化道问题的对症治疗

在第一章第五节中讨论。

**（一）口腔问题包括口腔炎、口干、味觉异常、口臭、吞咽困难** 见第一章第五节。

**（二）恶心呕吐** 见第一章第五节。

**（三）结肠直肠症状** 包括便秘及腹泻，见第一章第五节。

**（四）食欲减退** 包括营养过度，见第一章第五节。

## 推荐阅读文献


Ensimnger WD. Intrahepatic arterial infusion of chemotherapy: pharmacologic principles. *Semin Oncol* 2002;29:119.

Geoghegan JG, Scheele J. Treatment of colorectal liver metastases. *Br J Surg* 1999;86:158.

Hinson FL, Ambrose NS. Pseudomyxoma peritonei. *Br J Surg* 1998;85:1332.

King PD, Perry MC. Hepatotoxicity of chemotherapy. *Oncologist* 2001;6:162.

Malik U, Mohiuddin M. External-beam radiotherapy in the management of liver metastasis. *Semin Oncol* 2002;29:196.

Nevitt AW, et al. Expandable metallic prostheses for malignant obstructions of gastric outlet and proximal small bowel. *Gastrointest Endosc* 1998;47:271.

Parikh AA, et al. Radiofrequency ablation of hepatic metastasis. *Semin Oncol* 2002;29:168.

Prat F, et al. A randomized trial of endoscopic drainage methods for inoperable malignant strictures of the common bile duct. *Gastrointest Endosc* 1998;47:1.

Richardson P, Bearman SI. Prevention and treatment of hepatic veno-occlusive disease after high-dose cytoreductive therapy. *Leuk Lymphoma* 1998;31:267.

Sasson AR, Sigurdson ER. Surgical treatment of metastasis. *Semin Oncol* 2002;29:107.

Sussman-Schnoll F, Kurtz RC. Gastrointestinal emergencies in the critically ill cancer patient. *Semin Oncol* 2000;27:270.

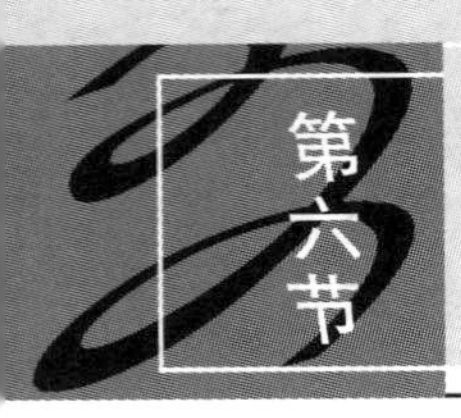

# 第六节 肾脏并发症

*Arun Kumar*
*David W. Knutson*

肿瘤患者较易合并肾衰竭（尤其是急性肾衰竭，ARF）。肾衰竭可直接或间接由肿瘤本身、抗癌治疗、感染并发症或除化疗药之外的药物所致并发症引起。许多并发 ARF 的患者病因不止一种。三个主要类型的肾衰竭包括肾前性肾衰竭，梗阻性尿路病及肾实质性疾病（急性肾小管坏死、小管间质性肾炎和肾小球肾炎）的发生均有所增加。

## 一、肾前性肾衰竭

### （一）发病机制

肾前性肾衰竭患者都存在有效循环血容量下降（ECV）引发的肾血流量不足，从而导致肾小球滤过率（GFR）可逆性的下降。ECV 的下降刺激了压力感受器，反射性引起血管升压素（ADH）的分泌。同时肾血流量的急剧降低刺激肾素的合成增加，从而增加了血管紧张素Ⅱ（AII）和醛固酮的水平。肾血流量降低及 ADH、AII 和醛固酮水平增加的共同作用可导致尿量减少、尿液浓缩以及排钠减少、排钾增多。肾前性和肾性肾衰竭相鉴别的实验室检查指标见表 4.5。

**1. GFR 减少** 导致尿素（伴随钠离子）及肌酐的大量滞留。由于小管液流动缓慢，小管液中尿素高浓聚以及 ADH 分泌增加均使得滤过的尿素在近端以及远端肾单位重吸收增加。因此，尿素的滞留高于肌酐，导致血液尿素氮与肌酐比值特征性增加。

**表 4.5 肾前性和肾性氮质血症的区别**

| 特征 | 肾前性 | 肾性 |
|---|---|---|
| 钠排泄分数：<br>$FE_{Na}=[(U_{Na}\times S_{creat})\div(S_{Na}\times U_{creat})]\times 100$ | ≤1% | ≥2% |
| $U_{na}$ | <15mEq/L | >30mEq/L |
| $U_{creat}$：$S_{creat}$ | >40 | <20 |
| BUN：$S_{creat}$ | >20 | <20 |
| 对液体或髓袢利尿剂的反应性 | 阳性 | 阴性 |

FE：排泄分数；U：尿液中浓度；S：血清中浓度；Na：钠；creat：肌酐；BUN：血尿素氮。

**2. 肌酐产量** 与肌肉体积成比例，而尿素除与人体肌肉组织代谢相关外，其产量主要取决于饮食中蛋白质的摄入量。因此，消耗性的肿瘤患者，多伴营养摄入不足，因此，二者的循环水平常低于正常。在此类患者中，血尿素氮（BUN）和血清肌酐水平正常或处于临界高值均提示肾功严重损害。

**（二）肾前性肾衰竭的诱因**

见表4.6。

**表4.6 恶性肿瘤患者有效循环血容量减少以及肾前性肾衰竭的原因**

| 一般原因 | 恶性肿瘤患者的易感因素 |
| --- | --- |
| 血容量不足 | |
| 摄入不足 | 与恶性肿瘤、化疗、并发症、抑郁或疏忽相关的食欲减退 |
| 丢失过多 | |
| 呕吐 | 肠梗阻，化疗 |
| 腹泻 | 肠内营养，类癌瘤，血管活性肠肽肿瘤，化疗，抗生素治疗 |
| 失血 | 肿瘤或化疗 |
| 肾脏 | |
| 尿崩症（DI） | 原发性松果体肿瘤，颅咽管瘤，肿瘤转移（乳腺癌） |
| 肾源性 DI | 慢性肾功能不全，骨髓瘤肾，锂，四环素，肾钙质沉着 |
| 渗透性利尿 | 高血钙症，高血糖症 |
| 低白蛋白血症 | 营养不良，重症肝脏疾病，肾病综合征 |
| 血管内－外分布改变 | |
| 充血性心衰，心排出量减低 | 恶性心包积液，放射性损伤所致的心包炎或心肌炎 |
| 败血症，休克 | 淋巴瘤，白血病，骨髓瘤，化疗所致中性粒细胞减少 |
| 肾动脉狭窄所致的肾血流量减少 | |
| 内源性 | 肾动脉狭窄，动脉粥样硬化栓子 |
| 外源性 | 肿瘤（少见） |
| 肝肾综合征 | 肝转移 |
| 药物 | ACE 抑制剂，环孢霉素 A，他克莫司，非甾体抗炎药（NSAIDs），血管紧张素受体阻断剂 |

**（三）诊断和治疗**

追溯病史常有体液丢失过多（如腹泻和呕吐）或潴留［如充血性心力衰竭（CHF）、腹腔积液或水肿］的相关病因。摄入量不足所致者较少见。体格检查对于体液状态的评估至关重要，出现如下结果则提示异常：

1. 仰卧位收缩压 $<90$mmHg，站立时舒张压下降 $>10$mmHg 或脉率增加 $>10$ 次/分钟提示血管内容量不足。

2. 仰卧位颈静脉不显露提示血容量不足。

3. 若查体时无血容量不足表现，可仔细触诊或叩诊膀胱，男性患者进行直肠指检触诊前列腺，女性患者进行盆腔妇科检查均可以发现导致肾前性梗阻的原因。

4. **隐匿性肾前性肾衰竭很难通过上述方法检出**。临床多通过补液试验加以鉴别。无明确体液过剩的体征时，将 1L 生理盐水输注入标准体重的患者体内通常安全，无副作用出现。多数情况下，补液后患者的尿量明显增加，且 BUN 和血肌酐值恢复至正常。

5. **静脉输注髓袢利尿剂多用于急性少尿患者**。尿量增加多提示无尿路梗阻，肾小管功能正常。但此试验并不能明确或纠正引起尿量减少的根本原因，除非是超负荷状态如 CHF，利尿剂的应用甚至可能加重肾前性肾衰。

6. 肾前性肾衰竭的总体治疗原则是纠正病因，并尽量使 ECV 恢复正常。循环血容量减少者常需补充大量的盐溶液。白蛋白溶液虽可显著增加血管内容积，但其花费较大且效果短暂。液体负荷试验阴性的患者应考虑其可能存在泌尿系梗阻。此类患者（尤其是男性）可采用弗利氏导尿管进行治疗。若问题持续不缓解，患者应进行影像学检查以明确肾脏以及集合系统情况。超声波检查法因其安全方便的优势已成为泌尿系影像学诊断的首选，CT 也可用于盆腔检查。

## 二、引发肾衰竭的梗阻性尿路疾病

**（一）发病机制**

1. **输尿管梗阻**　下述病因可导致双侧泌尿系梗阻（或单侧梗阻，见于一侧肾功异常）从而引发尿毒症：

（1）膀胱或肾脏集合系统肿瘤。

（2）子宫肿瘤，尤指子宫颈部肿瘤。

（3）腹膜后肿瘤（少见），包括淋巴瘤，肉瘤和转移性肿瘤。

（4）肾实质性肿瘤（少见）。

（5）腹膜后纤维变性，成因包括放射线、药物（白消安）、类癌瘤（直肠多见）、Gardner's 综合征（肠息肉病）或转移所致促纤维增生性反应。

（6）肾结石。

（7）血凝块。

2. **尿道出口梗阻**　病因包括前列腺、尿道、子宫颈、卵巢、膀胱或子宫内膜的原发肿瘤。而肺癌、胃肠道肿瘤、乳腺癌和盆腔器官的黑色素瘤，前列腺癌或尿道肿瘤的转移也可引起尿道出口的梗阻，但较少见。

**（二）诊断**

1. **症状**　病程初期无临床症状或症状隐匿。无尿高度支持肾衰竭诊断，但部分高位输尿管梗阻的患者虽尿量正常亦可发生肾衰竭。尿排出量改变或充溢性尿失禁（以及查体时发现尿味异常）均可提示膀胱出口梗阻。

2. **体格检查** 主要针对的是隐匿性疾病。耻骨上区叩诊浊音提示膀胱肿瘤或积液。

3. **排泄后残余尿量的测定** 有利于尿路出口梗阻的诊断。

4. **超声波检查** 可显示肾积水。然而，肿瘤包围肾脏集合系统所致的急性或慢性梗阻进行超声波检查多无明显异常。因此，若少尿患者的集合系统显影正常但充盈则提示梗阻的存在。

5. **膀胱镜检查** 可明确膀胱出口梗阻，确定膀胱肿瘤范围，并可进行逆行性输尿管造影术。

**（三）治疗**

1. 泌尿系梗阻若合并梗阻部位以上的感染为泌尿系急症，需予以紧急引流导尿解除梗阻并加用静脉抗生素治疗。

2. 结石可自行排出，或通过震荡碎石及泌尿外科取石。

3. 集合系统内的血凝块可自发溶解；膀胱内较大的血凝块可予以持续膀胱冲洗和/或进行膀胱镜取石。

4. 腹膜后纤维变性可予以经皮肾造瘘术，或进行外科手术解除受累输尿管的梗阻。

5. 淋巴瘤所致梗阻通常可经化疗（联合/未联合局部放疗）完全缓解。

6. 对于实体瘤患者，通常需在超声波和透视引导下进行经皮导管置入术。通常不经下尿道置管。化疗敏感性肿瘤可进行全身化疗。亦可考虑进行高剂量盆腔放疗或输尿管手术。然而多数盆腔肿瘤患者在出现泌尿系梗阻时已达晚期；在进行包括经皮穿刺肾盂引流治疗前，应仔细评估术后的缓解程度，病灶范围以及总体预后等。

## 三、导致肾衰竭的内源性肾脏疾病

**（一）急性肾衰竭**

可由肾脏的损伤性操作（如注射造影剂）直接诱发而急性发病。亦可由恶性肿瘤（如高钙血症，本－周蛋白沉积所致的骨髓瘤肾）或治疗（如肿瘤溶解后的高尿酸血症、肾毒性、药物引发的间质性肾炎）等间接诱发，于数天至数周内呈隐匿性发病。多数急性肾衰竭患者的尿量正常或接近正常。严重的急性肾衰患者常出现少尿，可通过实验室检查与肾前性肾衰竭相鉴别，详见表4.5。

尽管急性肾衰竭的进程多短暂且可逆，但某些诱因可导致永久性肾功能损伤（如顺铂毒性，丝裂霉素导致的溶血性尿毒综合征）。不同药物诱发的肾功能损伤机制各不相同（表4.7）。

**（二）急性肾小管坏死（ATN）**

通常急性发病且呈少尿型。尿比重接近等渗尿，轻度蛋白尿是典型特征。尿液镜检通常可见少量红白细胞及管状上皮细胞。如出现棕色颗粒管型时应疑诊为ATN。病程早期沉淀物较少，红细胞管型也较少见。

**1. ATN的发病机制** 目前已知有几种，且可共同参与某一患者的发病。氨基糖苷类抗生素以及多种化疗药物可因直接的肾小管毒性作用引发ATN（见表4.7）。细胞碎片、蛋白管型或晶体沉积物（尿酸、阿昔洛韦，甲氨蝶呤、磺胺药）导致的小管内梗阻对ATN的发病也可能起一定的作用。脓毒症或休克导致的局部缺血可能为最常见的发病机制。

**2. 组织学检查** 主要可见小管上皮细胞坏死和脱落，肾小管基底膜完整伴上皮再生（可见有丝分裂像）。亦可见蛋白管型和炎性细胞。肾小球通常完整。病变程度不均一，某些肾单位基本正常。肾小管的基底膜断裂（肾小管断裂）及肾小球破坏提示肾皮质坏死，预后较差。ATN的治疗主要应避免体液失衡，并予以其他支持性治疗直至肾功能恢复。某些患者需进行透析治疗。

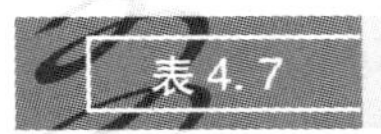
表4.7 **影响肿瘤患者肾功能的药物**

| | |
|---|---|
| **急性肾小管坏死** | |
| 抗生素 | 氨基糖苷类，两性霉素B，喷他脒，头孢菌素（少见），万古霉素（少见，与氨基糖苷类联合用药时出现） |
| 化疗药物 | 甲氨蝶呤，顺铂（不可逆性损伤），卡铂（尤其是高剂量用药时），链佐星及其他亚硝（基）脲，环孢霉素A（急性：血流动力学改变；慢性：间质纤维化），他克莫司，异环磷酰胺（尤其是联用环磷酰胺时），干扰素-α（主要出现于血管内血容量不足时），苏拉明和喷司他丁 |
| 小管内梗阻 | 阿昔洛韦，甲氨蝶呤，磺胺制剂（晶体导致的急性肾衰竭） |
| 急性间质性肾炎 | 青霉素类，头孢类，环丙沙星（尤其是与喹诺酮类药合用时），磺胺类，噻嗪（类），呋塞米，布美他尼（而非依他尼酸），抗结核病药，非甾体抗炎药（NSAIDs，超过3~6个月），以及别嘌呤醇 |
| 慢性不可逆性肾衰竭（中至重度） | |
| 急性溶血性尿毒综合征 | 丝裂霉素（最常见的细胞毒性药；联用他莫昔芬，毒性作用增强），顺铂，环孢霉素A，吉西他滨，链佐星，喷司他丁，干扰素（少见） |
| 小管间质性纤维化 | 顺铂，环孢霉素A，他克莫司，异环磷酰胺，卡莫司汀，链佐星，司莫司汀 |
| Fanconi's综合征（部分或全部） | 异环磷酰胺，地吖醌，阿扎胞苷 |

3. 多数肿瘤患者频繁接受增强 CT 检查，检查中输注造影剂是诱发急性肾衰竭的重要因素。其他易感因素包括年龄大于 60 岁、糖尿病、血容量不足、近期进行增强 CT 检查、高剂量造影剂的应用、联用肾毒性药物以及高尿酸血症。

**4. ATN 的预防** 对于病情复杂的患者如合并有败血症或低血压，既往应用过或需要应用肾毒性药物，以及加入临床试验需要应用放射性造影剂的患者，ATN 的预防通常比较困难。比较可行的预防措施如下：

(1) 避免应用肾毒性药物，必须应用时则需严格监测血药浓度。

(2) 密切注意患者的血管内容积、血压以及心排出量，保持患者体液平衡。

(3) 对于具有小管内晶体沉积高危因素的患者，应通过补液，必要时予以髓袢利尿剂维持其高尿流量；对于横纹肌溶解症，高尿酸血症或进行高剂量甲氨蝶呤治疗的患者应碱化尿液。

(4) 预防放射性造影剂所致 ATN 的最好方法是补液，并应避免短期内重复进行使用造影剂的检查。在照射前 2 ~ 6 小时内补液 1L 生理盐水，多数患者可耐受。有数据支持在照射前一天及当天予以 N-乙酰半胱氨酸（乙酰半胱氨酸）600mg 每日 2 次口服。亦有较少的数据显示在照射前 1 小时予以选择性多巴胺受体激动药非诺多泮（Corlopam）以 1mcg/(kg · min) 剂量应用可获益。动物实验证实静注甘露醇有效；然而人类试验的结果不理想。目前所获得的数据暂不支持应用袢利尿剂。应用低离子造影剂的结果同样不能令人满意。然而，新近数据提示非离子、等渗、二聚体的造影剂前景较好。

### （三）小管间质性肾炎

于肾毒性药物输注后急性发病，也可于静注非甾体类抗炎药（NSAID；见表 4.7）6 ~ 12 小时隐匿性发病。急性间质性肾炎的临床症状同非少尿性肾衰，伴发各种全身性表现，如过敏性皮疹、发热或关节痛。某些患者可见嗜酸性粒细胞增多症，但嗜酸性粒细胞尿更多见。镜下血尿在急性过敏性小管间质性肾炎非常多见。

**1. 组织学特点** 典型的病理学特点为弥漫型间质性炎症反应，有时出现小管内白细胞浸润，可以嗜酸性粒细胞为主。

**2. 肾功预后** 停用肾毒性药物可预后良好。非对照研究结果支持严重或持续肾衰患者可短期应用皮质醇激素（泼尼松，40 ~ 60mg/d）。很少需要进行透析治疗。

### （四）肿瘤侵袭

1. 原发性肾脏肿瘤通常侵袭肾实质，而肾衰竭多于广泛的双侧肾脏受累时方可出现，故较少见。原发性肾脏肿瘤患者发生肾衰竭的主要原因为在尝试进行肿瘤根除手术时广泛切除肾脏组织。双侧肾细胞癌可发生于至少 5% 的患者中，手术时可考虑进行肾段或肾部分切除术以保留正常的肾脏组织；而对于单肾患者，若要避免透析治疗，则必须进行此类选择性肾切除术。肾脏静脉受累或即将受累者，则无法施行选择性切除术。肾静脉受累且侵袭达下腔静脉时常引发不同程度的肾静脉血栓形成，偶尔可导致肾衰竭。

2. 肿瘤的肾脏转移常见于各种肿瘤的晚期，但很少导致肾衰竭或死亡。

**3. 淋巴组织增生性肿瘤** 肾脏受累多见于原发急性淋巴细胞性白血病（约占一半）和淋巴瘤，肾衰竭虽可发生但较少见。尿液检查可见轻度蛋白尿、血尿，如出现肿瘤细胞则高度提示肾脏受累。影像学检查可见肾脏增大、功能减退，不伴有肾积水。局部放疗或化疗可以逆转肾衰竭且可使肾脏体积缩小甚至达到正常；肾功能及肾脏体积的异常可随着肿瘤的复发而重现。

**4. 维甲酸综合征** 由全反式维甲酸治疗急性早幼粒细胞性白血病引发。ARF是维甲酸综合征的表现之一，与粒细胞浸润至肾实质有关。应用皮质醇激素有效。

### （五）急性肾小球肾炎

急性肾小球肾炎引起的急性肾衰竭在肿瘤患者或正常人群中均少见。某些淋巴组织增生性疾病可导致混合性冷球蛋白血症，引发急进性（新月体型）肾小球肾炎。肿瘤抗原干扰素 α 偶尔可诱发膜性增生性肾小球性肾炎，两者均由免疫复合物介导，可导致肾衰竭。

### （六）放射性肾炎

可于辐射剂量超过 2 000cGy 的放射治疗结束后的 6～12 个月出现，其损伤程度与组织接受放射线总剂量及组织受辐射比例相关。病程早期表现为严重或恶性高血压，蛋白尿 $<2g/d$ 以及镜下血尿和管型尿。病程后期与慢性间质性肾炎相似，出现少量尿沉渣，低盐或低肾素性低醛固酮症。只要患者存在血压升高，控制血压就是最基本的治疗措施。

## 四、肾病综合征

虽较少见但已被公认是肿瘤并发症。可能由小球内淀粉样蛋白沉积，免疫复合物沉积或其他不明免疫机制引起。

### （一）发病率

恶性肿瘤所致肾病综合征的发病率至今尚未明确。6%～10% 的肾病综合征患者最终被确诊为恶性肿瘤，但其恶性疾病的临床前期持续时间、各种恶性肿瘤患者的总数目、个案病例报告的总数目均使肾病综合征与恶性肿瘤的相关性受到质疑。

因此，临床所得出的结论即“年龄大于 50 岁的肾病综合征患者应全力查找肿瘤病灶”可能有些言过其实。对于肾病综合征患者，可按正常人群的筛查原则予以年龄相关性的肿瘤筛查。包括详细询问病史，进行以淋巴系统为重点的全身体格检查，以及全血细胞计数、胸片和便潜血检查，除非有结果异常或其他症状才需要进行进一步检查。年龄大于 50 岁或有结肠癌家族史的患者应进行结肠镜检查。女性患者应以胸部 X 线检查，盆腔检查以及巴氏涂片作为常规检查项目。

### （二）肾病综合征

常可伴发于多种恶性肿瘤，如霍奇金淋巴瘤（最常见）；其他淋巴组织增生性疾病（包括皮肤 T 细胞淋巴瘤）；胸腺瘤；浆细胞性骨髓瘤；鳞状细胞癌；肺、乳房、肾脏、甲状腺、子宫颈、前列腺及胃肠道部位（包括食管、胃、胰腺和结肠）的腺癌；间皮瘤；多发性黑色素瘤。常有报道显示骨髓移植术后出现移植物抗宿主病的患者可发生膜性肾病。肾病综合征可与恶性肿瘤的临床症状同时出现。而更多见的是于肿瘤特征出现之前或之后数月甚至超过一年发病。肾病综合征复发可能预示着数周或数月内将有肿瘤的复发。

### （三）病理学特征与最常见肿瘤相关

见表 4.8。

**（四）发病机制**

由于脂性肾病的微小病变与某些霍奇金淋巴瘤病灶的相似性，目前已有推测认为二者的发病均可能与T淋巴细胞功能缺陷导致某种未明的异常T淋巴细胞因子的产生相关。某些肿瘤的个案病例报告已显示沉积在肾小球的免疫复合物包含特异性肿瘤抗原、病毒抗原和正常自身抗原。

**（五）治疗**

肾病综合征可随肿瘤尤其是霍奇金淋巴瘤的部分或全部清除而获得缓解。肿瘤未获控制者，应用皮质醇激素治疗肿瘤相关性肾病综合征通常无效。

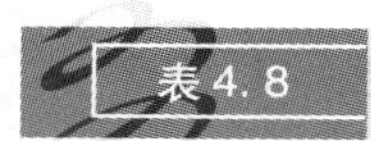
表4.8　**肾病综合征的病理类型与恶性肿瘤相关**

| 肾脏病理 | 微小病变型% | 膜性肾病% | 膜性增生性肾小球肾炎% |
|---|---|---|---|
| 癌 | 4～6 | 80 | 4～6 |
| 霍奇金淋巴瘤 | 50～67 | 8～12 | — |
| 非霍奇金淋巴瘤 | 33 | 33 | 33 |

## 推荐阅读文献


Aspelin P, et al. Nephrotoxic effects in high-risk patients undergoing angiography. *N Engl J Med* 2003;348:491.

Kapoor M, Chan G. Malignancy and renal disease. *Crit Care Clin* 2001;17:571.

Kini A, et al. A protocol for prevention of radiographic contrast nephropathy during percutaneous coronary intervention: effect of selective dopamine receptor agonist fenoldopam. *Catheter Cardiovasc Interv* 2002;169.

Kintzel PE. Anticancer drug-induced kidney disorders. *Drug Saf* 2001;24:19.

Kintzel PE, et al. Anti-cancer drug renal toxicity and elimination: dosing guidelines for altered renal function. *Cancer Treat Rev* 1995;21:33.

Tepel M, et al. Prevention of radiographic-contrast-agent-induced reductions in renal function by acetylcysteine. *N Engl J Med* 2000;343:180.

Trish AB, et al. Presentation and survival of patients with severe renal failure and myeloma. *Q J Med* 1997;90:773.

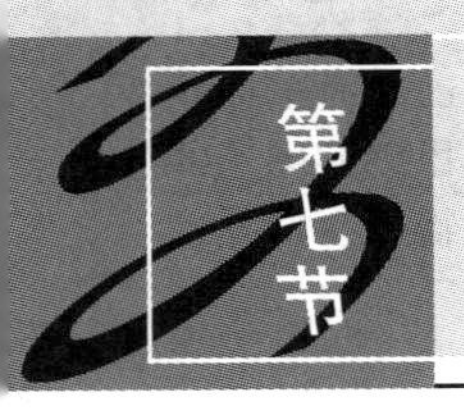

# 第七节 神经肌肉并发症

Lisa M. De Angelis

## 一、脑转移

### （一）发病机制

**1. 发病率** 尸检显示死于肿瘤的患者中25%都存在颅内转移；15%具有脑转移，另有10%存在硬脑膜和软脑膜的转移。

**2. 肿瘤来源** 最常出现脑转移的肿瘤是肺癌，转移率达30%。肺癌脑转移可出现于病程早期，约1/3为同步诊断（转移先于原发肿瘤或二者同时确诊）。其他常伴发脑转移的恶性肿瘤包括肾癌、乳腺癌和黑色素瘤（各占10%）、以及原发灶未明的恶性肿瘤（15%）。卵巢、子宫和前列腺的肿瘤则很少出现颅内转移。

**3. 机制** 肿瘤多经血液途径播散至中枢神经系统（CNS），病灶分布与动脉血供情况一致。在脑转移中，80%位于幕上，15%在小脑，另有5%位于脑干。然而，特定原发灶的转移常位于脑内特定区域。例如，结肠癌和骨盆原发肿瘤倾向于转移至颅脑后窝，肺癌易转移至幕上切迹。约有一半的转移灶是孤立的，尤其是肺、肾和结肠癌转移；黑色素瘤和乳腺癌的转移灶常为多发。肿瘤脑转移可为实体、囊性或合并出血（尤其多见于绒毛膜癌、黑色素瘤和甲状腺癌）。

### （二）自然史

未经治疗的左侧脑转移灶可引起进行性神经病变导致昏迷和死亡；中位生存时间仅1个月左右。大约一半脑转移的患者死于神经系统病变，其余则死于全身性疾病。已进行治疗的患者中位生存时间为3～8个月；然而，局限性全身疾病和1～3处脑转移者进行局部治疗后生存期可提高达数年以上。

### （三）临床表现

转移可表现为局限性或全脑功能异常。症状多隐匿，可于数周内进展。有时可因病灶部位急性出血而突然发病。

**1. 全脑症状和体征** 头痛和精神状态改变各占50%。其他非局部体征包括颅内压增高，出现视盘水肿、恶心和呕吐。

**2. 局部症状和体征** 包括轻度偏瘫、视野缺损和失语症，与转移灶部位相关。

**3. 癫痫** 20%患者可出现癫痫。

**4. 鉴别诊断** 出现以下情况时应与脑转移相鉴别：

（1）代谢性脑病，包括低钠血症、高钙血症、低氧血症、尿毒症、肝性脑病和甲状腺功能减退。

**（2）药物源性脑病** 可诱发脑病的药物包括镇痛药、镇静药、类固醇、化疗药以及其他药物。

（3）**CNS 感染**　包括细菌性和真菌性脑膜炎、疱疹性脑炎、进行性多灶性白质脑病、脑脓肿。

（4）营养缺乏，如韦尼克脑病（Wernicke's 脑病）。

（5）脑血管病（CVD），源于血栓形成和弥散性血管内凝血（DIC），症状包括脑卒中，出血和静脉梗阻。

（6）副肿瘤综合征，尤指副肿瘤性亚急性小脑变性。

**（四）评估**

MRI 是检测脑转移病灶的首选方法。CT 只能作为无法进行 MRI 患者（如安放起搏器者）的替代检查手段。大部分转移性肿瘤在输注造影剂后呈增强反应，所有患者都应进行增强和非增强的影像学检查。脑转移的 CT 或 MRI 表现与某些病变如脑脓肿，寄生虫病和偶发的脑卒中等相似。腰椎穿刺无助于脑转移的诊断，而且多禁用于脑转移患者。

**（五）治疗**

脑转移患者治疗目的在于减轻神经症状，延长生存期。医师应根据肿瘤组织学、肿瘤全身播散程度和患者临床状态选择合适的治疗方案。

1. 地塞米松 16mgIV，继行 4mgPO 或 IV，每 6 小时 1 次，通常可以显著逆转神经功能缺损并缓解头痛。虽然此法作用短暂（仅持续数周），但通过提高药物剂量以及应用确定性治疗方案可以进一步提高疗效。对于 MRI 筛查确诊脑转移但无临床症状的患者，不应予以地塞米松。多数患者应用确定性治疗后，类固醇可予以减量。

2. **抗惊厥疗法**　抗惊厥药只可用于癫痫发作患者。为脑转移患者预防性应用抗惊厥药物无效，因其不能预防癫痫发作，另外，此类药物副作用大，还可增强药物代谢作用从而降低化疗药物的疗效。

3. **放射治疗**　是脑转移患者的标准治疗方法。照射部位通常包括全脑，剂量范围为 2 000 ~4 000cGy，常采用低剂量多次分割照射。

4. **手术**　手术治疗可以明显提高单发脑转移者的生存期。手术治疗者的中位生存期可达 10 ~12 个月，有 12% 患者的生存可达 5 年以上。手术治疗适应证包括：转移灶单发或局限于两处，全身性疾病局限或已获得控制。除此之外，还可基于个体化治疗原则以及组织学诊断的需要为患者选择手术治疗。术后进行全脑放疗可以明显改善 CNS 症状，但不能延长生存期。

5. **放射外科治疗**　指对边界明确的靶区予以单次大剂量放射线照射，形成陡峭的照射剂量曲线，从而确保肿瘤周围组织的照射剂量很小。其疗效等同于伽玛刀或医用直线加速器。该方法有效且损伤性很低，可进行门诊操作，为 1 ~3 处颅内转移者的治疗选择。放射外科治疗可取代外科手术或全脑放疗，也可作为二者的辅助治疗。其局部控制率与外科手术相同。无法施行手术，多发或原发肿瘤对标准放疗耐药（如肾细胞癌和黑色素瘤）的颅内转移应用放射外科治疗疗效较好。然而，放射外科治疗只适用于直径小于 3cm 的病灶，而且有时会产生放射性坏死相关症状或需要长期应用皮质类固醇激素。

6. **化学治疗**　细胞毒性药物主要用于脑转移复发，也可用于 MRI 筛查检出的无症状脑转移。乳腺癌，小细胞肺癌和淋巴瘤的颅内转移对化疗敏感。化疗方案的选择应基于原发病类型和患者的既往治疗方案而定。替莫唑胺对来源于非小细胞肺癌和黑素色瘤的脑转移有效。

## 二、脑膜转移

### （一）发病机制

**1. 发病率** 尸检时可见8%的全身恶性肿瘤患者存在软脑膜转移。

**2. 相关肿瘤** 任何全身性肿瘤均可转移至软脑膜，但最常见的为淋巴瘤、白血病（尤其是急性）、肺癌（尤指小细胞型）、乳腺癌和黑色素瘤。

**3. 机制** 脑膜转移发生的机制包括：肿瘤通过蛛网膜或脉络丛血管发生血行播散，肿瘤浸润至周围神经根，或者肿瘤的大脑或硬脑膜转移直接蔓延至软脑膜。

### （二）自然史

软脑膜转移因与脑脊液（CSF）直接接触而可累及CNS任何区域。肿瘤可沿脑、脊髓、脑神经或神经根表面成层状生长，也可侵袭以上组织内部，引发局部功能障碍。肿瘤细胞可阻塞蛛网膜绒毛并破坏CSF的重吸收，导致脑水肿。

### （三）临床表现

多水平的、非连续性神经系统症状，加之体检发现神经系统体征远多于症状，为软脑膜转移的标志。软脑膜转移的下述四种主要临床表现可单独出现也可联合存在，而假性脑膜炎症状已很少见。

**1. 脊柱** 至少50%的合并有软脑膜转移的患者可出现脊柱症状。症状和体征包括背痛、神经根痛、无力和麻木（下肢较上肢更多见）以及肠和膀胱功能失控。

**2. 大脑** 约一半的患者表现为大脑的症状和体征，包括头痛、昏睡、精神状态改变、共济失调和癫痫（部分和全身性）。

**3. 脑神经** 症状和体征包括视力丧失、复视、面部麻木感、面瘫、吞咽困难和听力丧失。

**4. 脑水肿** 颅内压增高的症状和体征包括头痛、意识水平下降、步态失调和尿失禁。

### （四）评估

常根据临床表现高度疑诊软脑膜转移，但有时确定诊断比较困难。可根据MRI的特征性表现或CSF中查出肿瘤细胞进行确诊。

**1. 影像学检查** 脑和全脊柱的增强MRI可以对病变范围做全面的评估。若患者无法进行MRI检查，可予以头CT扫描和CT脊髓造影术。具确诊价值的神经影像检查结果包括马尾结节，脑神经强化，脑沟、脑池或脊索表面的强化。这些检查结果足以确定诊断，不需要再对肿瘤患者进行CSF的瘤细胞检查。影像学证据显示交通性脑积水、脑室表面或脑沟深部的脑转移灶，提示可能存在软脑膜转移，需进一步进行CSF瘤细胞检查以确定诊断。

**2. CSF检查** 检查项目包括CSF中蛋白和葡萄糖浓度，细胞计数和细胞学检查。同时应进行常规培养以与慢性感染性脑膜炎相鉴别。CSF可通过腰椎穿刺获得，疑有椎管内脊髓阻滞的患者可进行X线引导下的颈神经根穿刺。常通过测量开放压评估颅内压。

**(1) 常规检查** CSF 中蛋白质和细胞增多（以淋巴细胞为主）可见于75%的软脑膜转移患者，特异性不高。葡萄糖浓度减低发生率 <25%。

**(2) 细胞学检查** 有一半的患者在首次腰椎穿刺进行细胞学检查时可确定诊断。诊断率可于第三次腰椎穿刺时提高到90%，仍有10%的患者不能确定诊断。分子诊断技术可能有用，尤其对于造血系统肿瘤的诊断价值较高。免疫组化染色和荧光原位杂交（FISH）检测1号染色体异倍体可以提高诊断率。通过流式细胞术评估DNA异常和非整倍体程度可用于那些怀疑软脑膜转移但CSF细胞学检查未确诊的病例（尤其适用于白血病或淋巴瘤患者）。

**(3) 肿瘤标记物** 可作为辅助诊断手段，也可用于随访评效。肿瘤特异性生化标记物包括β2微球蛋白（白血病和淋巴瘤）、癌胚抗原（实体瘤如肺癌、结肠癌和乳腺癌）、CA15-3（乳腺癌）、人类绒毛膜促性腺激素和AFP（生殖细胞肿瘤）、淋巴细胞标记物（尤其是B细胞标记物，可用于区分白血病或淋巴瘤细胞与正常反应性T淋巴细胞）。非特异性标记物的升高可见于多种类型肿瘤，此类标记物包括β-葡糖醛酸酶和乳酸脱氢酶同工酶，新标记物包括端粒酶和血管内皮生长因子（VEGF）。

**（五）治疗** 软脑膜转移尚无首选治疗。治疗的基本前提是对导致临床症状的或巨大的病灶施予放疗，而对脑脊髓残余病灶应用鞘内化疗。另外，全身化疗也很重要，因其可改善患者预后。约一半患者经治疗后可以见效，但中位生存期小于6个月。乳腺癌和淋巴瘤患者的预后最好。

**1. 地塞米松** 治疗软脑膜转移的疗效不佳，淋巴瘤患者除外，因为地塞米松是淋巴瘤的常规化疗药物。除非患者合并有颅内压增高，否则应避免应用地塞米松。

**2. 放射治疗** 仅用于导致临床症状和X线检查确诊的大病灶。传统放射剂量为3 000cGy，分割10次予以照射。放疗可以显著缓解疼痛并且稳定患者神经病变的进程。固有神经缺损通常不能改善。应避免行全脑全脊髓的放疗，因其相关的死亡率高，可引发骨髓抑制，而且不能改善预后。

**3. 鞘内化疗** 鞘内药物虽不能渗入到蛛网膜下转移结节中，但可用于杀灭蛛网膜下腔间隙的转移瘤细胞。药物可以通过腰椎穿刺或脑室内贮器（奥马耶贮器）注入。每周两次给药直到CSF中无异常细胞，此后逐渐延长用药间隔。选择的药物应无防腐剂，用药剂量固定，不需按体表面积计算，因成人的CSF容积相同，与体表面积无关。CSF循环动力学正常时，鞘内化疗才有效。病灶较大或脑积水的患者CSF流动通常不畅，应于铟放射性同位素显像证实CSF流动正常时再予以鞘内用药。鞘内化疗的并发症包括急性化学性脑膜炎或蛛网膜炎。可以引起头痛、恶心、发热和颈强直等类似于感染性脑膜炎的症状。所有鞘内注射药物均可引发蛛网膜炎，但以脂质体阿糖胞苷最为显著，因此每次鞘内注射脂质体阿糖胞苷注射剂之前和之后几天都应注射皮质激素以减小药物毒性。

(1) 甲氨蝶呤12mg每周2次，亚叶酸钙解救治疗后使用。

(2) 阿糖胞苷30～60mg每周2次。

(3) 塞替派10mg每周2次。

(4) 脂质体阿糖胞苷注射剂 50mg 隔周应用。

**4. 全身性化疗** 优点是可到达周身各部位病灶，可渗入鞘内化疗所无法到达的大病灶中，不依赖 CSF 循环即可到达整个蛛网膜下腔。药物的选择主要基于其渗入 CSF 的能力以及原发灶的化疗药敏感谱。最常用的药物是高剂量的甲氨蝶呤（≥ $3g/m^2$），高剂量阿糖胞苷（$3g/m^2$）及塞替派。多种其他类型的药物也被证实有效，如卡培他滨（希罗达）可用于乳腺癌患者。

## 三、硬膜外脊髓压迫

硬膜外脊髓压迫是神经肿瘤学急症。对任何存在背痛的肿瘤患者都应立即予以全面评估，而对于脊髓神经或马尾神经的功能障碍应予以紧急评估和治疗。

### （一）发病机制

**1. 发病率** 约 5% 肿瘤患者可出现硬膜外脊髓压迫的临床表现。

**2. 分布** 10% 的硬膜外转移出现在颈椎棘突，70% 位于胸椎，另有 20% 位于腰骶椎。约有 10%~40% 的患者存在多病灶的硬膜外肿瘤。

**3. 原发肿瘤** 任何肿瘤均可导致脊髓受压，其中由肺癌引发的脊髓受压占 15%；乳腺癌、前列腺癌、未知原发灶的肿瘤、淋巴瘤和骨髓瘤各占 10%。

**4. 机制** 肿瘤可通过多种机制累及硬膜外腔。最常见的机制是转移灶直接扩散至椎体并在硬膜外腔内生长，最终导致脊髓受压。其他类型的肿瘤尤其是成神经细胞瘤和淋巴瘤都可以自椎间孔向椎管内生长而不破坏骨质。继发性血管受压也较常见，某些患者可因静脉阻塞而突发不可逆的功能障碍。肿瘤患者的脊髓功能障碍也可由脊髓实质直接受累引起，但很少见。

### （二）诊断

**1. 自然史** 累及脊柱的肿瘤可沿神经蔓延至硬膜外腔，临床上患者表现为局部背痛继发神经根症状，最后出现脊髓病。

(1) 初期的局限性痛可持续几周，乳腺癌、前列腺癌和淋巴瘤患者的疼痛可持续数月。

(2) **神经根症状** 放射性疼痛与神经根分布区一致，通常预示转移性肿瘤进展，但仍属于疾病相对早期阶段。

(3) 一旦出现了下肢轻瘫或进行性双下肢麻木，病情可迅速进展，几小时内可进展为脊髓病，多见于肺癌、肾癌和多发性骨髓瘤。

**2. 临床表现** 主要与脊柱受累程度相关。

(1) **背痛** 95% 以上肿瘤患者合并脊髓受压时的首发症状是背痛。疼痛呈钝痛，且通常局限于上背部，卧位时加重，此特点与脊柱退行性病变所致背痛不同。病变相应脊柱水平触痛。

(2) **神经根病** 通常表现为相应神经根分布区的表皮疼痛，但也可出现受累神经根支配区的感觉或运动功能障碍。颈椎和腰椎疾病通常可导致单侧的神经根病，而胸廓疾病常引发双侧的神经根病，导致带状分布的疼痛。胸部神经根病的疼痛特点与胸膜炎、胆囊炎或胰腺炎相似。颈椎和腰椎神经根病的疼痛类似于椎间盘突出症。

**（3）脊髓病** 可于病情进展时迅速出现。临床表现与脊髓受累水平相关，如双下肢无力和麻木，胃肠和膀胱功能失控。神经学检查可见深部腱反射亢进，巴宾斯基（Babinski）征阳性，肛门括约肌张力减低。马尾水平的病变可导致尿潴留和鞍区麻木。脊髓受压还可表现为无感觉、运动或自主神经功能障碍的共济失调，但较少见。脊髓实质的转移可引发脊髓病而不出现背痛。

**3. 评估** 因脊髓病出现后预后较差，故应尽力在脊髓受损前确诊硬膜外转移。所应进行的检查取决于临床医师对转移性疾病的预期以及患者神经学病变进展的程度和速度。

**（1）MRI** 疑有脊髓受压者可选择此项检查。MRI 可确定神经受损程度和骨骼受累范围，是一种无创的检查手段，因可精确检测病灶故用于脊髓病的鉴别诊断。另外，MRI 可以使整个脊柱成像，对于诊断患者的硬膜外转移是至关重要的。建议予以患者不用造影剂的普通 MRI 检查；阴性、非强化的脊柱 MRI 成像可以排除硬膜外肿瘤的存在。疑为软脑膜转移时，可进行增强和非增强的 MRI 检查，但增强 MRI 检查需要一定时间方能出结果，故不是急诊时所必须的检查项目，可予后期补做。

（2）CT 脊髓造影术可用于无法进行 MRI 检查的患者。若脊髓造影显示完全梗阻，应分别从腰椎和高位颈椎水平注入造影剂以确认病变范围。脊髓造影术后，应进行 CSF 常规检查和细胞学检查。脊髓造影禁用于凝血功能不全的患者，因其可加重脊髓完全梗阻平面以下的神经功能缺陷。

**（3）骨扫描** 可检出脊柱的转移性疾病，并可评估肿瘤侵袭范围。然而，骨扫描无法检测硬膜外间隙病灶，而且疑有脊髓受压者禁止进行此项检查。

**（4）X 线检查** 对于评估硬膜外转移无诊断价值。

**4. 鉴别诊断**

**（1）结构性损伤** 硬膜外血肿（自发产生或在肿瘤侵袭后出现，尤其多见于凝血功能障碍患者）、硬膜外脓肿、疝气、骨质疏松性脊椎塌陷。

**（2）非结构性损伤** 副肿瘤综合征（见本节下文），放射性脊髓病，格林巴利（Guillain-Barré）综合征。

**（3）背痛** 在无神经系统症状且脊柱影像学检查正常的患者中，出现背痛则可能与软脑膜、腰骶骨或臂丛神经及腹膜后转移相关，可以通过增强 MRI、CSF 检查以及全身 MRI 或 CT 扫描确诊。

**（三）预后**

在脊髓症状出现之前给予治疗可以明显改善预后。一般来说，若患者步行来诊，治疗后仍可以不卧床，但如果患者来诊时已无法行走，则恢复步行的可能性很小。其他影响预后的因素包括脊髓受累程度和神经病变进展速度。乳腺癌和淋巴瘤对治疗敏感，故患者预后较好。肺癌或前列腺癌对治疗不敏感，伴发进展迅速的脊髓压迫症者，预后差。

**（四）治疗**

一旦确诊硬膜外肿瘤，应立即进行干预治疗。

**1. 地塞米松** 可有效缓解神经症状，控制硬膜外脊髓受压所致的疼痛。在进行诊断性检查之前即应进行此项治疗，但淋巴瘤患者除外，因皮质激素可使肿瘤缩小从而导致 MRI 检查出现假阴性结果。药物剂量主要取决于神经受累程度。对于神经根病，用药方案是首次 16mg，IV，随后每 6 小时 4～6mg，IV 或 PO。对于进展迅速或存在脊髓病证据时，用药方案为 100mg，IV，随后每 6 小时 24mg，IV。高剂量方案需在应用 48 小时内迅速减量。

**2. 放射治疗** 是脊髓压迫症的主要治疗方法。不但可延缓肿瘤生长，还可缓解疼痛。放疗主要用于放疗敏感性肿瘤（如淋巴瘤、乳腺癌），早期和缓慢进展期疾病，以及脊髓圆锥以下的转移性疾病。其常用剂量为 3 000～4 000cGy，应用 2～4 周以上。

**3. 手术** 手术治疗主要用于肿瘤脊柱转移的患者。新近的随机前瞻性试验显示：放疗继行手术治疗疗效远高于单纯放疗，前者明显延长了生存期，改善了神经病变，如使截瘫患者恢复步行能力。手术包括自前径路椎体切除、椎体重建以及金属内固定术。为保证手术顺利进行，患者的全身性疾病必须获得控制并且具有较好的一般状况。放射治疗通常在术后进行。椎板切除术在治疗脊柱转移性疾病中疗效有限，因肿瘤通常源于椎体前部，后部减压并不能缓解脊髓受压程度。其他手术适应证包括：

（1）需要病理诊断。

（2）在放疗过程中神经病变进展，此时手术很难恢复已受损的神经功能。

（3）既往放疗区域的脊髓压迫症复发。

（4）脊柱不稳定。

**4. 化疗** 化疗很少用于治疗恶性肿瘤相关性脊髓压迫症。偶尔可用于神经受累较局限且对化疗高度敏感的肿瘤，如淋巴瘤。

## 四、周围神经系统的转移性疾病

### （一）臂丛

**1. 解剖** 臂丛神经由 C5-T1 神经根组成。上臂丛神经（C5 和 C6）支配上肢近端肌肉运动和前臂及拇指的感觉。下臂丛神经（C8 和 T1）支配手部肌肉组织运动及第五指的感觉。在腋窝部，下臂丛神经与淋巴系统紧密相邻。

**2. 机制** 肿瘤沿肺上叶，腋前线或脊柱旁淋巴结连续生长并侵犯臂丛神经。肺癌、乳腺癌及淋巴瘤是最常见的引发臂丛神经病的转移性肿瘤。

**3. 临床表现** 最常见症状是疼痛，表现为自肩部向指端的放射痛，并随肩部活动加重。感觉异常和无力，深部腱反射消失以及肌肉萎缩的出现与臂丛神经受累程度有关。可伴发腋窝或锁骨上淋巴结肿大以及霍纳综合征。

**4. 鉴别诊断** 需要与周围神经系统转移性疾病相鉴别的主要是放射性神经病，多见于原发病灶接受了放射治疗的患者（如乳腺癌）。臂丛下干因紧邻淋巴管，为肿瘤转移的常见部位，而放射性神经损伤更易累及臂丛上干。但因臂丛上干和下干常同时受累，故上述区别并无诊断意义。其他引发神经丛病的因素包括外科创伤，麻醉患肢的安放不当所致继发性损伤，臂丛神经炎以及放射所致臂丛肿瘤。

（1）**转移性神经丛病** 表现为早期出现的严重疼痛、手无力及霍纳综合征。

（2）**放射性神经病** 症状包括：无痛或仅轻度痛，肩胛骨无力及进行性淋巴性水肿。在既往放疗区域常有表皮放射性改变，如毛细血管扩张。

**5．评估** 多数转移性神经病患者进行 CT、MRI 影像学检查可见臂丛肿块。手术探查及活检并不是确诊必须进行的检查手段，但对于肿瘤弥漫而未形成局限性肿块的患者来说非常必要。某些发生颈椎或上胸椎的硬膜外转移患者可伴发神经丛病，尤其多见于出现霍纳综合征的患者，因此，此类患者须额外进行脊柱的影像学检查。

**6．治疗** 既往未进行放疗者应对肿瘤施予放射治疗。另外，化疗也可能有效。治疗通常可控制疼痛，但即使转移灶的治疗很有效也不能恢复神经功能。而对于放射性神经病变尚无有效的治疗手段。对于肿瘤和放射所致神经丛损伤同时存在者，物理治疗有助于维持上肢和手的残余功能。

**（二）腰骶丛**

**1．机制** 恶性腰骶神经丛病主要由腹内原发肿瘤直接侵袭所致，但 25% 的病例可由腹外肿瘤转移引发。出现转移性神经丛病变的患者中，近一半同时存在脊柱硬膜外转移。放射性神经丛病可源于盆腔放疗，临床表现与转移性神经丛病相似。

**2．临床表现** 最常见的症状为疼痛，多表现为严重的下背部或骨盆部持续性疼痛，并通常放射至一侧下肢。疼痛后可继发感觉异常、无力以及深部腱反射消失。多保留有膀胱功能。淋巴水肿、无痛性衰弱以及感觉异常在放射性神经丛病更为常见。

**3．评估** CT 或 MRI 扫描可用于检测肿瘤是否累及神经丛、骶骨前区域或骶骨。也可能需要进行脊柱 MRI 检查。

**4．治疗** 应根据治疗指征进行放疗和化疗，也常予以疼痛控制以及物理治疗。

**（三）周围神经**

全身性肿瘤播散至周围神经是恶性肿瘤中少见的神经系统并发症。其发病类型主要包括以下两种：

**1．浸润型多发性神经病** 该病多由淋巴瘤或白血病侵袭神经内膜引发。此类综合征较少见，尸检时也很少发现合并浸润型多发性神经病的患者，但其临床症状较典型。该病可在数周或数月内引发广泛的、非对称性、多病灶的神经病变，在某些病例中可呈暴发性甚至导致患者死亡。脑脊液的种植可继发软脑膜转移。可通过受累感觉神经的活检或 CSF 中查到肿瘤细胞加以确诊。

**2．肿瘤沿神经周围播散** 可见于皮肤和头颈部原发肿瘤（包括喉、咽及舌部的肿瘤）。肿瘤可侵袭神经周间隙，沿神经转移至邻近区域，并进入颅内腔扩散至脑干。三叉神经和面神经转移最常见，且多同时受累，可能与二者在面部丰富的联合分布相关。眶神经也可受累。较易沿神经播散的肿瘤类型为梭形细胞变异体癌和非典型鳞状细胞癌。疑诊患者应进行皮神经活检加以确诊。MRI 很少显示脑神经增厚和增强。

## 五、副肿瘤综合征

为少见的肿瘤相关神经肌肉并发症，常于肿瘤确诊之前即出现症状，也可发生于影像学无法检出但有治愈可能性的肿瘤患者。伴发副肿瘤综合征者的肿瘤范围通常较小，而且生存期较无此并发症的同类肿瘤患者稍长。研究显示自身免疫性发病机制与某些副肿瘤综合征的发病相关，而且许多副肿瘤综合征患者体内均可检出特异性抗体。此类抗体产生于肿瘤的免疫应答并且直接对抗患者体内的肿瘤，与特异性神经元存在交叉反应，从而引起神经功能障碍及相应的临床症状。值得重视的是：无肿瘤者亦可出现类似的综合征，但体内无上述自身抗体的存在。

**（一）副肿瘤性小脑变性（PCD）**

是一种亚急性发病的小脑功能障碍综合征。其表现包括躯干和四肢的共济失调，构音障碍以及眼球震颤症。严重患者可卧床，出现语言无逻辑性以及生活无法自理。也可出现神经系统症状如痴呆或神经病变，但多不严重。

**1. 发病机制** 源于体内产生了能同时与肿瘤以及小脑浦肯野（Purkinje）细胞发生相互作用的循环抗体。伴发 PCD 者的肿瘤表达了在正常情况仅在小脑表达的抗原，此副肿瘤综合征为抗肿瘤免疫应答的结果。约有一半 PCD 患者体内存在抗肿瘤抗体，其中，anti-Yo 最为常见，主要见于原发乳腺癌和妇科肿瘤的女性患者。与此综合征相关的其他抗体包括抗-Hu（多见于小细胞肺癌）、抗-Ri（乳腺癌）和抗-Tr（多见于男性霍奇金淋巴瘤患者）。

**2. 诊断** 其诊断基础为神经系统的表现。患者血清或 CSF 中出现抗-Yo、抗-Ri、抗-Hu 抗体时即可确定诊断。其他诊断特征包括 CSF 中出现炎性细胞，影像学检查显示除小脑萎缩外无其余异常，以及没有其他原因的小脑功能障碍。对于未确诊恶性肿瘤的患者，应进行全身检查以检出原发灶。正电子体层扫描（PET）对探查此类小病灶肿瘤最为敏感。而在某些情况下只有进行尸检方可确定诊断，例如存在隐匿恶性肿瘤的患者，进行脑检查显示小脑 Purkinje 细胞减少。

**3. 治疗通常无效** 伴发 PCD 者对血浆置换，类固醇或细胞毒素剂的免疫抑制治疗，以及针对隐匿性恶性肿瘤的治疗均无反应。患者情况基本稳定在重度残疾水平。

**（二）副肿瘤性感觉神经元病（PSN）**

即背根神经炎，为本体感觉和震动觉亚急性进行性缺失的综合征。痛觉、温觉以及触觉也常受影响，但程度较轻。疼痛感觉迟钝及感觉异常也较常见。其结局多为严重的感觉性共济失调导致患者不能行走。此神经病变也可影响自主神经系统，导致尿潴留、低血压、瞳孔改变、性功能减退以及多汗等症状。PSN 的标志性特征是无运动系统受累，虽然此类患者可因失用性萎缩出现轻微的运动无力。患者若伴发更广泛的神经系统病变，如出现痴呆、脊髓病或小脑功能障碍，则可确诊为副肿瘤性脑脊髓炎（PEM）。

**1. 发病机制** 研究表明，并发 PSN 或 PEM 的患者体内存在抗-Hu（也称作抗神经元核心抗体 1，ANNA-1）的循环抗体，小细胞肺癌患者多见。此抗体与所有的小细胞癌以及全身神经系统的神经元均可发生反应。其主要靶点是脊神经后根神经元，引发神经元炎症反应和功能缺失。尽管所有的小细胞癌患者血清中均存在抗原，但只有 15% 的患者产生抗体，而更少部分的抗-Hu 效价高者才伴发神经系统综合征。抗-Hu 抗体也与 PCD 和 PEM 相关，同样主要见于小细胞癌患者。抗体与神经系统的作用位点与患者的神经系统症状和体征相关。

**2. 诊断** 由于神经系统综合征具有高度特异性，根据临床表现可疑诊该病。PSN 患者进行肌电图描记的检查（EMG）可见感觉动作电位完全缺失而复合肌肉动作电位正常或接近正常。通过血清和 CSF 的抗-Hu 抗体检查可确定诊断。CSF 检查可见脑脊液蛋白增加，轻度淋巴细胞增多以及出现寡克隆区带。针对无明确原发肿瘤的患者需要进行全面的检查以确定原发灶。

**3. 治疗通常无效** 血浆置换，免疫抑制治疗或针对原发肿瘤的治疗虽不能逆转神经功能缺陷，但可以阻止病情加重。

**（三）视性眼阵挛－肌阵挛**

视性眼阵挛是一种在闭眼和睡觉时持续存在的包括不规则，无意识的，多向性眼部运动的眼能动力紊乱。可伴发肌阵挛（后者指屈肌肌肉短暂的，反射性收缩）。视性眼阵挛－肌阵挛多见于儿童成神经细胞瘤，提示预后较好。成人乳腺癌患者可伴发共济失调和脑病，但相对少见。在功能紊乱后期，视性眼阵挛－肌阵挛与抗-Ri 抗体（或 ANNA-2）相关。不同于 PCD 和 PSN，视性眼阵挛－肌阵挛可复发或缓解，也可自行消失。

**（四）肿瘤相关性视网膜病**

是以视物模糊和夜盲为首发症状并可进展至全盲的视觉缺失综合征。最常见于小细胞肺癌和黑色素瘤。此综合征与识别视网膜光感受器恢复蛋白的抗体相关。通过血清中检测出此抗体以及进行视网膜电流图检查可以确定诊断。

**（五）边缘系脑炎**

早期表现为性格改变（抑郁或焦虑），然后会出现短期记忆缺失。也可出现癫痫发作，幻觉及睡眠过多等症状。边缘系脑炎多见于小细胞肺癌患者，抗-Hu 抗体也易诱发此病。

**（六）脑干脑炎**

可导致眩晕、眼球震颤、面部麻木、眼球运动障碍、吞咽困难、构音障碍、耳聋及长束征。脑干脑炎多见于小细胞肺癌患者，可能与抗-Hu 抗体相关。

**（七）运动神经细胞病变或运动神经元病变**

为运动神经系统受累的一类综合征，但其与恶性肿瘤的相关性特征尚不明确。与其他多数副肿瘤综合征不同，此症可出现于恶性肿瘤病程后期，甚至疾病消退期。最多见于淋巴瘤患者（包括霍奇金淋巴瘤和非霍奇金淋巴瘤），常与病变蛋白血症相关。与抗-Hu 抗体和小细胞肺癌相关的综合征也可出现此类异常。运动神经元病变以可自发缓解的进行性运动功能缺失为特征；而感觉神经系统不受累。病理学可见前角神经元细胞缺失。EMG 检查有助于确立诊断。

**（八）浆细胞病所致神经病变**

对称的远端感觉运动多发性神经病可源于浆细胞病，如未明的单克隆丙种球蛋白病（MGUS），伴/未伴全身淀粉样变性的多发性骨髓瘤，骨硬化性骨髓瘤以及 Waldenström's 巨球蛋白血症。此多发性神经病为 POEMS 综合征（P 多发性神经病、O 器官巨大症、E 内分泌病、M 单克隆丙种球蛋白病及 S 皮肤改变）的一个组成部分。常与单克隆副蛋白（多指免疫球蛋白 M-k）相关，该蛋白可与髓鞘相关糖蛋白发生相互作用，导致脱髓鞘性神经病。此神经病变是逐步进展的，但通常无痛或无自主神经受累。对某些患者进行原发病的治疗或血浆置换疗法有效。

**（九）多肌炎和皮肌炎**

导致对称性疼痛和以起身困难或无法梳头为表现的近端肌无力征。只有小部分患者的多肌炎或皮肌炎发病源于恶性肿瘤。

**（十）重症肌无力**

表现为运动时的进行性肌疲劳。可见于30%的胸腺瘤患者，而10%的重症肌无力患者可伴发胸腺瘤。其发病机制主要是抗乙酰胆碱受体抗体阻断了神经肌肉接头处突触后膜的神经传导功能。通过检测血清中抗体，腾喜龙试验（检测氯化滕喜龙的反应性）以及进行高频重复电刺激检测特征性 EMG 变化进行确定诊断。其治疗方法包括溴吡斯的明，类固醇激素，血浆置换，胸腺瘤切除术以及胸腺切除术（常见）。在肿瘤切除术后出现的重症肌无力很难治疗，规范的治疗方案应由熟悉该病的经验丰富的医师加以确定。

**（十一）兰伯特-伊顿综合征［肌无力综合征（LEMS）］**

主要临床特点是近端肌无力，尤其是腰肌无力。与重症肌无力不同的是，肌无力综合征的症状可随运动的增加而有所改善，并可通过体检加以证实。肌无力综合征的其他伴随症状包括反射减弱，肌肉触痛增加，自主神经功能异常（直立性低血压、性功能低下、口干燥）。LEMS 主要由自主抗体作用于外周胆碱能神经末梢的压力门控性钙通道（VGCC）引起。

**1. 相关肿瘤** LEMS 多见于小细胞肺癌患者，也可见于淋巴瘤和胸腺瘤。1/3患者无恶性疾病。

**2. 诊断** 通过抗 P/Q-型 VGCC 的抗体检测和 EMG 加以确诊，后者主要表现为短暂运动或重复高频刺激后（20～50Hz）的混合肌肉动作电位暂时性增强。

**3. 治疗** 有效的治疗包括对原发肿瘤的治疗，盐酸胍（125～500mg，PO，每日3～4 次），3，4-二氨基吡啶（5～25mg，PO，每日 3～4 次），类固醇激素，静注免疫球蛋白，以及血浆置换。

## 六、神经系统放射治疗的副作用

**（一）机制**

CNS 对放射性损伤高度敏感。神经损伤的程度主要取决于照射总剂量和分割照射野的大小，头部和脊髓的照射容积以及距离放疗的时间。其副作用主要分为急性、早期延迟和晚期延迟三类。放疗中出现的急性反应多由血-脑脊液屏障瞬间破坏，颅内压急剧升高引起。当辐射级别超过 200cGy 时急性反应的危险性增加。早期延迟反应通常于照射后数周至数月出现，多因脱髓鞘作用引发并可自行缓解。晚期延迟反应常于放疗结束后数月至数年出现，并最终导致永久的 CNS 损伤。病理可见包括脑白质在内的组织凝固性坏死。放射性坏死的特征性表现为血管玻璃样变性导致的血栓形成。

**（二）放射综合征**

放疗后出现特异性的神经系统并发症，其类型取决于放射性损伤的部位。皮肤、毛发、皮下组织及骨骼均是放射综合征出现的高发部位。当头部放射剂量 >

2 000cGy 超过 2 周时可出现脱发症状；更高剂量照射后毛发常发生不完全再生。

**1．放射性脑病** 急性放射性脑病表现为头痛、恶心和呕吐。无论是临床表现还是影像学检查结果，早期延迟性脑病均与肿瘤复发相似，表现为头痛、昏睡及神经系统症状的恶化或复发。行预防性全脑放疗治疗急性成淋巴细胞性白血病的儿童易出现放射性嗜睡综合征，表现为重度嗜睡，每日睡眠时间达 18 小时以上；上述症状可于几周后自行缓解。慢性放射性脑病与脑萎缩相关，而且全脑放疗较局部放疗更多见。临床可见记忆丧失、认知能力障碍（儿童学习能力下降）、步态异常以及尿失禁。对此慢性病症予以脑脊液分流术可能有效。

**2．放射性坏死** 是放疗所致的晚期延迟性反应，与肿瘤复发相似，可加重局部神经障碍，影像学检查可见病灶进行性增强。PET 或 MRI 检查可用于鉴别放射性坏死和肿瘤复发。由于坏死病灶常具团块特点，进行手术切除术通常有效。

**3．放射性脊髓病** 脊柱的放射性病变很少出现急性反应。早期延迟性反应常出现手臂或双腿的电击样感觉，可持续数秒，屈颈时加重［前核间型眼肌麻痹综合征即莱尔米征（Lhermitte 征）］，多为自限性。晚期的脊髓延迟性损害可导致进行性加重的非对称性脊髓病，典型特征是麻木感和虚弱加重并最终进展为对称性的截瘫。放射性脊髓病常继发于大脑白质坏死，常见于进行照射剂量≥5 000cGy 的常规分割照射 5 周以上者。

**4．放射性神经丛病** 放疗晚期延迟反应－臂丛及腰骶丛神经病详见本节相应部分。

**5．特异感觉缺失** 失明和失聪是相对常见的头颅照射后遗症。失明可由放射所致的视神经病、视网膜病、青光眼、白内障以及干眼综合征引起。失聪可由中耳炎（急性或早期延迟反应）或感觉神经损伤引起（晚期延迟反应）。

6．激素缺失主要发生于头颅照射所致的下丘脑和垂体功能不全。最常缺失的激素是生长激素，而甲状腺、肾上腺和性腺功能不全也较常见。

### （三）治疗

急性和早期延迟性反应多为自限性，但类固醇治疗通常有效。急性和某些早期延迟性反应如嗜睡综合征可通过颅脑照射前应用类固醇激素加以预防。具有较大 CNS 肿瘤和存在周围性水肿的患者应常规于放疗前 48 小时接受类固醇治疗。晚期延迟性反应多由神经元和神经胶质损伤引起，治疗后多不能恢复，而类固醇可以减轻水肿，缓解放射性坏死患者的症状。较小的放射性坏死病灶最终可以愈合，但若受累范围较大，则需予以手术切除坏死组织。

### （四）放射所致肿瘤

多于照射结束几十年后出现，包括脑膜瘤、神经鞘瘤、星形细胞瘤以及肉瘤。

### （五）放射诱发 CVD 疾病

源于动脉粥样硬化进程加速，多在放疗后几年内出现。其机制主要为滋养血管梗阻。高危患者可出现短暂脑缺血性发作和脑卒中。

## 七、化疗引起的神经系统并发症

化疗所致神经系统并发症比较常见，与联合化疗或联合放化疗方案中所用的化疗药物的用药剂量相关。化疗药物的毒性可影响整个神经系统，亦可产生局限性神经毒性，仅影响中枢或周围神经系统。临床综合征多样，且多具药物特异性。

**（一）脑病**

表现为失眠、激动、困倦、抑郁、意识混乱、头痛；通常于输注相关药物后急性起病。易诱发脑病的药物包括甲氨蝶呤、阿糖胞苷、甲基苄肼、米托坦、门冬酰胺酶、异环磷酰胺、顺铂、长春新碱、氟尿嘧啶、他莫昔芬、亚硝基脲、依托泊苷、干扰素、喷司他丁、替加氟、左旋咪唑，较少见的是六甲蜜胺、氟达拉滨和阿扎胞苷。

**（二）小脑综合征**

表现为共济失调、恶心和呕吐、眼球震颤，可于应用阿糖胞苷、甲基苄肼、氟尿嘧啶和亚硝基脲后出现。

**（三）癫痫发作**

易诱发癫痫的药物包括顺铂、羟基脲、门冬酰胺酶、异环磷酰胺、甲基苄肼，长春新碱诱发癫痫者较少见。

**（四）周围神经病变**

感觉异常、深部腱反射消失、远端肌无力都是常见的化疗后神经系统并发症。长春新碱、紫杉醇（泰素）及顺铂都可引起不同程度的周围神经病变。神经病变呈累积性，在停药后部分神经功能可能恢复。其他可引发神经病变的药物包括硼替佐米、多西紫杉醇（泰索帝）、紫杉醇（泰素）、沙立度胺、长春地辛、长春碱、甲基苄肼、苏拉明、六甲蜜胺、依托泊苷和替尼泊苷。

**（五）脑神经病变**

听觉、视觉和味觉丧失可于应用顺铂，长春新碱和亚硝基脲后出现。

**（六）脊髓病**

主要表现为四肢轻瘫、下肢轻瘫、肠及膀胱功能障碍，是鞘内化疗的少见并发症。相关化疗药物包括甲氨蝶呤和阿糖胞苷。

**（七）联合放化疗所致神经毒性**

头颅照射联用化疗，尤其是联用甲氨蝶呤、亚硝基脲或阿糖胞苷等药物，都可对正常脑组织产生协同的毒性效应。联合放化疗可导致永久性的神经损伤，通常作用于脑白质引发脑白质病，并出现进行性加重的痴呆症状。目前还没有有效的治疗方法，但某些患者可以通过脑室腹膜分流术暂时缓解症状。其他药物也有相似药理作用但相关研究较少。

## 八、其他肿瘤并发症

**（一）脑血管病**

脑卒中和脑出血是肿瘤患者 CNS 病变的第二大发病原因（首发病因是肿瘤转移性疾病）。尸检显示：15% 的患者存在 CVD，其中一半在生存期内出现症状。除了普通人群常见的危险因素外，肿瘤患者还具有诱发 CVD 的其他相关因素。

**1. 脑动脉栓塞** 可由以下因素引发：

（1）非细菌性血栓性心内膜炎，多见于肺腺癌和胃肠道腺癌患者，是导致肿瘤患者脑梗死最常见的诱因。该病较难诊断，经食管的超声心动图检查显示瓣膜病变时可确定诊断。

（2）全身性真菌感染后出现脓毒性栓子，多见于曲霉菌感染。

（3）瘤栓（少见）。

**2. 血栓形成**　可猝发脑卒中（动脉栓塞）及上矢状窦闭塞（静脉梗阻）。后者症状为头痛，反应迟钝以及易诱发出血的双侧静脉梗阻。肿瘤患者血栓形成紊乱主要原因如下：

（1）DIC。

（2）高黏滞综合征。

（3）化疗作用，尤见于门冬酰胺酶的化疗患者。

（4）脉管炎，多见于合并带状疱疹病毒感染或霍奇金病的患者。

**3. 出血**　是白血病患者最常见的症状，但实体瘤患者也可出现出血症状。特异性病因包括：

（1）血小板减少。

（2）DIC。

（3）白细胞过多症（急性骨髓性白血病）。

（4）肿瘤侵袭血管。

（5）出血性疾病（如肝功衰竭）。

（6）脑转移。

**4. 硬脑膜下血肿**　病因如下：

（1）转移。

（2）腰椎穿刺导致的颅内压过低。

（3）血小板减少症。

### （二）CNS 感染性疾病

详见第四章第十节。

### （三）肿瘤眼部并发症

**1. 眼和眼眶内转移**

**（1）病因**　眼和眼眶内转移最常见于乳腺癌患者。其他肿瘤如急性白血病、黑色素瘤、肉瘤、肺癌、膀胱癌和前列腺癌可经血行播散至眼。淋巴瘤也可侵袭眼球或眼眶。某些头颈部癌可直接侵入眼眶内。

**（2）诊断**

**1）症状**　患者可出现眼部疼痛、复视、失明及眼球突出。检眼镜检查可见眼底出血，白血病浸润或肿块等症状。

2）存在眼球或眶内转移症状的患者必须进行眼眶，脑和周围组织 MRI 或 CT 扫描。

3）若眶后肿块是唯一病灶，则需要予以活检。

**（3）治疗**　泼尼松可以减轻疼痛，用法为每日 $40mg/m^2$ PO。眼眶内放疗有助于改善视力，是眶内转移的首选治疗方法。眼部小剂量放疗的紧急治疗手段可以预防急性白血病眼部受累患者出现失明。然而眼球或眶内放疗可继发白内障，但很少会引起永久性失明。

**2. 视网膜中央静脉血栓形成**

**(1) 病因** 视网膜中央静脉血栓多见于高黏滞综合征伴发 Waldenström's 巨球蛋白血症的患者，偶尔可见于浆细胞性骨髓瘤患者。真性红细胞增多症中红细胞的显著增多也可诱发此病。

**(2) 诊断** 患者可出现突发的无痛性失明。结膜和眼底静脉呈腊肠形增宽。可合并眼底出血，硬性或软性渗出以及小动脉瘤。

**(3) 治疗** 恶性病变蛋白血症可以行血浆置换，而对于真性红细胞增多的患者可以通过静脉切开放血术治疗。

**3. 视网膜动脉阻塞**

**(1) 病因** 血栓性视网膜动脉阻塞主要由动脉粥样硬化诱发，其他少见的诱发疾病为心房黏液瘤，非细菌性血栓形成性心内膜炎以及冷球蛋白血症。

**(2) 诊断** 患者可出现突发的无痛性失明，眼底镜检查显示眼底苍白，视网膜中央凹上方可见鲜红色斑块影。

**(3) 治疗** 确诊后应立即请眼科会诊。急救处置包括加力眼部按摩，静注妥拉唑林（75mgIV）扩张血管以及抽吸房水。

**4. 一过性黑蒙** 可见于血小板显著增多的患者（血小板计数 >800 000/μl），如骨髓增生性疾病，尤其是真性血小板增多症和真性红细胞增多症。治疗措施包括应用抗血小板药物（如阿司匹林，81～325mg/d）及化疗。对于严重病例可予以血小板分离置换术。

## 推荐阅读文献


Kesari S, Batchelor TT. Leptomeningeal metastases. *Neurol Clin* 2003;21:25.

Nguyen TD, Abrey LE. Brain metastases: old problem, new strategies. *Hematol Oncol Clin North Am* 2007;21(2):369.

Nguyen T, DeAngelis LM. Stroke in cancer patients. *Curr Neurol Neurosci Rep* 2006;6(3):187.

Patchell RA, Tibbs PA, Regine WF, et al. Direct decompressive surgical resection in the treatment of spinal cord compression caused by metastatic cancer: a randomized trial. *Lancet* 2005;366(9486):643.

Peak S, Abrey LE. Chemotherapy and the treatment of brain metastases. *Hematol Oncol Clin North Am* 2006;20(6):1287.

Schiff D, Wen P. Central nervous system toxicity from cancer therapies. *Hematol Oncol Clin North Am* 2006;20(6):1399.

Sul JK, DeAngelis LM. Neurologic complications of cancer chemotherapy. *Semin Oncol* 2006;33(3):324.

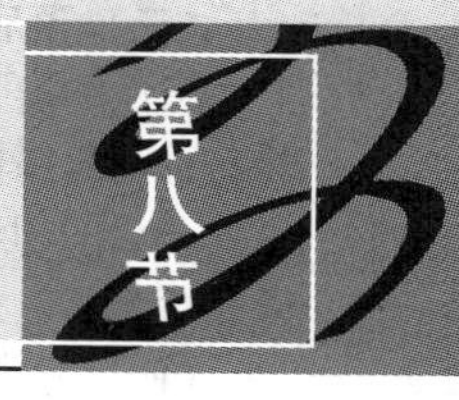


# 骨和关节并发症

**Howard A. Chansky**，**Dennis A. Casciato**，和 **James R. Berenson**

## 一、骨皮质转移

骨髓转移参见第四章第九节的细胞减少症。

### （一）发病机制

骨转移多见于股骨、骨盆、脊柱和肋骨。肿瘤细胞可通过 Batson 静脉丛（从骨盆到脑沿整个脊柱的一种无瓣静脉系统，可以与其他静脉系统相通）转移到椎骨或颅骨，而无需进入体循环系统。

**1．机制**　骨转移性骨破坏的机制包括破骨细胞介导的骨破坏和肿瘤细胞直接介导的骨破坏两种。同时也存在成骨细胞活性的刺激或抑制。破骨与成骨之间的相对平衡决定了病变是溶骨性或成骨性的。癌细胞分泌多种已知的因子既刺激成骨细胞的增生和活性，又可能通过破骨细胞间接造成骨质溶解。这些因子包括以下几种：

（1）转化和成纤维细胞生长因子、肿瘤坏死因子。

（2）前列腺素、白细胞介素-1（IL-1）、IL-6 和 IL-11。

（3）甲状旁腺素相关蛋白。

（4）成骨蛋白。

（5）基质降解蛋白，例如特定的金属蛋白酶。

（6）RANKL，重要的破骨细胞分化因子（详见第三章第二节）。

（7）趋化因子和趋化因子受体。

**2．发病**　可播散到骨的恶性肿瘤相对较少。

（1）**骨转移多见的肿瘤**。原发灶未知的癌、肺癌、乳腺癌、肾癌、前列腺癌和甲状腺癌；浆细胞瘤；黑色素瘤和偶发的尤文肉瘤。

（2）**骨转移罕见的肿瘤**。卵巢癌和大多数的软组织肉瘤。

### （二）自然史

骨转移通常局限于骨实质中，一般不穿过关节腔。可导致疼痛、病理性骨折、神经损害和关节的进行性功能障碍。骨疾病使卧床患者易患褥疮、高钙血症和感染。

1．颈椎棘突转移压迫脊髓可导致脊髓病和呼吸肌无力，引起瘫痪、肺炎并可能导致死亡。胸椎转移压迫脊髓可导致截瘫。

2．密集的成骨转移（前列腺癌）或骨髓腔广泛受累可导致顽固性的全血细胞减少症。前列腺癌的成骨转移较少引起病理性骨折。

**（三）预后**

恶性肿瘤骨转移患者的预计生存期各不相同。肺癌患者的生存期仅为几个月。然而，乳腺癌单纯骨转移患者的中位生存期为 2 年。Ⅳ期肾癌患者的中位生存时间为 11 个月，但 20%~30% 具有单一病灶的肾癌患者，病变经外科手术切除以后，可以存活 5 年。大约 20% 的前列腺癌伴有骨转移患者的生存期为5 年。

**（四）诊断**

**1. 症状和体征**

**（1）骨转移性疼痛的特征** 包括钝痛、酸痛或锐痛，夜间痛比体力活动时剧烈。腹膜后组织受累而无骨转移时亦可出现类似的症状。这种疼痛与退化性疾病所致典型疼痛的特征相反，在退化性疾病中，患者活动时的疼痛较休息时加重。

**（2）活动后骨痛加剧通常是骨折的首发症状** 另一方面，病理性骨折也可为无痛性的。患者可主诉摔倒病史，但是摔倒与骨折的因果关系不能确定。

**（3）继发于骨丢失的脊柱不稳定性**可致剧痛，为机械性疼痛。患者只有在完全静卧时才能感觉舒服。

**（4）C7 至 T1 脊椎疼痛** 通常指肩胛间区疼痛；此类患者必须进行颈部和胸椎的放射线检查。

**（5）T12 至 L1 脊椎疼痛** 通常指髂嵴或骶髂关节疼痛。

**（6）骶骨的疼痛** 常波及臀部、会阴和股后部。其典型表现为起身或躺下时加剧，站立时缓解。

**2. 骨转移患者的血清碱性磷酸酶水平通常升高** 升高的水平反映了肿瘤相关的成骨（或愈合）反应。在单纯的溶骨性肿瘤中，例如浆细胞骨髓瘤，血清碱性磷酸酶的水平是正常的。

**（1）非肿瘤性病因** 骨碱性磷酸酶升高可见于原发的甲状旁腺功能亢进、甲状腺毒症、肢端肥大症，肾脏疾病、Paget 病、骨软化症和骨折愈合。

**（2）生理性增高** 可见于小儿时期（骨骺闭合之前）和妊娠期（胎盘来源）。

**3. 应用$^{99m}$Tc-亚甲基二碳磷酸盐化合物**进行放射性核素骨扫描，是最有效的骨骼转移筛查手段。通常能在骨发生明显放射学改变的前几个月检测到转移。放射性核素骨扫描可以反映出成骨细胞的活性，因此，对于破骨细胞活动占优势的单纯性溶骨性病变，骨扫描检查效果不佳。

**（1）特异性** 伴随骨疼痛的肿瘤患者的骨扫描阳性率为 60%~70%；无骨疼痛者出现骨扫描异常的阳性率为 10%~15%。多发的“热结节”比单个或两个更具有特异性。

1）腹膜后肿瘤常导致骨反应，特征性表现为脊柱前方弥漫性的显像剂浓聚。

2）乳腺癌或前列腺癌骨转移患者，进行内分泌治疗有效时，骨扫描可出现新的异常区域，其原因为骨愈合和成骨活动增加。

3）多发性骨髓瘤行骨扫描的假阴性率高。除骨折区域以外，此类患者行骨扫描很少有阳性结果。

4）无转移灶的骨组织经放射治疗后进行骨扫描可见放射性核素摄取减少，但不能解释为骨转移消失或肿瘤负荷减少。

**（2）可以导致骨扫描阳性结果的良性疾病**

1）骨折后的骨愈合。

2）放射性骨炎。

3）关节炎和脊椎炎。

4）骨髓炎。

5）骨坏死。

6）局限性骨质疏松。

7）Paget 病（畸形性骨炎）。

8）额骨内板增生症。

**表 4.9　骨转移的放射学特征**

| 以溶骨性改变为主的肿瘤 | 溶骨性和成骨性改变混合的肿瘤 | 成骨性改变为主的肿瘤 | 可致成骨性骨病变的其他疾病 |
|---|---|---|---|
| 非小细胞肺癌<br>肾癌<br>多发性骨髓瘤<br>黑色素瘤 | 乳腺癌<br>鳞状上皮细胞癌（大多数原位癌）<br>胃肠癌（大多数）<br>甲状腺癌 | 小细胞肺癌<br>前列腺癌<br>类癌瘤<br>促胃液素瘤<br>胃癌（一部分）<br>霍奇金淋巴瘤<br>淋巴瘤<br>肥大细胞增多症 | 结核病<br>氟中毒<br>骨关节炎<br>骨硬化症<br>Paget 病<br>结节性硬化症 |

9）骨硬化症（Albers-Schönberg 病）。

10）成骨不全。

**4. 放射线平片检查**　仍然是诊断和鉴别骨转移的基本手段。在平片上必须观察到转移灶累及 30%~50% 的骨基质方可确诊。某些肿瘤可特异性引发溶骨或成骨性改变，但是骨受累时二者进程均加速，因而大多数肿瘤造成混合性骨损害（表 4.9）。骨受累广泛（多发性骨髓瘤等）的患者，弥漫性骨质疏松可能是唯一的放射线异常表现。多种化脓性细菌造成的骨骼炎症多引发骨膜硬化。而慢性肉芽肿性感染可导致单纯的溶骨性病变。

**（1）适应证**　有骨骼疼痛，体格检查怀疑有骨折，或者无症状而骨扫描结果异常时，应进行 X 线检查并与原片进行比较。

**（2）常规骨检查**　仅用于浆细胞骨髓瘤患者。浆细胞骨髓瘤常致重要骨如股骨或颈椎棘突的无痛性溶骨性病变。

**（3）脊椎转移性癌**　主要表现为椎弓根或横突缺损、脊椎塌陷及椎间隙消失。感染也可以造成椎间盘的破坏。然而，一些慢性感染（结核或普鲁斯病等）可累及椎骨而不侵犯椎间隙，也可以导致脊柱塌陷，因此也具有一些类似于恶性肿瘤的表现。

**（4）放射性骨炎** 可形成放射性区域的不规则、弥漫性（非局限性）溶骨或混合性病变。

**5. CT** 可用于检测骨（尤其是脊柱）的早期转移。当骨扫描检测到热结节而相对应的放射线平片正常时，可用CT扫描。CT可检测出骨皮质的侵蚀、微细的骨折和基质的钙化或骨化。另外，CT对于评估硬膜外的压迫、转移灶的范围（如股骨）和普通放射线片难于成像的区域（肋椎关节、胸骨和骶骨等）来说是很有用的。

**6. 磁共振** 是检测软组织肿块穿透骨皮质向骨外扩散（硬膜外压迫等）的最佳手段，亦可用于肿瘤向骨内浸润至松质骨的诊断。

**7. 活检** 如果已经发生骨折，应十分小心地在肿瘤区域而非富含纤维组织和新生骨质的愈合区域取样。必须进行特异性骨组织病理学专业鉴定。单发骨转移时，应以根治性切除病灶为目的进行活检。可治愈的病变包括单发的肾细胞癌骨转移和骨肉瘤。

**（1）适应证** 如果无法获得发病风险低的其他部位标本，则应对下述患者予以骨活检以进行肿瘤的鉴别诊断：

1）放射科医生认为可能为原发性骨肿瘤的孤立骨病变。

2）关键部位（颈椎棘突或股骨颈等）的溶骨性骨病变且没有肿瘤病史。

3）肿瘤骨转移病史、局部骨痛、病变区域的放射线片正常、骨扫描和碱性磷酸酶检查结果可疑，其他部位没有明显的疾病证据。

4）有放射线照射史的局部区域的孤立性骨痛，而影像学检查无放射性骨炎的典型改变。

**（2）禁忌证** 无症状的肿瘤患者若在非关键部位发生疑为良性或转移的孤立溶骨性病变，不应进行骨活检，原因是其可导致活检部位的慢性疼痛。若是肿瘤转移性病灶，可等到出现症状时再予以治疗。

**8. 骨标记物** 骨吸收（N-端肽）和再生（骨碱性磷酸酶）相关标志物可用于更准确的评估骨转移患者发生骨骼并发症如骨折、脊髓受压的风险，以及对受累骨进行照射或手术治疗的需求。此类检查亦已用于抗骨吸收治疗如静脉注射双膦酸盐的疗效评价。但在临床上其是否可用于骨转移患者的随访尚未得到证实。

**（五）治疗**

**1. 必须对多发的疼痛性转移进行药物治疗**

**（1）化学治疗和内分泌治疗** 可有效用于对相应治疗敏感的转移瘤。由于肿瘤浸润或放射治疗常致骨髓功能障碍，故化疗时药物应减量。

**（2）双膦酸盐化合物**。焦磷酰胺是一种天然化合物，结构为一个氧原子连接2个碳磷酸盐基团，可有效抑制破骨细胞介导的骨吸收。双膦酸盐（例如氨羟二膦酸二钠或氯膦酸盐）为内源性焦磷酰胺的类似物，结构与后者的区别在于氧原子被碳原子所取代。多种碳置换的结构变化导致其化合物在抗骨吸收能力和副作用方面均存在显著差异。双膦酸盐已经成为肿瘤相关性高钙血症的标准治疗，并成功用于治疗破骨细胞介导的骨吸收增加（例如骨的 Paget 病或骨质疏松症），为骨转移的重要治疗手段。

1）当口服给药时，这些药物很难被吸收且不易耐受。其可在骨中高度浓缩且一旦成为未重建骨的一部分时便呈现生物学惰性。因此，应予双膦酸盐化合物持续给药持久抑制骨吸收。

2）**作为抗肿瘤治疗的补充疗法**，每 3～4 周静脉内注射唑来膦酸（4mg 静注 > 15 分钟）**或帕米磷酸钠**（90mg 静注 2 小时以上），可以显著降低骨髓瘤和骨转移疾病患者的发病率及骨相关事件的发生。对于乳腺癌和骨髓瘤所致的溶骨性疾病，帕米磷酸钠和唑来膦酸均有效，但在其他肿瘤患者中，仅唑来膦酸可以减少由溶骨、成骨或混合性骨转移病变所造成的骨相关事件。在无抗癌治疗的情况下，约半数患者的疼痛可通过应用帕米磷酸钠获得缓解。氯膦酸盐口服给药有一定疗效，但较静脉给药略差。

最近的几项研究显示，该药的不频繁应用既可预防骨丢失又可增加骨密度，另外，某些接受可致骨丢失治疗的肿瘤患者应用该药后，骨折风险降低。然而，需进行更多研究来明确该药在高危肿瘤患者中的长期疗效与安全性。

3）**双膦酸盐化合物的副作用**　必须高度重视这些药物的副作用，包括肾功能不全和颌骨坏死（ONJ）。①肾功能不全　两种双膦酸盐化合物所致的肾损伤类型是不同的。帕米磷酸钠通常导致肾小球损害，最初临床表现为肾病性蛋白尿。而唑来膦酸更易导致肾小管功能不全，蛋白尿少见。②颌骨坏死　有研究指出双膦酸盐化合物可能增加颌骨坏死的发病风险。这种并发症更多见于近期有过口腔手术或创伤的患者以及口腔卫生不良、酗酒及吸烟的人群。在开始使用双膦酸盐化合物前，患者应该进行一次彻底的口腔检查，任何拔牙和颌骨切除手术都应在给药之前几个月完成，以减少发生颌骨坏死的风险。颌骨坏死的病程多样，虽然不排除恶化的可能，很多患者的病情稳定。目前还没有研究来评价对具有这种并发症的患者停止给药是否影响颌骨坏死的病程。很明确的一点是对此并发症的外科干预应尽量加以避免，或由有过此病处理经验的口腔专科医生来做。

4）**双膦酸盐化合物也可能具有抗肿瘤效应**　某些随机试验已经证实，骨髓瘤或乳腺癌患者应用双膦酸盐化合物可以减少骨骼和内脏转移。

**(3) 骨转移治疗反应性的评价标准**　放射线片或骨扫描显示新发成骨性病灶或硬化范围增加不一定意味着转移进展。实际上，这些结果可以代表临床的改善。虽然对骨转移治疗的反应性很难予以量化，但也可以根据以下方面进行评估：

1）疼痛缓解和生活质量。

2）血清肿瘤标记物。

3）骨吸收的生化标志（如尿羟脯氨酸的排泄）。

4）CT 扫描。

5）PET 是一种很有前景但还没有经过验证的可用来评价转移治疗反应性的技术。

**(4) 针对应用放射治疗（RT）或化学疗法后病灶缩小的患者施用脊柱支撑疗法**，以缓解疼痛及保护神经血管结构。为抵抗重力必须确保骨强度足够大。下肢支撑疗法的疗效较差。

2. 放射疗法可以改善疼痛，促进骨连接和防止骨折。放疗的最佳剂量尚未确定。小剂量放射治疗（单次800cGy）与2～4周内共给予2500～4000cGy的疗效相同。然而，单次或短期放射治疗虽然方便易行，但对于一个预后相对较好的患者来说显然不够。

**（1）病理性骨折** 对病理性骨折进行矫形固定后再予以放射治疗为公认的标准治疗手段。矫形固定后，包绕整个假体的骨组织都被包括在照射范围内。如果可以避开切口，只要患者可以移动，就应尽快进行放射治疗；否则，要待皮肤愈合后方可进行照射。

**（2）孤立性骨痛** 在超过80%患者中，放射治疗可使骨转移所致局部疼痛在2周～3个月内获得控制。对于多位点疼痛者，可通过照射几个剧烈疼痛位点来减少照射剂量。

**（3）通过对颈椎棘突和长骨的无症状溶骨性病变进行照射可以预防并发症。**

**（4）某些治疗中心采用半身照射来控制骨转移的疼痛** 这种治疗对大约60%患者有效，但其可导致胃肠不适和造血功能障碍，特别是输血依赖性贫血。

3. 放射性药物，尤其是$^{89}Sr$（氯化锶），可使大约75%乳腺癌或前列腺癌骨转移患者的疼痛减轻长达数月。通常对内分泌疗法无法控制的疾病有效。

（1）$^{89}Sr$ 骨的无机质沉着增加部位可优先摄取并保存$^{89}Sr$，其在转移灶毗邻骨的吸收量较正常骨增加达5倍之多。该药物对局部放疗提供有效的辅助作用，可减少新发疼痛部位，降低进一步放射治疗的需要，减少对止痛治疗的需求并提高生活质量。

（2）血液学毒性的发生虽然短暂，亦应重点预防。相对于$^{89}Sr$来说，其他药物（包括$^{32}P$、$^{153}Sm$和$^{186}Re$）的血液毒性通常更强或相关临床试验较少。

（3）不幸的是，实际上许多患者的疼痛不能达到完全缓解，没有一种放射性药物可以影响生存。放射性药物对较少的患者表现出抗肿瘤活性。

**4. 外科手术** 在治疗危及神经功能和行走能力的骨转移时起到至关重要的作用。当放射治疗和化学治疗有效而且骨稳定性良好可自然愈合时，通常可避免进行手术。对于有股骨颈或股骨干转移，或有病理性肢体骨折的患者，应该进行整形外科手术。欲进行手术治疗时，应充分考虑下述因素：患者的一般体能状态、功能目标、生活质量与舒适性，肿瘤对单纯放疗的预期反应性，护理照顾的方便性，手术并发症的发病率。

**（1）甲基丙烯酸甲酯** 即一种丙烯酸骨水泥，可用于代替缺陷骨并可很大程度的提高使用金属植入物的能力。其可以提高压缩强度和力矩容量，促进止血。当骨质不足无法使用坚硬内固定或植入物时，可以与固定装置同时应用。使用甲基丙烯酸甲酯必须考虑其潜在的局部并发症，循环的药物单体可能与术中心脏并发症相关。

**（2）并发症** 手术治疗病理性骨折所致的手术死亡率约为8%，感染发生率约为4%。曾行照射部位和免疫低下的患者合并感染的风险增加。内固定失败的一般原因包括原始固位不良、植入体选择不当和手术野的肿瘤进展。

（3）**血管栓塞术**　外科手术或转移灶活检过程中的失血可危及生命。转移性乳腺癌、骨髓瘤，特别是肾细胞癌的血管增生明显，术前应进行血管造影并对营养静脉施行栓塞术，关节附近或脊柱病变者更应如此。然而，脊椎病灶栓塞术常伴有脊髓损伤的风险。

（4）**康复**　患者若因转移所致病理性骨折而接受外科治疗，除非并发高钙血症或需进行羟嗪类麻醉药治疗（生存期很短），否则均应加强康复训练。

**（六）四肢骨骼的外科治疗**

因为腿的承重功能，下肢病变的治疗阈值较上肢低。然而，上肢的提拉功能可较高的分散下肢压力。另外，下肢转移者常需拐杖或助步器，从而对上肢骨形成较高的压力负荷。在制定上肢（通常是肱骨）病灶的治疗决策时必须考虑上述各项因素。

1．**四肢长骨转移的外科治疗**　方法如下：

（1）**应用内夹板**（骨板，加压髋关节螺钉和接骨板，骨髓内柱）加强受累骨髋内固定（螺钉或内用假体）优于髋外固定（板），因前者产生的切割力较少，固定作用更持久并可更快地恢复承重能力。

（2）**去除骨转移瘤**（通过手术切除或刮除）后，插入内固定器或假体，并且使用骨水泥进行辅助固定。

（3）**大块切除关节周围受累结构后，**应用全关节成形术或半关节成形术对肱骨近端、髋或膝的关节面进行重建。假关节成形术可用于下述情况：

1）无法进行内固定修复的大范围破损区域的重建。

2）内固定装置失败的挽救治疗。

3）不能通过放疗预防疾病进展时的挽救治疗。

（4）**疼痛顽固、预期寿命尚可、无法施行肢体保留手术的患者可进行截肢术。**

2．**上肢**　累及到肱骨、不易发生骨折并且对放射治疗敏感的较小病灶，可采用非手术方法包括放疗进行治疗。大的病灶以及需使用助步器或拐杖的患者最好先行预防性固定或内用假体置换，再进行放射治疗。肱骨的病理性骨折常发生于近端与中部1/3的接合处，过去常利用模具或悬带稳定近端肢体。现在，因为经照射后的肢体进行手术治疗可使骨不连和感染的发生风险增加，故多采用内固定术或人工假体置换术。应用现代的矫形技术和放射治疗则可以缓解疼痛。

3．**下肢**　预防性内固定继而进行放疗以抑制肿瘤的进一步生长，是股骨颈或干发生溶骨性病变而存在病理性骨折风险的患者公认的治疗方法。下述情况应考虑进行预防性手术：

（1）患者体力状态较好。

（2）股骨或胫骨的溶骨性病变直径 >2.5cm 或侵袭骨皮质超过总厚度的一半（不进行治疗发生骨折的可能性达50%）。

（3）发生小转子自发脱出。

（4）溶骨性病变进行放射治疗仍无法缓解疼痛。

4．**下肢病理性骨折**　未进行处理的病理性骨折很难愈合，放射治疗虽可达到局部控制，但不能形成骨愈合。对股骨或胫骨的病理性骨折进行内固定可以减少疼痛并促进早期下床活动。

**（1）股骨头和股骨颈骨折** 可以考虑内固定术，但常需辅以其他治疗。长骨灌注骨水泥的股骨关节成形术比较安全，并可长期缓解疼痛，患者不需进行术后放疗就可以早期下床活动，是首选的治疗方法。而大范围的骨皮质破坏者即使应用骨水泥增强亦不能形成稳定重建，需进行人工假体置换术。如果髋臼的关节软骨和软骨下骨保持完整，应使用内假体。并发症的发生率为20%。在长的股骨干中灌注骨水泥可能增加栓塞的危险，某些外科医师常规在股骨远端打孔以减少骨髓腔内压力。多孔的向内生长的生物固定型假体并不能保证承重，因而不适于损伤过度的患者，而且使用寿命可能很短。另外，放射治疗可以影响其内向生长。

**（2）转子间骨折** 若剩余骨量足以保证骨固定的稳定性以及承重功能，可用钉板固定，但常需辅以髓内固定。若合并大量骨缺失，或病理性骨折发展缓慢而致广泛骨破坏，亦或是无法保证结构的稳定性时，可以考虑进行人工假体置换术。但并发症的发生率较高。

**（3）转子下骨折的修复更加困难** 因骨折多延伸到转子间区或股骨干，这类骨折通常更难以修复，需要应用重建钉固定。钉板系统固定失败率很高，但采用髓内固定装置，尤其是甲基丙烯酸甲酯骨水泥填充通常有效。广泛的骨破坏需要使用假体替换肿瘤或者骨赘，但局部并发症的发生率较高。目前正在研制可将外展肌贴敷于假体上的修复系统。

**（4）合并大量骨皮质缺失的股骨干骨折** 需进行髓内固定，辅以锁定螺钉和骨水泥。

**（5）髋臼病变行化疗有效** 但已发生软骨断裂和关节变形的患者仍会感到髋部疼痛。全髋关节置换术对生存期长者（乳腺癌患者等）有益。手术的操作难度较大，需用柔韧的骨圆针和骨水泥固定上髂骨及骶髂关节，以将承重压力转至未受损骨，同时需要重建髋臼前突以在结构上提供额外支撑。

**（七）脊柱病变的处理**

支撑疗法和放疗可成功用于大多数具有脊柱和颈椎的轻度机械不稳定或后背疼痛的肿瘤患者。手术的并发症较多（大约20%），但仍是脊柱不稳定者的重要治疗手段。节段性脊柱固定系统是通过在多个椎体水平应用茎式螺钉将支撑棒固定于后路脊柱上。新技术则使用骨水泥、同种异体移植骨和类金属植入物（保持架）的结合物来代替或补充患病椎体。患者在手术后的第一天即可下床，但常需使用量身定制的隐蔽塑料矫形器。

对于脊柱不稳定者，应于放疗前对脊柱进行稳固手术。时间允许的情况下，放疗应该延迟至术后3～6周应用，以减少创口并发症。

**1．下述情况应对脊柱转移进行手术治疗**

（1）其他部位检查未能确诊转移癌　当细针吸取活检不能提供诊断时，应进行经皮套管针活检。

（2）骨折导致机械性不稳定所引发的疼痛和进行性加重的畸形。

（3）病理性骨折或肿瘤扩散导致脊髓或神经根压迫。

（4）有症状但对放疗耐受的肿瘤（肾细胞癌等）。

(5) 脊髓肿瘤行放射治疗无效，仍持续进展。

**2. 下述情况不应行恢复脊柱稳定性的治疗**

(1) 存在多发的骨和软组织转移。

(2) 两个或三个以上的椎骨被破坏并且需要予以替换。

(3) 患者存在与恶性肿瘤无关的营养不良、免疫系统功能低下、肺功能不良或严重的疾病。

(4) 预期寿命较短。

3. 颈椎转移必须进行放射治疗并且常需进行头颈部的固定，与有否症状无关。柔软的项圈是一种比较舒服的方法，但只适用于疾病轻微者。对于骨内部尚稳定者，坚硬的衣领式支具即可提供足够支撑。

在胸椎和腰椎，应用金属植入物代替前方椎体，并用螺钉固定后方的椎弓根或横突，则可恢复脊柱和脊髓的完整性。对预期寿命极短者，可用特殊的环状装置及颅骨内螺钉制动头部，以代替外科大手术。上述假体系统常可用至患者去世。

**4. 胸腰椎转移**

**(1) 对疼痛部位应进行放疗** 首先应进行 MRI 寻找硬膜外压迫点并绘制放射野。多数患者存在沿受累椎骨生长的软组织肿块。这些肿块可压迫神经导致疼痛，应被纳入放射野。玻璃纤维桩和紧身衣可以减轻后背疼痛并帮助稳定脊柱。

**(2) 对放疗耐受的肿瘤转移** 快速进展时可以表现为疼痛加剧、神经功能损伤进展或放射线检查显示骨破坏加重。此时可考虑进行脊髓切开减压或内固定术以利于患者早期活动（1～3 周），但患者的远期预后不佳。

**5. 脊柱减压**

(1) 椎板切除术可以直接切除椎骨后方和侧后方的肿瘤，但易破坏脊柱稳定性。脊髓受压常是椎体肿瘤（例如脊髓前方肿瘤）所致，因此，椎板切除术不能完全缓解症状。在第三颈椎水平以下，椎板切除术只用于处理椎骨背侧、椎板和椎弓根的病灶。

(2) 脊髓前路减压术，经胸廓切开或剖腹术完成，特别适用于对放射治疗耐受的肿瘤（如肾细胞癌）。前路减压术包括切除脊髓前方的椎体和全部肿瘤（椎骨切除术），使用植入物和支架进行脊柱重建，亦可采用柱和椎节螺钉保持后方稳定性。定制的甲基丙烯酸甲酯模具结合固定板可用于辅助固定；应对预期寿命超过 6 个月的患者予以骨移植，因为任何没有骨愈合的单纯机械固定终将失效。前路减压术可立竿见影的提供机械稳定性，并为神经功能改善提供良机。据报道，手术成功率为 75%～90%，与椎板切除术相比，骨损失和并发症较少。

(3) 侧后方减压术作为一种治疗选择，可用于病变在第六胸椎以上、操作困难，身体虚弱的患者。手术当晚患者能够坐于椅上，第二天便可行走。

1) 侧后方减压术通过去除一部分肋骨和椎板以接近椎体，由侧面解除脊髓的前方压力。切除椎骨及椎间盘后，外科医师在肿瘤上下方的正常椎骨的椎板间插入一个垂直的支柱（移植物或保持架），并用同样的方法放入后固定架即可使脊柱稳定。

2) 其优点是不需行开胸手术，并可在切除肿瘤的同时利用内视镜技术实现脊柱后固定。该法降低了患者的发病率，减少监护及住院天数，其恢复和维持神经系统功能的水平可与前径路切除术相同。但手术是在脊髓周围进行，接触肿瘤的程度通常受限，因此，与前径路方法相比，其神经系统的恢复效果不可靠。

**（4）脊柱成形术和后凸成形术为新开发的治疗方法，**指在透视引导下，经皮向患病椎体内注射甲基丙烯酸甲酯。最常用于治疗骨质疏松的压迫性骨折，在骨髓瘤和转移癌的治疗方面亦积累了很多经验。与脊柱成形术不同，后凸成形术在注射骨水泥之前使用球囊来恢复椎体高度并起到压迫松质骨和肿瘤的作用。这两种方法操作迅速，能快速持久地减少椎体压迫性骨折患者的背部疼痛，手术风险低、并发症少。

## 二、结缔组织病与肿瘤的发生

风湿性疾病与恶性肿瘤发病相关可能缘于患者免疫系统功能失调、慢性免疫应答刺激以及治疗过程中免疫抑制剂的应用。

### （一）舍格伦（Sjögren）综合征

患者合并非霍奇金淋巴瘤（NHL）特别是单核 B 淋巴细胞型淋巴瘤的风险较其他人群增加 44 倍。恶变过渡期即假淋巴瘤期可持续数年。

### （二）皮肌炎和多发性肌炎

该病患者中约 25% 可出现各种恶性肿瘤，皮肌炎患者尤为多见。肿瘤可发生于此类疾病诊断的同时或很长一段时间之后。因此，不推荐在诊断的同时进行广泛的影像学或创伤性检查寻找恶性肿瘤。

### （三）类风湿性关节炎

在美国，类风湿性关节炎患者患恶性肿瘤（多为造血系统恶性肿瘤）的发病率较其他人群增加 4 倍，在日本则是口咽癌的发病风险增加。Felty 综合征，表现为循环 CD16 阳性的大颗粒淋巴细胞数目增加，并发 NHL 的危险性增加 13 倍。细胞毒性药物的应用被公认为是类风湿性关节炎患者患恶性肿瘤的致病因素，但无此类药物暴露史的患者也可出现癌症。

### （四）硬皮病

伴肺纤维化的硬皮病与支气管肺泡细胞癌的相关性既往已有报道，但最近更多的研究未见此相关性。与恶性肿瘤发病风险增高相关的类似硬皮病的纤维化疾病如下：

1. **伴炎性多关节炎的掌腱膜炎**　此综合征可以伴有掌腱膜的增厚，并可进展成掌腱膜挛缩。可以先于恶性肿瘤诊断的几个月前出现，并常与卵巢癌的发病相关。

2. 交感反射性营养不良综合征的几个临床特点与掌腱膜炎相同，当它影响到上肢时常伴发肺上沟（Pancoast's）瘤，影响到下肢时常并发妇科肿瘤。

### （五）脉管炎

1. **表皮白细胞破裂性脉管炎在各类型的脉管炎中，与恶性肿瘤**（包括造血系统肿瘤和实体瘤）的发病相关性最强。其与毛细胞性白血病的联系最为紧密，也常并发多动脉炎。

**2．斯威特综合征（急性热性嗜中性皮肤病）** 15%的患者并发恶性肿瘤，且以急性白血病多见。此综合征主要表现为发热、白细胞增多、伴发疼痛的头颈部和上肢特征性红色斑丘疹。

3．**结节性红斑，**一种脂膜炎，常伴发霍奇金淋巴瘤和白细胞过多症。

4．混合性冷球蛋白血症常伴发肝细胞癌、NHL和丙型肝炎病毒感染。

**（六）其他结缔组织病**

**1．系统性红斑狼疮** 约5%的患者可进展为恶性肿瘤，通常是造血系统的，可能与免疫抑制剂药的应用相关。

**2．淋巴肉芽肿** 可影响肺功能并导致NHL。

**3．痛风** 2/3的骨髓增生病患者具有高尿酸血症和高尿酸尿。常规给予别嘌呤醇可显著降低此类患者的急性痛风性关节炎的发生率。

## 三、癌旁和浸润性骨关节病

**（一）肥大性骨关节病**

表现为杵状指、大关节疼痛和渗液以及滑膜炎。踝关节、膝盖、肘和腕关节最易受累。伴发剧烈疼痛的骨膜反应常累及腿和前臂的伸肌表面。皮肤表面的改变类似蜂窝织炎，表现为硬结、红斑和橘皮样变。

**1．相关肿瘤** 肥大性骨关节病常伴发于肺腺癌，其他类型的肺癌少见，偶尔可见于胃肠腺癌和胸腔内肉瘤。

**2．与杵状指相关的良性病因** 包括遗传、肺脓肿、支气管扩张、结核、心内膜炎、胆汁性肝硬化、克罗恩病和发绀样先天性心脏病。

**3．诊断** 杵状指的临床特征明显，应询问患者病变的持续时间。杵状变的早期表现为甲床周围触诊呈海绵感。关节或长骨疼痛者进行放射线检查多发现有骨膜反应。

**4．治疗** 控制伴发的肿瘤常可缓解肥大性骨关节病的症状。疼痛可通过服用非类固醇类消炎药（NSAIDs）获得缓解。疼痛剧烈者需要给予麻醉类镇痛药。

**（二）提示有隐蔽性恶性肿瘤存在的风湿性表现**

尚无风湿性综合征的特征性表现能够提示恶性肿瘤的并存。直接治疗肿瘤多可使症状得到改善或消失。出现下述症状者尤其是症状的首发年龄≥50岁的患者应考虑进行恶性肿瘤的相关检查。

1．血清反应阴性的暴发性多关节炎，表现为关节的肿胀和触痛，下肢多受累、小关节和腕关节多正常，滑膜活检可发现轻度非特异性滑膜炎。

2．典型类风湿性关节炎患者发生单克隆免疫球蛋白病。

3．掌腱膜炎和多关节炎。

4．甾体类药物无效的嗜酸细胞性筋膜炎。

5．雷诺现象（手指多不对称受累且可发生坏死）。

6．表皮白细胞破坏性脉管炎。

**（三）厚皮性骨膜炎**

与肺癌相关的厚皮性骨膜炎表现为骨膜的过度生长、增厚以及杵状变和狮面。

**（四）关节痛、新生儿皮下脂肪坏死（脂膜炎）和嗜酸性粒细胞增多偶尔可为胰腺癌的表现**。

**（五）高钙血症和低钙血症**

详见第四章第二节。

**（六）恶性肿瘤直接浸润关节组织**

1. 肉瘤可为任何关节的原发性恶性肿瘤。

2. 转移可见于任何关节，临床表现与炎性关节炎相似。

3. 急性白血病性关节炎是由白血病浸润滑膜产生。常对称发生，临床表现类似风湿热或青少年类风湿性关节炎。可产生渗出液。25%患者受累关节的邻近骨可形成溶骨性病变、骨质疏松或成骨性改变。应用布洛芬或阿司匹林可短暂有效。治疗白血病多可缓解关节炎症状。

4. 慢性白血病相关性关节炎不常见，常为对称性的，放射线表现和治疗反应性多与急性类型相似。

5. 骨髓瘤诱导的淀粉样变可导致腕管综合征，亦可表现为类风湿性关节炎样综合征（较罕见）。滑膜组织几乎可完全被骨髓瘤细胞浸润。

## 四、骨骼放射治疗相关的不良反应

**（一）放射性下颌骨坏死**

可并发于头颈部癌的放射治疗。此类情况常见于有大肿瘤、骨侵袭、酗酒史和酗烟史、牙列不齐、口腔卫生不良和营养不良的患者。下颌骨脆性增加，容易发生感染，导致疼痛、骨折以及瘘管形成。

**1. 诊断标准**

(1) 局部疼痛和压痛。

(2) 伴有骨暴露的黏膜溃疡或坏死（偶尔形成瘘），偶尔形成皮肤瘘管。

(3) 可疑区域的牙齿松动。

(4) 放射线片可见下颌骨的溶骨性病变，有时可见放射性死骨或包膜形成。

(5) 放射治疗结束后至少4个月内无明显的临床表现。

2. 预防放射性骨坏死的措施包括　在放射治疗前进行适当的拔牙处置并保持口腔卫生，在放射治疗期间和后期予以氟化物治疗。如果可能的话，患者在放射治疗后两年内不能进行任何拔牙处置。即使应用上述预防措施，下颌骨进行高剂量放射治疗，骨坏死的发生率仍为5%～10%。

**3. 治疗**

**(1) 保守疗法**

1) 反复应用稀释的过氧化氢或碳酸氢钠和盐溶液漱口。

2) 全身应用抗生素，通常是青霉素；联合外用制霉菌素或杆菌肽软膏。

3) 轻柔的清创术。

**(2) 有创性治疗**

1) 高压氧治疗。

2) 手术切除下颌骨的死骨部分。

3）高压氧和手术切除联合治疗。

**（二）放射性骨炎**

可与骨转移相似，二者的鉴别诊断见本节上文。盆腔放疗很少并发股骨颈的放射后病理性骨折。

**（三）放射性骨肉瘤**

良性和恶性病灶进行高剂量照射所致的放射性骨肉瘤已有报道。在所有存活5年的患者中发病率 <0.1%，潜伏期 >5 年。

**（四）骨骺骨突过早闭合**

接受放射治疗的儿童患者，骨骺和骨突的过早闭合可以导致短缩畸形，脊柱后凸和骨性结构不对称。

## 五、化疗导致的骨骼相关不良反应

**（一）髋的无菌性坏死**

是应用高剂量糖皮质激素的并发症，其发生与用药剂量成正比而与治疗的持续时间无关。髓腔内压力增高可以导致突发性髋痛。髋关节屈曲和内旋可致关节囊牵拉痛。通过 MRI 可以早期明确诊断。亦可选择放射性核素骨扫描进行诊断。在骨发生继发性改变如发生软骨下骨和关节软骨的剥脱之前，从可能发生骨坏死的区域切除病灶，可缓解疼痛并可能逆转骨坏死的病程。

**（二）化疗后风湿病**

表现为肌痛和关节痛，可在应用环磷酰胺和氟尿嘧啶完成乳腺癌辅助化疗后1～3个月内出现。某些病例可出现关节周围的轻度肿胀，NHAIDs 无效。症状具有自限性，病程一般为数月。此种情况下，不需要进行乳腺癌复发和炎性风湿病的相关性检查。

1. 紫杉醇治疗所致的关节痛通常于治疗后2～3天出现，并于5天内消失。

2. 激素治疗相关性关节痛多见于正在应用芳香化酶抑制剂（阿纳曲唑、来曲唑、依西美坦）的乳腺癌患者。换药通常既不能解决此类问题，又可导致治疗中断。也有报道指出应用他莫昔芬治疗者亦可出现关节痛，但是范围和严重度比较小。很难通过已发表的文献确定该症状的相对发病率，但其发病意义非常重要，因此并发症的病情进展可以影响长期治疗。

**（三）雷诺现象（Raynaud 现象）**

是顺铂、奥沙利铂、长春碱或博来霉素治疗后的常见毒性反应。

**（四）骨质疏松症**

许多肿瘤的治疗方案有导致骨质疏松的风险。其中皮质激素和导致性腺功能减退的疗法是最常见的原因。能够导致骨质疏松的细胞毒性药物包括甲氨蝶呤和异环磷酰胺。必要时可用骨密度测定法评估骨质疏松症的发病风险。适当的时候可以考虑使用激素替代治疗和/或双膦酸盐。

## 推荐阅读文献

Bauer HCF. Controversies in the surgical management of skeletal metastases. *J Bone Joint Surg Br* 2005;87:608.

Berenson J, et al. Long-term pamidronate treatment of advanced multiple myeloma patients reduces skeletal events. *J Clin Oncol* 1998;16:593.

Carsons S. The association of malignancy with rheumatic and connective tissue diseases. *Semin Oncol* 1997;24:360.

Coleman RE, ed. Treatment of skeletal complications of cancer with zoledronic acid (Zometa). *Semin Oncol* 2002;29(Suppl 21):1.

Coleman RE, et al. Predictive value of bone resorption and formation markers in cancer patients with bone metastases receiving the biphosphonate zoledronic acid. *J Clin Oncol* 2005;23:4925.

Dougall WC, Chaisson M. The RANK/RANKL/OPG triad in cancer-induced bone diseases. *Cancer Metastasis Rev* 2006;25:541.

Giehl JP, Kluba T. Metastatic spine disease in renal cell carcinoma: indication and results of surgery. *Anticancer Res* 1999;19:1619.

Lipton A. Treatment of bone metastases and bone pain with bisphosphonates. *Supportive Cancer Therapy* 2007;4:92.

Loprinzi CL, Duffy J, Ingle JN. Postchemotherapy rheumatism. *J Clin Oncol* 1993;11:768.

Muller A, et al. Involvement of chemokine receptors in breast cancer metastasis. *Nature* 2001;410:50.

Naschitz JE, Yeshurun D, Rosner I. Rheumatic manifestations of occult cancer. *Cancer* 1995;75:2954.

Pfeilschifter J, Diel IJ. Osteoporosis due to cancer treatment: pathogenesis and management. *J Clin Oncol* 2000;18:1570.

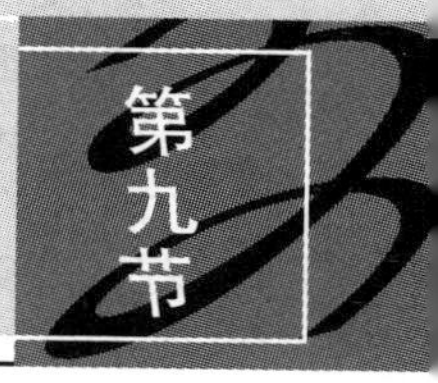


# 血液系统并发症

*Dennis A. Casciato*

## 一、血细胞计数增多

### （一）红细胞增多症

红细胞增多症即血细胞比容和红细胞（RBC）计数高于正常值上限。

成人红细胞计数正常值如下：

| | 男性 | 女性 |
|---|---|---|
| 血细胞比容 | 52% | 47% |
| 红细胞计数 | $5.9\times10^6/\mu l$ | $5.2\times10^6/\mu l$ |
| 红细胞总量 | 36ml/kg | 32ml/kg（或>25%平均正常预测值） |

**1．相对性红细胞增多症**　特征为红细胞总量正常而血浆容量降低。其病因包括脱水、应用利尿剂、烧伤、毛细血管渗漏、血浆渗透压降低（第三间隙）、高血压和应激［盖斯伯克综合征（Gaisböck 综合征）］。大多数 Gaisbock 综合征患者表现为红细胞总量为正常值上限，而血浆容量接近正常值下限。

**2．原发性红细胞增多症**　多由红系祖细胞的内在缺陷引起。

**（1）获得性原发性红细胞增多症**［真性红细胞增多症（PV）］是一种克隆异常性疾病。大部分 PV 患者存在体细胞基因突变（染色体 9p 上的 JAK2 基因）。红细胞增多症的发展不依赖于血浆促红细胞生成素（EPO）的浓度。骨髓成分的失控性增生可导致 RBC 总量升高。

**（2）原发家族性和先天性红细胞增多症主要源于生殖系突变而不是体细胞突变。**

**1）楚瓦什红细胞增多症**　是全世界最常见的先天性红细胞增多症，也是唯一已知的地方性红细胞增多症。该病以俄国伏尔加河中部地区楚瓦什人命名，其主要病因是氧感受器传导通路异常，是一种 VHL 基因突变的常染色体隐性遗传病。显著的红细胞增多可见于 EPO 水平正常或升高时。

**2）EPO 受体变异**（通常为截短型）引起的原发性红细胞增多症是一种先天性或家族性遗传病。其遗传特性是常染色体显性遗传。这一罕见疾病的特征为红细胞增生加速，RBC 总量增加，红系祖细胞对 EPO 超敏，血清 EPO 水平低以及血红蛋白氧解离正常。

**3．继发性红细胞增多症**　RBC 数量增多与祖细胞受到循环中的外源性刺激，如 EPO 有关。

（1）**红细胞适量增多**

1）**慢性低氧血症是 EPO 生成的有力刺激因素**　低氧血症的病因包括肺部疾病、右向左的心内分流、大气压过低（海拔高）、肺泡换气不足（脑病或匹克威克综合征）以及门静脉高压。间断的动脉血氧去饱和作用及红细胞增多症可见于睡眠性呼吸暂停或长期卧床的患者，尤其是患有肺疾病的肥胖患者。

2）**过度吸烟**　持续过度暴露于香烟或雪茄的一氧化碳环境中，导致剩余氧和血红蛋白分子的亲和性增加，是红细胞增多的常见原因。

3）**先天性疾病**　如具有氧亲和性增加的血红蛋白病（氧合血红蛋白解离异常），EPO 生成过多以及家族性 2, 3-DPG 缺乏等（罕见）。

4）接受雄激素治疗可以刺激红细胞生成。

5）氯化钴诱发的组织缺氧及激发的 EPO 生成。

6）楚瓦什红细胞增多症可以导致原发性和继发性红细胞增多症。

（2）**红细胞异常增多**　表现为 EPO 水平升高而无全身组织缺氧，可见于多种疾病。

1）**肾脏疾病**　占所有红细胞异常增多病例的 60%，其中一半是肾腺癌，其余为囊肿、其他肿瘤、肾盂积水及肾移植术。①肾细胞癌合成 EPO，占红细胞增多症的 1%~5%；②10% 肾脏移植患者可发红细胞增多。其归因于移植动脉狭窄、移植排斥、高血压、肾积水、利尿剂的应用以及剩余肾脏组织 EPO 生成过多，尤其见于多囊肾的患者。

2）据文献报道，肝细胞癌和小脑成血管细胞瘤分别占此类病例的 10%~20%。

3）**其他因素较少见**　巨大子宫平滑肌瘤和卵巢癌可导致肾脏缺氧或异位 EPO 生成。嗜铬细胞瘤和醛固酮瘤均可通过多重机制诱发红细胞增多。

4．**红细胞增多症患者的评估**

（1）**初步评估**　所有有持续性红细胞增多症的患者都应进行以下评估：

1）详细了解病史并行全身体格检查寻找导致血细胞比容增加的诱因。寻找可能诱发红细胞相对或绝对增多的相关治疗因素（雄激素治疗，利尿剂），检体发现脾大可提示 PV 的诊断。若怀疑存在血管内血容量不足时，可行充分补液再予评估。

2）**血常规**　粒细胞、嗜酸性粒细胞、嗜碱性粒细胞或血小板增多的出现提示 PV。

3）**动脉血氧饱和度测定**　红细胞总量与血氧的去饱和作用大致成比例。当动脉血氧饱和度 $<90\%$，$Pao_2 < 60 \sim 65mmHg$ 时可导致红细胞增多。

4）若患者吸烟，可测量碳氧血红蛋白浓度；浓度 $>5\%$ 时常与红细胞增多症相关。吸烟也可引起粒细胞增多。

5）**血清 EPO 水平**　PV 时血 EPO 降低且 EPO 受体异常。其他红细胞增多症相关疾病的血 EPO 浓度可正常或升高。

（2）**特殊检查**

1）红细胞总量的测定对于区别绝对和相对的红细胞增多至关重要。红细胞总量可以通过 $^{51}Cr$-标记红细胞加以测定，同时使用 $^{125}I$-标记白蛋白评估血管内血容量是否下降。然而此项检查已很少应用了。

2）因为肾脏疾病导致的红细胞增多症越来越多，腹部影像学检查（超声或 CT 检查）适用于所有红细胞绝对增多但无法用 PV 或是低氧血症解释的患者。

3）若怀疑 PV 时可行 JAK2 基因变异检测。

4）有无法解释的红细胞增多症家族史的患者可行氧离曲线检查。

5）只有筛查发现了提示特异性器官病理状况的异常，才针对红细胞异常增多进行其他诊断性检查。

6）所有伴有红细胞增多的疾病均不能通过骨髓检查确定诊断。

**（二）粒细胞增多**

**1. 定义**

**（1）粒细胞增多**　正常粒细胞的上限值是 8 000/μl。

**（2）类白血病反应**　指伴发循环早幼粒细胞和原始粒细胞增多的粒细胞增多症

**（3）幼白－幼红细胞反应**　特征是外周血中出现未成熟粒细胞与有核红细胞。血小板计数可以正常，升高或降低。鉴别诊断包括：

1）骨髓转移性肿瘤

2）伴有髓外造血的骨髓纤维化

3）重度骨髓抑制后骨髓复原

4）休克，出血

5）急性溶血，遗传性贫血

**2. 粒细胞增多的病因**

**（1）骨髓增生活跃**　见于骨髓增生性疾病（MPDs），药物或病毒所致骨髓抑制的恢复期，也可见于对感染、炎症或肿瘤的慢性反应。肿瘤诱发的粒细胞增多的机制通常与粒细胞集落刺激因子（G-CSF）、粒－巨噬细胞集落刺激因子（GM-CSF）、白细胞介素（IL）-1 和 IL-3 增加有关。

**（2）骨髓增生活跃及粒细胞存活延长**多见于慢性髓细胞性白血病（CML）。

（3）应激、内毒素、皮质激素和还原尿睾酮可动员粒细胞从骨髓贮备池进入外周血循环。

**（4）去边缘化作用**（引起仅累及成熟中性粒细胞的粒细胞增多症）可见于应激反应，包括情绪失常，静注肾上腺素，运动，感染，缺氧和中毒。

**（5）组织渗出减少**　可见于长期接受皮质激素治疗后。

**3. 类白血病反应与 MPDs 和 CML 的鉴别**　依赖于完整的临床评估，尤其是病史和脾大的临床表现。白细胞分类，中性粒细胞碱性磷酸酶积分和细胞遗传学也是有效的鉴别手段（详见表 3.14）。骨髓活检对鉴别诊断意义不大。

**（1）中性粒细胞碱性磷酸酶积分**　在 MPDs 和反应性粒细胞增多时可正常或增高，而 CML 时则减低。

**（2）维生素 $B_{12}$（$VB_{12}$）**　粒细胞可合成钴胺传递蛋白（$VB_{12}$结合蛋白）Ⅰ和Ⅲ。血清 $VB_{12}$和未饱和 $B_{12}$的结合能力升高提示全身粒细胞总量的增加。该值升高多见于 MPD 和 CML 的患者，而其他原因诱发的红细胞增多或粒细胞增多患者该值正常。钴胺传递蛋白Ⅰ升高可见于 CML，而钴胺传递蛋白Ⅲ升高见于 PV。

**（三）血小板增多症**

**1．肿瘤患者血小板增多** 持续的血小板增多可提示肿瘤。肿瘤性疾病中出现血小板增多可为特发性，或者由出血或骨髓转移引起。通常实体瘤相关性的血小板增多较轻，但血小板计数可超过1 000 000/μl。

**2．一过性血小板增多症的常见原因**

（1）急性出血或放血疗法。

（2）急性感染。

（3）骨髓抑制恢复期（病毒、乙醇、细胞毒性药物）。

（4）术后（可持续1周）。

（5）叶酸或$VB_{12}$缺乏患者的治疗后反应。

（6）某些药物（肾上腺素、长春碱、咪康唑）。

**3．慢性血小板增多症的病因**

（1）铁缺乏症（血小板增多症的最常见原因）。

（2）MPDs。

（3）肿瘤（特发性或骨髓转移）。

（4）慢性炎症性疾病。

（5）脾功能减退症（脾切除后、溶血性贫血、局限性回肠炎、口炎性腹泻、反复梗死引起的脾萎缩）。

**4．慢性血小板增多症的病因鉴别** 除病史和全身体格检查外，有助于评估慢性血小板增多症的筛查试验包括如下：

**（1）外周血** 除MPDs和CML之外，巨血小板和巨核细胞碎片在其他疾病中罕见。平均血小板容量正常提示反应性的血小板增多。粒细胞分类有助于鉴别MPDs和CML。低色素和小红细胞的出现支持铁缺乏的诊断。

**（2）血清铁、铁结合力、血清铁蛋白** 用来评估铁缺乏。

**（3）骨髓** MPDs和CML患者骨髓穿刺细胞学检查可呈全骨髓增生。骨髓活检可探测肿瘤浸润。肿瘤和慢性炎症性疾病患者若行铁染色发现存在铁储备减少或缺失，该结果并不可信。

**（四）嗜酸性粒细胞增多**

**1．定义** 细胞计数绝对值的正常上限是550/μl。

**2．非肿瘤性嗜酸性粒细胞增多**

（1）变态反应和药物过敏反应。

（2）皮肤疾病（多种类型）。

（3）真菌，原生动物或多细胞动物感染；发热性疾病恢复期。

（4）嗜酸性粒细胞性胃肠炎，炎症性肠病。

（5）肺嗜酸性粒细胞浸润症（如Löffler综合征）。

（6）血管结缔组织疾病，尤其是类风湿性关节炎，结节性多动脉炎以及丘－施二氏综合征。

（7）因摄入被色氨酸污染的食品所致的嗜酸性粒细胞－肌痛综合征。

（8）慢性活动性肝炎、恶性贫血、免疫缺陷综合征。

(9) 脾功能减退症。

(10) 嗜酸性粒细胞增多综合征/慢性嗜酸性粒细胞性白血病。

**3. 肿瘤相关性嗜酸性粒细胞增多**

(1) 霍奇金淋巴瘤（达20%）。

(2) MPDs和CML（常见）。

(3) 急性淋巴细胞性白血病和淋巴瘤（尤以T淋巴细胞多见）。

(4) 具有inv（16）的急性粒－单核细胞白血病。

(5) 嗜酸性粒细胞增多性血管淋巴样增生（木村病）。

(6) 胰腺腺泡细胞癌（症状为多关节炎，皮下脂膜炎以及外周血嗜酸性粒细胞增多）。

(7) 合并中央坏死或转移至浆膜层的肿瘤。

(8) 恶性组织细胞增多症。

(9) 与治疗相关：腹部放疗、细胞毒性药的超敏反应。

**（五）嗜碱性粒细胞增多**

**1. 定义** 嗜碱性粒细胞正常值上限为50/μl。

**2. 发病原因**

(1) 过敏反应。

(2) MPDS。

(3) CML。

(4) 肥大细胞增生病。

(5) 脾功能减退症。

(6) 感染：结核病、流行性感冒、钩虫。

(7) 内分泌疾病：糖尿病、黏液性水肿、月经初潮。

(8) 其他：溶血性贫血、溃疡性结肠炎、肿瘤。

**（六）单核细胞增多症**

**1. 定义** 单核细胞正常值上限是500～800/μl

**2. 发病原因**

(1) 血液系统恶性肿瘤（白血病、淋巴瘤、骨髓瘤）、骨髓增生异常综合征、免疫性溶血性贫血、免疫性血小板减少症以及其他血液学异常性疾病。

(2) 转移的或尚未转移的实体肿瘤。

(3) 炎症性肠病、口炎性腹泻和酒精性肝病。

(4) 胶原血管病（包括类风湿性关节炎、系统性红斑狼疮、结节性多动脉炎、颞动脉炎及短暂性关节炎）。

(5) 皮肤结节病。

(6) 分枝杆菌感染、亚急性细菌性心内膜炎、梅毒以及急性感染消散期。

(7) 水痘－带状疱疹病毒或巨细胞病毒（CMV）感染。

(8) 脾功能减退。

(9) 自外周血管病患者的指尖取血检查，可出现假性单核细胞增多症。

**（七）淋巴细胞增多症**

淋巴细胞增多症的鉴别诊断详见第三章第三节。

## 二、血细胞减少

循环血中有形成分减少的病因包括骨髓造血产物减少或无效造血，细胞破坏增多或脾隔离症。肿瘤患者常合并以上异常。血细胞减少的类型和持续时间取决于多种因素（见表4.10）。

**表4.10 造血作用，细胞动力学，骨髓损伤**

| 特征 | 红细胞 | 血小板 | 中性粒细胞 | 淋巴细胞 |
|---|---|---|---|---|
| **骨髓中** | | | | |
| 储存细胞 | 网织红细胞 | 巨核细胞（32n倍体）；血小板 | 晚幼粒细胞 | 淋巴细胞 |
| 从原始细胞到储存细胞 | 3天 | 5天 | 5天 | 未知 |
| 储存时间 | 2天 | <1天 | 3~4天 | 未知 |
| **循环中** | | | | |
| 每日细胞更新 | 1% | 10% | 300%~400% | 25%~40% |
| 半衰期 | 60天 | 5天 | 7小时 | 几天至几年 |
| 细胞减少发作[a] | 5天[b] | 3~30天 | 5天 | 2~3周 |

[a] 细胞减少的类型、严重性和持续时间依赖于损伤的病因、程度、暴露时间以及其他因素。

[b] 网织红细胞减少；见于红细胞生成长期受抑导致的贫血。

### （一）骨髓造血功能衰竭引起的全血细胞减少

#### 1. 骨髓转移

**（1）发病** 乳腺癌、前列腺癌和肺癌是最易伴发广泛骨髓转移的实体肿瘤。黑色素瘤、神经母细胞瘤及肾癌、肾上腺癌和甲状腺癌也常并发骨髓转移。

**（2）检查** 骨髓内的肿瘤体积与造血系统抑制程度无直接相关。骨髓转移患者的血液学检查常可无任何异常。患者可出现骨痛、骨触痛、X线检查示骨皮质受累或血清碱性磷酸酶升高。

1）副肿瘤性骨髓异常可导致血细胞生成质量和数量的异常。无骨髓转移时，临床表现与原发性骨髓增生异常综合征相似，包括骨髓全系细胞增生异常、显著的反应性改变、间质病变以及骨髓重塑。

2）转移引起的结缔组织增生性反应可导致骨髓纤维化。

3）对于骨髓转移的检查，骨髓活检优于骨髓穿刺（块状标本的检查）；两者可互相补充。骨髓涂片边缘更易发现成簇的肿瘤细胞。行上皮标记物的免疫组化染色有助于肿瘤的鉴别诊断。

4）**外周血异常**　近乎所有并发实体瘤和幼白幼红细胞增多症的患者均存在骨髓转移。血小板减少症（未行放疗或化疗时）也是提示骨髓转移的重要事件。白细胞增多、嗜酸性粒细胞增多、单核细胞增多以及血小板增多各占骨髓活检阳性病例的20%。

**2. 骨髓纤维化**

（1）**发病**　广泛性原发性骨髓纤维化的特征表现为伴随特发性骨髓外化生及晚期真性红细胞增多症的骨髓纤维化。骨髓纤维化也可源于白血病或转移性癌浸润，亦或是未发生骨髓转移的肿瘤的远隔效应。继发性骨髓纤维化也可见于以下情况：

1）胶原血管病（尤其是系统性红斑狼疮，大剂量皮质激素治疗可逆转纤维化）。

2）毒性因素（苯、辐射、细胞毒性药）。

3）感染性因素（尤其是结核病和梅毒）。

4）血液系统性疾病（骨髓发育不良、恶性贫血、溶血性贫血）。

5）其他病症（骨硬化症、肥大细胞增生病、肾性骨营养不良、戈谢病、巨大淋巴结增生、血管免疫母细胞性淋巴结病）。

（2）**检查**　脾大和血涂片见幼白－幼红细胞是任何病因引起的骨髓纤维化的特征性改变。

**3. 骨髓坏死**

（1）**发病**　患者临终时诊断的骨髓坏死几乎均见于镰状红细胞病或恶性肿瘤，尤其是血液系统肿瘤。常有全身性的脂肪和骨髓栓塞。恶性肿瘤合并骨髓坏死患者的中位生存期<1个月。体重严重减轻的患者可出现骨髓凝胶化转变伴随骨髓发育不良和脂肪萎缩；该情况多为可逆的。

（2）**检查**　患者可出现严重背部、骨盆或四肢的骨痛（75%），发热（70%），细胞减少以及血涂片示幼白幼红细胞增多。

1）血清碱性磷酸酶和乳酸脱氢酶（LDH）水平通常升高。

2）放射学检查多正常。

3）骨髓穿刺示特征性改变：造血细胞溶解破坏，细胞边界不清，致密的嗜碱性核周充满无定形的嗜酸性物质。

**4. 治疗相关性骨髓功能衰竭**　电离辐射和多数的化疗药物可导致骨髓功能抑制。化疗后骨髓功能常可恢复，但放疗后骨髓功能恢复程度与照射剂量和照射野大小成反比，且可能永远不能完全恢复。事实上，应用剂量超过3 000cGy的放疗后，骨髓可被脂肪和纤维组织替代。人类骨髓分布详见图4.1。

**治疗相关性骨髓发育不良和急性髓细胞性白血病（AML）**的出现令临床医师尤为烦恼。患者只有经历了长期治疗且存活足够长时间，才能因长期药物毒性而出现此综合征。

（1）**发病**　有近一半的患者存在原发的血液系统恶性肿瘤。多发性骨髓瘤、霍奇金淋巴瘤、非霍奇金淋巴瘤、卵巢癌、生殖细胞肿瘤、小细胞肺癌、儿童急性淋巴细胞白血病（ALL）的患者经治疗并发AML的风险增加10～50倍。儿童ALL完全缓解的患者合并治疗相关性AML的风险较ALL复发要高。乳腺癌辅助化疗的患者并发 AML 的风险并没有增加。

**（2）导致白血病的药物** 导致 AML 的风险与药物总累积剂量直接相关，也可能与剂量强度相关。给药日程也可能影响患病风险，如每周 1 次或 2 周 1 次接受鬼臼毒素治疗的 ALL 患儿的发病风险最高。

**1）烷化剂** 是最明确的致白血病药物。美法仑和苯丁酸氮芥是这类药物中最易诱发 AML 的药物。

**2）其他药物** 鬼臼毒素（依托泊苷，替尼泊苷），亚硝基脲和丙卡巴肼也是致白血病性药物。顺铂虽不是经典的烷化剂药物但仍具有致病性，而且在临床上，顺铂常与其他致白血病性药物联合使用。近来逐渐发现羟基脲在治疗 MPDs 时也具有白血病致病性，但其风险较低。

**3）放疗**增加 AML 的风险较低，但当与其他致白血病类药物联用时致病风险显著提高。

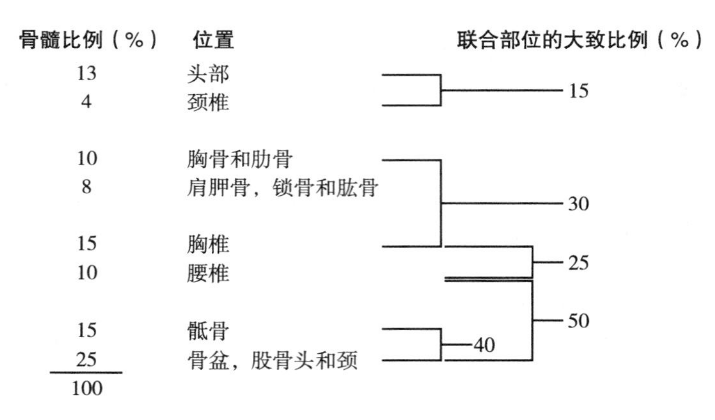


**图 4.1** 40 岁健康人群骨髓分布情况

高龄人群骨髓细胞构成相对降低，脂肪含量增高

（数据来源于 Ellis RE. The distribution of active bonemarrow in the adult. *Phys Med Biol* 1961；5：255.）

（3）70% 的烷化剂诱发的治疗相关性 AML 患者存在**染色体异常**，尤其是 5q 或 7q 染色体异常。此类突变同样可见于接触致白血病溶剂和杀虫剂后所诱发的 AML 患者。相反，接受作用于 DNA 拓扑异构酶Ⅱ的细胞生长抑制剂（如依托泊苷）治疗而诱发的 AML 和骨髓发育不良，其染色体特征为 11q23 平衡易位。

**（4）自然史** AML 通常于初始治疗开始后 3～5 年出现，也可见于治疗 10 年或更长时间以后；一年内发病者少见。治疗相关的 AML 通常于骨髓增生异常数月至数年后出现。AML 发生后病情进展较快，且通常对治疗不敏感。多数患者在确诊后 2～4个月死亡。该病对白血病强化治疗反应良好的重要预测指标是其前期未发生骨髓增生异常。

**（二）脾功能亢进引起的全血细胞减少**

**1．发病机制** 任何原因引起的脾脏增大（包括肿瘤转移）都可导致循环血细胞被吞噬现象和血细胞减少症的出现。重度脾功能亢进需要考虑行脾切除术，常见于淋巴增生性疾病和骨髓纤维化。

**2．诊断** 脾功能亢进的诊断主要基于临床判断。脾功能亢进的确定诊断试验为脾切除术后血细胞减少症的改善。

**3．治疗**

**（1）脾功能亢进患者行脾切除术的适应证如下：**

1）可触及的脾大。

2）重度血细胞减少症（如贫血需要频繁输血治疗；重度中性粒细胞减少伴反复，重症细菌感染；或有出血表现的重度血小板减少）。

3）排除其他诱发血细胞减少症的病因［如弥散性血管内凝血（DIC）］。

4）脾切除术后预期生存时间较长。

5）患者的体能状态良好，手术死亡风险不高。

6）具有丰富经验的临床医师，可以在不利条件下施行脾切除术。

**（2）脾切除术的临床后果**

1）脾切除术后血常规特征表现为 Howell-Jolly 小体、中性粒细胞增多、嗜酸性粒细胞增多、嗜碱性粒细胞增多、淋巴细胞增多、单核细胞增多以及血小板增多症。

2）脾切除术后败血症具有潜在致死性，以 6 岁以下的儿童患者最为危险。最常见的感染病原体为肺炎链球菌和流感嗜血杆菌。有报告霍奇金淋巴瘤患者行脾脏切除术后败血症的发病率为1%～3%。免疫治疗可能有效。发热出现后应立即给予强有力的治疗。

**（三）组织细胞增多病引起的全血细胞减少**

**1．噬血细胞性组织细胞增多症** 是以组织细胞过度增生和活化为特征的获得性综合征。通常伴有全身病毒感染［尤其是 EB 病毒（EBV），偶见其他病原微生物感染］。此类综合征通常在其他原发病基础上出现，如自身免疫性疾病或肿瘤（尤见于淋巴瘤）。

**（1）发病机制。**EBV 进入 T 淋巴细胞，此类细胞增生可导致免疫调节异常和细胞因子风暴，引起重要脏器如肝脏、肾脏或肺的衰竭。其严重程度从轻度至重度致死不等。

（2）临床特征包括发热、全身不适、肌痛、常伴有肝脾大（后者成人少见而儿童患者多见）。近乎所有病例中可出现至少两种类型的血细胞减少。

1）骨穿示骨髓巨噬细胞增多伴随其他细胞减少。巨噬细胞形态呈空泡状，包含吞噬的红细胞和幼红细胞（以及其他血液系统组分）。

2）淋巴结活检示噬血性组织细胞浸润，淋巴结结构正常。

3）**血液检查：**①急性期反应物和促炎症细胞因子升高；②三酰甘油，铁蛋白和 LDH 值常升高；③常可出现提示 DIC 的临床参数。

**（3）治疗**

1）若感染的病原体可治愈，则轻至中重度疾病的患者可于数周后缓解。免疫系统功能正常患者的病情可自行消退。

2）接受免疫抑制疗法的患者需减少用药剂量。

3）重度 EBV 诱发的综合征患者需予地塞米松、依托泊苷和环孢素 A 治疗 2 个月，以抑制细胞因子释放并逆转 T 淋巴细胞增生。对于症状较轻的患者可单用依托泊苷或抗胸腺细胞球蛋白和 γ 球蛋白治疗。

**2. 窦性组织细胞增生伴巨大淋巴结（Rosai-Dorfman 综合征）** 是一种多克隆性疾病，特征为巨大淋巴结肿块（尤其是颈部的），通常为自限性，多在 20 岁前发病。

**（1）发病机制** 病因未明确。

**（2）临床表现** 淋巴结肿大可为孤立或全身性的。结外器官受累，尤以头颈部常见。事实上，任何器官均可受累。发热较常见，可出现体重减轻。血细胞检查呈非特异性，类似于慢性炎症的表现。

1）骨穿无诊断意义。

2）淋巴结活检特征性表现为淋巴窦内可见组织细胞吞噬淋巴细胞和吞噬红细胞。被膜区的显著纤维化和组织细胞吞噬所致的髓质和被膜下血窦的扩张充血多具有诊断价值。结外活检的组织病理学表现与淋巴结所见极为相似：浸润细胞呈多克隆性。

**（3）治疗** 淋巴结肿大可持续数周到数月后逐渐消退，故多数患者在发病后的 12～18 个月内再无疾病证据。手术切除有问题的肿块通常有效。其他形式的治疗疗效还不确定。

3. 其他需要与噬血细胞组织细胞增多病相鉴别的巨噬细胞异常包括：

（1）朗格汉斯细胞增生症。

（2）家族性噬血细胞性淋巴组织细胞增生症。

（3）恶性组织细胞增多症。

### （四）癌性贫血

#### 1. 失血或缺铁性贫血

**（1）发病** 见于溃疡性肿瘤、扩大根治手术、良性胃肠道疾病、胃切除术（血红素铁利用不足，但可吸收亚铁盐），以及慢性血管内溶血所致的含铁血黄素尿患者。

**（2）诊断** 已确诊胃肠道肿瘤的患者如出现贫血时不能除外溃疡性肿瘤出血的可能。应行便隐血试验检查。

1）血液检查可表现为小细胞和低色素。能证明近期出血的重要线索是红细胞呈现多染色性（通常于急性出血后 5～10 天出现）或血小板增多（对出血的反应）。在并发慢性病性贫血的患者中，低血清铁和高转铁蛋白血症通常并不典型；血清铁蛋白水平更有助于疾病诊断。可溶性转铁蛋白受体水平测试（铁缺乏时升高而慢性病性贫血时不增加）也具有诊断价值。

**2）骨髓检查** 骨髓检查铁染色的缺失对于肿瘤患者贫血的诊断价值不高。但可染色铁的出现可以排除铁缺失的诊断。

**3）治疗性试验** 硫酸亚铁，325mg 每日 3 次口服，连续 30 天，可以提高铁缺乏及造血功能正常患者的血红蛋白浓度。

**2. 营养缺乏性贫血** 可导致巨幼细胞贫血、卵形红细胞症、中性粒细胞分叶过多，严重时可引起全血细胞减少。

(1) 叶酸缺乏是肿瘤患者巨幼细胞贫血的最常见病因。进展期肿瘤患者叶酸摄入不足较常见。叶酸需求量的增加可见于自身免疫性溶血性贫血、术后、长期静脉输液治疗以及肿瘤细胞迅速增生竞争叶酸的利用。叶酸缺乏也可于应用叶酸拮抗药物（如甲氨蝶呤）后发生。

(2) 维生素 $B_{12}$缺乏多见于胃（产生内因子的部位）切除术后的肿瘤患者，也可见于淋巴瘤累及回肠（维生素 $B_{12}$吸收部位）导致吸收不良的患者。

**3. 慢性病性贫血（ACD）**

**(1) 发病机制** ACD 是由外源性抗原作用引起免疫应答反应，产生细胞因子并直接抑制 EPO 生成和功能的免疫反应性疾病。ACD 可见于局限期肿瘤患者，伴发广泛转移的 ACD 病情常较重。

肿瘤坏死因子（TNF）和 IL-1 水平升高主要见于恶性肿瘤和炎症，通过干扰素（IFNs）间接引起贫血。TNF 激活骨髓基质细胞产生 IFN-β，IL-1 作用于 T 淋巴细胞产生 IFN-γ。IFN-β 和 IFN-γ 均可直接抑制红细胞的生成。

新蝶呤水平可反映 IFN-γ 介导的巨噬细胞激活，在恶性肿瘤患者体内也可升高。血红蛋白浓度与血中新蝶呤和 IFN-γ 的水平成负相关。IFN-γ 也可抑制粒细胞生成，但 ACD 多不表现为粒细胞减少。IL-1 也可刺激 G-CSF 和 GM-CSF 的释放，两者可克服 IFN-γ 的抑制作用。

**(2) 诊断**

**1) 血常规** ACD 时红细胞通常为正细胞正色素性的。某些患者的红细胞可为小细胞低色素性。网织红细胞计数可正常或轻度增高。

**2) 血清铁检查** ACD 诊断标准包括血清铁和转铁蛋白（总铁结合力）降低，血清铁蛋白可正常或升高，可溶性转铁蛋白受体水平正常。

3) 骨髓检查可见红细胞无效性生成，多表现为无核红细胞嗜多色程度减低，红细胞寿命缩短以及铁粒幼红细胞数减少。网状内皮铁可正常，升高或降低。

**(3) 治疗**。ACD 很少严重到需行红细胞输注治疗。多数情况下，重组人 EPO 可以纠正 ACD。

**4. 细小病毒组 B19 引起的贫血** 细小病毒组 B19 是导致溶血性贫血患者发生一过性急性再生障碍性贫血危象的病原体。此并发症也见于接受化疗的患者，尤其多见于白血病化疗患者。细小病毒急性感染主要表现为贫血加重，皮疹和多关节痛。

免疫抑制的宿主如不能产生抗病毒的中和抗体，感染可持续存在并导致慢性骨髓功能衰竭，通常表现为贫血。病毒感染靶点主要是红系祖细胞。骨髓象表现为红细胞系增生障碍。市售的高免疫 γ 球蛋白治疗可能有效。

**5. 单纯红细胞再生障碍（PRCA）** 是骨髓红细胞系统的重度再生障碍性疾病。

**(1) 发病机制** 尽管曾有报道示超过一半以上 PRCA 与胸腺瘤有关，然而新近的研究结果显示此相关性仅 10%。淋巴增生异常及各种肿瘤均与 PRCA 的发病相关。胸腺瘤极少并发单纯中性粒细胞减少。

**(2) 诊断** 血常规示正细胞正色素性贫血及网织红细胞减少。骨髓活检示红系祖细胞、正常巨核细胞和骨髓造血细胞显著减少或消失。若伴随胸腺瘤，胸片可示纵隔肿瘤。

**(3) 治疗** 手术切除胸腺瘤可以使20%的PRCA缓解。无论患者有无胸腺瘤，应用环磷酰胺、环孢霉素A或抗胸腺细胞球蛋白的治疗均有效。

**6. 温抗体（IgG）免疫溶血**

**(1) 发病机制** IgG抗体所致的自身免疫性溶血多见于淋巴细胞增生性肿瘤患者。超过一半的患者存在恶性肿瘤，但仅有2%的病例为实体瘤。此并发症也可见于多种细胞增生抑制药物（如氟达拉滨）治疗后。表面吸附IgG的红细胞可被单核吞噬细胞系统移除，主要移除部位在脾脏（血管外溶血）。

**(2) 诊断** 温抗体自身免疫溶血的患者多隐匿性起病，表现为重度贫血，轻度黄疸和脾大。血涂片示红细胞呈嗜多色性，球形红细胞显著增多，通常可见有核红细胞。典型表现为网织红细胞升高，若其他诱发贫血的因素共存时该值也可正常。使用抗Ig-G或抗补体抗血清进行的直接抗人球蛋白试验（DAT或Coombs’试验）阳性，对Rh血型系统具有特异性。

**(3) 治疗** 泼尼松以及有效地治疗原发肿瘤对温抗体免疫溶血的治疗是很有必要的。实体瘤伴随免疫溶血的患者对泼尼松反应性较差。对激素治疗反应性差或需要长期皮质激素治疗的患者，如果一般状态允许需行脾切除术。同时也可考虑应用利妥昔单抗治疗。

**7. 冷抗体（IgM）免疫溶血**

**(1) 发病机制** 冷凝集素是在低温环境下结合于红细胞表面并连接补体的IgM分子。在37℃时，IgM分子自细胞分离，但补体仍固定不动。冷凝集素多见于淋巴瘤患者，而在其他恶性肿瘤中较少见。除了体内具有高效价（>1∶10 000）冷凝集素的患者外，明显溶血（多指血管内）较少见。

**(2) 诊断** 高效价冷凝集素患者可出现肢端发绀或雷诺现象。血涂片可见红细胞凝集，但球形红细胞无明显增多。4℃时DAT呈强阳性，在37℃时仅与抗补体血清呈阳性反应。

**(3) 治疗** 利妥昔单抗，每周375mg/m$^2$，连续4周通常有效。苯丁酸氮芥或环磷酰胺对有症状的慢性冷凝集素病的患者有效。

**8. 伴有红细胞破裂的微血管病性溶血性贫血（MAHA）** 多见于腺癌（尤其是胃癌）和血管内皮瘤患者。MAHA病理生理学发病机制包括DIC导致纤维蛋白血栓形成、肺管腔内瘤栓形成，内膜增生引起肺小动脉狭窄或化疗产生副作用。多数MAHA患者可能存在DIC或化疗相关性血栓性血小板减少症。

**（五）血小板破坏增加引起的血小板减少症**

血小板生成减少是肿瘤患者中血小板减少症最常见的病因。脾隔离症可引起血小板减少，常伴有贫血。血小板破坏增加与血小板寿命缩短有关，但骨髓巨核细胞正常。

**1. DIC** 是肿瘤患者血小板破坏增加的最常见诱因。

**2. 特发性血小板减少性紫癜（ITP）** 多见于淋巴细胞增生性疾病，尤其是恶性淋巴瘤和慢性淋巴细胞性白血病，很少见于实体肿瘤。ITP 血小板减少主要归因于吸附 IgG 的血小板受到单核吞噬细胞系统的破坏。

**（1）诊断** 若无 DIC 或药物诱发的血小板减少的证据，而骨髓巨核细胞数正常或升高，应疑诊 ITP。

**（2）治疗** 控制伴发疾病对 ITP 的治疗是至关重要的。

1）可用泼尼松，60～80mg/d 口服。某些患者予单药烷化剂或长春碱治疗，病情可以显著缓解。对于上述治疗失败，有症状的血小板减少症或需要长期相对高剂量泼尼松治疗的患者，推荐进行脾切除术治疗。

2）很多 ITP 病例是慢性的，血小板计数在 50 000～80 000/μl 之间。对无症状的患者建议观察而不予长期免疫抑制治疗。

**3. 化疗诱发的血栓性血小板减少性紫癜（TTP）或溶血性尿毒综合征（HUS）**。TTP/HUS 可见于接受治疗的肿瘤患者，尤其是使用丝裂霉素 C 治疗的腺癌患者。超过 90% 的病例与应用丝裂霉素 C 治疗相关。当累积剂量 >60mg 时大约 10% 接受丝裂霉素 C 治疗的患者并发 TTP/HUS。血液制品输注可加重临床症状。顺铂、博来霉素、环孢霉素或吉西他滨治疗也与此并发症有关。TTP 同样可见于应用氯吡格雷（波立维）、噻氯匹定（力抗栓）和他克莫司（预防移植排斥反应性用药）治疗时。

化疗诱发的 TTP/HUS 可出现于治疗结束后 2～9 个月，甚至是病情缓解时（约占 1/3）。65% 的此综合征患者可出现非心源性肺水肿，若不积极治疗可迅速致死。

**（1）诊断** TTP/HUS 特征性表现为小动脉和毛细血管广泛透明物质沉积。其诊断标志为微血管性溶血和重度血小板减少；其他特征包括血清 LDH 水平显著升高，快速进展的神经系统病变、发热和肾功能不全。DIC 相关的凝血功能未见异常。

**（2）治疗** 血浆输注和血浆置换在缓解 TTP/HUS 方面疗效颇高。利用葡萄球菌蛋白 A 体外免疫吸附循环 IgG 免疫复合物治疗化疗诱发的 TTP/HUS 也可使一半的患者受益。在开始治疗 7～14 天后血小板计数和 LDH 水平可恢复正常。

**（六）粒细胞减少症**

肿瘤患者的粒细胞减少多由化疗、放疗、其他药物、重度感染或骨髓结核病引起。免疫或细胞因子可介导 T-γ 淋巴细胞增生性疾病（大颗粒 T 淋巴细胞综合征）以及罕见的胸腺瘤相关的粒细胞减少症。实验证据同样支持副肿瘤性粒细胞生成抑制综合征的存在。此部分在本书其他章节有阐述。

**（七）单核细胞减少症**

单纯出现的单核细胞减少无临床意义。单核细胞减少症可见于所有原因引起的再生障碍性贫血，是毛细胞性白血病的常见表现和重要诊断依据。

**（八）成分输血治疗**

**1. 红细胞输注**

**（1）输注浓缩红细胞**（PRBCs）的目的是提高血容量（当急性失血威胁循环系统的稳定性时同时输注盐或胶体溶液）以及增加携氧能力（当贫血威胁到或引起组织缺氧时）。多数患者可耐受慢性、中重度贫血。是否需行输血，在血红蛋白值方面没有明确规定。对于充血性心衰或心衰前期的患者，输注 PRBCs 目的是提高血液携氧能力，或者逆转心脏或中枢神经系统的缺血症状。当引发症状的血红蛋白水平可以确定时，慢性贫血患者可预防性输注红细胞以使血红蛋白水平高于发病临界值。

（2）输血反应

1）**发热和寒战** 多数发热反应由受血者体内直接对抗粒细胞抗原的抗体和供血者血液中粒细胞表面的特异性人白细胞抗原（HLAs）反应引起。反复接受输血治疗的患者 80% 可出现发热反应。此反应通常在输血开始后不久发生，持续 2～6 小时，也可持续 12 小时。

2）过敏反应包括荨麻疹，可见于 5% 的输血患者。此类输血反应是由受血者体内直接抗免疫球蛋白成分和抗其他存在于供血者血浆内的蛋白成分的抗体引起。过敏反应通常较轻且抗组胺剂治疗有效。

此反应或过敏症在先天性 IgA 缺乏并已形成了抗 IgA 抗体的患者中多见（每 800 人中可见 1 人患病）。通过输注去除了供者血浆的洗涤或冷冻红细胞可以预防过敏反应。

3）急性血管内溶血性输血反应多由人为因素造成的血液制备或输血错误引起。发热和寒战常于输血开始后的前 30 分钟内出现，并常伴发背痛、胸部压迫感、心动过速、低血压、呼吸急促、恶心、呕吐、少尿、血红蛋白尿和 DIC。致死性溶血性输血反应的发生率为 1∶100 000。血浆检查并与输血前的血样比较有助于确定诊断，其特征性结果为：血浆游离血红蛋白（粉红色血浆）和正铁白蛋白（棕色血浆）增高。还应对交叉配血过程中检测过的抗体水平进行详细评估。

4）迟发性溶血性输血反应在输血后 5～14 天出现，尤其可伴随出现抗 Kidd、Duffy、Kell 抗原或 Rh 血型系统的同种异型抗体。迟发性溶血性输血反应为血管外溶血，主要表现为黄疸，输血后血红蛋白水平不升高。在此类病例中，有输血或妊娠史的患者可获得同种异体免疫，但抗体因浓度较低而于输血当时未被检出；却可于再次输血时引发抗体记忆反应。

5）输血后紫癜表现为重度血小板减少，多于输血后 5～8 天内出现，可见于 2% 的缺少 $Pl^{A1}$ 血小板抗原的患者。

6）细菌污染少见于浓缩红细胞悬液（通常为冷致病性革兰阴性菌感染），但更多见于贮藏（室温）时间超过 4 天的血小板悬液。

7）**病毒污染** 血液制品捐赠前的筛查和捐赠后的血清学检查均可显著降低输血介导的病毒感染的发病率［乙型肝炎病毒，丙型肝炎病毒和人类免疫缺陷病毒（HIV）］。输血介导病毒传播（每单位血液实验室检查阴性）的风险如下：

乙型肝炎病毒，1∶150 000

丙型肝炎病毒，1∶1 200 000～1 900 000

HIV，1∶1 400 000～2 100 000

人 T 淋巴细胞白血病/淋巴瘤病毒 1 型和 2 型（HTLV）1∶640 000

8）**移植物抗宿主病**（GVHD）可于输注血细胞后出现，多见于接受非清髓性预处理方案的骨髓移植（BMT）患者，或急性淋巴细胞白血病及先天性免疫缺陷病的患者。如果供血者与受血者的 HLA 单倍体之一为同型结合体，特别是供血者为一级亲属时，GVHD 也可见于无免疫应答的患者。在输血前进行血液照射可以预防 GVHD。

9）其他并发症包括大量输血相关并发症（循环超负荷、低钙血症、高钾血症、低体温），长期输血引起的铁超负荷以及同种异体免疫。

**（3）红细胞制品的应用**

**1）新鲜全血**　无

**2）PRBCs**　红细胞输注治疗的主要血制品。

**3）洗涤红细胞**　适用于有 IgA 缺陷（尤其是抗 IgA 效价过高），输血相关的荨麻疹病史，需要避免输注补体或极少数对血浆高度敏感的患者。

**4）去白细胞的 PRBCs**　适用于需要长期输液治疗和之前出现发热性非溶血性输血反应的患者；也适用于免疫缺陷患者，以降低输血传播 CMV 风险（尤其当不能获得血清 CMV 阴性制品时）。可以通过离心，洗涤或滤过法去除（后者最常使用）粒细胞，得到每单位血液粒细胞数少于 $5 \times 10^8$ 血液制品。

**5）冰冻红细胞**　是罕见血型输血的来源，常见血型输血的备用制品，也是当盐水洗涤或去白细胞的 PRBCs 无法避免发热或过敏性输血反应的替代血液制品，是自体供血的补充疗法。需要多次洗涤去除冷冻红细胞中的低温防腐剂，以提供无粒细胞，血小板和血浆成分的悬液。其主要缺陷是治疗费用高且贮藏和制备细胞耗时长。

**6）伽马射线照射的 PRBCs**　可以避免受血者体内输入活性 T 淋巴细胞诱发输血相关的 GVHD。常用剂量为 1 500cGy。

7）与预期结果相反，亲属或朋友献血较自愿献血相比并没有提高预防病毒传播的安全性（原因可能为在采血前筛查的过程中收集到的供体病史不可靠）。此外，当免疫缺陷患者接受一级亲属供血时，输血相关性 GVHD 的发病风险增加。

**2. 粒细胞输注**　血浆分离置换收集的粒细胞对粒细胞减少症患者的疗效不佳。决定败血症预后的主要因素在于骨髓功能恢复程度。粒细胞输注常可导致 GVHD 和 CMV 的传播。预防性输注治疗多无效。针对重度免疫抑制患者采用粒细胞输注治疗时，所输细胞应接受照射，并且血清 CMV 阴性的受血者应接受同样阴性的粒细胞液。

G-CSF 和/或糖皮质激素有助于增加供者的粒细胞。供血者和受血者的红细胞 ABO 抗原和 Rh 抗原必须相匹配。只有满足如下全部条件，每日输注粒细胞方可获益，包括：

（1）骨髓功能可以恢复，但 1 周内无法恢复的患者。

（2）粒细胞绝对计数 <200/μl。

（3）血培养证实存在严重细菌或真菌感染。

（4）感染经抗生素治疗无效。

**3. 血小板输注**

**（1）决定血小板输注的因素**

**1）血小板计数**　自发性出血罕见于血小板计数高于20 000/μl的患者。但血小

板计数 < 10 000/μl 时自发性出血的风险增高，尤其见于因血小板生成减少而非血小板破坏增多引起的血小板减少症。进行性加重的血小板减少症与血小板计数稳定或增加相比，更易合并活动性出血。

2）**血小板寿命** 幼稚血小板（如外周血破坏后产生的）多较大，与成熟血小板相比可以更有效地止血。通常情况下，免疫或感染相关的重度血小板减少症患者很少合并严重出血。

3）局部措施无法控制的活动性出血，或出血进入重要或难以触及的脏器是任何程度血小板减少症患者输注血小板的绝对适应证。

4）发热、感染和皮质激素治疗可以增加血小板计数减低患者发生重度出血的风险。

5）患者若使用影响血小板功能的药物和患有相关疾病，即使血小板计数足够，在出血或手术时也需输注血小板。

6）免疫性血小板减少症输注血小板通常无效。

7）对血小板输注无效的血小板减少症患者可能属同种异体免疫，也可合并 DIC、TTP/HUS 或 ITP。

（2）**血小板输注的相关问题** 大多数血小板由血小板单采获得，血小板浓缩物的白细胞含量低于 $5 \times 10^6$；可称为去白细胞的血小板制品。

1）**同种异体免疫** 供血者和受血者 ABO 和 HLA 相容性对于输液后血小板计数能否获得提高是至关重要的。同种异体免疫需要Ⅰ类和Ⅱ类 HLA 的存在。单纯血小板输注并不能导致抗体的出现，原因是其只携带Ⅰ类 HLA 和血小板特异性抗原；同种异体免疫的出现所必需的Ⅱ类抗原主要由输注的单核细胞，淋巴细胞和树突状细胞提供。Rh 抗原对血小板输注后同种异体免疫反应的发生所起作用较小。

2）**血小板输注后反应** 污染所致的感染较少见，但比 PRBCs 常见，其原因是血小板制品常于室温下贮藏 5 天。由供血者血小板浓缩液中混入的少量红细胞所致的溶血反应对受血者影响很小。发热反应多见于 ABO 相容性血小板输注，原因如下：①受血者白细胞抗体攻击附含在浓缩血小板输注液内的供血者白细胞。此反应可通过有效去除血小板浓缩液中的白细胞来预防；②保存过程中由粒细胞释放的细胞因子，尤其是 TNF-α 和 IL-1β（特殊类型致热源）的被动输注，可通过在储存血小板前去除白细胞来预防；③受血者抗体对抗供血者血液内的细胞和蛋白，形成免疫复合物引起细胞因子的释放。此反应源于非相容的血小板，与白细胞是否去除无关，若条件允许，可进一步检测 HLA 抗体或血小板特异性抗体加以验证。

3）去白细胞滤器可以滤去供血者体内的白细胞成分，通过微型纤维过滤器的屏障滞留作用，吸附白细胞至过滤材料以及介导血小板 - 粒细胞相互作用来实现。

（3）血小板制品输注的选择需要考虑到未来的输血和同种异体免疫产生的情况。

1）**随机血制品**（ABO 相容性）可从多个供血者全血中获得。血小板浓缩液（未考虑 ABO 相容性）可用于短暂且无复发可能的血小板减少或立即需要血小板输注的患者。

2）**单供体血小板输注**（血小板分离置换法）可以通过密度离心法获取。从一名供血者可获得6~8单位血小板，每周可采集2~3次。针对由于延迟性同种异体免疫反应需要反复血小板输注的患者，首选单供体浓缩血小板。化疗可以降低血小板引起同种异体免疫反应的风险。

3）交叉配血ABO相容的血小板输注适用于同种异体免疫患者。

4）**HLA相合血小板** 同种异体免疫患者必须输注HLA相合血小板，但此类血小板难以获得。同胞兄弟姐妹中有1/4的机会HLA配型完全相合，普通人群中配型相同的概率为1/1000。

5）即将接受骨髓移植的患者应避免输注家庭成员的血小板。而在开始进行骨髓移植预处理后，骨髓捐献者可作为HLA相合血小板的来源。

**（4）预防性输注**

1）**急性白血病** 对无发热的患者推荐进行预防性输注，以维持血小板计数在10 000/μl以上，若存在发热要求该值达20 000/μl以上。

2）再生障碍性贫血患者，应尽量避免预防性输注治疗。

3）**妊娠** 分娩前若血小板计数<100 000/μl应预防性输注浓缩血小板。分娩后1周，血小板计数应维持在50 000/μl以上。对伴发血小板减少的持续或大量产后出血患者，应评估其发生DIC的可能性。骨髓抑制治疗或白血病引起的血小板减少的妊娠患者可预防性输注血小板。

（5）血小板输注的疗效可通过测量血小板输注前，输注1小时和24小时后的血小板计数来判定，若患者输注1小时后血小板计数未升高25 000，则考虑输注血小板失败。24小时的结果可受伴随的血液学并发症影响。

**（6）其他措施**

1）影响血小板功能的疾病（如尿毒症）患者可以通过透析，冷沉淀物或醋酸去氨加压素（DDAVP）联合ε-氨基己酸（EACA；氨基己酸）改善血小板功能。继发于副蛋白的血小板功能障碍患者，需控制伴发疾病或进行血浆置换法治疗。

2）DDAVP对于阿司匹林所致的血小板功能障碍患者有效，用药剂量为0.3mcg/kg，超过20分钟。

3）**对血小板输注无效的同种异体免疫患者** 大剂量静脉输注γ-球蛋白（每日400mg/kg连续5天）用于血小板输注无效的患者，有时可提高血小板数量。交叉配型相合的血小板也有一定疗效。在特殊情况下可进行经验性的血浆置换治疗。

4）经血过多合并血小板减少的患者应予甲羟孕酮，每日20mg PO，以诱导闭经。若血小板计数允许接受肌内注射，也可选择醋酸亮丙瑞林，每月3.75mg IM。治疗需持续进行直到血小板计数超过60 000/μl。

**4. 血浆蛋白输注**

**（1）制品**

1）**新鲜冰冻血浆（FFP）** 包含全部凝血因子，可以用作所有获得性凝血因子缺失（如DIC、大量输血、肝脏疾病）的替代治疗。FFP的适应证包括：①单一凝血因子缺乏的替代治疗；②逆转大量输血后引起的凝血因子缺乏；③逆转需要立即手术或有活动性出血患者的华法林效应；④抗凝血酶（AT）缺乏或TTP的治疗。

2）**冷沉淀** 包括von Willebrand因子、纤维蛋白原（Ⅰ因子）、Ⅷ因子和Ⅷ因子。当需要避免血浆治疗引起的血容量负荷过重以及重度冯·威利布兰德病（血友病）时，选用冷沉淀对于治疗获得性纤维蛋白原和Ⅷ因子缺乏（如 DIC）有效。

3）**血浆蛋白组分** 从数千名供血者的血浆混和物中分离获得，目前开发的商品如下：①纤维蛋白原因 100% 并发肝炎而被禁用；②凝血酶原复合物（Ⅱ、Ⅶ、Ⅸ、Ⅹ因子、蛋白 C 及蛋白 S）适用于先天性因子缺陷病和少见的因香豆素过量应用所致的危及生命的大出血。此血制剂并发肝炎的风险为 60%。凝血酶原复合物也可诱发静脉血栓形成和/或 DIC，但经改良其风险已降低；③白蛋白和纯化蛋白组分具有相同的白蛋白浓度且治疗费用相当。两者有助于扩充血容量，但对于因吸收不良，肾病或肝硬化所致的慢性低白蛋白血症，以及作为营养补充品则无效；④γ-球蛋白适用于被动免疫治疗。

4）Ⅳ型超免疫 γ-球蛋白需以低于 1ml/min 的速度输注以避免并发症出现。这一昂贵的制品仅在少数临床条件下可作为重要的治疗手段：①先天性体液免疫缺陷；②合并反复细菌感染，预防性抗生素治疗无效的获得性体液免疫缺陷（如慢性淋巴细胞白血病、淋巴瘤、骨髓瘤）；③血小板输注引起的血小板同种异体免疫；④在 ITP 并发重度或威胁生命的出血，妊娠期合并皮质醇耐药性重度血小板减少症，或行脾切除术止血困难等情况下。

**（2）治疗风险**

1）**过敏** 所有血浆制品都有发生血清病反应的风险。对剩余白细胞抗原的反应也可导致发热、荨麻疹或红斑等症状。

2）当输注 FFP 时应严密监测循环超负荷。输液速率过快（100ml/min）可出现枸橼酸盐中毒。

3）所有血浆制品都有导致乙型肝炎、丙型肝炎、D 型肝炎、HIV、CMV 以及 EBV 感染的风险。①高危：纤维蛋白原，凝血酶原复合物，反复应用冷沉淀；②中危：筛查出血浆乙型肝炎表面抗原阳性的单供体血制品；③低危：γ-球蛋白、白蛋白、纯化蛋白组分（无 HIV）。

## 三、凝血功能紊乱

### （一）肿瘤患者血栓形成

自 1865 年 Trousseau 首次报道后，肿瘤患者出现多发或游走性静脉血栓栓塞（VTE）已被多次报告。也有报告显示并发 Trousseau 综合征的肿瘤患者还可出现逐渐加重的间歇性跛行和缺血性心脏病。因此，肿瘤的存在就意味着患者具有“高凝”或“血栓形成”状态。

二尖瓣或主动脉瓣区形成的纤维蛋白 - 血小板赘生物可导致非感染性（“非细菌性”）心内膜炎，伴有外周器官的反常性栓塞。不到 1/3 的无发热患者可出现心脏杂音。多数赘生物小于 2mm，无法从超声心动图探察到。

1. **发病率** 肿瘤患者血栓形成的总体发病率为 10%~15%，尤其多见于手术后期。肿瘤患者术后 VTE 风险约是非肿瘤患者的 2 倍（37% vs. 20%），肿瘤患者发生致死性肺栓塞的风险是其他人群的 4 倍以上。

约有 5%~10% 的原发性 VTE 患者最终确诊为恶性肿瘤，尤其是在确诊 VTE 的

6个月内。近一半播散性肿瘤患者在尸检时可见肺栓子，且1%～15%患者在确诊肿瘤之前已存在肺栓子。最常并发血栓形成的恶性肿瘤是MPDs、胃肠道肿瘤、肺癌或卵巢癌。只有7%的胰腺癌患者可出现典型的Trousseau综合征。

**2．血液高凝机制**

**（1）肿瘤相关性血栓形成的因素如下：**

1）肿瘤血管破裂暴露胶原和内皮基底膜可激发凝血。肿瘤的新生血管形成可激活Ⅻ因子和血小板反应物。

2）肿瘤直接产生各种促凝血因子。最具特征的凝血物质为组织因子样促凝血因子（TF）。TF与Ⅶa因子形成复合物激活因子Ⅸ和Ⅹ，激活凝血酶原复合物启动级链式反应。①正常情况下，仅在血管外膜成纤维细胞和其他基质细胞上表达的TF，可由许多实体瘤细胞和白血病细胞产生；②TF也是促进肿瘤生长和血管形成的重要因子。TF的表达与多种肿瘤的恶性表型直接相关。TF上调肿瘤细胞的血管内皮生长因子（VEGF）表达。VEGF进而上调TF表达。TF也可通过与蛋白酶活化受体（PARs）的相互作用诱导血管新生。

3）肿瘤细胞和免疫调节细胞在病理状态下释放炎症性细胞因子（CKs），尤其是TNF和IL-1。这些CKs可诱导肿瘤相关性巨噬细胞和内皮细胞表达TF。内皮细胞在CKs影响下可成为促凝血物质。①CKs同样可上调黏附分子，血小板活化因子和纤溶酶原激活物抑制剂-1（PAI-1）；②CKs可下调血栓调节蛋白和内皮细胞蛋白C受体的表达。

4）因此，肿瘤患者的血液高凝状态可以通过凝血级联反应和血小板的激活，内皮细胞黏附作用的增强，纤维蛋白溶解作用的抑制以及抗凝血蛋白C通路的抑制而形成。

**（2）伴发因素**　如老年、手术、导管插入、感染以及化学治疗对血液高凝出现临床症状起促进作用。长期卧床或肿瘤造成的血管受压引起静脉淤滞，也促进高凝状态的形成。

（3）导致血栓形成风险增加的肿瘤治疗方案为BMT前的高剂量化疗，贝伐单抗（阿瓦斯汀）、氟尿嘧啶、沙利度胺及其衍生物，以及高剂量的雌激素。有报告显示某些细胞毒性药（门冬酰胺酶、博来霉素、卡莫司汀、顺铂、丝裂霉素C、长春碱）可引起VTE，但其发病率和发病机制不明。

1）他莫昔芬单药可轻微增加静脉微血栓形成的风险（1.5～2倍左右）；当与化疗联合可显著增加静脉和动脉血栓形成的风险，尤其是绝经前妇女。芳香化酶抑制剂用于绝经后乳腺癌妇女也同样增加了血栓形成的风险。

2）凝血酶原G20210A基因变异的出现，或遗传性$V^{leiden}$因子突变所致的活化蛋白C抵抗均可增加激素疗法的风险。然而，这些基因变异并不是接受细胞毒性药化疗患者进展为VTE的重要因素。

3．肿瘤患者反复发生血栓的治疗较困难，其原因是对治疗不敏感且具有并发大出血的潜在危险。

**（1）抗凝治疗**　静注标准剂量普通肝素（UH），低剂量UH（LDUH），适量SCUH（监测部分凝血活酶时间），以及根据体重应用低分子量肝素（LMWH）都是初始治疗方案，可依据临床和社会环境进行选择。

1）LMWH 的优点在于可以院外治疗静脉血栓，而无需进行凝血试验；用药 8～12 天后可改行华法林口服治疗。

2）LMWH 可长期应用，无需定期改用华法林口服治疗。针对肿瘤患者 VTE 后的Ⅱ级预防，研究显示应用 LMWH 长期治疗 3～6 个月组的疗效显著优于华法林组。

3）若有潜在出血的危险，国际标准化比值（INR）为 1.4～1.9 时可使用低剂量华法林。对于复发性血栓的治疗，可增加华法林的用量以维持 INR 外于高水平。对于肿瘤患者是否需要维持华法林治疗尚未明确。

**（2）抗凝治疗的禁忌证包括如下：**

1）已存在凝血缺陷或出血。

2）无法触及的溃疡（如胃肠道溃疡）。

3）近期有出血或行眼部或中枢神经系统手术。

4）重度高血压或细菌性心内膜炎。

5）局部麻醉或腰麻；T 导管引流。

6）妊娠期（若必需行抗凝治疗时，可选择 UH 或 LMWH，原因是其透过胎盘的能力较华法林低）。

（3）腔静脉阻断，通常使用格林菲尔德滤器，适用于禁行抗凝治疗的患者。此滤器可以有效防止肺栓塞，但复发 VTE 的风险增加。

（4）条件允许可试穿压力梯度长袜，尤其适用于术后患者。

（5）切除肿瘤可以控制血栓形成进程，但通常难以实现。

**（6）肿瘤患者抗凝治疗的特殊注意事项**　对肿瘤终末期患者进行 VTE 治疗，并不是为了防止由于肺栓塞或其他并发症导致的死亡，而是缓解四肢和胸部的疼痛。肿瘤患者应用华法林抗凝治疗的方案尚未统一，而且由于营养低下、肝功受损、感染以及伴随治疗（尤其是抗生素）等因素的存在而使药物治疗后的反应难以预知。另外，由于化疗可能引起血小板减少症，故有时必须临时中断抗凝治疗。

**4．肿瘤患者静脉血栓的预防**

（1）若不进行预防，肿瘤患者术后合并静脉血栓形成的风险高达 35%。LMWH 或 LDUH 的应用可使其降低到 13%，附加滤网等预防可以使风险降至 5%。抗凝药物之间并无明显差异，但高剂量疗效优于低剂量（如依诺肝素日 1.5mg/kg 而非 1.0mg/kg；LDUH5 000 单位 SQ 每日 3 次而非每日 2 次）。有些专家建议预防性治疗至少维持 1 个月，可以提高疗效且不会增加出血的风险。已报道的并发出血的概率较低，无明显出血危险因素的患者更是如此。

1）麻醉相关事项　接受噻吩并吡啶类血小板抑制剂（氯吡格雷，噻氯匹定）的患者应在术前 2 周停药。应在血中肝素水平处于低谷时进行脊椎麻醉。

2）1%～5% 接受 LDUH 治疗的患者可出现肝素诱发的血小板减少，接受 LMWH 的患者出现此类并发症的概率低于 1%。

**（2）中心静脉导管置入**　低剂量的华法林或 LMWH 对降低导管诱发的血栓形成并发症无明显疗效。血栓形成的风险增加主要见于导管尖端固定不良，左侧静脉导管插入，年龄大于 60 岁或转移性疾病的患者。

**(3) 化疗**　正在接受化疗的肿瘤患者并发 VTE 的风险明显增高。然而，到目前为止尚不支持针对化疗患者进行预防性治疗。

**5. 特发性 VTE 的诊断性检查**

(1) 静脉血栓形成的临床诊断主要通过体格检查和静脉超声或静脉造影术获得。静脉造影术和纤维蛋白原摄取试验的诊断价值高于静脉超声。静脉血栓，心脏杂音以及动脉栓塞的出现均可提示有产生黏蛋白的肿瘤存在。

(2) 存在以下症状的患者应积极寻找隐匿性恶性肿瘤：

1) 自发性深静脉血栓或肺栓子。

2) 自发性深静脉血栓合并动脉血栓形成。

3) 复发或多发的自发性血栓。

4) 对抗凝治疗耐药的血栓。

5) 伴发副瘤综合征和血栓形成。

(3) 对于患有血栓性疾病患者，可用于筛查隐匿性肿瘤的手段包括：详细询问病史和全身体格检查（包括直肠和骨盆检查），CBC，LFTs，LDH，年龄大于 50 岁的男性患者进行前列腺特异性抗原检测，尿检验，便隐血试验以及胸部影像学检查。怀疑恶性肿瘤的患者应进行盆腹腔 CT 和癌胚抗原检测。

对于自发性 VTE 患者采用超过普通检查的手段筛查肿瘤并未获得认可，因其不能实现生存获益。

(4) 对于首次出现自发性血栓的健康人可以进行凝血功能的实验室检查，以发现诱发血栓形成的相关生物学缺陷。此类测定法包括：

1) 狼疮抗凝物的测定和血清抗磷脂抗体测定。

2) 蛋白 C 和 AT 功能测定。

3) S 蛋白（总体或游离 S 蛋白的免疫测定）的功能测定。

4) 活化蛋白 C 抵抗的凝固试验（若测定结果阳性，可行 $V^{Leiden}$ 因子的基因检测）。

5) 异常纤维蛋白原血症的筛查（凝血酶时间、纤维蛋白原免疫学和功能测定）。

6) 全血浆高半胱氨酸。

7) 凝血酶原基因突变的遗传学检测（凝血素 20210A）。

8) 肿瘤患者出现下述实验室检查结果并不能预测是否合并血栓栓塞性疾病：血小板水平升高、血小板激活标记物、凝血酶标记物、纤维蛋白原和Ⅴ、Ⅷ、Ⅸ、Ⅸ因子；以及血浆 AT 水平降低；纤维蛋白溶解活性抑制。

**(二) DIC 可由多种疾病诱发**

除外少数的产科手术或创伤造成的凝血功能障碍，DIC 多数源自感染性疾病或肿瘤。DIC 是转移癌患者最常见的并发症，可源自转移灶本身或合并的感染。可同时出现局限性或广泛性的血栓形成和出血。DIC 的发病率取决于 DIC 定义和选择的诊断试验。重度 DIC 仅在下列两种恶性肿瘤常见：前列腺转移癌和急性粒细胞增多性早幼粒细胞白血病（M3 型）。

**1. DIC 的发病因素**　各种诱发因素产生促凝血物质或使其释放入血，克服抗凝机制，导致凝血酶形成和 DIC。毛细血管床内皮和单个核炎性细胞是宿主抵抗器官和组织损伤的重要机制。内皮组织的损伤或感染可激活后继的“全身炎性反应综合征”，后者可导致微血管血栓形成并引起多器官功能衰竭。引发 DIC 的情况概述如下：

(1) 组织因子和细胞因子级联反应所致的血栓形成见本节。一旦 TF 在单核细胞和内皮细胞表面表达，即可促进凝血酶的产生以及纤维蛋白和血小板沉积。

(2) 凝血酶产生后可通过激活下述因子放大凝血和炎症反应。

1) 因子Ⅷ、Ⅴ和Ⅺ，进一步激活凝血酶。

2) 血小板，引起血小板聚集和活化。

3) 促炎症因子，经 PARs 途径。

4) ⅩⅢ因子，通过共价交联作用使纤维蛋白无法溶解。

5) 凝血酶激活纤溶抑制物，抑制纤溶作用。

6) 粒细胞炎性作用。

(3) 创伤或炎性反应可激活补体成分（C'5 和 C'5～9）并加速凝血反应。C'4b 结合蛋白可通过结合蛋白 S 转化为促凝血和促炎症因子，同时降低游离蛋白 S 水平，并通过内皮蛋白 C 受体通路延缓炎症的消退。

**(4) 炎症反应的上调主要由位于内皮细胞，血小板和粒细胞中的凝血蛋白酶**（如凝血酶、Xa、Ⅶa-TF）经 PARs 诱发。

(5) 具有抗炎作用的活化蛋白 C 可在蛋白 S 存在时使 Va 和Ⅷa 因子失活，从而降低凝血酶生成速率。蛋白 C 在内皮细胞表面可被凝血酶－血栓调节素复合物激活。血栓调节素在发生破裂和炎症反应的微循环的毛细血管床内分布最为广泛。

(6) AT 是重要的循环丝氨酸蛋白酶抑制剂，可中和凝血酶、凝血因子 Xa 以及其他促凝丝氨酸蛋白酶。AT 在 DIC 进程中被大量消耗。

(7) DIC 时纤维蛋白溶解作用受损，引起持续性的小血栓形成。在 DIC 和多器官功能衰竭的患者体内，组织纤维蛋白溶酶原激活剂和 PAI-1 常升高，而 α-抗血纤维蛋白酶降低。

(8) 脓毒症和其他器官损伤状态下产生的超氧化物和氢氧自由基是促炎症物质，可诱发内皮细胞凋亡，加重毛细血管渗漏。

(9) 受损的内皮组织释放弹性蛋白酶与活化粒细胞相互作用，抑制血栓调节功能，加速 DIC 进程，最终引起内皮细胞脱落并抑制纤维蛋白溶解。

**2. 诊断** DIC 时凝血酶的广泛生成可诱发纤维蛋白沉积，并导致大量血小板、纤维蛋白原、Ⅴ、Ⅷ因子、蛋白 C、AT 和纤溶系统成分的消耗。DIC 临床表现的严重程度取决于潜在的诊断，急性程度，网状内皮系统的完整性和继发性纤溶亢进程度。某些患者可有严重出血，伴所有 DIC 的检查明显异常。另一方面，DIC 的临床症状可能不明显，只表现为副凝固试验阳性和中度血小板减少症。

**(1) 临床特征**

**1) 出血类型** 重度 DIC 患者可多部位同时出血。淤点、淤斑、黏膜出血、穿刺部位、缝线和导管部位的渗出也较常见。慢性 DIC 患者（恶性肿瘤常见的 DIC）出血程度较轻。

**2）终末器官损伤**　微血管病性溶血、低血压、少尿和肾衰竭是重度 DIC 常见的并发症。入球小动脉微血栓形成导致的肾皮质缺血和低血压导致的急性小管坏死是 DIC 患者肾功能不全的主要病因。诱发 DIC 的疾病和 DIC 本身均可引起休克。微血管血栓和血栓栓塞可使任何器官发生功能衰竭（如肢端坏死、神经病变表现和肺功能衰竭）。

**（2）实验室检查**　任何单项检查不足以诊断 DIC。

**1）血涂片**　DIC 时，循环血小板数量减少，显微镜下可见红细胞碎片或球形红细胞。

**2）血小板计数**　DIC 时常并发血小板减少，但单纯出现的 DIC 很少引起血小板计数低于 50 000/μl。DIC 出现严重血小板减少时应寻找引起血小板减少的其他原因。

**3）凝血试验**　凝血酶原时间（PT）和活化部分凝血酶原时间（APTT）可略微缩短，正常或延长。凝血酶时间（TT）延长见于重度低纤维蛋白原血症（<50mg/dl）或纤维蛋白降解产物显著升高时；TT 延长也可见于肝素治疗、异常纤维蛋白原血症或恶性副蛋白血症。

4）纤维蛋白原水平通常下降。其浓度 >50mg/dl（正常范围在 200~400mg/dl）多不能导致 TT 异常。纤维蛋白原是时相反应蛋白，可于妊娠和炎症状态时升高；因此，测量值正常时不能排除实际异常的可能。

5）95% 以上的 DIC 患者行纤维蛋白单体的副凝固试验（硫酸鱼精蛋白或 D-二聚体）呈阳性。

**（3）DIC 和原发性纤维蛋白溶解的比较**　尽管原发性纤维蛋白溶解少见而 DIC 更常见，但两者的鉴别对选择合适的治疗方案是至关重要的。两种病症的比较详见表 4.11。血小板计数，副凝固试验和优球蛋白溶解有利于对两者进行区分。

**表 4.11　急性播散性血管内凝血（DIC）和原发性纤维蛋白溶解的比较**

| 特征 | 急性 DIC | 原发性纤维蛋白溶解 |
|---|---|---|
| 发病率 | 常见 | 罕见 |
| 血小板[a] | 降低 | 通常正常 |
| 副凝固试验（纤维蛋白单体）[a] | 阳性 | 阳性 |
| 血块溶解或优球蛋白溶解时间[a] | 正常或延长 | 迅速 |
| 纤维蛋白原 | 降低 | 降低 |
| 纤维蛋白降解产物 | 常见升高 | 大量 |

[a] 鉴别诊断实验。

**3. 治疗** DIC治疗的关键是消除诱发DIC的根本因素，若患者仅有实验者检查结果异常而无临床表现，可不进行任何治疗。推荐治疗顺序如下：

**(1) 治疗潜在的疾病** 对仅有转移性肿瘤的患者无法进行原发病的治疗，但应用抗生素治疗，进一步手术，放疗或化疗均可能使患者受益。低血压，低组织灌注，酸中毒，低氧血症和诱发疾病（如脓毒症）的治疗应受到重视。

**(2) 血液成分的输注** 应在血小板减少症和出现重度出血时输注浓缩血小板。DIC微血管病可于并发出血性疾病之前就诱发器官衰竭；因此，输注血小板的阈值主要取决于患者和已明确的疾病。

除非是重度的凝血进程，FFP或冷沉淀（纤维蛋白原和Ⅷ因子）常可改善因子缺陷程度。替代治疗需每8小时重复1次，并依据血小板计数、PT、APTT、纤维蛋白原水平和容量状态进行调整。对于心脏储备功能处于临界状态，无法承受大容量FFP的患者，可予以冷沉淀。

**(3) 肝素治疗仍存在争议** 肝素治疗可以提高凝血因子水平但不能降低患者死亡率。然而，肝素可加重出血。肝素治疗对于慢性DIC患者疗效最佳，也可考虑用于DIC引起终末器官损伤时。

**(4) 抗纤溶治疗仅在必要时进行，**如患者有原发性纤维蛋白溶解或DIC伴有威胁生命的出血和继发性纤溶亢进的证据时（如优球蛋白溶解时间缩短）。对于活动性DIC患者应用此类药物可并发重度血栓形成。纤维蛋白溶解可被EACA（氨基己酸）或氨甲环酸抑制；肾衰竭是EACA治疗的相对禁忌证。其负荷剂量为5g，随后以0.5～1g/h静注或2g每2小时口服。若DIC症状减轻时，可单纯应用EACA。而当DIC情况未明或呈进展趋势时，同时应联合肝素治疗。

**(5) 抗血小板药物**（阿司匹林和双嘧达莫）对于未出血的慢性DIC患者可能有效。

**(6) 其他措施** 注射活化蛋白C可以降低败血症死亡率，尤其是DIC诊断明确的患者。关于输注AT治疗，相关试验结果显示其效果不佳。

**(7) 患者的监测** 血小板计数，纤维蛋白原水平和临床状态评估是最常用的监测指标。因为可能发生清除延迟，副凝固试验对监测治疗意义不大。血浆复钙时间（类似于TT）对纤维蛋白降解产物的敏感性颇高；不同于TT，复钙试验不受肝素水平的影响。

### （三）原发性纤维蛋白溶解

原发性纤维蛋白溶解症主要见于转移性前列腺癌，肝硬化晚期、中暑或羊水栓塞的患者。

1. 恶性肿瘤释放纤溶酶原激活物如尿激酶或其他蛋白水解酶加速纤维蛋白溶解作用。严重转移性肝脏疾病可导致纤溶酶原及其激活物清除下降。前列腺癌和少数良性前列腺病既可诱发血栓形成也可继发纤溶亢进。其他有报道刺激纤维蛋白溶解的肿瘤包括肉瘤和乳腺、甲状腺、结肠和胃等部位的肿瘤。

2. **原发性纤维蛋白溶解的诊断：**详见本节相关内容。

3. **原发性纤维蛋白溶解的治疗：**详见本节相关内容。

### （四）其他肿瘤相关性凝血功能缺陷病

**1. 血小板功能异常在恶性肿瘤中较常见**

**（1）机制**

1）血小板表面被 DIC 产生的纤维蛋白降解产物包裹。

2）骨髓瘤的病变蛋白包裹血小板。

3）并发的氮质血症。

4）与骨髓功能紊乱或 MPDs 相关的固有血小板功能障碍。

5）服用抗血小板活性药物，如阿司匹林，其他非甾体类抗炎药，氯吡格雷或噻氯匹啶。

**（2）诊断**

1）血小板功能障碍的体征包括易挫伤性，刷牙时牙龈出血及其他轻微黏膜出血。

2）实验室检查　大多数体外血小板功能检测的临床有效性不确定。应通过适当的检测以除外血小板减少症，DIC 和氮质血症。

**（3）治疗**　出血和血小板功能障碍的患者首先应行原发病治疗，并于必要时输注血小板。DDAVP，0.3mcg/kg 静注超过 20 分钟也可能有临时疗效。

**2. 副蛋白血症**　浆细胞性骨髓瘤所致止血功能异常已在第三章第二节中阐述。

**3. 肝转移**　若广泛且凝血因子合成障碍，维生素 K 治疗通常无效。出血可通过输注 FFP 予以控制，但也可能难以奏效。

**4. 异常纤维蛋白原血症**　异常纤维蛋白原是功能异常的纤维蛋白原分子，可为先天异常或与肝细胞癌或肝脏转移性疾病相关的获得性异常。PT、APTT 和 TT 均明显异常。凝血试验显示纤维蛋白原浓度较低，但用免疫学或物理沉淀法测量时该值可正常。异常纤维蛋白原血症不常合并出血，但确可发生。

**5. 获得性循环抗凝物**　可见于多种肿瘤（如在肥大细胞增生症中提及的肝素样抗凝物）。在无其他病因，如尿毒症或血小板减少症的情况下，此类抗凝物增多能否作为出血的病因值得怀疑。

**6. 特殊因子的缺失**

**（1）ⅩⅢ因子缺乏或功能障碍**　在肿瘤患者中较常见，但通常并不引起临床症状。PT、PTT 和 TT 可正常，但ⅩⅢ因子检测多为异常。出血发作时可予 FFP，每周 5ml/kg 治疗。

**（2）Ⅹ因子缺乏**　偶可作为淀粉样变（也可引起全身性纤维蛋白溶解）患者凝血异常的唯一表现。出血发作时可予 FFP 或凝血酶原复合物治疗。

**（3）Ⅻ因子和 Fletcher 因子**　的缺乏可见于肿瘤患者但临床意义不大。

**（4）获得性冯·威利布兰德病（血友病）**可见于肿瘤患者，尤其多见于并发血小板增多症的 MPDs 患者。

**7. 细胞毒性药相关的凝血功能异常**

**（1）低纤维蛋白原血症**　异常纤维蛋白原血症是门冬酰胺酶治疗的常见并发症。

**（2）维生素 K 拮抗作用**可见于放线菌素 D 治疗患者。

（3）DIC 是静注金霉素常见的并发症。

（4）**原发性纤维蛋白溶解**也可见于蒽环类药物的应用。

（5）**血小板功能障碍**可由应用阿糖胞苷、柔红霉素、美法仑、长春新碱、丝裂霉素 C、L-门冬酰胺酶治疗以及 BMT 预处理所采用的高剂量化学治疗等引起。

（6）**布加综合征** 常见于接受达卡巴嗪治疗的患者。

## 推荐阅读文献

### 血栓形成和肿瘤性疾病


Bergqvist D, et al. Duration of prophylaxis against thromboembolism with enoxaparin after surgery for cancer. *N Engl J Med* 2002;346:974.

Bergqvist D. Risk of venous thromboembolism in patients undergoing cancer surgery and options for thromboprophylaxis. *J Surg Oncol* 2007;95:167.

Falciani M, Imberti D, Prisco D. Prophylaxis and treatment of venous thromboembolism in patients with cancer: an update. *Intern Emerg Med* 2006;1:273.

Leonardi MJ, McGory ML, Ko CY. A systematic review of deep venous thrombosis prophylaxis in cancer patients: Implications for improving quality. *Ann Surg Oncol* 2007;14:929.

Nash, GF, Walsh DC, Kakkar AK. The role of the coagulation system in tumor angiogenesis. *Lancet Oncol* 2001;2:608.

Prandoni P, et al. Recurrent venous thromboembolism and bleeding complications during anticoagulant treatment in patients with cancer and venous thrombosis. *Blood* 2002;100:3484.

Rickles FR. Relationship of blood clotting and tumor angiogenesis. *Haemostasis* 2001; 31(suppl 1):16.

Sallah S, et al. Disseminated intravascular coagulation in solid tumors: clinical and pathologic study. *Thromb Haemost* 2001;86:828.

Sørenson HT, et al. The risk of a diagnosis of cancer after primary deep vein thrombosis or pulmonary embolism. *N Engl J Med* 1998;338:1169.

Thompson CA, Steensma DP. Pure red cell aplasia associated with thymoma: clinical insights from a 50-year single-institution experience. *Br J Haematol* 2006;135:405.

Trousseau A. Phlegmasia alba dolens. *Clin Med Hotel Dieu Paris* 1865;3:94.


### 其他


Castello A, Coci A, Magrini U. Paraneoplastic marrow alterations in patients with cancer. *Haematologica* 1992;77:392.

Chapman JF, et al. Guidelines on the clinical use of leucocyte-depleted blood components. *Transfus Med* 1998;8:59.

Dodd RY, Notari IV, Stamer SL. Current prevalence and incidence of infectious disease markers and estimated window-period risk in the American Red Cross blood donor population. *Transfusion* 2002;42:975.

Jannssens AM, Offner FC, Van Hove WZ. Bone marrow necrosis. *Cancer* 2000;88:1769.

Kuderer NM, et al. Impact of primary prophylaxis with granulocyte colony-stimulating factor on febrile neutropenia and mortality in adult cancer patients receiving chemotherapy: a systematic review. *J Clin Oncol* 2007;25:3158.

Kuter DJ. New thrombopoietic growth factors. *Blood* 2007;109:4607.

Tas F, et al. Anemia in oncology practice: relation to diseases and their therapies. *Am J Clin Oncol* 2002;25:371.

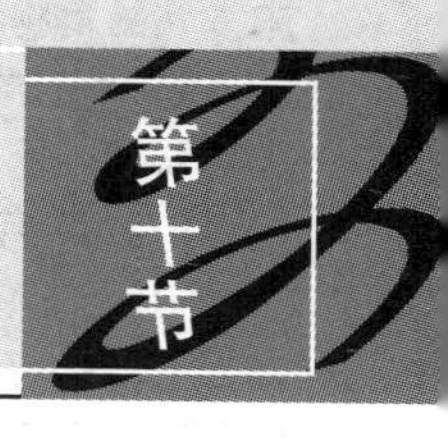


# 感染并发症

W. Lance George

## 一、背景

恶性肿瘤患者在治疗中合并感染是多种因素共同作用的结果。这其中包括宿主抗感染的天然机械屏障功能的改变，特异性吞噬细胞的数量和吞噬功能（尤指中性粒细胞）的降低，体液及细胞免疫功能的改变。上述各种异常可能是恶性肿瘤本身或是治疗（包括放疗和化疗）的结果。

目前已了解某些特定的感染模式并已据此形成了经验性治疗。例如，粒细胞减少症是细菌感染的主要诱因，而化疗所致的粒细胞减少常与宿主的抗感染机械屏障功能障碍以及体液和细胞免疫功能的改变相关。上述各因素相辅相成，才导致恶性肿瘤治疗过程中出现不同的感染并发症以及不同恶性肿瘤相关的感染类型。

## 二、中性粒细胞减少症和发热

### （一）原理

粒细胞减少症患者的发热通常被视为感染所致的临床急症。出现感染症状和体征而无发热者亦应予以与发热患者相同的治疗。在中性粒细胞减少的初期，细菌性感染多见，因此，可疑感染的初始治疗应为抗菌治疗。然而，绝大多数粒细胞减少性发热患者的特异性感染过程无法明确，其治疗亦因无特异性诊断而难以确定。临床医师却不能因此而不对患者进行全面评估和持续再评价。如今，随着新型诊断技术的应用和抗菌药物（尤其是抗真菌剂）治疗的发展，对粒细胞减少症患者感染的治疗也在不断进步。

**1．定义**

**（1）发热** 单次口腔温度≥101°F（38.3℃），或≥100.4°F（38.0 ℃）持续达1小时以上。

**（2）中性粒细胞减少症** 中性粒细胞计数≤1 000 个/μl 称中性粒细胞减少症，为并发感染的高危因素。当中性粒细胞绝对计数（ANC）≤500 个/μl 时，感染的潜在风险增加，而当 ANC≤100 个/μl 时，感染风险非常高。

**2．中性粒细胞减少症患者感染的预防**

**（1）基本措施**

1）医务人员在对患者进行查体前洗手是最重要的预防措施。

2）皮肤清洁护理是预防金黄色葡萄球菌和其他病原菌感染的重要方法。应避免使用毛孔封闭型止汗剂。可以应用电动剃毛刀，完全不刮当然是最好的。

3）通常的做法是避免接触含有大量细菌的鲜花和进食不清洁食物（如水果、

未煮熟的食物及自来水），但其效果不明。

4）每日规律刷牙，为减少病原菌的接触，应尽量减少使用导管、牙线和其他齿科器械。

**（2）隔离法**

1）可对中性粒细胞减少症的患者采取隔离措施（应用帽子、口罩、手套和外套），但其效果尚不清楚。另外，此项措施因为限制了患者与医务人员和家人的接触而延误了病人保健工作的开展。

2）高效空气微粒过滤器和分层气流室的治疗费用较高，且疗效尚未确定。

**（3）预防性抗生素** 针对粒细胞减少的患者应用可吸收的口服抗生素可以改变内生菌群，尤其是胃肠道菌群。有人主张将此法作为粒细胞减少症患者的预防性用药。然而常规口服抗生素的缺点可导致细菌和真菌耐药的风险增加，从而使可用于抗感染治疗的药物减少。

**1）预防性应用氟喹诺酮类抗生素**（如左氧氟沙星每日500mg PO）可减少发热发病率、可能发生的感染和住院治疗时间，但并不能降低总体死亡率。后续感染多由耐药菌引发。喹诺酮类耐药逐渐增高，以及其与艰难梭状芽胞杆菌性腹泻和大肠炎的相关性已引起了极大的关注。如果某一肿瘤医疗机构已常规进行预防性抗生素治疗，那么亦应同时执行严格控制感染发生的操作并监测耐药菌的出现。

**2）对粒细胞缺乏患者常规予以磺胺甲基异噁唑**（复方新诺明）进行预防性抗菌治疗，作用有限，而其不良反应与预防性应用喹诺酮相似。卡氏肺孢子虫感染的高危患者，如白血病、实体瘤和获得性免疫缺陷病（AIDS）患者在中性粒细胞减少期间应每日一次预防性应用双倍药量的抗生素（800mg 磺胺甲基异噁唑联合 160mg 甲氧苄氨嘧啶）。然而在细菌的预防性用药中，并不推荐二者的联合应用。

3）静脉输注万古霉素已被用于预防导管相关性革兰阳性菌感染，也可联合喹诺酮类进行预防性用药，但临床工作中不提倡此项治疗。

4）利奈唑胺、达托霉素和奎奴普丁－达福普汀是治疗某些革兰阳性耐药菌感染的新药，但不能用于预防性治疗。

**5）抗真菌剂** 最近的研究显示，在特定类型免疫抑制患者的治疗中，泊沙康唑与氟康唑和伊曲康唑相比，可更好的提高生存率。本研究中纳入的患者包括因急性髓性白血病或骨髓增生异常综合征进行化疗，以及接受了同种异体造血干细胞移植并发生移植物抗宿主病的患者（GVHD）。目前人们亦已注意到预防性应用抗真菌剂的严重副作用。因此，预防性抗真菌剂治疗用于严重免疫抑制患者的总体疗效仍存在争议，而在免疫抑制程度较轻的患者不推荐予以应用。

**3. 感染诱因**

**（1）粒细胞减少程度和持续时间** 是最重要且最易测定的感染诱发因素。粒细胞缺乏持续时间相对短暂时（5～7天）最易合并细菌感染，主要反映出粒细胞对预防或控制细菌感染的重要性。粒细胞功能、体液免疫和细胞免疫调节缺陷亦可能与感染的发生相关，尤其见于粒细胞缺乏持续时间较长时，但上述缺陷的临床评估较难实现。

**（2）宿主的正常机械屏障缺陷** 也是诱发感染的重要因素。

**1）恶性肿瘤治疗相关性机械屏障的破坏是重要的易感因素** 最常见部位为皮肤、鼻窦和消化道；皮肤和消化道机械屏障的破坏可引发内生（正常）菌群和环境致病菌所致的局部和播散型感染。血管通路装置的应用为周围软组织感染和微生物进入血液创造了条件。其他创伤性或侵入性医疗操作导致感染的风险与操作部位相关。

2）其他类型与感染相关的宿主屏障损伤包括肿瘤浸润至黏膜表面或脏器壁层；防御反射（如咳嗽）缺失，管状器官（如膀胱和胆囊）梗阻。

**（3）住院治疗** 住院治疗本质上并不增加感染的风险，但却影响了患者感染的致病菌类型和抗菌治疗的敏感性。

**4. 感染病原体**

**（1）中性粒细胞减少早期，**细菌为主要的微生物病原体，其中，革兰阳性菌约占2/3，革兰阴性杆菌大约占1/4，偶见念珠菌属和其他真菌，在粒细胞减少早期通常不认为真菌是导致感染的主要病原体。革兰阴性杆菌中较多见的是大肠杆菌、肺炎克雷伯杆菌和铜绿假单胞菌。随着耐药革兰阳性菌的增加，感染的治疗越发困难。金黄色葡萄球菌和肺炎链球菌对传统的抗生素耐药（如青霉素和头孢菌素类），可引起迅速致病的感染。其他革兰染色阳性菌，如凝固酶阴性葡萄球菌，耐万古霉素的肠球菌和杰氏棒状杆菌，也具有显著的抗生素耐药性，但通常致病进程较慢。

**（2）中性粒细胞减少后期，**真菌尤其是念珠菌属和曲霉菌属均为潜在病原体。另外，多药耐药菌亦应引起重视。

（3）与艰难梭菌相关的腹泻和大肠炎多是院内获得性感染，常合并发热，而且几乎无一例外的继发于抗生素治疗。值得关注的是，临床症状可在抗生素治疗当时或是治疗结束后6周出现。

**（二）诊断**

**1. 病史和体格检查** 应详细询问患者病史，重点关注新发症状和感染常见部位。局部疼痛可能为重要的诊断依据，但感染部位组织若无中性粒细胞浸润，则患者可能不出现炎症相关的典型体征。在诊断过程中应对眼底、口咽部，包括牙齿及其支持组织；肺；会阴和肛门周围；以及皮肤，包括血管通路导管部位和其他诊断性操作所致的体表开口进行细致的体格检查。因直肠指检和骨盆检查时易出现因黏膜损伤诱发的菌血症，故通常不进行此类体格检查。

**2. 实验室检查** 通常应立即经皮采集血样分别进行细菌和真菌培养。经中心静脉导管（CVC）采血培养的方法并不是必要的诊断项目；如果血液中存在微生物，经皮采血培养即可检出。对CVC采集到的样本进行血培养检出病原体能够反应真性感染，但更多情况下与CVC外部通道或是连接设备的污染有关，从而导致误诊、抗生素滥用、患者承受药物副作用以及耐药菌在患者体内的定植。对留置CVC者，应仔细检查皮肤出口。若于CVC出口处有渗出液，应将渗出液送检进行革兰氏染色、细菌培养、真菌培养以及显微镜下检查。皮肤病灶应通过穿刺术或活检术予以细菌微生物检查和真菌培养。如果患者存在肺部症状或相关影像学异常时，应进行痰菌培养试验。存在尿路症状、留置导尿管或尿常规异常者，应进行尿培养检查。如果出现腹泻症状，应进行艰难梭菌毒素试验或进行常规的细菌培养；若腹泻症状持续7天以上，应进行贾第虫属、隐孢子虫属、环孢子虫和等孢子球虫属感染的检查。

**3. 培养监测** 对前鼻孔、咽部、尿道和直肠或肛门周围区域进行培养监测无临床价值。

**4. 影像学检查** 基线胸片检查（后前位和侧位像）通常为初期评估的一部分。在特殊临床环境下，CT、MRI、$^{67}$Ga扫描以及其他同位素扫描和影像学检查有时也具有诊断价值。总体说来，CT和MRI扫描都是能够提供有用临床信息的影像学检查项目。

**（三）经验疗法**

初始抗生素治疗。

对于住院的粒细胞减少性发热患者应常规予以抗菌药物静脉输注。对门诊低危患者予以口服抗菌疗法是比较安全的。可用于治疗粒细胞减少性发热的有效抗菌剂和抗真菌药物详见表4.12。

**表4.12 粒细胞减少性发热有效的抗生素**

| 抗生素（商品名）[a] | 标准剂量NF | 注释 |
|---|---|---|
| **碳青霉烯类** | | |
| 亚胺培南－西司他丁（伊米配能－西司拉丁钠）[b] | 0.5g IV q6h | 在特殊情况下予以1.0g q6～8h输注，但高剂量易诱发癫痫 |
| 美罗培南（倍能） | 1.0g IV q8h | 标准剂量应用时诱发癫痫危险性较亚胺培南－西司他丁小，用于CNS或相对耐药菌所致感染时，剂量可达到2.0g q8h |
| **广谱青霉素** | | |
| 哌拉西林－三唑巴坦（特治星） | 3.375g IV q6h | 3.375g IV q4h或4.5g q6h适用于威胁生命的感染或医院获得性感染 |
| 替卡西林－克拉维酸钾（特美汀） | 3.1g IV q6h | 重症感染给药间隔是q4h，哌拉西林－三唑巴坦具广谱活性，优先用于重症感染 |
| **头孢菌素类** | | |
| 头孢吡肟（马斯平） | 2.0g IV q8h | |
| 头孢他啶（并联） | 2.0g IV q8h | 对革兰阳性病原体抗菌活性差 |
| **氨基糖苷类**[C] | | |
| 庆大霉素（庆大霉素）[c] | 1.7～2.0mg/kg IV q8h，或5.0～7.0mg/kg q24h | 剂量基于理想体重 |

续 表

| 抗生素（商品名）[a] | 标准剂量 NF | 注 释 |
| --- | --- | --- |
| 妥布霉素（乃柏欣）[c] | 1.5～2mg/kg IV q8h，或 5～7mg/kg q24h | 剂量基于理想体重 |
| 阿米卡星（阿米卡星）[c] | 7.5mg/kg IV q12h，或 15mg/kg q24h | 剂量基于理想体重 |
| **抗真菌剂** | | |
| **棘球白素** | | |
| 卡泊芬净（卡泊芬净）[d] | 70mg IV ×1，随后 50mg IV q24h | 针对所有念珠菌属和曲霉菌属皆有效；是对 NF 行抗真菌治疗的可选药物之一，已获得 FDA 批准用于 NF 治疗 |
| 阿尼芬净（Eraxis）[d] | 200mg IV ×1，随后 100mg IV q24h | 对 NF 的有效性和用药剂量尚未明确 |
| 米卡芬净 Micafungin（碳霉糖）[d] | 150mg q24h | 用于 NF 的药物有效性和剂量尚未明确 |
| **三唑** | | |
| 氟康唑（大扶康） | 400mg IV 或 PO q24h | 总体来看不太适合用于 NF 治疗，由于念珠菌属耐药发病率增高，对曲霉菌缺少抗菌活性 |
| 伊曲康唑（斯皮仁诺） | 200mg IV q12hr ×4，200mg q24h | 由于经验受限，未获广泛应用 |
| 伏立康唑（VFEND） | 6mg/kg q12h ×2，4mg/kg q12h | 念珠菌和曲霉菌抗菌有效；与多种药物存在相互作用；适用于棘球白素不耐药的情况 |
| 泊沙康唑（Noxafil） | 200mg PO 每日 3 次（静注无效） | 由于经验有限，仅适用于真菌感染的预防性用药，而不用于 NF 或全身性感染的治疗 |
| **两性霉素 B** | | |
| 两性霉素 B 脱氧胆酸（两性霉素 B，AmBD）[e] | 0.5～0.7mg/kg IV q24h | 针对某些真菌感染的用药剂量较 NF 经验治疗高；用量因肾毒性受限 |
| 两性霉素 B（两性霉素 B 脂质体注射剂，LAmB）[e] | 3mg/kg IV q24h | 对某些真菌感染需用更高剂量 |

续 表

| 抗生素（商品名）[a] | 标准剂量 NF | 注 释 |
|---|---|---|
| 两性霉素 B 胶态分散（体）（两性霉素 B 粉针剂，ABCD）[e] | 3～6mg/kg IV q24h | 某些真菌感染需用更高剂量 |
| 两性霉素 B 脂质体复合物（Abelcet，ABLC）[e] | 3～5mg/kg IV q24h | 某些真菌感染需用更高剂量 |

NF，粒细胞减少性发热；CNS，中枢神经系统；FDA：美国食品和药品管理局

[a]以上列表中的药物都需要做适当的剂量调整以减少肾功损伤。多数此类药品作为一般产品而能买到。

[b]1.0gq8h-q6h 的用药剂量常用于威胁生命的感染或是感染病原体仅对亚胺培南较敏感（以铜绿假单胞菌为主的感染），以及对其他药物耐药情况下。

[c]血药浓度的控制和氨基糖苷类抗生素药物剂量的调整能够确保药效，并能将肾毒性和耳毒性降到最低。氨基糖苷类抗生素日 1 次应用无效，除非联用内酰胺或碳（杂）青霉烯；针对肾功能不全和肥胖的患者，无论给药方案如何，均需适当调整用药剂量。

[d]三类棘球白素，仅卡泊芬净为 FDA 批准可用于 NF 的治疗。很多医院应用棘球白素进行单药维持治疗。据有效数据显示，无法应用卡泊芬净者，亦可应用其他类型棘球白素治疗 NF。

[e]三类两性霉素脂类药物中，仅 LamB 为 FDA 批准可用于 NF 的治疗。很多医院可能只供应 AmBD 和一种两性霉素脂类药物，故 AmBD 不适用时，可应用适用而且药房中有的两性霉素脂类药物。所有的含有两性霉素的药物都具有多种药物毒性，包括肾毒性。

**1．静脉抗菌疗法** 多数患者采用此类方法治疗。目前公认有效的治疗方案有几个。如果诊断明确，应根据患者所在医疗机构常见的特定感染类型、致病菌及其对抗生素的敏感性，选择治疗药物及方案。细菌敏感性的信息，即所谓的抗生素的抗菌谱，通常由微生物实验室获得。经验治疗是指在微生物收集培养亟待结果期间，针对可能的病原体根据药物抗菌谱对患者施行抗菌治疗。可根据抗菌谱所提供的信息，基于当地病原体耐药模式调整经验治疗。

三个主要方案是：①单联应用广谱抗生素；②两联抗生素治疗，但不包括万古霉素；③二至三联抗生素治疗，并包括万古霉素。任何治疗方案都应包括一种非氨基糖苷类抗假单胞菌属抗生素，原因是在粒细胞减少时，单联氨基糖苷类抗生素治疗假单胞菌属无效。

合理的临床治疗方案是首先选择单药疗法中的任一种抗菌药物，然后决定是否同时应用万古霉素。最后，根据多重耐药杆菌的产生风险，决定是否应用氨基糖甙类抗生素。

**（1）单药疗法的常用药物** 包括广谱抗生素碳青霉烯类（亚胺培南－西司他丁或美罗培南），广谱 β-内酰胺类抗生素与内酰胺酶抑制剂合剂（如哌拉西林－三唑巴坦），或头孢吡肟（四代头孢菌素）。其他头孢菌素类和碳青霉烯类抗生素由于其抗菌谱活性有限而不建议作为初始用药。广谱青霉素类与 β-内酰胺酶抑制剂合剂

（如替卡西林－克拉维酸钾或哌拉西林－三唑巴坦）的抗菌谱活性与广谱抗生素碳青霉烯类活性相似。哌拉西林－三唑巴坦的抗菌活性高于其他β-内酰胺类和β-内酰胺酶抑制剂。哌拉西林－三唑巴坦（而非哌拉西林单药）对革兰阳性球菌和革兰阴性杆菌有效的抗菌活性与亚胺培南－西司他丁、美罗培南和头孢克肟抗菌谱相近，用作单药疗法。总之，如果患者没有反复抗生素用药史，而且微生物实验室检查未发现对此类药物存在耐药性，即可选用上述药物进行治疗。

由革兰阴性杆菌，尤指大肠杆菌和克雷伯杆菌属产生的广谱β-内酰胺酶（ESBL）产物致使多数头孢菌素类失活。有数据证明头孢吡肟和哌拉西林三唑巴坦对产ESBL病原体的疗效较差。如果微生物实验室报告产ESBL病原体的感染可能性大时，应首选碳青霉烯类抗生素。

1）头孢他啶，由于具有抗假单胞菌属活性，过去曾用作假单胞菌感染的单药疗法，但该药易被产ESBL的病原体降解，对革兰染色阳性菌群的疗效活性与碳青霉烯类、β内酰胺类-β内酰胺酶抑制剂合剂以及头孢吡肟相比略差。头孢他啶不应用于感染性疾病的经验性单药治疗。

2）喹诺酮类药物如环丙沙星和左氧氟沙星，以及氨基糖苷类用作单药疗法有很多局限性，因此应避免使用。

3）应用亚胺培南－西司他丁、美罗培南、哌拉西林－三唑巴坦或头孢吡肟单药疗法的弊端主要是耐甲氧西林的金黄色葡萄球菌对此类三种药物均不敏感。

（2）**不含万古霉素的二联疗法**包括一种氨基糖苷类抗生素（如庆大霉素、妥布霉素或阿米卡星）联用广谱青霉素类（哌拉西林－三唑巴坦），氨基糖苷类联用抗假单胞菌头孢菌素（头孢他啶或头孢吡肟）或氨基糖苷类抗生素联用碳青霉烯类（亚胺培南－西司他丁或美罗培南）。此类方案的主要优势在于针对抗生素耐药的革兰阴性杆菌疗效较好。

1）头孢他啶和氨基糖苷类联合用药对革兰阳性菌的敏感性低于其他抗生素的用药方案。

2）从本质来讲，以上两药联合方案的抗菌谱效能不一定比其他单药疗法好，面氨基糖甙类抗生素潜在的耳毒性和肾毒性是该二联疗法的主要弊端。氨基糖甙类药物的选择应基于患者接受治疗的医院内的微生物耐药模式（抗菌谱）。

3）大量的文献分析显示，二联疗法的疗效（不含万古霉素）与上述单药疗法相比无明显优势。但此类分析中未考虑到地域性因素，如患者在特定医疗机构接受治疗时感染耐药病原体的可能性。如今临床应用抗菌药的重要理念是：在某些情况下，二联疗法的抗菌活性更广泛，而不是所谓的“双重覆盖”。因此，医师有义务与微生物实验室经常沟通并了解当地感染病原体的种类趋势。

（3）万古霉素联合一至两种其他抗生素的治疗方案尚未作为常规经验治疗，其主要原因是存在耐万古霉素的病原体。若应用此二至三联方案，则应首选上述单药疗法或不含万古霉素二联疗法中所列的药物与万古霉素联用。含万古霉素的抗菌治疗方案主要适用于以下几类患者：

1）可疑为CVC相关性感染。

2）有耐甲氧西林的金黄色葡萄球菌，以及青霉素和头孢菌素耐药的肺炎球菌感染史或正在感染定植的患者。

3）血液中培养出革兰染色阳性病原体的患者（在药敏数据获得之前）。

4）已证明临床症状恶化由感染所致。

**2. 口服抗菌疗法** 环丙沙星（盐酸环丙沙星制剂），750mg q12h，联用阿莫西林/克拉维酸钾（力百汀）875mg/125mg q12h 的口服抗菌疗法可安全有效地用于粒细胞减少并发症发生风险低的成年患者，如无明确感染病灶，除发热外无其他感染相关的全身临床表现者。

目前已明确重症感染相关的低危因素并已建立评分指南，目的是确认可进行口服抗菌疗法的低危患者（Hughes，et al. 2002 详见推荐阅读）。然而，仍需对此类患者予以密切观察和及时的医疗照顾。很多患者以及医疗机构不宜行门诊口服抗菌治疗，但随着该疗法应用经验的不断增多，其应用必将更加广泛。

**（四）经验治疗－应用抗菌治疗的初始七天**

抗菌治疗初始起效时间应为治疗 3～5 天。在抗菌治疗开始之后，可能出现下述情况：用药后 1～3 天症状继续恶化；治疗开始的 3～5 天发热消退或持续。当出现症状迅速恶化时，应立即对患者的身体状况以及治疗方案重新进行评估。

多数研究显示治疗开始之后的中位退热期约为 5 天。因此，针对临床症状稳定的患者，若无持续发热，医师应等待近 5 天再考虑更改用药方案，除非血培养显示病原体对正在应用的抗菌药物耐药。如无特殊原因，不可随意更换用药方案，否则大力、不合理过度应用抗生素则会引发更多高度耐药病原体感染的发生。

**1. 3 天之内退热的患者** 广谱抗生素的治疗仍需维持至少 7 天，并根据血培养和其他诊断检查结果调整治疗方案。治疗 7 天后，当血培养和临床评估均显示感染消退且 ANC≥500 个/μl 时，方可停止抗生素治疗。很多专家建议，对于粒细胞减少症持续存在者（ANC≤500 个/μl），治疗 7 天后亦可考虑停药，但需慎重。

**2. 经验治疗之初的 3～5 天仍持续发热** 以及感染过程不明确者，其相关的发病因素可能很多。病因未明的发热持续超过 5 天时，适当的治疗措施包括：①继续维持初始治疗方案；②在维持初始治疗不变的前提下增加或换用抗菌药物；③增加抗真菌药（原抗菌用药方案不变或调整）。

**（1）持续性发热的原因包括：**

1）对治疗反应慢。

2）致病菌对治疗方案耐药。

3）二重感染。

4）“次优剂量”所致抗生素用药不足。

5）感染灶的药物渗透量不足，如感染性组织坏死，脓肿或中心静脉导管穿刺部位等。

6）非细菌性感染。

7）药源性发热。

**（2）再评估** 在用药治疗后的 3～4 天，患者如果出现新的症状或体征，医师应再次进行诊疗评价，回顾培养结果，予以病原体培养以及影像学检查。任何治疗方案的变更均应以再评估结果为基础。

（3）如果患者临床状态平稳而且再评估结果未回报，则应继续维持初始治疗方案。此项原则非常适用于预计粒细胞减少可在用药 5 天内缓解的患者。

（4）出现疾病进展的证据时，应考虑对抗菌药物方案进行调整。调整应基于临床评估结果和初始抗菌药物方案组分而定。患者新发症状包括腹痛（见于盲肠炎、小肠结肠炎或其他腹内病变）、腹泻（提示艰难梭菌感染）或肺浸润，渗出或炎症，口腔炎的加重等等。

（5）进行初始抗菌治疗后仍有发热者是否应加用抗真菌治疗仍存在争议，尤其关于抗真菌治疗的应用时间及用药选择均难以达成共识。多数专家认为持续性发热患者以及进行经验抗菌治疗超过 5 天仍存在粒细胞缺乏的患者应该考虑采用抗真菌治疗。应进行全面检查以评估全身真菌感染的可能性，如对可疑部位进行活检，胸片，窦道部摄片或 CT，以及胸腹部 CT 检查。若没有发现感染病灶，应考虑真菌感染；在粒细胞减少早期易引起发热的真菌多为念珠菌属。

**（五）经验治疗**

持续疗法。

**1．抗菌治疗**

**（1）抗菌治疗的最主要停药指标是粒细胞计数**　若 ANC≥500 个/μl 且患者无发热持续 2 天以上，除某些特异性感染（如肺炎和菌血症）需延长用药时间者外，均可停药。

**（2）无发热但粒细胞减少持续存在者的治疗方案仍无共识**　有些专家建议对低危患者改用口服药。外表完全健康者，尤其是具有骨髓功能恢复早期表现者，有人主张停用抗菌治疗并予以密切观察监测病情变化。

**（3）持续存在粒细胞减少的患者**　（ANC≤100 个/μl），应维持静脉注射抗生素治疗。

**2．抗真菌治疗**

**（1）若已证明存在特异性真菌感染，**则应根据病原特性和感染病程确定抗真菌治疗的持续时间。由于三类抗真菌药物（棘球白素、三唑、两性霉素 B）的抗真菌活性不同，更需明确病原学诊断后方可用药。对感染真菌的认识有助于选择最有效且毒性最低的药物治疗。

**（2）无真菌感染的明确证据时，**抗真菌药物的使用时间尚不明确。若粒细胞减少恢复，发热消退，患者状态良好而且胸腹部 CT 未发现可疑的真菌感染病灶，可停止抗真菌治疗。若患者临床症状较好，但粒细胞减少持续存在，在抗真菌治疗 2 周后若胸腹部 CT 未见异常，则可停药。

**3．粒细胞减少恢复后的持续性发热**　进行广谱抗生素治疗以及骨髓功能恢复后（ANC≥500 个/μl）出现持续性发热提示分枝杆菌或真菌感染（如曲霉病或全身性念珠菌病）。

**（六）与粒细胞减少性发热相关的其他问题**

**1．抗病毒疗法**　常规不推荐进行经验性抗病毒治疗。由单纯疱疹或水痘 - 带状疱疹病毒引发的局限性病损为其他病原菌的侵入门户，可予口服阿昔洛韦、伐昔洛韦或泛昔洛韦治疗。播散性巨细胞病毒感染在免疫功能正常患者中较罕见，而多见于免疫功能受抑者如 AIDS 或干细胞移植患者。

**2. 粒细胞输注** 通常不推荐常规输注粒细胞。某些研究者认为严重细菌和真菌感染的患者可从输注粒细胞中获益。但这一治疗手段仍需进一步调查研究。

**3. 集落刺激因子的应用（CSF）** 长期以来，造血生长因子 G（粒细胞）-CSF（非格司亭）和 GM（粒细胞－巨噬细胞）-CSF（沙格司亭）一直用于粒细胞减少性发热患者的治疗。该药物虽可缩短粒细胞减少症的持续时间，但不能减少发热的持续时间、对抗生素治疗的需求、患者的住院时间以及发热的其他治疗措施的采用。根据美国临床肿瘤学会最新版本的临床实践指南（见参考文献 Smith，et al.），当粒细胞减少性发热的危险性约 20% 时推荐常规应用 CSF，因其本质上可以取得显著的临床疗效。

## 三、免疫力缺陷患者的特异性感染

### （一）肺部感染

**1. 鉴别诊断**

**（1）非感染性诱因** 肿瘤肺浸润的发热患者中，大约25%～30% 的病例源于非传染性因素，包括放射性肺炎、药源性肺炎、肺栓塞和出血以及白细胞凝集素相关的输血反应。

**（2）感染因素的预测** 在患病 1～2 天内迅速进展的急性重度症状见于普通细菌性病原体、病毒感染或非感染性疾病（肺栓塞、肺出血）。亚急性进程（5～14 天）可提示肺囊虫感染，偶见于曲霉菌病或诺卡菌病。慢性病程（超过几周）更多见于分枝杆菌或真菌感染，放射性或药物性肺炎。

**1）院外获得性感染** 肿瘤患者虽对条件致病菌高度敏感，但肺炎球菌和流感病毒是院外肺部感染的主要元凶。

**2）院内获得性感染** 大肠杆菌、肺炎克雷伯菌、黏质沙雷菌、铜绿假单胞菌、不动杆菌属和金黄色葡萄球菌是最常见的院内获得性感染的病原菌。曲霉菌、嗜肺性军团病杆菌和卡氏肺孢子虫也是院内获得性感染的病原体。

**3）肺癌和肺结核的相关性** 源于肿瘤患者对条件性感染以及结核病的易感性增高。肿瘤向肺结核静止期病变部位集中侵蚀的现象已屡见不鲜。结核病需通过活组织和标本的细菌学检查所获得的病理学证据加以诊断。出现活动性肺结核时，应延迟甚至禁忌进行早期支气管肺癌的手术治疗。化疗和放疗均可导致结核菌的扩散。

**2. 诊断方法**

**（1）痰液检查** 痰液中发现中性粒细胞或巨噬细胞，且每低倍镜视野中上皮细胞＜10 个时，痰培养结果才可靠。痰液检查结果如下：

1）粒细胞减少者的痰液中通常没有中性粒细胞。

2）吸入性肺炎多由口腔菌群引起，进行常规细菌培养无意义。

3）肺炎球菌难于在普通条件下生存，尽管有大约 25% 的肺炎球菌性肺炎患者伴发菌血症，但其痰培养假阴性多见。

4）很多引发肺炎的条件致病微生物很少能在培养中被检出（如星形诺卡菌和

曲霉菌）。

5）住院患者的痰培养尤其是接受了抗生素治疗者多可培养出念珠菌。尽管念珠菌血症和播散型念珠菌病是免疫抑制患者的常见并发症，念珠菌性肺炎却不常见。因此痰液中培养出念珠菌不能作为诊断依据。

**（2）血清学检查**　可用于粗球孢子菌所致感染的诊断，而对曲霉菌、嗜肺军团菌、肺炎支原体、鼠弓形虫和CMV等所致感染的诊断价值较小。多数的血清学检查存在滞后性，同时缺乏敏感性和特异性。

**（3）抗原的检测**　血抗原检测对新型隐球菌所致感染的诊断有效。尿抗原检测有利于肺炎球菌、嗜肺军团菌和荚膜组织胞浆菌感染的诊断。任何体液中检出隐球菌抗原均可明确诊断为感染。而其他真菌感染难以通过此类非培养试验明确诊断。念珠菌属的检测主要基于菌培养。血清半乳甘露聚糖检测对曲霉菌感染的诊断有效性也不高。荟萃分析研究发现：该检测试验的敏感性范围在61%~71%，特异性为89%~93%；阳性预测值为26%~53%，而阴性预测值范围为95%~98%。因此，半乳甘露聚糖检测法的主要诊断价值在于其阴性结果有助于排除诊断。

**（4）血培养**　血培养适用于所有患者。

**（5）CT和高分辨力计算机断层摄影（HRCT）**　胸片和CT扫描正常的粒细胞缺乏患者后期进展为肺炎的几率较低。HRCT扫描是一种较可靠的筛查手段。中性粒细胞减少的患者无明显诱因出现发热而胸片显示正常时，均应进行CT（或HRCT）检查以检测可能存在的隐蔽性肺部炎症性疾病。CT尤其对侵袭性肺真菌病如曲霉菌病具诊断价值。

（6）胸腔穿刺术适用于胸腔积液的患者。

**（7）肺脏活检**　免疫抑制者的诊断至关重要。开胸肺活检直视检查法不但确诊率高而且可以有效地控制出血。当患者病期迅速恶化时则必须进行此项检查。肺脏病程较缓者，首选支气管镜灌洗法。当出现结节或团块时，多进行细针穿刺活检明确诊断，因其并发症较少。

晚期恶性肿瘤患者不宜进行侵入性检查，因其增加了并发症的发生却获益较少。应针对常见菌群对此类患者予以经验性的抗菌治疗。

**3. 治疗**　急性肺炎的治疗应在获得培养结果时立即进行。患者痰液中检出耐酸性杆菌、星形诺卡菌、隐球菌属或曲霉菌都不能认为是正常定植菌群，应立即予以治疗。

**（二）中枢神经系统感染**

CNS感染既可表现为单纯的意识或运动技能改变，亦可表现为癫痫或昏迷。假性脑膜炎是中枢神经系统感染性疾病的特征性表现，但某些CNS亦可无此症状。当怀疑为脑水肿、脓肿或脱髓鞘性脑炎时应进行MRI检查。MRI对病毒性脑炎有较高的诊断价值，当合并弓形虫病时，病变区域可出现局限性增强灶。

肿瘤患者出现以下症状时怀疑或可确认存在CNS感染：

**1. 脑膜炎**　肿瘤患者非典型病原体感染的发病率增高。可由免疫抑制直接引发，亦可因恶性肿瘤累及CNS或颅面术后机会性感染所致。

（1）中性粒细胞减少的患者革兰氏阴性菌血症的发病率虽然增高，但并发革兰阴性菌感染性脑膜炎者少见。当出现脑膜炎时，病原体通常是家族性肠杆菌科（如大肠杆菌、克雷伯杆菌属），铜绿假单胞菌、单核细胞增多性李斯特菌或枯草杆菌。脑膜炎也可由曲霉菌或接合菌引发。

**（2）细胞免疫缺陷患者** 单核细胞增多性李斯特菌和新型隐球菌是细胞免疫缺陷患者常见的病原体。脑膜炎和脑膜脑炎的病原体多为水痘－带状疱疹病毒（VZV）、单纯性疱疹病毒（HSV）、多瘤病毒（进行性多病灶脑白质病）、人类免疫缺陷病毒（HIV）、CMV和人刚地弓形虫，粪类圆线虫也可引发脑膜炎及脑膜脑炎。

**2. 脑脓肿** 多由混合性需氧和厌氧菌感染引发。在免疫抑制者，脑脓肿多由曲霉菌、毛霉菌、星形奴卡氏菌或刚地弓形虫引发。弓形虫易引起脑膜炎、坏死性脑炎或脓肿。对非典型病例，应在进行外科引流术的同时予以脑活检。

**3. 腰椎穿刺（LP）**

**（1）视盘水肿** 当出现视盘水肿时应首先急检脑CT。CT检查显示患者脑部占位性病变时应由有经验的神经学医师或神经放射学医师进行LP或（小脑延髓）池穿刺。

**（2）血小板减少** 严重血小板减少患者在进行腰椎穿刺时易并发硬脊膜下血肿。然而，一旦发现CNS感染的临床证据，即使考虑到上述危险，亦应进行LP。指南如下：

1）若血小板计数 $<50\,000/mm^3$，应在LP前输注血小板。如出现背痛或神经病学症状，则应予以更多的血小板输注。

2）有经验医师可用22-G穿刺针进行腰椎穿刺，术后应严密监测患者状况。硬脊膜下血肿的患者进行针吸穿刺和外科手术干预的有效性尚属未知。

**（3）脑脊液相关检查如下：**

1）葡萄糖和蛋白质浓度，细胞计数、常规细菌培养和药敏实验，革兰染色和细胞学检查。90%细菌性脑膜炎患者的脑脊液检查示WBC >100个/μl，15%～20%的患者该值>1 000个/μl。80%～90%患者的脑脊液中，中性粒细胞比率>80%；偶以淋巴细胞为主（粒细胞减少患者多见），也见于25%的单核细胞增多性李斯特菌所致脑膜炎的患者。

2）耐酸菌培养和染色，真菌涂片染色和真菌培养，印度墨汁染色法检测新型隐球菌，隐球菌抗原以及粗球孢子菌（根据地理环境，多见于土壤真菌）的筛查和血清补体定色。

3）当临床或实验室结果均提示有感染可能性时，可采用聚合酶链式反应（PCR）来检测HIV、多瘤病毒、疱疹病毒、弓形虫、结核分枝杆菌、李斯特菌和其他病原体。

**（三）皮肤感染**

**1. 当肿瘤侵袭皮肤时**（如蕈样肉芽肿病）多合并常见病原体如金黄色葡萄球菌的感染。

**2. 细胞免疫缺陷病**常合并VZV或HSV皮肤感染。

3. 粒细胞减少患者可出现非典型的皮肤感染，临床症状可不明显。金黄色葡萄球菌和化脓性链球菌感染比较常见。全身性感染则常有更多的严重临床表现，如出现大疱、淤斑或结节、黑色坏死性溃疡或坏疽性深脓疱病。此类全身感染的突出临床体征主要由革兰阴性杆菌如铜绿假单胞菌、嗜水气单胞菌、肠杆菌科和真菌，包括念珠菌属、曲霉菌属和接合菌纲（后者引发的感染通常指毛霉菌病或接合菌病）引发。

**（四）消化道和腹腔内感染**

**1．食管炎**　多由念珠菌或 HSV 病毒引发。

**2．溃疡性结肠炎**　偶由 CMV 诱发。曲霉菌和接合菌也可引起消化道感染。

**3．盲肠炎和回肠结肠炎**　是由多种诱因包括黏膜损伤、粒细胞减少和肠道定植菌群的共同作用所导致的。腹部 CT 扫描多可确诊，但当存在结肠壁增厚时，常与艰难梭状芽胞杆菌所致大肠炎相混淆。

**4．腹内脓肿**　多见于肿瘤所致肠管或生殖道梗阻、坏死或穿孔的患者。比较常见的混合感染主要来源于结肠菌群，包括革兰阴性杆菌，不同种属的链球菌以及脆弱类杆菌。结肠、胰腺或口咽癌患者亦可发生牛链球菌脓肿和脓毒症。

**5．直肠周围脓肿**　多见于中性粒细胞减少者，尤其是急性白血病患者。通常由混合性需氧菌和厌氧菌感染引发。粒细胞减少患者发生直肠周围脓肿时的主要症状是疼痛。

**6．肝脏感染**　继发于全身细菌和真菌感染的多发性脓肿也较常见。肝脾的念珠菌病通常较难诊治，多在尸检时发现感染已经侵袭其他器官。感染的临床症状可在粒细胞恢复时逐渐突显。免疫抑制患者发生疱疹病毒如 VZV、HSV、HHV-8（人疱疹病毒 8），以及 CMV 或 EB 病毒感染时，肝脏可出现肿块或坏死病灶。

**（五）尿路感染**

肿瘤患者多见，主要与闭塞性尿路病变、导尿管的应用以及长期反复性入院治疗相关。病原菌多为耐药的革兰阴性菌或念珠菌属。

**（六）骨髓感染**

多见于全身性或播散性疾病，常由结核分枝杆菌、鸟分枝杆菌复合体、真菌、沙门氏菌和李斯特菌属引起。骨髓活检菌培养是重要的确诊手段。与再生障碍性贫血相似，骨髓抑制多并发细小病毒组 B19 感染、分枝杆菌感染、组织胞质菌病和布氏杆菌病。

**（七）中心静脉导管感染**

静脉导管，包括非隧道式中心管、隧道式硅导管（如 Hickman、Broviac 或 Groshong），或植入导管（如门静脉与腔静脉导管）等引发的感染发病率较高，其诊治对临床医师来说是巨大的挑战。

1．多数中心静脉导管感染的致病菌为金黄色葡萄球菌（凝固酶阳性葡萄球菌）或凝固酶阴性葡萄球菌（常被误判为表皮葡萄球菌）。粒细胞减少患者发生静脉导管感染的危险性也较高，常见致病菌为革兰阴性杆菌，包括铜绿假单胞菌和多种念珠菌以及其他真菌。

2．几乎所有的感染病例均应取出感染的外周血管导管和非隧道式 CVC，同时予以合适的抗菌治疗。另外，也应对存在导管隧道（入口）感染或门静脉周围脓肿的患者除去 CVC。若感染的微生物毒性较低（如凝固酶阴性葡萄球菌），可予以静脉输注敏感抗生素以保留 CVC。相关临床指南正处于不断更新中以更好地指导临床医师对此问题的诊治。

3. 万古霉素可用于革兰阳性病原菌感染的初始治疗，肾功能不全者应适当调整用药剂量；如果病原体对治疗敏感，应予以高剂量苯唑西林。

**4. 抗生素封管治疗** 目前广泛提倡使用抗生素封管治疗，即在导管内冲入高浓度的敏感抗生素并加盖封管以使抗生素存留在管内一定的时间。但因临床对照研究的数据不足，粒细胞缺乏的患者是否可用此种治疗方案尚属未知。

**5. 存在以下情况时应去除所有静脉导管：**

(1) 明确存在菌血症或穿刺部位感染时应去除所有非隧道式外周和中心导管（后者临床中常称为 PICC 导管）。

(2) 全隧道感染或门静脉周围脓肿。

(3) 真菌所致导管感染。

(4) 任何类型病原体所致的感染经治疗 48 ~ 72 小时后仍不缓解。

(5) 存在由金黄色葡萄球菌、耐万古霉素的肠球菌、杆菌属、杰氏棒状杆菌或革兰阴性杆菌引发的菌血症。

(6) 合并了血栓性静脉炎、脓毒性栓子或低血压的感染。

(7) 导管堵塞。

## 四、免疫抑制患者的疫苗接种

### （一）免疫抑制患者禁忌的疫苗

是含有活体病毒的疫苗，包括麻疹、水痘、风疹、腮腺炎、脊髓灰质炎病毒、天花、黄热病以及减毒的鼻内输注性流感疫苗（鼻内用流感疫苗）。

### （二）可注射的疫苗

免疫抑制患者对主动免疫疫苗反应较差。可用的疫苗包括白喉、破伤风、百日咳、伤寒、霍乱、流感、甲型肝炎和乙型肝炎、肺炎球菌疫苗。流行性感冒的免疫接种应每年一次，因其免疫有效期很短，且每年均发生流行菌株的抗原性漂移。强烈建议所有肿瘤患者均进行肺炎球菌疫苗接种。重症免疫抑制者疫苗接种的有效性虽已减小，但仍存在潜在获益。推荐 AIDS 患者每 5 年进行重复免疫接种，而非 AIDS 的肿瘤患者亦可进行此操作。

## 五、病毒感染

### （一）巨细胞病毒感染

通常表现为 EB 病毒阴性的单核细胞增多症。发热、慢性间质性肺炎和消化道溃疡是成人肿瘤患者 CMV 感染最常见的临床表现。CMV，为内皮细胞趋向性病毒，亦可引起视网膜炎、脑炎和周围神经病变。CMV 可抑制细胞免疫和网状内皮细胞功能，减少粒细胞储存量。

**1. 感染、潜伏期和复发** 原发的 CMV 感染可见于围产期或生命晚期，常引起潜伏性感染。感染更多见于输入含有粒细胞的血液后。CMV 的潜伏量及复发的危险性与感染初期病毒的倍增程度成正相关。CMV 复发的危险性在免疫抑制的患者中相对较高。

**2. 免疫抑制患者的胃肠道 CMV 感染** 可引起重症炎症或溃疡性疾病。表现为疼痛、溃疡形成、出血、腹泻和穿孔。可累及胃肠道各个部分尤其是胃部和结肠部位。病理检查表现为弥漫型溃疡和坏死病灶伴散在的 CMV 包涵体。

**3. 诊断**

**(1) 病毒培养** 因 CMV 生长缓慢（共计需要 6 周），培养多不现实。通过酶联免疫吸附法（ELISA）检测培养系统中的早期抗体有利于加快病毒诊断。

**(2) 组织学检查** 细胞特征性变大，伴核内致密包涵体及宽大包涵体周晕。胞浆包涵体常见，但无多核形成。

**(3) 血清学分析**

1）抗 CMV 的抗体血清学阳性对潜伏性感染有提示意义，但不足以作为复发危险性的预测指标。

2）IgM 抗体效价增高 4 倍高度提示急性感染性疾病。

3）抗补体免疫荧光分析、ELISA 和间接荧光抗体分析（FA）是检测感染的敏感性指标。IgG 抗体多出现于疾病急变期并持续存在，而 IgM 抗体多见于病程早期并通常于 4 ~ 8 周后消失。某些患者出现 IgM 再发峰值，标志患者对 CMV 发生部分免疫耐受或接触了病毒的新型变异体。

**(4) PCR 分析** 无论进行原位 PCR 还是提取大体标本 DNA 后进行 PCR，均是临床中确认 CMV 感染及其部位的重要手段。PCR 结果的解读有时较难，因低水平 CMV 不一定说明存在临床感染。

**4. 治疗**

**(1) 更昔洛韦**

1）该药治疗 CMV 视网膜炎和结肠炎疗效颇好，但对 CMV 肺炎和脑膜脑炎疗效稍差。造血干细胞移植术后预防性应用更昔洛韦可以避免 CMV 肺炎并能显著减少 CMV 感染的发病率。

**2）更昔洛韦的用法为** 5mg/kg IV q12h，连续应用 14 天。AIDS 患者通常需要维持治疗（5mg/(kg · d)）。用药剂量需依据患者肌酐清除率和 ANC 做适当调整。

3）缬更昔洛韦，即更昔洛韦的衍生物，口服有效。常规治疗剂量为 900mg 每日 2 次，连续 21 天，继续每日 900mg 以防复发。

(2) 膦甲酸和西多福韦也是抗 CMV 感染的有效药物。

**（二）水痘 - 带状疱疹病毒（VZV）**

水痘常伴发内脏的广泛播散，免疫力低下患者尤其是干细胞移植术受体感染水痘病毒的死亡率高。带状疱疹的特征性表现是沿 1 ~ 3 个皮神经区出现红斑，上有集簇性小水疱。VZV 感染虽可发生播散，但在超过 1 个皮神经区散在分布的病灶不能提示 VZV 播散性感染。播散性 VZV 感染的临床表现包括脑病、格林 - 巴利综合征、横贯性脊髓炎、肌炎、肺炎、血小板减少症、肝炎和关节炎等。

**1. 诊断** 体格检查可诊断 VZV 感染。

**(1) 组织学** 多核细胞伴核内包涵体多提示 VZV 感染。

**(2) 培养** 对早期囊泡内液体进行培养。

**2. 治疗** VZV 为传染性疾病，应对患者予以隔离。

**(1) 静注阿昔洛韦** 适用于发生眼带状疱疹和播散性 VZV 感染的免疫低下患者（用法为：10mg/kg IV，每 8 小时 1 次，连续 7～10 天。因该药存在肾毒性，故治疗期间需密切监测肾功能）。对于“局限性”或非播散性带状疱疹患者，可以首先静注阿昔洛韦，再予以口服用药，如阿昔洛韦（800mg 每日 5 次），伐昔洛韦（1 000mg每日 3 次或每日 1 次），或泛昔洛韦（500mg 每日 3 次），总疗程为 7～10 天。

**(2) 更昔洛韦** 用于 VZV 的疗效与 CMV 相近，均较高。

**(3) VZV 活疫苗** 可用于诱导水痘的初次免疫，但对免疫抑制者无效。

**(4) VZV 免疫球蛋白或血浆** 在非免疫抑制者接触 VZV 病毒后立即予以注射可阻止或改善重症感染，但有效者极少。

**（三）单纯疱疹病毒**

患有网状内皮肿瘤、T 淋巴细胞缺陷或进行细胞毒性药物治疗的患者可发生 HSV 病毒血症。HSV 病毒血症常引发消化道溃疡和出血、肝炎（偶可表现为脓肿样病灶），以及呼吸道感染。Sézary's 综合征或特应性皮炎患者常进展为暴发性皮肤黏膜性疾病（疱疹性湿疹），此病常复发并可波及腹腔脏器。

**1. 诊断**

**(1) 组织学表现** 为核内包涵体，边缘色素沉着，常伴包涵体周晕形成。无胞浆包涵体。取囊泡内液体进行电镜分析，30 分钟内即可获得结果，对诊断具有重要价值。HSV 抗原免疫荧光分析亦为快速的特异性诊断方法。

**(2) 培养** HSV 在组织培养基中生长迅速（24～72 小时）并能形成独特的细胞病理学图像。

**(3) 化验分析** 血细胞凝集效价和间接 FA 滴度增加 4 倍以上均可提示诊断。区分 IgG 和 IgM 抗体有助于新近感染的诊断。通过 HSV 的 IgG 捕获 ELISA 可证明鞘内抗病毒抗体的形成。而 PCR 技术则可检测脑脊液中的 HSV DNA 的扩增。ELISA 和 PCR 都是在疾病极早期即可确诊 HSV 脑炎的非侵入性且迅速的检查方法。

**2. 治疗**

(1) 表面滴注碘苷，（尤其是以二甲亚砜为溶剂的）用于 HSV 角膜炎的疗效较好。

(2) 阿昔洛韦用于免疫力正常或抑制患者的 HSV 感染均安全有效。用法为 200mg PO，每日 5 次，连续 7～10 天。阿昔洛韦软膏制剂可用于局部的 HSV 感染，但不能预防疾病复发。泛昔洛韦和伐昔洛韦因其各自简便的用药方式（500mg PO 每日 3 次）和较好的组织渗透性逐渐取代了阿昔洛韦。对于需要静脉注射的比较严重的感染则需予以阿昔洛韦，用法为 10mg/kg IV q8h，连续 7～10 天。

**(3) 更昔洛韦** 虽然最初用药适应症为 CMV 感染，但用于 HSV 感染的疗效也很好。

**(4) 阿糖腺苷** 治疗局部角膜炎有效。

## 六、细菌感染

### （一）分枝杆菌

活动性结核（TB）见于 0.5%～1% 的恶性肿瘤患者。以肺部感染者居多，约占

70%患者，播散性感染者占20%，淋巴结或肺外部位受累者占10%。

**1. 发病率** 与普通人群相比，非典型结核杆菌［尤指堪萨斯杆菌素和鸟－胞内分枝杆菌复合菌组（MAC）］的感染更多见于肿瘤、HIV感染和AIDS患者。堪萨斯杆菌素感染常并发毛细胞性白血病。摩尔分枝杆菌为条件致病菌，广泛分布于北欧地区，肺部感染者最多见。上述病原体通常对利福平和异烟肼耐药。恶性肿瘤患者偶尔可见多种其他类型的非典型结核杆菌感染。

**2. 发病机制** 皮肤反应无能、激素、细胞毒性药物或放射性照射可使休眠期的结核病再次激活。然而，值得庆幸的是，现在某些成人的结核病源于新发的获得性感染而非结核菌的再激活。

**3. 耐药性TB** 在过去的十年中，TB发病率的增高，与疾病高发国家人口的迁入，伴发于HIV感染以及聚集医疗机构的暴发相关。TB感染增高的同时多重耐药（MDR）TB暴发感染也随之出现。MDR的TB感染多见于HIV感染后期，治疗无效。抗结核治疗史为结核菌耐药的重要预测因素。

**4. 诊断**

**（1）胸片** 上叶尖段和后段或下叶上段的浸润影是原发性肺结核的主要表现。然而，免疫抑制患者放射学表现不典型，其诊断的主要依据是肺内结节、胸腔积液、粟粒状的肺浸润或空洞。有近10%～15%的免疫抑制合并TB感染者的胸片正常。

**（2）涂片和培养** 结核菌素皮肤试验在免疫抑制伴TB感染者中多为阴性，对于评估患者是否存在活动性结核病没有帮助。TB的诊断可以通过痰涂片染色观察病原体、取痰液或肺外支气管分泌物进行结核菌培养来完成。利用特殊采集和培养技术对血标本进行的结核菌培养偶尔可呈阳性。常规培养要求分别在不同日期取痰并且以3次痰培养的结果为准；增加痰培养次数无益于提高诊断率。咳出的痰液应该足以进行涂片和痰液培养。针对痰量很少的患者，应进行气雾剂诱导痰液，其诊断价值优于咳出的痰或抽吸的胃液，此法也是收集痰液的首选方法。当其他方法均无法明确诊断时则需采用支气管肺泡灌洗和经支气管肺活检。

**（3）渗出液** 胸腔积液的病原体检出率可达30%，经皮穿刺胸膜活检法（3个部位的3次活检）的检出率为75%。心包积液的培养阳性率为50%，心包活检或培养的诊断阳性率达80%。腹腔积液的分析需用浓缩的腹腔积液，否则无诊断意义，通常选用腹膜活检。PCR以及渗出液中腺苷脱氨酶水平增高有时也具有诊断意义，但二者敏感性均不高。

**（4）结核性脑膜炎** 虽然脑脊液检查结果不尽相同，但单核细胞增多及葡萄糖浓度减低是较常见的脑脊液表现。据相关报道，浓缩脑脊液进行涂片检查的阳性率为30%～50%，进行结核菌培养的阳性率为50%。然而，该病最主要的诊断依据是临床表现以及经验性治疗结果。PCR技术对诊断结核性脑膜炎的效果不理想。

**5. 治疗**

**（1）肿瘤患者的TB感染预防** 拟进行免疫抑制治疗的所有患者均应进行结核菌素皮肤试验及对照皮肤试验。结核菌素皮肤试验阳性的肿瘤患者应预防性应用异烟肼（INH），用药剂量为300mg/d，连用9个月。

**（2）活动性 TB** 由于 TB 耐药的增加，美国公共卫生协会针对 TB 初始治疗提出新的指南。尚未获得药物敏感性数据的活动性 TB 患者应每日输注异烟肼－利福平－吡嗪酰胺和乙胺丁醇。治疗 2 个月后，对药物敏感者改用异烟肼和利福平每日静脉输注 4 个月，或在痰培养达阴性后 3 个月停药。针对需要直接观察以确保依从性的患者推荐使用其他用药方案。

**（3）MDR** TB，定义为对异烟肼和利福平皆耐药，极易在院内 AIDS 患者间传播的结核病。此类患者的治疗非常困难，早期诊断联合个体化用药治疗显得尤为重要。为阻断 MDR TB 的院内传播，首要措施是隔离管理，并采用强有力的联合用药治疗方案。药物的选择主要根据药敏试验，而在获得药敏结果之前常用的有效药物包括吡嗪酰胺、链霉素、环丙沙星、氧氟沙星、环丝氨酸和乙胺丁醇。MDR TB 暴露史者的治疗也较困难。对此类患者应评估其与感染患者接触的密切程度及其免疫功能状态。高危患者可进行预防性化学治疗。

**（4）MAC** 播散性结核病的治疗应包括阿奇霉素（或克拉霉素）与乙胺丁醇。当出现两药均耐药或多系统疾病进展时，应增加以下一至两种药物：利福布汀、氟喹诺酮，某些病例亦可选用阿米卡星。

### （二）星形奴卡菌感染（奴卡菌病）

细胞介导的多种类型的免疫缺陷与奴卡菌病的发病相关。约 20% 见于进行糖皮质激素治疗的患者。在免疫抑制的患者中，75% 的奴卡菌病累及肺脏。

奴卡菌病可无症状，可自发痊愈或并发下叶支气管肺炎伴发空洞、脓肿或脓胸。典型的播散型奴卡菌病常累及皮下组织、肌肉和脑。

**1. 诊断** 痰液革兰氏染色可呈阳性，串珠状、分支状菌丝。因病原体具典型的弱耐酸性，故还需对痰液进行石碳酸品红溶液染色。

**2. 治疗** 磺胺制剂是治疗奴卡菌属感染的首选用药。在近些年中，因磺胺甲基异恶唑联合甲氧苄啶具方便、安全且高效的优势，多数专家学者将此方案作为治疗奴卡菌病的一线治疗方案。初始高剂量用药（每日甲氧苄啶 15mg/kg，磺胺甲基异恶唑 75mg/kg）可作为重症感染如播散性感染或脑脓肿的治疗。目前在星形诺卡菌复合体中已发现多种星形奴卡菌。过去某些患者的治疗反应性低可能源于其对抗生素的敏感性不同。另外，其他某些传统抗生素制剂对多种分离的奴卡菌有效，其应用是否有益取决于特异性感染的本质。

### （三）单核细胞增多性李斯特菌

易与革兰氏阳性球菌、流感病毒或类白喉菌相混淆。此类感染多见于细胞免疫缺陷患者。在肿瘤患者和接受了糖皮质激素或其他免疫抑制治疗尤其是淋巴瘤的患者中，单核细胞增多性李斯特菌是最常见的引发细菌性脑膜炎的致病菌。其中，CNS 感染性脑炎和脑脓肿占 80%。CNS 感染死亡率占 15%～45%。成人病例中菌血症和败血症占 20%。肺受累总是以脓胸的形式出现。

**1. 诊断**

**（1）培养** 单核细胞增多性李斯特菌被培养分离后，在悬滴中呈特征性翻转运动，即可迅速予以诊断。

**（2）脑脊液** 以淋巴细胞和中性粒细胞增多为主。脑脊液蛋白浓度为正常

-1g/dl。仅一半的病例出现脑脊液的葡萄糖浓度下降。

**2. 治疗**

**(1) 败血症** 氨苄西林，200mg/(kg·d)，分6次静注。多数专家推荐联用氨苄西林与庆大霉素以达增效作用。对于无法耐受氨苄西林的患者，最好的替代治疗是高剂量磺胺甲基异恶唑-甲氧苄啶。

**(2) 脑膜脑炎** 治疗与败血症相同。鞘内注射庆大霉素，每24小时3~5mg，与静脉抗生素应用有协同作用。

**(四) 嗜肺军团菌**

军团病可见于免疫功能正常和免疫抑制者，尤其是接受糖皮质激素治疗的患者。该疾病的典型特点为肺斑片状浸润进展为肺叶实变。提示军团病的特征包括干咳、肺组织实变、腹泻、低钠血症和意识障碍。

**1. 诊断**

**(1) 培养** 需予以专门用于培养嗜肺军团菌的特殊培养基。

**(2) 需进行军团杆菌抗原的尿液检测。**该检测只能检出嗜肺军团菌血清学1型，而其是引发人类严重疾病的重要血清学类型。

**(3) 组织学检查** Dieterle染色法，可用于组织中军团菌的检测。组织直接检测FA阳性强烈提示军团病。

**(4) 血清学检查** 抗体效价对疾病早期的诊断价值不大。

**2. 治疗**

(1) 新大环内酯类抗生素如克拉霉素和阿奇霉素，以及所谓的呼吸道氟喹诺酮类药（如左氧氟沙星）对治疗均有效。阿奇霉素，500mg/d，是有效的且耐受性良好的药物。若阿奇霉素疗效不佳，可选用高剂量左氧氟沙星予以治疗。

(2) 利福平300~600mg/d PO是疗效较好的辅助性药物，患者对初始治疗无反应时可加用该药。

**(五) 艰难梭菌**

由毒素介导的结肠腹泻性疾病几乎均与近期或正在应用抗生素治疗相关。医疗机构间艰难梭菌感染的传播极为常见。该菌属的流行性菌株（NAP1）与发病率和死亡率的增加相关。此类菌株的流行主要源于其对新喹诺酮类耐药，而毒力的显著提高则与毒素的产生失调相关。前期数据显示此菌株已向全球播散。NAP1感染多为重症疾病，主要表现为高热（>102.5°F），白细胞显著增多（>25 000个/μl），失蛋白性肠病，CT检查示广泛性结肠炎，患者常因出现结肠壁完整性受损或中毒性巨结肠而被紧急予以结肠切除。

**1. 诊断** 在众多的粪便艰难梭菌毒素检测试验中，最快速可行的是针对毒素A和B进行酶免疫分析（EIA）。但其敏感性与检测艰难梭菌其他毒素的EIA法一样，都比较差（敏感性为65%~90%）。组织培养并进行毒素分析检测毒素B的敏感性略高，但所需时间稍长，花费颇高而且应用不广泛。单纯艰难梭菌的粪便培养在临床上意义不大。结肠假膜或特征性小斑块的出现可以考虑艰难梭菌感染的诊断，但仅有不足50%的患者具有上述特征性病变，且需进行低位消化道内镜检查方可发现。

**2. 治疗** 未使用高渗性营养补充剂式管饲者发生院内腹泻，应考虑艰难梭菌感染。应对此类患者进行隔离、予以艰难梭菌毒素检测以及经验性治疗。

(1) 若腹泻轻微且可停用抗生素时，90% 患者的腹泻可好转且无明显复发风险。

(2) **若病情为轻中度**（无高热、白细胞增多、腹部疼痛或触痛），可予以双唑泰栓治疗。双唑泰栓治疗艰难梭菌相关性腹泻的标准用药剂量为 250mg 每日 1 次或 500mg 每日 3 次口服，连续 10～14 天，高剂量的双唑泰栓（2～2.25g/d）多推荐用于其他厌氧菌感染的治疗。双唑泰栓静脉输注因药物渗透入结肠腔较少而未成为艰难梭菌性腹泻的常规有效治疗方案。

(3) 若病情较重，可口服万古霉素 125 或 250mg 每日 1 次，连用 10～14 天。

(4) 对于毒性进行性加重，影像学证实出现了结肠扩张或疑有肠壁完整性受损时，应及时请外科会诊考虑是否进行结肠切除术。

(5) 大约 25% 的艰难梭菌性腹泻患者在口服双唑泰栓或万古霉素一段时间后，会出现腹泻的复发。总体来说，尽管腹泻的多次复发较常见且用药剂量亦需不断降低，但复治的疗效均较好。

## 七、真菌感染

重度免疫抑制，尤其是长期存在粒细胞减少者，是多种真菌感染的高危人群，而此类真菌很少导致健康人群发病。某些病原体所致感染很少见，因此，进行临床微生物学实验检查也难以确认感染真菌的种属。另外，即使可以通过实验室检查加以确认，其类型亦极为罕见，甚至很多经验丰富的感染科临床医师也对其极为陌生。

此部分重点介绍最常见的真菌病原体，而非对所有报道过的真菌进行全面回顾。如果从正常无菌体液（如脑脊液或血液）或活组织标本中培养出“非致病性真菌”（或其他类型的“非病原微生物”），临床医师应考虑此“非病原生物”是否为真正的病原。

### （一）抗真菌剂

对粒细胞减少和持续性发热者有效的三大类抗真菌剂为棘球白素、三唑和两性霉素 B。详细资料，包括用药剂量指导和药物副作用，见药品说明书。用药剂量详见表 4.12。

**1. 棘球白素** 棘球白素是最新的抗真菌药。新上市的药品包括卡泊芬净（Cancidas）、阿尼芬净（Eraxis）和碳霉糖（Mycamine）。其中，卡泊芬净的临床应用经验最多，但多数专家认为三药具有相似的药物活性和毒性。棘球白素用于多种类型念珠菌（包括氟康唑耐药的光滑念珠菌）和曲霉菌均具很好的疗效。

**2. 三唑类药** 三唑类抗真菌药在临床上常用且有效，其抗菌谱、不良反应和药物相互作用情况各不相同，但均对白色念珠菌感染有效。用于肿瘤患者的 4 个可能有效药物如下：

(1) **氟康唑** 尽管该药对白色念珠菌很有效，但其对非白色念珠菌属的抗菌活性比新的三唑类药差很多。过去，在念珠菌属（克柔氏念珠菌和光滑念珠菌隔离群）和真菌（如曲霉菌）感染相对罕见的医疗机构中，氟康唑一直被公认为两性霉素 B 的替代用药。

**（2）伊曲康唑**（斯皮仁诺）与氟康唑相比，抗菌谱更广。其主要临床用途是治疗组织胞浆菌病和酵母病。对曲霉菌也有中度抗菌活性。

**（3）伏立康唑**（VFEND）较氟康唑和伊曲康唑具有更广的抗菌谱，且对念珠菌、曲霉菌和其他不常见真菌均有效。应用伏立康唑治疗时需注意药物相互作用问题。

**1）副作用**　最常见的副作用为不同类型的视觉障碍（通常不需停药）以及皮肤反应。静脉注射用伏立康唑通常溶于硫代丁基醚－环糊精（SBECD）中，中度肾功能不全时可致药物蓄积；肌酐清除率 <50ml/min 时，不推荐静脉注射该药。

**2）生物利用度**　口服伏立康唑的生物利用度极好且口服制剂不含 SBECD 成分。某些肾功轻微受损的患者可改用伏立康唑口服治疗。

**（4）泊沙康唑**（Noxafil），仅口服剂型有效，作为重度免疫抑制患者感染（如 GVHD）的预防性用药前景颇好。但是，仍需要进行更多的临床试验以确认其对肿瘤患者发生真菌感染的治疗作用。

**（5）药物间相互作用**　泊沙康唑与其他三唑类药物的药物间相互作用至关重要。多数此类作用与细胞色素酶 P450 亚型相关，可导致伏立康唑或其相互作用药物的浓度显著增高或下降，从而分别引起药物毒性增加或疗效下降。

**3. 两性霉素 B 制剂**

**（1）两性霉素 B 脱氧胆酸**（AmBD）　是治疗真菌感染的金标准，但因存在肾毒性而不被用于非中性粒细胞减少的患者。粒细胞减少患者由于经常联用具有肾毒性的化疗药物和抗生素制剂，应用该药时更应关注其肾毒性问题。

**（2）AmBD 的脂质体制剂**治疗真菌感染的疗效并未明显优于 AmBD，但肾毒性较低。其主要缺点在于其他的副作用以及昂贵的价格。此类药物包括：

1）两性霉素 B 脂质体复合物（ABLC，Abelcet）。

2）两性霉素 B 胶样分散体（ABCD，两性霉素 B 粉针剂）。

3）两性霉素 B 脂质体（LamB，两性霉素 B 脂质体注射剂），是目前唯一一种获得美国食品与药品管理局（FDA）批准的、用于疑有真菌感染的粒细胞减少性发热患者的经验性治疗。

**（二）粒细胞减少性发热患者的抗真菌治疗**

关于粒细胞缺乏早期予以抗真菌治疗的用药指南即将推出。随着长期广谱抗生素和经验性抗菌疗法的应用，机会性致病以及药物的选择作用易引发罕见致病菌感染。新三唑类药物和棘球白素的应用在为抗真菌感染提供更多治疗选择的同时降低了治疗毒性；亦为既可应用抗真菌药又不影响患者体内现有的真菌病原体创造了更多机会。这使得感染的微生物学诊断变得十分必要，因此，可能需要进行侵入性操作以取得活检标本进行真菌培养和染色。针对粒细胞减少的肿瘤患者进行抗真菌经验治疗的用药原则如下：

1. 在粒细胞减少性发热的第 3～5 天，主要关注念珠菌感染，其次是曲霉菌感染。棘球白素和新三唑类对念珠菌和大部分曲霉菌有效且毒性较小。

2. AmBD 及其脂质体制剂抗菌谱最广。AmB 制剂与新三唑类药均可对抗易在粒细胞减少后期引发感染的真菌菌属，而棘球白素则缺乏这一作用。

3. 在所有棘球白素类抗真菌药中，卡泊芬净的临床应用经验最多；然而，基于离体及有限的在体临床试验数据，很多专家认为抗真菌药米卡芬净和阿尼芬净具有相似的临床疗效。需要强调的是，棘球白素对新型隐球菌、地方流行性霉菌病（如球孢子菌属、夹膜组织胞浆菌）以及多种真菌（梭霉菌属、尖端足分支霉、接合菌亚纲）无效。药物间相互作用普遍小于三唑类药物。

4. 在三唑类药中，伏立康唑可用于替代棘球白素或两性霉素 B 进行抗真菌治疗。在应用伏立康唑期间必须密切关注药物间相互作用和潜在的药物副作用。同时建议，当血肌酐清除率 <50ml/min 时应尽量避免静脉给药，以免药物溶剂在体内的大量蓄积。在其他唑类抗真菌药中，氟康唑和伊曲康唑抗真菌谱较窄且对念珠菌属无效。泊沙康唑的临床用药经验较有限，目前不能经静脉给药。

5. 如果两性霉素 B 作为治疗粒细胞减少性发热患者真菌感染的经验性用药，绝大多数临床医师会选择费用稍高的脂质体制剂，其目的是避免两性霉素 B 严重的肾毒性。

6. 所有抗真菌药物在费用上存在很大差异。药物费用以及医疗机构真菌感染的临床经验决定了初始用药方案的选择。

7. **总结** 需于用药时考虑肾功能者（曾有肾功损害，联用肾毒性药物或在输注两性霉素 B 期间出现肾功能不全），应选用棘球白素（首选卡泊芬净）。伏立康唑则可作为替代用药。如果临床症状恶化可能源于真菌感染，在进行初始抗真菌治疗时选用 AmB 脂质体制剂可能是明智的。

**（三）隐球菌属**

接受皮质激素治疗以及患有 AIDS 或霍奇金淋巴瘤患者新型隐球菌感染的发病率最高。

1. **临床表现** 肺部感染者可无症状。胸片可见局部支气管肺炎，肺叶受累或散在瘤结节（可形成空洞）。CNS 感染多表现为隐匿性脑膜脑炎（脑膜外无任何感染证据）。播散性感染时可出现多种皮肤表现，包括斑丘疹或结节性病灶并逐渐进展为疏松结缔组织炎。

2. **诊断**

（1）**培养** 新型隐球菌是荚膜包被的真菌，通过出芽方式繁殖，血液、呼吸道分泌物、脑脊液以及皮肤活检标本在普通实验室培养基中培养即可轻易培养成功。

（2）**脑脊液** 隐球菌性脑膜脑炎的脑脊液典型表现为压力增高及淋巴细胞增多。一半病例可见葡萄糖浓度降低。近 40% 的患者墨水染色阳性。

（3）**血清学** 脑脊液中隐球菌多糖抗原阳性具有诊断价值，90% 以上脑膜炎患者的脑脊液抗原检测呈阳性。血清中发现隐球菌抗原可作为感染的快速筛查手段。抗体分析的意义不大。

3. **治疗** 临床医师在治疗隐球菌感染时所面临的主要困难在于确认是否存在脑膜感染。隐球菌感染的治疗经验主要来源于 HIV 感染患者的治疗。该经验对隐球菌感染的治疗策略与流程影响很大。所有的棘球白素类抗真菌药对隐球菌均无效。

**(1) 脑膜炎或播散性疾病** 多用 AmBD，0.7mg/(kg·d)，辅以氟康唑维持用药2周。有时两性霉素B脂质体制剂亦可被其他药物取代。2周诱导治疗后予口服或静脉输注氟康唑，400mg/d（在400mg负荷剂量后应用）。有颅内压增高、意识不清或其他不良CNS表现者，两性霉素B应以1.0mg/(kg·d)施用。出现颅内压增高而无颅内肿物的患者需在确保颅内灌流的情况下反复进行腰椎穿刺以降低颅内压力。

**(2) 脑膜外感染** 若已排除脑膜炎，多数脑膜外感染患者可应用氟康唑（400~800mg/d）治疗。

**(四) 念珠菌病**

全身性念珠菌病的主要危险因素包括应用免疫抑制剂、抗生素、糖皮质激素以及肠外高营养。内置中心静脉导管、静脉药物滥用以及诱发中性粒细胞或细胞免疫缺陷的基础性疾病（如白血病、淋巴瘤、糖尿病等）均易并发念珠菌感染。

**1. 临床表现** 局限性念珠菌病易累及皮肤、口腔、食管、直肠或阴道。播散性念珠菌病可表现为单纯发热、败血症、眼内炎、皮肤结节、肾脏病、关节炎或肌炎。念珠菌性眼内炎表现为视网膜散在的黄白色病变，与播散性感染相关，多由白色念珠菌引起，偶尔见于其念珠菌属。内脏受累（肝脾念珠菌病）是感染播散的另一后果，其典型临床表现在中性粒细胞减少缓解后尤为明显。

**2. 诊断**

**(1) 培养** 尽管尸检结果显示仅50%播散性念珠菌病患者的血培养阳性，但现代培养基无疑提高了阳性检出率。实验室进行念珠菌血培养检查有助于菌种鉴别，对用药方案的选择有指导意义。确诊了播散性念珠菌病即可结束对发热病因的不断寻找。

**(2) 血清学** 念珠菌病的诊断试验尚在开发中。

**(3) 食管X线片** 食管念珠菌病患者的食管X线典型表现为食管腔内表面粗糙，呈虫蚀样破坏影。食管镜检查同样可以确定诊断。

**3. 治疗** 如果有引发感染的外源性异物，如CVC，应立即予以去除。

**(1) 局部治疗** 制霉菌素悬液（100 000 U/ml）可用于治疗口咽部念珠菌病；其用药方案为500 000~2 000 000U，每4~6小时应用1次（含漱或吞咽）。若此方案失败，可选用克霉唑（克霉唑片）每日5次或氟康唑，每日50~100mg。

**(2) 预防** 局部应用制霉菌素或克霉唑虽可用于该病的预防，但尚无数据显示其患者有明确的获益。不推荐预防性应用氟康唑（或其他三唑抗真菌剂），因可导致选择性耐药菌的出现，使得以后在可疑或确诊有感染时不能应用氟康唑和其他三唑类作为治疗药物。

**(3) 全身治疗** 如果患者体内分离出念珠菌，则可选择棘球白素治疗。若已获知菌种及药敏结果，则可改用三唑类药物治疗，但需根据念珠菌菌种，是否存在棘球白素耐药以及中性粒细胞减少症的缓解情况而定。

**(五) 曲霉病**

曲霉病主要因呼吸道吸入曲霉菌孢子发病，肺实质感染多见，偶有鼻窦部受累，肺部感染多可导致播散。大约70%~80%感染菌种为烟曲霉菌。免疫抑制患者曲霉菌感染的典型表现为发热和肺部结节或浸润。随着疾病的进展，可能出现肺梗死、咯血以及血管受累部位坏疽。有近1/3的患者在疾病早期无影像学异常。肺感染播散见于25%~50%的患者，并可导致多种皮肤损伤、多发性脓肿、脑梗死或胃肠道溃疡甚至出血。曲霉菌是导致化疗患者的面部和口腔发生真菌感染的第二大病原体。在此类患者中，骨髓功能的恢复可以导致肺部感染灶液化。但因感染具血管趋向性，致命性的血管侵蚀和出血也可能随之发生。

**1. 诊断** 曲霉病实验室诊断的金标准为临床收集标本中培养出病原体。气管支气管分泌物培养阳性者较少见，血培养则均为阴性。半乳甘露聚糖分析为检测曲霉菌细胞壁多糖的诊断方法，但其敏感性和特异性均较差，且阳性预测值低。组织中发现有隔膜的细分支菌丝为曲霉菌的诊断基础。然而，通过组织切片检查很难将曲霉菌与其他某些真菌（如尖端足分支霉、梭霉菌属、青霉菌）相鉴别，另外某些真菌［如接合菌（纲）］也需要有经验的显微镜技术人员通过细微的形态学差异将之与曲霉菌相区分。胸片可以显示瘤结节（伴/不伴空洞形成）或胸膜浸润。早期肺部曲霉病行高分辨力CT检查可发现晕轮征（小结节周围显影轻度减弱）。在病程后期可能出现提示空洞形成的空气半月征。然而其他趋血管性病原体感染亦可具有相似的影像学结果。因此，只要可行，即应进行活检和菌培养。

**2. 治疗**

**(1) 侵袭性曲霉病的最佳抗真菌治疗** 目前尚不明确。其主要困难在于仍没有任何一个抗真菌剂能对各个种类曲霉属真菌同时有效，另外，目前缺乏针对曲霉菌的可靠且重复性好的药敏试验。多数的经验用药方案为两性霉素B，剂量为1.0~1.5mg/(kg·d)。长期维持此剂量应用多可引发严重的肾功能不全。AmB脂质体制剂耐受性较好且通常给药剂量可达5mg/(kg·d)。对于难治性患者，给药剂量可升至15mg/(kg·d)。

**(2) 伏立康唑** 已经FDA批准用于侵袭性曲霉病的治疗并迅速成为其首选药物。新近在离体实验中发现了伏立康唑耐药的曲霉菌，虽然其临床影响尚不明确，但此报告已引起大家关注。治疗的首次剂量为6mg/kg，IV，每12小时1次，2次以后4mg/kg，IV，每12小时1次。有效者可在注射用药7天时更换为口服药。

**(3) 其他三唑类药物** （氟康唑、伊曲康唑和泊沙康唑）对曲霉菌无效或其疗效并未优于伏立康唑。

**(4) 卡泊芬净** 已经FDA批准用于其他用药方案无法耐受或失败的曲霉病患者。其他药物如棘球白素、阿尼芬净和米卡芬净在离体实验中均具有抗曲霉菌的活性，但相关临床数据非常有限。

**(5) 联合治疗方案** 用于治疗曲霉病的数据极为有限。三唑类联合两性霉素B制剂已证明存在药物拮抗。卡泊芬净联用伏立康唑虽然在生物学角度看比较合理，但其疗效和毒性的临床数据不足，暂不能予以应用。

**(6) 外科治疗** 并发空洞形成的局部侵袭性肺曲霉病施行外科治疗可以预防咯血和复发。在白血病患者，完全切除病灶并联合强有力的抗真菌治疗可以明显提高曲霉病的治愈率。

**（六）接合菌病**

接合菌纲的成员是一组复杂的病原体。白血病或淋巴瘤、免疫缺陷、应用糖皮质激素、糖尿病、营养不良、烧伤、干细胞移植和实体器官移植的患者，该菌感染的发病率增高。

**1．临床表现**　根霉菌属、腐化米霉菌和毛霉菌属感染具有相似的病理学特点和临床表现，因三者均可导致中性粒细胞渗出，组织坏死和血管侵袭，从而引发血栓形成和梗死。

**（1）肺炎**　肺炎可伴发干咳或咯血。影像学检查可显示间质性肺浸润，肺叶实变或空洞形成。

**（2）脑病**　通常继发于肺部受累，表现为脑梗死或脑脓肿。脑脊液检查的意义通常不大。相反，脑毛菌病多见于糖尿病控制不佳的患者。

（3）播散性疾病可以导致胃肠炎，肠穿孔或出血，腹膜炎或脏器脓肿。

**2．诊断**　组织样本中，接合菌病原体具有发达的无隔菌丝，在组织标本中多具直角分支。组织培养可能较难检出接合菌，其诊断可基于组织培养和组织切片的特殊染色，以后者为主。

**3．治疗**　推荐使用高剂量的 AmBD 或某种 AmBD 脂质制剂，但此类药物只起辅助作用。治疗主要包括逆转诱发条件以及手术切除感染组织（可进行手术者）。在应用 AmB 制剂后选用泊沙康唑可以提高用药疗效，但相应的临床经验仍不足。死亡率高。

**（七）其他全身真菌病**

**1．夹膜组织胞浆菌，粗球孢子菌和皮炎芽生菌**　组织培养阳性率高，组织病理学特征典型（特异性病征）。此类人体常见病原体常导致免疫缺陷患者发生机会性感染。播散感染常伴发于皮肤反应无能。

**2．白色毛孢子菌**　是指不借助于分子生物学技术则很难鉴别的一组真菌。白色毛孢子菌引发白色毛结节菌病，一种毛干的感染性疾病，为较难诊断的机会性真菌病，其病死率较高。全身感染最常见于接受化疗的粒细胞减少患者。

（1）有近 30% 的患者皮肤受累，主要表现为紫色丘疹和伴中心坏死或溃疡的结节。病灶的活检显示真菌侵入真皮。组织培养的阳性率大于 90%。

（2）中性粒细胞减少症好转后，播散感染方可能消退。三唑类抗真菌药对该病的疗效最好。AmBD、AmBD 脂质制剂及棘球白素都不是很有效。

**3．足放线病菌属**　为尖端赛多孢子菌（波氏假阿利什菌）无性繁殖的结果；越来越成为机会性感染的常见病因，并可使白血病患者发生 CNS 疾病和真菌血症。尽管此感染通常对 AmB 耐药，但三唑类抗真菌药比较有效，首选用药是伏立康唑。

**4．镰刀菌病**　镰刀菌属是普遍存在的真菌，很少引发感染。播散镰刀菌病多见于粒细胞减少者，致死率较高，多表现为发热和弥漫性的皮肤斑疹、丘疹和结节。皮肤病灶活检（直接镜检常可观察到菌丝）或肺部病灶的支气管抽吸物检查常可分离得到镰刀菌属。AmBD 和 AmBD 脂质制剂可能根除感染。伏立康唑多用于对其他用药方案不能耐受或无效的顽固性镰刀菌病。某些临床医师推荐予以 AmBD 脂质制剂与伏立康唑联合治疗。

**5．真菌性休克**　随着抗生素经验用药的增加，真菌，尤其是念珠菌引发脓毒性休克的可能性随之增加。

## 八、寄生虫感染

**（一）弓形虫病** 根据血清学检查结果显示：美国地区无症状性弓形虫病发病率为10%~40%，西欧是96%。弓形虫血清学阳性的AIDS患者，25%~50%进展为弓形虫脑炎。随着复方新诺明针对肺孢子虫病在CD4淋巴细胞严重减少者的预防性应用以及强效抗逆转录病毒治疗的应用，弓形虫脑炎的发病率已显著降低。弓形虫感染为主要以局部或广泛淋巴结肿大、肝脾大、不适及乏力为特征表现的低热性疾病。任何器官均可受累。细胞免疫缺陷者的感染症状与脑肿瘤及淋巴增生障碍性疾病相似。

**1. 诊断**

**（1）组织学** 组织中找到滋养体较孢囊更具诊断意义，因孢囊可存在数十年。弓形虫病的淋巴结病理学表现特异。

**（2）组织培养** 很少应用。

**（3）血清学检查** IgM抗体的出现提示新近感染。然而，很多患者出现症状是缘于休眠期病原体的再激活，此时，患者血清学中只可检测到IgG抗体。

**2. 治疗** 常用的治疗方案是乙胺嘧啶（叶酸阻断剂）和磺胺类药剂衍生物分次用药维持3~6周。药物的血液学毒性常导致停药。常予以亚叶酸钙以降低药物所致的骨髓抑制。

**（1）乙胺嘧啶** 起始剂量为200mg PO；此后予以50~75mg/d维持治疗辅以亚叶酸钙10~20mg/d口服。

**（2）磺胺嘧啶，** 1.0~1.5g每日1次联用乙胺嘧啶治疗。

**（3）其他联合治疗方案** 用于急性病，包括乙胺嘧啶（100mg/d PO），亚叶酸钙联用克林霉素（1.2g/d IV分次用药）。

**（二）卡氏肺孢子虫**

（已重新分类归为真菌并重命名为*P. jiroveci*，卡氏肺孢子菌）

可导致免疫缺陷包括AIDS患者发生肺炎。急性淋巴细胞性白血病缓解期的儿童患者和皮质醇激素治疗开始减量的患者对该病尤为易感。其临床表现包括呼吸困难、发热、干咳、肺部啰音、低氧血症和低碳酸血症。疾病早期胸片表现轻微，然而血气分析常提示低氧血症。后期胸片最常表现为逐渐进展的弥漫对称性，双侧或肺门周围浸润影。

**1. 诊断** HIV感染患者体内存在大量的肺孢子虫，病原体较易检出；而其他形式免疫抑制者孢囊的检测则困难得多。最常用的诊断技术是对肺分泌物肺或肺活检标本进行直接荧光抗体染色（DFA）或乌洛托品嗜银染色。吉姆萨染色可检测出孢囊壁内的孢子体而非孢囊壁。痰液样本的诊断率为10%~15%，支气管镜刷检为65%~75%，开胸肺活检的诊断率为90%。病情危急或重度血小板减少的患者应延迟进行肺活检。因活检操作的并发症发生率及致死率均较高，诊断时应考虑予以损伤性小的操作或试行经验性治疗。

**2. 治疗** 具有严重呼吸困难的患者（血氧分压<70mmHg或肺泡动脉氧梯度>35mmHg），进行抗肺孢子虫治疗的同时加用皮质激素（泼尼松40mg每日2次，用药21天后开始减量）。常规治疗给药21天，可选用方案如下：

（1）磺胺甲基异恶唑－甲氧苄氨嘧啶，每6～8小时双倍剂量口服或两安瓿静注，为选择性治疗方案。

（2）喷他脒，每日4mg/kg IM，可用于磺胺类耐药的患者。

（3）在其他用药方案失败时应用三甲曲沙联合亚叶酸钙治疗可能有效。三甲曲沙与复方新诺明或喷他脒相比较，药物毒性可能略高，疗效亦无明显优势。

（4）阿托伐醌或克林霉素－伯氨喹联合治疗适用于合并HIV感染的轻症患者，但此方案为二线治疗且对重症患者疗效不佳。

**（三）类圆线虫病**

丝虫状幼虫和成虫感染的患者易引发自体感染。细胞免疫缺陷，高剂量皮质醇激素治疗以及肠蠕动功能降低均会增加消化道、肺脏和CNS感染的机会。类圆线虫的特征即为在宿主体内长期隐匿存在，只有当细胞免疫功能低下时才会播散。

**1．诊断** 免疫功能低下的患者有淤点皮疹症状时应考虑类圆线虫病的诊断。25%～60%患者的粪便及40%～90%十二指肠抽取物中可检出幼虫。外周血中嗜酸性粒细胞增多为其特征，但在重度感染阶段可能无此表现。

**2．治疗** 早期诊断及噻苯达唑的早期应用（1.5g每天2次口服，持续2～4天）对改善患者的生存非常重要。应格外关注查找继发性细菌感染。播散性类圆线虫病患者的死亡率可达80%。

**（四）其他寄生虫**

**1．兰伯氏贾第虫**的感染常伴发于低丙球蛋白血症，小肠淋巴瘤和胰腺癌。临床表现包括腹泻、恶心、肠胃胀气和腹部绞痛。

**2．疟疾和巴贝西虫病**多见于免疫抑制患者，尤其是脾切除术后。感染多导致高热和溶血。

## 推荐阅读文献

Hubel K, et al. Suppressed neutrophil function as a risk factor for severe infection after cytotoxic chemotherapy in patients with acute nonlymphocytic leukemia. *Ann Hematol* 1999;78:73.

Hughes WT, et al. 1997 guidelines for the use of antimicrobial agents in neutropenic patients with unexplained fever. Infectious Diseases Society of America. *Clin Infect Dis* 1997;25:551.

Hughes WT, et al. 2002 guidelines for the use of antimicrobial agents in neutropenic patients with cancer. *Clin Infect Dis* 2002;34:730.

Marr KA, et al. Combination antifungal therapy for invasive aspergillosis. *Clin Infect Dis* 2004;39:797.

Mermel LA, et al. Guidelines for the management of intravascular catheter–related infections. *Clin Infect Dis* 2001;32:1249.

Ostrosky-Zeichner L, et al. Amphotericin B: time for a new "gold standard." *Clin Infect Dis* 2003;37:415.

Ozer H, et al. 2000 update of recommendations for the use of hematopoietic colony-stimulating factors: evidence-based, clinical practice guidelines. *J Clin Oncol* 2000;18:3558.

Pappas PG, et al. Guidelines for treatment of candidiasis. *Clin Infect Dis* 2004;38:161.
Pfeiffer CD, et al. Diagnosis of invasive aspergillosis using a galactomannan assay: a meta-analysis. *Clin Infect Dis* 2006;42:1417.
Pizzo PA. Fever in immunocompromised patients. *N Engl J Med* 1999;341:893.
Rex JH. Practice guidelines for the treatment of Candidiasis. *Clin Infect Dis* 2000;30:662.
Smith TJ, et al. 2006 update of recommendations for use of white blood cell growth factors: an evidence-based clinical practice guideline. *J Clin Oncol* 2006;24:3187.
Spellberg BJ, et al. Current treatment strategies for disseminated candidiasis. *Clin Infect Dis* 2006;42:244.

**注**：美国感染性疾病协会出版临床实践指南；指南中以下内容将于6~18个月内出版：念珠菌病；曲霉病；中性粒细胞减少的肿瘤患者治疗以及插管相关感染的治疗。可登陆美国感染性疾病协会网站查阅以上内容：

http://www.idsociety.org/Content/NavigationMenu/Practice Guidelines/Standards Practice Guidelines Statements/Standards, Practice Guidelines, and Statements.htm

http://www.idsociety.org/Content.aspx?id-9088, or

http://www.idsociety.org/default.aspx (under the heading "Practice Guidelines")

# 艾滋病相关的恶性肿瘤

***Alexandra M. Levine***

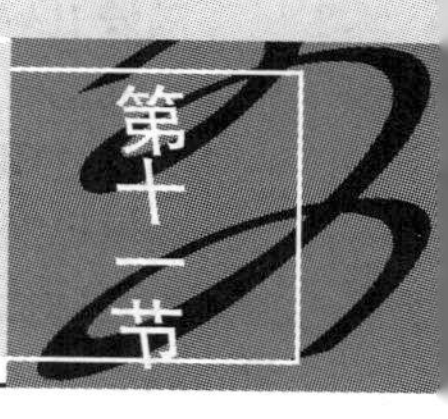


## 一、概述

高活性抗反转录病毒疗法（HAART）是将各类别的多种抗反转录病毒药物联合应用的一种治疗方法。随着蛋白酶体抑制剂的开发，其联合反转录酶抑制剂的疗法即HAART疗法，于1996～1997年间在美国和世界上其他发达国家和地区获得了广泛应用。在这短暂的时期内，接受此疗法的患者中，人类免疫缺陷病毒（HIV）感染者的结局发生了惊人的变化。典型的获得性免疫缺陷综合征（艾滋病）患者的死亡率下降了约80%，HIV感染者发生艾滋病相关疾病的病例数下降约75%。这种状况在过去十年内保持稳定，并且导致艾滋病的病程以及艾滋病相关恶性肿瘤发生了巨大的变化。

与艾滋病相关的恶性肿瘤包括卡波西肉瘤（KS）、非霍奇金淋巴瘤和侵袭性子宫颈癌。每一种恶性肿瘤都与一种致病微生物的感染有关，包括与卡波西肉瘤相关的人类疱疹病毒8型（HHV-8），与淋巴瘤相关的EB病毒（EBV）和其他致病微生物，以及与宫颈（直肠）癌相关的人类乳头状瘤病毒（HPV）。随着HAART疗法的广泛应用，肿瘤的发病率以及艾滋病的自然史和结果都发生了显著改变。

## 二、艾滋病相关淋巴瘤

### （一）发病率

1. 淋巴瘤是目前最常见的艾滋病相关疾病，约占所有新发艾滋病病例的16%。所有年龄组与所有HIV病毒感染高危组人群并发淋巴瘤的几率是相同的。

2. 淋巴瘤是艾滋病的晚期表现。随着CD4淋巴细胞进行性减少，免疫系统功能逐渐削弱，患淋巴瘤的风险显著增加。HAART疗法在世界各地的广泛使用，导致相关人群CD4细胞增加，淋巴瘤的发病率明显下降。在这一背景下，患淋巴瘤的风险取决于采用HAART疗法之前CD4细胞的最近计数结果，而非最低值。

3. 患者或进行HAART治疗有效者的淋巴瘤患病风险虽有显著性降低，但仍不如卡波西肉瘤及各种机会型感染降低程度明显，因此，与其他艾滋病相关疾病相比，其发生率仍相对增加。

### （二）病理

多数AIDS相关性淋巴瘤是具有病理学高分级的B淋巴细胞肿瘤。约70%的患者病理学类型为免疫母细胞性淋巴瘤或小无裂细胞型淋巴瘤；后者包括Burkitt淋巴瘤或非Burkitt淋巴瘤。与此相反，只有10%～15%的原发淋巴瘤患者被诊断为其他罕见类型的淋巴瘤。中等分级的弥漫性大B淋巴细胞性淋巴瘤占30%。

随着 HAART 疗法的问世，艾滋相关性淋巴瘤谱也随之改变，Burkitt 或非典型 Burkitt 淋巴瘤患者相对增加，而弥漫性大 B 淋巴细胞性淋巴瘤者相对减少。

另外，HIV 感染患者中，除并发侵袭性 B 淋巴细胞淋巴瘤增加外，低分级 B 淋巴细胞淋巴瘤和各种类型 T 淋巴细胞淋巴瘤的发病率也有所增加。

最近确认命名的原发性渗出性淋巴瘤（PEL）见于 HIV 与 HHV-8 联合感染的患者，属于 B 淋巴细胞肿瘤，其形态学表现为间变性或免疫母细胞性淋巴瘤，患者表现为恶性浆液性渗漏液，常无特异性肿块。即使接受了治疗，患者的中位生存时间也在 6 个月以内。

**（三）临床特征**

1. 约有 80%~90% 新诊断艾滋相关淋巴瘤的患者表现为全身性症状，包括发热，盗汗，伴随或不伴随体重下降。

2. 约 60%~90% 患者为极晚期，表现为结外病变。此发生率与原发性淋巴瘤截然不同，后者中约 40% 表现为结外病变。

（1）初始结外病变的常见部位包括中枢神经系统（CNS，诊断时见于 30% 患者）、胃肠道（25%）、骨髓（20%~33%）以及肝脏（10%）。

（2）其他解剖部位亦可受累，已报道的有心肌、耳垂、胆囊、直肠、齿龈及其他部位淋巴瘤。

**（四）诊断和疾病分期**

1. **活检** 免疫表型或基因型分析有助于确定疾病的单克隆（即恶性）进程。

2. **计算机控制轴向 x 线断层摄影术（CAT）** 采用胸、腹部及骨盆部的 CAT 扫描有助于确定疾病分期。近 2/3 的艾滋相关性淋巴瘤患者可见腹内淋巴瘤性病变，最常累及淋巴结、胃肠道、肝脏、肾脏、和/或肾上腺。单纯肝脾增大而无其他腹内病变者不常见。

3. **正电子发射断层摄影（术）（PET）** 常与 CAT 扫描联合，用于探查 CAT 扫描可能无法检出的较小病灶。该项技术用于疾病分期，亦有助于化疗结束后残余稳定病灶的评估以及淋巴瘤性病变与伤疤、纤维化的鉴别。在解读 PET 扫描结果时需慎重，因 HIV 感染者常见的感染或炎症部位，PET 扫描亦可能为阳性。

4. **骨髓穿刺和活检** 也有助于疾病诊断，通常取两部位同时检查。

5. **腰椎穿刺（LP）** 尽管多数原发性淋巴瘤患者不需要进行 LP 检查，但对于艾滋相关淋巴瘤患者，LP 却是疾病分期的常规检查手段。约有 20% 的 HIV 感染患者在无中枢神经系统症状时已发生软脑膜受累。由于预防性鞘内化疗已经成为初始治疗的组成部分，目前常于初始 LP 分期检查时予以首剂量甲氨蝶呤或阿糖胞苷注射以防止 CNS 复发。淋巴瘤累及的脑脊液（CSF）异常程度相对轻微，中性粒细胞计数接近 10 个/cc。然而，蛋白水平升高以及 CSF 葡萄糖浓度下降多见。异常淋巴瘤细胞在进行细胞学检查时清晰可见。

**（五）预后因素**

1. **艾滋相关性淋巴瘤患者** 生存期下降的相关因素如下：

（1）CD4 细胞 <100/μl。

（2）KPS 评分 <70。

（3）年龄 > 35 岁。

（4）病理分期Ⅲ 或Ⅳ。

（5）血浆乳酸脱氢酶升高。

**2．原发性中枢神经系统淋巴瘤（PCNSL）** HAART 疗法问世以来，PCNSL 的发病率明显下降，受累者目前非常少见。在 HAART 应用之前，PCNSL 的治疗进展显著低于艾滋相关性全身淋巴瘤，治疗后的中位生存期亦仅为2～3 个月，可能与 HIV 疾病的极晚期状态有关。HAART 联合化疗及/或放疗可以明显延长此类患者的生存期。

**3．软脑膜受累** 为艾滋相关性全身性淋巴瘤患者的预后不良指标。

**（六）治疗**

**1．低剂量方案** 在 HAART 之前，提倡应用标准治疗（如 m-BACOD 或 CHOP）的低剂量调整方案，因前瞻性临床试验证实标准用药方案与低剂量相比，疗效无改善，毒性却显著增加。而在 HAART 疗法时代，上述方案已不再适用。

艾滋恶性肿瘤协会（AMC）曾完成一项Ⅲ期随机试验。患者随机接受标准 CHOP 方案 6 周期治疗或标准 CHOP 方案联合利妥昔单抗治疗，利妥昔单抗为每周期第 1 天应用，并于所有治疗结束后再加用 3 次。此试验结果显示：给予利妥昔单抗治疗的患者完全缓解率较高且复发危险性降低，但与对照组相比无显著性差异。此研究仅纳入 150 名患者，不足以进行上述数据的统计学显著性差异评估。该研究的结果与 Coiffier 及其同事报道的 400 名 HIV 阴性患者采用 CHOP 包括/未包括利妥昔单抗治疗的临床研究相同。重要的是，尽管两组中并发粒细胞减少，粒细胞减少性发热和低丙球蛋白血症的危险性相等，但 AMC 试验中 HIV 感染患者在接受利妥昔单抗后并发致命性感染的危险性增加。死于感染的多为入组时 CD4 细胞计数 < 50/μl，即存在重度免疫缺陷的患者。目前推荐 CD4 细胞 < 100/μl 的患者进行化疗联合利妥昔单抗治疗时预防性应用抗生素。

**2．抗反转录病毒的治疗** 可与多药化疗方案同步应用，亦可于化疗时停药，化疗结束后再次应用。与化疗同步联用时，齐多夫定（AZT）因存在骨髓抑制毒性，不可用于抗反转录病毒方案中。除此之外，药物代谢动力学研究显示：HAART（包括肽酶抑制剂）与抗淋巴瘤的多药化疗方案在临床上无显著的相互作用。化疗与 HAART 的联合治疗已经应用于临床治疗中。

**3．静脉化疗：EPOCH** 国立癌症研究所（NCI）对一定数量的患者应用了 EPOCH 剂量调整方案，初步疗效很好。5 种药物中的 3 种药通过持续静脉输注（CIV），21 天为 1 周期，6 个周期为 1 疗程。艾滋患者特异性的剂量调整方案如下：

依托泊苷，50mg/($m^2$·d) d1～d4 CIV

羟基柔红霉素（多柔比星，阿霉素），10mg/($m^2$·d) d1～d4 CIV

长春新碱 0.4mg/($m^2$·d) d1～d4 CIV（无最大剂量）

泼尼松 60mg/($m^2$·d) PO d1～d5

环磷酰胺 IV d5；如果 CD4≥100，375mg/$m^2$；如果 CD4 < 100，187mg/$m^2$

（1）在以后的治疗周期中，可以以 187mg/$m^2$ 为单位将环磷酰胺的剂量逐渐增大至最大剂量 750mg/$m^2$ IV。若中性粒细胞总数（ANC）的最低值 > 500 个/μl，后续剂量可提高 187mg/m$^2$。若 ANC 最低值 <500 个/μl，剂量可降低 187mg/m$^2$。

（2）皮下注射粒细胞集落刺激因子 5mcg/(kg·d)，自用药第 6 天始直至 ANC 最低值 >5,000 个/μl。

（3）于第 3～6 周期时进行鞘内甲氨蝶呤注射，用法为 12mg，d1、d5。

（4）对于 CD4 细胞 <100/μl 的患者主张预防肺孢子虫性肺炎和鸟分枝杆菌感染。通常不予以抗真菌制剂。

（5）抗反转录病毒治疗在 EPOCH 化疗时主张停用，并于化疗结束后立即恢复应用。

**（6）艾滋相关性淋巴瘤患者 EPOCH 治疗结果**

1）总体完全缓解率为 74%，其中 56% 的患者 CD4 细胞 <100/μl，87% 的患者 CD4 细胞 >100/μl。中位随访时间 56 个月的患者中，只有 2 例复发，无瘤生存率是 92%。几例 Burkitt 淋巴瘤患者出现 CNS 复发，提示在以后患者的治疗中应对原方案加以调整，加用 CNS 的预防性治疗（鞘内甲氨蝶呤注射）。56 个月的总生存率为 60%，而入组时 CD4 细胞 >100/μl 的患者总生存率为 87%。

2）中性粒细胞减少症的患者（<500 个/μl）占 30%，粒细胞减少性发热占 13%，近 21% 患者的血小板计数 <50 000/μl。

3）在因化疗停用 HAART 治疗时，HIV 病毒负荷在化疗第一个月升高 log 0.83，但在化疗结束重新应用 HAART 治疗后该值迅速降至化疗前应用 EPOCH 时的水平。同样，CD4 细胞水平在完成 6 周期化疗后可平均降低 189 个/μl，但在化疗结束后的 12～18 个月则可恢复至基线水平。

**（7）利妥昔单抗联合 EPOCH 治疗** 近期，由 NCI 赞助，包含多个机构的 AMC 完成了更大样本量的临床研究。在此项Ⅱ期随机临床试验中，患者接受 EPOCH 同步应用利妥昔单抗（375mg/m$^2$ d1）或 EPOCH 续贯利妥昔单抗（每周应用，连用 6 周）。与续贯组相比，同步治疗组患者的进食较好，完全缓解率显著增加，而感染致死率和非淋巴瘤相关性的死亡均无增加。

**（8）HAART 的作用** HAART 治疗可推迟至联合化疗结束后再予以应用。然而，EPOCH 完成后 3 个月内会发生机会性感染。HAART 联合化疗同步进行则很有可能预防此类并发症的发生。

**（七）原发性中枢神经系统的淋巴瘤**（PCNSL）详见第三章第一节。

**1．临床特征** PCNSL 患者主要表现为极晚期的 HIV 疾病，CD4 细胞中位数 < 50/μl，75% 的病例在淋巴瘤出现之前有 AIDS 病史。初发症状和体征不一，可包括癫痫，头痛或局限性神经功能障碍。亦可见单纯的个性或行为的轻微异常。

**2．诊断** 放射线检查发现脑部肿块，可见于任何部位。此类病灶相对较大（2～4cm）且数量相对较少（1～3 个）。成像可见环状增强影。PCNSL 的特征即 CT 检查无特异性改变。PET 或铊单光子发射型计算机断层成像术（SPECT）可以提供更多特异性的诊断信息，有助于 PCNSL 与 HIV 感染患者的其他脑内占位性病变相鉴别。而且，由于艾滋相关的 PCNSL 实质上常与 EBV 感染有关，故 CSF 内 EBV 潜伏蛋白（latent EBV proteins）检测也有助于 PCNSL 的诊断。当检查结果有争议时应进行脑活检来明确诊断。

**3. 治疗** 放疗可使20%~50%的病例达到完全缓解，但中位生存时间只有2~3个月，死因多为机会致病性感染。放射治疗虽不能延长生存期，却可明显提高近75%患者的生存质量。HAART联合抗肿瘤剂的治疗已被证明可以显著提高生存期。联合化疗和放疗可以延长非艾滋相关性PCNSL患者的生存期，但针对艾滋相关性疾病的疗效缺少临床数据。高剂量甲氨蝶呤推荐用于非艾滋相关性PCNSL的治疗，但用于艾滋并发PCNSL患者的疗效还未明确。

## 三、霍奇金淋巴瘤

### （一）发病率

尽管在HIV感染的患者中HL的发病率显著增高，但霍奇金淋巴瘤（HL）并未界定为艾滋相关性疾病。HIV感染高危患者同样具有HL的患病风险。与HAART应用之前的时期相比，HL的发病率在HAART应用期显著增加。此结果的出现很可能是由于HL恶性细胞——里－施细胞（RS）需要特定的环境生长繁殖。此环境需要CD4+淋巴细胞存在，后者可以为恶性RS细胞提供增生和生存信号。HAART的应用可导致CD4+淋巴细胞数增加，从而为RS细胞提供了更适宜的生存环境。因此，目前临床诊断HL比例也随之升高。

### （二）生物学

几年前已有流行病学数据显示，HIV阴性患者HL的发病与EBV感染相关：约一半的患者于特征性RS细胞内出现EBV同源细胞集落。合并HIV感染者，EBV广泛分布于恶性RS细胞内。

### （三）临床特征

HIV潜伏感染并发HL者的临床和病理学表现不同于非HIV感染患者。

**1. 发病部位** 多数HIV感染并发HL的患者在诊断时可出现广泛的结外病变，约80%~90%病例分期为Ⅲ期或Ⅳ期。80%~90%的患者可出现全身B症状（如发热、盗汗、体重下降）。罕见的结外疾病受累部位包括肛门、直肠和CNS。诊断时有近50%~60%的患者出现骨髓受累，骨髓也可为全身症状患者唯一的受累部位，多表现为外周血细胞减少。

**2. 病理** 以混合细胞型和淋巴细胞减少型霍奇金淋巴瘤为主。与HIV阴性的原发型HL患者相比，HIV感染患者结节硬化型和淋巴细胞为主型的发病率相对较低。

### （四）治疗

ABVD方案（详见附录D-1）较常用，也可联用造血细胞生长因子。当HAART联合Stanford V方案（详见附录D-1）治疗时，缓解率和总生存均有显著改善。但此改善归因于加用的HAART治疗还是特异性治疗方案，仍属未知，尽管HAART可能是最重要的影响因素。在未加用HAART时，特定治疗后的中位生存期为1~2年，与其相反的是，非HIV感染的HL患者有近80%~90%是可以治愈的。而ABVD同步联合HAART用于HIV-HL患者的疗效尚有待于进一步明确。

## 四、卡波西肉瘤

**（一）发病率和流行病学** 艾滋相关的卡波西肉瘤（KS）多见于同性恋或双性

恋的男性人群，原因未明。随着有效的抗反转录病毒疗法（HAART）的出现，在美国及其他发达国家 KS 的发病率明显下降。此发病率的显著降低，伴随 HIV 病毒负荷的下降以及联合 HAART 治疗后免疫功能的恢复，足以证明免疫力在 KS 疾病进程中具有重要作用。

**（二）发病机制：HHV-8**

1．HHV-8 感染与各类型 KS 相关，包括合并 HIV 感染者，器官移植者以及地中海后裔老年男性患者中多见的典型 KS。HHV-8 感染可于 KS 发病前出现，且常见于有多个性伴侣的人群。

2．尽管唾液中 HHV-8 病毒的检出率与效价均较高，但 HHV-8 的特异性传播机制仍未明确。HHV-8 感染的唾液传播方式与其他人类疱疹病毒如 EBV 的主要传播方式相同。

3．虽然 HHV-8 病毒本身可能不足以导致 KS，但其感染已明确为发病的必要因素。大约 2%~10% 的美国正常健康人群存在 HHV-8 抗体，但无相关临床疾病。

4．血管内皮细胞的 HHV-8 感染可导致梭形细胞的形态学改变，多数细胞存在潜伏感染。在内皮组织内，少数逐渐溶解的感染细胞表达具有转化潜能的特定基因（如 G－配对蛋白，vGCP），导致增生性血管原性 KS 病灶。

**（三）发病机制：炎症性细胞因子和血管原性因子**

HIV 感染可导致炎性细胞因子反应，伴有白介素-6（IL-6）、IL-1、肿瘤坏死因子-α 及其他因子的分泌。此类细胞因子作为感染 HHV-8 的上皮细胞的生长因子，可能对细胞形态向典型梭形细胞（KS 特征性病变）转化起作用。另外，血管源性因子的分泌，如基本的成纤维细胞生长因子，血管内皮生长因子和 HIV-1 感染的单核细胞分泌的其他因子均可导致血管组织显著增生（KS 病变另一特征性病变）。HHV-8 本身则具有编码病毒 IL-6 和其他蛋白的基因，从而进一步促进肿瘤的生长与播散。

**（四）临床特征**

1．**自然史** 某些患者病情进展较慢、病程较长，可达数年。而其他患者则呈暴发性，病情迅速进展，很快死亡。

2．**侵袭部位** KS 患者常可出现皮肤病变，包括结节性或不规则的色素沉着病灶。此病变常呈对称性。淋巴水肿较明显，少数可无可视性的皮肤病灶。淋巴结肿大在无明显皮肤异常时较为常见。

另一常见受累部位为口腔，50% 的病例可伴发下消化道 KS 病变。几乎所有内脏器官均可受累，而 CNS 受累较少见。肺部的 KS 预后较差，应立即予以化疗。

**（五）诊断和疾病分期的评估**

首先应进行活检以明确病理学诊断。KS 患者无需进行常规分期。应对皮肤和口腔的可视病灶，胸部影像学的基线状态以及血液中 CD4 细胞的数量予以评估。若患者的症状提示胃肠道受累（如腹痛，体重下降或腹泻），应进行内镜检查。若胸片存在无法解释的异常，可进行支气管镜检查；KS 的确诊通常根据伴随严重出血的可视病灶，多不需要进行活检。

**（六）预后因素**

预后不良的因素包括：

1. 机会性感染的病史或已存在感染；

2. 全身 B 症状，包括发热，盗汗或体重较正常时下降 10% 以上；

3. CD4 细胞 <300/μl。

无以上因素存在时，中位生存期约为 3 年。机会性感染的病史是最重要的预后不良因素，患者的中位生存时间仅为 7 个月。

### （七）治疗

**1. HAART** 多个病例报告显示单纯 HAART 治疗后 KS 可明显消退。KS 患者初始治疗方案应该为有效的抗反转录病毒治疗。从未接受过 HAART 治疗的患者，在接受治疗 6 个月后对 HAART 的总体反应率为 60%（完全缓解率为 11%），24 个月后反应率可增加至 75%，完全缓解率接近 60%。若 HIV 病毒负荷降低且 CD4 细胞值升高而 KS 并没有消退，则应考虑予以其他治疗手段。

**2. 疱疹治疗** 体外研究显示，更昔洛韦，西多福韦和膦甲酸可能对 HHV-8 有抑制作用，而阿昔洛韦则无效。一项对巨细胞病毒视网膜炎患者所作的前瞻性试验显示：全身性应用更昔洛韦可预防 KS。然而，西多福韦用于 KS 患者的前瞻性试验显示：此种抗 HHV-8 方法无效。无效的原因可能为多数 KS 细胞仅为 HHV-8 潜伏感染，因而削弱了抗 HHV-8 治疗的病毒靶向作用。

**3. 局部治疗** 虽然某些艾滋病患者并发 KS 时仅具有局部临床症状，但 KS 于确诊时多已发生播散。因此，局部治疗的作用在于美容而非治愈。9-顺式维 A 酸（0.1% 阿利维 A 酸凝胶剂）局部应用的反应率为 30%~50%，已获批准用于皮肤 KS 的治疗。单个病灶可予以长春新碱（0.1mg）或长春碱（0.1mg），或联用干扰素-α（1 百万单位）局部注射，但此用药方式比较痛苦且易继发二次感染。目前已不主张上述局部注射治疗。对于局部病变应用冷冻疗法，激光或手术切除也可能有效。局部放疗也可能有所帮助，但应密切关注其毒性，因有报道显示，HIV 感染患者在接受标准放射治疗（剂量和方案）时，可能发生严重的毒性反应。

**4. 免疫应答调节因子** 9-顺式维 A 酸在治疗 KS 时可能有效，其作用机制为下调 KS 生长因子即 IL-6。干扰素-α（1 百万 –2 百万单位/天）也有疗效，尤其与抗反转录病毒药物治疗联用时。机制可能为低剂量干扰素-α 具有抗血管生成因子的作用，因而对艾滋病相关 KS 有效。最近，对其他可具有降低炎性细胞因子或血管原性因子作用的生物制剂进行了临床研究，初步结果显示疗效较好。此类药物包括伊马替尼（格列卫），沙利度胺，IL-12 和其他药物。在未来的几年内，可有效治疗 KS 的生物或靶向药物谱有望发生巨大的变化。

**5. 化疗** 适用于快速进展性疾病，重度淋巴水肿，肺动脉受累和症状性内脏疾病。低剂量的多柔比星（10mg/$m^2$ IV），博来霉素（10mg/$m^2$ IV）和长春新碱（2mg IV），每 2 周给药的缓解率可达 25%~50%。蒽环类脂质体制剂（盐酸多柔比星脂质体和枸橼酸柔红霉素脂质体）疗效颇高且毒性较小，已获批准用于 KS 治疗。紫杉醇（100mg/$m^2$ 或 135mg/$m^2$，每 2~3 周 IV）疗效也较高且已通过用药审批。

## 五、子宫颈癌

### （一）发病率

子宫颈癌是艾滋相关性恶性肿瘤之一。女性是美国艾滋病新发病例增加最快的人群。此类患者感染 HIV 的主要危险因素为异性传播，多是通过本人未知感染了 HIV 的性伴侣传播。HIV 阳性的女性患者子宫颈癌的发病率与 HIV 阴性的女性相比，虽然统计学有显著增加，但在美国及其他能够将巴氏（Pap）染色作为常规筛查项目的国家，该发病率仍旧很低。而癌前病变［活检显示宫颈上皮内瘤（CIN）或巴氏涂片显示鳞状上皮细胞病变（SIL）］的发病率尚属未知，虽然已有多个大型队列研究显示了其在 HIV 感染患者中的高患病率。HAART 治疗可使此类癌前病变的自行好转。侵袭性子宫颈癌的发病率在 HAART 治疗时代并未因此治疗的广泛应用而发生改变，但在巴氏涂片筛查人群中仍维持在较低水平。

**（二）生物学因素**

**1. 人乳头状瘤病毒（HPV）** 子宫颈癌多具 HPV 感染史，常见于血清型 16、18、31、33 或 35 感染者。在此类 HPV 感染阶段，免疫抑制患者的原位癌或侵袭性疾病进展更加迅速。初步数据显示超过一种血清型的病毒感染可以增加子宫颈癌或 CIN 的危险性。而且，HIV 感染的女性患者中，低 CD4 + 淋巴细胞计数与 HPV 感染患病率增高相关。

**2. HPV 疫苗的作用** 最近，作用于血清型 6、11、16 和 18 的 HPV 疫苗已在美国上市，并推荐用于 9 ~ 26 岁年轻女性以预防 HPV 原发感染。此疫苗有效诱导了抗 HPV 感染的免疫活性，并降低了 CIN/SIL 的发病危险。疫苗由病毒样颗粒（VLPs）组成，在任何意义上讲均不属于活疫苗。尽管从理论上认为其用于 HIV 感染患者比较安全，但实际的有效性和安全性仍没有明确结论。此类研究目前仍在进行中。然而，由于多数 HIV 感染女性患者已发生多种血清型的 HPV 感染，此治疗对预防 CIN 或侵袭性子宫颈癌的有效性仍受到质疑。

**（三）临床特征**

HIV 感染女性患者子宫颈癌的临床特征与其他非感染患者相同。初步研究显示：HIV 感染的女性患者更易表现为晚期疾病，高分级的病理学类型以及治疗后的高复发性。

**（四）治疗**

鉴于 HIV 感染的女性患者子宫颈癌的侵袭特性，对巴氏涂片显现癌前病变予以早期确诊非常重要。HIV 感染的女性患者推荐每 12 个月常规进行巴氏涂片检查，同时评估 HPV 状态。在 HPV 阳性或巴氏涂片出现任何异常结果包括非典型增生时，应予以阴道镜检查和活检。在 CIN Ⅱ或Ⅲ型进行特定治疗后，约有一半的患者可于治疗后 1 ~ 2 年复发。氟尿嘧啶可以降低 CIN Ⅱ或Ⅲ型短期复发率。侵袭性子宫颈癌可以通过常规手段治疗。

## 六、肛门区癌

虽然不是 AIDS 的常见表现，HPV 相关的肛门区癌的发病率在男性同性恋者中有所升高，甚至与有无 HIV 感染无关。目前正在进行大样本队列研究，以确定 HIV 感染患者肛门区癌的自然史及其治疗反应性。肛门 HPV 感染在 HIV 感染的女性患者和 HIV 感染而无同性恋史的男性患者中也相当多见。

## 推荐阅读文献

Biggar RJ, Jaffe ES, Goedert JJ, et al. Hodgkin lymphoma and immunodeficiency in persons with HIV/AIDS. *Blood* 2006;108:3786.

Harris TG, Burk RD, Palefsky JM, et al. Incidence of cervical squamous intraepithelial lesions associated with HIV serostatus, CD4 cell counts and human papillomavirus test results. *JAMA* 2005;293:1471.

Kaplan LD, Lee JY, Ambinder RF, et al. Rituximab does not improve clinical outcome in a randomized phase 3 trial of CHOP with or without rituximab in patients with HIV-associated non-Hodgkin lymphoma: AIDS Malignancies Consortium Trial 010. *Blood* 2005;106:1538.

Levine AM. Evaluation and management of the HIV-infected woman: review. *Ann Intern Med* 2002;136:228.

Levine AM, Tulpule A. Clinical aspects and management of AIDS related Kaposi's sarcoma. *Eur J Cancer* 2001;37:88.

Lim ST, Karim R, Nathwani BN, et al. AIDS related Burkitt's lymphoma versus diffuse large cell lymphoma in the pre-HAART and HAART eras: significant differences in survival with standard chemotherapy. *J Clin Oncol* 2005;23:4430.

Lim ST, Levine AM. AIDS related Hodgkin's disease. *Abstr Hematol Oncol* 2005;8:24.

Lim ST, Levine AM. Recent advances in AIDS related lymphoma. *CA Cancer J Clin* 2005;55:229.

Little RF, et al. Highly effective treatment of acquired immunodeficiency syndrome–related lymphoma with dose adjusted EPOCH: impact of antiretroviral therapy suppression and tumor biology. *Blood* 2003;101:4653.

Little RF, Yarchoan R. Treatment of gammaherpesvirus-related neoplastic disorders in the immunosuppressed host. *Semin Hematol* 2003;40:163.

Massad LS, Fazzari MJ, Anastos K, et al. Outcomes after treatment of cervical intraepithelial neoplasia among women with HIV. *Journal of Lower Genital Tract Disease* 2007;11:90.

Yarchoan R. Key role for a viral lytic gene in Kaposi's sarcoma. *N Engl J Med* 2006;355:1383.

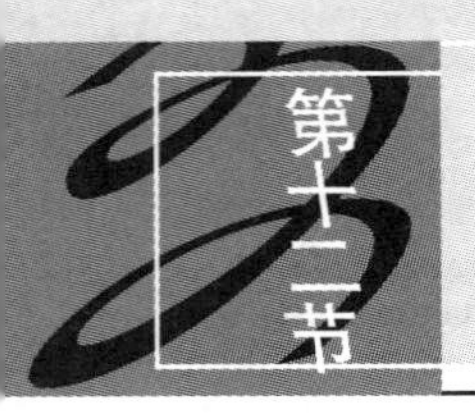

# 第十二节 造血干细胞移植

*Mary C. Territo*

## 一、原则

### （一）造血干细胞移植（HSCT）

已逐渐成为良性和恶性疾病重要的治疗手段（见表4.13）。造血干细胞移植治疗恶性肿瘤适用于以下几种情况：

1. 为了恢复接受了以清除肿瘤细胞为目的的高剂量（清髓性/免疫清除性）化疗联合/未联合放疗（CT/RT）患者的骨髓功能。应用这种方法治疗肿瘤时需遵循下述要求：

（1）肿瘤必须有一个陡峭的剂量反应曲线，以便通过增加药物剂量提高肿瘤细胞死亡率。

（2）这些能够产生陡峭的剂量反应曲线的药物必须是以骨髓作为其主要剂量限制性毒性的器官（因为造血干细胞移植不会预防任何其他器官的毒性反应）。

（3）适用于这种治疗方法的肿瘤类型主要包括恶性血液病（白血病、淋巴瘤、骨髓瘤）、生殖细胞肿瘤、神经母细胞瘤以及某些实体肿瘤。

2. 取代某些疾病如再生障碍性贫血，先天性血液、免疫和代谢紊乱导致的功能不全或有缺陷的造血细胞。

3. 有效的予以抗肿瘤免疫治疗（同种异体移植物的抗肿瘤效应）。

**表4.13 适用于造血干细胞移植的疾病**

| 同种异体移植 | 自体移植 |
| --- | --- |
| 急性白血病 | 急性白血病 |
| 慢性白血病 | 霍奇金淋巴瘤 |
| 脊髓增生异常 | 非霍奇金淋巴瘤 |
| 再生障碍性贫血 | 骨髓瘤 |
| 霍奇金淋巴瘤 | 神经母细胞瘤 |
| 非霍奇金淋巴瘤 | 乳腺癌 |
| 骨髓瘤 | 睾丸/生殖细胞肿瘤 |
| 先天性代谢性疾病 | 其他恶性肿瘤 |
| 先天性免疫功能紊乱 | |
| 血红蛋白病/地中海贫血 | |

**（二）移植物类型和预处理类型的选择取决于所治疗的疾病，患者的体能状态，以及可用的供体细胞。**

**（三）移植的结果**

取决于多种因素，包括患者的年龄、疾病分期、疾病的危险因素、已进行的治疗、伴随疾病及所采用的预处理类型。供体亲缘关系、HLA 配型和供体细胞数量（对于脐带血来说）也是影响同种异体移植结果的重要因素。

## 二、干细胞来源

造血干细胞（HSCs）主要存在于骨髓，只有极少数存在于外周血中。外周血中的造血干细胞数量增加可见于化疗所致的细胞减少症患者的恢复期，也可以通过粒细胞集落刺激因子（GCSF）将造血干细胞自骨髓动员至外周血中。脐带血是丰富的造血干细胞来源，也可用于移植。

**（一）骨髓（BM）**

采集需在手术室进行，采取全身麻醉或脊髓麻醉。反复骨髓穿刺抽吸（每次 5～10ml）获得的理想剂量是约每公斤体重 $3 \times 10^8$ 个有核细胞（约成人 1～1.5L）。收集后需进行过滤以清除残留的骨颗粒，ABO 血型不相容者，可经过处理去除红细胞或血浆，既可冷藏保存，亦可直接静脉输注。此为用于造血干细胞移植的初产物。

**（二）外周造血干细胞（PBSCs）**

首先应用粒细胞集落刺激因子（GCSF）将供者骨髓中的造血干细胞动员到血液中（自体移植者在给予 GCSF 之前往往先进行化疗）。再予以有核细胞分离，即可获得 PBSCs。通常需要反复收集方可达到目标剂量［$(1 \sim 5) \times 10^6$ CD34 阳性细胞/kg 体重］。获得的 PBSCs 可以保存供以后使用，或直接输注入患者体内。这种方法获得造血干细胞要快于骨髓移植，术后急性移植物抗宿主病（GVHD）的发病率与骨髓移植相当，但慢性 GVHD 的发病率要高于骨髓移植。

**（三）脐血细胞（UCB）**

可于新生儿脐带被切断时自胎盘的脐静脉中获取。脐血中富含造血干细胞和幼稚的淋巴细胞。且发生移植物抗宿主病的概率小于骨髓移植或外周血干细胞移植。但移植物准备时间较长。

**（四）操作**

根据移植的目的获得的干细胞可进行不同的处理，包括去除 T 淋巴细胞、富集 CD34 阳性细胞以及扩增干细胞。

## 三、造血干细胞移植的类型

**（一）自体移植**

患者自身的细胞作为造血干细胞来源。此法主要用于为进行极高剂量（清髓）化疗/放疗以杀灭肿瘤细胞创造条件。其优点是不需要寻找异种基因供者并且不会发生移植物抗宿主病。其缺点是移植过程中可能有残留的肿瘤细胞因而无法实现移植物抗肿瘤的效果。

**（二）异体移植**

即从其他人而非患者本人获得造血干细胞。造血干细胞的供者与患者的 HLA 组织类型必须互相匹配。HLA 抗原系统基因位于 6 号染色体上。通过 HLA 分型即 Ⅰ 型抗原（A，B 和 C）和 Ⅱ 型抗原（DR 和 DQ）筛选出相匹配的供者。此种类型移植的优势在于移植物是正常的干细胞，无肿瘤细胞或异常细胞。异体造血干细胞除用于 CT/RT 清髓治疗后骨髓功能的恢复，还可用来取代功能不足或缺陷的干细胞，也是对抗肿瘤细胞的免疫治疗手段（移植物抗肿瘤效应）。其缺点为必须找到配型合适的捐助者，并且患者术后有发生移植物抗宿主病的风险。

1. **亲缘供者** 最好的供者是 HLA 抗原单倍型完全相同（HLAA，B，C，DR，DQ 的同源染色体相合，即各亚型 HLA 均相同）的兄弟（姐妹）。大约只有 30% 的患者能够获得同胞移植。从免疫学上，基因型完全相同的双胞胎（同源基因）是最好的供体来源，但移植后复发率很高（较少移植抗肿瘤作用）。兄弟（姐妹）以外的其他家庭成员的 HLA 抗原很少完全相同。

2. **非亲缘供者** 全世界有大量志愿者登记要求为需要骨髓造血干细胞移植的患者捐献造血干细胞。通过敏感的 DNA 分型技术，很多患者可以找到 HLA 相匹配的无亲缘关系的供者。找到配型合适的非亲缘供者的机会大小取决于患者的特异性 HLA 分型和种族。非亲缘供者的造血干细胞移植术虽可导致移植物抗宿主病的发生风险增加，但对于没有合适亲缘供者的患者也是合适的治疗选择。若选择无亲缘关系的脐血移植，HLA 相容性要求的严格性稍差但可能受到细胞数量的限制。

## 四、预处理

移植前患者先进行高剂量化疗/放疗。对于自体移植来说，该疗法忽略了药物的骨髓毒性，以最大限度的杀灭肿瘤细胞为目的，但对其他器官的毒性作用成为了该治疗的限制因素。对于异体移植来说，该治疗除杀灭肿瘤细胞外，还起到必不可少的免疫清除作用（以允许异体造血干细胞的移植）。根据患者的临床表现可采用多种不同的预处理方案，其疗效相似。标准预处理方案介绍如下：

### （一）全身照射联合环磷酰胺（Cy）

1. 全身照射 患者接受 12Gy 照射，连续 8 次（每次 1.5Gy），第 -7 至 -4 天。

2. 环磷酰胺，60mg/(kg·d)，溶于生理盐水，静脉注射，连续 2 日，每天注射时间超过 1 小时（第 -3、-2 天）。美司纳，60mg/(kg·d) 静脉注射，自静注环磷酰胺首日至环磷酰胺静注结束后 24 小时。

3. 第 -1 天停止治疗。

4. 第 0 天回输干细胞。

### （二）大剂量白消安 + 环磷酰胺

1. 白消安（Busulfex），剂量为 0.8mg/kg 理想体重或实际体重（以较低者为准），静脉注射，第 -7 至 -4 天连用 4 天，每 6 小时 1 次，每次注射 2 小时以上，共完成 16 次用药。为预防癫痫发作应在白消安注射的前 1 天开始应用苯妥英钠（300mg/d，并根据血药调整用量），直至白消安结束后 2 天。

2. 环磷酰胺（白消安结束后开始注射），剂量为 60mg/(kg·d)，溶于生理盐水，每天注射 1 小时以上，连用 2 天（第 -3、-2 天）。美司纳，60mg/(kg·d)，静脉注射，自静注环磷酰胺首日始至环磷酰胺静注结束后 24 小时。

3．第 -1 天停止治疗。

4．第 0 天回输干细胞。

**（三）大剂量 BEAM（氮芥/依托泊苷/阿糖胞苷/美法仑）**

1．卡莫司汀（卡氮芥），静脉注射，每 500 毫升生理盐水加入 300mg/m$^2$，第 -7 天，连用 2 天，每天超过 2 小时。

2．依托泊苷，静脉注射，100mg/m$^2$，12 小时 1 次，每次注射时间超过 2 小时，连续 4 天，共 8 次，第 -6、-5、-4、-3 天。

3．阿糖胞苷，静脉注射，200mg/m$^2$，12 小时 1 次，每次注射时间超过 1 小时，连续 4 天，共 8 次，第 -6、-5、-4、-3 天。

4．美法仑，静脉注射，140mg/m$^2$，每次注射时间超过 1 小时，第 -2 天。

5．第 -1 天停止治疗。

6．第 0 天回输干细胞。

**（四）第 0 天**

骨髓移植，外周血干细胞或脐血，静脉注射，不需要过滤。前驱用药包括：对乙酰氨基酚（650mg 口服），苯海拉明（可他敏，50mg 口服或静滴）和氢化可的松（50mg 静滴）术前 30 分钟使用。输注干细胞时要备有可他敏（50mg），肾上腺素（1∶10 000；10ml），氢化可的松（100mg）和鼻氧管。

## 五、支持治疗

**（一）预处理开始时即应对所有血液制品（除造血干细胞）**

进行 1.5Gy 剂量照射（防止输血引起的移植物抗宿主病）。

1．**红细胞输注** 红细胞的输注应维持血细胞比容在 27%（有临床指征时更高）。

2．**血小板输注** 血小板应保持在 10 000/L 或更高，根据临床状态和出血指征而定。

3．**异体移植时 如果患者与捐助者的 ABO 血型不匹配**（任何类型），患者应在输血的同时输入 O 型血。

**（二）具体措施**

1．**补液** 患者在术前准备阶段应补充足够的液体，如 5% 葡萄糖溶于 0.5 生理盐水，以使含氯化钾生理盐水的浓度为 20mEq/L，并以 100ml/(m$^2$·h) 速度滴注。

2．**止吐** 患者应在化疗/放疗前及过程中行强力止吐治疗。可用 5-HT3（血清素）拮抗剂加地塞米松、丙氯拉嗪及其他药物。

3．**肿瘤负荷大的移植患者应在入院后给予别嘌呤醇**（300mg/d，成人）。可于第 -1 天或移植后立即停用，根据原来的肿瘤负荷和患者的反应而定。

4．**月经期女性** 在预处理治疗前应予避孕药［炔诺酮（Aygestin），5～10mg 口服］，并维持剂量直到血小板计数超过 50 000/μl。

5．**维生素 K1**（AquaMEPHYTON），每周 10mgSQ。

6．**生长因子** 取决于临床状态和潜在恶性度。GCSF 或粒细胞巨噬细胞集落刺激因子可于移植术后第二天开始应用。

**（三）防护性隔离和预防**

**1. 防护性隔离** 应于绝对中性粒细胞计数≤500/μl 时开始。

（1）病房内应配备空气过滤设施。人员进入病房前要把手洗干净或戴上手套。隔离期间，患者每天应使用杀菌液。

（2）保证饮食卫生。

（3）预处理开始后可予以抗细菌、真菌和病毒药物进行预防性治疗。

**2. 预防肺孢子虫感染** 异体移植患者和应用大量糖皮质激素的自体移植患者均应预防肺孢子虫感染。甲氧苄啶－磺胺甲恶唑（BactrimDS，每 8 小时一片口服）自预处理治疗开始，至移植术前 1 天结束。持续粒细胞增生后应再次予以预防性治疗（BactriDS，日 3 次口服，1 周 2 次，同时服用甲酰四氢叶酸每次 5mg，每周 2 次），用至移植后 100 天，正在接受免疫抑制治疗的患者（如移植物抗宿主病的预防）的用药时间更长。磺胺过敏的患者可用氨苯砜：口服，50～100mg/d；阿托伐醌（Mepron）：1500mg（10ml）混悬液每日服用，或喷他脒（雾化吸入 300mg 或 4mg/kg IV）每月 1 次，可作为磺胺类药物过敏患者的替代治疗方案。

**3. 预防巨细胞病毒（CMV）感染**。移植前 CMV 血清学阴性的患者接受的血液应为巨细胞病毒阴性或经过滤白细胞处理。血清巨细胞病毒阳性的异体移植患者需从预处理治疗开始至手术前 1 天应用更昔洛韦［6mg/kg 借道静脉输注（IVPB）/d］。移植术后，可于粒细胞持续增生后重新施予更昔洛韦（6mg/kg IVPB/d，5 天/周）预防，连用 100 天，或术后每周进行血巨细胞病毒 DNA 抗原检测，监测是否存在病毒血症，以确定治疗时机。

**（四）移植物抗宿主病的防治**

异体移植的患者需接受免疫抑制治疗以防治移植物抗宿主病。

**1. 钙调磷酸酶抑制剂** 所有的异体移植患者第－2 天应给予环孢素或他克莫司。环孢素的初始剂量是 3.0mg/kg，静脉注射 12 小时以上，而后可升至 3mg/(kg・d)，持续输注（或每 12 小时 1.5mg/kg）。根据治疗中环孢素的血清水平调整剂量［Syva's EMIT（酶联合免疫法）150～350］。他克莫司的剂量是 0.03mg/(kg・d)，持续静脉注射（或 0.12mg/(kg・d)，分 2 次口服）。调整剂量以维持他克莫司的有效血药浓度（微粒酶免疫测定法 5～20），并防止肾衰竭。

**2. 其他用药** 还可根据移植的术后移植物抗宿主病发生的危险程度选择其他用药。包括糖皮质激素（即泼尼松 1mg/(kg・d)，IV）、抗胸腺细胞球蛋白［ATG-equine（20～30mg/(kg・d)）或兔抗人胸腺细胞免疫球蛋白（3mg/(kg・d)］3～5 天］、霉酚酸酯（1g 每日 2 次）、雷帕霉素（2mg/d）或甲氨蝶呤（IV，第＋1 天 15mg/$m^2$，第＋3 天和第＋6 天 10mg/$m^2$）。

**3. T 淋巴细胞滤除** 移植物抗宿主病是由 T 淋巴细胞介导的。自造血干细胞移植物内大量移除 T 淋巴细胞能够明显降低 GVHD 发病率和严重程度。但大量滤去 T 淋巴细胞常伴随移植失败，移植后淋巴组织增生性疾病，以及肿瘤复发的危险性增加，因此无瘤生存率并没有得到改善。如今一些医疗中心采用部分 T 淋巴细胞滤除或在移植术后不同时间段内添加回输 T 淋巴细胞亚群的治疗方案。

## 六、造血干细胞移植的并发症

### （一）移植物抗宿主病（GVHD）

是供体免疫活性细胞与免疫受抑制的受体组织之间发生免疫反应所导致的综合征。传统上划分为“传入阶段”（抗原提呈）和“传出”阶段，预处理所致免疫激活和组织损伤过程中致炎细胞因子的释放促进了该病的发生。受体的抗原提呈作用可导致供体T淋巴细胞的激活与增生。因此，宿主产生特异性细胞毒性淋巴细胞而导致组织损伤。在此过程中，细胞因子分泌并通过激活非特异性细胞毒性机制（例如细胞因子的直接损伤，自然杀伤细胞或巨噬细胞的作用）进一步加重组织损伤。为减少移植物抗宿主病的发生，可予以下述处理措施包括去除移植血液中的T淋巴细胞，加入抗T淋巴细胞药物以及抗某些细胞因子的抗体。

GVHD可进一步分为急性GVHD（AGVHD）和慢性GVHD。前者通常发生在异体造血干细胞移植的第2～8周，后者发生于8周之后。两者的鉴别不能单纯依靠时间，原因是急性GVHD往往可进展为慢性，而慢性GVHD的症状有时也可较早出现。GVHD的临床表现见表4.14。

**表4.14　移植物抗宿主病（GVHD）的临床表现**

| 器官 | 急性GVHD | 慢性GVHD |
|---|---|---|
| 皮肤，黏膜 | 斑丘疹，大疱状病损，黏膜炎结膜炎 | 硬皮病，苔藓样病损，色素沉着异常，黏膜炎，结膜炎 |
| 肝脏 | 血清胆红素和/或碱性磷酸酶升高，肝脏衰竭 | 淤胆型肝炎 |
| 消化道 | 腹泻，腹痛，肠梗阻，食欲减退，恶心，呕吐 | 吸收不良，运动减弱，吞咽困难 |
| 免疫缺陷 | 低丙种球蛋白血症，无力，感染 | 感染 |
| 肺 | 无 | 梗阻性细支气管炎 |
| 自身免疫性疾病 | 无 | 关节炎，干燥综合征，多发性肌炎，免疫细胞减少症 |

**1．发病率**　GVHD的发病率受多种因素影响，包括组织不相容性的程度、患者年龄、预处理的强度、GVHD预防治疗的类型以及干细胞来源。

（1）HLA匹配的同胞之间的移植，Ⅱ～Ⅳ级急性GVHD的发病率小于30%，而HLA不相匹配，无血缘关系的移植中GVHD的发病率达60%～90%，在9/10的HLA不匹配的成人供体移植中，Ⅲ～Ⅳ级GVHD发病率约为35%，而UCB不匹配移植的发病率大约只有10%。

(2) 存活时间大于4个月的异体移植患者，慢性GVHD的发病率在25%~60%。其中约有2/3的慢性GVHD是由急性GVHD发展而来的。

2. 诊断

(1) AGVHD 受累的靶器官主要见于皮肤、肠道和肝脏。急性GVHD的分级依据为器官受累程度，详见表4.15。

**表4.15 急性移植物抗宿主病的分期和分级**

| 器官 | 受累范围 | 疾病分期 |
|---|---|---|
| 皮肤 | 斑丘疹<25% | 1 |
| | 斑丘疹25%~50% | 2 |
| | 斑丘疹>50% | 3 |
| | 斑丘疹>50%合并脱屑，伴或不伴大疱 | 4 |
| 肝脏 | 胆红素2~3mg/dl | 1 |
| | 胆红素3.1~6mg/dl | 2 |
| | 胆红素6.1~15mg/dl | 3 |
| | 胆红素>15mg/dl | 4 |
| 胃肠道 | 腹泻>500ml/d（小儿>500ml/$m^2$） | 1 |
| | 腹泻>1 000ml/d（小儿500－1 000ml/$m^2$） | 2 |
| | 腹泻>1 500ml/d（小儿1 000－1 500ml/$m^2$） | 3 |
| | 腹泻>1 500ml/d伴疼痛/肠梗阻/出血（小儿>1 500ml/$m^2$，出血或肠梗阻） | 4 |

| 急性GVHD的总体分级 | |
|---|---|
| Ⅰ级 | 皮疹范围<50%体表面积（皮肤分期1~2）<br>胆红素水平<2mg/dl；腹泻<500ml/d |
| Ⅱ级 | 皮疹达全身体表（皮肤分期1~3）；胆红素<3mg/dl（肝分期1）<br>腹泻<1 000ml/d（肠分期1） |
| Ⅲ级 | 皮肤分期1~3；胆红素<15mg/dl（肝脏分期2~3）<br>腹泻>1 500ml/d（肠分期2~3） |
| Ⅳ级 | 任何器官受累 |

摘自Glicksberg H，Stoub R，Fefer A，et al. Clinicalmanifestations of graft-versus-host disease in human recipients ofmarrow from HLA-matched sibling donors. Transplantation 1974；18：295.

1) AGVHD的发病特点是皮肤斑丘疹，首先出现于面部，手掌和脚掌，随后可蔓延至全身。出疹之后可出现水疱或脱皮。

2）起初，胆红素水平会升高，随后碱性磷酸酶和转氨酶也逐渐升高。

3）重度的分泌性腹泻是肠道 GVHD 的特征性表现。重者可见麻痹性肠梗阻。持续性的恶心呕吐标志着 GVHD 累及上消化道。X 线可显示肠壁水肿，有时可见“拇指印”样外观，可确定诊断。

4）急性 GVHD 的临床诊断要注意与化疗毒性、感染、过敏反应或静脉闭塞性疾病相鉴别，AGVHD 累及器官的活检可见上皮细胞破坏和细胞凋亡，但没有严重的淋巴细胞浸润现象（提示细胞因子的破坏在疾病进程中起重要作用）。

（2）CGVHD 以免疫失调以及出现自体反应性淋巴细胞为特征，从而加速慢性炎症进程，导致纤维化及胶原血管疾病样综合征。CGVHD 可累及皮肤、眼、口腔、肺、胃肠道、肝脏、泌尿生殖道以及肌肉骨骼、免疫和造血系统。此类移植物抗宿主病的临床表现与一些自身免疫性疾病相似，如关节炎、免疫性细胞减少症、多发性肌炎和皮肤硬皮病，肠胃道和肺的变化也可见。

**3. 治疗** 所有接受异体造血干细胞移植的患者都需接受预防性治疗以减少此类 GVHD 显著并发症的出现。但是多数患者移植后仍会并发某种程度的 GVHD。然而由于移植后的移植物抗宿主病的发生也与移植物抗肿瘤作用相关，因此，在某些情况下移植物抗宿主病可能是有益的。

（1）Ⅰ级 AGVHD 的患者如无全身症状的出现不需要额外进行特殊治疗。

（2）Ⅱ～Ⅳ级 AGVHD 的患者一经确诊通常予以钙调磷酸酶抑制剂治疗，同时调整剂量以达到有效血药浓度。类固醇、麦考酚酯或雷帕霉素等药物可以进一步抑制 T 淋巴细胞功能。亦可应用抗胸腺细胞球蛋白或赛尼哌（抗白细胞介素-2 受体抗体）。针对特异性器官损伤可予以特殊治疗，如处理局部皮肤损伤，应用抗蠕动药（止泻药）（洛哌丁胺）、抗分泌药（奥曲肽）和胆汁酸（熊去氧胆酸）。

（3）CGVHD 治疗包括钙抑制剂、皮质激素、麦考酚酯、雷帕霉素和沙利度胺（200～1600mg/d）。体外光化学疗法［血液输注前通过光分离置换法将外周血单核细胞充分暴露于光敏化合物（补骨脂素加紫外线）中］和利妥昔单抗，（抗 CD20 抗体－美罗华每周 375mg/m$^2$）对某些患者也有效。

1）CGVHD 患者并发感染的风险增加，因而需要针对感染予以预防性或早期治疗，监测免疫球蛋白（IgG）水平，球蛋白减少严重的患者可静脉输注免疫球蛋白（丙种球蛋白）。

2）支持治疗措施包括局部类固醇药物、皮肤润滑剂、滴眼液、人工唾液，口腔感染可用制霉菌素或阿昔洛韦治疗。

3）表现为硬皮病的移植物抗宿主病患者，若病变局限可采用物理治疗。

4）患者应该防晒，避免阳光曝晒。

**（二）感染**

尽管许多抗菌疗法的进展改善了存活率，但感染性并发症依然是异体或自体造血干细胞移植患者术后发病和死亡的最常见原因。微生物感染的治疗参阅第四章第 10 节。

**1. 预处理** 可导致长时间的重度中性粒细胞减少症（2～4 周以上），此类患者并发感染的危险性增高。常见的致病菌有革兰阳性和革兰阴性菌，以及念珠菌、曲霉菌和其他真菌感染。移植术后的患者无论是预防性用药或是早期出现发热或感染迹象，均应及时应用广谱抗生素和抗真菌制剂。

**2. 疱疹病毒感染再激活** 很常见。巨细胞病毒感染是同种异体移植术后的重要问题。感染通常发生在移植术后。治疗可用更昔洛韦（5mg/kg 每 12 小时静注，连续 3 周）。巨细胞病毒肺炎患者应同时予以静脉注射免疫球蛋白（500mg/kg，隔日 1 次，共用 10 次）。腺病毒、呼吸道合胞病毒、流感及其他病毒的感染较严重，死亡率较高。所以治疗应该尽早进行，可用利巴韦林、阿糖腺苷、丙种球蛋白、或其他抗病毒制剂。

**3. 为预防术后金罗维氏肺孢子虫感染，**患者应接受甲氧苄啶，磺胺甲噁唑进行预防性治疗。肺孢子虫病感染患者可应用治疗剂量的甲氧苄啶，磺胺甲噁唑[15～20mg/(kg·d)（甲氧部分），每 6～8 小时 1 次，每次用剂量的 1/3～1/4]。

**4. 荚膜菌感染**（肺炎球菌、脑膜炎球菌、嗜血杆菌）可于移植后的较晚一段时期内出现（有时是一年或一年以上）。此类并发症与有机体的自调能力较差有关。一旦停用预防移植物抗宿主病的免疫抑制剂，患者即应针对此类病原菌进行免疫接种（以及其他原始和加强免疫的疫苗）。对出现症状的患者应立即采取治疗措施。

**（三）免疫重建延迟**

造血干细胞移植会导致严重并持久的免疫功能障碍。移植的类型（自体与异体，脐血与成人源），预处理方案，以及是否存在移植物抗宿主病都会影响免疫功能障碍的严重程度和持续时间。移植后，伴随供体细胞的注入，患者的整个免疫系统将会重组。但这个重组是一个缓慢的过程。除了淋巴细胞数量减少外，也可出现皮肤试验反应丧失，增生反应削弱，淋巴细胞和巨噬细胞可分泌的细胞因子减少，促发术后合并感染和淋巴组织增生综合征。抗体反应减弱可导致疫苗接种效果差以及对细菌病原体的敏感性降低。如果患者的 IgG 低于正常值，应考虑用替代剂量的 IVIG。移植物抗宿主病及对其采取的治疗干预措施会进一步延长免疫重建的时间。

**（四）出血**

出现血小板减少症的患者如果不输入血小板很可能发生出血。移植后，血小板增生通常滞后于中性粒细胞，但多数自体移植患者在术后 21 天或异体移植后 28 天（脐血移植要 40 天）血小板计数可大于 20 000/μl。预防性血小板输注常用于保持血小板计数在 10 000/μl 以上，但若患者发热或有出血症状则需要达到更高计数水平。

**（五）骨髓外其他器官的毒性**

在移植前使用高剂量的 CT/RT 进行预处理时，其骨髓毒性可予以忽略，但必须重视其对其他器官产生的毒性。

1. 感染、败血症、肿瘤溶解，其他药物也可导致移植后非骨髓器官的损伤。

2. 肺、肾、心、肝、消化道、内分泌腺体和中枢神经系统均可被侵袭。

3. 异体移植后的患者发生 GVHD 可导致靶器官损伤。

4. 肝静脉闭塞病（VOD）可能缘于高剂量预处理所导致的肝窦内皮细胞和肝细胞损伤。肝炎患者在移植前进行全身化疗或应用某些药物（吉姆单抗）容易诱发静脉闭塞病肝（VOD）。VOD 通常在术后 1～2 个月内出现，特征表现为肝大、右上腹疼痛、原因不明的液体潴留和黄疸。轻度 VOD 见于 60% 的患者，为可逆性疾病，无需治疗。但重度的 VOD 致死率很高。应对此类患者进行对症治疗，但各种抗凝血剂和抗氧化剂的疗效均不明显。应用去纤苷治疗的初期研究结果令人鼓舞。

## 推荐阅读文献

Afessa B, Peters SG. Major complications following hematopoietic stem cell transplantation. *Semin Respir Crit Care Med* 2006;27:297.

Chaidos A, Kanfer E, Apperley JF. Risk assessment in haemotopoietic stem cell transplantation: disease and disease stage. *Best Pract Res Clin Haematol* 2007;20:125.

Copelan EA. Hematopoietic stem-cell transplantation. *N Engl J Med* 2006;354:1813.

Komanduri KV, Couriel D, Champlin RE. Graft-versus-host disease after allogeneic stem cell transplantation: evolving concepts and novel therapies including photopheresis. *Biol Blood Marrow Transplant* 2006;12(1 suppl 2):1.

Laughlin MJ, et al. Outcomes after transplantation of cord blood or bone marrow from unrelated donors in adults with leukemia. *N Engl J Med* 2004;351:2265.

Petersdorf EW. Risk assessment in haematopoietic stem cell transplantation: histocompatibility. *Best Pract Res Clin Haematol* 2007;20:155.

Schmitz N, et al. International Bone Marrow Transplant Registry; European Group for Blood and Marrow Transplantation. Long-term outcome of patients given transplants of mobilized blood or bone marrow: a report from the International Bone Marrow Transplant Registry and the European Group for Blood and Marrow Transplantation. *Blood* 2006;108:4288.

Villanueva ML, Vose JM. The role of hematopoietic stem cell transplantation in non-Hodgkin lymphoma. *Clin Adv Hematol Oncol* 2006;4:521.

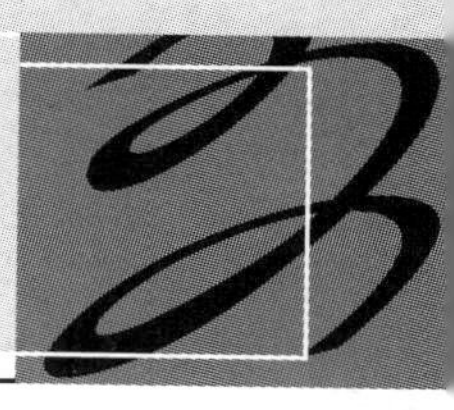

# 附录

# 细胞遗传学术语词汇表

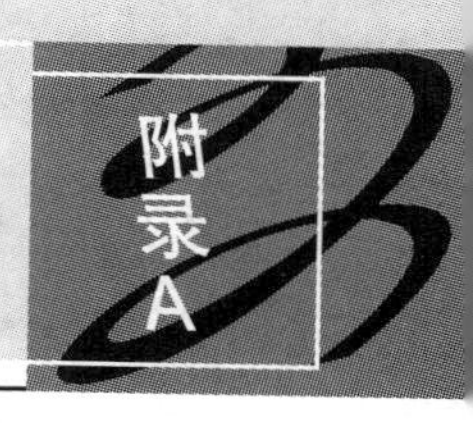


| 符号 | 定义 | 举例 |
|---|---|---|
| p | 染色体的短臂（着丝粒以上的臂）；自首数字表示染色体数目，后缀数字表示染色体的特殊带 | 22p5 表示 22 号染色体短臂自着丝粒起始的第 5 带 |
| q | 染色体的长臂（着丝粒以下的臂）；数字含义与 p 相同 | 22q5 表示 22 号染色体长臂自着丝粒起始的第 5 带 |
| t | 一条染色体的一部分易位到另一条染色体。第一个括号表示涉及的染色体，第二个括号表示各自染色体断裂点影响的带。 | t（3；21）（q26；q22）表示 3 号和 21 号染色体长臂间的易位，断裂点在 3 号染色体的 q26 带和 21 号染色体的 q22 带 |
| ins | 染色体内额外物质的插入（如部分染色体） | ins（3；3）（q26；q21q26）表示 26 带插入 3 号染色体长臂的 21 和 26 带之间（对于涉及到的不同染色体，后述关于 t 的规定） |
| inv | 染色体的部分倒位（或转到对侧） | inv（3）（q21q26）表示 3 号染色体长臂 21 到 26 带的倒位 |
| + 或 - | 染色体前：一条染色体的增加（+）或缺失（-） | +8 或 -7 表示额外 8 号染色体或缺失 7 号染色体（见 del） |
| + 或 - | 染色体后：特殊染色体指定臂的增加物质（+）或缺失物质（-） | 7q-表示 7 号染色体长臂缺失物质（见 del） |
| del | 一条染色体全部或部分的缺失 | del（7q）或 del（7）（q22）分别表示 7 号染色体长臂的全部或 22 带的缺失（见 + 或 -） |
| der | 衍生染色体：由结构重排引起的异常染色体，通常性质稳定，涉及两条或更多染色体 | der（1；7）（q10；p10）（见 t，ins，inv） |
| i | 等臂染色体：由相关着丝粒横裂形成的重复长或短臂所组成的对称染色体 | i（17q）表示带重复长臂的 17 号染色体 |
| idic | 对等中心：由一条整臂和它的着丝粒复制伴相邻部分其他臂组成的对称异常染色体 | Idic（X）（q13） |
| dic | 双着丝粒：有双着丝粒的染色体 | |

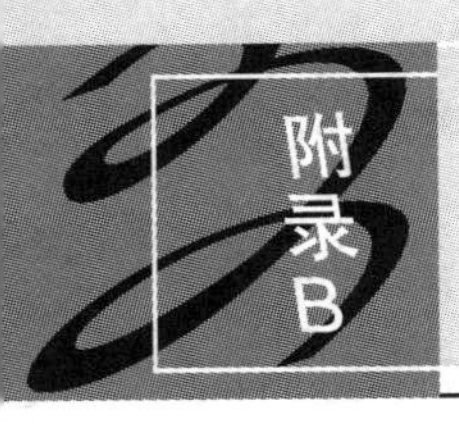


# 化疗毒性

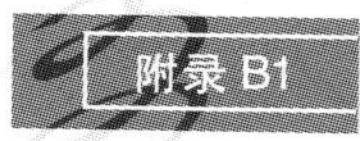

## 附录 B1 抗癌药物的主要毒性和剂量调整

| 药物 | 血细胞减少 | 恶心和呕吐 | 脱发 | 其他主要毒性［剂量调整］ |
|---|---|---|---|---|
| 细胞毒性药物 | | | | |
| 放线菌素 D[V] | 3 | 2 | 2 | M，皮肤［L*，R*］ |
| 氨鲁米特 | 0 | 1 | 0 | 肾上腺，皮肤，发热［R#］ |
| 阿那格雷 | 1 | 1 | 0 | C［L*］ |
| 门冬酰胺酶 | 0 | 2 | 0 | N，过敏［R*］ |
| 氮胞苷（Vidaza） | 3 | 2 | 3 | M，N，L［L#N*］ |
| 贝沙罗汀（Targretin） | 0 | 0 | 0 | Oc，皮肤，代谢，甲状腺 |
| 博来霉素 | 0 | 1 | 2 | P，皮肤，过敏［R*］ |
| 硼替佐米（Velcade） | 2 | 2 | 0 | N*，C［L#，R#］ |
| 白消安 | 3 | 1 | 1 | P［R#］ |
| 卡铂 | 2 | 2 | 0 | ［R*］ |
| 卡培他滨 | 1 | 1 | 0 | D，皮肤［R*］ |
| 卡氮芥（BCNU）[V] | 3 | 3 | 1 | P，R，［R#］ |
| 苯丁酸氮芥 | 2 | 0 | 0 | |
| 顺铂[I] | 2 | 3 | 2 | R，N［N#，R*］ |
| 克拉屈滨 | 2 | 1 | 0 | |
| 环磷酰胺 | 3 | 2 | 2 | 膀胱上皮［L#，R*］ |
| 阿糖胞苷 | 3 | 2 | 1 | M，Cho，发热［L#，R#］ |
| 阿糖胞苷，高剂量 | 3 | 3 | 1 | M，N，Cho，Oc［L*，R#］ |
| 氮烯咪胺（DTIC）[V] | 2 | 3 | 1 | 流感样综合征［L*，R*］ |
| 达沙替尼（Sprycel） | 3 | 2 | 0 | 皮肤，水肿，出血 |
| 道诺霉素[V] | 3 | 2 | 3 | C［L*］ |
| 地西他滨（Dacogen） | 3 | 1 | 0 | D，低血糖［L# R*］ |
| 地尼白介素（Ontak） | 0 | 1 | 0 | D，皮肤，过敏反应，血管渗出综合征 |
| 多西紫杉醇（Taxotere） | 2 | 1 | 3 | 水肿，皮肤［L*］ |
| 多柔比星[V]（阿霉素） | 3 | 2 | 3 | C［L*］ |

续 表

## 附录 B1 抗癌药物的主要毒性和剂量调整

| 药物 | 血细胞减少 | 恶心和呕吐 | 脱发 | 其他主要毒性［剂量调整］ |
|---|---|---|---|---|
| 阿霉素，脂质体[I]（Doxil） | 2 | 2 | 3 | C，IRCRS，皮肤［L*］ |
| 表柔比星 | 3 | 2 | 3 | C［L#］ |
| 厄罗替尼（Tarceva） | 0 | 1 | 0 | D，皮肤，Oc，［L#］ |
| 磷雌氮芥（Emcyt） | 0 | 2 | 0 | 血栓形成 |
| 足叶乙甙[I]（VePesid） | 2 | 1 | 2 | N［L*，R*］ |
| 氟达拉滨（Fludara） | 2 | 1 | 1 | 免疫抑制，N［R#］ |
| 氟尿嘧啶[I]（5-FU） | 1 | 1 | 0 | D，M，Oc，C |
| 吉非替尼（Iressa） | 0 | 2 | 0 | D，皮肤，Oc，水肿［L#］ |
| 吉西他滨（Gemzar） | 2 | 2 | 1 | P［L#，R#］ |
| 六甲基嘧胺 | 1 | 3 | 0 | N［L#］ |
| 羟基脲 | 2 | 1 | 0 | 皮肤［L#，R*］ |
| 去甲氧基柔红霉素[V] | 3 | 2 | 3 | C［L*，R#］ |
| 异环磷酰胺[I] | 3 | 1 | 3 | N，泌尿道上皮［R#］ |
| 伊马替尼（Gleevec） | 2 | 1 | 0 | 水肿［L*］ |
| 干扰素 | 1 | 1 | 0 | 流感样综合征，抑郁 |
| 依立替康 | 2 | 1 | 2 | D［L#］ |
| 依沙匹隆（Ixempra） | 2 | 1 | 3 | L*，N* |
| 拉帕替尼（Tykerb） | 2 | 2 | 0 | D，皮肤［L#］ |
| 来那度胺（Revimid） | 2 | 1 | 0 | D，血栓形成［R*］ |
| 罗莫司丁（CCNU） | 3 | 2 | 1 | P，R［R#］ |
| 甲氧氮芥[V] | 2 | 3 | 1 | |
| 苯丙氨酸氮芥 | 2 | 1 | 0 | ［R#］ |
| 巯嘌呤 | 2 | 1 | 0 | Cho［L#，R#］ |
| 甲氨蝶呤 | 2 | 1 | 0 | M，N［L#，R*］ |
| 普卡霉素[I] | 2 | 1 | 0 | 低钙血症 |
| 丙酮双咪腙[V] | 2 | 1 | 0 | M，N |

续 表

附录 B1 抗癌药物的主要毒性和剂量调整

| 药物 | 血细胞减少 | 恶心和呕吐 | 脱发 | 其他主要毒性 [剂量调整] |
|---|---|---|---|---|
| 丝裂霉素[V] | 3 | 1 | 1 | P，R，TTP [L*] |
| 邻氯苯对氯苯二氯乙烷 | 0 | 2 | 1 | 肾上腺功能减退 [L#] |
| 米托蒽醌[V] | 2 | 1 | 1 | C，Cho [L*] |
| 双香豆精（Tasigna） | 2 | 2 | 0 | C*，L*，Sk，Mg |
| 奥沙利铂[I] | 1 | 2 | 0 | N [N*] |
| 紫杉醇[V]（Taxol） | 2 | 1 | 3 | N，弱发疱性 [L*，N#] |
| 培美曲塞（Alimta） | 2 | 1 | 0 | M，皮肤 [R*] |
| 喷司他丁 | 1 | 1 | 0 | R [R*] |
| 甲基苄肼 | 2 | 1 | 0 | 药物相互作用 [L#，R*] |
| 雷替曲塞（Tomudex） | 2 | 1 | 0 | 疲劳 [R*] |
| 索拉菲尼（Nexavar） | 2 | 1 | 2 | D，皮肤，HT，出血 |
| 链脲佐菌素[V,I] | 1 | 3 | 0 | L，R，低血糖 [R*] |
| 舒尼替尼（Sutent） | 2 | 2 | 1 | D，HT，出血 |
| 苏拉明 | 2 | 1 | 1 | N |
| 替莫唑胺（Temodar） | 2 | 2 | 0 | [L#，R*] |
| Temsirolimus（Toricel）驮瑞塞尔 | 1 | 0 | 0 | L，R，P |
| 鬼臼噻吩甙[I] | 2 | 1 | 1 | N [L#，R#，N#] |
| 沙立度胺 | 0 | 1 | 0 | N，皮肤，血栓形成 |
| 硫鸟嘌呤 | 2 | 1 | 0 | Cho [L*] |
| 塞替派 | 2 | 1 | 0 | [L#，R#] |
| 托泊替康 | 3 | 2 | 2 | [R*] |
| 曲美沙特 | 2 | 1 | 2 | M，皮肤 [L#，R#] |
| 尿嘧啶/替加氟 | 1 | 1 | 0 | D，皮肤 |
| 长春碱[V] | 2 | 1 | 1 | 痛性痉挛 [L*，N#] |
| 长春新碱[V] | 0 | 1 | 1 | N [L*，N#] |

续 表

**附录 B1 抗癌药物的主要毒性和剂量调整**

| 药物 | 血细胞减少 | 恶心和呕吐 | 脱发 | 其他主要毒性［剂量调整］ |
|---|---|---|---|---|
| 长春地辛[V] | 1 | 1 | 2 | N［L*，N#］ |
| 长春瑞滨[V,I] | 2 | 1 | 1 | ［L*］ |
| **单克隆抗体** | | | | |
| 阿仑单抗（Campath） | 2 | 0 | 0 | IRCRS，免疫抑制 |
| 贝伐单抗（Avastin） | 0 | 0 | 0 | IRCRS，HT，血栓形成，出血，蛋白尿 |
| 西妥昔单抗（Erbitux） | 0 | 2 | 0 | 重度 IRCRS，皮肤，D，$Mg^{++}$ |
| 吉妥珠单抗（Mylotarg） | 2 | 0 | 0 | IRCRS，L |
| 帕尼单抗（Vectibix） | 0 | 2 | 0 | IRCRS，皮肤，Oc，$Mg^{++}$ |
| 利妥昔单抗（Rituxan） | 1 | 0 | 0 | IRCRS，C |
| 曲妥珠单抗（Herceptin） | 0 | 0 | 0 | IRCRS，C |

C：心脏；Cho：胆汁郁积；D：腹泻；HT：高血压；I：刺激性；IRCRS：输注相关细胞因子释放综合征；L：肝功能检测；M：黏膜炎；$Mg^{++}$：低镁血症；N：神经系统；Oc：眼睛；P：肺；R：肾脏；TTP：血栓形成的血小板减少样综合征；V：发疱。

［L*，N*，R*］=肝，神经或肾功能障碍酌情减量。

［L#，N#，R#］=肝，神经或肾功能障碍者慎用。

等级：0=无或少见；1=轻度；2=中度；3=显著或重度。

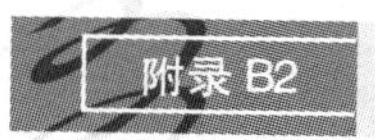

## 附录 B2 主要毒性标准(精简版)

| 毒性 | 1度 | 2度 | 3度 | 4度 |
|---|---|---|---|---|
| **血液学** | | | | |
| 血红蛋白 | 10.0 ~ LLN | 8.0 ~ 10.0 | 6.5 ~ 7.9 | <6.5 g/dl |
| 血小板 | 75 000 ~ LLN | 50 000 ~ 74 000 | 25 000 ~ 49 000 | <25 000/μl |
| 白细胞 | 3 000 ~ LLN | 2 000 ~ 3 000 | 1 000 ~ 2 000 | <1 000/μl |
| 中性粒细胞 | 1 500 ~ LLN | 1 000 ~ 1 500 | 500 ~ 1 000 | <500/μl |
| 淋巴细胞 | 1 500 ~ 2 000 | 1 000 ~ 1 500 | 500 ~ 1 000 | <500/μl |
| INR 或 PTT | >1.0 ~ 1.5 × ULN | 1.6 ~ 2 × ULN | >2 × ULN | – |
| 纤维蛋白原 | 0.99 ~ 0.75 × ULN | 0.74 ~ 0.50 × ULN | 0.49 ~ 0.25 × ULN | ≤0.24 × ULN |
| 临床出血 | 轻微不需输血 | 明显,每次输血 1 ~ 2单位 | 明显,每次输血 3 ~ 4单位 | 大量,每次输血 >4 单位 |
| 血栓形成性微血管病 | 有裂细胞无临床影响 | – | 有临床后果 | 危及生命或致残 |
| **全身** | | | | |
| 体重增加/减轻 | 5.0% ~ 9.9% | 10.0% ~ 19.9% | >20% 基线 | – |
| 疲乏 | 超过基线的轻度疲乏 | 中度;ADL 存在一些困难 | 严重疲乏 IWADL | 不能进行任何活动 |
| 过敏反应 | 一过性皮疹或潮红;药物热 ≤100.4°F | 荨麻疹,皮疹;药物热≥100.4°F,呼吸困难 | 血清病或支气管痉挛;需要弱安定药 | 过敏症 |
| 发热(无感染) | 38.0 ~ 39.0℃ (100.4 ~ 102.2°F) | 39.1 ~ 40.0℃ (102.3 ~ 104.0°F) | >40.0℃ (>104.0°F)≤24小时 | >40.0℃ (>104.0°F)>24小时 |
| 发热性中性粒细胞减少 | – | – | 存在 | 危及生命 |
| 寒战/僵直 | 轻 | 中度;有麻醉指征 | 严重或时间延长;对麻醉药无反应 | – |
| **皮肤** | | | | |
| 局部注射部位反应 | 疼痛;发痒;红斑 | 疼痛或肿胀伴炎症或静脉炎 | 溃疡或坏死需要手术 | – |
| 皮疹 | 无症状的斑点或丘疹或红斑 | 存在瘙痒或其他症状的疹或红斑;脱屑 <50% BSA | 严重全身症状性斑点,丘疹或囊状丘疹;脱屑≥50% BSA | 表面剥脱或溃疡性皮炎 |

续 表

附录 B2 主要毒性标准(精简版)

| 毒性 | 1度 | 2度 | 3度 | 4度 |
|---|---|---|---|---|
| 脱发 | 少量或成片 | 全部 | – | – |
| 手足综合征 | 轻微皮肤改变或无痛性皮炎 | 更严重皮肤改变或疼痛无 IWF | 溃疡或疼痛 IWF | – |
| **消化道** | | | | |
| 味觉改变(味觉障碍) | 味觉改变而饮食没有变化 | 味觉改变伴饮食改变;味觉不好或丧失 | – | – |
| 口腔炎 | 症状很轻;饮食正常 | 饮食受限 | 不能口服食物 IWADL | 危及生命 |
| 恶心 | 饮食减少但可正常摄入 | 进食明显减少但仍能够吃 | IVF 或静脉营养≥24小时 | 危及生命 |
| 呕吐 | 24小时内发生一次 | 24小时内2~5次;IVF <24小时 | 24小时内≥6次;IVF≥24小时 | 危及生命 |
| 腹泻 | 比基线增加 <4次/天 | 增加4~6次/天;IVF <24小时;无 IWADL | 增加≥7 次/天,或不能控制;需住院;IWADL | 危及生命 |
| 便秘 | 偶尔或间断 | 持续或规律应用缓泻药 | IWADL;需人工诱导排便 | 危及生命(如,梗阻) |
| **肝功** | | | | |
| 肝衰竭(临床) | – | 黄疸 | 扑翼样震颤 | 肝昏迷 |
| 淀粉酶 | ULN-1.5×ULN | 1.6~2.0×ULN | 2.1~5.0×ULN | >5.0×ULN |
| 胆红素 | ULN-1.5×ULN | 1.6~3.0×ULN | 3.1~10×ULN | >10×ULN |
| 转氨酶 | ULN-2.5×ULN | 2.6~5.0×ULN | 5.1~20.0×ULN | >20.0×ULN |
| 碱性磷酸酶 | ≤2.5×ULN | 2.6~5.0×ULN | 5.1~20.0×ULN | >20.0×ULN |
| **泌尿/代谢** | | | | |
| 肾衰竭 | – | – | 无慢性透析指征 | 有慢性透析指征 |
| 肌酐 | ULN-1.5×ULN | 1.6~3.0×ULN | 3.1~6.0×ULN | >6.0×ULN |
| 蛋白尿 | 1+或0.15~1.0g/24h | 2+to 3+或1.1~3.5g/24h | 4+o 或>3.5g/24h | 肾病综合征 |

续 表

附录 B2 主要毒性标准(精简版)

| 毒性 | 1度 | 2度 | 3度 | 4度 |
|---|---|---|---|---|
| 高钙血症 | ULN-11.5 | 11.6~12.5 | 12.6~13.5 | >13.5 mg/dl |
| 低钙血症 | LLN-8.0 | 7.9~7.0 | 6.9~6.0 | <6.0 mg/dl |
| 低镁血症 | LLN-1.2 | 1.1~0.9 | 0.8~0.7 | <0.7 mg/dl |
| 高血糖 | ULN-160 | 161~250 | 251~500 | >500 mg/dl |
| 高钾血症 | >ULN-5.5 | 5.6~6.0 | 6.1~7.0 | >7.0 mmol/L |
| 低钾血症 | <LLN-3.0 | - | 2.9~2.5 | <2.5 mmol/L |
| **心血管** | | | | |
| 高血压(舒张压增加>20 mm Hg或若先前WNL可至>150/100) | 无需治疗;无症状性短暂舒张压升高 | 可能需要单药治疗;再发或持续性舒张压升高 | 需要超过一种药物或较以前需要更强烈的治疗 | 高血压危象 |
| 低血压 | 有变化需要治疗 | 短暂(<24小时)补液或其他治疗 | 需要持续性(≥24小时)治疗 | 休克(e.g.,重要器官功能受损) |
| 心律失常 | 无症状;无治疗指征 | 无需紧急医疗干预 | 有症状和用药不能完全控制,或需要设备 | 危及生命 |
| 左心室功能 | 无症状;LVEF 50%~59% | 无症状;LVEF 40%~49% | 对治疗有反应的轻度CHF;LVEF 20%~39% | 严重或难治性CHF;LVEF<20% |
| 心肌缺血 | 非特异性T波变平 | 无症状;检查提示缺血 | 无梗死的不稳定心绞痛 | 急性心肌梗死 |
| 心包炎或心包积液 | 无症状性积液或心包炎 | 症状性心包炎 | 无生理性后果 | 危及生命,需要紧急干预 |
| **肺** | | | | |
| 呼吸性窘迫(ARDS) | - | - | 存在,无需插管 | 存在,需要插管 |
| 支气管痉挛 | 无症状 | 有症状;非IWF | 有症状;IWF | 危及生命 |
| 弥散功能($D_{LCO}$) | 90%~75% | 74%~50% | 49%~25% | <25%预期值 |

续 表

附录 B2 主要毒性标准(精简版)

| 毒性 | 1度 | 2度 | 3度 | 4度 |
|---|---|---|---|---|
| **神经系统** | | | | |
| 晕厥 | – | – | 存在 | 危及生命 |
| 癫痫发作 | – | 发作可控制;或罕见局灶性癫痫发作无 IWADL | 发作伴意识改变;很难控制 | 任何类型的发作持续,反复或很难控制(症状性癫痫) |
| 情绪改变 | 轻度,非 IWF | 中度, IWF 但无 IWADL | 严重,IWADL | 自杀倾向;对他人和自己有危险 |
| 意识模糊 | 暂时性,定向力障碍,或注意力不足 | 定向力障碍,注意力不足 IWF 但无 IWADL | 谵妄 IWADL | 对他人或自己有伤害;需住院治疗 |
| 嗜睡 | – | 嗜睡 IWF 但无 IWADL | 意识混乱不清或恍惚或麻痹 IWADL | 昏迷 |
| 共济失调 | 无症状 | 有症状,非 IWADL | 有症状,IWADL,需要机械辅助 | 不能进行任何活动 |
| 不随意运动 | 轻度,非 IWF | 中度, IWF 但无 IWADL | 严重,IWADL | 不能进行任何活动 |
| 运动神经病,肌无力 | 无症状,测试虚弱 | 有症状, IWF,非 IWADL | 虚弱,IWADL;需要扶持,手杖或助步器 | 危及生命,不能进行任何活动 |
| 感觉神经病 | 麻刺感;深腱反射消失但无 IWF | 感觉缺失或感觉异常 IWF 但无 IWADL | 感觉改变或感觉异常 IWADL | 不能进行任何活动 |
| 视觉 | – | 视物模糊或复视 | 症状性非全部视力丧失 | 失明(20/200) |
| 听力 | – | 听力丧失但不需助听器 | 需要助听器 | 重度双侧听力丧失(>90 dB) |

注：5 级，死亡。

ADL：平均日常生活；ARDS：急性呼吸窘迫综合征；BSA：人体表面积；CHF：充血性心力衰竭；INR：国际标准化比率（对于凝血酶原时间）；IVF：对……有静脉输液指征；IWADL：影响平均日常生活；IWF：影响功能；LLN：正常值下线；LVEF：左心室射血分数；PTT：部分凝血活酶时间；ULN：正常值上限；WNL：在正常限度内。

引自国立癌症研究所. 通用不良反应标准术语，v. 3. 0. 出版：2003 年 6 月 10 日. 整体 71 页文档可以从 www. nci. nih. gov/下载。

# 肿瘤标识符

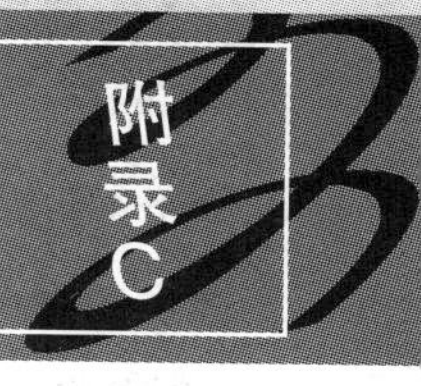

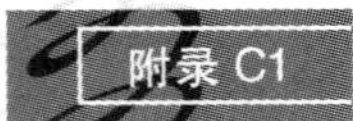

## 附录 C1 不同来源肿瘤的显微镜下表现

| 镜下表现 | 原发部位或肿瘤类型 |
|---|---|
| **组织病理学** | |
| 印戒细胞 | 胃肠道，胰腺，卵巢，乳腺（小叶） |
| 砂砾体 | 卵巢（乳头状浆液），甲状腺，乳腺，脑膜瘤 |
| 乳头状的 | 甲状腺，卵巢，乳腺，胰腺，间皮瘤，肾脏，肺（有时） |
| 一列肿瘤细胞 | 乳腺（小叶），小细胞癌 |
| 非腺泡细胞巢 | 类癌，黑色素瘤，神经节细胞瘤，胰岛细胞瘤 |
| 核内包涵体 | 乳头状甲状腺，黑色素瘤，脑膜瘤，支气管肺泡癌，肝细胞癌 |
| 玫瑰花结状 | 成神经细胞瘤，视网膜母细胞瘤，神经内分泌瘤，PNET/Ewing 肉瘤，室管膜瘤 |
| 透明细胞肿瘤 | |
| 分化差的小细胞肿瘤 | |
| **组织化学** | |
| 黏蛋白染色（如黏蛋白胭脂红） | 腺癌（肾细胞癌和肝细胞癌中不存在） |
| 糖原染色（PAS 阳性，可被淀粉酶移除） | 在肾细胞癌中丰富；精原细胞瘤，Ewing 肉瘤 |
| 银渗透（如 Fontana-Masson，Grimelius，Sevier-Munger） | 多肽形成的内分泌细胞，黑色素瘤 |

PAS：过碘酸－希夫；PNET：原始性神经外胚层瘤。

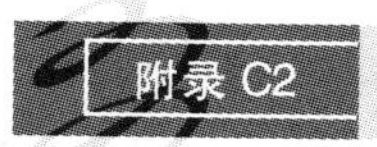

## 附录 C2 常见的免疫组化肿瘤标志物

| 可检测的抗原 | 肿瘤类型 |
| --- | --- |
| 甲胎蛋白（AFP） | 生殖细胞瘤，肝细胞癌 |
| 钙视网膜蛋白 | 间皮瘤，性索/间质细胞瘤，肾上腺皮质，滑膜肉瘤 |
| 癌胚抗原，单克隆的（mCEA） | 消化道，胰腺，宫颈，肺，卵巢，乳腺，泌尿道 |
| CD34 | SFT/HPC，多形性脂肪瘤，GIST，DFSP |
| CD99 | Ewing 肉瘤/PNET，SFT/HPC，滑膜肉瘤，淋巴瘤/白血病，性索/间质细胞瘤 |
| CD117 | GIST，肥大细胞增生病，精原细胞瘤 |
| 嗜铬粒蛋白 | NET |
| 细胞角蛋白 | 大部分癌，一些肉瘤 |
| 肌间线蛋白 | 肉瘤（平滑肌或骨骼肌，子宫内膜间质肉瘤） |
| 上皮细胞膜抗原（EMA） | 大部分癌，脑（脊）膜瘤，一些肉瘤 |
| Factor Ⅷ；CD31，CD34，FL1 | 肉瘤（血管的） |
| 神经胶质原纤维酸性蛋白（GFAP） | 神经胶质瘤（星形细胞瘤，室管膜瘤） |
| 巨囊性病的液状蛋白（GCDFP-15） | 乳腺，卵巢，涎腺 |
| 激素，特异性 | 内分泌腺，消化道或胰腺肿瘤 |
| HMB-45 | 黑色素瘤，PEComas（e. g.，血管肌脂瘤），透明细胞肉瘤，肾上腺皮质 |
| 绒毛膜促性腺激素（hCG） | 滋养层和生殖细胞瘤，癌 |
| 免疫球蛋白分子 | 淋巴瘤/白血病 |
| 抑制素 | 性索/间质细胞瘤，肾上腺皮质，成血管细胞瘤 |
| 角蛋白（各种类型） | 癌，一些肉瘤 |
| 白细胞共同抗原（LCA，CD45） | 淋巴瘤/白血病，组织细胞肿瘤 |
| 淋巴样细胞抗原决定簇和激活标志物 | 淋巴瘤/白血病 |
| MART-1 / Melan A | 黑色素瘤，类固醇（肾上腺和性腺）肿瘤 |
| Myo D1 | 肌肉，横纹肌肉瘤，PSBRCT |
| 肌肉特异性肌动蛋白（MSA） | 肉瘤（平滑肌肉瘤，横纹肌肉瘤） |
| 神经微丝 | NET；肺（小细胞癌） |
| 神经元特异性烯醇化酶（NSE） | NET；肺（小细胞癌）；乳腺（一些） |

续 表

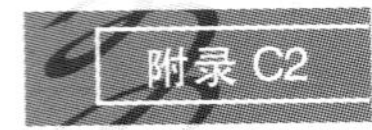

## 附录 C2 常见的免疫组化肿瘤标志物

| 可检测的抗原 | 肿瘤类型 |
| --- | --- |
| 胎盘碱性磷酸酶（PLAP） | 精原细胞瘤/无性细胞瘤，胚胎性癌 |
| 前列腺特异性抗原（PSA） | 前列腺 |
| S100 蛋白 | 黑色素瘤；肉瘤（神经，脂肪瘤，软骨）；星形细胞瘤，GIST，涎腺，一些腺癌，组织细胞（树突细胞和巨噬细胞）肿瘤 |
| 平滑肌肌动蛋白（SMA） | GIST，平滑肌肉瘤，PEComas |
| 突触素 | NET |
| 甲状腺球蛋白 | 甲状腺（除外髓样癌） |
| TTF-1（甲状腺转录因子-1） | 甲状腺（任何类型），肺 |
| 波形蛋白 | 肉瘤；肾细胞，子宫内膜，肺和其他癌，淋巴瘤/白血病；黑色素瘤 |

DFSP：隆凸性皮肤纤维肉瘤 s；GIST：胃肠道间质瘤；NET：内分泌肿瘤（原始神经母细胞，默克尔细胞和类癌；神经节细胞瘤；嗜铬细胞瘤；小细胞癌）；PEComas：血管周围上皮细胞肿瘤；PNET：原始性神经外胚层瘤；PSBRCT：儿童小蓝圆形细胞肿瘤；SFT/HPC：孤立纤维肿瘤/血管外皮细胞瘤。

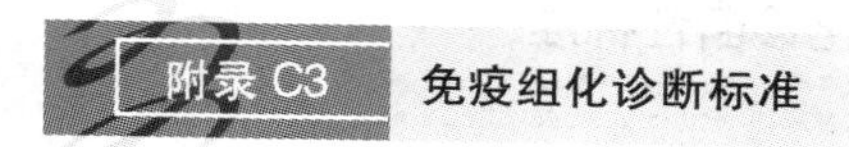

## 附录 C3 免疫组化诊断标准

### Ⅰ. 基于普通组织学的免疫组化诊断标准

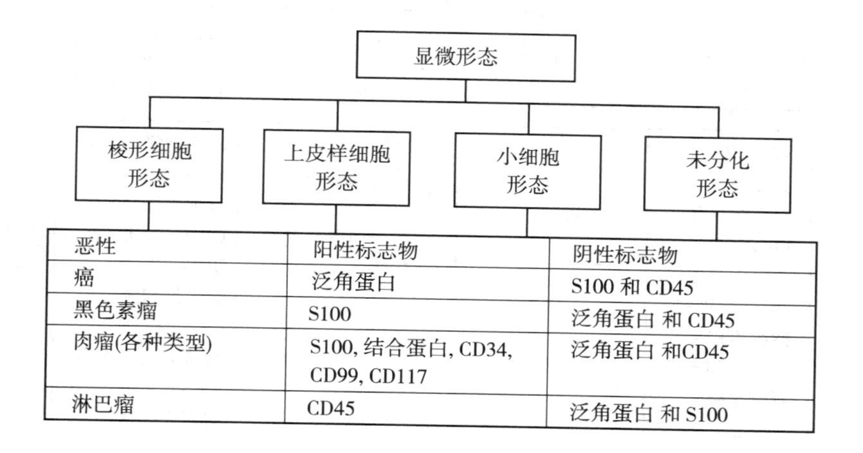


| 恶性 | 阳性标志物 | 阴性标志物 |
| --- | --- | --- |
| 癌 | 泛角蛋白 | S100 和 CD45 |
| 黑色素瘤 | S100 | 泛角蛋白 和 CD45 |
| 肉瘤(各种类型) | S100, 结合蛋白, CD34, CD99, CD117 | 泛角蛋白 和CD45 |
| 淋巴瘤 | CD45 | 泛角蛋白 和 S100 |

## Ⅱ. 对于原发灶不明肿瘤的免疫组化诊断性标准

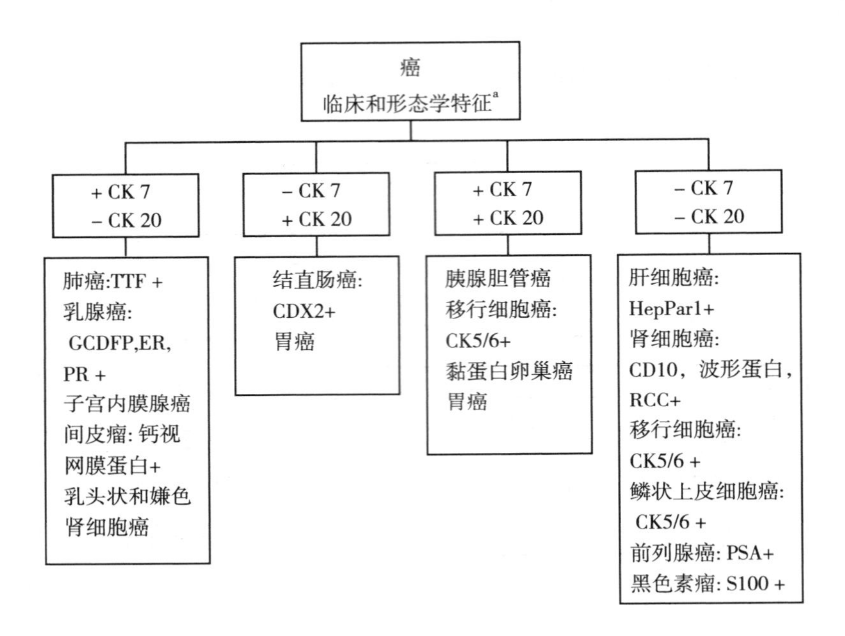


+：阳性；-：阴性；CD：分化抗原簇；CK：细胞角蛋白；ER：雌激素受体；HepPar-1：肝细胞石蜡-1；GCDFP：巨囊性病液质蛋白-15；PR：孕酮受体；PSA：前列腺特异性抗原；RCC：肾细胞癌；TTF：甲状腺转录因子；见附录 C4. Ⅸ对原发灶不明癌的扩展评估。

[a] 腺的，鳞状的，上皮细胞，小细胞，大细胞，梭形细胞。

摘自 Voigt JJ，Mathieu MC，Bibeau F. 免疫组织化学在原发灶不明癌中的应用：一个重要进步. In：Fizazi K, ed. 原发灶不明癌. New York：Taylor & Francis；2006：25 – 35.

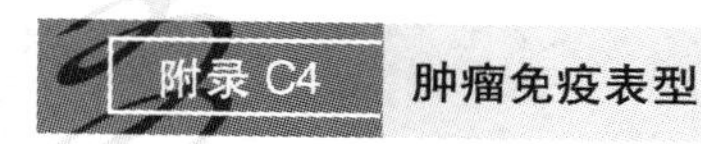

# 附录 C4 肿瘤免疫表型

## Ⅰ. 恶性肿瘤细胞的免疫表型

| 细胞类型 | CK | Vim | CEA | S100 | NET | CD45 | EMA | 其他 |
| --- | --- | --- | --- | --- | --- | --- | --- | --- |
| 腺癌 | + | 0 | + | ± | 0 | 0 | + | +：CD15，B72.3，BerEP4<br>±：黏蛋白 |
| 胰岛细胞，类癌 | ± | ± | ± | ± | + | 0 | ± | +激素 |
| 淋巴瘤 | 0 | + | 0 | 0 | 0 | + | 0 | 见附录 C5 |
| 黑色素瘤 | 0 | + | 0 | + | 0 | 0 | 0 | + MEL 见 Ⅱ. A，Ⅲ. A，Ⅶ，Ⅷ |
| 间皮瘤 | + | + | 0 | 0 | 0 | 0 | + | 0：CD15，B72.3，BerEP4<br>+：钙视网膜蛋白，CK5/6 |
| 神经内分泌肿瘤 | ± | ± | ± | ± | + | 0 | + | 癌：斑点角蛋白 |
| 肉瘤 | 0 | + | 0 | ± | 0 | 0 | 0 | 见 Ⅲ |
| 小细胞癌 | + | 0 | ± | 0 | + | 0 | + | |
| 鳞状上皮细胞癌 | + | 0 | ± | 0 | 0 | 0 | 0 | +：CK5/6 |
| 移行细胞癌 | + | 0 | ± | 0 | 0 | 0 | + | |

## Ⅱ. 小蓝细胞肿瘤

### A. 成人小蓝细胞肿瘤

| 肿瘤 | CK | EMA | CD99 | S100 | NET | Inh | Des | CD45 |
| --- | --- | --- | --- | --- | --- | --- | --- | --- |
| 癌 | + | + | 0 | 0 | 0 | 0 | 0 | 0 |
| 癌，小细胞 | ± | ± | ± | 0 | ± | 0 | 0 | 0 |
| 结缔组织增生性小圆细胞肿瘤 | + | + | ± | 0 | ± | 0 | ± | 0 |
| 颗粒细胞肿瘤[a] | ± | 0 | ± | ± | 0 | + | 0 | 0 |
| 淋巴瘤 | 0 | ± | 0 | 0 | 0 | 0 | 0 | + |
| 黑色素瘤[b] | 0 | 0 | 0 | + | 0 | 0 | 0 | 0 |

[a] 钙视网膜蛋白，Vim，Melan-A/Mart-1 +。

[b] Vim +，MEL +。

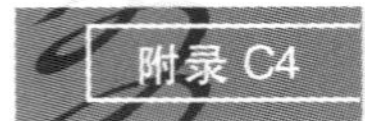

## 附录 C4 肿瘤免疫表型

### B. 儿童小蓝细胞肿瘤

| 肿瘤 | CK | EMA | CD99 | S100 | NET | Vim | Musc |
|---|---|---|---|---|---|---|---|
| 成神经细胞瘤 | 0 | 0 | 0 | ± | + | + | 0 |
| PNET/Ewing 肉瘤 | 0 | 0 | + | ± | ± | + | 0 |
| 横纹肌肉瘤 | 0 | 0 | 0 | 0 | 0 | + | + |
| 滑膜细胞肉瘤 | + | + | + | ± | 0 | + | 0 |

## Ⅲ. 肉瘤

### A. 软组织肿瘤

| 肿瘤 | CK | Vim | Des | SMA | MyoD1 | CD34 | S100 | Other |
|---|---|---|---|---|---|---|---|---|
| 腺泡状软组织肉瘤 | 0 | + | ± | + | ± | 0 | 0 | TFE3 + |
| 血管肉瘤 | 0 | + | 0 | ± | 0 | + | 0 | CD31 +， vWF +， FL1 + |
| 上皮样肉瘤 | + | ± | 0 | ± | 0 | + | 0 | mCEA ± |
| 纤维肉瘤 | 0 | + | 0 | ±0 | ±0 | 0 | 0 | |
| 胃肠道间瘤（GIST） | ± | + | ± | ± | 0 | + | 0 | MSA +， CD117 +（c-kit） |
| 颗粒细胞瘤 | 0 | + | 0 | 0 | 0 | 0 | + | Inh +， CD68 + |
| 卡波西肉瘤 | 0 | + | 0 | 0 | 0 | + | 0 | HHV8 + |
| 平滑肌肉瘤 | 0 | + | + | + | 0 | 0 | 0 | |
| 脂肪肉瘤，黏液样脂肪肉瘤 | 0 | + | 0 | 0 | 0 | 0 | + | |
| 恶性外周神经鞘瘤 | 0 | 0 | 0 | 0 | 0 | 0 | ± | 局灶 S100 + |
| 多形性高级别肉瘤[a] | 0 | + | 0 | 0 | 0 | 0 | 0 | |
| 横纹肌肉瘤 | 0 | + | + | + | + | 0 | 0 | |
| 滑膜肉瘤 | + | + | 0 | 0 | 0 | 0 | ± | CD99 + BCL2 + |
| 黑色素瘤 | 0 | + | 0 | 0 | 0 | 0 | + | MEL + |

[a] 多形高级别肉瘤以前被命名为恶性纤维组织细胞瘤。

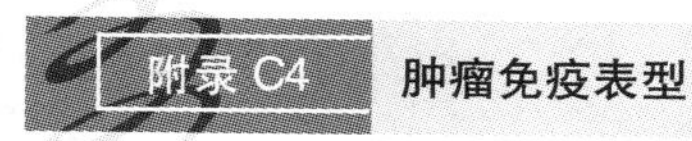


## 肿瘤免疫表型

### B. 骨和软骨肿瘤

| 肿瘤 | CK | Vim | Des | SMA | MyoD1 | CD34 CD31 | S100 | 其他 |
|---|---|---|---|---|---|---|---|---|
| 成软骨细胞瘤 | 0 | + | 0 | 0 | 0 | 0 | + | CD57 – |
| 软骨肉瘤 | 0 | + | 0 | 0 | 0 | 0 | + | CD57 + |
| 脊索瘤 | + | + | 0 | 0 | 0 | 0 | + | CD57 ± |
| 骨肉瘤 | 0 | + | 0 | ± | 0 | 0 | 0 | CD57 ± EMA ± |
| PNET/Ewing 肉瘤 | 0 | + | 0 | 0 | 0 | 0 | 0 | +：NET，CD99，FL1 |

## Ⅳ. 肝、胰腺和胆管肿瘤

| 癌 | CK 7/20 | CK CAM5. 2 | mCEA | pCEA | CA19-9 BerEP4 | AFP | HepPar-1 | AAT |
|---|---|---|---|---|---|---|---|---|
| 胆管癌 | +/± | 0 | + | + | + | 0 | 0 | 0 |
| 肝细胞癌 | 0/0 | + | ± | +[a] | 0 | + | + | ± |
| 胰腺腺癌 | +/± | + | + | 0 | + | 0 | 0 | 0 |

[a] 毛细胆管型。

## Ⅴ. 神经肿瘤

| 肿瘤 | CK | Vim | mCEA | S100 | NSE | Syn | GFAP | EMA |
|---|---|---|---|---|---|---|---|---|
| 星形细胞瘤 | 0 | ± | + | + | 0 | 0 | + | 0 |
| 脊索瘤 | + | + | ± | + | 0 | 0 | 0 | + |
| 脉络丛乳头状瘤 | + | 0 | 0 | 0 | 0 | + | 0 | 0 |
| 颅咽管瘤 | + | 0 | 0 | 0 | 0 | 0 | ± | 0 |
| 室管膜瘤 | 少见 | 0 | + | + | 0 | 0 | ± | ± |
| 神经节瘤 | 0 | 0 | 0 | + | + | 0 | 0 | 0 |
| 成神经管细胞瘤 | 0 | + | ± | ± | + | + | ± | 0 |
| 脑膜瘤 | 0 | + | ±[a] | 少见 | 0 | 0 | 0 | + |
| 成神经细胞瘤 | 0 | + | + | ± | + | + | 0 | ± |
| 神经纤维瘤 | 0 | + | 0 | + | 0 | 0 | ± | + |
| 间胶质瘤 | 0 | 0 | ± | + | 0 | 0 | ± | 0 |
| 神经节细胞瘤 | 0 | 0 | 0 | ±[b] | 0 | + | 0 | 0 |
| 神经鞘瘤 | 0 | + | 0 | + | 0 | 0 | 0 | 0 |

[a] 分泌型的脑膜瘤。

[b] 围绕 Zellballen 细胞巢的支持细胞是 S100 +。

## 附录 C4 肿瘤免疫表型

### Ⅵ. 生殖细胞肿瘤

| 肿瘤 | CK | CD30 | PLAP | OCT4 | CD117 | HCG | AFP | EMA |
|---|---|---|---|---|---|---|---|---|
| 绒毛膜癌 | + | 0 | + | 0 | 0 | + | 0 | ± |
| 胚胎癌[a] | + | + | + | + | 0 | 0[a] | ± | 0 |
| 精原细胞瘤 | ± | 0 | + | + | + | 0[a] | 0 | 0 |
| Sertoli-Leydig[b] 细胞瘤 | 弱 | 0 | 0 | 0 | 0 | 0 | 0 | + |
| 畸胎瘤 | + | 0 | 0 | 0 | ± | 0 | ± | 0 |
| 卵黄囊瘤 | + | 0 | + | 0 | ± | 0 | + | 0 |

[a]在合胞体滋养层细胞中阳性。

[b] Sertoli-Leydig：Inh +，Vim +，Des +，S100 +。

### Ⅶ. 皮肤肿瘤

| 肿瘤 | CK 7/20 | CAM 5.2[a] | CK 903[b] | EMA | BerEP4 | S100 | MEL | NET |
|---|---|---|---|---|---|---|---|---|
| 黑色素瘤 | 0/0 | 0 | 0 | 0 | 0 | + | + | 0 |
| 基底细胞癌 | 0/0 | 0 | 0 | 0 | + | 0 | 0 | 0 |
| 鳞状上皮细胞癌 | 0/0 | 0 | + | 0 | + | 0 | 0 | 0 |
| 默克尔细胞癌 | 0/+ | 0 | 0 | 0 | + | 0 | 0 | ± |
| Paget 病 | +/0 | + | 0 | + | + | ± | 0 | 0 |

[a]低分子量角蛋白。

[b] 高分子量角蛋白。

### Ⅷ. 皮肤梭形细胞肿瘤

| 肿瘤 | CK | Vim | Des | S100 | CD34 | SMA |
|---|---|---|---|---|---|---|
| 隆凸性皮肤纤维肉瘤 | 0 | + | 0 | 0 | + | 0 |
| 平滑肌肉瘤 | 0 | + | + | 0 | 0 | + |
| 黑色素瘤，梭形细胞 | 0 | + | 0 | + | 0 | 0 |
| 小细胞癌，梭形细胞 | + | 0 | 0 | 0 | 0 | 0 |

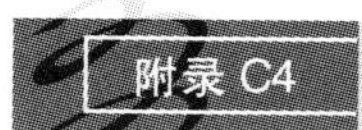

## 附录 C4 肿瘤免疫表型

### Ⅸ. 原发灶不明肿瘤

| CK7 | CK20 | 癌 | 附加标志物 |
|---|---|---|---|
| + | + | 卵巢黏液 | CA 125-，mCEA + |
| | | 胃（30%） | mCEA + |
| | | 胰腺 | CA 19-9 +，BerEP4 +，mCEA +；见 IV |
| | | 移行细胞 | CK5/6 + |
| 0 | + | 胃（40%） | mCEA + |
| | | 结直肠 | CEA +，CDX2 + |
| | | Merkel 细胞 | NET + |
| + | 0 | GYN 浆液 | CA 125 +，p53 +，mCEA − |
| | | GYN 子宫内膜 | CA 125 +，Vim +，Inh − |
| | | 乳腺，导管 | mCEA +，GCDFP +；E-cadherin + |
| | | 乳腺，小叶 | mCEA +，GCDFP +；E-cadherin − |
| | | 胃（20%） | mCEA + |
| | | 胆管 | CA 19-9 +，CA 125 +，BerEP4 +，mCEA +；见 IV |
| | | 肺腺癌 | TTF-1 +，mCEA +；CDX2 − |
| | | 间皮瘤 | Calretinin +，CK5/6 +；mCEA −，TTF1 − |
| | | 甲状腺， | TTF −1 +，Thyg +，Calc − |
| | | 滤泡/乳头状 | TTF −1 +，Thyg −，Calc +，NET +，mCEA + |
| | | 甲状腺，髓质 | mCEA −，Vim −，CD10 −，RCC −，HCI + |
| | | 肾细胞（嫌色） | |
| 0 | 0 | 卵巢颗粒细胞 | Cam 5.2（斑点），GCDFP −；Inh + |
| | | 肝细胞 | HepPar1 +，AFP +；CA 19-9 −，BerEP4 −；See IV |
| | | 前列腺 | PSA +，PAP +，AMACR + |
| | | 小细胞 | NET +，mCEA ±，pankeratin（斑点） ± CK5/6 + |
| | | 鳞状细胞 | mCEA −，Vim +，CD10 +，RCC + |
| | | 肾细胞（透明细胞） | mCEA −，Vim −，CD10 ±，RCC −，HCI − |
| | | 肾（嗜酸细胞瘤） | mCEA −，Vim −，CD10 −，RCC ±，HCI + |
| | | 肾细胞（嫌色） | |

附录 C4 所有部分的重点：+：阳性；−或 0：阴性；AFP：甲胎蛋白；AMACR，P504S α-甲基 1 脂酰辅酶 A 消旋酶；CA：癌抗原；Calc：降血钙素；CD：分化抗原簇；CD45：白细胞共同抗原（LCA）；CEA：癌胚抗原；CK：细胞角蛋白；Des：结合蛋白；EMA：上皮膜抗原；GCDFP：巨囊性病液状蛋白-15；GFAP：神经胶质纤维酸性蛋白；GYN：妇科肿瘤；HCG：人绒毛膜促性腺激素；HCI：Hales 胶体铁；HepPar-1：肝细胞石蜡-1；Inh：抑制素；LCA：白细胞共同抗原（CD45）；mCEA：单克隆 CEA；MEL：黑色素细胞标志物，包括 HMB-45 和 Mart-1（Melan-A）；Musc：肌肉标志物（Des，MSA，MyoD1）；MyoD1：横纹肌特殊的；MSA：肌肉特殊的肌动蛋白（特别是平滑肌）；NET：神经内分泌肿瘤标志物，包括神经元特异性烯醇化酶（NSE）、嗜铬粒蛋白和突触素（Syn）、CD56 和 CD57；Oct4：八聚体转录因子 4；PAP：前列腺酸性磷酸酶；pCEA：多克隆 CEA；PLAP：胎盘碱性磷酸酶；PNET：原始性神经外胚层瘤；PSA，前列腺特异性抗原；RCC：肾细胞癌；S100：S100 蛋白；SMA：平滑肌肌动蛋白 Thyg，甲状腺球蛋白；TTF-1，甲状腺转录因子-1；TFE3：甲状腺转录因子 E3；Vim：波形蛋白；vWF：血管假性血友病因子（Ⅷ因子-相关性抗原）。

## 附录 C5 不同类型淋巴细胞肿瘤的免疫表型

| 细胞或肿瘤 | 阳性 | 阴性 |
| --- | --- | --- |
| **B 细胞** | CD10，19，20*，22，23，45RA，79a；Pax-5<br>* 通常在利妥昔单抗治疗之后变为阴性 | |
| 前体 B 淋巴母细胞性白血病/淋巴瘤 | CD10，19，79a，［CD20，22，34］；HLA-DR，Pax-5，Tdt | |
| CLL/SLL，B 细胞前淋巴细胞性白血病 | CD5，19，20，23，38 ++，43，［CD11c］；BCL-2，Zap-70 ++<br>++ 代表侵袭性较强的亚型 | CD10；FMC7 |
| 淋巴浆细胞白血病 | CD19，20，22 | CD5，10 |
| 滤泡性淋巴瘤（FL） | CD10，19，20，22；BCL-2，BCL-6 | CD5，11c，23，43 |
| 黏膜相关淋巴组织淋巴瘤（MALT） | CD19，20，22，［CD11c，43］ | CD5，10，23，103 |
| 毛细胞白血病（HCL） | CD11c，19，20，25，103；FMC7；TRAP | CD5，10，23 |
| 套细胞淋巴瘤（MCL） | CD5，19，20，43；FMC7；Cyclin D1，BCL-2 | CD11c，23，25 |
| 弥漫大 B 细胞淋巴瘤（DLBCL） | CD19，20，22，［CD10，BCL-2，BCL-6，Mum-1］ | CD5 |
| 纵隔大 B 细胞淋巴瘤 | CD19，20，23，30（弱），79a | Igs，CD5，10 |
| 血管内大 Bcell 淋巴瘤 | CD5（多数情况），19，20，22，79a， | |
| Burkitt 淋巴瘤 | CD10，19，20，22［21］；BCL-6，Ki67（100%），c-Myc 重排 | CD5，23，Tdt，BCL-2，Mum-1 |
| 原发性渗出性淋巴瘤 | CD30，45，138；EBER，HHV8，EMA | CD19，20，22，79a |
| 浆细胞性骨髓瘤 | CD10，38，43，56，138（syndecan-1）［Cyclin D1］<br>胞质轻/重链 | ［CD45，79a］ |
| **T 细胞** | CD1，2，3，4，5，7，8，43，45RO | |
| 前体 T 淋巴母细胞白血病/淋巴瘤 | CD2，3，5，7，［CD1a，4，8］；Tdt | |
| 成人 T 细胞白血病/淋巴瘤 | CD2，3，4，5，25；HTLV-1 | CD7，8，16，56，57 |
| T 细胞前淋巴细胞白血病 | CD2，3，4，5，7，［CD8］ | CD1a，Tdt，HLA-DR |

续 表

## 附录 C5 不同类型淋巴细胞肿瘤的免疫表型

| 细胞或肿瘤 | 阳性 | 阴性 |
| --- | --- | --- |
| 大颗粒淋巴细胞白血病 | | |
| T 细胞型 | CD2，3，5，7，8，11c，57；TIA-1 | CD4 |
| NK 细胞型 | CD2，7，11c，16，56，57，TIA-1 | CD3，4，5 |
| 周围 T 细胞淋巴瘤未明确型 | CD2，3，5，7，[CD4 > CD8] 全-T 抗原丢失常见 | |
| 间变大细胞淋巴瘤（ALCL） | CD2，4，25，30，43，[CD3，45]；ALK-1，TIA-1，EMA；全-T 抗原丢失常见 | CD5，7 |
| 血管免疫母细胞的 T 细胞淋巴瘤 | CD3，10，[CD2，3，5，7]，CD4 > CD8，Bcl-6，EBER，全-T 抗原丢失常见 | |
| 结外 NK/T 细胞淋巴瘤，鼻型 | CD2，CD3 – 胞质，CD56，EBER，TIA-1 | CD3（表面），CD4，5，8 |
| 肝脾 T 细胞淋巴瘤 | CD2，3，7，[56]；TIA-1，TCRγδ | CD4，5，8，TCRαβ |
| 肠型 T 细胞淋巴瘤 | CD2，3，7，11c，43，30，103，[CD8] | CD4，5 |
| 皮下脂膜炎择 T 细胞淋巴瘤 | CD3，8；TIA-1 | CD4 |
| 蕈样肉芽肿和 Sézary 综合征 | CD2，3，4，5，25**，45RO<br>** 定义为具有更侵袭性疾病的亚型 | CD7，8，25 |
| **霍奇金淋巴瘤（HL）** | | |
| “结节状淋巴细胞为主”型 L & H 细胞 | CD20，45，79a，[EMA]，Pax-5，Oct2，BOB.1 | CD15，30 |
| 典型 HL 的 Reed-Sternberg 细胞 | CD15，30，[20]，Pax-5 | CD45；EMA，ALK-1，Oct2，BOB.1 |

[X]：偶尔阳性。

ALK-1：间变性淋巴瘤酶［由 ALCL 中的 t（2；5）上调］；BCL：断点簇位置（BCL-2 在 MCL，大多数 FL，CLL/SLL，和一些 DLBCL 中阳性，BCL-6 在 FL 和一些 DLBCL 中阳性）；BOB.1 在淋巴细胞为主型霍奇金淋巴瘤中的 Reed-Sternberg 细胞中阳性；CD：分化抗原簇；CD45：白细胞共同抗原（LCA）；CLL/SLL：慢性淋巴细胞白血病/小淋巴细胞性淋巴瘤；Cyclin D1（BCL-1）在 MCL，一些 HCL 和浆细胞恶性肿瘤中阳性；EBER：Epstein-Barr 病毒 – 编码的 RNA；EMA：上皮膜抗原；FMC7：在外套细胞淋巴瘤、滤泡性淋巴瘤和 HCL 上发现的 B-cell 表面抗原；HHV8：人疱疹病毒属 8 型；HLA-DR：人白细胞抗原-DR；HTLV-1：人 T-细胞亲淋巴病毒 II1，I2，I3，etc.；Igs：免疫球蛋白；L & H：淋巴细胞和组织细胞的；Mum-1：多发性骨髓瘤致癌基因 1；NK：自然杀伤；OCT2 淋巴细胞为主型霍奇金淋巴瘤中的 Reed-Sternberg 细胞中阳性；Pax-5，pan-B 抗原在 B-细胞淋巴瘤和淋巴细胞为主型和典型霍奇金淋巴瘤中阳性；TCR：T-细胞受体蛋白（TCRαβ 识别 TCR 的 αβ 链，TCRγδ 识别 TCRγδ 链）；Tdt：终端脱氧转移酶（胸腺淋巴样细胞皮质和成淋巴细胞肿瘤中阳性）；TIA-1：T-细胞细胞内抗原（在细胞毒性 T-细胞和 NK-细胞细胞质颗粒中可以找到）；TRAP：耐酒石酸盐酸性磷酸酶。

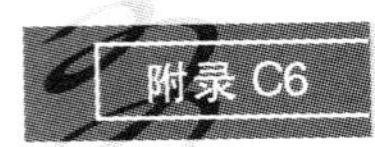

## 附录 C6 淋巴增生性疾病的分类

### Ⅰ. 淋巴组织肿瘤性疾病的世界卫生组织（WHO）分类

| B 细胞肿瘤 | %NHL | 别名 |
|---|---|---|
| **前体 B 细胞肿瘤** | | |
| 前体 B 细胞淋巴母细胞白血病/淋巴瘤[H] | | [B 细胞 ALL；成淋巴细胞淋巴瘤] |
| **成熟 B 细胞肿瘤** | | |
| 弥漫大 B 细胞淋巴瘤（LBCL）[M] | 30.6 | 中心单核细胞；间变 LBCL；<br>成免疫细胞；<br>T 细胞/组织细胞丰富；胞质单核细胞<br>淋巴瘤样的颗粒层增生型 |
| 纵膈（胸腺）LBCL[M] | 2.4 | [纵膈大细胞淋巴瘤] |
| 血管内 LBCL[M,H] | - | [体腔为主的淋巴瘤] |
| 原发渗出性淋巴瘤[H] | - | |
| 滤泡型淋巴瘤[L]<br>(1，2，和 3 级) | 22.1 | 弥漫滤泡中心细胞淋巴瘤（FCC）；皮肤 FCC |
| 边缘区 B 细胞淋巴瘤（MZL） | 7.6 | [MALToma] 黏膜相关淋巴组织淋巴瘤 |
| 黏膜相关淋巴样组织的结外 MZL[L] | | |
| 结节 MZL[L] | 1.8 | [单核细胞样 B 细胞淋巴瘤] |
| 脾 MZL[L] | - | 脾淋巴瘤伴/不伴绒毛状淋巴细胞 |
| 套细胞淋巴瘤[M] | 6.0 | 母细胞 |
| 慢性淋巴细胞性白血病（CLL）[L]/<br>小淋巴细胞淋巴瘤[L]（SLL） | 6.7 | [CLL，SLL] |
| 淋巴细胞浆细胞淋巴瘤[L]<br>[巨球蛋白血症] | 1.2 | |
| B 细胞前淋巴细胞白血病[M] | - | |
| 毛细胞白血病[L] | - | [白血病性网状内皮组织增生症] |
| Burkitt 淋巴瘤/白血病[H]<br>（亚型：地方性，散发性，AIDS-相关） | 2.5 | 典型；非典型伴类浆细胞分化<br>（AIDS 相关） |
| **恶性程度不确定的 B 细胞增生** | | |
| 淋巴瘤样肉芽肿（1 ~3 级）<br>移植后淋巴组织增生性疾病 | | [血管中心免疫增生性病变] |

**续 表**

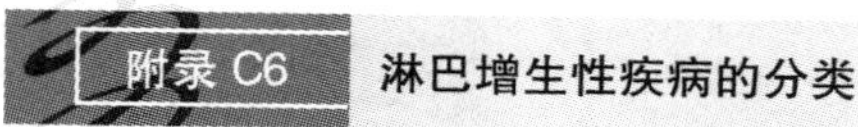

## 附录 C6 淋巴增生性疾病的分类

| B 细胞肿瘤 | %NHL | 别名 |
|---|---|---|
| **浆细胞肿瘤** | | |
| 意义未定的单克隆丙种球蛋白病（MGUS） | | ［良性单克隆性丙种球蛋白病，MGUS］ |
| 浆细胞性骨髓瘤（多发性骨髓瘤） | | 惰性，阴燃，非分泌性；浆细胞性白血病 |
| 骨硬化性骨髓瘤 | | ［POEMS 综合征］ |
| 浆细胞瘤 | | 骨的孤立性骨浆细胞瘤；骨外浆细胞瘤 |
| 免疫球蛋白沉积病 | | 原发性淀粉样变性；单克隆轻链沉积病 |
| 重链病（HCD） | | γ-HCD，α-HCD，μ-HCD |

| B 细胞肿瘤 | %NHL | 别名 |
|---|---|---|
| **霍奇金淋巴瘤（HL）** | | |
| 结节性淋巴细胞为主型 HL | | ［结节 L & H］ |
| 典型 HL（CHL） | | |
| 　结节硬化型 CHL | | |
| 　混合细胞型 CHL | | |
| 　富于淋巴细胞型 CHL | | |
| 　淋巴细胞消减型 CHL | | |

| T 细胞和 NK 细胞肿瘤 | %NHL | 别名 |
|---|---|---|
| **前体 T 细胞肿瘤** | | |
| 前体 T 细胞淋巴母细胞白血病/淋巴瘤[H] | 1.7 | T 细胞 ALL；T 成淋巴细胞淋巴瘤 |
| **成熟 T 细胞和 NK-细胞肿瘤** | | |
| 成人 T 细胞性白血病/淋巴瘤（HTLV-1） | <1 | 急性[H]，淋巴瘤[H]，慢性[L]，阴燃[L]，霍奇金样 |
| 侵袭性 NK 细胞白血病[H] | – | |
| 母细胞性 NK 细胞白血病[H] | – | |
| T 细胞前淋巴细胞白血病[H] | – | 小细胞，“脑回状的”细胞 |
| T 细胞大颗粒淋巴细胞白血病[M] | – | |
| 周围 T 细胞淋巴瘤，未明确型[H] | 3.7 | |
| 间变性大细胞淋巴瘤（ALCL）[L,M] | 2.4 | 普通；淋巴细胞组织细胞的；小细胞；ALK 阳性，ALK 阴性 |

续 表

## 附录 C6 淋巴增生性疾病的分类

| T 细胞和 NK 细胞肿瘤 | %NHL | 别名 |
|---|---|---|
| 血管免疫母细胞 T 细胞淋巴瘤[M,H] | 1.2 | |
| 结外 NK/T 细胞淋巴瘤，鼻型[M,H] | 1.4 | [致命性中线肉芽肿] |
| 肝脾 T 细胞淋巴瘤[M,H] | <1 | |
| 肠型 T 细胞淋巴瘤[M] | <1 | |
| 蕈样肉芽肿（MF）[L] 和 Sézary 综合征[M] | – | 变形性骨炎网状细胞增多症；MF-相关毛囊皮脂腺黏蛋白沉积症；肉芽肿性皮肤松弛 |
| 皮下脂膜炎样 T 细胞淋巴瘤[M] | – | |
| 原发皮下 CD30 阳性 T 细胞淋巴组织增生性疾病[M] | – | 淋巴瘤样丘疹病（LyP）；原发皮下 ALCL；边界 |
| 所有未明确型 NHL 的发病率 | 7.4 | |

ALK：间变性淋巴瘤激酶；ALL：急性淋巴母细胞性白血病；AIDS：获得性免疫缺陷综合征；HTLV-1：人嗜 T 淋巴细胞病毒 I 型；L & H：淋巴细胞的和组织细胞的；NHL：非霍奇金淋巴瘤；NK：自然杀伤；POEMS：多发性神经病，器官巨大症，内分泌病，单克隆丙种球蛋白病，和皮肤改变。

淋巴瘤分级：[L]，低；[M]，中/高；[H]，高。

摘自 Jaffe ES，Harris NL，Stein H，et al. 世界卫生组织肿瘤分类。

造血和淋巴组织肿瘤的病理学和遗传学. Lyon，France：IARC Press；2001.

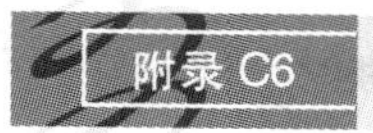

附录 C6 淋巴增生性疾病的分类

## Ⅱ. 皮肤淋巴细胞瘤伴主要皮肤表现的 WHO 和 EORTC 分类

**皮肤 T 细胞和 NK 细胞淋巴瘤**

蕈样肉芽肿（MF）

MF 变体和亚型

亲毛囊型 MF

- 佩吉特样网状细胞增多症

- 肉芽肿性皮肤松弛症

Sézary 综合征

成人 T 细胞性白血病/淋巴瘤

原发皮肤 CD30$^{+}$ 淋巴组织增生性疾病

- 原发皮肤间变大细胞淋巴瘤

- 淋巴瘤样丘疹病

皮下脂膜炎样 T 细胞淋巴瘤

结外 NK/T 细胞淋巴瘤，鼻型

原发皮肤周围 T 细胞淋巴瘤，未明确型

- 原发皮肤侵袭性嗜表皮 CD8$^{+}$ T-细胞淋巴瘤（暂时）

- 皮肤 γ/δT 细胞淋巴瘤（暂时）

- 原发皮肤 CD4$^{+}$ 小/中等大小多形性 T 细胞淋巴瘤（暂时）

**皮肤 B 细胞淋巴瘤**

原发皮肤边缘区 B 细胞淋巴瘤

原发皮肤滤泡中心淋巴瘤

原发皮肤弥漫大 B 细胞淋巴瘤，腿型

原发皮肤弥漫大 B 细胞淋巴瘤

- 血管内大 B 细胞淋巴瘤

**前体血液学肿瘤**

CD4$^{+}$/CD56$^{+}$ 血液皮肤肿瘤（母细胞性 NK 细胞淋巴瘤）

NK：自然杀伤。

摘自 Willemze R，et al. WHO-EORTC 皮肤淋巴瘤分类. *Blood* 2005；105：3768.

## 附录 C7 急性白血病：分类、细胞学、细胞化学和流式细胞术

### Ⅰ. 急性白血病：细胞学和 WHO 分类

| 急性白血病的 WHO 亚型 | 未成熟细胞的特征 | | 反复出现的细胞遗传学的异常及注释 |
|---|---|---|---|
| | 核 | 颗粒,AR | |
| 急性髓细胞性白血病(AML)伴 t(8;21) | 圆的,<br>锯齿状的 | 存在;<br>AR + + | 胚细胞和早期早幼粒细胞为主;其次为中性粒颗粒" AR 中细,尖端;脾大;MS |
| 急性早幼粒细胞白血病[APL;AML 伴 t(15;17)] | 圆的,<br>折叠的,<br>弯曲的 | 大的;<br>AR + + + | t(15;17),t(11;17)和 t(5;17)和变异体;"柴捆细胞"(AR 束);DIC 常见 |
| APL 变异型伴 t(15;17) | 弯曲的,<br>双叶 | 很少;<br>AR + | 亚纤维大小颗粒较少;MPO 强 +;易被误诊为 AMML |
| AML 伴11q23 异常 | 圆的,<br>肾形的,<br>折叠的 | 少见,<br>AR -/+ | 大细胞,成单核细胞或骨髓单核细胞特征 MPO -,NSE +,伴拓扑异构酶Ⅱ抑制剂治疗,MS |
| AML 伴异常嗜酸性粒细胞和 inv(16)或 t(16;16) | 肾形的,<br>折叠的 | 不定的, | 骨髓单核细胞形态学,一些嗜伊红颗粒染色深,MS |
| AML,最低分化 | 圆的 | 无;<br>AR - | 与 ALL 和 AMegL 难区分;<br>需要 CD13 +,CD33 +,或 CD117 + 证实 |
| AML,未成熟 | 圆到锯齿状的 | 少见;<br>很少 AR | 一些病例与 ALL 难区分 |
| AML,成熟 | 圆到肾形的,到 PPH | 存在;<br>AR + | 嗜碱性粒细胞增加的病例伴有 t(6;9),和12p 异常 |
| 急性骨髓单核细胞白血病(AMML) | 圆到肾形的到折叠的 | 存在;<br>AR + | 粒细胞和单核细胞分化均有;MS |
| 急性原始单核细胞和单核细胞白血病(AMoL) | 大的,圆的到肾形的;大核仁 | 存在;<br>AR - | 原单核细胞包括 > 80% 原单核细胞;<br>单核细胞包括 > 80% 前单核细胞,MS |
| 急性红细胞白血病(AEL;红白血病和纯红细胞白血病) | 圆的 | 很少;<br>AR + | 红白血病(红细胞系统/骨髓):在非红细胞群中≥50% 红细胞系前体和≥20% 原粒细胞<br>纯红细胞白血病:>80%<br>红细胞系统谱系;<br>鲜红红细胞增生和发育不良伴双和多核仁,液泡形成,和环状铁粒幼红细胞;与巨幼红细胞性贫血区分很重要 |

续　表

附录 C7　急性白血病:分类、细胞学、细胞化学和流式细胞术

| 急性白血病的 WHO 亚型 | 未成熟细胞的特征 | | 再发的细胞遗传学的异常和注释 |
|---|---|---|---|
| | 核 | 颗粒,AR | |
| 急性原始巨核细胞白血病(AMegL) | 圆到锯齿状的 | 少见至多数及良好 AR – | CD41 + & CD61 +(血小板糖蛋白);通常伴有明显的骨髓纤维化 |
| 急性全骨髓增生伴骨髓纤维化 | 圆到锯齿状的 | 少见至多数 | 干抽,因全骨髓增生与 AMegL 区别。幼稚细胞 MPO +,溶菌酶 +,CD34 +,和 CD68 + |
| AML 伴多谱系发育不良 | | | 有两个或更多的髓细胞系发育不良 |
| 双系列型急性白血病 | | | 两个幼稚细胞群,每个表达髓细胞样或淋巴样标志物 |
| 双表型白血病 | | | 幼稚细胞表达髓细胞样和 B 或 T 细胞标志物 |
| AML<br>治疗相关:<br>烷化剂相关;<br>拓扑异构酶Ⅱ抑制剂相关 | | | |
| 前体 B<br>淋巴母细胞白血病/淋巴瘤 | 圆到卷曲的 | 无;<br>AR – | 同质细胞群(与 ALL 同义) |
| 前体 T<br>淋巴母细胞白血病/淋巴瘤 | 圆到卷曲的 | 无;<br>AR – | 同质细胞群(与 T-细胞 ALL 同义) |

+:阳性或存在; –:阴性或缺乏。

ALL:急性成淋巴细胞性白血病;AR:Auer 小杆;DIC:弥散性血管内凝血;MPO:髓过氧化酶;MS:髓样肉瘤;NSE:非特异酯酶;PPH:假佩 – 休二氏异常。

## 附录 C7 急性白血病：分类、细胞学、细胞化学和流式细胞术

### Ⅱ. 急性白血病：细胞化学和流式细胞术

| WHO 亚型[a] | 细胞化学(反应程度)[b] | | | 流式细胞术[d] | | | |
|---|---|---|---|---|---|---|---|
| | MPO | Lyso[c] | NSE | Panmy | HPC | Mono | 其他 |
| AML,min diff | A | A | A | + | + | – | CD15 –, CD38 +; TdT + 占 1/3; CD10 –, CD20 – |
| AML w/o diff | M | A | A | + | + | – | CD15 ±; CD10 –, CD20 – |
| AML w/diff | S | A | A | + | + | | CD15 +; CD10 –, CD20 – |
| APL, APL 变型 | S | A | A | + | – | – | CD15 – 或 dim; CD15从不与 CD34 共表达; 通常与 CD2 & CD9共表达; CD10 –, CD20 – |
| AMML w/abn BM Eos | M | M | M | + | – | + | 如果 CD2 + 并与髓细胞样标志物共表达时考虑; CD10 –, CD20 – |
| AMML | M | M | M-S | ± | ± | + | CD56 +, CD64 +; CD15 +; CD10 –, CD20 – |
| AMoL | A | S | S | ± | – | + | CD14 –, CD4 +, CD11b +, CD11c +, CD56 +, CD64 +, CD68 +; CD10 –, CD20 – |
| AEL | A-M | | A | + | ± | | 血红蛋白 A +, 血型糖蛋白 ±, CD36 +; CD71 +; CD10 –, CD20 – |
| AMegL | A | | M | + | – | | CD41 + (GpⅡb/Ⅲa), CD61 + (GpⅢa), CD36 +; CD10 –, CD20 – |
| 前体 B ALL | A | A | A | | | | 见附录 C5; CD10 +, CD19, CD79a, TdT, HLA-DR, PAX-5 + |
| 前体 T ALL | | A | | | | | 见附录 C5; CD2, CD3, CD5, CD7, TdT + |

AEL：急性红细胞白血病；AMegL：急性原始巨核细胞白血病；AML：急性髓细胞样白血病；AMML：急性粒单核细胞性白血病；AMoL：急性原始单核细胞性和单核细胞性白血病；APL：急性早幼粒细胞性白血病；diff：分化；Gp：血小板糖蛋白；HPC：造血祖细胞抗原 CD34：HLA-DR；Lyso：溶菌酶（溶膜酶）；Mono：单核细胞抗原 CD11b，CD14（也包括 CD4，CD11c，CD56，CD64）；MPO：髓过氧化酶和苏丹黑 B；NSE：非特异性酯酶；Panmy，全骨髓抗原 CD13，CD33，CD117；TdT，末端去氧转移酶；w/，with；w/abn BM EOS，伴异常骨髓嗜酸性粒细胞；w/o：无；WHO：世界卫生组织。

[a] AML 的亚型在附录 C7. Ⅰ中描述。

[b] A：缺失或弱；M：中度；S：强。

[c] 血清溶菌酶水平增加为混合型（AMML）或单纯型（AMoL）单核细胞性白血病的特征。

[d] +：通常阳性；–：通常阴性或弱；±：不定的。

# 附录D 淋巴瘤化疗方案

## 附录 D1 霍奇金淋巴瘤化疗方案[a]

| 方案<br>(周期频率) | 烷化剂 | 植物碱 | 蒽环类或抗生素 | 抗代谢药 | 皮质激素 | 其他 |
|---|---|---|---|---|---|---|
| **Ⅰ. 霍奇金淋巴瘤的传统一线治疗方案** | | | | | | |
| MOPP<br>(28天) | Mechl 6<br>[d 1 +8] | Vcr 1.4<br>[d 1 +8] | | | Pred 40 PO<br>[d1→14] | Pcz 100 PO<br>[d1→14] |
| COPP<br>(21 天) | Cyclo<br>400 ~650<br>[d 1 +8] | Vcr 1.4[b]<br>[d 1 +8] | | | Pred 40 PO<br>[d1→14] | Pcz 100 PO<br>[d1→14] |
| ABVD<br>(28 天) | | Vbl 6<br>[d 1 +15] | Doxo 25<br>[d1 +15]<br>Bleo 10<br>[d1 +15] | | | DTIC 375<br>[d1 +15] |
| MOPP-ABVD<br>( MOPP&ABVD<br>交替) | | | | | | |
| MOPP-ABV<br>嵌合<br>(28天) | Mechl 6<br>[d 1] | Vcr 1.4[b]<br>[d 1]<br>Vbl 6<br>[d 8] | Doxo 35<br>[d 8]<br>Bleo 10<br>[d 8] | | Pred 40 PO<br>[d1→14] | Pcz 100 PO<br>[d1→7] |
| Chl-VPP<br>(28天) | Chl 6<br>[d1→14]<br>(Max10mg) | Vbl 6<br>[d 1 +8]<br>(Max10mg) | | | Pred 40 PO<br>[d1→14] | Pcz 100 PO<br>[d1→14]<br>(Max150mg) |
| **Ⅱ. 霍奇金淋巴瘤的剂量强化方案** | | | | | | |
| Stanford V<br>(28天) | Mechl 6<br>[d 1 +15] | Vbl 6<br>[d 1 +15]<br>Vcr 1.4[b]<br>[d 8 +22]<br>Etop 60<br>[d 15] | Doxo 25<br>[d 1 +15]<br>Bleo 5<br>[d 8 +22] | | Pred 40 PO<br>[隔日1次,<br>共3周期] | |
| BEACOPP<br>(21天) | Cyclo 650<br>[d 1] | Etop 100<br>[d 1→3]<br>Vcr 1.4[b]<br>[d 8] | Doxo 25<br>[d 1]<br>Bleo 10<br>[d 8] | | Pred 40 PO<br>[d1→14] | Pcz 100 PO<br>[d1→7] |

续 表

## 附录 D1 霍奇金淋巴瘤的方案(HL)[a]

| 方案（周期频率） | 烷化剂 | 植物碱 | 蒽环类或抗生素 | 抗代谢药 | 皮质激素 | 其他 |
|---|---|---|---|---|---|---|
| 增强 BEACOPP (21 d) | Cyclo 1250 [d 1] | Etop 200 [d 1→3] Vcr 1.4[b] [d 8] | Doxo 35 [d 1] Bleo 10 [d 8] | | Pred 40 PO [d1→14] | Pcz 100 PO [d1→7] |

Bleo：博来霉素（剂量为单位/$m^2$）；Chl：苯丁酸氮芥；Cyclo：环磷酰胺；Doxo：阿霉素；DTIC：氮烯咪胺；Etop：依托泊苷；Max：最大剂量；Mechl：氮芥；Pcz：甲基苄肼；Pred：泼尼松；Vbl：长春碱；Vcr：长春新碱。

[a]药物和剂量为 mg/$m^2$［天/周期］。除非指出为口服（PO），给药所有均为静脉给入(IV)。

[b]最大剂量每次 2.0mg。

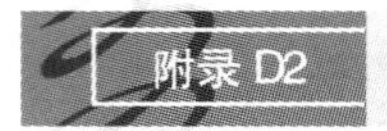

## 附录 D2 非霍奇金淋巴瘤化疗方案[a]

| 方案（周期频率） | 烷化剂 | 植物碱 | 蒽环类或抗生素 | 抗代谢药 | 皮质激素 | 其他 |
|---|---|---|---|---|---|---|
| **Ⅰ. 低度恶性非霍奇金淋巴瘤** | | | | | | |
| Chl & P (14～28 天) | Chl 16 PO [d1或 d1→5] | | | | Pred 40 PO [d1→5] | |
| CVP (21 天) | Cyclo 1000 [d1] 或 Cyclo 400 PO [d1→5] | Vcr 1.4[b] [d 1] | | | Pred 100[c] PO [d 1→5] | |
| FMD (28 天) | | | Mitox 10 [d 1] | Flud 25 [d1→3] | Dexa 8～20[c] PO [d 1→4] | |
| **Ⅱ. 中度恶性非霍奇金淋巴瘤** | | | | | | |
| CHOP (21 天) | Cyclo 750 [d 1] | Vcr 1.4[b] [d 1] | Doxo 50 [d 1] | | Pred 100[c] PO [d 1→5] | |
| M-BACOD (21 天) | Cyclo 600 [d 1] | Vcr 1.0 [d 1] | Doxo 45 [d 1] Bleo 4 [d 1] | Mtx 3000 [d 14] (检测 Mtx 水平) | Dexa 6 PO [d 1→5] | Leuc[d] 10 PO q6h ×12次 |
| m-BACOD (21 天) | Cyclo 600 [d 1] | Vcr 1.0 [d 1] | Doxo 45 [d 1] Bleo 4 [d 1] | Mtx 200 [d 8 + 15] | Dexa 6 PO [d 1→5] | Leuc[d] 10 PO q6h ×8 次 |
| ProMACE/CytaBOM (21 天) | Cyclo 650 [d 1] | Vcr 1.4 [d 8] Etop 120 [d 1] | Doxo 25 [d 1] Bleo 5 [d 8] | Mtx 120 [d 8] Cytar 300 [d 8] | Pred 60 PO [d 1→14] | Leuc[d] 25 PO q6h ×5次 |
| MACOP-B (28 天,3周期) | Cyclo 350 [d 1 + 15] | Vcr 1.4 [d 8 + 22] | Doxo 50 [d 1 + 15] Bleo 10 [d 22] | Mtx 400 [d 8] | Pred 75[c] PO [12周,最后14天逐渐减量] | Leuc[d] 15[c,d] PO q6h × 6次。抗微生物治疗 |

续 表

## 附录 D2 非霍奇金淋巴瘤化疗方案[a]

| 方案（周期频率） | 烷化剂 | 植物碱 | 蒽环类或抗生素 | 抗代谢药 | 皮质激素 | 其他 |
|---|---|---|---|---|---|---|
| **Ⅲ. 高度恶性非霍奇金淋巴瘤（如套细胞淋巴瘤）** | | | | | | |
| CODOX-M/IVAC 方案 A：Codox-M（2 周期，与方案 B 交替） | Cyclo 800 [d 1] Cyclo 200 [d 2→5] | Vcr 1.5 [d 1+8] | Doxo 40 [d 1] | Mtx 1200 1h 以上，之后 240/h × 23h [d 10] | IT Cytar 70[c] [d 1+3] IT Mtx 12[c] [d 15] | Leuc[f] GCSF 从 d 13 直至 ANC >1 000 |
| 方案 B：IVAC（2 周期与方案 A 交替） | Ifos 1500 1～2h 以上，与 Mesna 360 1h 以上，q3h [d 1→5] | Etop 60 [d1→5] | | Cytar 2000，1～2h 以上，q12h [d 1 & 2] | IT Mtx 12[c] [d 5] | GCSF 从 d 7 直至 ANC > 1 000 |
| R-HyperCVAD 诱导治疗1 1 | Cyclo 300 q12h [d 1→3] | Vcr 2c [d4+11] | Doxo 25/d CIV [d 4+5] | | Dexa 40c PO 或 IV [d 1→4 & d 11→14] | Ritux 375 [d 1+8] GCSF 从 d 6 直至 WBC >4 500 |
| R-HyperCVAD 诱导治疗2 | | | | Mtx 200 bolus，之后 800，24h 以上 [d 1] | Cytar 3000[g] 1h 以上，q12h ×4 [d 2 & 3] | Leuc[h] Ritux 375 [d 1] |

ANC：中性粒细胞绝对计数/μL；Bleo：博来霉素（units/$m^2$）；Chl：苯丁酸氮芥；Cyclo：环磷酰胺；Cytar：阿糖胞苷；Dexa：地塞米松；Doxo：阿霉素；Etop：依托泊苷；Flud：氟达拉滨；GCSF：粒细胞集落刺激因子（5 mcg/kg SQ 或 IV 每日）；Ifos：异环磷酰胺；Leuc：亚叶酸；Mtx：甲氨蝶呤；Pred：泼尼松；Ritux：利妥昔单抗；Vcr：长春新碱；WBC：白细胞/μL。

[a] 药物剂量为 mg/$m^2$［天/周期］。除非明确指出为口服（PO）或鞘内（IT），所有药物为静脉给入。利妥昔单抗，375 mg/$m^2$ 每周 1 次，连用 4 周，与这些方案联用，治疗 CD20 阳性 NHL。

[b] 最大剂量 2.0-mg/次。

[c] 总剂量（不是每 $m^2$）。

[d] 亚叶酸于 Mtx 开始后 24h 给予。

[e] 每日抗生素口服，共 12 周：磺胺甲基异恶唑 2，b. i. d. 和酮康唑 200 mg，qd。

[f] 亚叶酸钙 192 mg/$m^2$，Mtx 开始后 36h 给予，之后 12 mg/$m^2$ q6h，直至血清 Mtx 水平 < $10^{-8}$ M。

[g] 年龄大于 60 岁或血清肌酐水平大于 1.5 mg/dl 者，阿糖胞苷剂量减至 1 000 mg/$m^2$ 每次。

[h] 亚叶酸钙 50 mg PO，Mtx 结束后 24h 给予，之后 15 mg q6h × 8 次（根据血清 Mtx 水平调整剂量）。

## 附录 D3 霍奇金和非霍奇金淋巴瘤的解救方案[a]

| 方案（周期频率） | 烷化剂 | 植物碱 | 蒽环类/抗生素 | 其他 |
|---|---|---|---|---|
| EPOCH（21 天） | Cyclo 750 IV bolus[d5] | Etop 50/d CIV[d 1→4] Vcr 0.4/d CIV [d 1→4] | Doxo 10/d CIV [d1→4] | 泼尼松,60/d PO[d 1→5] GCSF 每日,d 6 直至 ANC≥10 000 磺胺甲基异恶唑2 片,b.i.d. ×连3日/wk,根据 AIDS 中 CD4计数调整剂量 |
| EVA（28 天） | | Etop 100 [d 1→3] Vbl 6[d 1] | Doxo 50 [d 1] | |
| CEPP-B（28 天） | Cyclo 600 [d 1+8] | Etop 70 [d 1→3] | Bleo 15 [d1+15] | 泼尼松,60 PO[d 1→10] 甲基苄肼,60[d 1→10] |
| DHAP（21～28天） | Cispl 100 CIV[d 1] | | | 阿糖胞苷,2 000,2h 以上,q12h[d 2×2] 地塞米松,40[b][d 1→4] |
| ESHAP（21～28 天） | Cispl 25/d CIV[d1→4] | Etop 40 [d 1→4] | | 阿糖胞苷,2 000 2h 以上[d 5×1] 甲强龙,500[b][d 1→4] |
| VAPEC-B（28天,共3周期） | Cyclo 350 [d 1] | Vcr 1.4 [d 8+22] Etop 100 [d 15→19] | Doxo 35 [d 1+15] Bleo 10 [d 8] | 泼尼松,50[b]PO,每日一次×6 wk,之后25[b]PO,每日一次×6 wk 磺胺甲基异恶唑,2 片 b.i.d |
| ICE（21～28 天） | Ifos 5 000 CIV[d 2] | Etop 100 [d 1→3] | | 卡铂,AUC=5 使用 Calvert's 公式[d 2] 美司钠,5 000,24h CIV[d 2] |
| MINE（21～28 天） | Ifos 1 330,1h 以上 [d 1→3] | Etop 65 [d 1→3] | Mitox 8 [d 1] | 美司钠,1,330 IV 1h 以上,与 Ifos 同时[d 1→3],500 mg[b]PO Ifos 结束后4h |

AIDS：获得性免疫缺陷综合征；ANC：中性粒细胞绝对计数/μL；AUC：曲线下面积；b.i.d.：每天两次 PO；Bleo：博来霉素（units/$m^2$）；Cispl：顺铂；CIV：24h 持续静脉输液；Cyclo：环磷酰胺；Doxo：阿霉素；Etop：依托泊苷；GCSF：粒细胞集落刺激因子；Ifos：异环磷酰胺；Mitox：米托蒽醌；Vbl：长春碱；Vcr：长春新碱。

[a] 药物和剂量为 mg/$m^2$［天/周期］，除非特殊指明为口服（PO）或 CIV，所有药物为静脉推注（IV）。利妥昔单抗，375 mg/$m^2$ IV 通常与这些方案联用。

[b] 总剂量（不是每 $m^2$）。